U0658667

国家卫生健康委员会"十四五"规划教材
全国高等职业教育专科教材

供临床医学专业用

人体解剖学与组织胚胎学

第 **9** 版

主　编　吴建清　徐　冶　郭新庆
副主编　何文渊　黄　健　米志坚　金　洁
编　委（以姓氏笔画为序）

王　卿（南阳医学高等专科学校）　　　　何文渊（曲靖医学高等专科学校）

王先丽（湖北恩施学院）　　　　　　　　张　丹（昆明卫生职业学院）

孔令平（广州卫生职业技术学院）　　　　张义伟（宁夏医科大学）

刘　富（厦门医学院）　　　　　　　　　张冬华（赣南卫生健康职业学院）

刘　滢（重庆三峡医药高等专科学校）　　林冬静（吉林医药学院）

米永杰（成都医学院）　　　　　　　　　季　丹（安徽医学高等专科学校）

米志坚（山西卫生健康职业学院）　　　　金　洁（首都医科大学）

李媛彬（湖南中医药高等专科学校）　　　徐　冶（吉林医药学院）

李筱贺（内蒙古医科大学）　　　　　　　郭　燕（甘肃卫生职业学院）

杨　琳（中国科学院深圳先进技术研究院）郭新庆（菏泽医学专科学校）

吴太鼎（湖北民族大学医学部）（兼秘书）黄　健（苏州卫生职业技术学院）

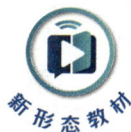

吴建清（湖北民族大学医学部）

新形态教材

人民卫生出版社
·北京·

图书在版编目（CIP）数据

人体解剖学与组织胚胎学 / 吴建清，徐冶，郭新庆主编. -- 9 版. -- 北京 ： 人民卫生出版社，2024. 11（2025. 5 重印）.（高等职业教育专科临床医学专业教材）.
ISBN 978-7-117-36707-3

Ⅰ. R32

中国国家版本馆 CIP 数据核字第 2024VZ2828 号

人卫智网	www.ipmph.com	医学教育、学术、考试、健康，购书智慧智能综合服务平台
人卫官网	www.pmph.com	人卫官方资讯发布平台

人体解剖学与组织胚胎学
Renti Jiepouxue yu Zuzhi Peitaixue
第 9 版

主　　编：吴建清　徐　冶　郭新庆
出版发行：人民卫生出版社（中继线 010-59780011）
地　　址：北京市朝阳区潘家园南里 19 号
邮　　编：100021
E - mail：pmph @ pmph.com
购书热线：010-59787592　010-59787584　010-65264830
印　　刷：北京盛通印刷股份有限公司
经　　销：新华书店
开　　本：850×1168　1/16　印张：30
字　　数：847 千字
版　　次：1981 年 8 月第 1 版　2024 年 11 月第 9 版
印　　次：2025 年 5 月第 2 次印刷
标准书号：ISBN 978-7-117-36707-3
定　　价：98.00 元
打击盗版举报电话：010-59787491　E-mail：WQ @ pmph.com
质量问题联系电话：010-59787234　E-mail：zhiliang @ pmph.com
数字融合服务电话：4001118166　E-mail：zengzhi @ pmph.com

以习近平新时代中国特色社会主义思想为指导，全面贯彻党的二十大精神，落实《国务院办公厅关于加快医学教育创新发展的指导意见》等文件要求，更好地发挥教材对临床医学专业高素质实用型专门人才培养的支撑作用，进一步提升助理全科医师的培养水平，人民卫生出版社在教育部、国家卫生健康委员会领导和支持下，由全国卫生健康职业教育教学指导委员会指导，依据最新版《高等职业学校临床医学专业教学标准》，经过充分的调研论证，启动了全国高等职业教育专科临床医学专业第九轮规划教材修订工作。经第七届全国高等职业教育专科临床医学专业规划教材建设评审委员会深入论证，确定了教材修订的整体规划，明确了修订基本原则：

1. 落实立德树人根本任务 坚持将马克思主义立场、观点、方法贯穿教材编写始终。坚持"为党育人、为国育才"，全面落实立德树人根本任务，深入挖掘课程教学内容中的思想政治教育元素，加工凝练后有机融入教材编写，发挥教材"培根铸魂、启智增慧"作用，培养具有"敬佑生命、救死扶伤、甘于奉献、大爱无疆"医学职业精神的时代新人。

2. 对接岗位工作需要、符合专业教学标准 教材建设突出职教类型特点，紧紧围绕"三教"改革，以专业教学标准为依据，以助理全科医师岗位胜任力培养为主线，体现临床新技术、新工艺、新规范、新标准，反映卫生健康人才培养模式改革方向，将知识、能力、素质培养有机结合。适应教学模式改革与教学方法创新需要，满足项目、案例、模块化教学等不同学习方式要求，在教材的内容、形式、媒介等多方面创新改进，有效激发学生学习兴趣和创造潜能。按照教学标准，将《中医学》改名为《中医学基础与适宜技术》，新增《基本公共卫生服务实务》。

3. 全面强化质量管理 履行"尺寸教材、国之大者"职责，成立第七届全国高等职业教育专科临床医学专业规划教材建设评审委员会，严格编委选用审核把关，主编人会、编写会、定稿会强化编委培训、突出责任，全流程落实"凡编必审"要求，打造精品教材。

4. 推动新形态教材建设 突出精品意识，聚焦形态创新，进一步切实提升教材适用性，打造兼具经典性、立体化、数字化、融合化的新形态教材。根据课程特点和专业技能教学需要，《临床医学实践技能》本轮采用活页式教材出版。

第九轮教材共29种，均为国家卫生健康委员会"十四五"规划教材。

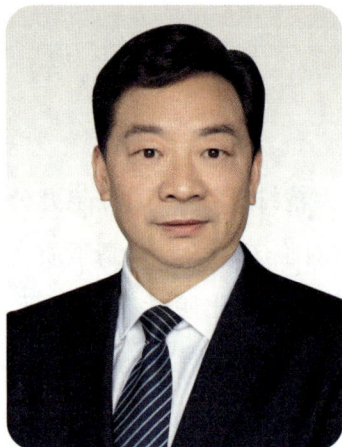

吴建清

教授

　　湖北省人民政府专项津贴专家，中国解剖学会会员。从事人体解剖学教学及科研近40余年，曾赴中山大学、华中科技大学、牛津大学学习深造。发表学术论文30余篇，主编教材15部。主持并作为主要成员参与国家、省自然科学研究项目8项。"人体解剖学课程改革及教材建设与实践"教研项目获湖北省人民政府高等学校教学成果二等奖。

　　医学博大精深，同学们要用心去钻研。医学之殿堂，要读的书籍很多。人体解剖学与组织胚胎学是基础医学必修课程，必须学好，在此基础上去学习其他专业基础及专业课程，才能事半功倍。希望你们在专业学习中发扬刻苦钻研、孜孜不倦、精益求精的精神，同时也要严格品德和职业素养的修炼，学成后为人类健康服务。

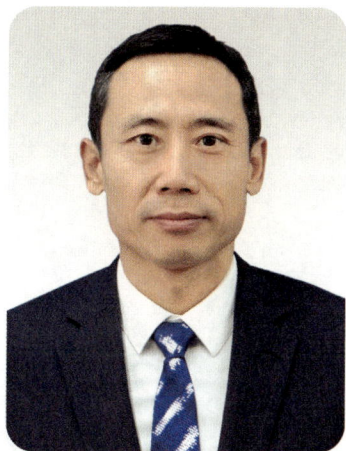

徐 冶

教授

　　吉林医药学院副院长,加拿大英属哥伦比亚大学、美国宾夕法尼亚大学访问学者。兼任吉林省解剖学会理事长、中国解剖学会医学发育生物学分会副主任委员、中国解剖学会组织学与胚胎学分会常务委员,曾任中国解剖学会常务理事。国家级一流本科课程负责人、中国组织化学与细胞化学杂志编委、国家自然科学基金通讯评审专家、吉林省第十七批有突出贡献专家、吉林省高校黄大年式教师团队负责人、吉林省高等学校本科教学指导委员会委员、吉林省高教学会专家、吉林省优秀教学团队带头人。从事组织学与胚胎学教学 26 年。主编多部教材。获吉林省教学成果二等奖 2 项、吉林省科学技术奖二等奖 1 项。

　　医学教育的基础是人体正常结构,没有解剖学就没有现代医学。人体解剖学与组织胚胎学是医学教育的基础,只有掌握了正常人体宏观和微观结构,才能够构建完整的医学知识体系。

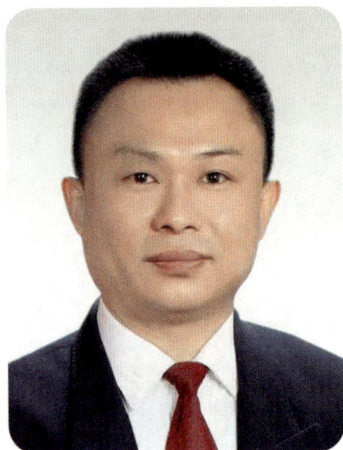

郭新庆

教授

　　菏泽医学专科学校基础医学部副主任，高级"双师型"教师，中国解剖学会教育与继续教育工作委员会委员，山东解剖学会理事，CNKI 评审专家库专家。从事人体解剖学教学 23 年。主持（第二主持人）国家级临床医学专业教学资源库人体解剖学课程，职业教育口腔医学专业教学资源库人体解剖学与组织胚胎学课程，省级精品课程、省级精品资源共享人体解剖学课程的建设。主编、副主编教材 14 部。获省级教学成果二等奖 1 项，省科普创作大赛一等奖 2 项。

　　观人体之美，悟健康人生。学好解剖学与组织胚胎学，让我们为服务祖国的医疗卫生事业做出努力！

按照教育部和国家卫生健康委的要求，推进课程思政体系建设，将政治品质、道德修养、职业素养融入育人全过程，落实立德树人根本任务。《人体解剖学与组织胚胎学》第 9 版教材在新时代的大背景下，以第 8 版历时 5 年的实践应用为基础，进行了精心修订和完善。

本教材突显时代特征，注重将党的二十大精神融入教材，强化学生知识、技能和素养的综合培养，认真落实立德树人、德技并修育人的目标要求。通过加强基础理论与临床实践的紧密联系，旨在激发学生学习的灵感，点燃学生学习的激情，提高学生学习的积极性和主动性。在对第 8 版教材进行全面梳理的基础上，第 9 版教材经过集思广益，文字做到字斟句酌、去粗取精，图片做到指引到位、清晰准确，确保了整体图文一致，文体通畅，语句朗朗上口。

为了达成"教师好教，学生好学"，这次编写采取了"统分结合"方式。教材分为四篇：第一篇系统解剖学，第二篇局部解剖学，第三篇人体基本组织及主要器官的微细结构，第四篇人体胚胎学概要。同时，本次修订加强了教材的数字化建设，便于学生自学和学习资源共享。数字教材内容丰富，包含本教材主要内容的配套课件（PPT）、思维导图等。在教材中设置二维码，通过扫描随文二维码，将纸质教材与数字资源无缝衔接，实现数字资源随时、随地、及时的便捷应用。章后编写的"案例分析"旨在启发学生的思维，培养学生解决问题的能力。章后"练习题"不仅方便教师随堂测试，也助力学生课前预习和课后复习。为了加强实验教学的力度，我们编写了同步配套教材《人体解剖学与组织胚胎学学习指导》。

本版教材插图在第 8 版基础上进行了适度调整，确保插图的解剖结构清晰、精美。教材编写得到了各位编委、编委所在院校领导及同行的倾情支持与帮助，谨向他们表示由衷的感谢。

鉴于水平有限，难免存在疏漏和不尽如人意之处，敬请使用本教材的教师和同学给予评议、指正，以便不断改进和完善。

吴建清　徐　冶　郭新庆

2024 年 11 月

目 录

第一篇 | 系统解剖学

第二篇 | 局部解剖学

第三篇 | 人体基本组织及主要器官的微细结构

绪　论

教学课件　　思维导图

一、人体解剖学与组织胚胎学的概念及其在医学科学中的地位

人体解剖学与组织胚胎学是研究人体形态结构及其功能关系、揭示人体发生发育规律的科学。医学生学习它的目的在于掌握和理解人体各器官、组织的形态特征、位置毗邻以及人体发生发育规律和功能的意义,为其他医学课程的学习奠定坚实的基础。只有在掌握人体各器官、组织的形态结构的基础上,才能正确判断人体的生理现象和病理变化,从而对疾病做出正确的预防、诊断和治疗。在医学教育中,首先开设人体解剖学与组织胚胎学课程,并习惯将人体解剖学与组织胚胎学分为人体解剖学、组织学与胚胎学两门课程,独立安排教学。人体解剖学与组织胚胎学是一门重要的医学基础课程。

(一)人体解剖学

人体解剖学的分科方法很多,广义的人体解剖学包括**细胞学**(cytology)、**组织学**(histology)、**解剖学**(anatomy)和**人体胚胎学**(human embryology)。

基础医学中的解剖学包括系统解剖学、局部解剖学。按照人体各功能系统描述人体器官形态结构的科学,称**系统解剖学**(systematic anatomy)。在系统解剖学的基础上,按照人体的局部分区,研究各区域的层次结构及其内的器官与结构的位置、毗邻关系和临床应用的科学称**局部解剖学**(regional anatomy)。随着现代医学的发展,X线、超声波、核磁共振等现代技术广泛应用于医学科学,为满足 X 线计算机体层成像、B 型超声或磁共振成像等的需要,所研究人体不同层面上各器官形态结构、毗邻关系的科学,称**断层解剖学**(sectional anatomy)。结合临床需要,以临床各科应用为目的进行人体解剖学研究的科学,称**临床解剖学**(clinical anatomy);专门为外科学的研究与外科手术应用而进行人体解剖学研究的科学,称**外科解剖学**(surgical anatomy)。此外,还有 **X 线解剖学**(X-ray anatomy)、**艺术解剖学**(art anatomy)、**运动解剖学**(locomotive anatomy)等专门解剖学。随着医学与生物学的迅猛发展,形态学的研究已进入分子生物学水平,对人体的研究会更加深入,将会有一些新的学科不断从解剖学中划分出去,但广义上仍属于解剖学的范畴。

随着计算机技术的发展,出现了**虚拟人**(virtual human)的概念。虚拟人又称**可视人**(visible human)。所谓虚拟人是将现代计算机信息技术与医学等学科相互整合为一个研究环境,研究人体对外界刺激的反应。该研究首先使用高精度铣床将冷冻的人体铣削为 0.1mm 厚的标本断面,定焦距扫描每个断面,并将采集的信息储存于计算机,最后将解剖顺序断面图像进行三维重构,整合成虚拟人。该技术应用前景极为广泛。我国对于虚拟人的研究目前处于世界领先地位。

(二)组织胚胎学

组织胚胎学包括组织学和胚胎学。

组织学包括细胞学、基本组织和器官组织学,是借助光学显微镜、电子显微镜等手段研究人体的微细结构、超微结构或分子水平结构及相关功能关系的一门科学,故也称**显微解剖学**(microanatomy)。组织学的发展以解剖学进展为前提,以细胞学的发展为基础,又与胚胎学的发展

密不可分。组织学与病理学、生物化学、免疫学、生殖医学等相关学科交叉渗透,因此,现代医学中的一些重大研究,如细胞凋亡,细胞突变,细胞识别与细胞通信,细胞增殖、分化与衰老的调控,细胞与免疫,神经调节与体液调节等,都与组织学密切相关。

胚胎学主要研究人体胚胎发育的形态、结构形成及变化特点或规律,包括生殖细胞发生、受精、胚胎发育、胚胎与母体的关系以及先天畸形等。现代胚胎学具有广泛的科学研究和临床应用价值。体外受精-胚胎移植技术(IVF-ET)是目前常用的辅助生殖技术,通过体外受精、早期胚胎培养、胚胎移植、卵质内单精子注射等技术,可望获得新生个体。试管婴儿技术是现代胚胎学对人类的重要贡献。

二、人体解剖学与组织胚胎学的发展简史

在古希腊时代(公元前 500—公元前 300 年),西欧著名的哲学家 Hippocrates 和 Aristotle 都进行过动物解剖,并有论著。第一部比较完整的解剖学著作是 Galen(130—201)的《医经》,该书对血液运行、神经分布及诸多器官进行了较详细、具体的记叙。由于当时禁止解剖人体,该书主要资料均来自动物解剖观察所得,错误之处甚多。

文艺复兴是欧洲历史上一场伟大的革命。《人体构造》与《天体运行论》同在 1543 年发表,这两部科学论著同时拉开了近代科学革命的序幕。解剖学巨匠 Vesalius(1514—1564)从学生时代,就冒着被宗教迫害的危险,执着地从事人体解剖实验,完成了巨著——《人体构造》。该书较系统地记叙了人体各器官、系统的形态和结构,纠正了 Galen 的许多错误的论点,Vesalius 成为了现代人体解剖学的奠基人。英国学者 Harvey(1578—1657)提出了心血管系统是封闭的管道系统的概念,创建了血流循环学说。继显微镜发明之后,意大利人 Malpighi(1628—1694)观察了动植物的微细构造,开拓了组织学视野。18 世纪末,研究个体发生的胚胎学开始起步。19 世纪意大利学者 Golgi(1843—1926)首创镀银浸染神经元技术,西班牙人 Cajal(1852—1934)建立了镀银浸染神经原纤维法,这两人成为神经解剖学公认的两位创始人。

在我国战国时代(公元前 476 年—前 221 年)的第一部医学著作《黄帝内经》中,已明确提到了"解剖",载有关于内脏器官的形态、位置、大小、容积和重量等调查数据。书中已有心、肝、脾、肺、肾、胃、大肠和小肠等器官名称,至今为我国现代解剖学和医学所沿用,这是世界上最早的人体解剖学。汉代的华佗,已使用酒服"麻沸散"进行麻醉,为病者进行腹部手术。宋代王惟一铸造的铜人,是历史上最早的人体模型。这些都说明我们的祖先对医学做出了巨大的贡献,在解剖学上积累了不少经验。宋慈(约 1247 年)是我国古代杰出的法医学家,逝世前两年撰成并刊刻《洗冤集录》5卷。书中详细记载了全身各部位骨骼的名称、数目和形状,并附有图。此书是世界第一部法医学专著,它比意大利人佛图纳图·菲得利写成于公元 1602 年的同类著作要早 350 多年。《洗冤集录》先后被译成朝、日、法、英、荷、德和俄语等多种文字。直到目前,许多国家仍在研究它。

近 20 年来,生物力学、免疫学、组织化学和分子生物学等向解剖学渗透,一些新兴技术如示踪技术、免疫组织化学技术、细胞培养技术、原位分子杂交技术、显微荧光光度术、流式细胞光度术及激光共聚焦扫描显微镜技术等在形态学研究中被广泛采用,使这个古老的学科焕发出青春的异彩。我国一大批中青年解剖学工作者正在茁壮成长,可以预见,不久的将来,他们将以崭新的面貌立足于世界解剖学界的前沿。

组织学发展迄今为止已有 300 余年的历史。法国人 Bichat(1771—1822)用放大镜观察肉眼解剖的组织,德国人 Meyer(1819 年)将组织分类为 8 种,并创用 Histology 一词。德国学者 Schleiden(1804—1881)和 Schwann(1810—1882)于 1838 至 1839 年分别指出细胞是一切植物和动物的结构、功能和发生的重要单位,创立了细胞学说。19 世纪中期以后,随着光学显微镜、切片技术及染色方法的不断改进与充实,组织学继续发展。20 世纪初至中期,陆续制成相差显微镜、偏光显微镜、暗视野显微镜、荧光显微镜、紫外光显微镜等特殊显微镜,并用于组织学研究。与此同时,组织化学、组

织培养和放射自显影等技术也逐渐建立和完善并广泛应用,组织学研究更趋深入,资料日益丰富。20世纪40年代电子显微镜问世,至今已广泛用于观察细胞和组织的微细结构及其不同状态下的变化,使人类对生命现象结构基础的认识进入到更微细的境界。

我国组织学研究起始于20世纪初,组织学是从人体解剖学划分出来的一门较年轻的科学。我国老一辈组织学家如马文昭(1886—1965)、鲍鉴清(1893—1982)、王有琪(1899—1995)、张作干(1907—1969)、李肇特(1913—2006)、薛社普(1917—2017)等,他们在学科建设、科学研究和人才培养等方面做出了历史性贡献。

三、人体解剖学与组织胚胎学的常用研究技术和方法

随着现代生命科学研究水平的不断提高,许多新技术、新方法被广泛应用到人体解剖学与组织胚胎学研究领域,为拓展和提高研究内容及水平提供了必要的技术支持。下面简要介绍几种主要的研究技术与方法。

(一)光学显微镜技术

1. 普通光学显微镜技术　普通光学显微镜(light microscope,LM)简称光镜,是用于观察人体微细结构最常用的技术手段。借助光镜能观察到的细胞、组织的微细结构,称光镜结构。光镜分辨率极限可达0.2μm,可将物体放大约1 500倍。在应用光镜技术时,组织需制成薄片,以便光线透过,才能看到组织结构。经典且最常用的薄片是石蜡切片(paraffin sectioning),其制备程序大致如下:①取材、固定;②脱水、透明、包埋;③切片、染色;④封固。

除石蜡切片外,还有:①冷冻切片,即将组织块置于低温下迅速冻结后直接切片。这种方法程序简单、快速,常用于脂类成分、酶的研究和快速病理诊断。②涂片,将液体标本(如血液、精液、分离的细胞、脱落的细胞)直接涂于玻片上。③铺片,将柔软组织(如疏松结缔组织)撕成薄膜铺贴在载玻片上。④磨片,将较坚硬的组织器官(如牙、骨)磨成薄片贴于载玻片上。上述各种制片,经染色后可在光镜下观察。

2. 特殊光学显微镜技术　因研究内容与观察对象的不同,需借助特殊的显微镜。①荧光显微镜(fluorescence microscope):是用设置了特殊的光源、滤片系统的显微镜,观察标本内的自发荧光物质、荧光素染色或标记的结构。②相差显微镜(phase contrast microscope):是通过改变光的相位,借助增强或减弱光的明暗度,观察一般光镜不易分辨的无色透明的活细胞。③倒置相差显微镜(inverted phase contrast microscope):是一种将光源和聚光器安装在载物台的上方,而物镜放置在载物台的下方,利用光的相位差原理,主要用于直接观察组织培养的活细胞的形态及对活细胞进行连续观察和图像拍摄。④激光共聚焦扫描显微镜(confocal laser scanning microscope,CLSM):是20世纪80年代初研制的一种具有高光敏度、高分辨率的新型生物学仪器,目前已得到广泛应用。CLSM可精确地检测、识别组织或细胞内的微细结构及其变化,也可以对细胞的受体移动、膜电位变化、酶活性和物质转运等进行观察测定,并能用激光对细胞及染色体进行切割、分离、筛选和克隆,还可以对采集的图像进行二维或三维的分析处理。

(二)电子显微镜技术

电子显微镜(electron microscope,EM)简称电镜,是以电子束(电子枪)代替光源,以电磁透镜代替光学透镜,最后将放大的物像投射到荧光屏上进行观察。虽与光镜不同,但基本原理相似。电镜分辨率比光镜高1 000倍,分辨率极限可达0.1~0.2nm。在电镜下所见的结构,称超微结构(ultrastructure)。

常用的电镜有透射电镜和扫描电镜(图绪-1)。

1. 透射电镜(transmission electron microscope,TEM)　用于观察细胞内部超微结构。由于电子易散射或被物体吸收,所以该技术的核心是必须制备超薄切片。超薄切片厚度为50~100nm,制备

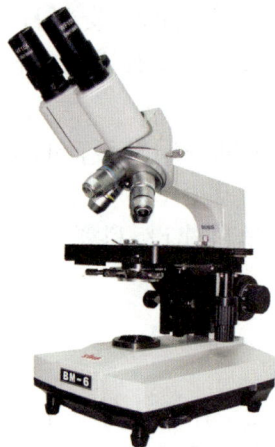 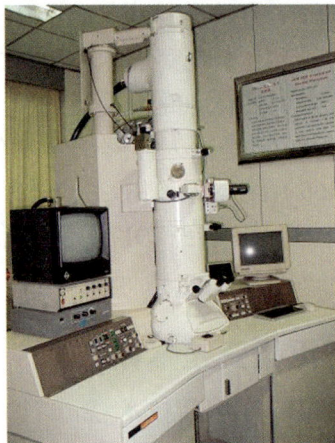 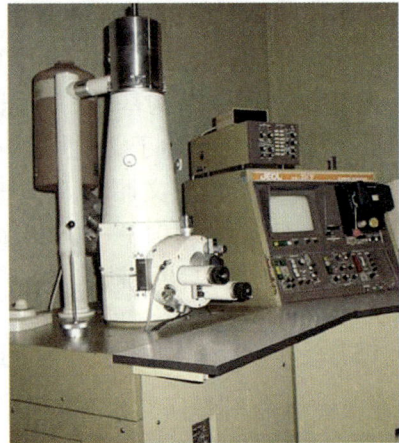

1. 光学显微镜   2. 透射电镜   3. 扫描电镜

图绪-1　光学显微镜与电子显微镜

过程主要包括固定、环氧树脂包埋、超薄切片机切片、铅和铀等重金属盐染色等几个步骤。细胞被重金属盐染色(组织结构与重金属盐结合)部分,在荧光屏上图像显示较暗,称电子密度高,反之图像显示较明亮,则为电子密度低。

2. **扫描电镜**(scanning electron microscope,SEM)　主要用于观察组织、细胞和器官表面的立体结构。扫描电镜标本不必制成薄切片。标本只需表面充分暴露,经固定、脱水、干燥和喷镀金属后即可观察,故其分辨率比透射电镜低,一般为6~10nm。

(三) 组织化学和细胞化学技术

组织化学(histochemistry)和**细胞化学**(cytochemistry)技术是基于物理、化学反应原理,研究细胞、组织内某些待测的化学物质,便于显微镜下对其进行定性、定位和定量研究,从而探讨与其相关的功能活动。常用的组织化学和细胞化学技术有以下三种:

1. **一般组织化学和细胞化学技术**　其基本原理是在组织切片上滴加一定试剂,使它与组织内或细胞内某种化学物质起反应,并在原位形成有色沉淀产物,以便用显微镜观察。如常用**过碘酸-希夫反应**(periodic acid-Schiff reaction,PAS 反应)显示多糖和蛋白多糖,糖被强氧化剂过碘酸氧化形成多醛,后者再与无色品红硫酸复合物结合,形成紫红色反应产物(图绪-2)。

2. **免疫细胞化学技术**(immunocytochemistry)　其基本原理是根据抗原与抗体特异性结合的原理,检测细胞中某种抗原或抗体成分(图绪-3)。该方法特异性强,敏感度高,不仅用于基础理论研究,也用于某些疾病的早期诊断,成为生物学及医学等学科的重要研究手段。

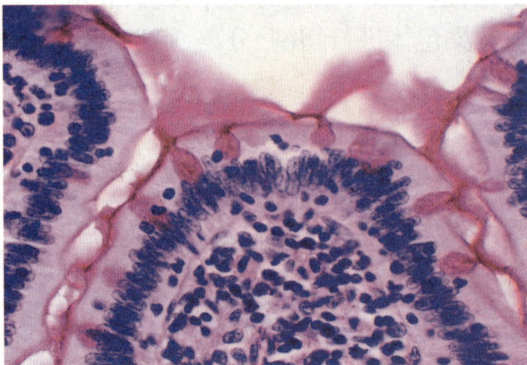 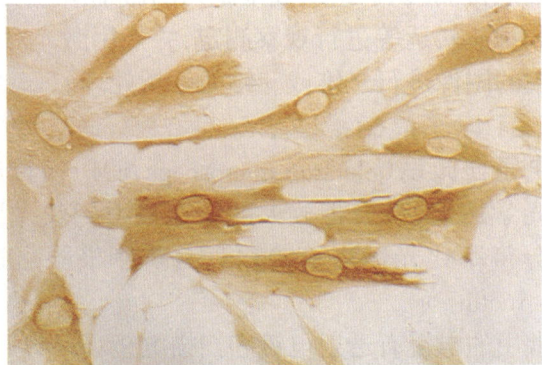

图绪-2　小肠光镜图(PAS 反应示上皮杯状细胞内黏原颗粒呈紫红色)　　图绪-3　免疫细胞化学法光镜图(辣根过氧化物酶标记示主动脉壁平滑肌细胞内肌动蛋白呈棕黄色)

3. **荧光组织化学技术** 其基本原理是用荧光色素染色标本后，以荧光显微镜观察。荧光显微镜光源的紫外线可激发标本内的荧光物质，使其呈现荧光图像，借以了解细胞、组织中的不同化学成分的分布。如用荧光色素吖啶橙染色后，细胞核中的 DNA 呈黄色或黄绿色荧光，细胞质及核仁中的 RNA 呈橘黄色或橘红色荧光，对比明显，容易鉴别。

绿色荧光蛋白（green fluorescent protein，GFP）是一种能在蓝色波长光线激发下发出荧光的特殊蛋白质，这一神奇的性质使 GFP 成为生物化学领域最好的工具之一。利用 GFP，研究人员可以使用多种技术跟踪动物器官的工作机制，通过观察发光效应推测出分子水平上的活动，跟踪癌细胞和大脑细胞的活动（图绪-4）等，具有不可估量的作用，为人类解决医学难题提供了宝贵的生物学信息。

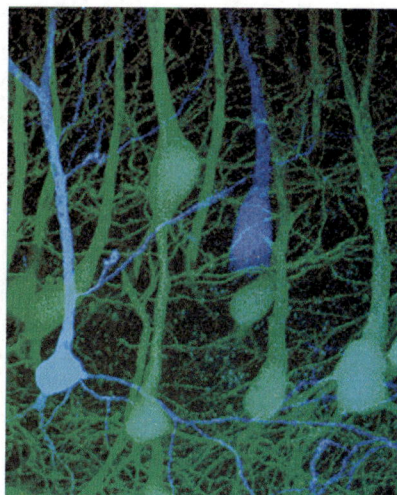

图绪-4　绿色荧光蛋白（GFP）与青色荧光蛋白（CFP）显示的大脑皮质细胞

（四）HE 染色

染色是用染料使组织切片着色，便于镜下观察。含氨基、二甲氨基等碱性助色团的染料，称**碱性染料**（basic dye）。细胞和组织的酸性物质或结构与碱性染料亲和力强，细胞内颗粒和胞质内的酸性物质被染为蓝紫色，称嗜碱性（basophilia）。常用的碱性染料是苏木精。含羧基、羟基等酸性助色团的染料，称**酸性染料**（acid dye）。细胞和组织内的碱性物质或结构与酸性染料亲和力强，细胞质、基质及间质内的胶原纤维等被染为红色，称嗜酸性（acidophilia）。常用的酸性染料是伊红。组织学中最常用的是苏木精（hematoxylin）和伊红（eosin）染色法，简称 HE 染色。对碱性或酸性染料亲和力均不强者，称中性（neutrophil）。

此外，有些组织结构经硝酸银处理（又称银染）后呈现黑色，此现象称嗜银性（argyrophilia）。有些组织成分用甲苯胺蓝（toluidine）等碱性染料染色后不显蓝色而呈紫红色，这种现象称异染性。不同的染色方法可以显示不同的细胞或结构（图绪-5）。

（五）长度单位

组织学常用的计量单位是用国际单位制计量镜下或照片中结构长度的长度单位：毫米（millimeter，mm）、微米（micrometer，μm）和纳米（nanometer，nm）。

$1mm=10^3\mu m=10^6nm$。

除上述常用技术方法外，用于人体形态学研究的技术还包括以下几种：①**放射自显影技术**（autoradiography，ARG），又称同位素示踪技术，将放射性同位素标记物注入动物体内，追踪体内特殊物质代谢变化的定位技术。②**原位杂交技术**（in situ hybridization），又称核酸分子杂交组织化学技术，用于检测样品中特定的基因片段、转录水平的基因活性及表达。③**细胞和细胞化学定量技术**，包括显微分光光度测量术、流式细胞术和形态计量术，分别用于测定细胞内化学物质的光吸收度，以进行微量分析，用于在细胞、亚细胞甚至分子水平进行高速定量以及对细胞、组织内各组分的数量、表面积、体积等进行绝对值或相对值的计量研究等。④**组织培养技术**，将活细胞、活组织在无菌条件下，人工模拟生理环境中培养，观察细胞形态以及功能变化，并给予不同实验条件以观察其影响。

四、人体的组成和系统的划分

构成人体最基本的形态结构和功能单位是**细胞**（cell）。由形态和功能相同或者相似的细胞及细胞间质构成**组织**（tissue）。人体包括四种基本组织，即上皮组织、结缔组织、肌组织和神经组织。由若干种不同的组织有机地构成具有一定形态并能执行特定生理功能的结构，称为**器官**（organ），如心、肝、肾、脑等。诸多器官为完成同一生理功能而彼此联结，形成**系统**（system），如运动系统、消化系统、呼吸系统、泌尿系统、生殖系统、脉管系统、内分泌系统、感官系统以及神经系统。在神经和体

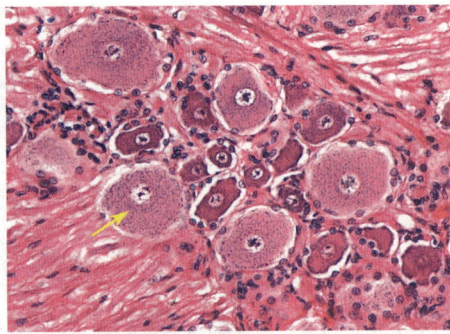

脊神经节(HE染色)

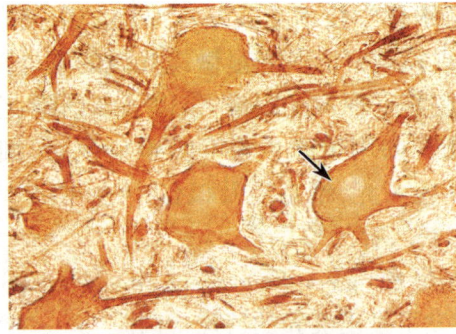

脊髓运动神经元(硝酸银染色)

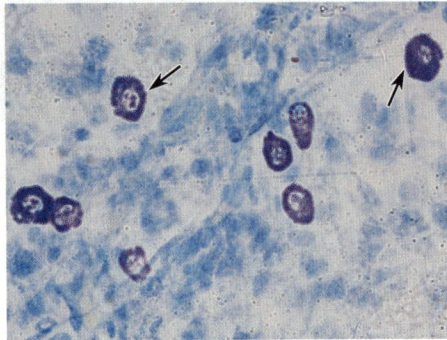

肥大细胞(甲苯胺蓝染色)

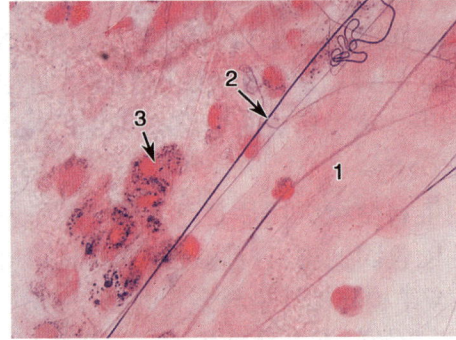

疏松结缔组织铺片(注射台盼蓝 + 醛复红)
1.胶原纤维；2.弹性纤维；3.巨噬细胞。

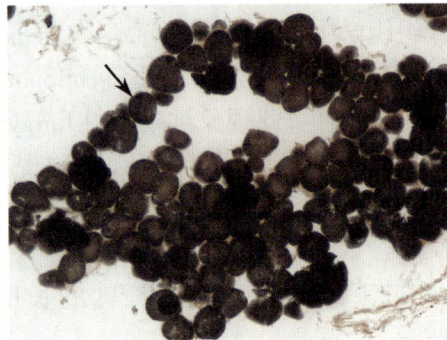

脂肪细胞(锇酸染色)

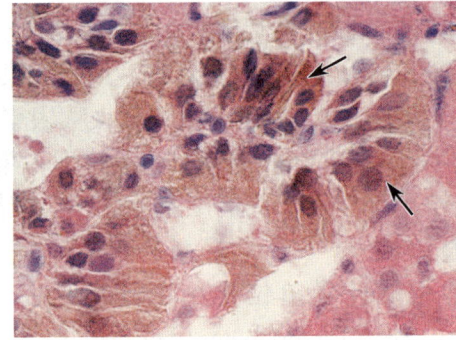

肾上腺髓质(重铬酸盐 + HE染色)
↑示髓质细胞的嗜铬性

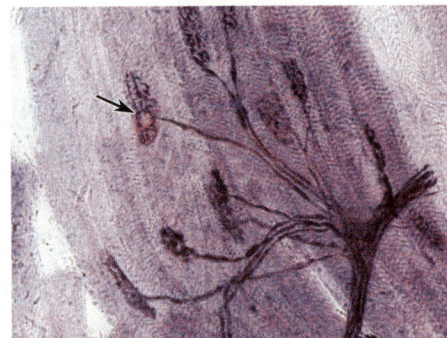

运动终板(氯化金染色)

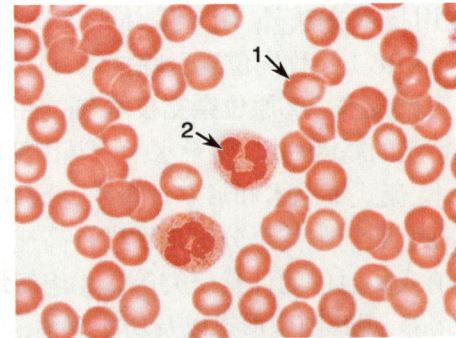

血涂片　瑞特(Wright)染色
1.红细胞；2.中性粒细胞。

图绪-5　不同染色方法显示不同的细胞或结构

液的调节下,各系统相互协调,彼此联络,共同构成一个完整、统一的有机体。

五、人体解剖学与组织胚胎学的常用术语

为了能正确地描述人体各部、各器官的位置和形态结构,必须使用国际上统一的标准和术语,

以便统一认识,避免误解与混淆,为此提出了轴、面、方位、染色反应等名词。这些概念和名词是学习人体解剖学和组织学与胚胎学必须掌握的。

(一) 标准姿势

标准姿势是为说明人体局部或器官及结构的位置关系而规定的一种姿势,又称**解剖学姿势**(anatomical position)。标准描述如下:人体直立,面向前,两眼平视前方,上肢下垂于躯干两侧,掌心向前,下肢并拢,足尖向前(图绪-6)。描述任何结构时,均以此姿势为标准,即无论被观察的客体或标本、模型处于何种位置(俯卧位、仰卧位、横位或倒置),或仅为身体的一部分,仍应以标准姿势来进行描述。

(二) 方位术语

以解剖学姿势为标准,规定了相应表示方位的名词。依照方位名词,可以正确地描述各器官或结构的相互位置关系。

1. **上**(upper)**和下**(lower)　是描述器官或结构距颅顶或足底相对距离的名词。按照解剖学姿势,近颅者为上,近足者为下。如眼位于鼻的上方,口位于鼻的下方。

2. **前**(anterior)**和后**(posterior)　是指距离身体前、后面相对远近关系而言。距离身体腹面近者为前,又称**腹侧**(ventral);距离背面近者为后,又称**背侧**(dorsal)。

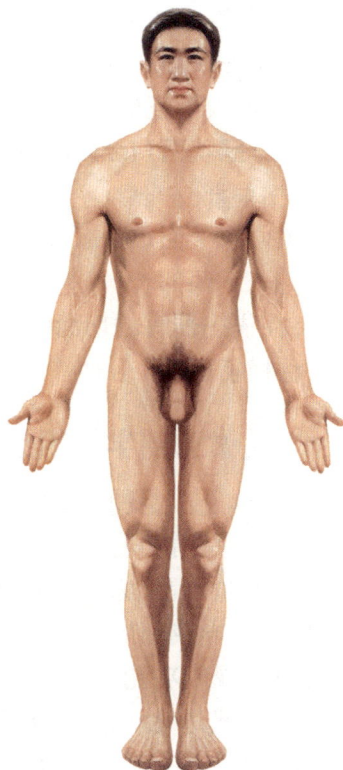

图绪-6　人体的标准姿势

3. **内侧**(medial)**和外侧**(lateral)　是描述人体各局部或器官和结构与人体正中面相对距离关系的名词。如眼位于鼻的外侧,耳的内侧。上肢的内侧和外侧又称**尺侧**(ulnar)**与桡侧**(radial),下肢的内侧和外侧又称**胫侧**(tibial)**与腓侧**(fibular),是根据前臂的相应尺骨、桡骨与和小腿的胫骨、腓骨所在方位而命名。**内**(interior)**和外**(exterior),表示与体腔或有腔隙器官的空腔相互位置关系,近内腔者为内,远内腔者为外,应注意与内侧和外侧相区别。

4. **浅**(superficial)**和深**(profoundal)　是指与皮肤表面的相对距离关系,离皮肤近者为浅,离皮肤远而距离人体内部中心近者为深。

5. **近侧**(proximal)**和远侧**(distal)　在四肢,距肢体根部近者,称近侧;距肢体根部远者,称远侧。

(三) 轴和面

1. **轴**　为便于分析关节的运动,在解剖学姿势下设置出相互垂直的3个轴(图绪-7)。

(1) **垂直轴**(vertical axis):为上、下方向垂直于水平面,与人体长轴平行的轴。

(2) **矢状轴**(sagittal axis):为前、后方向与水平面平行,与人体长轴相垂直的轴。

(3) **冠状轴**(coronal axis):或称额状轴,为左、右方向与水平面平行,与上述2个轴相垂直的轴。

2. **面**　人体或任一局部可在标准姿势条件下

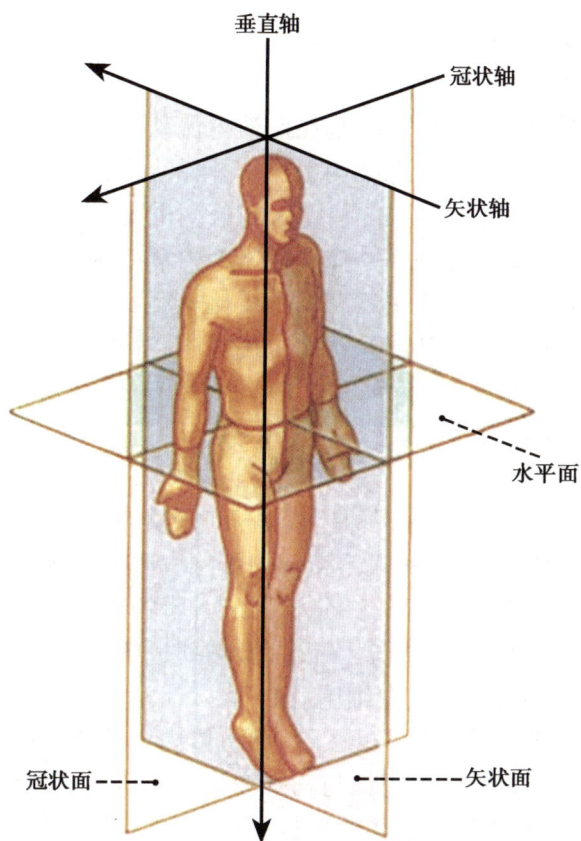

图绪-7　人体的方位

作互相垂直的 3 个切面(图绪-7)。

(1)**矢状面**(sagittal plane):按前、后方向,将人体分成左、右两部的纵切面,此切面与地平面垂直。通过人体正中的矢状面,称正中矢状面,将人体分为左、右相等的两半。

(2)**冠状面**(frontal plane):即按左、右方向,将人体分为前、后两部的纵切面,此面与水平面及矢状面相垂直。

(3)**水平面**(horizontal plane):或称横切面,与水平面平行,与上述两个平面相垂直的面,将人体分为上、下两部。

在描述器官的切面时,以其自身的长轴为准,与其长轴平行的切面,称纵切面,与长轴垂直的切面,称横切面。

六、人体解剖学与组织胚胎学的学习方法

(一) 进化发展的观点

人类是由动物经过长期进化发展而来的,是种系发生的结果。人体的个体发生反映了种系发生的过程。现代人类仍在不断发展变化中,受到内、外环境的影响,人体器官的位置、形态和结构常出现变异或畸形。变异是指出现率较低,对外观或功能影响不大的个体差异;畸形是指出现率极低,对外观或功能影响严重的形态结构异常。变异和畸形有些是胚胎发育过程中的返祖(如多乳、毛人等)或进化(如手部出现额外肌)的表现,有些则是胚胎发育不全(如缺肾、无肢等)、发育停滞(如隐睾、先天性心畸形等)、发育过度(如多指、多趾等)、异常分裂或融合(如双输尿管、马蹄肾等)或异位发育(如器官反位)的结果。人出生以后仍在不断发展,不同年龄、不同社会生活及劳动条件等,均可影响人体结构的发展。不同性别、不同地区及不同种族的人,以至于个体均有差异,这些是正常普遍现象。以进化、发展的观点研究人体的形态结构,可以更深入、立体地认识人体。

(二) 形态与功能相互联系的观点

人体每个器官都有其特定的功能,器官的形态结构是其功能的结构基础,功能的变化影响器官形态结构的改变,形态结构的变化也将导致功能的变化。学习中要以结构联系功能、以功能来联想结构,如神经元之间连接多,功能精确、协调,故有大量突起及分支;血细胞在血液内流动,因球形面积阻力最小,所以为球形。如四足动物的前肢和后肢,功能相似,形态结构也相仿;肠的主要功能是消化吸收功能,故肠道不仅长,而且皱褶较多,加大了吸收面积;但从古猿到人的长期进化过程中,前、后肢功能逐渐分化,使形态结构也发生了变化,人在劳动过程中,手从支持体重中解放出来,逐渐成为灵活使用工具等适于劳动的器官,人的下肢在维持直立行走中逐渐发育得比较粗壮;加强锻炼可使肌发达,相反长期卧床可使肌萎缩、骨质疏松。巨噬细胞内含有大量的溶酶体,溶酶体中的酶有消化、分解异物的功能,故巨噬细胞能吞噬和消化异物(如细菌等),对机体有重要的防御功能。这种形态与功能相结合的学习方法,要贯穿本书的全部学习过程中。

(三) 局部与整体统一的观点

人体是由许多器官、系统组成的有机体。任何器官或局部组织,都是整体不可分割的一部分。器官或局部组织与整体间、局部间或器官之间,在结构和功能上互相联系又互相影响。内环境既要稳态,又要不断更新;功能上既有神经体液的全身性调节,又有局部的旁分泌调节。肌的附着可使骨面形成突起,通过肌的活动可促进心、肺等器官的发育;局部的损伤,不仅可影响邻近的部位,还可影响到整体(如扁桃体炎症不仅引起咽部疼痛,还可以引起发热、白细胞升高等)。在学习中还要建立动态变化和立体的概念,观察的标本或组织切片是某一瞬间静止的图像,而机体内组织和细胞则是一直处于动态变化中。学习时,必须要将组织和细胞的静止的图像与动态变化相结合,才能真正理解与掌握其结构、功能。组织和细胞都是立体的,但因切片中切面的部位、方向不同,呈现的图像也不同。

（四）理论与实践相结合的观点

学习的目的是应用,学习人体解剖学与组织胚胎学就是为了更好地认识人体的形态、结构、发生、发展,本门课程是一门直观性很强的课程,在学习理论知识的同时,应该重视实验课的学习。通过观察大体标本、模型和借助显微镜等手段观察组织切片等帮助我们加深对理论知识的认知、理解与记忆。要重视人体解剖学与组织胚胎学的实验课,把书本知识与标本和模型等的观察结合起来,把活体的触摸、观察与书本知识联想起来,理论与实践二者不可偏废。

另外,学习人体解剖学与组织胚胎学也为后续的医学理论课学习打下基础,因此,学习时要善于联系临床实际,注意观察临床现象与人体结构、功能之间的关系,用人体结构、功能的变化来解释、阐明、论证临床现象,以增加学习本门课程的兴趣,做到学以致用,学用结合。

ER 0-3

练习题

（吴建清）

第一篇

系统解剖学

系统解剖学（systematic anatomy）是按人体的器官功能系统阐述正常人体器官的形态结构、生理功能及其生长发育规律的科学。组成人体的系统有运动系统、消化系统、呼吸系统、泌尿系统、生殖系统、脉管系统、感官系统、神经系统和内分泌系统。

由于各系统阐述的内容多少不一，所以每个系统没有完全单独按章编写，否则，内容多的系统内的"节"太大，与其他章的"节"之间内容不平衡，故将运动系统分为"骨学""关节学"与"肌学"3章，将循环系统分为"心血管系统"和"淋巴系统"2章，将感官系统分为"视器"与"前庭蜗器"2章，将神经系统分为"神经系统总论及中枢神经系统""周围神经系统""神经系统传导通路"和"脑和脊髓的被膜、血管及脑脊液循环"4章。第四章至第八章为内脏学部分。

第一章 | 骨 学

ER 1-1  教学课件
ER 1-2  思维导图

学习目标

1. 掌握：骨的分类和构造；椎骨的一般形态及各部椎骨的主要特征；胸骨的分部和胸骨角的意义；颅骨和四肢骨的名称及主要结构；颅整体观的重要结构；全身各部主要骨性标志。

2. 熟悉：骨的构造；肋的分类及主要形态结构；指骨的基本形态、位置及排列。

3. 了解：骨的理化性质；新生儿颅的特点。

4. 学会：通过了解骨折及骨性疾病等知识，加强安全教育，尊重医务人员科普宣教，树立服务社会的理念；通过学习骨骼标本，知道遗体捐献者的伟大，培养为医学奉献的精神。

5. 具有辨认颅骨、躯干骨和四肢骨的能力，学会在标本和模型上辨认各部骨组成和主要结构特点；能利用所学骨学知识，理解临床上骨的疾病如骨折、骨肿瘤等及其诊断、治疗过程。

第一节 概 述

骨（bone）是一种器官，主要由骨组织构成，有一定的形态，外被骨膜，内容骨髓，含有丰富的血管、淋巴管和神经，能不断进行新陈代谢和生长发育，具有修复、再生和重塑能力，以及造血、储备钙和磷的功能。经常锻炼能促进骨的发育，长期废用则出现骨质疏松。

一、骨的分类

成人共有骨 206 块，按部位分为颅骨、躯干骨和四肢骨 3 部分（图 1-1），按形态分为长骨、短骨、扁骨和不规则骨 4 类。

1. 长骨 呈长管状，分布于四肢，分一体两端。体又称**骨干**，位于中部，骨质致密，内有空腔称**髓腔**。两端膨大称**骺**，有光滑的关节面。骨干与骺相邻的部位称**干骺端**，幼年时保留一片骺软骨，随年龄增长，骺软骨骨化，骨干和骺融合为一体。

2. 短骨 形似立方体，多成群分布于连接牢固且较灵活的部位，如腕骨和跗骨。

3. 扁骨 呈板状，主要构成颅腔、胸腔和盆腔的壁，起保护作用。

4. 不规则骨 形状不规则，如椎骨。有些不规则骨内含有空腔，称含气骨，如额骨。

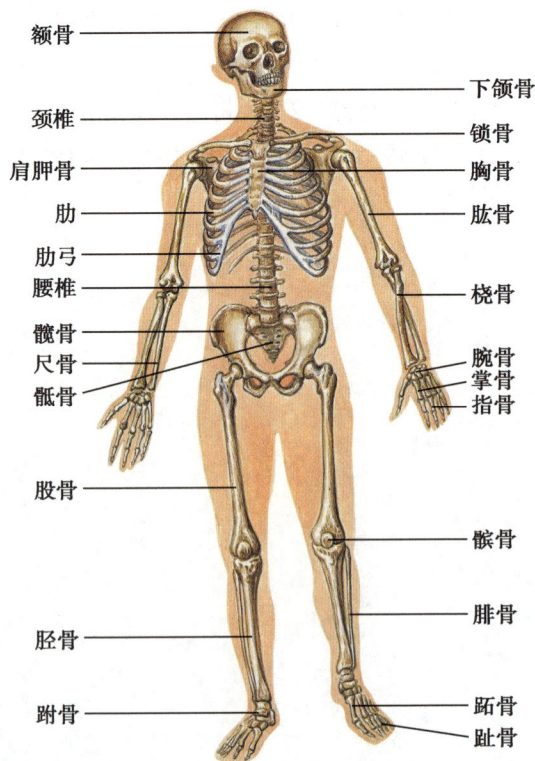

额骨 下颌骨 颈椎 锁骨 肩胛骨 胸骨 肋 肱骨 肋弓 腰椎 桡骨 髋骨 尺骨 腕骨 掌骨 骶骨 指骨 股骨 髌骨 腓骨 胫骨 跗骨 跖骨 趾骨

图 1-1 人体骨骼（前面观）

另外,位于某些肌腱内的扁圆形小骨称**籽骨**,如髌骨等。

二、骨的构造

骨主要由骨质、骨膜和骨髓3部分构成(图1-2)。

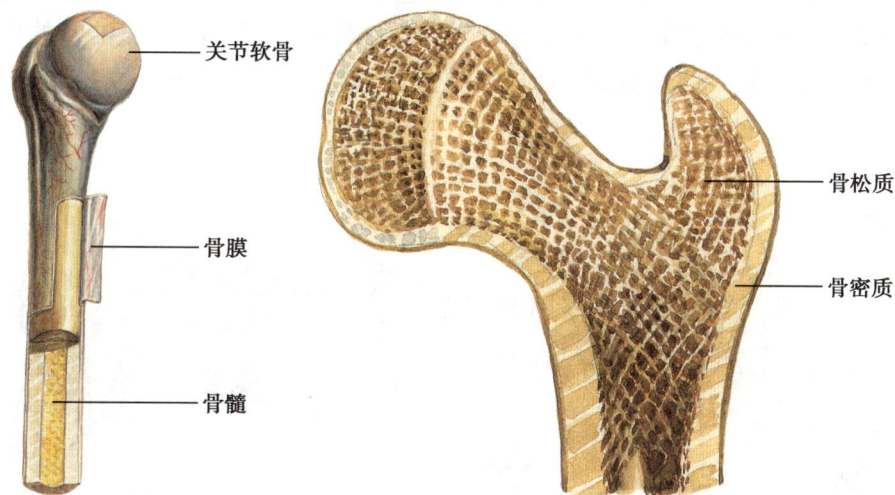

图 1-2　骨的构造

1. **骨质**(bone substance)　由骨组织构成,分骨密质和骨松质。**骨密质**分布于骨的表面,由紧密排列成层的骨板构成,质地致密,抗压性强;**骨松质**呈海绵状,分布于骨的内部,由交错排列的骨小梁构成,其排列与压力和张力方向平行。

2. **骨膜**(periosteum)　覆盖于除关节面外骨的表面,由纤维结缔组织构成,含有血管、神经和淋巴管,对骨的营养、再生和感觉有重要作用。骨膜可分内、外两层。外层致密,并有许多胶原纤维束穿入骨质,使之固定于骨面;内层疏松,含有骨祖细胞,参与骨的生长、再生、修复。手术时应尽量保留骨膜。

3. **骨髓**(bone marrow)　充填于髓腔和骨松质间隙内,分为**红骨髓**和**黄骨髓**。胎儿和幼儿的骨髓全是红骨髓,含有大量不同发育阶段的红细胞而呈红色,有造血功能。5岁以后,长骨骨干内的红骨髓逐渐被脂肪组织代替,呈黄色,变成黄骨髓,失去造血能力。当大量失血或重度贫血时,部分黄骨髓可转化为红骨髓,恢复造血功能。一般在长骨两端、扁骨和不规则骨内终生都是红骨髓。临床常选髂前上棘、髂后上棘等处进行骨髓穿刺,检查骨髓象。

三、骨的化学成分与物理特性

骨主要由有机质和无机质组成。**有机质**主要有骨胶原纤维和糖胺聚糖蛋白,构成骨的支架,使骨具有韧性和弹性;**无机质**主要是碱性磷酸钙,使骨有硬度。两种成分的比例随年龄增长而发生变化,成年人骨有机质和无机质的比例约为3:7。

第二节　中　轴　骨

中轴骨包括躯干骨和颅骨。

一、躯干骨

躯干骨包括24块椎骨、1块骶骨、1块尾骨、1块胸骨和12对肋。椎骨在幼年时为32或33块,即颈椎 7 块、胸椎 12 块、腰椎 5 块、骶椎 5 块和尾椎 3~4 块。成年后,5 块骶椎融合成 1 块骶骨,3~4 块尾椎融合成 1 块尾骨。

(一) 椎骨的一般形态

椎骨(vertebrae)由前方的**椎体**和后方的**椎弓**组成,椎体和椎弓围成**椎孔**,各椎孔上下贯通,构成容纳脊髓的**椎管**(图 1-3)。椎体呈短圆柱状,是椎骨负重的主要部分。椎弓是弓形骨板,由**椎弓根**和**椎弓板**构成。椎弓根较细,其上、下缘分别为**椎上**、**下切迹**,相邻椎骨的椎上、下切迹围成**椎间孔**。由椎弓向后的突起称**棘突**,向两侧的突起称**横突**,向上、下各发出 1 对**上关节突**和**下关节突**。

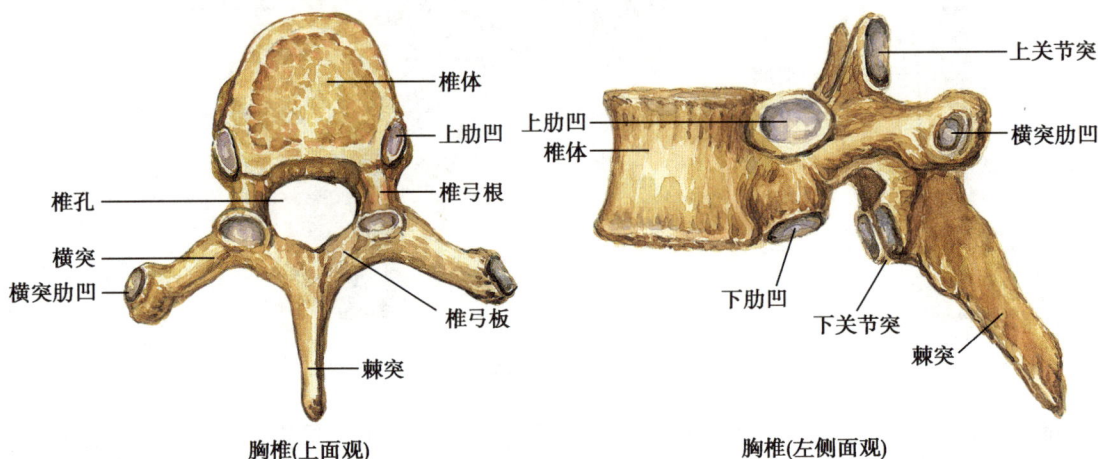

胸椎(上面观)　　　　　　　　　胸椎(左侧面观)

图 1-3　胸椎

(二) 各部椎骨的主要特征

1. **颈椎**(cervical vertebrae)　椎体较小,椎孔相对较大,横突上有**横突孔**。第 2~6 颈椎的棘突较短,末端分叉(图 1-4)。上、下关节突的关节面几乎呈水平位。第 1 颈椎又称**寰椎**,由前弓、后弓及侧块构成,前弓后面正中有齿突凹。第 2 颈椎又称**枢椎**,椎体向上伸出**齿突**,与齿突凹构成寰枢关节。第 7 颈椎又名**隆椎**,棘突长,末端不分叉,易于触及,临床常作为计数椎骨序数的标志。

2. **胸椎**(thoracic vertebrae)　椎体自上向下逐渐增大,椎体横断面呈心形,在其两侧面后份的上、下缘处和横突末端前面分别有上、**下肋凹**和**横突肋凹**(图 1-3)。上下关节突的关节面几乎呈冠状位。棘突较长,斜向后下,各相邻棘突呈叠瓦状排列。

3. **腰椎**(lumbar vertebrae)　椎体粗壮,椎孔呈卵圆形或三角形(图 1-5)。上、下关节突粗大,关节面几乎呈矢状位。棘突呈板状,水平伸向后方。各棘突的间隙较宽,临床上可于此进行腰椎穿刺术。

4. **骶骨**(sacrum)　呈三角形,底向上,尖向下。上缘中份向前隆凸,称**岬**。盆面光滑,可见 4 对**骶前孔**。背面粗糙隆起,正中线上有**骶正中嵴**,嵴外侧有 4 对**骶后孔**。各骶椎的椎孔连接成**骶管**,向下开口于**骶管裂孔**,裂孔两侧向下的突起称**骶角**,是骶管麻醉的标志。骶骨侧部上宽下窄,上份有**耳状面**(图 1-6)。

5. **尾骨**(coccyx)　上接骶骨,下端游离为尾骨尖。

(三) 肋

肋(ribs)由肋骨和肋软骨组成,共 12 对。第 1~7 对肋前端借肋软骨连于胸骨,称**真肋**。第 8~10 对肋不直接与胸骨相连,称**假肋**,肋前端借肋软骨依次连于上位肋软骨,形成**肋弓**,肋弓常作为确定肝、脾位置的标志;第 11~12 对肋前端游离于腹壁肌层中,称**浮肋**。

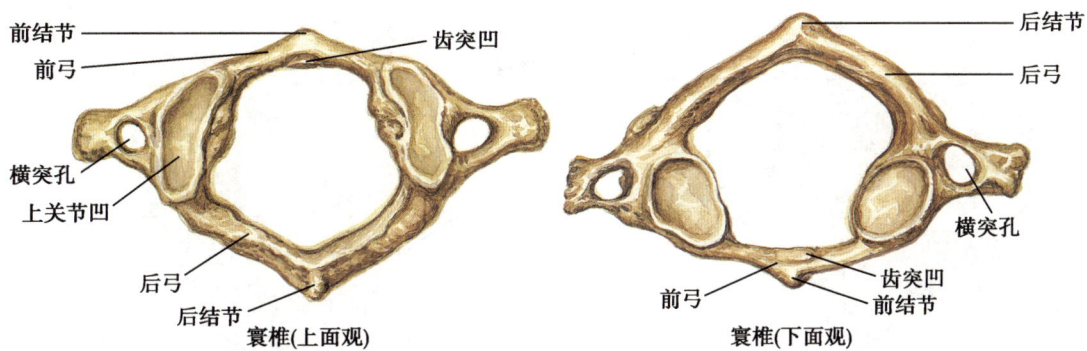

前结节 ——
前弓 ——
—— 齿突凹

横突孔 ——
上关节凹 ——

后弓 ——
后结节 ——

寰椎(上面观)

—— 后结节
—— 后弓

横突孔 ——

齿突凹 ——
前弓 ——
前结节 ——

寰椎(下面观)

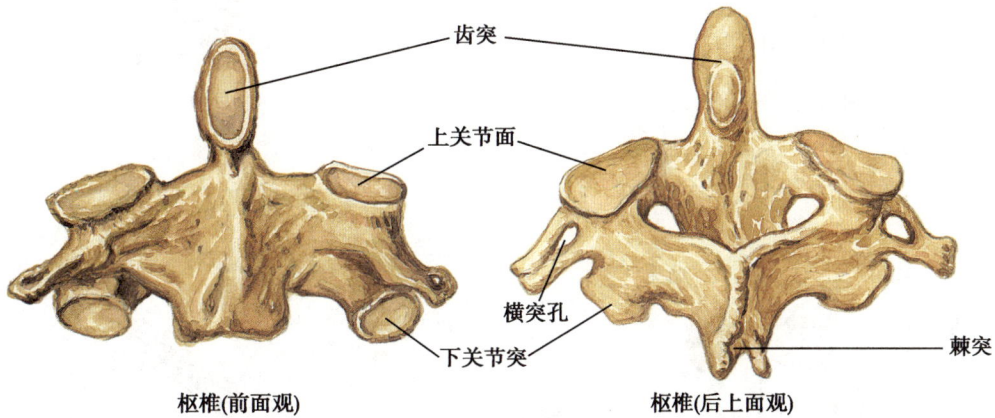

齿突 ——

上关节面 ——

横突孔 ——
下关节突 ——

棘突 ——

枢椎(前面观)

枢椎(后上面观)

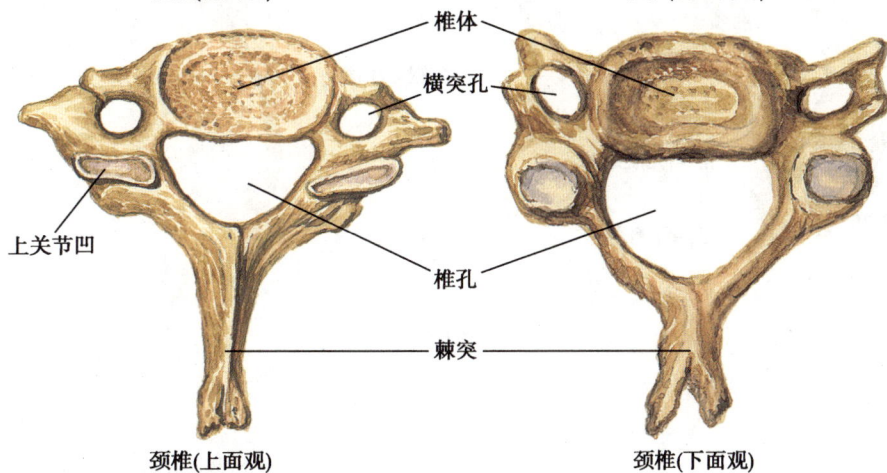

椎体 ——
横突孔 ——

上关节凹 ——

椎孔 ——

棘突 ——

颈椎(上面观)

颈椎(下面观)

图 1-4　颈椎

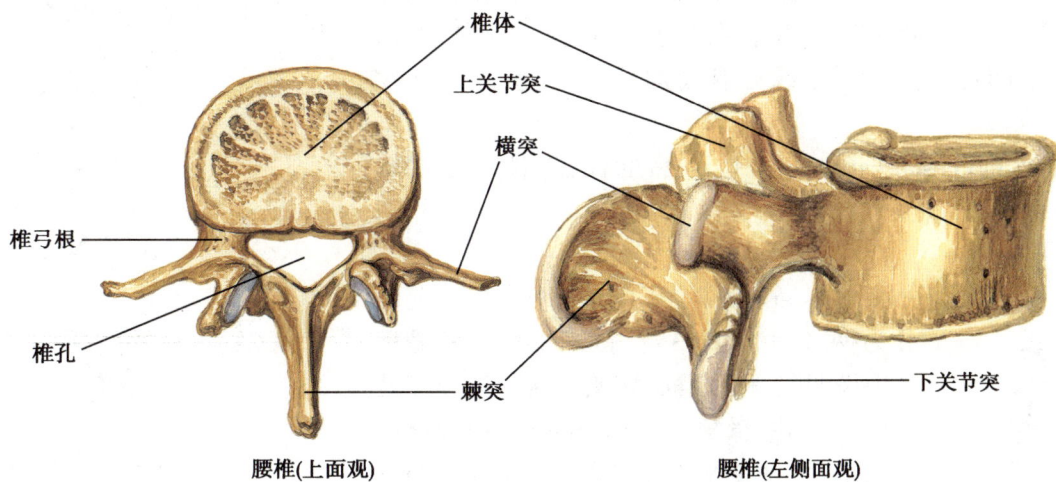

椎体 ——
上关节突 ——

横突 ——

椎弓根 ——

椎孔 ——

棘突 ——
下关节突 ——

腰椎(上面观)

腰椎(左侧面观)

图 1-5　腰椎

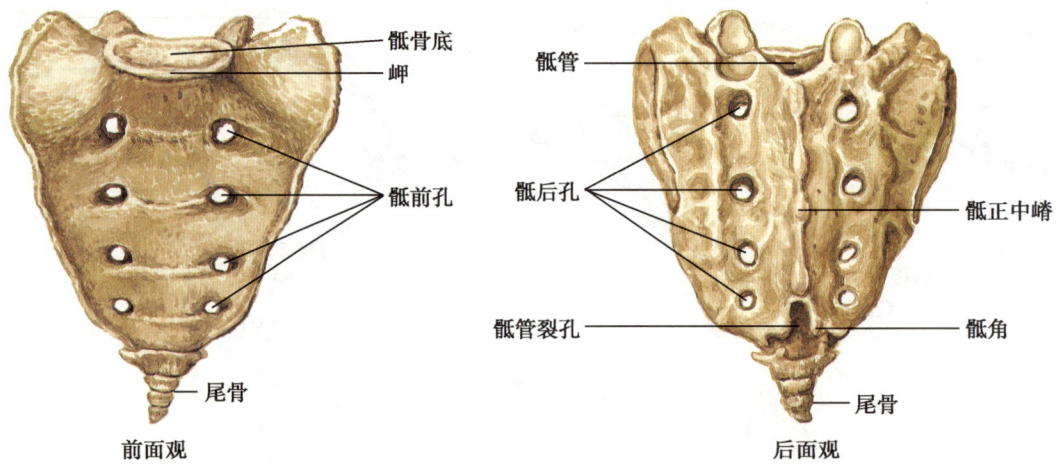

图 1-6　骶骨与尾骨

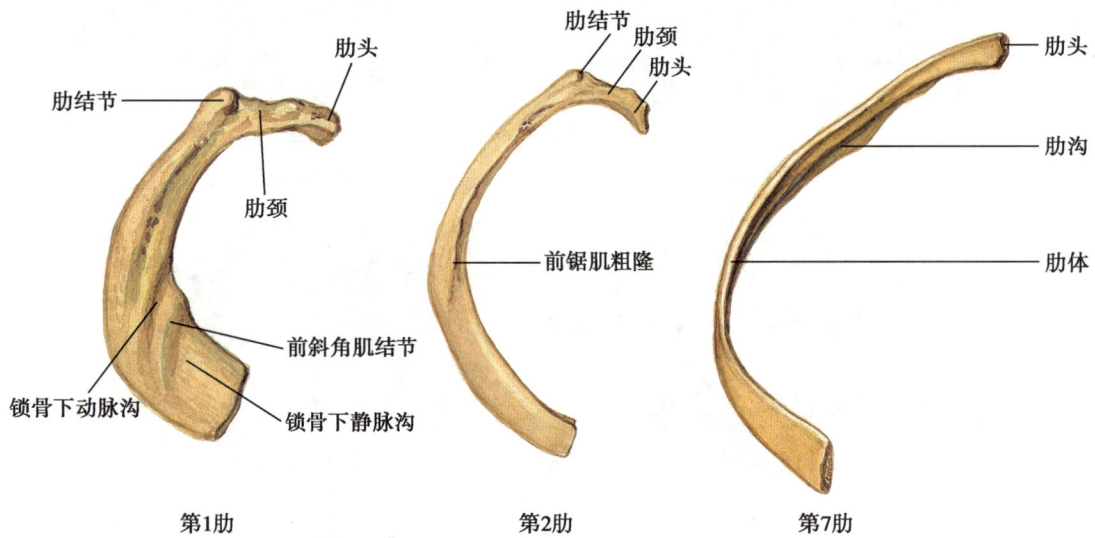

前面观

后面观

骶骨底
岬
骶前孔
尾骨

骶管
骶后孔
骶管裂孔
骶正中嵴
骶角
尾骨

图 1-7　肋骨

肋结节
肋头
肋颈
前斜角肌结节
锁骨下动脉沟
锁骨下静脉沟

肋结节
肋颈
肋头
前锯肌粗隆

肋头
肋沟
肋体

第1肋

第2肋

第7肋

1. **肋骨**（costal bone）（图 1-7）　为弓形的扁骨，分为体和前、后端。后端由膨大的**肋头**和缩细的**肋颈**构成。肋颈外侧的粗糙突起，称**肋结节**。体介于颈与前端之间，分内、外两面和上、下两缘。内面近下缘处有**肋沟**；体的后份急转处称**肋角**。

2. **肋软骨**（costal cartilage）　位于各肋骨的前端，由透明软骨构成，终生不骨化。

（四）胸骨

胸骨（sternum）位于胸前壁正中，自上而下分为柄、体和剑突 3 部分（图 1-8）。**胸骨柄**上缘中份凹陷，称**颈静脉切迹**。柄与体连接处微向前凸，称**胸骨角**（sternal angle），胸骨角可在体表扪及，两侧平对第 2 肋，是计数肋的重要标志。剑突扁薄，下端游离。

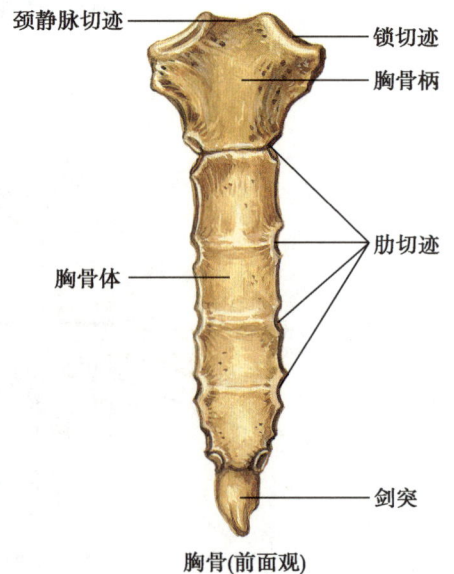

ER 1-3

胸骨

图 1-8　胸骨（前面观）

颈静脉切迹
锁切迹
胸骨柄
胸骨体
肋切迹
剑突

胸骨（前面观）

胸骨角的临床意义

胸骨角位置表浅,两侧连接第 2 肋软骨,向后平对第 4 胸椎体下缘。胸骨角平面为上、下纵隔的分界处,主动脉弓起、止处,左主支气管与食管的交叉处;奇静脉弓在此平面以上跨越右肺根上方注入上腔静脉;胸导管在此平面下方由脊柱右侧转向左侧上行。这些对应关系在影像学上和临床手术中,对于疾病的定位诊断具有重要的意义。

躯干骨的骨性标志:隆椎、骶角、肋弓、颈静脉切迹、胸骨角和剑突等。

二、颅骨

成人颅由 23 块颅骨(cranial bones)组成(图 1-9),另有 3 对听小骨位于颞骨内。颅主要对脑、视器等器官起支持和保护作用。颅骨按所在位置,分为后上部的脑颅骨和前下部的面颅骨。

(一)脑颅骨

脑颅骨共 8 块,其中不成对的有**额骨、筛骨、蝶骨**和**枕骨**,成对的有**顶骨**和**颞骨**。脑颅骨围成颅腔,容纳脑。颅腔的顶,称颅盖,由额骨、顶骨和枕骨构成。颅腔的底,称颅底,由额骨、筛骨、蝶骨和枕骨构成,两侧为颞骨。

(二)面颅骨

面颅骨有 15 块,其中不成对的有**下颌骨、犁骨**和**舌骨**,成对的有**上颌骨、鼻骨、泪骨、颧骨、腭骨**和**下鼻甲**。面颅骨围成眶、骨性鼻腔和骨性口腔(图 1-9)。

1. **下颌骨**(mandible) 呈马蹄铁形,分为中部的**下颌体**和两侧的**下颌支**(图 1-10)。下颌体的下缘圆钝,为下颌底;上缘构成牙槽弓;前外侧面有**颏孔**。下颌支向上有 2 个突起,前

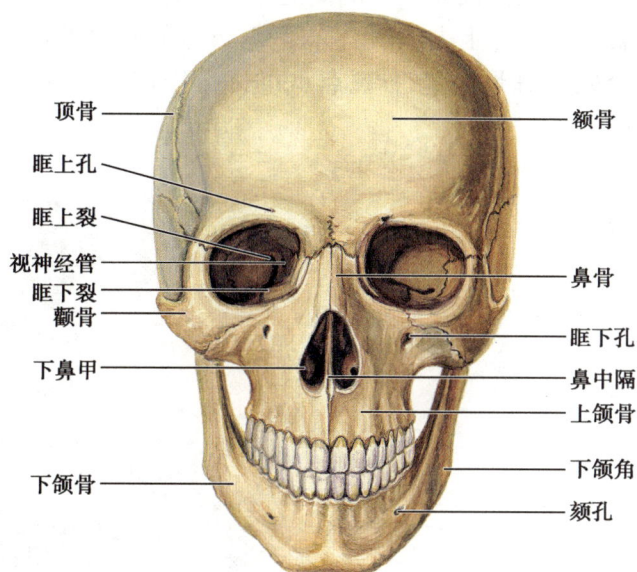

图 1-9 颅(前面观)

标注:顶骨、眶上孔、眶上裂、视神经管、眶下裂、颧骨、下鼻甲、下颌骨、额骨、鼻骨、眶下孔、鼻中隔、上颌骨、下颌角、颏孔

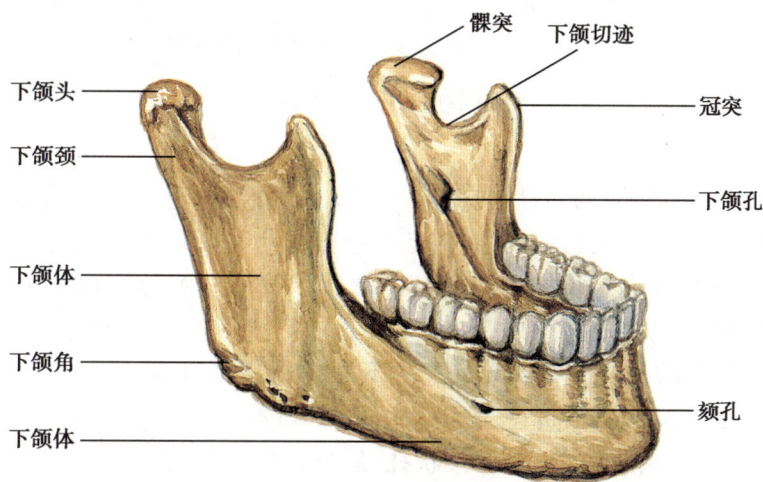

标注:髁突、下颌切迹、下颌头、下颌颈、下颌体、下颌角、下颌体、冠突、下颌孔、颏孔

下颌骨(外侧面观)

图 1-10 下颌骨

方的称**冠突**,后方的称**髁突**,两突之间的凹陷为**下颌切迹**。髁突上端的膨大为**下颌头**,头下方缩细,称**下颌颈**。下颌底与下颌支后缘相交处称**下颌角**(angle of mandible)。下颌支内面中央有**下颌孔**,此孔有下牙槽血管和神经通过,再经下颌管通颏孔。

2. **舌骨**(hyoid bone) 位于下颌骨后下方,借肌连于下颌骨及颅底(图1-11)。舌骨呈马蹄铁形,中部称舌骨体,向后外侧延伸的长突为大角,向上的短突为小角。

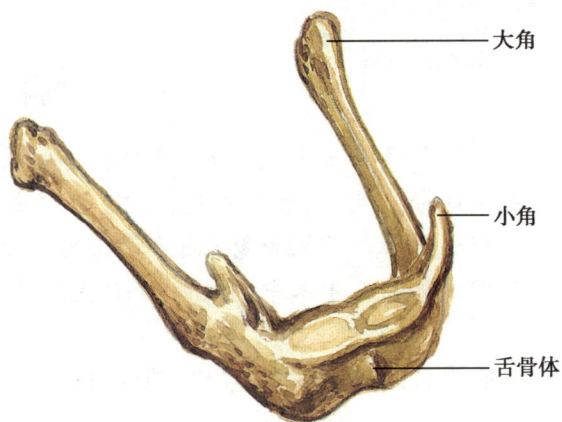

图 1-11 舌骨

(三) 颅的整体观

1. 颅顶面观 颅顶有 3 条缝,额骨与两侧顶骨之间的缝称**冠状缝**,两侧顶骨之间的缝称**矢状缝**,两侧顶骨与枕骨之间的缝称**人字缝**(图1-12)。

2. 颅侧面观 颅侧面的中部有**外耳门**,其后方向下的突起称**乳突**,前方有一骨梁称**颧弓**,均易触及。颧弓上方的凹陷称**颞窝**,下方的称**颞下窝**。颞窝前下部较薄,额骨、顶骨、颞骨和蝶骨 4 骨会合处呈 H 形的缝,称**翼点**(pterion)(图1-12),此处骨板薄弱,骨折时易损伤经过其内面的脑膜中动脉前支。

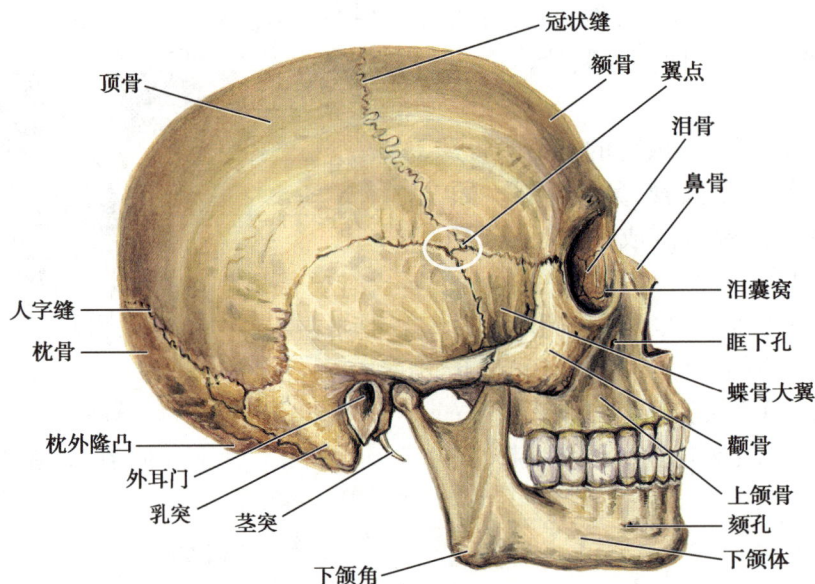

图 1-12 颅(侧面观)

3. 颅前面观

(1)**眶**(orbit):为底朝前外侧、尖向后内侧的 1 对锥体形腔隙,分上、下、内侧、外侧 4 壁(图1-9)。底即眶口,略呈四边形,在其上缘的中、内 1/3 交界处有**眶上孔**或**眶上切迹**,在下缘中份下方有**眶下孔**,均有血管和神经通过;眶尖有**视神经管**通颅中窝。上壁前外侧部有**泪腺窝**;内侧壁前下部有**泪囊窝**,此窝向下经**鼻泪管**通鼻腔;下壁中部有眶下沟;外侧壁较厚。上壁与外侧壁交界处后份的裂隙为**眶上裂**,通颅中窝;下壁与外侧壁交界处有**眶下裂**,通翼腭窝和颞下窝。

(2)**骨性鼻腔**(bony nasal cavity):位于面颅中央,由筛骨垂直板和犁骨构成的骨性鼻中隔将其分为左右两半(图1-13)。鼻腔前方开口称**梨状孔**,后方开口称**鼻后孔**,通咽腔。鼻腔外侧壁由上而下有 3 个突起,分别称**上鼻甲**、**中鼻甲**和**下鼻甲**。各鼻甲下方为相应的鼻道,分别称**上鼻道**、**中鼻道**和**下鼻道**。上鼻甲后上方与蝶骨之间的间隙,称**蝶筛隐窝**。

（3）**鼻旁窦**（paranasal sinuses）：位于鼻腔周围并与鼻腔相通的含气空腔，包括上颌窦、额窦、筛窦和蝶窦各1对，分别位于同名骨内（见呼吸系统）。

4. 颅底内面观　颅底内面从前向后有3个窝（图1-14）：①**颅前窝**，位置最高，正中线上有一向上的突起，称**鸡冠**，两侧的水平骨板称**筛板**，上有许多筛孔，通鼻腔。②**颅中窝**，正中为**垂体窝**，窝的前外侧有视神经管，两侧由前向后依次有**眶上裂、圆孔、卵圆孔和棘孔**。③**颅后窝**，位置最低，窝中央有**枕骨大孔**，孔前上方的平坦斜面称斜坡；孔前外侧缘有**舌下神经管内口**；孔后上方有十字形隆起，其交会处称**枕内隆凸**；此凸向两侧续于**横窦沟**，横窦沟继续弯向前下改称**乙状窦沟**，末端终于**颈静脉孔**；颅后窝前外侧壁上有**内耳门**，通入内耳道。

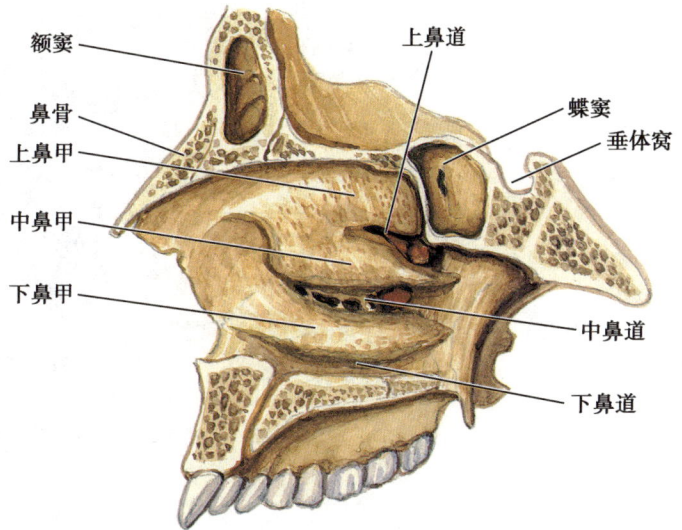

图 1-13　骨性鼻腔外侧壁

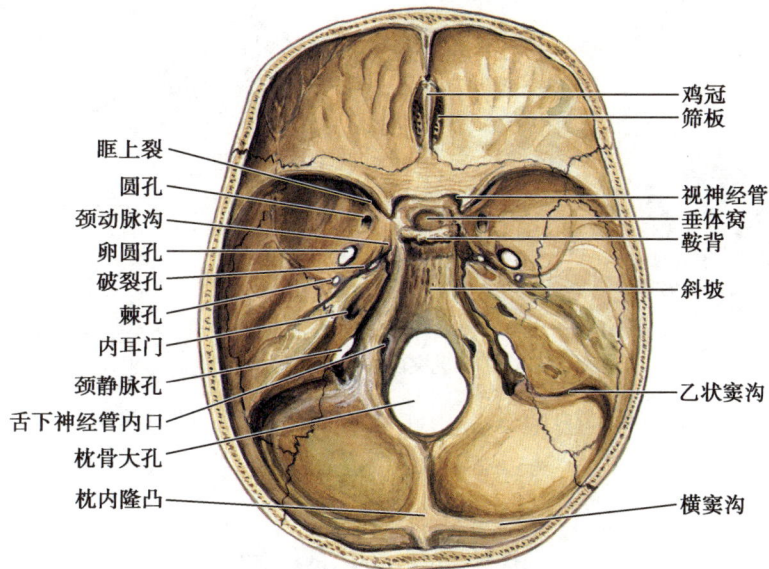

图 1-14　颅底（内面观）

5. 颅底外面观　颅底外面后部正中可见枕骨大孔，其两侧的椭圆形关节面称**枕髁**（图1-15）。枕髁根部有**舌下神经管外口**；前外侧有颈静脉孔，此孔前方有**颈动脉管外口**，后外侧有细长的**茎突**，茎突根部后方有**茎乳孔**。颧弓根部后方有**下颌窝**，窝前缘的横行隆起称**关节结节**。颅底前部称**骨腭**，其前端有**切牙孔**。

（四）新生儿颅的特征及其生后变化

新生儿面颅较小，脑颅相对较大（图1-16）。新生儿面颅占全颅的1/8，而成人为1/4。颅顶各骨尚未完全发育，其间连有纤维结缔组织膜，此膜在多骨交会处较大，称**颅囟**。其中位于矢状缝与冠状缝会合处的称**前囟**，前囟最大，呈菱形，于生后1~2岁时闭合；位于矢状缝与人字缝相接处的称**后囟**，后囟呈三角形，于生后不久闭合。

颅骨的骨性标志：颧弓、翼点、乳突、枕外隆凸、下颌角和舌骨等。

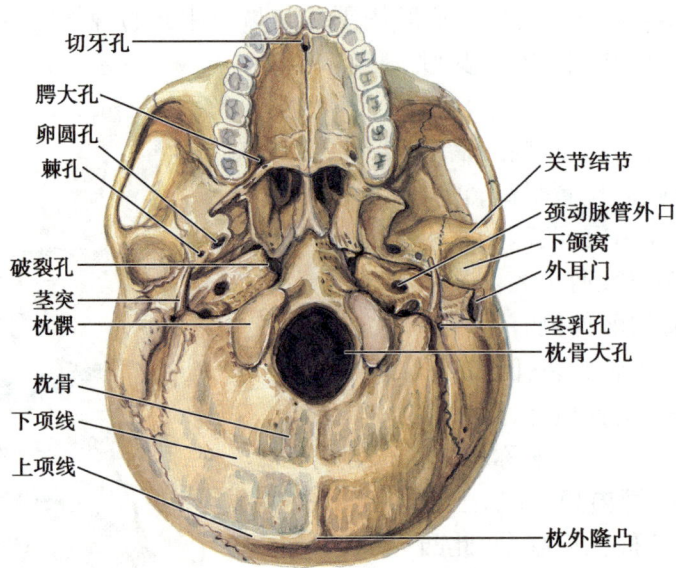

图 1-15　颅底(外面观)

图中标注（自上而下左侧）：切牙孔、腭大孔、卵圆孔、棘孔、破裂孔、茎突、枕髁、枕骨、下项线、上项线

右侧标注：关节结节、颈动脉管外口、下颌窝、外耳门、茎乳孔、枕骨大孔、枕外隆凸

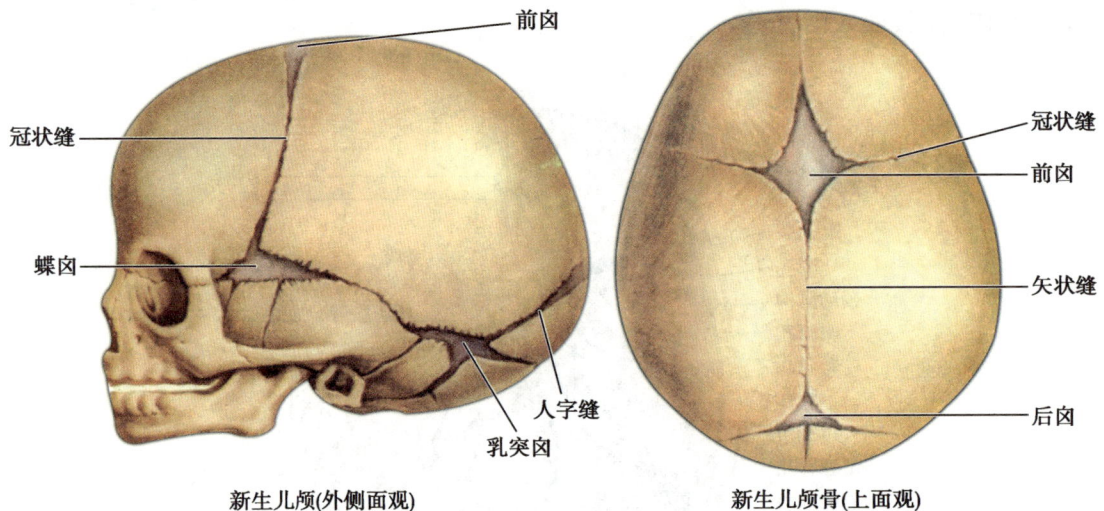

新生儿颅(外侧面观)

标注：前囟、冠状缝、蝶囟、人字缝、乳突囟

新生儿颅骨(上面观)

标注：冠状缝、前囟、矢状缝、后囟

图 1-16　新生儿颅

第三节　四 肢 骨

四肢骨包括上肢骨和下肢骨,分别由肢带骨和自由肢骨组成。

一、上肢骨

(一)上肢带骨

1. **锁骨**(clavicle)　呈 ~ 形,位于颈、胸部交界处,全长可扪及(图 1-17)。内侧端粗大,称**胸骨端**,与胸骨柄相关节;外侧端扁平,称**肩峰端**,与肩峰相关节。锁骨内侧 2/3 凸向前,外侧 1/3 凸向后,二部交界处易发生骨折。

2. **肩胛骨**(scapula)　为三角形扁骨,贴于胸廓后外上面,介于第 2~7 肋骨之间,可分为 2 面、3 缘和 3 个角(图 1-18)。肩胛骨前面为一大而浅的窝,称**肩胛下窝**;后面上部有一横嵴,称**肩胛冈**,其向外侧延伸的扁平突起称**肩峰**,肩胛冈上、下方的凹陷分别称**冈上窝**和**冈下窝**。上缘短而薄,外侧份有肩胛切迹,自切迹外侧向前伸出的指状突起,称**喙突**;**内侧缘**薄而锐利,邻近脊柱,又称**脊柱缘**;

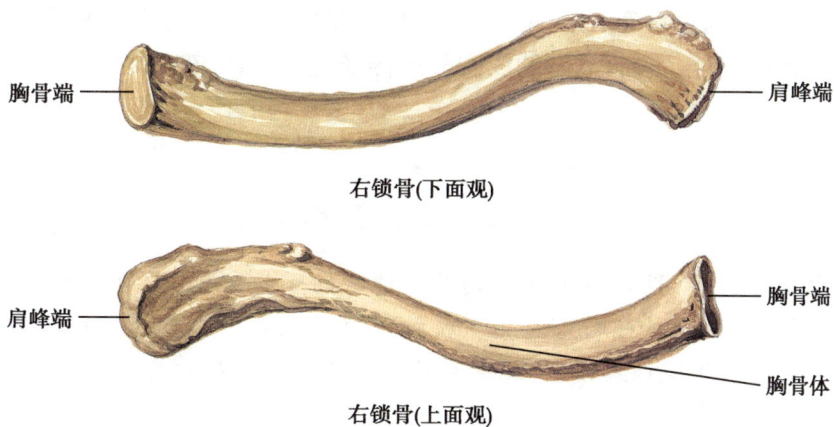

胸骨端　　　　　　　　　　　　　　　　　肩峰端

右锁骨(下面观)

肩峰端　　　　　　　　　　　　　　　　　胸骨端

胸骨体

右锁骨(上面观)

图 1-17　锁骨

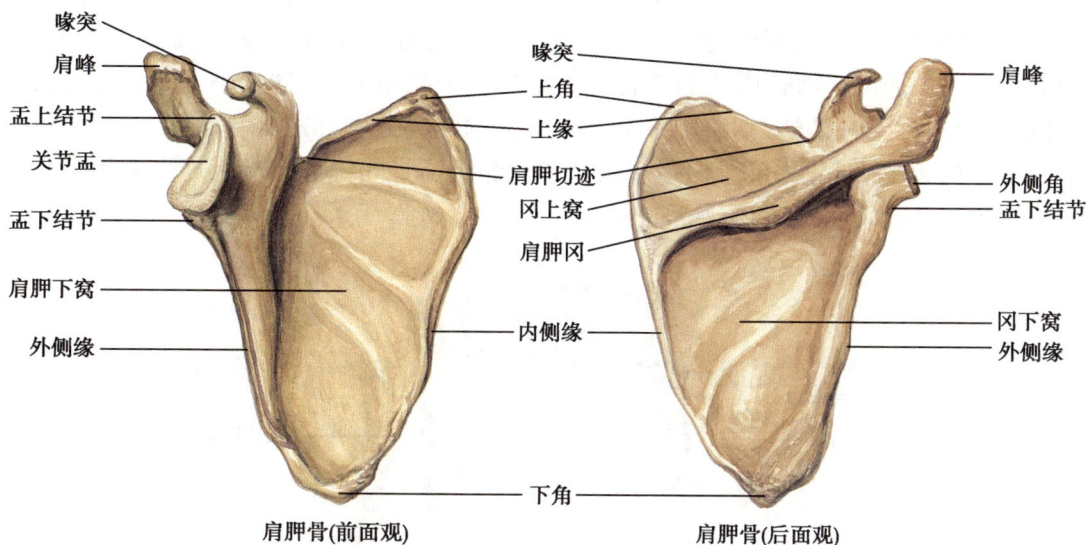

喙突　　　　　　　　　　　　　　　　　　喙突　　　　　　　　　　　　肩峰
肩峰　　　　　　　　　　　　　　　　　　上角
盂上结节　　　　　　　　　　　　　　　　上缘
关节盂　　　　　　　　　　　　　　　　　肩胛切迹　　　　　　　　　　　外侧角
　　　　　　　　　　　　　　　　　　　　冈上窝　　　　　　　　　　　　盂下结节
盂下结节　　　　　　　　　　　　　　　　肩胛冈
肩胛下窝　　　　　　　　　　　　　　　　　　　　　　　　　　　　　　冈下窝
外侧缘　　　　　　　　　　　　　　　　　内侧缘　　　　　　　　　　　　外侧缘

下角

肩胛骨(前面观)　　　　　　　　　　　肩胛骨(后面观)

图 1-18　肩胛骨

外侧缘肥厚,邻近腋窝,又称**腋缘**。**上角**为上缘与内侧缘会合处,平对第 2 肋;**下角**为内侧缘与外侧缘会合处,平对第 7 肋或第 7 肋间隙,为计数肋的标志;**外侧角**为上缘与外侧缘会合处,肥厚,有梨形浅窝,称**关节盂**,与肱骨头构成肩关节。

(二) 自由上肢骨

1. **肱骨**(humerus)　是臂部的长骨(图 1-19)。上端有朝向内后上方呈半球形的**肱骨头**,头周围的环形浅沟称**解剖颈**。肱骨头外侧的隆起称**大结节**,向前的隆起称**小结节**,二者之间的纵沟称**结节间沟**。上端与体交界处稍细,称**外科颈**,为骨折易发部位。肱骨体中部外侧面有粗糙的**三角肌粗隆**,后面中部有自内上斜向外下的**桡神经沟**,内有桡神经通过。下端外侧部为半球形的**肱骨**

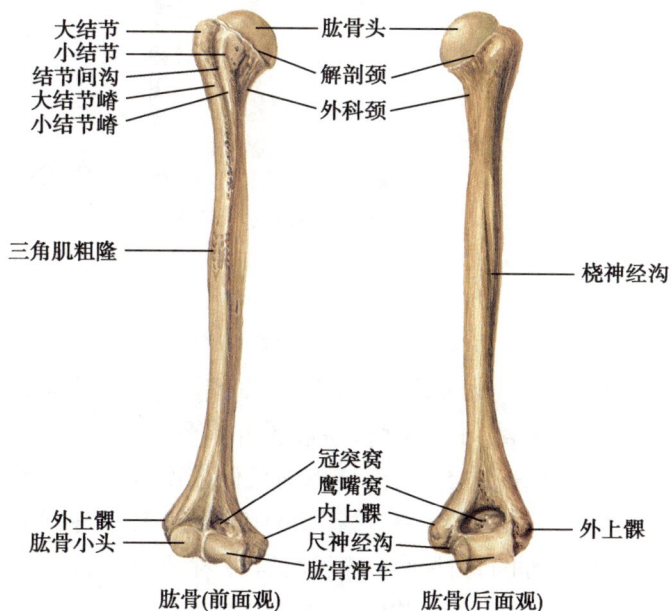

大结节　　　　　　　　　肱骨头
小结节　　　　　　　　　解剖颈
结节间沟　　　　　　　　外科颈
大结节嵴
小结节嵴

三角肌粗隆　　　　　　　　　　　　　　桡神经沟

冠突窝
鹰嘴窝
外上髁　　内上髁　　　　　　　　　　外上髁
肱骨小头　尺神经沟
　　　　　肱骨滑车

肱骨(前面观)　　　　　肱骨(后面观)

图 1-19　肱骨

小头;内侧部有滑车状的**肱骨滑车**,滑车前面上方有**冠突窝**,后面上方有**鹰嘴窝**;两侧各有一突起,分别称**内上髁**和**外上髁**。内上髁后下方的浅沟称**尺神经沟**,内有尺神经通过。

肱骨干中段骨折

在肱骨干中段骨折时,近折端由于受到肩部诸肌的牵拉,使之向前外方移位,远折端则因臂肌的牵引向上错位,故呈外凸畸形。由于桡神经紧贴肱骨干中段的桡神经沟而行,因此,肱骨干中段骨折时容易合并桡神经损伤,晚期有时可因骨痂包裹压迫桡神经而引起麻痹。

2. **桡骨**(radius) 是位于前臂外侧部的长骨(图 1-20)。上端膨大称**桡骨头**,头上面有关节凹,周围有环状关节面。头下方略细,称**桡骨颈**。颈的下方内侧有**桡骨粗隆**。桡骨体的内侧缘有薄锐的骨间缘。下端外侧向下的突起称**桡骨茎突**,内侧面有**尺切迹**,下面有**腕关节面**。

3. **尺骨**(ulna) 是位于前臂内侧的长骨(图 1-20)。上端粗大,下端细小,体呈三棱柱状。上端前面有半圆形深凹,称**滑车切迹**,切迹前下方和后上方的突起分别称**冠突**和**鹰嘴**。冠突外侧面有**桡切迹**。冠突下方的粗糙隆起,称**尺骨粗隆**。尺骨体外侧缘为骨间缘。下端有球形的**尺骨头**,其内侧向下的突起称**尺骨茎突**,比桡骨茎突约高 1cm。

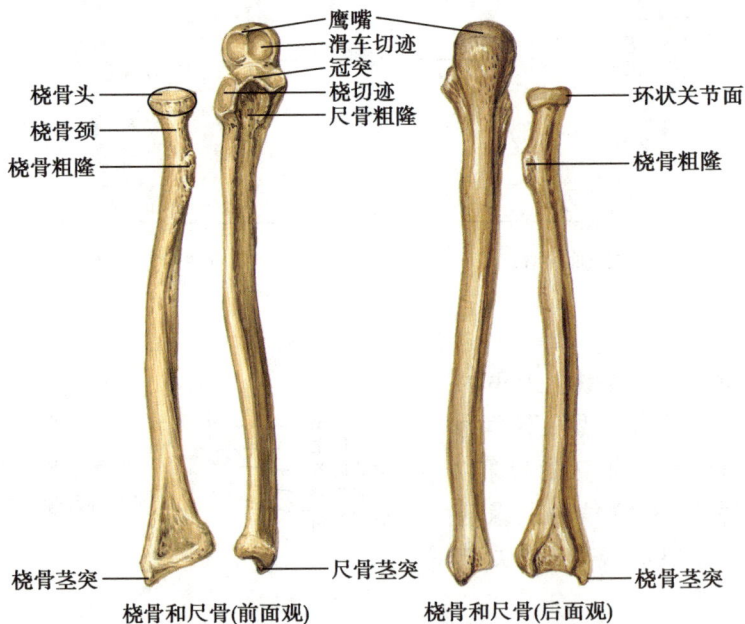

图 1-20　桡骨和尺骨

4. **手骨** 包括腕骨、掌骨和指骨(图 1-21)。

(1)腕骨:共 8 块,排成两列,近侧列由桡侧向尺侧依次为**手舟骨**、**月骨**、**三角骨**和**豌豆骨**,远侧列为**大多角骨**、**小多角骨**、**头状骨**和**钩骨**。

(2)掌骨:共 5 块,由桡侧向尺侧依次为第 1~5 掌骨。掌骨近侧端为底,中部为体,远侧端为头。

(3)指骨:共 14 块,除拇指有 2 节外,其余各指为 3 节。

上肢骨的骨性标志:锁骨、肩胛冈、肩峰、肩胛骨下角、肱骨大结节、内上髁、外上髁、尺神经沟、尺骨鹰嘴、尺骨茎突和桡骨茎突等。

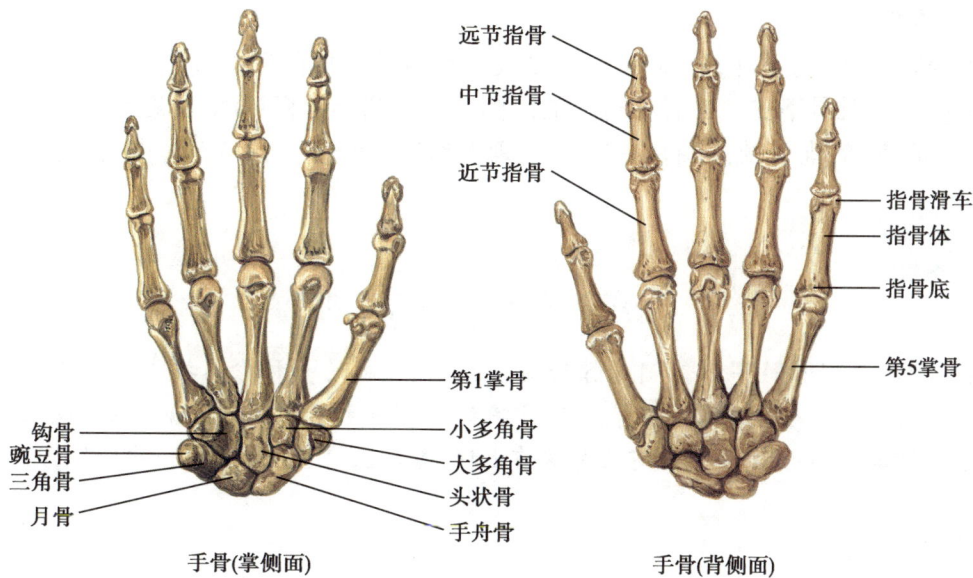

图中标注（手骨掌侧面）：
远节指骨
中节指骨
近节指骨
第1掌骨
钩骨
豌豆骨
三角骨
月骨
小多角骨
大多角骨
头状骨
手舟骨

手骨(掌侧面)

图中标注（手骨背侧面）：
指骨滑车
指骨体
指骨底
第5掌骨

手骨(背侧面)

图 1-21　手骨

二、下肢骨

（一）下肢带骨

髋骨（hip bone）为不规则骨。上部扁阔；中部窄厚，有朝向下外侧的深窝，称**髋臼**；下部有一大孔，称**闭孔**（图 1-22）。髋骨由**髂骨**、**坐骨**和**耻骨**组成，3 块骨在幼年时借软骨结合，16 岁左右完全融合。

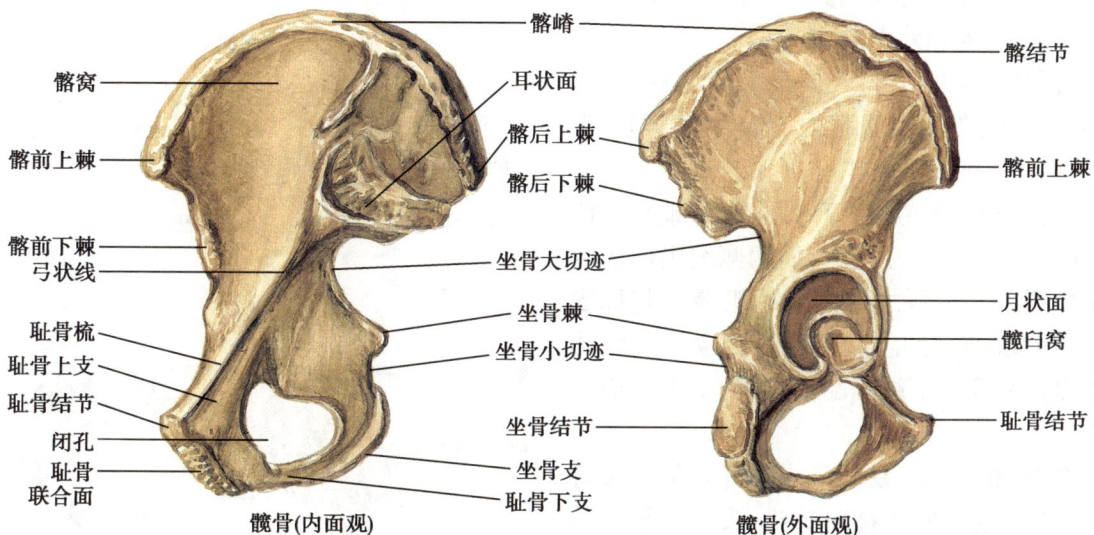

图中标注（髋骨内面观）：
髂窝
髂前上棘
髂前下棘
弓状线
耻骨梳
耻骨上支
耻骨结节
闭孔
耻骨联合面
髂嵴
耳状面
髂后上棘
髂后下棘
坐骨大切迹
坐骨棘
坐骨小切迹
坐骨结节
坐骨支
耻骨下支

髋骨(内面观)

图中标注（髋骨外面观）：
髂结节
髂前上棘
月状面
髋臼窝
耻骨结节

髋骨(外面观)

图 1-22　髋骨

1.髂骨　构成髋骨上部，分体和翼两部分。**髂骨体**构成髋臼的上部。**髂骨翼**是髂骨上方的扁阔部，其上缘肥厚称**髂嵴**，其前、后端及其下方各有 1 对突起，分别称**髂前上棘**、**髂前下棘**、**髂后上棘**和**髂后下棘**。髂前上棘后方 5~7cm 处，髂嵴外唇向外突起称**髂结节**。髂骨翼内面的浅窝称**髂窝**，后方有**耳状面**；髂窝下界有圆钝的骨嵴，称**弓状线**。

2.坐骨　构成髋骨后下部，分体和支。**坐骨体**构成髋臼的后下部，后缘有尖形的**坐骨棘**，坐骨棘与髂后下棘之间为**坐骨大切迹**，与坐骨结节之间为**坐骨小切迹**。自体向后下延续为**坐骨支**，其下端粗大称**坐骨结节**。

3. 耻骨　构成髋骨前下部,分体和上、下 2 支。**耻骨体**构成髋臼的前下部,从体向前内伸出**耻骨上支**,再转向下为**耻骨下支**。二者移行处的内侧有一椭圆形的粗糙面,称**耻骨联合面**。耻骨上支的上缘锐薄,称**耻骨梳**;耻骨梳前端有一隆起,称**耻骨结节**。耻骨下支与坐骨支结合。

> **知识拓展**
>
> ## 骨髓穿刺术的应用解剖
>
> 　　骨髓穿刺术是用骨髓穿刺针刺入骨松质,抽取红骨髓的一种诊断技术。其检查内容包括细胞学检查、骨髓培养、病原体检查等。骨髓穿刺术适用于不明原因发热、血液病及恶性肿瘤的诊断、鉴别诊断及治疗随访。穿刺点有髂前上棘、髂后上棘、胸骨柄和胫骨(婴幼儿)等。

(二)自由下肢骨

1. **股骨**(femur)　是人体最长的骨,分 1 体 2 端(图 1-23)。上端有朝向内前上方的**股骨头**,头中央稍下方有股骨头凹,股骨头韧带附着于此。头下外侧较细部称**股骨颈**。颈与体交界处上外侧的方形隆起,称**大转子**,在体表易触及;内下方为**小转子**。股骨体为略弓向前的圆柱形骨管,后面有纵行骨嵴称**粗线**,向上外延续为**臀肌粗隆**。下端有两个弯向后下的膨大,分别称**内侧髁**和**外侧髁**,两髁间有**髁间窝**。两髁侧面最突起处,分别称**内上髁**和**外上髁**。

2. **髌骨**(patella)　是人体最大的籽骨,位于股骨下端前面、股四头肌腱内。髌骨底朝上,尖向下,后面有髌面(图 1-24)。

3. **胫骨**(tibia)　是位于小腿内侧部的三棱形长骨(图 1-25)。上端膨大,向两侧突出形成**内侧髁**和**外侧髁**。两髁之间向上的粗糙隆起称**髁间隆起**。上端前面的隆起称**胫骨粗隆**。胫骨体外侧缘称骨间缘。下端稍膨大,其内下方的突起称**内踝**。

4. **腓骨**(fibula)　是位于小腿外侧部的长骨(图 1-25)。上端稍膨大称**腓骨头**,头下方缩窄称**腓骨颈**。下端膨大为**外踝**。

5. 足骨　包括跗骨、跖骨和趾骨(图 1-26)。

(1)跗骨:共 7 块,相当于腕骨,但体积较大,主要功能是支持体重,分前、中、后 3 列。后列包括上方的**距骨**和下方的**跟骨**,距骨与胫、腓骨形成关节;中列为**足舟骨**,位于距骨前方偏内侧;前列由内侧向外侧依次为**内侧楔骨**、**中间楔骨**、**外侧楔骨**和**骰骨**,3 块楔骨位于足舟骨之前,骰骨位于前外侧。

(2)跖骨:共 5 块,由内侧向外侧依次为第 1~5 跖骨。每块跖骨近端为底,中部为体,远端称头。第 5 跖骨底向后突出,称**第 5 跖骨粗隆**。

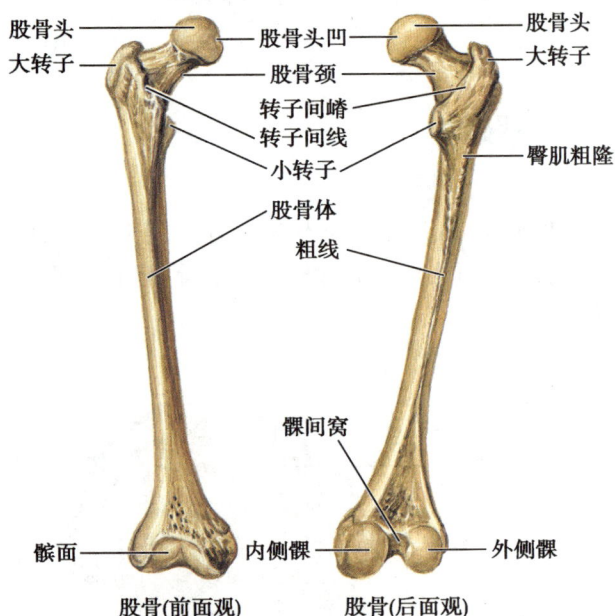

图 1-23　股骨

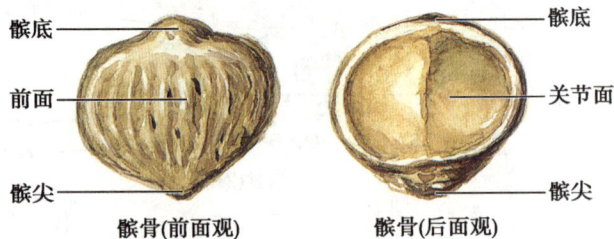

图 1-24　髌骨

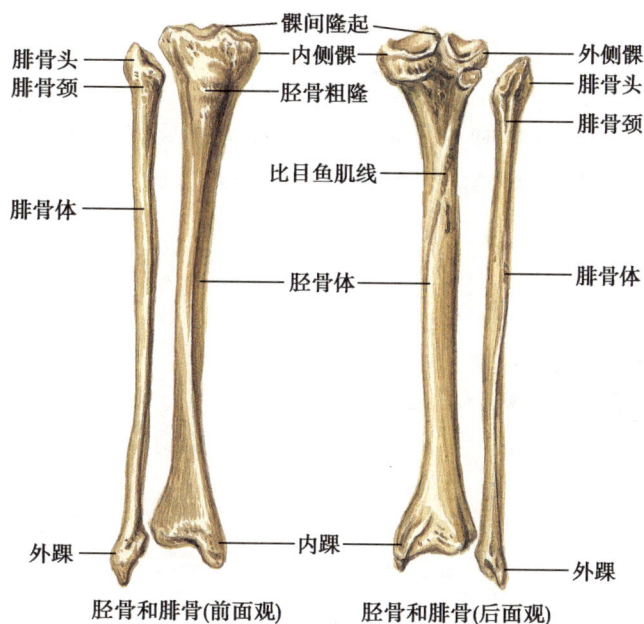

图 1-25　胫骨和腓骨

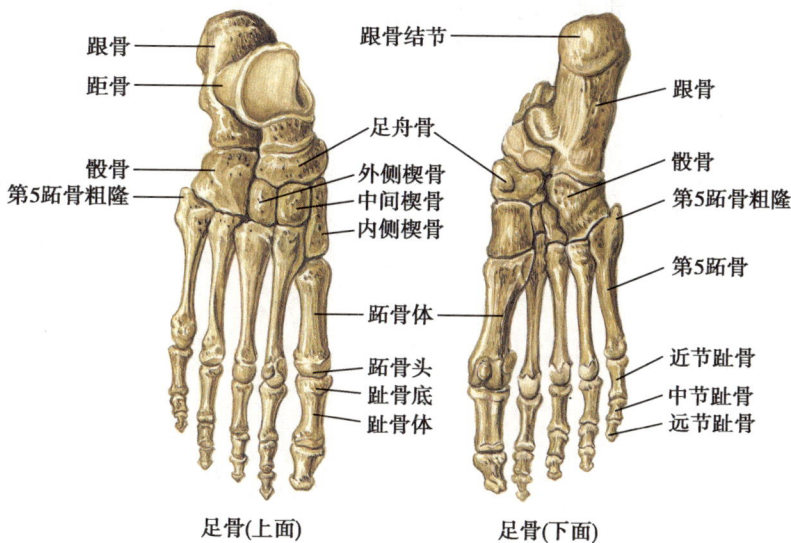

图 1-26　足骨（左侧）

（3）趾骨：共 14 块，第 1 趾骨为 2 节，其余各趾骨均为 3 节。

下肢骨的骨性标志：髂嵴、髂结节、髂前上棘、髂后上棘、耻骨结节、坐骨结节、股骨大转子、髌骨、腓骨头、胫骨粗隆、内踝、外踝和跟骨结节等。

本章小结

运动系统由骨、骨连结和骨骼肌 3 部分构成。成人骨共有 206 块，按部位分为躯干骨、颅骨和四肢骨；按形态分为长骨、短骨、扁骨和不规则骨。骨由骨质、骨膜和骨髓构成。躯干骨包括椎骨、胸骨和肋，参与构成脊柱和胸廓等。颅骨分脑颅骨和面颅骨，构成颅腔和颜面。四肢骨包括上肢骨和下肢骨，上肢骨包括上肢带骨（锁骨、肩胛骨）和自由上肢骨（肱骨、尺骨、桡骨、手骨）；下肢骨包括下肢带骨（髋骨）和自由下肢骨（股骨、胫骨、腓骨、足骨）。在体表可触及一些骨的凸起或凹陷等，这些体表标志在确定体内器官、血管和神经的位置以及外科手术的定位方面具有重要的作用。

病人,男,20岁。骑电动自行车时不慎摔倒,左肘部先着地,肘部活动受限,急诊入院。体格检查:病人一般情况良好,生命体征平稳。左肘部疼痛、畸形、肿胀,可触及骨擦感,肘后三角消失,伴有手部小指部位麻木。

思考题:

1. 四肢骨包括哪些?各分哪几部分?

2. 此案例最有可能是什么骨折?

3. 此部位骨折,最有可能损伤哪个神经?

(张义伟)

思考题

1. 简述骨的分类。

2. 简述颅中窝内的主要孔、裂、管、沟及通过的结构。

3. 在四肢,体表能触摸到的骨性标志有哪些?

ER 1-4

练习题

第二章 | 关 节 学

学习目标

1. 掌握:关节的基本结构和辅助结构;脊柱的组成、整体观及运动;椎骨间的连结;骨性胸廓的组成;人体四肢六大关节(肩关节、肘关节、腕关节、髋关节、膝关节、踝关节)的组成、结构特点及运动。

2. 熟悉:关节的运动及分类;颞下颌关节的组成、结构特点和运动;骨盆的组成与分部。

3. 了解:胸锁关节、骶髂关节的构成;足弓的构成及功能。

4. 能够运用关节学知识解释关节脱位等常见疾病的解剖结构改变;能利用所学知识理解颈椎病、腰椎间盘突出症等关节疾病的形成原因,并对临床关节疾病作出初步诊断。

5. 通过对颈椎病、腰椎间盘突出症、关节脱位等常见骨连结疾病相关知识的学习,培养学生对相关疾病的诊疗意识、急救素养,促使学生树立以人为本、救死扶伤的职业道德素质;倡导学生科学健身,增强体质,养成健康文明的生活方式。

第一节　概　述

骨与骨之间借纤维结缔组织、软骨或骨相互连结,形成**骨连结**,以实现支持、保护和运动功能。骨连结按不同的连结方式,可分为直接连结和间接连结两大类。

一、直接连结

骨与骨之间借纤维结缔组织或软骨直接紧密相连,连结较牢靠,其间无缝隙,不活动或活动极微,分为纤维连结、软骨连结和骨性结合 3 种(图 2-1)。

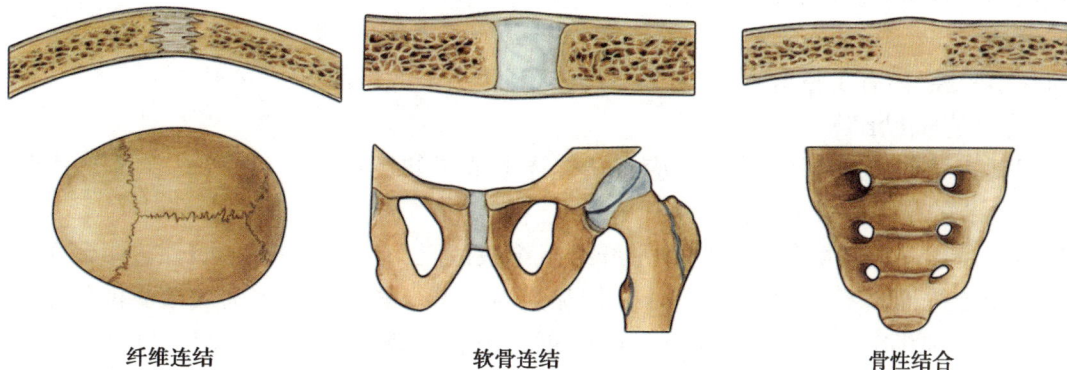

纤维连结　　　　　　　软骨连结　　　　　　　骨性结合

图 2-1　直接连结

(一)纤维连结

相邻两骨间以纤维结缔组织相连,稳固,一般不活动,分为 2 种。

1. 韧带连结 骨间距离较远,纤维结缔组织呈条索状或模板状,骨间可做轻微的运动,如椎骨棘突间的棘间韧带、前臂骨间的骨间膜等。

2. 缝 骨间只借少量的纤维结缔组织相连,无活动性,见于颅骨间,如颅顶的矢状缝和冠状缝等。如缝骨化,则成为骨性结合。

(二) 软骨连结

骨与骨之间借软骨相连结,分为 2 种。

1. 透明软骨结合 多见于幼年时期,如长骨骨干与骺之间的骺软骨、蝶骨与枕骨的结合等,随着年龄增长,可骨化形成骨性结合。

2. 纤维软骨联合 可有轻微活动,如椎间盘及耻骨联合等。

(三) 骨性结合

由纤维连结或透明软骨连结骨化而成,不能运动,如 5 块骶椎融合成 1 块骶骨,髂、耻、坐骨融合成 1 块髋骨。

二、间接连结

两骨相对面之间互相分离,内有腔隙,其周围借结缔组织相连结,称间接连结,又称滑膜关节,简称为**关节**(articulation),为骨连结的最高分化形式。关节一般有较大的活动度。

(一) 关节的基本结构

1. 关节面(facies articularis) 是指构成关节各骨的相对面。关节面一般是一凸一凹,凸者称**关节头**,凹者称**关节窝**。关节面上覆盖一层光滑的**关节软骨**,其表面光滑,有弹性,能缓冲压力并减少运动时的摩擦(图 2-2)。

2. 关节囊(capsula articularis) 指包在关节周围的结缔组织膜构成的囊,附着于关节面周缘及其附近的骨面上,可分为内、外两层。外层为纤维层,由致密的纤维结缔组织构成,厚而坚韧,含丰富的血管和神经,某些部位增厚形成韧带,以加强关节的稳固性。外层的厚薄与关节的运动功能有关,如上肢关节运动灵活,纤维层薄而松弛;下肢关节稳固性较强,纤维层厚而坚韧。内层为滑膜层,由薄而柔滑的疏松结缔组织构成,紧贴于纤维层内面,并附于关节软骨周缘,富含血管,能分泌少量滑液,起润滑关节和营养关节软骨的作用。

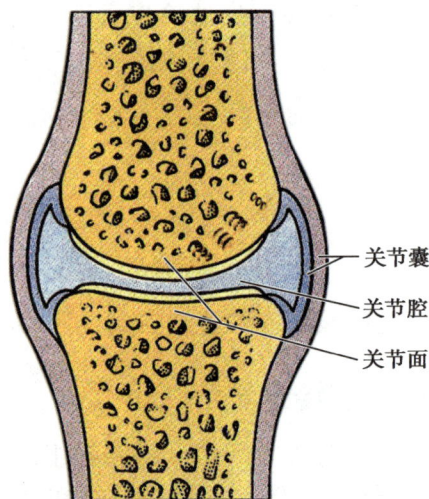

关节囊
关节腔
关节面

图 2-2　滑膜关节

3. 关节腔(cavitas articularis) 为关节软骨与关节囊滑膜层围成的密闭腔隙,内有少量滑液,腔内为负压,有利于关节的稳固。

(二) 关节的辅助结构

除上述基本结构外,某些关节为适应其功能还形成了如韧带、关节盘和关节唇等辅助结构,进一步增加了关节的稳固性或灵活性。

1. 韧带 是连于相邻两骨之间的致密纤维组织束或膜,有加强关节稳固性或限制关节过度运动的作用。韧带按部位不同,可分为囊外韧带和囊内韧带。囊外韧带多为关节囊的纤维层增厚形成,如髋关节的髂股韧带;囊内韧带位于关节囊内,被滑膜包绕,如膝关节的交叉韧带等。

2. 关节盘 由纤维软骨板构成,位于两骨关节面之间,其中央稍薄、周围略厚。关节盘周围附于关节囊上,将关节腔分隔成互不相通的两半。关节盘使相对的关节面互相适应,有利于关节的稳固性,增加了关节的运动形式和范围。

3. 关节唇 是附着在关节窝周缘的纤维软骨环,使关节窝略微增大加深,以增加关节的稳固性。

（三）关节的运动

关节的运动形式与关节面的形状有着密切的关系。根据关节运动轴的方位不同,关节运动的基本形式可分为 4 种。

1. **屈和伸** 是沿冠状轴的运动,相关节的两骨角度变小为屈,反之为伸。

2. **收和展** 是沿矢状轴的运动,向正中矢状面靠拢为内收,反之为外展。

3. **旋转** 是沿垂直轴的运动,骨的前面转向内侧的运动称**旋内**,反之称**旋外**。在前臂,手背转向前方的运动称**旋前**,反之称**旋后**。

4. **环转** 是屈、展、伸、收四种动作的连续运动。运动时,骨的近端在原位转动,远端做圆周运动。

关节的灵活性与稳固性是对立统一的,其灵活性和稳固程度与功能相适应。两骨关节面及形态结构的差异,对关节的灵活性、运动幅度有较大的影响。

一般关节多由两块骨构成,称**单关节**;由两块以上骨构成的关节,称**复关节**。由两块骨或两块以上骨构成,在结构上完全独立的关节,但在功能上必须同时运动,这种关节称**联合关节**。另有一类关节面接近平面,运动范围小,称**微动关节**。

第二节　中轴骨的连结

一、躯干骨的连结

躯干骨通过骨连结形成了脊柱和胸廓,骶骨和尾骨还参与了骨盆组成。

（一）脊柱

脊柱(vertebral column) 由 24 块椎骨、1 块骶骨和 1 块尾骨借韧带、软骨、滑膜关节连结而成,构成人体的中轴,上承头颅,下接髋骨,起支持和负重作用,并参与构成胸腔、腹腔和盆腔的后壁。

1. 椎骨间的连结

（1）**椎体间的连结**

1)**椎间盘**:是连结相邻两个椎体之间的纤维软骨盘。椎间盘由周围部的**纤维环**和中央部的**髓核**组成(图 2-3)。纤维环由多层呈环形排列的纤维软骨环构成,质坚韧,后部较薄弱;髓核为柔软而富有弹性的胶状物质。椎间盘既坚韧又富有弹性,起缓冲震荡作用。椎间盘厚薄因部位而异,腰部的椎间盘最厚,颈部的椎间盘次之,胸部的椎间盘最薄。

2)**前纵韧带**:位于所有椎体和椎间盘前方的纵行韧带,可限制脊柱过度后伸和椎间盘向前脱出(图 2-4)。

3)**后纵韧带**:位于所有椎体和椎间盘后方的纵行韧带,可防止脊柱过度前屈和椎间盘向后脱出(图 2-4)。

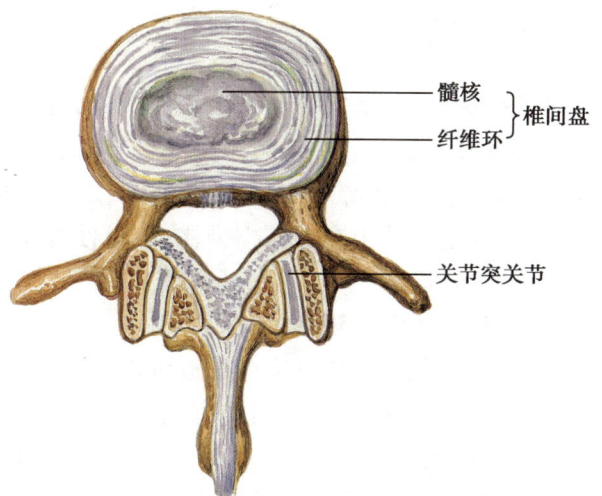

图 2-3　椎间盘和关节突关节

（2）**椎弓间的连结**

1)**黄韧带**:连于两相邻椎弓板之间,由弹性纤维构成,厚而坚韧,参与构成椎管后壁,可限制脊柱过度前屈(图 2-4)。

2)**棘上韧带**:连于各棘突尖端的韧带,细长而坚韧,可限制脊柱前屈,而第 7 颈椎以上的部分变

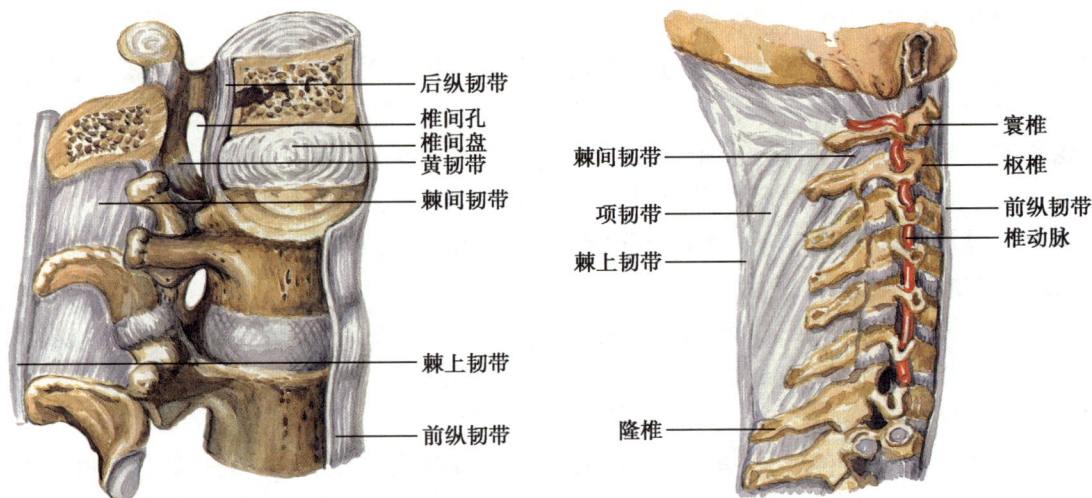

图 2-4 脊柱的韧带

得薄而宽阔,称为**项韧带**(图 2-4)。

3)**棘间韧带**:连于相邻棘突之间,向前、后分别与黄韧带、棘上韧带相移行,较薄弱(图 2-4)。

4)**横突间韧带**:位于相邻横突之间。

　　(3)**关节**:关节突关节是由相邻两椎骨的上、下关节突构成的滑膜关节,属于微动关节。寰枕关节由寰椎与枕骨构成,可使头部做前俯、后仰和侧屈运动。寰枢关节由寰椎与枢椎构成,可使寰椎连同头部做旋转运动。

　　2.**脊柱的整体观**

　　(1)**前面观**:椎体自上而下逐渐增大,从骶骨耳状面以下又迅速缩小,与负重有关(图 2-5)。

　　(2)**侧面观**:可见四个生理性弯曲,即**颈曲、胸曲、腰曲**和**骶曲**。其中颈曲、腰曲凸向前方;胸曲、骶曲凸向后方。这些弯曲增强了脊柱的弹性,有维持人体平衡和减轻震荡的作用。

　　(3)**后面观**:所有棘突连贯成纵嵴。颈椎棘突短而分叉;胸椎棘突较长,斜向后下方,呈叠瓦状排列;腰椎棘突呈板状水平后伸。临床常选择第 3、4 腰椎棘突间或第 4、5 腰椎棘突间的间隙处进行腰椎穿刺。

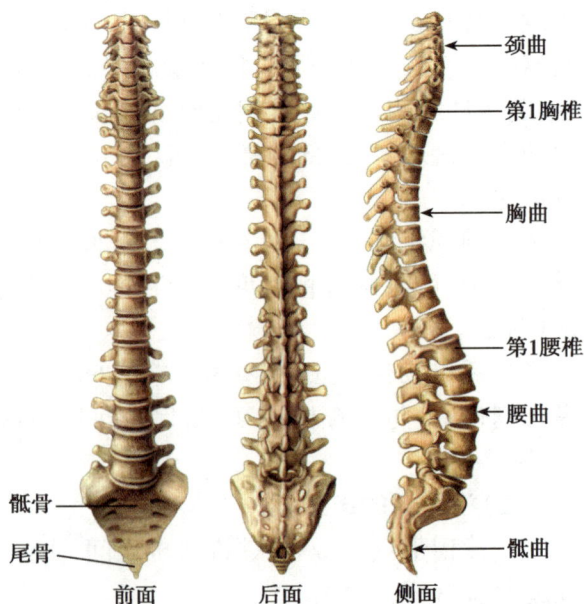

图 2-5 脊柱的整体观

3. 脊柱的运动 两相邻椎骨之间活动很小，但整个脊柱运动范围较大，可做屈、伸、侧屈、旋转和环转运动。由于颈、腰部运动灵活，损伤也较多见。

（二）胸廓

胸廓由 12 块胸椎、12 对肋、1 块胸骨和它们之间的连结共同组成，有支持和保护胸、腹腔内脏器官等功能。

1. 肋与胸椎的连结 肋后端与胸椎构成肋椎关节，包括肋头与椎体的肋凹构成的**肋头关节**和肋结节与横突肋凹构成的**肋横突关节**（图 2-6）。两关节联合运动可提肋或降肋。

2. 肋与胸骨的连结 第 1 对肋与胸骨柄形成软骨结合，第 2~7 对肋软骨分别与胸骨外侧缘的肋切迹形成微动的胸肋关节；第 8~10 对肋软骨依次连于上位肋软骨构成左、右**肋弓**；第 11~12 对肋前端游离。

3. 胸廓的整体观 成人胸廓近似圆锥形，前后扁平、上窄下宽，有上、下两口。胸廓上口小，由第 1 胸椎、第 1 对肋和胸骨柄上缘围成。胸廓下口较大，由第 12 胸椎、第 12 对肋、第 11 对肋前端、左右肋弓和剑突围成（图 2-7）。两侧肋弓之间的夹角称**胸骨下角**。相邻两肋之间的间隙称**肋间隙**。佝偻病患儿的胸廓前后径大，胸骨向前突出，形成"鸡胸"。

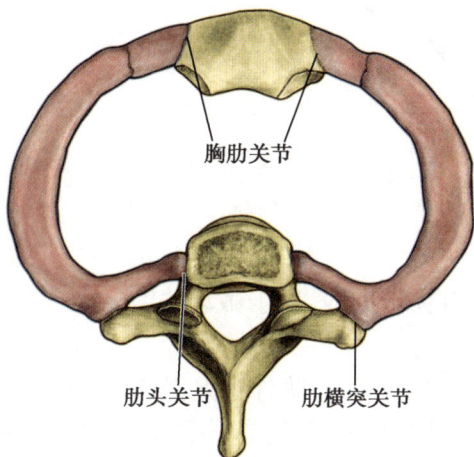

图 2-6 肋椎关节

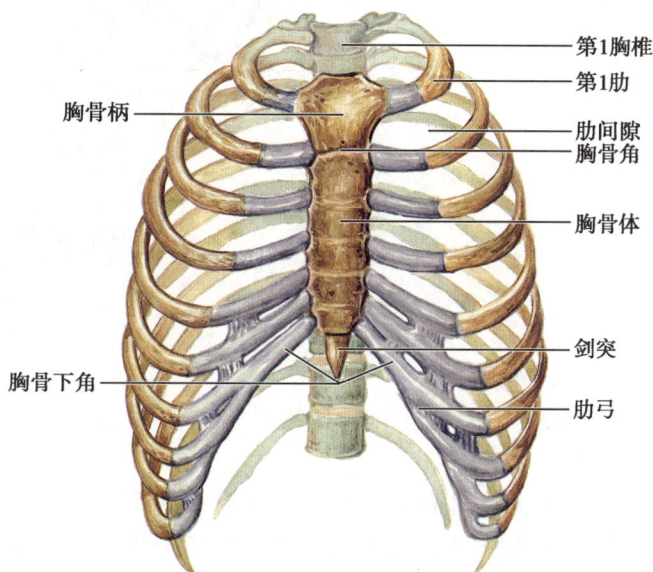

图 2-7 胸廓

4. 胸廓的运动 胸廓除有保护和支持功能外，主要参与呼吸运动。吸气时，在肌的作用下，肋上提，使胸腔容积增大。呼气时正好相反。

二、颅骨的连结

颅骨之间大多借缝、软骨或骨直接相连，属于直接连结，但下颌骨借颞下颌关节与颞骨相连。

颞下颌关节（temporomandibular joint），又称下颌关节，由下颌骨的下颌头与颞骨的下颌窝和关节结节构成。关节囊松弛，关节囊前部薄弱，后部厚；关节腔内有关节盘，将其分为上、下两部分（图 2-8）。

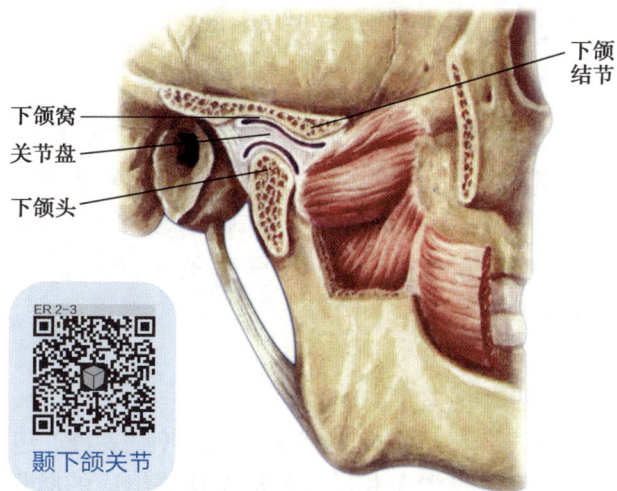

图 2-8 颞下颌关节

下颌骨可做上提、下降、前移、后退及侧方运动。当张口过大时,下颌头可向前滑到关节结节的前方,造成颞下颌关节脱位。

第三节　四肢骨的连结

一、上肢骨的连结

（一）胸锁关节

胸锁关节是上肢与躯干连结的唯一关节,由胸骨的锁切迹与锁骨的胸骨端及第1肋软骨的上面构成,属于微动关节(图2-9)。关节囊紧张坚韧,内有关节盘。通过胸锁关节可使锁骨外侧端做向上、下、前、后及旋转等运动,从而扩大了上肢的活动范围。

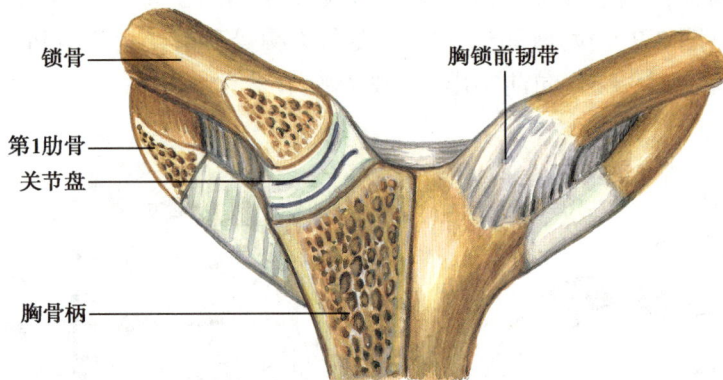

图 2-9　胸锁关节

（二）肩锁关节

肩锁关节由肩胛骨的肩峰与锁骨的肩峰端组成,上、下有韧带加强,属于微动关节。

（三）肩关节

肩关节(shoulder joint)由肱骨头和肩胛骨的关节盂组成(图2-10)。肱骨头大,关节盂浅小,关节囊松弛,内有肱二头肌长头肌腱通过。关节囊的上壁有喙肱韧带加强,肩关节周围有三角肌包围,下方缺少保护较为薄弱。肩关节为全身最灵活的关节,可做屈、伸、收、展、旋内、旋外及环转运动。

> **知识拓展**
>
> ### 肩关节脱位
>
> 肩关节脱位在青年人、运动员中最常见,是肱骨的肱骨头与肩胛骨的关节盂发生脱移位。正常情况下肱骨头在关节盂内,当外伤造成肱骨头脱出关节盂即为肩关节脱位,最常见的是肩关节前脱位,致伤原因有跌倒时压在外展并强力被迫过顶的手臂上、肩部的直接击打、手臂强力被迫外旋。主要的临床表现是方肩畸形和杜加斯征(Dugas sign)阳性。

（四）肘关节

肘关节(elbow joint)为复关节(图2-11),包括3个关节,即肱骨小头和桡骨头关节凹组成的**肱桡关节**,肱骨滑车和尺骨的滑车切迹组成的**肱尺关节,**以及桡骨头环状关节面和尺骨的桡切迹组成的**桡尺近侧关节**。

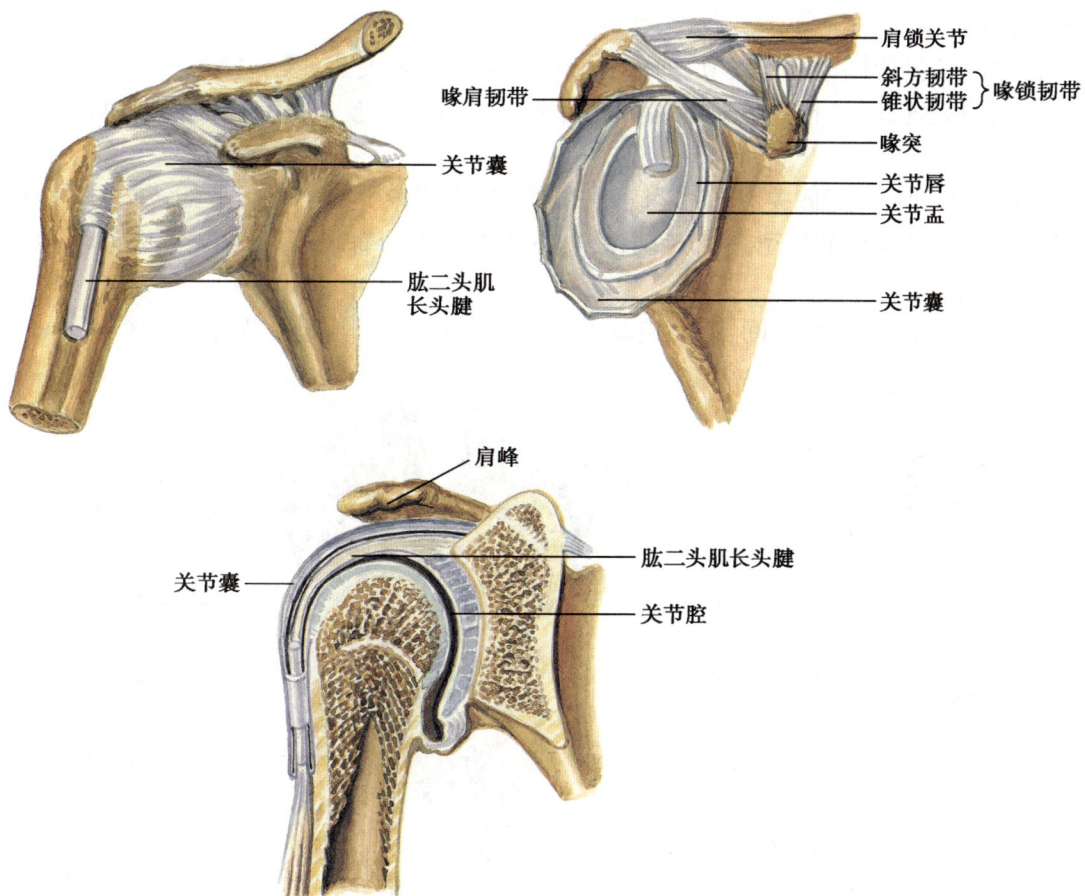

图 2-10　肩关节

肩锁关节
斜方韧带
锥状韧带 } 喙锁韧带
喙突
关节唇
关节盂
关节囊

喙肩韧带
关节囊
肱二头肌长头腱

肩峰
关节囊
肱二头肌长头腱
关节腔

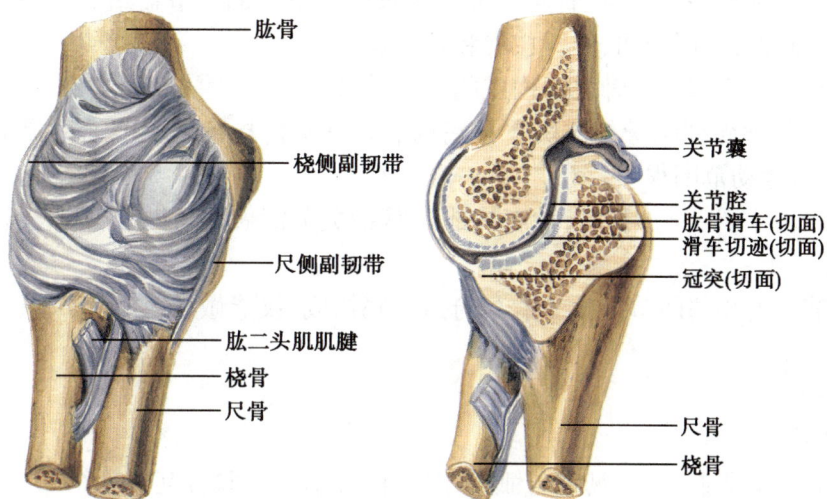

图 2-11　肘关节

肱骨
桡侧副韧带
尺侧副韧带
肱二头肌肌腱
桡骨
尺骨

关节囊
关节腔
肱骨滑车(切面)
滑车切迹(切面)
冠突(切面)
尺骨
桡骨

　　3个关节包在一个关节囊内,囊的前、后壁都较薄而松弛,内、外侧壁紧张,并有**桡侧副韧带和尺侧副韧带**加强。关节囊的下部有**桡骨环状韧带**,从前、后和外侧三面包绕桡骨头,在幼儿期,桡骨头尚在发育,桡骨环状韧带较松弛,又缺乏肌保护,当突然猛力牵拉前臂时,桡骨头可向下脱出,称桡骨头半脱位。肘关节主要做屈、伸运动,其中的桡尺近侧关节可参与前臂的旋前和旋后运动。伸肘时,肱骨内、外上髁和尺骨鹰嘴三点在一条直线上;屈肘90°时,三点成一等腰三角形。在肘关节后脱位时三点的位置关系发生改变。

（五）前臂骨的连结

前臂骨的连结包括桡尺近侧关节、前臂骨间膜和桡尺远侧关节（图2-12）。

前臂骨间膜是连结尺、桡骨体骨间缘的一片致密结缔组织膜。**桡尺远侧关节**由桡骨的尺切迹和尺骨头组成。

桡尺近侧关节和桡尺远侧关节同时运动时，可使前臂做旋转运动。桡骨下部转向尺骨内前方，桡、尺两骨相互交叉，手背向前的运动，称为**旋前**；反之，桡骨转向与尺骨平行，手背向后的运动，称为**旋后**。

（六）手关节

手关节包括桡腕关节、腕骨间关节、腕掌关节、掌指关节和指骨间关节（图2-13）。

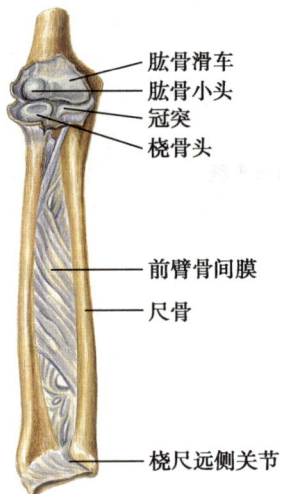

图 2-12　前臂骨的连结　　　　图 2-13　手关节

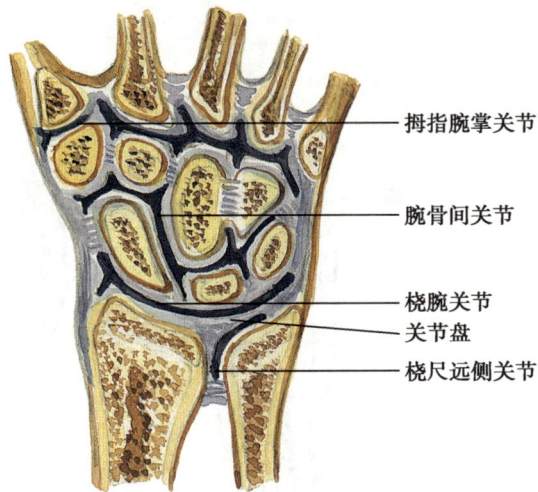

1. **桡腕关节**　又称**腕关节**，由桡骨腕关节面和尺骨头下方的关节盘组成关节窝，手舟骨、月骨、三角骨组成关节头而构成，可做屈、伸、收、展和环转运动。

2. **腕骨间关节**　为相邻各腕骨之间构成的微动关节。

3. **腕掌关节**　由远侧列腕骨与5块掌骨底构成。其中拇指腕掌关节运动灵活，可做拇指对掌运动，其余腕掌关节运动范围很小。

4. **掌指关节**　由掌骨头与近节指骨底构成。掌指关节能做屈、伸、收、展等运动。手指的收和展以中指为标准。

5. **指骨间关节**　由相邻两节指骨的滑车与指骨底构成，仅能做屈、伸运动。

二、下肢骨的连结

（一）髋骨的连结

两侧髋骨的后部借骶髂关节、韧带与骶骨相连；前部借耻骨联合互相连结。

1. **骶髂关节**　由骶骨与髂骨的耳状面构成，属于微动关节（图2-14）。关节囊厚而坚韧，周围有韧带加强。通过骶髂关节，身体的重量由脊柱转传至下肢。

2. **韧带连结**　从骶、尾骨的侧缘连至坐骨结节的韧带，称**骶结节韧带**；从骶、尾骨的侧缘连至坐骨棘的韧带，称**骶棘韧带**。骶结节韧带和骶棘韧带与坐骨大切迹围成**坐骨大孔**，与坐骨小切迹围成**坐骨小孔**，孔内有血管、神经和肌肉通过。

3. **耻骨联合**　由两侧耻骨联合面借**耻骨间盘**连结而成。耻骨间盘由纤维软骨构成，内有一纵行的裂隙，女性在分娩时耻骨联合可轻度分离，有利于胎儿娩出。

4. **骨盆**（pelvis）　由骶骨、尾骨、左右髋骨借骨连结构成（图2-14）。骨盆具有保护骨盆腔内的

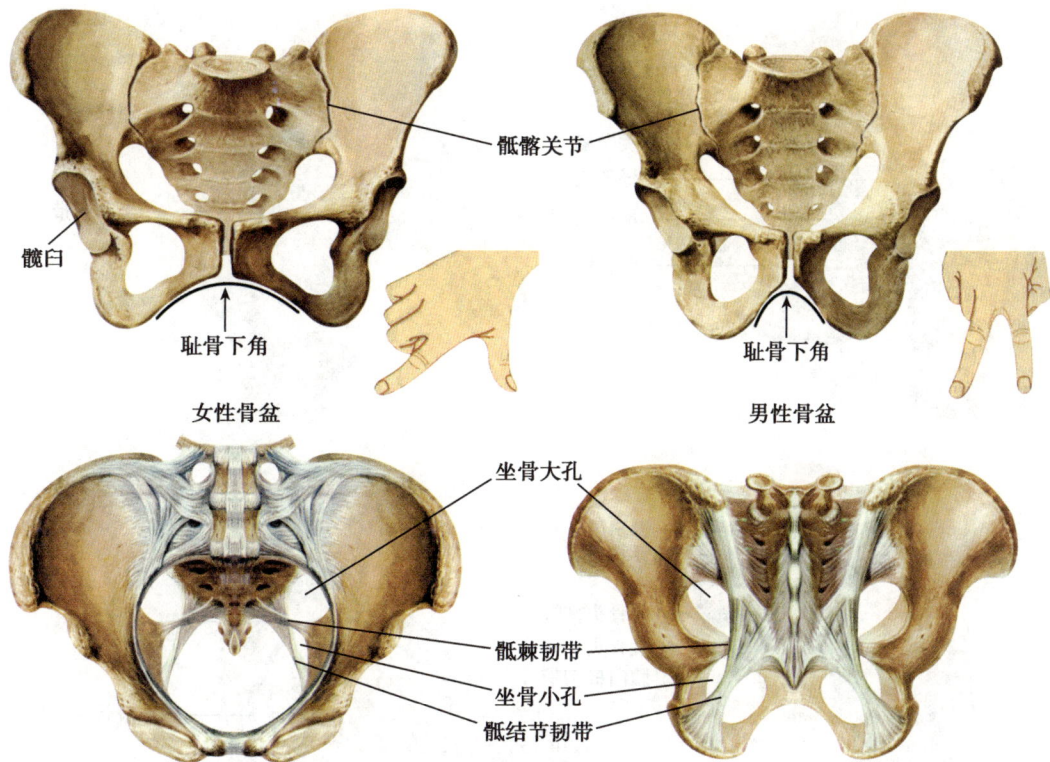

图 2-14　骨盆及韧带

器官和支持体重、传递重力的功能。女性的骨盆腔还是胎儿分娩的产道。

　　骨盆以**界线**为界,分为上部的**大骨盆**和下部的**小骨盆**。界线自后向前依次由骶骨岬、弓状线、耻骨梳、耻骨结节至耻骨联合上缘围成。小骨盆有上、下两口。骨盆上口为界线;骨盆下口由尾骨尖、骶结节韧带、坐骨结节、坐骨支、耻骨下支和耻骨联合下缘围成;两口之间的内腔称**骨盆腔**。两侧耻骨下支间的夹角称**耻骨下角**。女性骨盆与妊娠和分娩有关,故在形态上与男性骨盆存在着明显的差别(表 2-1)。

表 2-1　骨盆的性别差异

项目	男性	女性
骨盆上口	心形	较大,近似圆形
骨盆下口	较狭窄	较宽大
骨盆腔	狭长,呈漏斗形	宽短,呈圆桶形
耻骨下角	70°~75°	90°~100°

(二)髋关节

　　髋关节(hip joint)由髋臼和股骨头组成(图 2-15)。髋臼深,周缘附有髋臼唇。关节囊厚而坚韧,股骨颈前面全被包绕,后面外侧 1/3 无关节囊包绕,故股骨颈骨折有囊内、外之分。髋关节内有**股骨头韧带**,起自髋臼横韧带,止于股骨头凹,股骨头的营养血管由该韧带进入股骨头。关节囊有韧带加强,前方有强大的**髂股韧带**,可限制髋关节过度后伸,对维持人体直立姿势有重要的作用。髋关节能做屈、伸、收、展、旋内、旋外和环转运动。

(三)膝关节

　　膝关节(knee joint)由股骨的下端和胫骨的上端及髌骨共同构成,是人体最大、最复杂的关节(图 2-16)。

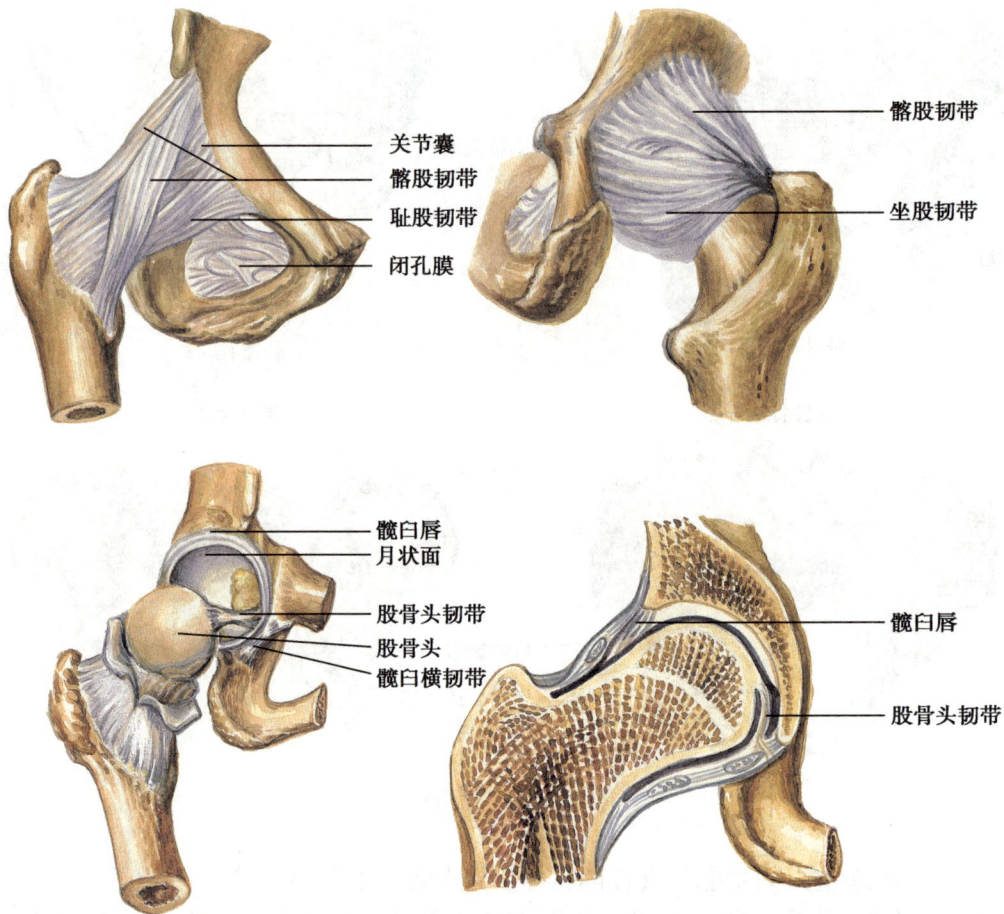

関節嚢
髂股韧带
耻股韧带
闭孔膜

髂股韧带
坐股韧带

髋臼唇
月状面
股骨头韧带
股骨头
髋臼横韧带

髋臼唇
股骨头韧带

图 2-15 髋关节

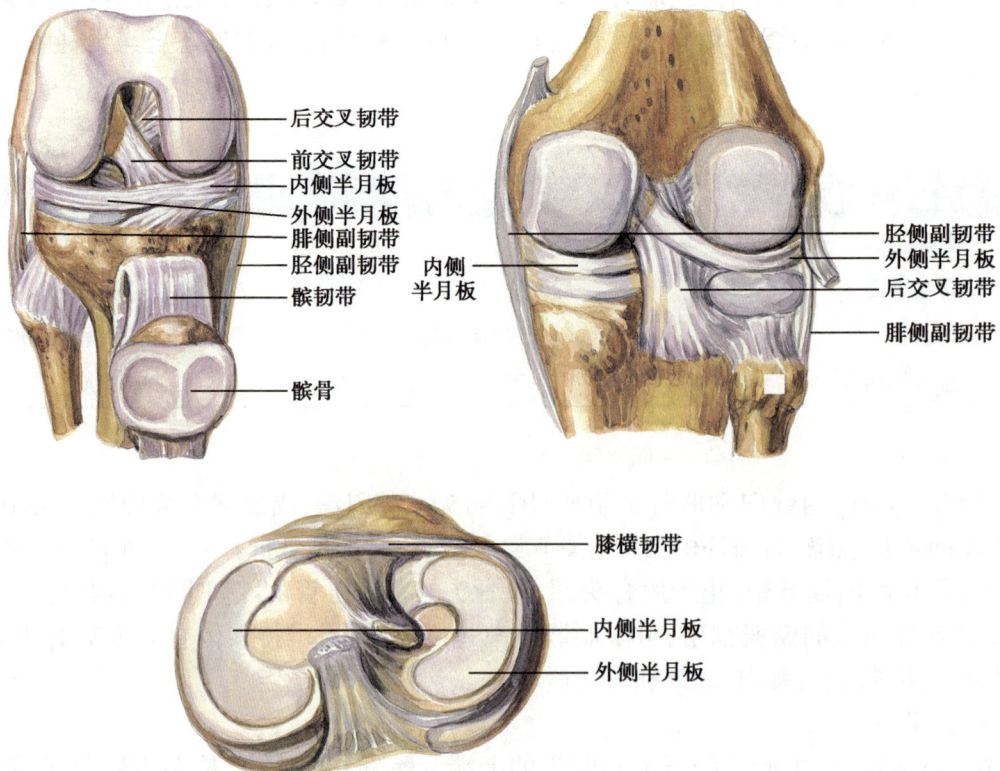

后交叉韧带
前交叉韧带
内侧半月板
外侧半月板
腓侧副韧带
胫侧副韧带
髌韧带

髌骨

内侧半月板

胫侧副韧带
外侧半月板
后交叉韧带
腓侧副韧带

膝横韧带

内侧半月板
外侧半月板

图 2-16 膝关节

膝关节关节囊宽阔而松弛,周围有韧带加强。前方有**髌韧带**,向下止于胫骨粗隆,是股四头肌腱的延续;两侧有副韧带加强;关节囊内有**前、后交叉韧带**连接股骨和胫骨,可限制胫骨前、后移位。膝关节囊内股骨与胫骨关节面之间有两块由纤维软骨构成的半月板(图2-16),内侧半月板呈C形,外侧半月板近似O形。半月板可使两骨的关节面更为适应,从而增强关节的灵活性和稳固性。膝关节能做屈、伸运动;当半屈膝时,还可做轻度的旋外和旋内运动。

(四)小腿骨的连结

胫骨的腓关节面与腓骨头构成微动的胫腓关节,胫、腓骨体和下端借骨间膜及韧带相连,活动度极小(图2-17)。

(五)足骨的连结

足关节包括踝关节、跗骨间关节、跗跖关节、跖趾关节和趾骨间关节(图2-18)。

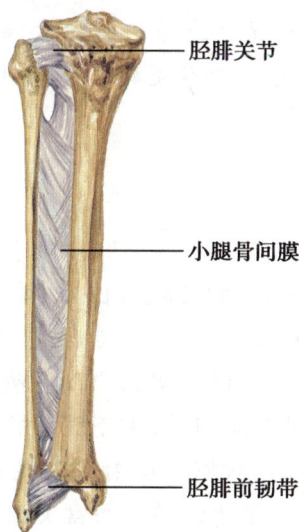

图 2-17　胫、腓骨的连结

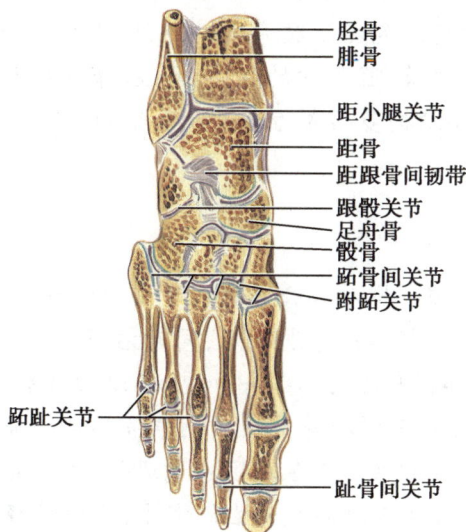

图 2-18　足关节

1. **踝关节**(ankle joint)　也称**距小腿关节**,由胫、腓骨的下端与距骨滑车构成。关节囊的前、后壁薄弱而松弛,两侧有韧带加强,其中内侧韧带强大,外侧韧带较为薄弱。踝关节可做背屈(伸)和跖屈(屈)运动。因外踝比内踝低,故踝关节在过度跖屈时,易导致内翻损伤。

2. **跗骨间关节**　由各跗骨间的关节面连结构成,主要有**距跟关节**、**距跟舟关节**和**跟骰关节**。跟骰关节和距跟舟关节总称为**跗横关节**。跗骨间借许多韧带相连,对维持足弓有重要的意义。

3. **跗跖关节**　由3块楔骨、骰骨与5块跖骨底构成,属于微动关节。

4. **跖趾关节**　由跖骨头与近节趾骨底构成,可做屈、伸、收、展运动。

5. **趾骨间关节**　由相邻两节趾骨的底与滑车构成,可做屈、伸运动。

6. **足弓**　足骨借其连结形成凸向上的弓,称为足弓(图2-19)。足弓可分为内、外方向的横弓和前、后方向的纵弓。足弓增加了足的弹性,有利于行走和跳跃,可缓冲震荡;足弓可保护足底的血管、神经免受压迫。当足连结装置发育不良或慢性疲劳引起松弛和损伤时,可致足弓塌陷、足底平坦,压迫足底神经、血管,称扁平足。

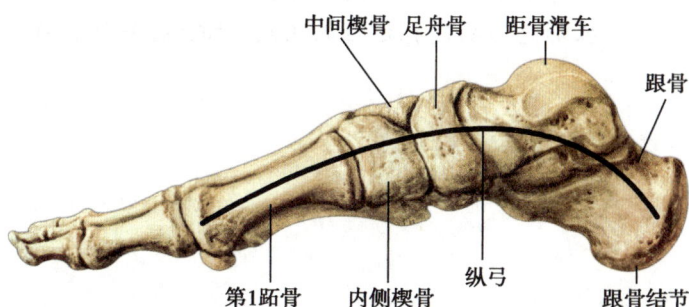

图 2-19　足弓

骨连结分为直接连结和间接连结。直接连结又可分为纤维连结、软骨连结和骨性结合。间接连结又称关节。关节的基本结构包括关节面、关节囊和关节腔;关节的辅助结构包括韧带、关节盘、关节唇等;关节运动的基本形式可分为屈和伸、收和展、旋转及环转运动;按关节运动轴的数目和关节面的形态可将关节分为单轴关节、双轴关节和多轴关节三类。中轴骨的连结包括躯干骨的连结和颅骨的连结。躯干骨通过连结形成脊柱和胸廓,其中各椎骨通过连结构成脊柱;胸椎、肋和胸骨通过连结构成胸廓。颅骨的连结除了颞下颌关节外均借缝、软骨或骨直接相连,属于直接连结。附肢骨连结包括上肢骨的连结和下肢骨的连结。上肢骨的连结包括上肢带骨的连结(胸锁关节、肩锁关节和喙肩韧带)和自由上肢骨的连结(肩关节、肘关节、桡尺骨的连结和手关节);上肢骨的连结多运动灵活,其中肩关节是全身最灵活的关节,肘关节是三个小关节包于同一个关节囊内的复合关节。下肢骨的连结包括下肢带骨的连结(髋骨、骶骨和尾骨通过连结形成骨盆)和自由下肢骨的连结(髋关节、膝关节、胫腓骨的连结和足关节);其中髋关节灵活性不及肩关节,但稳定性强于肩关节;膝关节因辅助结构多而成为全身最复杂的关节。

病人,女,45岁。搬动办公桌时由于用力过猛引起腰部扭伤,腰部挺直困难,并越来越严重。卧床休息1小时后腰部疼痛愈发剧烈,同时右下肢剧烈酸痛伴麻木感,以大腿后部、小腿后部和足背明显,下肢和腰部稍有活动疼痛即加重,尤以腰部前屈、左侧弯时疼痛更为剧烈。查体:腰部皮肤无红肿,第4腰椎至第5腰椎棘突及右侧椎旁局部压痛阳性,叩击痛阳性,右下肢直腿抬高试验40°阳性。右小腿外侧及右第1、2趾蹼区感觉迟钝,右跨趾背伸力弱,双侧膝反射及跟腱反射正常。腰椎磁共振成像提示腰4~5椎间盘偏右侧突出,右侧神经根受压。诊断为腰椎间盘突出症（L$_{4\sim5}$）。

思考题:

1. 腰椎间盘突出症多发生于脊柱的什么部位?

2. 如何鉴别腰椎间盘突出症引起的腰腿疼痛与腰肌扭伤、腰背筋膜炎、坐骨神经炎、梨状肌综合征等引起的腰腿疼痛?

(米志坚)

1. 椎骨间的连结有哪些? 为什么腰椎间盘易向后突出?

2. 试述骨盆的组成以及男、女骨盆的主要差别。

3. 全身最复杂的关节是哪个? 为什么?

4. 从形态与功能相适应的角度,比较肩关节和髋关节的异同点。

ER 2-4

练习题

第三章 | 肌 学

ER 3-1 教学课件　　ER 3-2 思维导图

学习目标

1. 掌握:肌的形态和构造;头颈肌、躯干肌、上肢肌和下肢肌的主要肌群(肌)的位置、形态和作用;斜角肌间隙的位置、通过结构及临床意义;膈的位置、形态,3 个裂孔的位置及通过结构。
2. 熟悉:肌的起止、配布与作用;咀嚼肌的位置、组成和作用。
3. 了解:肌的辅助装置;面肌、颈前肌的配布等。
4. 能在活体上识别咬肌、胸锁乳突肌、胸大肌、竖脊肌等重要的肌性标志;具备根据不同体征对肌功能进行初步判断的能力。
5. 通过本章的学习,树立科学运动意识,合理进行肌力锻炼,初步掌握减脂及塑形的科学锻炼方法,具备一定的健身训练指导能力。

第一节　概　述

人体的肌根据结构和功能不同,可分为骨骼肌、心肌和平滑肌。本章主要介绍骨骼肌。

骨骼肌(skeletal muscle)数量众多,全身共有 600 余块,约占体重的 40%,主要分布于头、颈、躯干和四肢(图 3-1)。骨骼肌是运动系统的动力部分,多数附着于骨骼,在神经系统的支配下,通过收缩牵引骨骼而产生运动。骨骼肌有收缩迅速、有力,容易疲劳等特点,因受意识支配,又称**随意肌**。每块肌都具有一定的位置、形态、构造和功能,并有丰富的血管、淋巴管和神经分布,故每块肌都可视为一个器官。

一、肌的形态与构造

肌的形态多种多样,按外形可分为长肌、短肌、扁肌和轮匝肌 4 种(图 3-2)。
1. **长肌**　肌腹呈梭形,多分布于四肢,收缩时可显著缩短,产生大幅度的运动。
2. **短肌**　较短小,多分布于躯干深层,具有明显的节段性,收缩时运动幅度较小。
3. **扁肌**　宽扁,呈薄片状,多分布于胸腹壁,有运动、保护和支持的作用。
4. **轮匝肌**　呈环形,多位于孔裂周围,收缩时可关闭孔裂。

每块骨骼肌包括**肌腹**和**肌腱**两部分。肌腹色红柔软,主要由肌纤维构成,为肌的可收缩部分;肌腱色白强韧,由胶原纤维束构成,为肌的非收缩部分。长肌的肌腱多呈条索状;扁肌的肌腱多较宽阔,呈膜状,又称**腱膜**。

二、肌的起止、配布和作用

肌通常借两端的肌腱附着于两块或两块以上的骨,中间跨过一个或多个关节。肌收缩时牵引两骨,使彼此间相对位置发生改变而产生运动,其中一块骨的位置相对固定,而另一块骨的位置相对移动。肌在固定骨上的附着点称**起点**或**定点**,在移动骨上的附着点称**止点**或**动点**(图 3-3)。通常

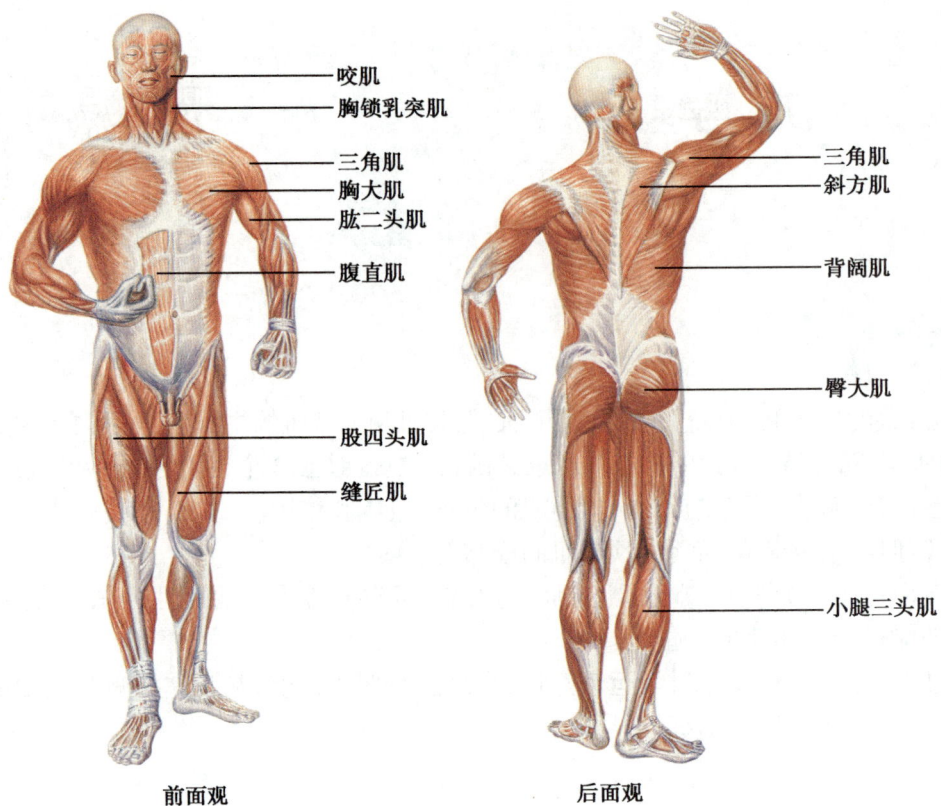

前面观　　　　　　　　　后面观

咬肌
胸锁乳突肌
三角肌
胸大肌
肱二头肌
腹直肌
股四头肌
缝匠肌

三角肌
斜方肌
背阔肌
臀大肌
小腿三头肌

图 3-1　全身骨骼肌

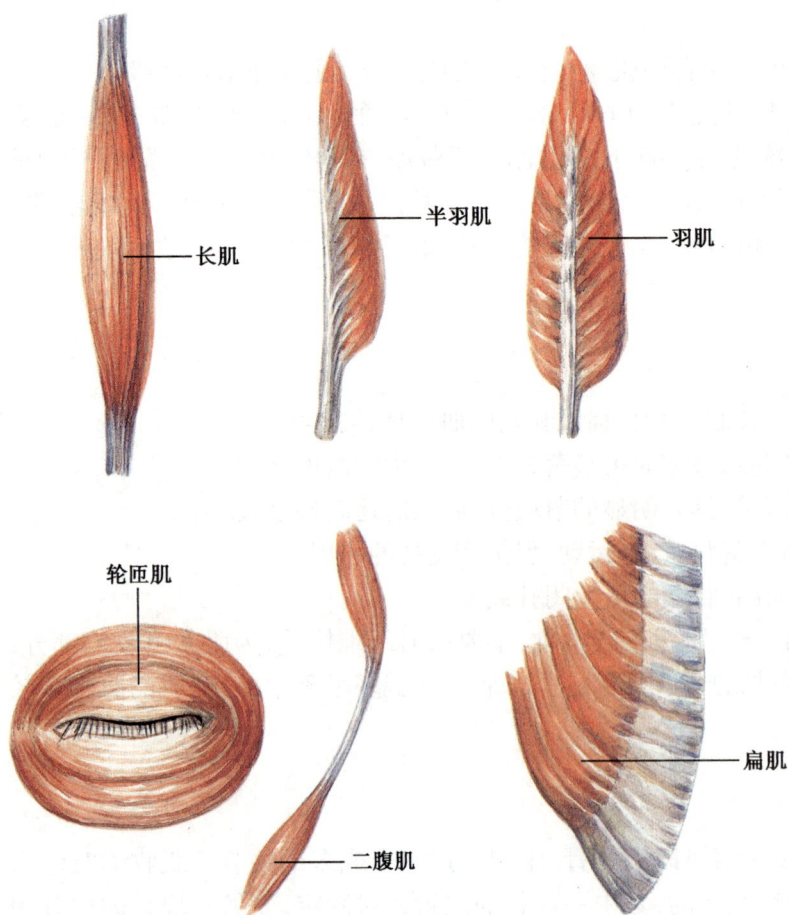

长肌
半羽肌
羽肌
轮匝肌
二腹肌
扁肌

图 3-2　肌的形态

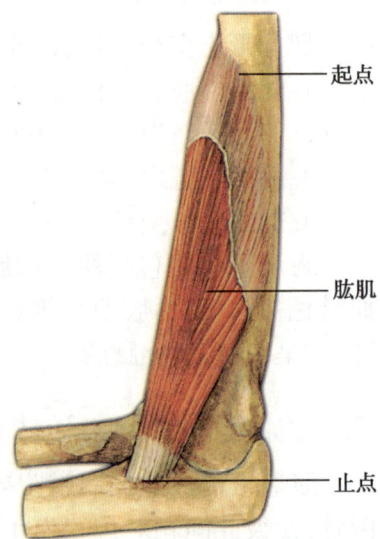

起点
肱肌
止点

图 3-3　肌的起止点

把接近身体正中面或肢体近侧端的肌附着点看作为起点,反之为止点。肌的定点和动点是相对的,在一定条件下可以互换。

肌在关节周围的配布方式与关节的运动轴密切相关,即在一个运动轴的两侧至少配布有两组作用相反的肌或肌群,互称**拮抗肌**;而在一个运动轴同侧配布作用相同或相近的两块或多块肌,称为**协同肌**。

肌通过收缩与舒张实现两种功能。一是动力作用:通过肌收缩使整个身体或局部产生运动,如行走等;二是静力作用:通过少量肌束轮流收缩以保持一定的肌张力,维持身体的平衡或某种姿势,如直立等。

三、肌的辅助装置

肌的辅助装置位于肌周围,有保持肌的位置、保护和协助肌活动的作用,主要有筋膜、滑膜囊、腱鞘和籽骨等。

(一)筋膜

筋膜遍布全身,由结缔组织构成,分为浅筋膜和深筋膜两种(图 3-4)。

1. **浅筋膜** 又称**皮下筋膜**,位于真皮深面,由疏松结缔组织构成,内含脂肪、浅血管、皮神经、淋巴管和淋巴结等。脂肪的多少因人而异,与性别、部位、营养状况等有关。浅筋膜具有维持体温和保护深部结构的作用。

2. **深筋膜** 又称**固有筋膜**,位于浅筋膜深面,由致密结缔组织构成,包被体壁、四肢的肌和血管、神经等。深筋膜通常包被每块肌或肌群,形成肌筋膜鞘或肌间隔;在腕部、踝部增厚形成支持带,以约束和支持肌腱;包被血管、神经等形成血管神经鞘。

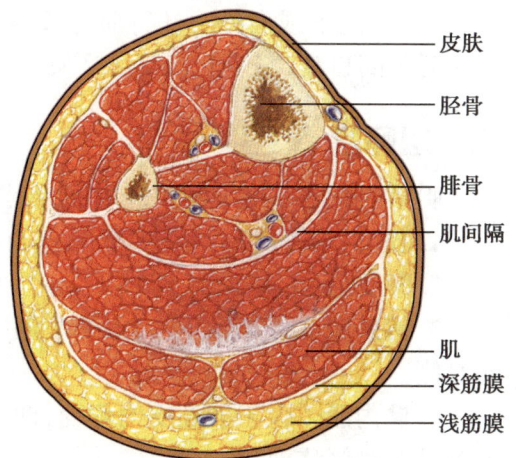

图 3-4 筋膜示意图

(二)滑膜囊

滑膜囊为封闭的结缔组织扁囊,壁薄,内含滑液,多位于肌或腱与骨面相接触处,起减少摩擦的作用。滑膜囊炎症可影响肢体局部的运动功能。

(三)腱鞘

腱鞘为包围在肌腱外面的结缔组织鞘管,存在于活动性较大的部位,如腕、踝、手指和足趾等处。腱鞘可分为纤维层和滑膜层两部分,纤维层位于外层,由深筋膜增厚所形成;滑膜层位于内层,为滑膜构成的双层圆筒形鞘,其内层包在肌腱表面,称为脏层,外层紧,称为壁层,脏、壁两层相互移行,形成滑膜腔,滑膜腔含有少量滑液。腱鞘有约束肌腱、减少肌腱与骨面间摩擦的作用。

(四)籽骨

籽骨是由肌腱骨化而成的扁圆形小骨,位于某些关节周围,如髌骨。在运动中,籽骨可减少肌腱与骨面的摩擦,改变肌的牵引方向。

第二节 头 肌

头肌分为面肌和咀嚼肌(图 3-5)。

一、面肌

面肌为扁薄的皮肌,位置表浅,大多起自颅骨,止于面部皮肤,主要分布于颅顶、睑裂和口裂等周围,呈环形或辐射状排列,有闭合或开大相应孔裂的作用,同时牵动面部皮肤而产生喜怒哀乐等各种表情,故又称**表情肌**。

1. **颅顶肌** 宽而薄,主要指**枕额肌**,有前、后两肌腹,分别为额部皮下的额腹和枕部皮下的枕腹,两者之间借**帽状腱膜**相连。额腹收缩时提眉。

2. **眼轮匝肌** 位于睑裂周围,分眶部、睑部和泪囊部,起到眨眼、闭合睑裂以及促进泪液引流的作用。

3. **口周围肌** 位于口裂周围,包括辐射状肌和环行肌。辐射状肌能提上唇,降下唇,拉口角向上、向下或向外。环行肌即**口轮匝肌**,收缩时关闭口裂,并使上、下唇与牙贴紧。

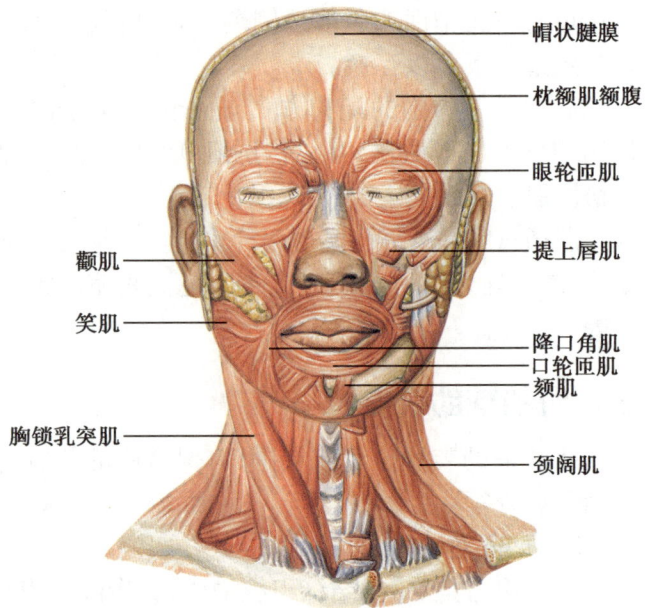

图 3-5 头肌

二、咀嚼肌

咀嚼肌配布于颞下颌关节周围,参与咀嚼运动(图 3-6)。

1. **咬肌**(masseter) 呈长方形,起自颧弓,止于下颌角外侧面,收缩时上提下颌骨。

2. **颞肌**(temporalis) 呈扇形,起自颞窝,经颧弓深面止于下颌骨冠突,收缩时上提下颌骨。

3. **翼外肌** 位于颞下窝,双侧收缩时可牵拉下颌骨向前,协助张口;一侧收缩时可使下颌骨移向对侧。

4. **翼内肌** 位于下颌支内侧面,两侧同时收缩可牵拉下颌骨向前,做张口运动;一侧收缩则使下颌骨向对侧移动。

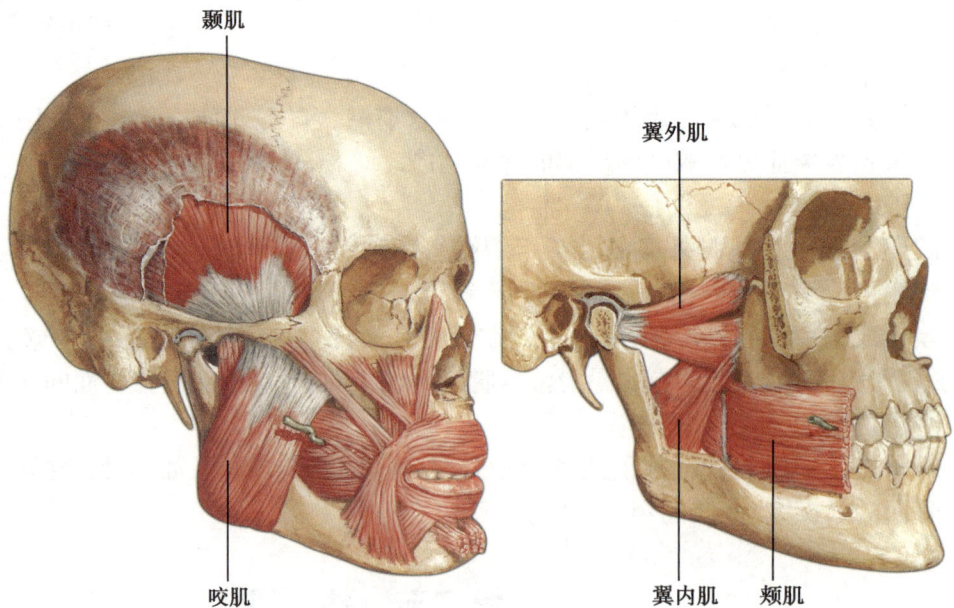

ER 3-3

头骨配咀嚼肌

图 3-6 咀嚼肌

第三节 颈 肌

颈部以斜方肌前缘为界分为前、后两部,前部为狭义的颈部(固有颈部),后部为项部。颈肌是指固有颈部的肌,按位置分为浅、深两群。

一、浅群

浅群包括颈阔肌、胸锁乳突肌和舌骨上、下肌群。

1.**颈阔肌** 位于颈部浅筋膜中,属于皮肌,薄而宽阔(图 3-7);起自胸大肌和三角肌表面的筋膜,向上止于口角等处,收缩时可紧张颈部皮肤并降口角。

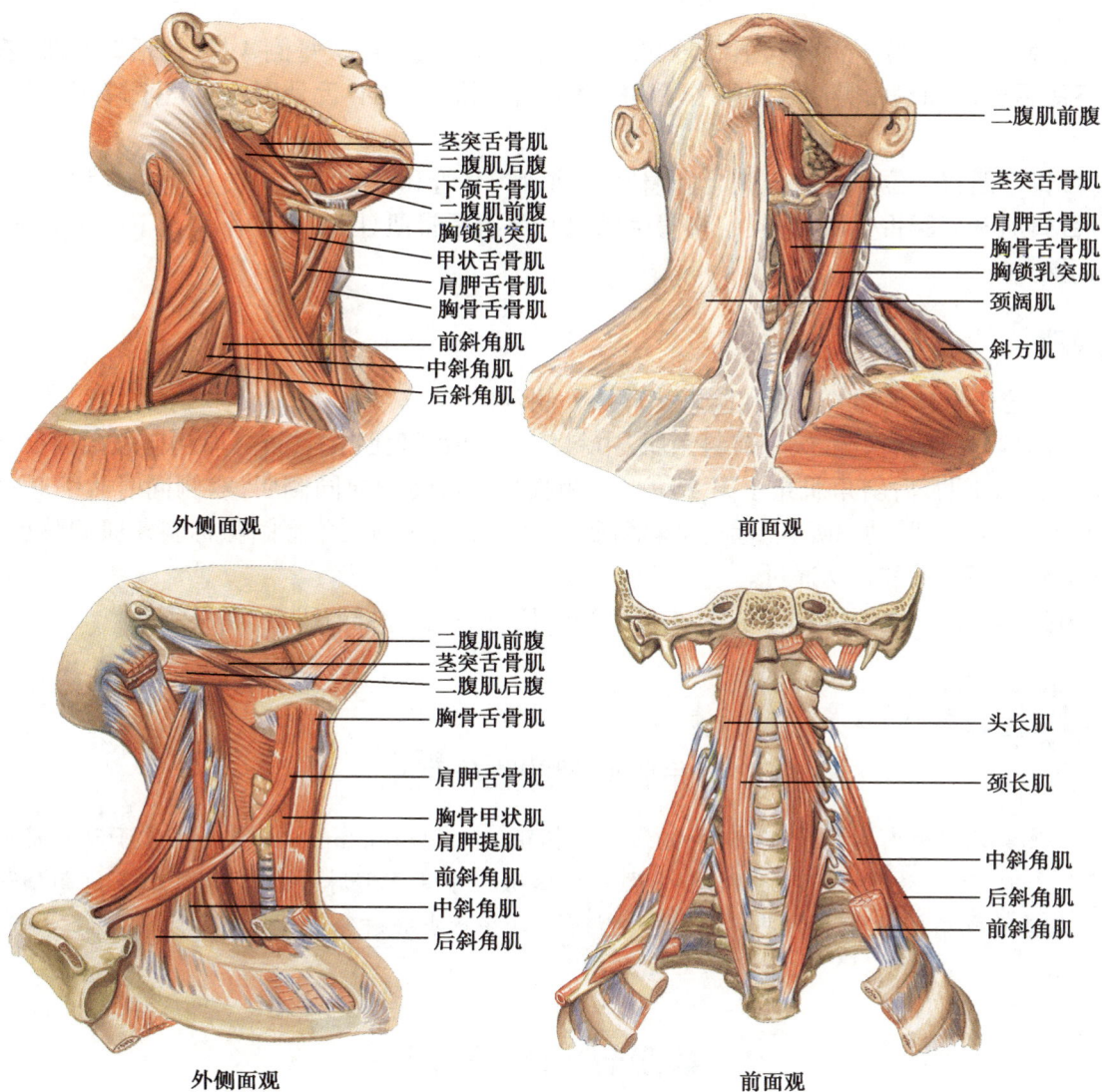

图 3-7 颈肌

2.**胸锁乳突肌**(sternocleidomastoid) 位于颈部两侧,大部分被颈阔肌所覆盖;起自胸骨柄前面和锁骨的胸骨端,二头汇合斜向后上方,止于颞骨乳突。该肌两侧同时收缩可使头后仰,一侧收缩使头颈向同侧倾斜,面部转向对侧。

知识拓展

先天性肌性斜颈

先天性肌性斜颈俗称"歪脖",是新生儿及婴幼儿较常见的肌肉骨骼系统先天性疾病之一。因一侧胸锁乳突肌缩短或发生纤维性挛缩导致头向患侧偏斜、颜面向健侧旋转,出现头颈部异常姿势。该病病因至今仍不完全清楚,其临床表现多样、病变程度不一,早期诊断、尽早治疗非常重要,否则畸形和继发性改变随年龄增大而加重,导致永久畸形。

正常的生长发育是人一生健康和发展的重要基石,发育不良或异常可导致健康状况不佳、工作成效及运动能力较差、心理障碍等。因此,全社会都应关心儿童的生长发育状况,特别是医务工作者更应重视普及肌肉骨骼系统先天性疾病方面的知识,以便早期发现可能存在的问题并给予及时治疗,促进儿童健康成长。

3. **舌骨上肌群** 位于舌骨与下颌骨和颅底间,参与组成口底。每侧 4 块,包括**二腹肌、茎突舌骨肌、下颌舌骨肌**和**颏舌骨肌**。主要作用是上提舌骨,协助吞咽;舌骨固定时可下降下颌骨,协助张口。

4. **舌骨下肌群** 位于舌骨与胸骨和肩胛骨间,喉、气管和甲状腺的前方。每侧 4 块,包括浅层的**胸骨舌骨肌**和**肩胛舌骨肌**、深层的**胸骨甲状肌**和**甲状舌骨肌**(图 3-7)。作用是下降舌骨和喉,参与吞咽运动。

二、深群

颈深肌位于脊柱颈部的前方和两侧,分内、外侧两群。

1. **外侧群** 由前向后依次有**前斜角肌、中斜角肌**和**后斜角肌**(图 3-7),均起自颈椎横突,前、中斜角肌止于第 1 肋,后斜角肌止于第 2 肋。一侧收缩时可使颈向同侧屈;双侧同时收缩时可使颈前屈,并上提第 1、2 肋助深吸气。前、中斜角肌与第 1 肋围成的三角形间隙称**斜角肌间隙**(scalene space),有锁骨下动脉和臂丛通过。

2. **内侧群** 在脊柱颈段的前方,有头长肌和颈长肌等,合称椎前肌,可屈头颈。

知识拓展

斜角肌间隙的临床意义

在斜角肌间隙内,锁骨下动脉和臂丛下干相距第 1 肋约 6.4mm,当发生锁骨下动脉瘤或斜角肌肥厚时,可压迫臂丛产生上肢疼痛及感觉障碍。锁骨下静脉于前斜角肌止点前面横跨第 1 肋,当锁骨或第 1 肋发生病变时亦可影响该静脉,导致患肢肿胀和淤血。

第四节 躯 干 肌

躯干肌按位置可分为背肌、胸肌、膈、腹肌和会阴肌。

一、背肌

背肌位于躯干后面,分浅、深两群。浅群多为宽大的扁肌,有斜方肌、背阔肌、肩胛提肌和菱形肌等;深群主要有竖脊肌等(图 3-8)。

(一)浅群

1. **斜方肌**(trapezius) 位于项、背部浅层,为三角形扁肌,左右两侧合在一起呈斜方形;起自上项线、枕外隆凸、项韧带、第 7 颈椎及全部胸椎棘突,止于锁骨外侧 1/3、肩峰和肩胛冈。作用:使肩胛骨向脊柱靠拢,上部肌束可上提肩胛骨,下部肌束可下降肩胛骨;肩胛骨固定时,双侧收缩可仰头。

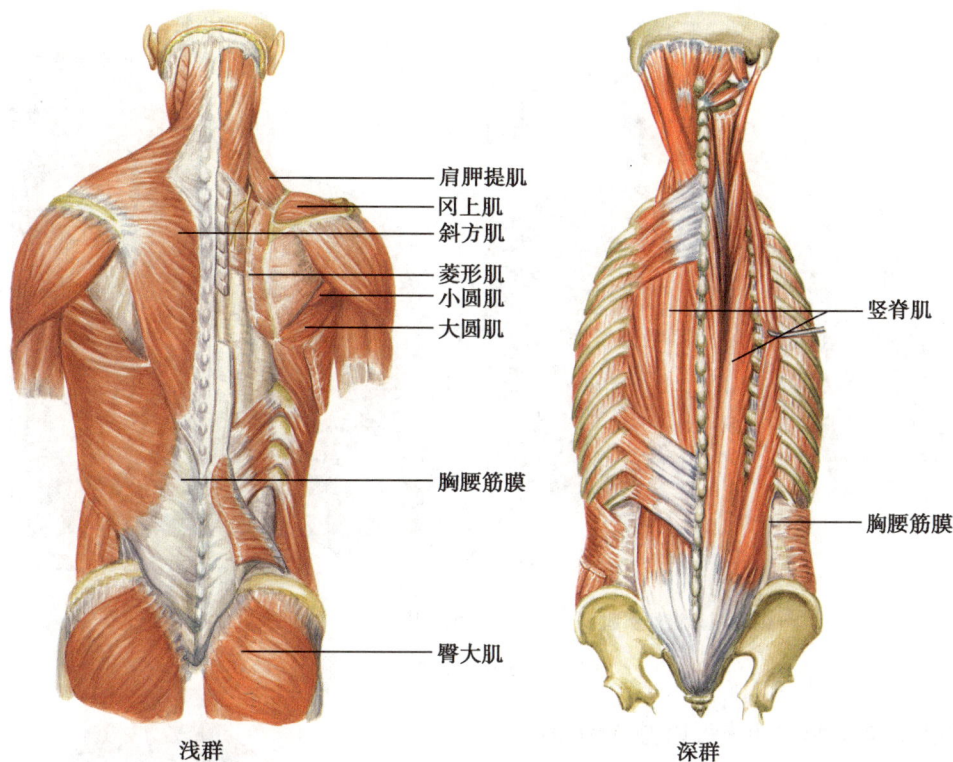

图 3-8 背肌

浅群   深群

2. **背阔肌**（latissimus dorsi）　位于背下部和胸后外侧，为全身最大的扁肌，呈三角形；起自下 6 个胸椎及全部腰椎棘突、骶正中嵴和髂嵴后部，肌束向外上方集中，以扁腱止于肱骨小结节嵴。作用：使肩关节内收、后伸和旋内；当上肢上举被固定时，可引体向上。

3. **菱形肌**　位于斜方肌深面，为菱形扁肌；起自第 6、7 颈椎和第 1~4 胸椎的棘突，止于肩胛骨的内侧缘。作用：牵拉肩胛骨向内上，以靠近脊柱。

4. **肩胛提肌**　位于斜方肌深面，呈带状；起自上 4 个颈椎横突，止于肩胛骨上角。作用：上提肩胛骨；如肩胛骨固定，可使颈向同侧屈。

（二）深群

深群排列在脊柱两侧，分为长肌和短肌。长肌位置较浅，主要有竖脊肌和夹肌；短肌位于深部，主要有棘间肌、横突间肌等。

竖脊肌（erector spinae）又称骶棘肌，为背肌中最长、最大的肌，纵列于棘突两侧的沟内；起自骶骨背面与髂嵴后部，肌束向外上，沿途止于各椎骨、肋骨及颞骨乳突。作用：双侧同时收缩使脊柱后伸和仰头，一侧收缩使脊柱向同侧屈。

二、胸肌

胸肌可分为胸上肢肌和胸固有肌（图 3-9，图 3-10）。胸上肢肌均起自胸廓外面，止于上肢带骨或肱骨；胸固有肌参与构成胸壁。

（一）胸上肢肌

1. **胸大肌**（pectoralis major）　位于胸廓前上部，为宽而厚的扇形扁肌；起自锁骨内侧半、胸骨和第 1~6 肋软骨等处，向外以扁腱止于肱骨大结节嵴。作用：使肩关节内收、旋内和前屈；上肢固定时，可牵引躯体向上，也可提肋助吸气。

2. **胸小肌**　位于胸大肌深面，起自第 3~5 肋，止于肩胛骨喙突。作用：拉肩胛骨向前下方；肩胛骨固定时，可提肋助吸气。

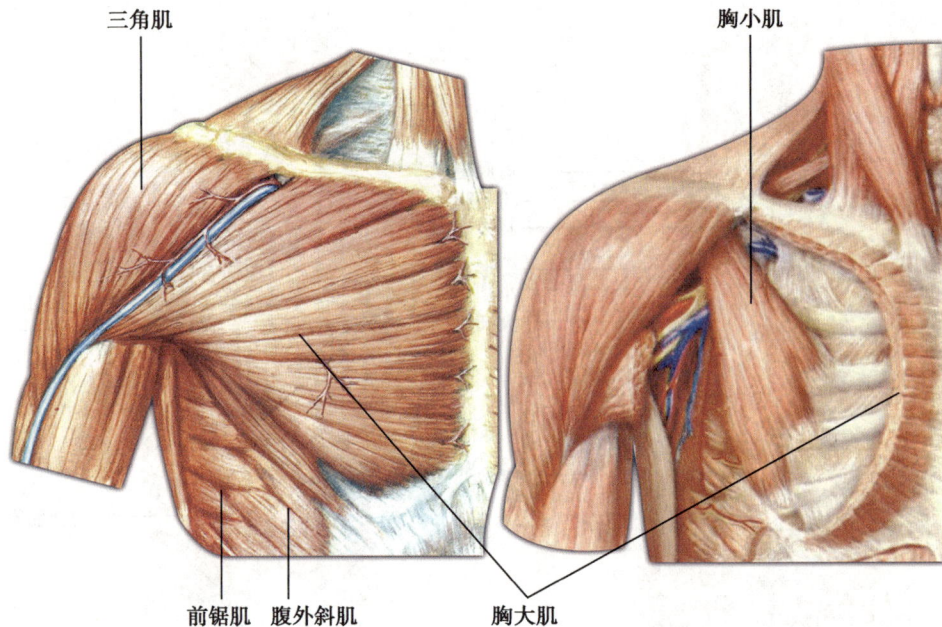

三角肌　　　　　　　　　　　　　胸小肌

前锯肌　腹外斜肌　　　胸大肌

图 3-9　胸肌

3. **前锯肌**　位于胸廓侧壁,以数个肌齿起自上8~9个肋的外面,止于肩胛骨内侧缘和下角。作用:拉肩胛骨向前紧贴胸廓背面,下部肌束可使肩胛骨下角向外,助臂上举;当肩胛骨固定时,可提肋助深吸气。若此肌瘫痪,肩胛骨内侧缘与下角离开胸廓而突出于皮下,称为"翼状肩"。

(二)胸固有肌

1. **肋间外肌**　共11对,位于各肋间隙浅层;起自肋的下缘,肌束斜向前下,止于下位肋的上缘。作用:提肋助吸气。

2. **肋间内肌**　位于肋间外肌的深面;起自肋的上缘,肌束斜向内上,止于上位肋的下缘。作用:降肋助呼气。

3. **肋间最内肌**　位于肋间隙中份、肋间内肌的深面,肌束方向和作用与肋间内肌相同。

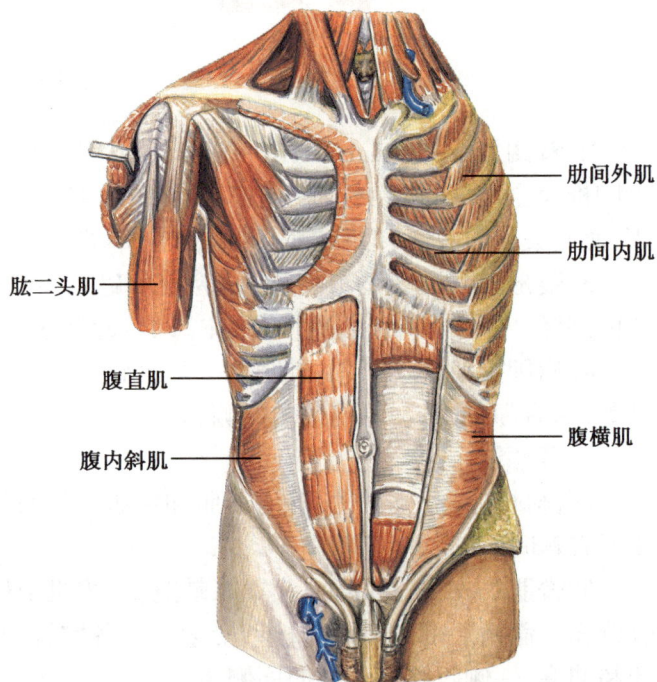

肱二头肌　　　　　　　　　　肋间外肌

腹直肌　　　　　　　　　　　肋间内肌

腹内斜肌　　　　　　　　　　腹横肌

图 3-10　胸固有肌及部分腹肌

三、膈

膈(diaphragm)位于胸、腹腔之间,为一向上膨隆呈穹窿状的宽阔扁肌,构成胸腔的底和腹腔的顶。肌纤维起自胸廓下口的周缘和腰椎前面,按附着位置分为胸骨部、肋部和腰部。各部肌束向中央移行为**中心腱**(图3-11)。

膈上有三个裂孔:**主动脉裂孔**,位于第12胸椎前方,有降主动脉和胸导管通过;**食管裂孔**,位于主动脉裂孔的左前上方,约平第10胸椎,有食管和迷走神经前、后干通过;**腔静脉孔**,位于食管裂孔的右前上方,约平第8胸椎,有下腔静脉通过。

膈为主要的呼吸肌。收缩时,膈穹窿下降,胸腔容积扩大,以助吸气;舒张时,膈穹窿上升复位,

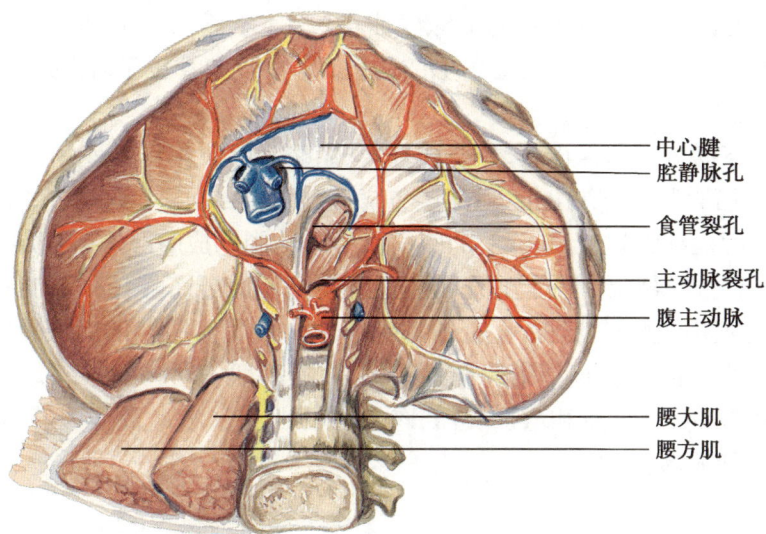

图 3-11　膈

胸腔容积减小,助呼气。膈与腹肌同时收缩,能增加腹内压,可协助排便、呕吐、咳嗽、打喷嚏及分娩等活动。

四、腹肌

腹肌介于胸廓与骨盆之间,参与构成腹壁,按其部位分为前外侧群和后群(图 3-12)。

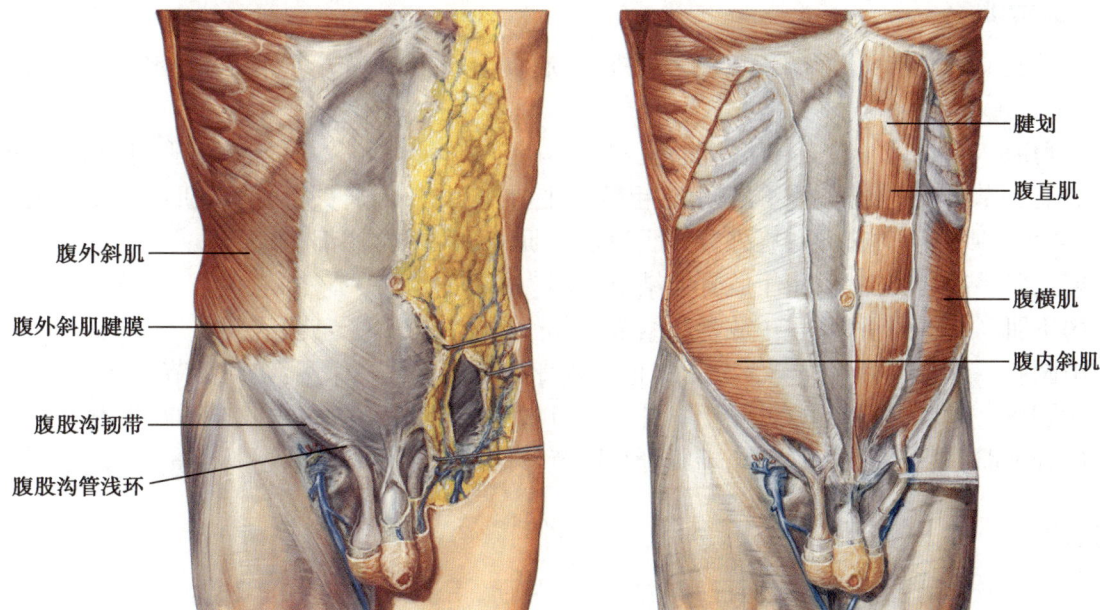

图 3-12　腹前外侧壁肌

(一)前外侧群

前外侧群包括带形的腹直肌和 3 块宽阔的扁肌:腹外斜肌、腹内斜肌和腹横肌。

1. **腹直肌**　位于腹前壁正中线两侧的腹直肌鞘内,为上宽下窄的带状多腹肌;起自耻骨联合与耻骨嵴,向上止于胸骨剑突及第 5~7 肋软骨前面。肌的全长被 3~4 条横行的**腱划**分成多个肌腹。

2. **腹外斜肌**　位于最浅层,为宽阔扁肌;以 8 个肌齿起自下 8 个肋的外面,肌束斜向前内下方,小部分止于髂嵴,大部分至腹直肌外侧缘移行为**腹外斜肌腱膜**,经腹直肌前面,参与构成腹直肌鞘的前层,向内止于白线。腹外斜肌腱膜的下缘卷曲增厚,连于髂前上棘和耻骨结节之间,称**腹股沟韧带**。在耻骨结节外上方,腱膜上形成三角形的裂孔,称**腹股沟管皮下环(浅环)**,男性有精索通过,女性有子宫圆韧带通过。

3. **腹内斜肌**　位于腹外斜肌深面;起自胸腰筋膜、髂嵴和腹股沟韧带外侧半,肌束呈扇形展开,移行为腹内斜肌腱膜,至腹直肌外侧缘分前、后两层包绕腹直肌,参与形成腹直肌鞘,止于白线。该肌下部肌束呈弓状跨过精索后延续为腱膜,与深层的腹横肌腱膜共同构成**腹股沟镰(联合腱)**,止于耻骨梳。

4. **腹横肌**　位于腹内斜肌深面;起自下 6 对肋的内面、胸腰筋膜、髂嵴和腹股沟韧带外侧 1/3,肌束横行向内移行为腹横肌腱膜,至腹直肌外侧缘参与构成腹直肌鞘的后层,止于白线。该肌与腹内斜肌最下部还发出少量肌束包绕精索和睾丸等,形成**提睾肌**。

腹前外侧群肌收缩时,可维持和增加腹压,参与排便、呕吐、咳嗽及分娩等活动;降肋助呼气;并可使脊柱前屈、侧屈和旋转。

(二) 后群

后群有腰大肌和腰方肌(腰大肌将在下肢肌中叙述)。

腰方肌位于腹后壁,腰椎两侧,呈长方形;起自髂嵴后部,向上止于第 12 肋和第 1~4 腰椎横突(图 3-11)。作用:下降和固定第 12 肋,并使脊椎侧屈。

第五节　上 肢 肌

上肢肌按部位分为上肢带肌、臂肌、前臂肌和手肌。

一、上肢带肌

上肢带肌又称肩带肌,配布于肩关节周围,均起自上肢带骨,止于肱骨,有稳定和运动肩关节的作用(图 3-13)。

1. **三角肌**(deltoid)　位于肩部外侧,呈三角形;起自锁骨外侧段、肩峰和肩胛冈,肌束从前、后、外侧包裹肩关节,向下止于肱骨的三角肌粗隆。主要作用:外展肩关节,前部肌束可使肩关节屈和旋内,后部肌束则使肩关节伸和旋外。该肌为临床肌内注射的常用部位之一。

2. **冈上肌**　起自冈上窝,止于肱骨大结节上部。作用:使肩关节外展。

3. **冈下肌**　起自冈下窝,止于肱骨大结节中部。作用:使肩关节旋外。

4. **小圆肌**　起自肩胛骨外侧缘上 2/3,止于肱骨大结节下部。作用:使肩关节旋外。

5. **大圆肌**　起自肩胛骨下角,止于肱骨小结节嵴。作用:使肩关节内收、后伸、旋内。

6. **肩胛下肌**　起自肩胛下窝,止于肱骨小结节。作用:使肩关节内收和旋内。

二、臂肌

臂肌位于肱骨周围,分前、后两群,前群主要为屈肌,后群为伸肌(图 3-13)。

(一) 前群

前群包括浅层的肱二头肌与喙肱肌和深层的肱肌。

1. **肱二头肌**(biceps brachii)　以长、短两头分别起自肩胛骨的盂上结节和喙突,向下止于桡骨粗隆。作用:屈肘关节,并使前臂旋后,亦可协助屈肩关节。

2. **喙肱肌**　起自喙突,止于肱骨中部内侧。作用:使肩关节屈和内收。

3. **肱肌**　起自肱骨体下半的前面,止于尺骨粗隆。作用:屈肘关节。

(二) 后群

肱三头肌(triceps brachii)近侧端有三个头,长头起自肩胛骨的盂下结节,内侧头和外侧头分别

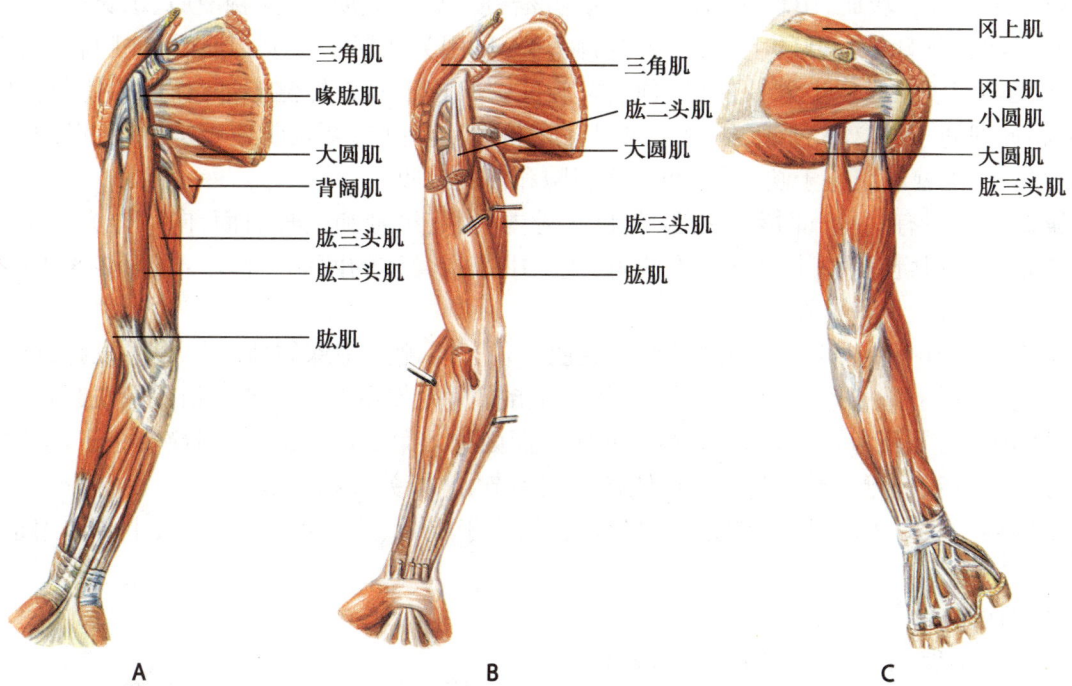

图 3-13　肩肌和臂肌

起自桡神经沟内下方和外上方的骨面,三个头向下会合以一扁腱止于尺骨鹰嘴。作用:伸肘关节,长头可使肩关节后伸和内收。

三、前臂肌

前臂肌位于尺、桡骨周围,分前(屈肌)、后(伸肌)两群,主要运动腕关节和指间关节等。

(一) 前群

前群位于前臂的前面和内侧,共 9 块,分四层排列(图 3-14)。

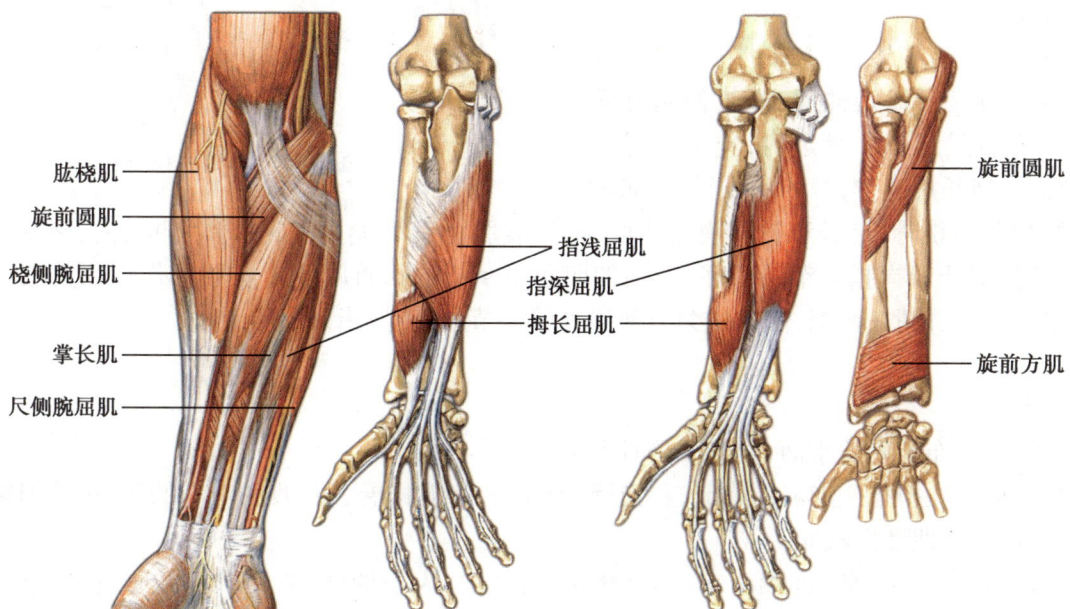

图 3-14　前臂肌(前群)

1. **第一层**　有 5 块肌,由桡侧向尺侧依次为**肱桡肌**、**旋前圆肌**、**桡侧腕屈肌**、**掌长肌**和**尺侧腕屈肌**。肱桡肌起自肱骨外上髁的上方,止于桡骨茎突,作用为屈肘。旋前圆肌、桡侧腕屈肌、掌长肌、尺侧腕屈肌均起于肱骨内上髁及前臂深筋膜,旋前圆肌止于桡骨外侧中部,作用为使前臂旋前、屈肘;桡侧腕屈肌止于第 2 掌骨底,作用是屈肘、屈腕和使腕外展;掌长肌连于掌腱膜,作用是屈腕和紧张掌腱膜;尺侧腕屈肌止于豌豆骨,作用为屈腕和使腕内收。

2. **第二层**　只有 1 块,即**指浅屈肌**;起自肱骨内上髁、尺骨和桡骨前面,向下分为 4 条肌腱,进入第 2~5 指的屈肌腱鞘,每个肌腱分为两脚,止于中节指骨体的两侧。作用:屈第 2~5 指的近侧指骨间关节、屈掌指关节和屈腕关节。

3. **第三层**　有 2 块,即位于桡侧的**拇长屈肌**和位于尺侧的**指深屈肌**。拇长屈肌起自桡骨前面和前臂骨间膜,止于拇指远节指骨底,作用为屈拇指指间关节和掌指关节。指深屈肌起自尺骨前面和前臂骨间膜,向下分为 4 条肌腱,在指浅屈肌的深面进入第 2~5 指的屈肌腱鞘,止于远节指骨底。作用:屈第 2~5 指的远侧指骨间关节、近侧指骨间关节、掌指关节和屈腕关节。

4. **第四层**　只有 1 块,即**旋前方肌**;起自尺骨,止于桡骨、尺骨远端的前面;主要作用是使前臂旋前。

(二)后群

后群位于前臂的后面,共 10 块,分浅、深两层(图 3-15)。

1. **浅层**　有 5 块,由桡侧向尺侧依次为**桡侧腕长伸肌**、**桡侧腕短伸肌**、**指伸肌**、**小指伸肌**和**尺侧腕伸肌**,此 5 肌以共同的伸肌总腱起自肱骨外上髁及邻近的深筋膜。桡侧腕长、腕短伸肌分别止于第 2、3 掌骨底,主要作用:伸和外展腕关节。指伸肌止于第 2~5 指中节和远节指骨底,作用为伸指和伸腕。小指伸肌止于小指中节和远节指骨底,作用为伸小指。尺侧腕伸肌止于第 5 掌骨底,作用是伸腕和使腕内收。

2. **深层**　也有 5 块,由上外向下内依次为**旋后肌**、**拇长展肌**、**拇短伸肌**、**拇长伸肌**和**示指伸肌**。旋后肌起自尺骨近侧,止于桡骨上 1/3 的前面。拇长展肌、拇短伸肌、拇长伸肌和

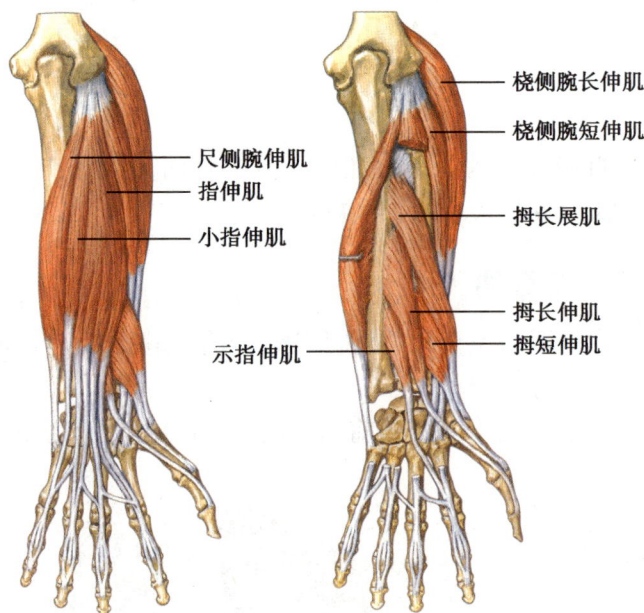

图 3-15　前臂肌(后群)

桡侧腕长伸肌
桡侧腕短伸肌
拇长展肌
拇长伸肌
拇短伸肌
尺侧腕伸肌
指伸肌
小指伸肌
示指伸肌

示指伸肌均起自桡骨、尺骨和骨间膜的背面,拇长展肌止于第 1 掌骨底,拇短伸肌止于拇指近节指骨底,拇长伸肌止于拇指远节指骨底,示指伸肌止于示指的指背腱膜。各肌的作用与其名称一致,主要作用是旋后、伸肘、伸腕、伸掌指关节和指骨间关节,并使拇指外展等。

四、手肌

手肌集中配布于手的掌面,分为 3 群(图 3-16)。

1. **外侧群**　在拇指侧形成一隆起,称**鱼际**,有 4 块,为拇指展、屈、收和对掌的肌,包括拇短展肌、拇短屈肌、拇对掌肌和拇收肌。

2. **内侧群**　在小指侧,亦较隆起,称**小鱼际**,有 3 块,为小指展、屈和对掌的肌,包括小指展肌、小指短屈肌和小指对掌肌。

3. **中间群**　位于掌心和各掌骨间,包括 4 块蚓状肌和 7 块骨间肌,分别使掌指关节伸、收和展。

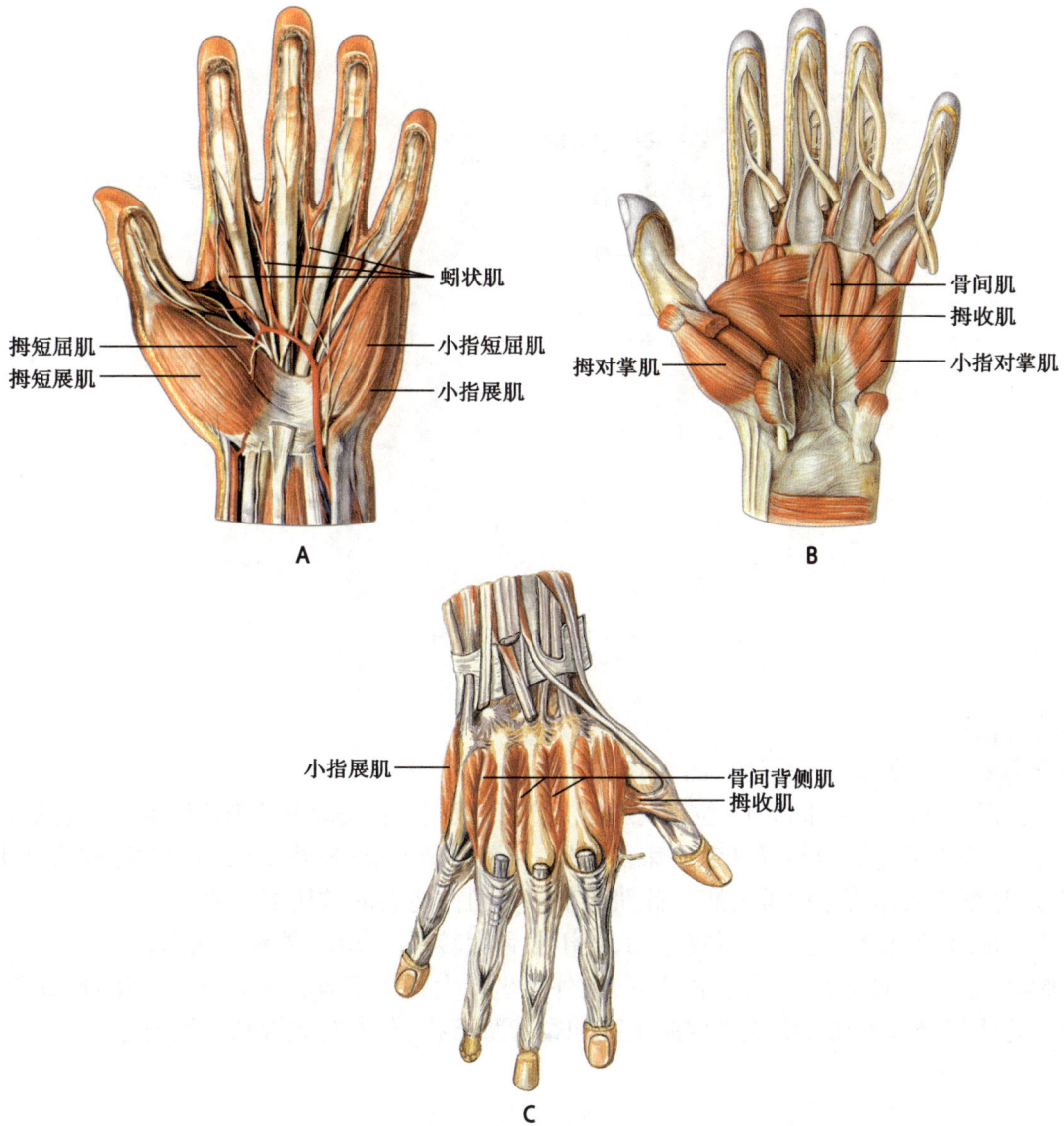

蚓状肌

拇短屈肌
拇短展肌

小指短屈肌

小指展肌

骨间肌
拇收肌

拇对掌肌

小指对掌肌

A

B

小指展肌

骨间背侧肌
拇收肌

C

图 3-16　手肌

第六节　下　肢　肌

　　由于下肢功能与维持身体直立姿势、支持体重和行走有关,故下肢肌比上肢肌粗壮。下肢肌按部位分为髋肌、大腿肌、小腿肌和足肌(图 3-1)。

一、髋肌

　　髋肌又称盆带肌,配布于髋关节周围,起自骨盆的内、外面,跨过髋关节,止于股骨上部,主要运动髋关节。按其所在位置和作用,分为前、后两群。

(一)前群

前群有髂腰肌和阔筋膜张肌(图 3-17)。

　　1. **髂腰肌**　由**髂肌**和**腰大肌**组成,分别起自髂窝、腰椎体侧面和横突,两肌向下会合,经腹股沟韧带深面止于股骨小转子。作用:使髋关节屈并旋外;当下肢固定时,可使躯干前屈。

　　2. **阔筋膜张肌**　起自髂前上棘,向下移行为髂胫束,止于股骨外侧髁。作用:紧张阔筋膜并屈髋关节。

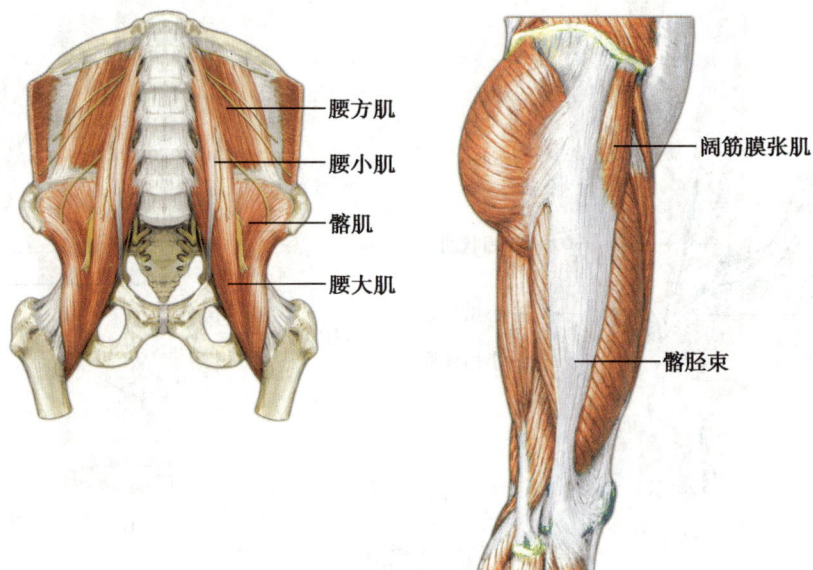

图 3-17　髋肌（前群）

（二）后群

后群主要位于臀部，又称臀肌（图 3-18）。

1. **臀大肌**（gluteus maximus）　位于臀部浅层，大而肥厚，形成特有的臀部隆起，起自骶骨背面和髂骨翼外面，止于股骨臀肌粗隆和髂胫束。作用：伸髋关节并旋外；当下肢固定时能伸直躯干，防止躯干前倾，是维持人体直立的重要肌。此肌外上部为肌内注射的常用部位之一。

2. **臀中肌**和**臀小肌**　起自髂骨翼外面，止于股骨大转子。作用：外展髋关节。

3. **梨状肌**（piriformis）　起自骶骨前面，向外穿坐骨大孔止于股骨大转子。作用：使髋关节旋外和外展。此肌将坐骨大孔分隔成**梨状肌上孔**和**梨状肌下孔**，孔内有血管和神经通过。

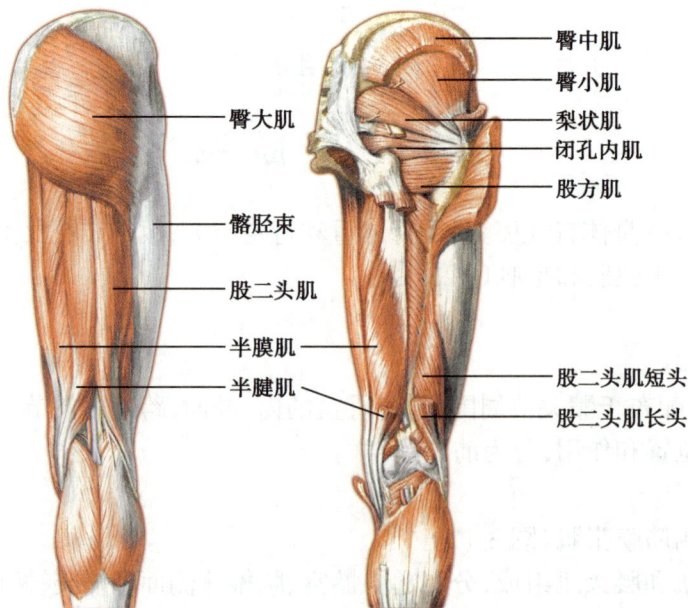

图 3-18　髋肌和大腿肌（后群）

肌内注射法

肌内注射法是一种临床上常用的药物注射方法,指通过注射器将药液注入肌肉组织内,达到治疗的目的。肌内注射主要适用于不宜或不能做静脉注射,要求比皮下注射更迅速发生疗效时,以及注射刺激性较强或药量较大的药物时。常用肌内注射部位为臀大肌、臀中肌、臀小肌、股外侧肌及三角肌。

二、大腿肌

大腿肌位于股骨周围,分为前群、内侧群和后群(图 3-18,图 3-19)。

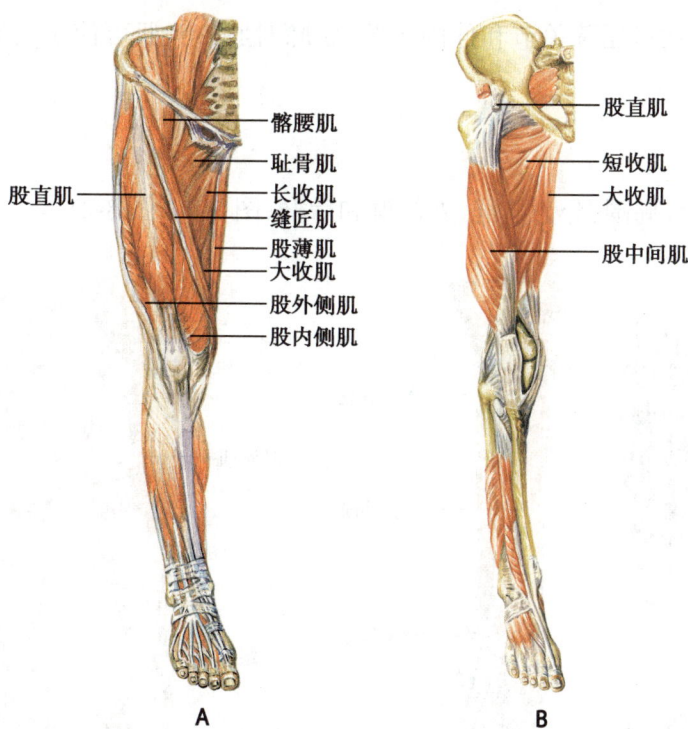

图 3-19　大腿肌(前群和内侧群)

(一)前群

1. **缝匠肌**　是全身最长的肌,呈扁带状,起自髂前上棘,斜向内下方,止于胫骨上端内侧面。作用:屈髋关节和膝关节,并使已屈的膝关节旋内。

2. **股四头肌**(quadriceps femoris)　为全身体积最大的肌,有四个头,即**股直肌、股内侧肌、股外侧肌和股中间肌**。股直肌起自髂前下棘,股内侧肌和股外侧肌分别起自股骨粗线内、外侧唇,股中间肌起于股骨体的前面。四个头向下形成一腱,包绕髌骨续为髌韧带,止于胫骨粗隆。作用:伸膝关节,股直肌还可屈髋关节。

(二)内侧群

内侧群也称内收肌群,位于大腿的内侧,共 5 块。**股薄肌**位于最内侧,其余 4 块肌分三层排列:浅层外侧为**耻骨肌**,内侧为**长收肌**,中层为**短收肌**,深层为**大收肌**。5 块肌均起自耻骨支和坐骨支等,除股薄肌止于胫骨上端内侧面外,其余各肌均止于股骨粗线。作用:使髋关节内收和旋外。

股薄肌的临床应用

股薄肌位置表浅,是内收肌群中的非主要作用肌,切除后对内收功能影响不大,为临床常用的肌瓣移植供体,用以修复肛门括约肌或肌祥成形术治疗下肢深静脉瓣功能不全等。

(三) 后群

后群位于大腿后面,有3块(图3-18),均起自坐骨结节,跨越髋关节和膝关节,常称为"腘绳肌"。

1. 股二头肌(biceps femoris) 位于股后部外侧,有长、短两个头,长头起自坐骨结节,短头起自股骨粗线,两头汇合后,止于腓骨头。

2. 半腱肌和半膜肌 位于股后部内侧,均起自坐骨结节,向下分别止于胫骨上端内侧面和胫骨内侧髁后面。

作用:后群3块肌均可屈膝关节和伸髋关节;屈膝时股二头肌可使小腿旋外,半腱肌和半膜肌可使小腿旋内。

三、小腿肌

小腿肌位于胫、腓骨周围,分为前群、外侧群和后群(图3-20,图3-21)。

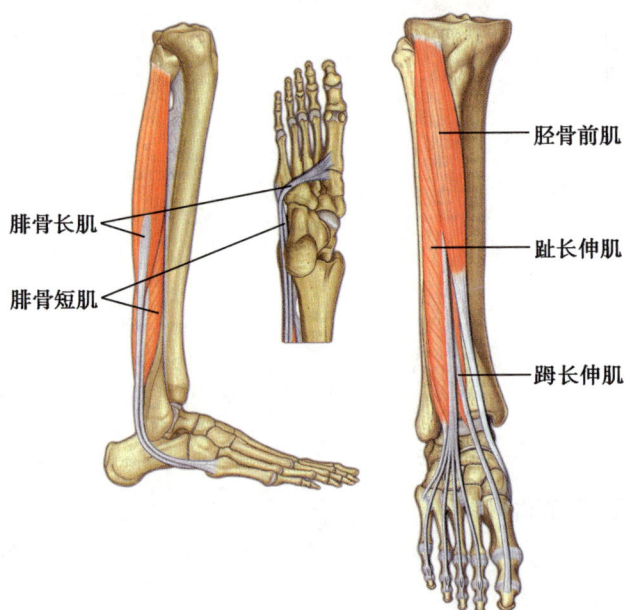

图 3-20　小腿肌(前群和外侧群)

腓骨长肌
腓骨短肌
胫骨前肌
趾长伸肌
䟴长伸肌

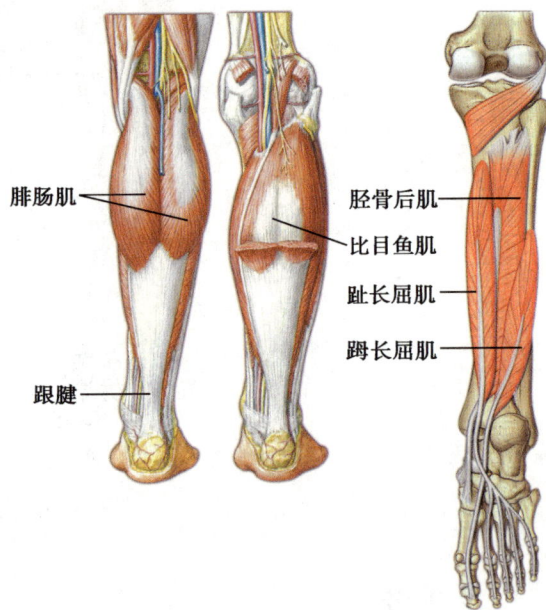

图 3-21　小腿肌(后群)

腓肠肌
跟腱
胫骨后肌
比目鱼肌
趾长屈肌
䟴长屈肌

(一) 前群

前群位于小腿前外侧,共3块,由胫侧向腓侧依次为**胫骨前肌**、**䟴长伸肌**和**趾长伸肌**,其肌腱均经踝关节前方止至足背或趾背。作用:3肌均可使足背屈;胫骨前肌还可使足内翻,䟴长伸肌和趾长伸肌分别伸䟴趾和伸第2~5趾。

(二) 外侧群

外侧群位于腓骨外侧面,包括**腓骨长肌**和**腓骨短肌**,两肌的腱均经外踝后方至足底,前者止于内侧楔骨和第1跖骨底,后者止于第5跖骨粗隆。作用:可使足外翻并跖屈。

（三）后群

后群位于小腿后方，分浅、深两层（图 3-21）。

1. 浅层 有 1 块强大的**小腿三头肌**（triceps surae），形成"小腿肚"，由浅表的**腓肠肌**和深层的**比目鱼肌**组成。**腓肠肌**有内、外侧两个头，分别起自股骨内、外侧髁后面，比目鱼肌起自胫、腓骨上端后面，三头会合后向下移行为粗大的跟腱，止于跟骨结节。作用：使足跖屈，并屈膝关节；站立时能固定膝关节和踝关节，防止身体前倾。

2. 深层 主要有 3 块，由胫侧向腓侧依次为**趾长屈肌**、**胫骨后肌**和**踇长屈肌**，三肌的腱均经内踝后方止于足底或趾骨底。作用：三肌均可使足跖屈，并分别屈第 2~5 趾，使足内翻和屈踇趾。

四、足肌

足肌分为足底肌和足背肌。足背肌有**踇短伸肌**和**趾短伸肌**，分别伸踇趾和第 2~4 趾。足底肌也分为内侧群、中间群和外侧群 3 群（图 3-22），但没有与拇指和小指相当的对掌肌。主要作用：维持足弓和运动足趾。

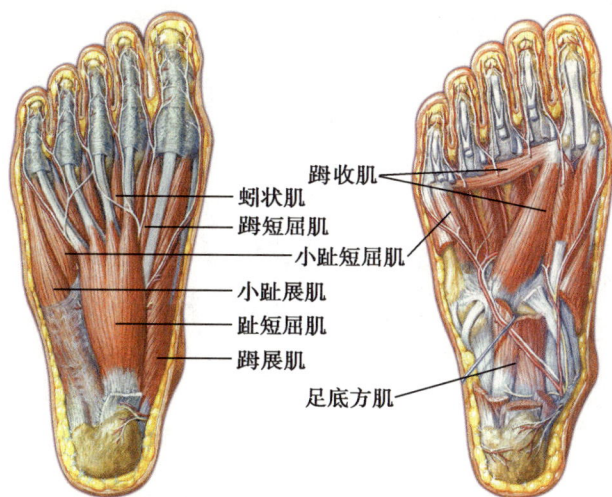

踇收肌
蚓状肌
踇短屈肌
小趾短屈肌
小趾展肌
趾短屈肌
踇展肌
足底方肌

图 3-22 足底肌

本章小结

骨骼肌是运动系统的动力部分，按形态可分为长肌、短肌、扁肌和轮匝肌。每块骨骼肌包括肌腹和肌腱两部分，通常借两端的肌腱附着于两块或两块以上的骨，收缩时使两骨彼此靠近或分离而产生运动。肌的辅助装置包括筋膜、滑膜囊、腱鞘和籽骨等。全身肌按部位分为头肌、颈肌、躯干肌和上、下肢肌。头肌可分为面肌和咀嚼肌两部分；颈肌按位置分为浅、深两群；躯干肌包括背肌、胸肌、膈、腹肌和盆底肌，膈位于胸、腹腔之间，为重要的呼吸肌；上肢肌分为上肢带肌、臂肌、前臂肌和手肌；下肢肌分为髋肌、大腿肌、小腿肌和足肌。

案例分析

病人，男，32 岁。1 小时前在打篮球跳跃时，突感左脚踝后方有棒击感，伴左踝疼痛、跛行和左足不能跖屈。查体：左踝肿胀，跟腱扪到压痛、凹陷，左侧腓肠肌挤压试验（Thompson's test）阳性。诊断为：急性跟腱断裂。

思考题：

1. 运动踝关节的肌有哪些?

2. 依据解剖学知识,试述此病例的诊断思路。

（米永杰）

思考题

练习题

1. 简述胸锁乳突肌的位置、起止点及功能。

2. 何为斜角肌间隙? 有哪些结构通过?

3. 膈上有哪些裂孔? 各有何结构通过?

4. 参与呼吸运动的肌有哪些?

5. 简述股四头肌的构成及作用。

第四章 | 内脏学总论及消化系统

教学课件　　　思维导图

学习目标

1. 掌握：内脏的组成；胸部的标志线和腹部分区；咽峡的构成；牙和舌的形态与结构；颏舌肌的起止、位置和作用；食管的3处狭窄；胃的位置和分部；大肠的分部及形态特征；阑尾的位置及体表投影；3对大唾液腺的位置、形态和腺管开口；肝的形态、位置；胆囊底的体表投影。

2. 熟悉：内脏的一般结构和特点；咽的分部；肛管的结构特点；胰的位置。

3. 了解：口腔的分部及境界；肝段的概念；肝和胰的功能。

4. 能在活体上找到肝、胃、十二指肠、阑尾根部、胆囊底的位置；能利用所学知识理解唇裂、牙髓炎、食管癌、胃溃疡、痔疮、胆结石、胰头癌等常见疾病的解剖学基础。

5. 通过了解常见牙病与全国爱牙日等知识，具有维护口腔健康的意识，并树立开展口腔健康科普宣教、服务社会的理念；通过学习中国肝胆外科专家吴孟超的事迹，培养为人民群众谋健康的医德素养。

内脏（viscera）涉及消化、呼吸、泌尿和生殖系统，主要位于胸腔、腹腔和盆腔内。内脏在功能上参与新陈代谢和繁殖后代，在形态结构上借孔道直接或间接与外界相通。研究内脏各器官形态、结构、位置和功能的科学，称**内脏学**（splanchnology）。

第一节　内脏的一般结构

内脏各器官依其基本结构可分为中空性器官和实质性器官两大类。

一、中空性器官

此类器官呈管状或囊状，内部有空腔，如胃、肠、气管、膀胱、子宫等，管壁由数层构成。消化管壁由4层构成，即黏膜、黏膜下层、肌层和外膜；呼吸、泌尿、生殖系统的中空性器官的壁由3层构成。

二、实质性器官

此类器官多属腺体，表面包以结缔组织被膜，如肝、肺、肾、卵巢等。被膜深入器官实质内，将器官的实质分成若干小叶，如肝小叶、肺小叶等。分布于实质性器官的血管、神经、淋巴管以及该器官的导管等出入器官处称为门，门常为一凹陷，如肝门、肺门。

第二节　胸部标志线和腹部分区

大部分内脏器官位于胸、腹腔内，且位置相对固定。为便于描述各器官的位置及其体表投影，通常在胸、腹部体表确定若干标志线，将腹部分为若干区（图4-1，图4-2）。

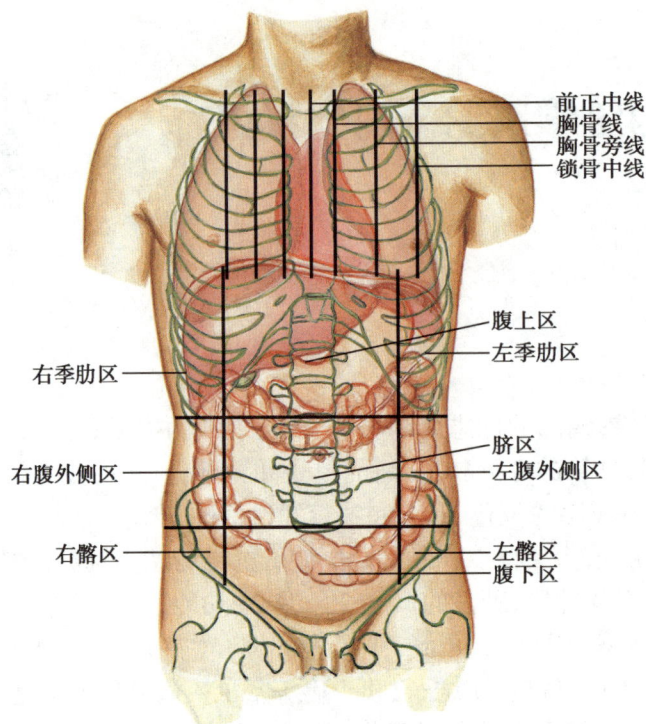

图 4-1　胸部标志线与腹部分区（9 分法）

右季肋区　左季肋区　腹上区
右腹外侧区　左腹外侧区　脐区
右髂区　左髂区　腹下区
前正中线　胸骨线　胸骨旁线　锁骨中线

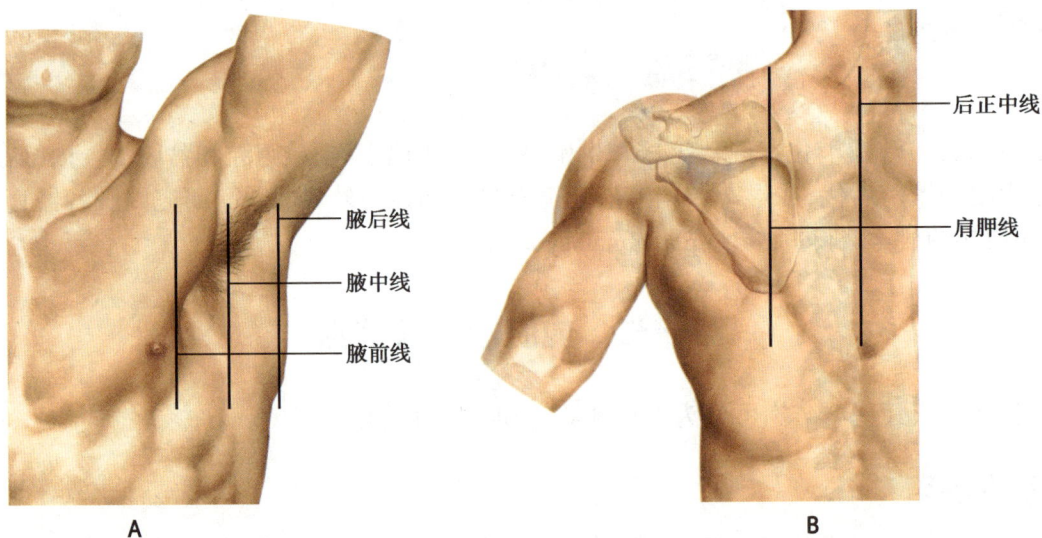

A

腋后线
腋中线
腋前线

B

后正中线
肩胛线

图 4-2　胸部标志线

一、胸部标志线

1. **前正中线**　沿人体前面正中所作的垂直线。
2. **胸骨线**　沿胸骨最宽处外侧缘所作的垂直线。
3. **胸骨旁线**　通过胸骨线与锁骨中线之间的中点所作的垂直线。
4. **锁骨中线**　通过锁骨中点所作的垂直线。
5. **腋前线**　通过腋前襞所作的垂直线。
6. **腋后线**　通过腋后襞所作的垂直线。
7. **腋中线**　通过腋前、后线之间连线的中点所作的垂直线。
8. **肩胛线**　通过肩胛骨下角所作的垂直线。
9. **后正中线**　沿人体后面正中所作的垂直线。

二、腹部的分区

腹部分区方法较多。临床上常通过脐作一水平线和垂直线,将腹部分为右上腹、左上腹、右下腹、左下腹4个区。更实用的是在腹部前面通过两条横线和两条纵线将腹部分为9个区。两条横线分别是两肋弓最低点的连线和两髂结节间的连线。两条纵线分别是通过左、右腹股沟韧带中点的垂直线。9个区分别是上腹部的左、右季肋区和腹上区,中腹部的左、右腹外侧区和脐区,下腹部的左、右髂区和腹下区。

第三节 消化管

消化系统(digestive system)由消化管和消化腺组成(图4-3),主要功能是消化食物、吸收营养物质和排出食物残渣。口腔和咽还参与呼吸和语言活动。

消化管是从口腔到肛门的管道,包括口腔、咽、食管、胃、小肠和大肠。临床上通常把十二指肠及以上部分称**上消化道**,空肠及以下部分称**下消化道**。**消化腺**按体积的大小和位置不同,可分为大消化腺和小消化腺两种。大消化腺位于消化管壁外,所分泌的消化液经导管流入消化管腔内,如大唾液腺、肝和胰。小消化腺为位于消化管壁内的小腺体,如唇腺、胃腺、肠腺等。

一、口腔

口腔(oral cavity)是消化管的起始部,其上壁为腭,下壁为口腔底,前壁为上、下唇,两侧壁为颊。口腔向前经口裂通向外界,向后经咽峡与咽相通(图4-4)。

口腔借上、下牙弓和牙龈分为口腔前庭和固有口腔。当上、下牙列咬合时,二者仅借第3磨牙后方的间隙相通。

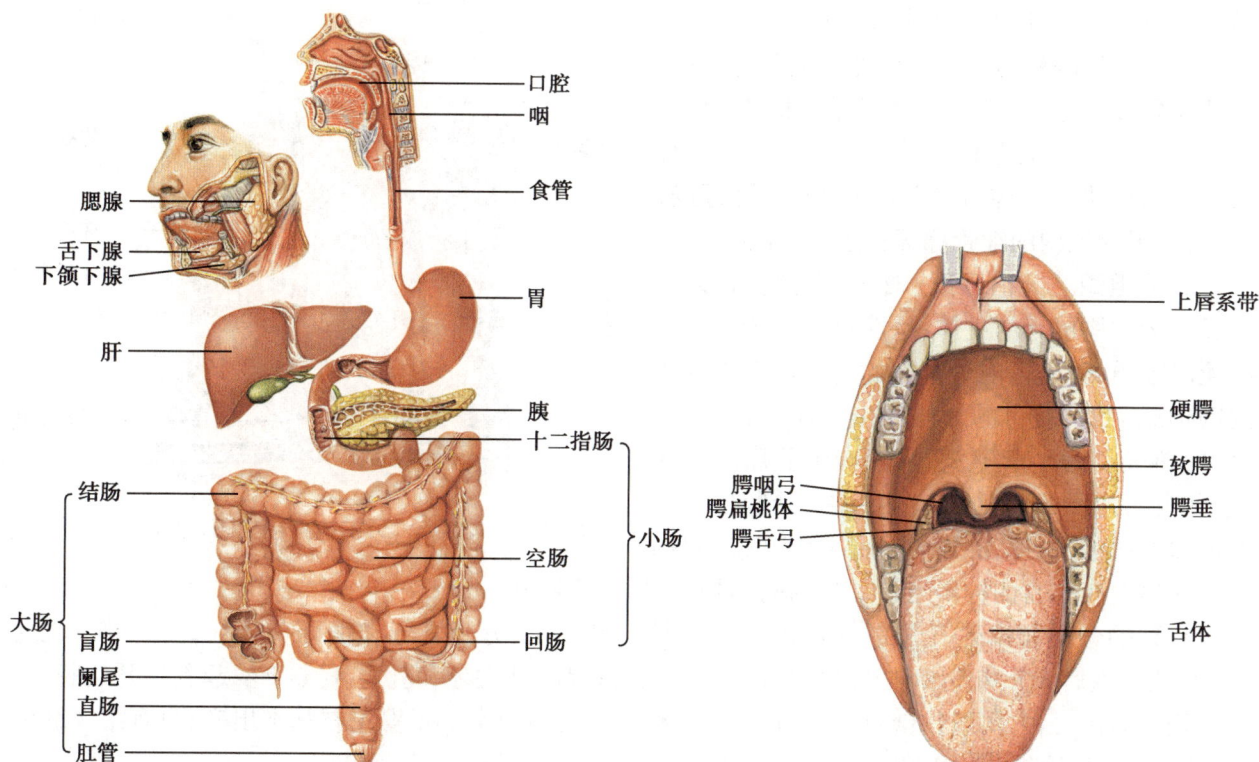

图 4-3　消化系统概观

图 4-4　口腔及咽峡

(一)口唇

口唇分为上唇和下唇,两唇之间的裂隙称**口裂**;上、下唇两侧结合处称**口角**。上唇外面正中有一纵行浅沟,称**人中**。昏迷病人急救时,可在此处进行指压或针刺。上唇两侧与颊交界处的弧形浅沟称**鼻唇沟**。

知识拓展

唇 裂

唇裂俗称"兔唇",男性病人多于女性病人,是口腔颌面部最常见的先天性畸形,常与腭裂伴发。唇裂的主要表现为人中外侧的垂直裂隙。唇裂按裂隙部位可分为单侧唇裂和双侧唇裂。唇裂一般选择修复手术治疗。

(二)颊

颊位于口腔两侧,由皮肤、颊肌及黏膜组成。在上颌第2磨牙牙冠相对的颊黏膜处,有腮腺导管的开口。

(三)腭

腭构成口腔的顶,分隔鼻腔与口腔。腭的前2/3以骨腭为基础,被覆黏膜,与骨膜紧密相贴,称**硬腭**;后1/3以肌和肌腱为基础,外被黏膜,称**软腭**,其后份斜向后下,称**腭帆**。软腭后缘游离,中央有一向下的突起,称**腭垂**或**悬雍垂**。腭垂两侧各有两条黏膜皱襞,前方的一对向下续于舌根,称**腭舌弓**,后方一对向下延至咽侧壁,称**腭咽弓**。两弓之间的凹陷称扁桃体窝,容纳腭扁桃体。由腭垂、腭帆游离缘、左右腭舌弓和舌根共同围成**咽峡**,咽峡是口腔与咽的分界(图4-4)。

(四)牙

牙是人体最坚硬的器官,嵌于上、下颌骨的牙槽内,有咀嚼食物和辅助发音的功能。

1. **牙的形态和构造** 牙在外形上分为**牙冠**、**牙颈**和**牙根**。牙冠暴露于口腔内,牙根嵌入牙槽内,介于牙冠、牙根之间被牙龈覆盖的部分称牙颈。牙的中央有牙腔,位于牙冠内的称**牙冠腔**,较大;位于牙根内的细管称**牙根管**(图4-5)。

2. **牙组织** 牙由**牙质**、**釉质**、**牙骨质**和**牙髓**构成。牙质构成牙的主体,呈淡黄色。牙冠的表面覆以釉质,为人体内最坚硬的组织。由于釉质的磨损或剥脱,黄色的牙质露出表面时,常因接触冷、热等刺激引起感觉过敏,产生酸痛。在牙颈、牙根与牙质的表面包有牙骨质。牙髓位于牙腔内,由神经、血管、淋巴管和结缔组织共同构成。牙髓内有丰富的神经末梢,患牙髓炎时病人感疼痛剧烈。

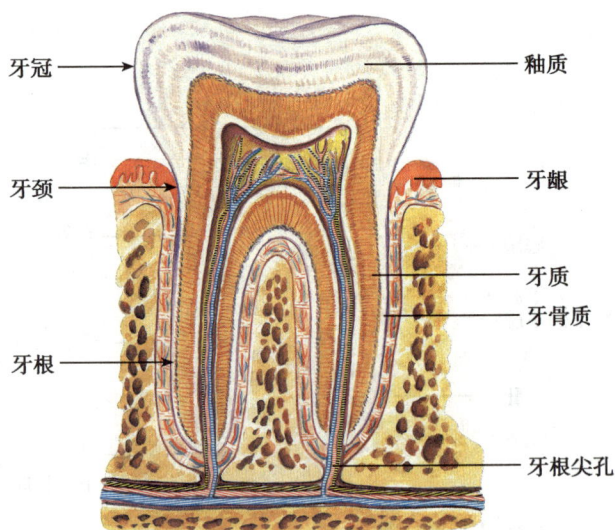

图4-5 牙的构造模式图(纵切)

3. **牙的分类和排列** 人的一生中,先后有两套牙发生,分为乳牙和恒牙(图4-6,图4-7)。乳牙20颗,从出生后6个月开始萌出,3岁前出齐,分为乳切牙、乳尖牙和乳磨牙。6~7岁起乳牙开始脱落,恒牙相继萌出。恒牙共计32颗,分为切牙、尖牙、前磨牙和磨牙,14岁左右基本出齐;只有第3磨牙在18~28岁或更晚才萌出,故又称迟牙或智齿,有的第3磨牙终身不萌出。

临床上为了记录牙的位置,以被检查者的方位为准,以"+"记号划分4区,表示上、下颌的左、

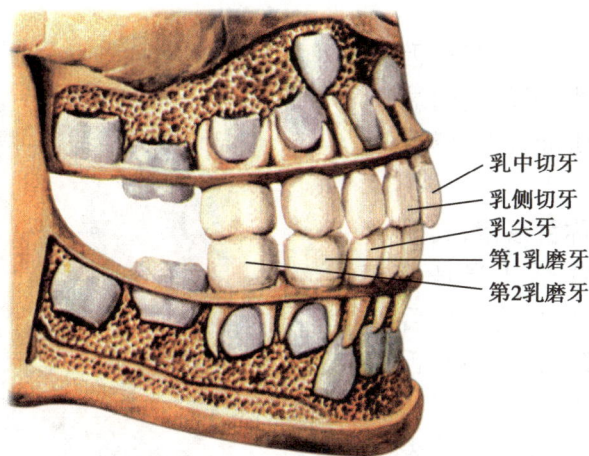

图 4-6　乳牙的名称及排列

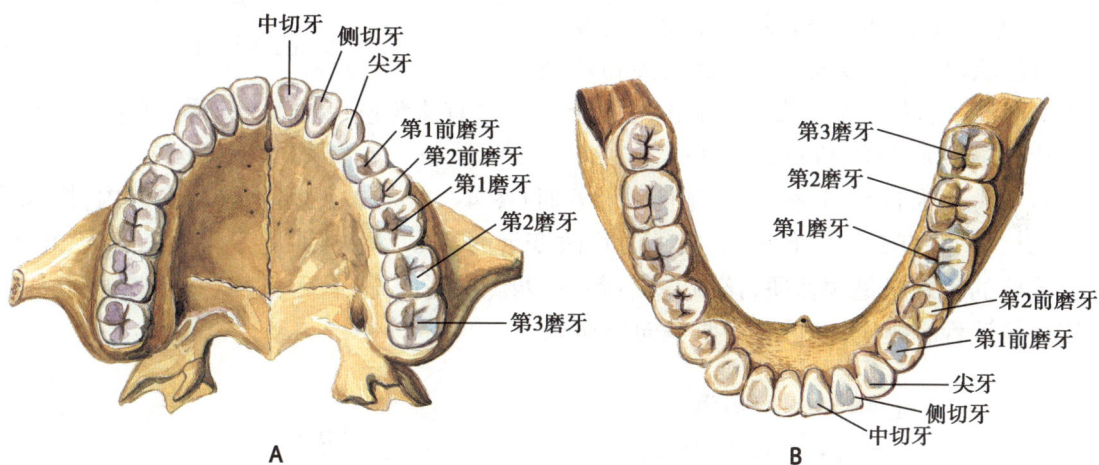

乳中切牙
乳侧切牙
乳尖牙
第1乳磨牙
第2乳磨牙

ER 4-3

恒牙

中切牙
侧切牙
尖牙
第1前磨牙
第2前磨牙
第1磨牙
第2磨牙
第3磨牙

第3磨牙
第2磨牙
第1磨牙
第2前磨牙
第1前磨牙
尖牙
侧切牙
中切牙

A

B

图 4-7　恒牙的名称及排列

右侧的牙位,以罗马数字 I~V 标示乳牙,以阿拉伯数字 1~8 标示恒牙。如 V 表示左上颌第 2 乳磨牙, 5 表示左上颌第 2 前磨牙。

4. **牙周组织**　包括**牙槽骨**、**牙周膜**和**牙龈** 3 部分,对牙起保护、固定和支持作用。牙槽骨是牙根周围的骨质。牙周膜是介于牙根与牙槽骨之间的致密结缔组织,固定牙根,并可缓冲咀嚼时的压力。牙龈是包被牙颈并与牙槽骨的骨膜紧密相连的口腔黏膜,富含血管,色淡红。老年人由于牙龈和骨膜的血管萎缩,营养降低,牙根萎缩,牙逐渐松动以致脱落。

ER 4-4

全国爱牙日:
维护身体
健康,从"齿"
开始

知识拓展

常见牙病

龋齿也称蛀牙,是一种由口腔中多种因素复合作用所导致的牙齿硬组织进行性病损。牙周病是发生在牙周组织的疾病,包括仅累及牙龈组织的牙龈病和波及深层牙周组织的牙周炎两大类。牙髓炎是指发生于牙髓组织的炎性病变。龋齿、牙周病和牙髓炎均是损害口腔健康的常见病、多发病,更是危害儿童、青少年健康和生长发育最常见的口腔疾病。

(五）舌

1. 舌的形态 舌分上、下 2 面。上面拱起称舌背,分为后 1/3 的**舌根**和前 2/3 的**舌体**,舌体的前端称**舌尖**(图 4-8)。舌具有搅拌食物、协助吞咽、感受味觉和辅助发音等功能。

舌下面连于口腔底的黏膜皱襞称**舌系带**,其根部两侧各有 1 个圆形隆起,称**舌下阜**,舌下阜是下颌下腺导管和舌下腺大管的共同开口。舌下阜后外侧延续成带状黏膜皱襞,称**舌下襞**,其深面有舌下腺,舌下腺小管开口于舌下襞(图 4-8)。

2. 舌的黏膜 舌黏膜呈淡红色,覆于舌的表面。舌根的黏膜内有许多由淋巴组织集聚而成的突起,称**舌扁桃体**。在舌体和舌尖的黏膜上有许多大小不等的隆起,称**舌乳头**。舌乳头有 4 种(图 4-4),即**丝状乳头**、**菌状乳头**、**叶状乳头**和**轮廓乳头**。轮廓乳头、叶状乳头和菌状乳头的黏膜上皮中含有味觉感受器,称**味蕾**,有感受味觉刺激的功能。丝状乳头中无味蕾,故只有一般感觉。

3. 舌肌 舌肌为骨骼肌,分为舌内肌和舌外肌(图 4-9)。舌内肌起止点均在舌内,构成舌的主体,肌束呈纵、横、垂直 3 个方向排列,收缩时可改变舌的外形。舌外肌起于舌周围各骨,止于舌内。临床上最重要的舌外肌是**颏舌肌**,该肌左、右各一,两侧同时收缩时,舌前伸,一侧收缩时,舌尖偏向对侧。如一侧颏舌肌瘫痪,伸舌时舌肌偏向瘫痪侧。

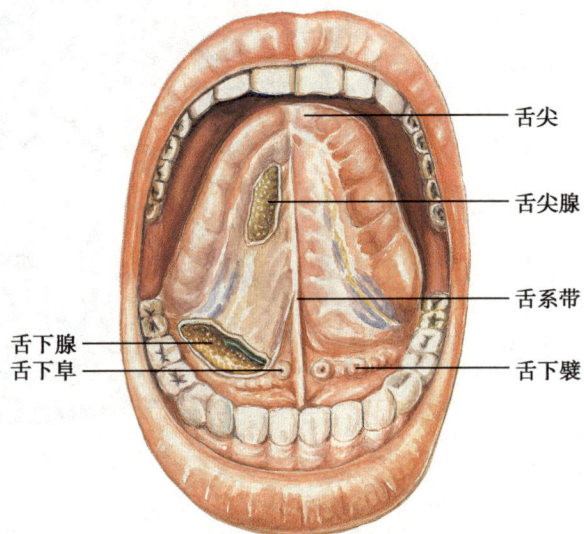

图 4-8 舌下面

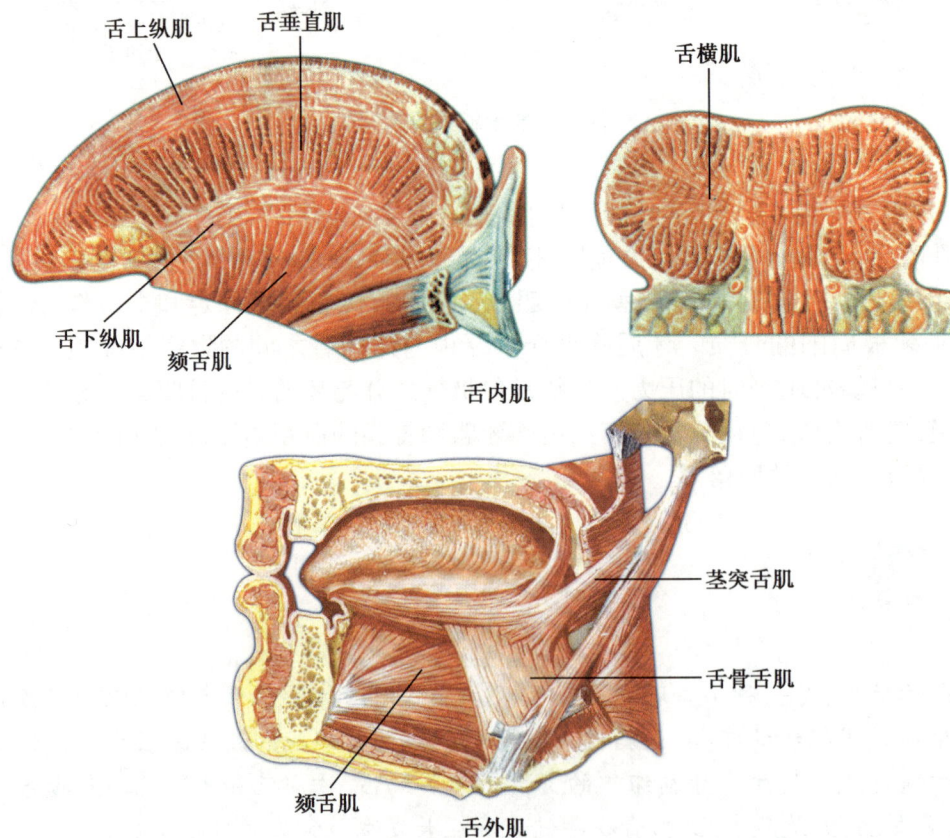

图 4-9 舌肌

（六）唾液腺

唾液腺分泌唾液,有湿润口腔黏膜、杀菌和助消化等功能,分为大、小两类。**小唾液腺**位于口腔各部黏膜内,如唇腺、颊腺、腭腺等。**大唾液腺**有 3 对,即腮腺、下颌下腺和舌下腺(图 4-10)。

1. **腮腺**　位于耳郭的前下方,呈不规则的三角形。腮腺管从腮腺前缘发出,在颧弓下一横指处沿咬肌表面前行至咬肌前缘转向内侧,斜穿颊肌,开口于平对上颌第 2 磨牙的颊黏膜上。

2. **下颌下腺**　位于下颌三角内,呈卵圆形,其导管开口于舌下阜。

3. **舌下腺**　位于舌下襞的深面,其导管开口于舌下襞和舌下阜。

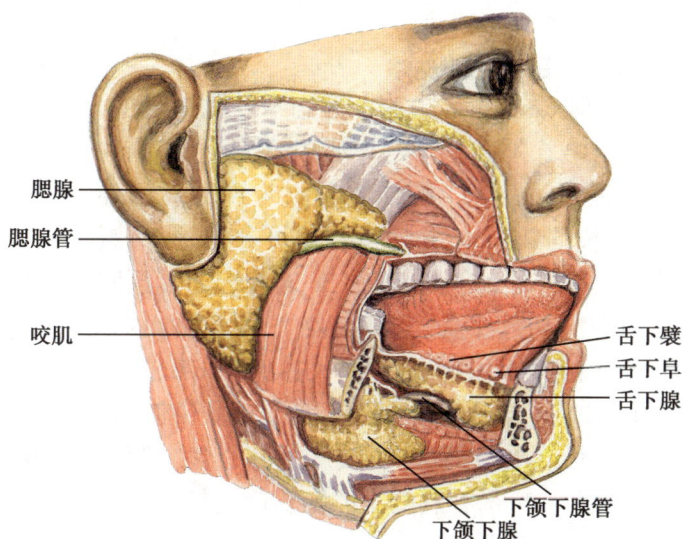

图 4-10　唾液腺

二、咽

（一）位置与形态

咽(pharynx)是消化道和呼吸道的共同通道,为上宽下窄、前后略扁的漏斗形肌性管道;位于颈椎前方,上起颅底,向下于第 6 颈椎体下缘平面与食管相续,长约 12cm。

（二）咽的分部

咽的后壁和侧壁完整,而前壁不完整,分别与鼻腔、口腔和喉腔相通,因而分为鼻咽、口咽和喉咽 3 部分(图 4-11)。

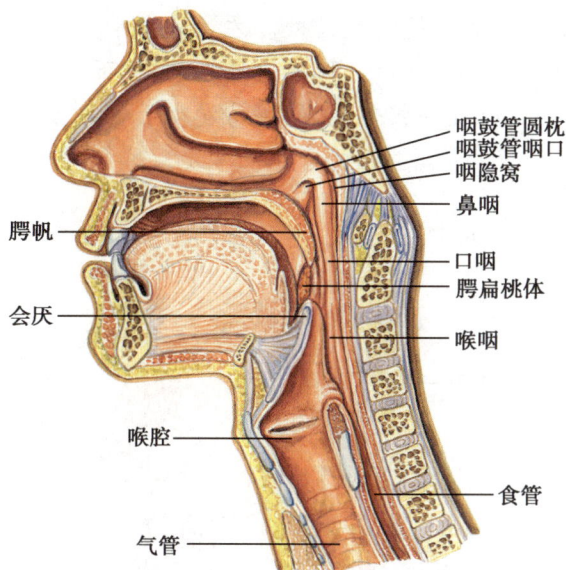

图 4-11　头颈部正中矢状断面

1. **鼻咽**　位于鼻腔后方,软腭平面以上,向前经鼻后孔通鼻腔。在鼻咽两侧壁,相当于下鼻甲后方约 1.5cm 处,有**咽鼓管咽口**,与中耳鼓室相通,故咽部感染时,细菌可经咽鼓管波及中耳,引起中耳炎。咽鼓管咽口周边的半环形隆起称**咽鼓管圆枕**,其后方的凹陷称**咽隐窝**,咽隐窝为鼻咽癌的好发部位。咽后上壁的黏膜内有丰富的淋巴组织,称**咽扁桃体**,在幼年期较丰富。有的儿童咽扁桃体异常增大,致使咽腔变窄,熟睡时表现为张口呼吸。

2. **口咽**　位于口腔后方,软腭与会厌上缘平面之间,向前经咽峡通口腔。外侧壁上,腭舌弓与腭咽弓之间的凹陷称扁桃体窝,容纳**腭扁桃体**。腭扁桃体由淋巴组织构成,参与机体的免疫功能。腭扁桃体感染时常有红肿疼痛,并伴有脓液形成。

咽扁桃体、腭扁桃体和舌扁桃体等共同围成**咽淋巴环**,咽淋巴环是消化道和呼吸道上端的防御结构。

3. **喉咽**　居咽的下份,位于会厌上缘平面以下,至第 6 颈椎体下缘与食管相移行,向前经喉口与喉腔相通。在喉口两侧各有 1 个深窝,称**梨状隐窝**,是异物易于滞留的部位。

三、食管

（一）位置与形态

食管（esophagus）为前后扁窄的肌性管道，上端于第6颈椎下缘处与咽相续，下行穿膈的食管裂孔，在第11胸椎体左侧与胃的贲门连接，全长约25cm。食管按行程可分为颈部、胸部和腹部。**颈部**较短，长约5cm，自起始端至胸骨颈静脉切迹平面，其前壁与气管相贴，后方与脊柱相邻，两侧有颈部的大血管；**胸部**较长，为18~20cm，自颈静脉切迹至食管裂孔，前方自上而下依次有气管、左主支气管和心包。**腹部**最短，仅1~2cm，在膈的下方与贲门连接。

（二）狭窄部

食管有3处生理性狭窄，第1狭窄在食管起始处，距中切牙约15cm。第2狭窄在食管与左主支气管交叉处，距中切牙约25cm。第3狭窄在食管穿膈处，距中切牙约40cm（图4-12）。这些狭窄常为异物滞留和食管肿瘤的好发部位。食管内插管时应注意这3处狭窄。

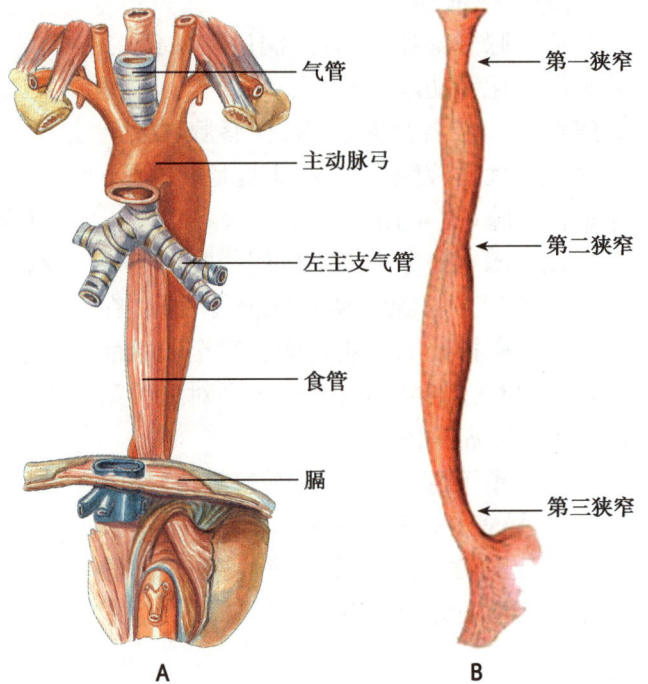

图 4-12　食管（前面观）

四、胃

胃（stomach）是消化管中最膨大的部分，上接食管，下续小肠。胃有容纳食物、调和食糜、分泌胃液和初步消化食物的功能。成人胃容量约为1500ml，新生儿胃容量约为30ml。

（一）形态和分部

胃的形态可受体位、体型、年龄、性别以及充盈程度的不同而有所变化。胃有前、后2壁，入、出2口和大、小2弯（图4-13）。入口称**贲门**，与食管相连，出口称**幽门**，与十二指肠相续。**胃小弯**较短，凹向右上方，其最低处形成一切迹，称**角切迹**；**胃大弯**较长，凸向左下方。

胃可分为4部：位于贲门附近的部分称**贲门部**；贲门平面向左上方凸出的部分称**胃底**，

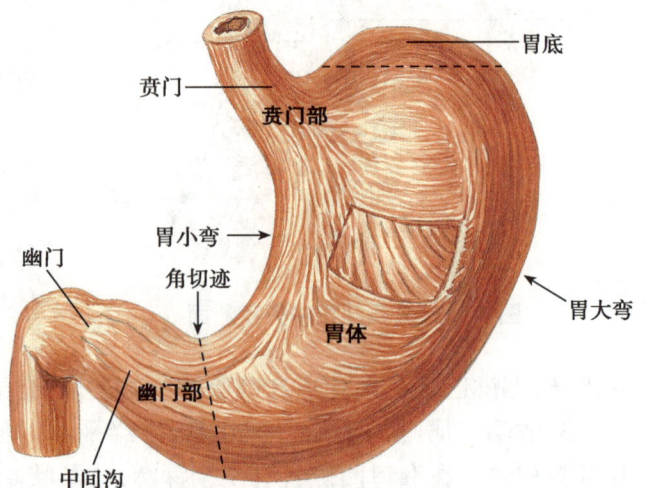

图 4-13　胃的形态、分部

临床上有时称**胃穹窿**，内含吞咽时进入的空气，约50ml，X线片上此处可见气泡；胃的中间部分称**胃体**；自角切迹至幽门之间的部分称**幽门部**，临床上也称**胃窦**。在幽门部的大弯侧有一不明显的浅沟，称中间沟，中间沟将幽门部分为左侧的**幽门窦**和右侧的**幽门管**。胃溃疡和胃癌多发生于胃小弯近幽门处。

（二）位置与毗邻

胃的位置常因体位、体型以及充盈程度的不同而有较大变化。在中等充盈时，胃大部分位于左季肋区，小部分位于腹上区。贲门位于第11胸椎体左侧，幽门位于第1腰椎体右侧。

胃前壁的右侧与肝左叶相邻，左侧与膈相邻，被肋弓遮掩，在剑突下直接与腹前壁相贴，是胃的触诊部位。胃后壁与左肾、左肾上腺、横结肠和胰相邻，胃底与膈和脾相邻。

（三）胃壁的构造

胃黏膜柔软，胃空虚时形成许多黏膜皱襞。在胃小弯处，黏膜皱襞成纵行，有4~5条，在幽门处黏膜皱襞呈环形，称**幽门瓣**（图4-14）。

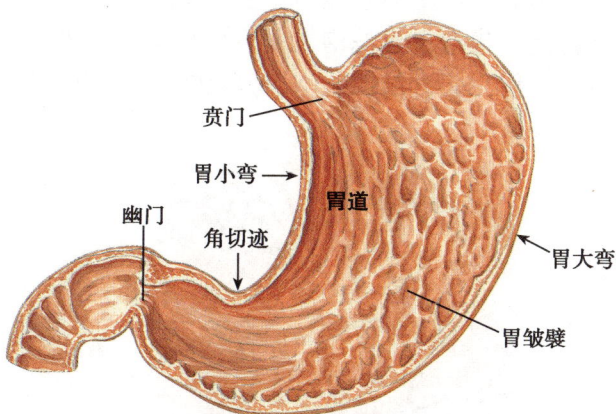

图4-14 幽门瓣及胃内黏膜

五、小肠

小肠（small intestine）是消化管中最长的一段，成人长5~7m，是消化和吸收的主要场所。上端起幽门，下端连盲肠，分为十二指肠、空肠和回肠3部。

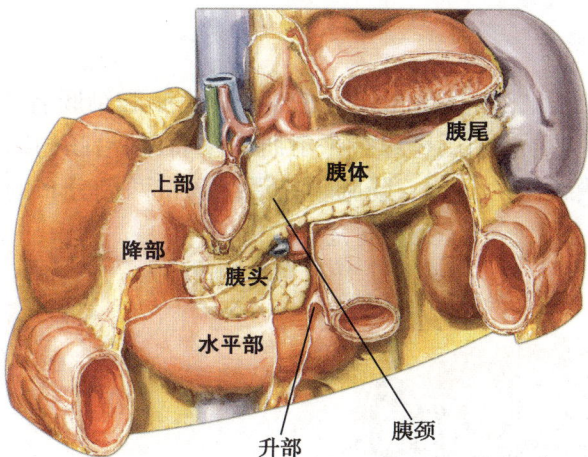

图4-15 胆道、十二指肠和胰（前面观）

（一）十二指肠

十二指肠（duodenum）是小肠的起始段，长约25cm，呈C形从右侧包绕胰头。十二指肠是小肠中长度最短、管径最大、位置最深且最为固定的部分，可分为4部分（图4-15）。

1. **上部** 在第1腰椎体右侧起于幽门，斜向右上方至肝门下方急转向下移行为降部。上部近侧与幽门相连接的一段肠管，长约2.5cm，由于其肠壁较薄，内面光滑无环状襞，称**十二指肠球**，是十二指肠溃疡的好发部位。

2. **降部** 在第1腰椎右侧下降至第3腰椎体水平转向左接水平部。其后内侧壁上有一纵行黏膜皱襞，称**十二指肠纵襞**，其下端有一圆形隆起，称十二指肠大乳头，是胆总管和胰管的共同开口，距中切牙约75cm。

3. **水平部** 在第3腰椎平面横向左，跨过下腔静脉，至腹主动脉前方与升部相续，肠系膜上动、静脉紧贴此部前面下行。在某些情况下，肠系膜上动脉可压迫此部引起十二指肠梗阻，临床上称此为肠系膜上动脉压迫综合征。

4. **升部** 自第3腰椎左侧上升，至第2腰椎体左侧急转向前下方，形成**十二指肠空肠曲**，移行为空肠，此曲被十二指肠悬肌固定于右膈脚上。十二指肠悬肌和包绕其下段的腹膜皱襞共同构成**十二指肠悬韧带**（图4-16），十二指肠悬韧带又称 Treitz 韧带，是手术中确认空肠起始部的标志。

（二）空肠和回肠

空肠（jejunum）和**回肠**（ileum）上端接十二指肠，下端连盲肠，在腹腔的中、下部迂曲盘旋形成肠袢。空、回肠均由系膜连于腹后壁，有较大的活动度（图4-17）。

空、回肠之间无明显界线，空肠占全长的近侧2/5，位于腹腔的左上部，管径大、管壁厚、血液供应丰富、颜色红润、黏膜皱襞高而密集，黏膜内有**孤立淋巴滤泡**；回肠占全长的远侧3/5，位于腹腔的右下部，管径小、管壁薄、颜色灰暗、黏膜皱襞低平而稀疏，黏膜内除有孤立淋巴滤泡外还有**集合淋巴滤泡**。集合淋巴滤泡尤其在回肠下部多见，呈长椭圆形，其长轴与肠管的长轴一致，患肠伤寒时，病菌多侵犯集合淋巴滤泡，易形成溃疡，甚至引起肠穿孔。

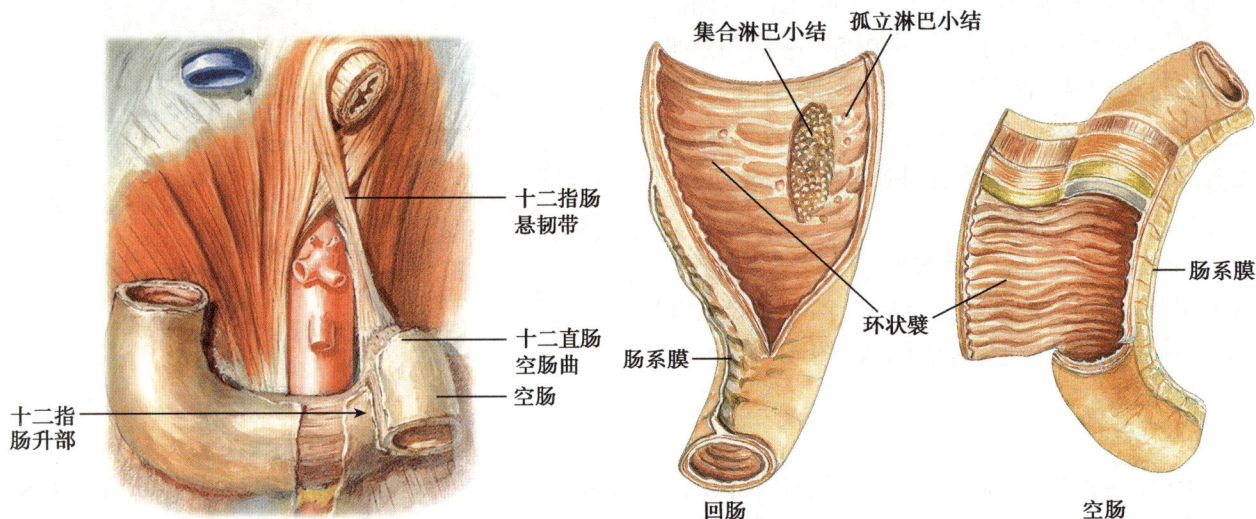

图4-16 十二指肠悬韧带

图4-17 空肠与回肠的比较

六、大肠

大肠（large intestine）全长约1.5m，分为盲肠、阑尾、结肠、直肠和肛管5部分。盲肠和结肠有3个特征性结构：即**结肠带**、**结肠袋**和**肠脂垂**。结肠带有3条，由肠壁纵行平滑肌增厚而成，沿肠的纵轴排列，会于阑尾根部。结肠袋是肠壁向外呈囊袋状膨出的部分。肠脂垂是沿结肠带两侧分布的脂肪突起（图4-18）。上述3个特征，是腹部手术中区别大肠和小肠的标志。

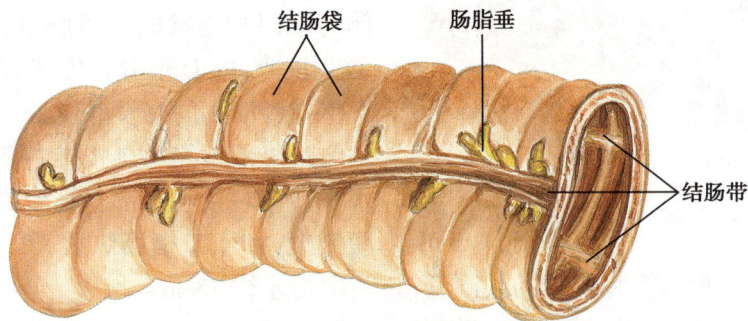

图4-18 结肠的特征

（一）盲肠

盲肠（cecum）是大肠的起始段，呈囊袋状，长6~8cm，位于右髂窝内。回肠末端开口于盲肠，开口处有上、下两片唇状黏膜皱襞，称**回盲瓣**，可控制小肠内容物过快进入盲肠，同时又可防止大肠内容物逆流到回肠。在回盲瓣下方约2cm处，有阑尾的开口（图4-19）。临床上通常将盲肠、阑尾和回肠末端合称为**回盲部**。

（二）阑尾

阑尾（vermiform appendix）为一蚓状突起，长 6~8cm，多位于右髂窝内，因其末端游离，故位置变化较大，但根部位置较固定，3 条结肠带会集于此，手术时可沿结肠带向下寻找阑尾。阑尾根部的体表投影在脐与右髂前上棘连线的中、外 1/3 交点处，称**麦氏点**（McBurney point）。急性阑尾炎时，此处常有明显的压痛。

（三）结肠

结肠（colon）围绕在空、回肠周围，分为升结肠、横结肠、降结肠和乙状结肠 4 部分（图 4-20）。

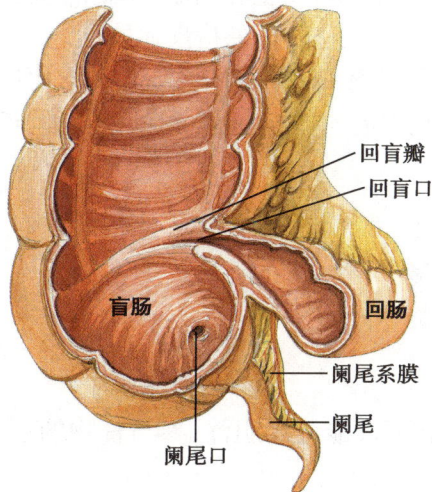

图 4-19　盲肠和阑尾

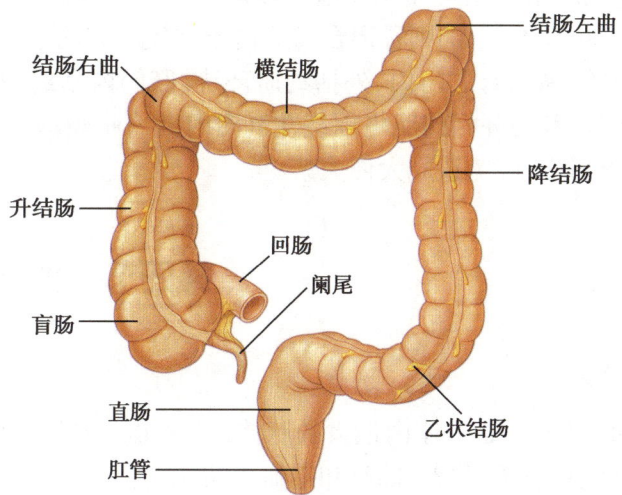

图 4-20　大肠

1. **升结肠**　起于盲肠，在右腹外侧区上升至肝右叶下方，转向左移行为横结肠，弯曲部称**结肠右曲**或**肝曲**。

2. **横结肠**　起于结肠右曲，向左横行至脾的下方转折向下，续降结肠，弯曲部称**结肠左曲**或**脾曲**。横结肠借横结肠系膜连于腹后壁，活动度较大，常下垂成弓形。

3. **降结肠**　起于结肠左曲，在左侧腹后壁外侧下降，至左髂嵴处移行为乙状结肠。

4. **乙状结肠**　在左髂窝内，呈"乙"字形弯曲，至第 3 骶椎平面移行为直肠。乙状结肠借乙状结肠系膜连于骨盆侧壁，活动度较大。妇科常用乙状结肠代阴道术治疗先天性无阴道症，乙状结肠也是溃疡、肿瘤和憩室的多发部位。

（四）直肠

直肠（rectum）长 10~14cm，在第 3 骶椎前方续乙状结肠，沿骶、尾骨前方下行，穿过盆膈移行于肛管。直肠并不直，在矢状面上有两个弯曲：**骶曲**位于骶骨前方，凸向后；尾曲亦称**会阴曲**，位于尾骨尖前方转向后下，凸向前。临床上进行直肠镜、乙状结肠镜检查时，应注意这些弯曲部位，以免损伤肠壁。

直肠的下段肠腔膨大，称**直肠壶腹**，内面常有 3 个半月形皱襞，称**直肠横襞**（图 4-21）。直肠横襞有 3 个，中间的直肠横襞大而明显，位置固定，位于直肠右前壁上，距肛门约 7cm，可作为直肠镜

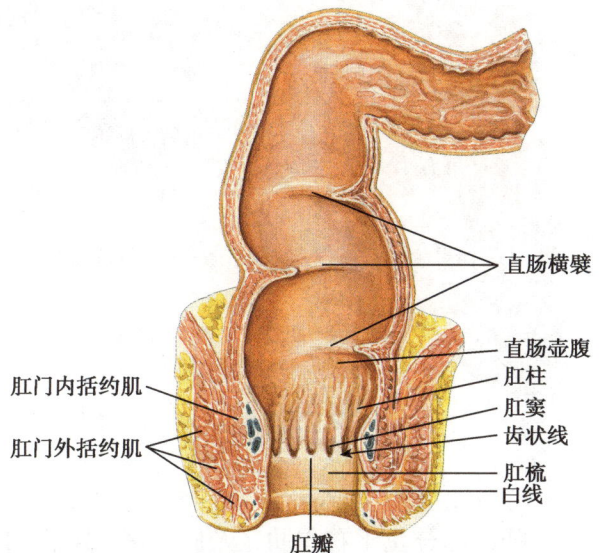

图 4-21　直肠和肛管

检的定位标志。

（五）肛管

肛管是盆膈以下的消化管，长 3~4cm，上续直肠，末端终于肛门（图 4-21）。肛管内面有 6~10 条纵行的黏膜皱襞，称**肛柱**。各肛柱下端借半月状黏膜皱襞相连，称**肛瓣**。肛瓣与肛柱下端共同形成开口向上的小隐窝，称**肛窦**。窦内常有粪便存留，易诱发感染，严重时可形成肛门周围脓肿或肛瘘。

肛柱下端和肛瓣共同连成锯齿状的环行线，称**齿状线**（dentate line），又称**肛皮线**，是皮肤与黏膜的分界线。在齿状线下方有约 1cm 宽的环状区域，称**肛梳**或**痔环**。肛管黏膜下和皮下有丰富的静脉丛，病理情况下可曲张突起形成**痔**。发生在齿状线以上的称**内痔**，发生在齿状线以下的称**外痔**，跨越齿状线上、下的则称**混合痔**。由于神经分布的不同，内痔一般不痛，而外痔疼痛剧烈。

肛管周围有肛门内、外括约肌环绕，**肛门内括约肌**为肛管的环行平滑肌增厚而成，有协助排便的作用。**肛门外括约肌**由围绕在肛门内括约肌周围的骨骼肌构成，有较强的控制排便功能，手术时应防止损伤，以免造成大便失禁。

第四节　消　化　腺

一、肝

肝（liver）是人体内最大的腺体，也是最大的消化腺。肝不仅能分泌胆汁，参与食物的消化，还具有代谢、解毒、防御、储存和造血等功能。

（一）外形

肝呈红褐色，质软而脆，似楔形，分上、下 2 面和前、后、左、右 4 缘。肝上面隆凸，与膈相贴，称**膈面**（图 4-22），借矢状位的镰状韧带分为肝左叶和肝右叶。肝下面凹凸不平，与腹腔脏器相邻，称**脏面**（图 4-23）。脏面有呈 H 形的 3 条沟，其正中的横沟称**肝门**，是左、右肝管及肝固有动脉、肝门静脉、神经、淋巴管等出入肝的部位。出入肝门的这些结构被结缔组织所包裹，合称**肝蒂**。右纵沟前部为胆囊窝，容纳胆囊；后部为腔静脉沟，容纳下腔静脉。左纵沟前、后部分别有肝圆韧带和静脉韧带。肝的脏面借 H 形沟分为 4 个叶，即**肝左叶**、**肝右叶**、**方叶**和**尾状叶**。

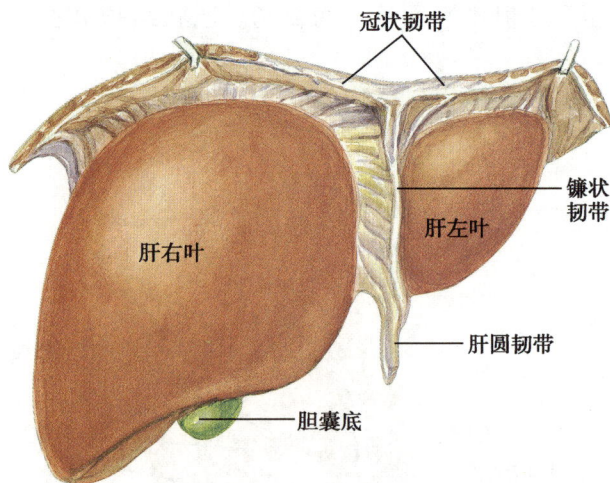

图 4-22　肝的膈面

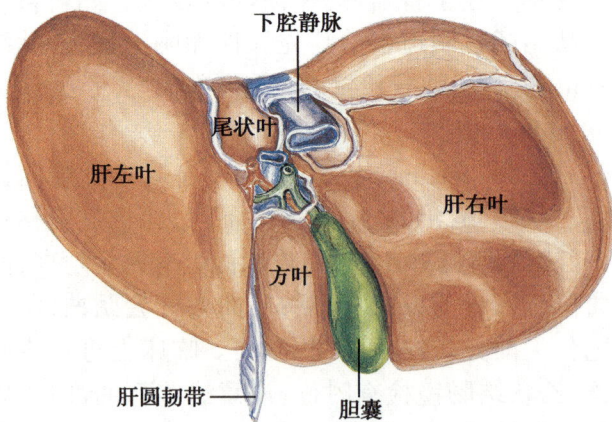

图 4-23　肝的脏面

（二）位置

肝大部分位于右季肋区及腹上区，小部分位于左季肋区。肝的上界与膈穹窿一致，其最高点在右侧，相当于右锁骨中线与第 5 肋的交点处；左侧略低，相当于左锁骨中线与第 5 肋间隙的交点处。

肝的下界与肝前缘一致,右侧与肋弓一致,腹上区可达剑突下方3~5cm,左侧被肋弓掩盖(图4-1)。故在体检时,在右肋弓下不能触到肝,若能触及,则应考虑为病理性肝大。但7岁以下的儿童,肝的下界可超出肋弓下缘2cm,7岁以后接近成人。

肝借镰状韧带和冠状韧带连于膈下面和腹前壁,故肝的位置随膈的运动而上、下移动,在平静呼吸时肝可上、下移动2~3cm。

(三)分叶与分段

紧贴肝实质表面有一层结缔组织被膜,在肝门处增厚并缠绕在肝固有动脉、肝门静脉和肝管及其分支周围,形成血管周围纤维囊,即Glisson囊。肝内有4套管道,形成2个系统,即Glisson系统和肝静脉系统(图4-24)。

按照Glisson系统,可将肝分为左、右两半肝,进而再分成5个叶和8个段(图4-25)。临床上可根据叶、段的分区进行定位诊断和切除。

(四)肝外胆道系统

肝外胆道系统包括**胆囊**(gallbladder)和**输胆管道**(肝左管、肝右管、肝总管和胆总管)(图4-26)。

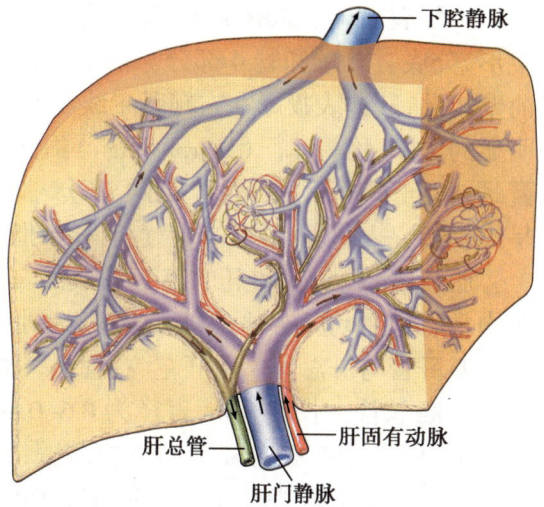

图4-24 肝内管道系统

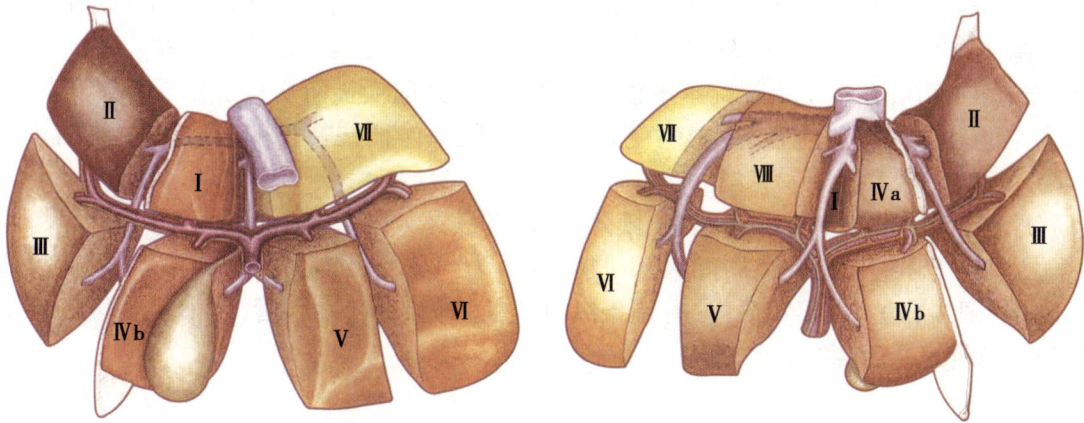

图4-25 肝叶与肝段

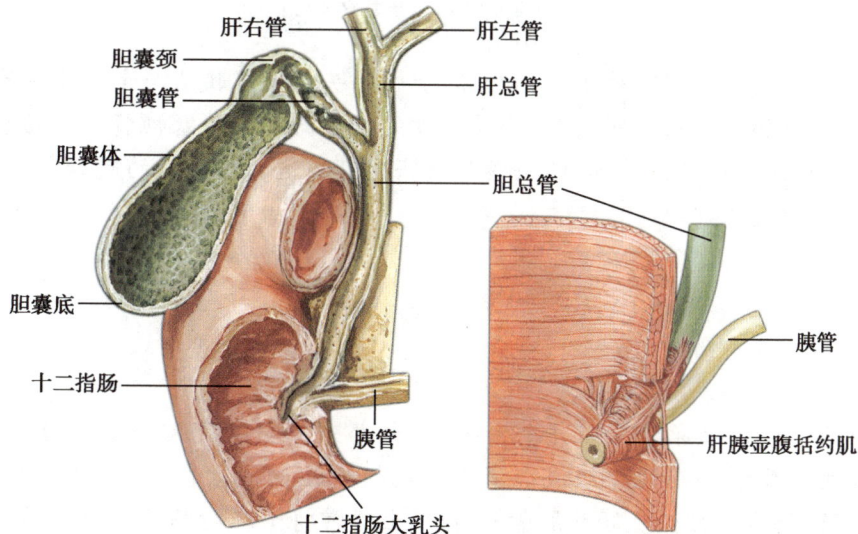

图4-26 胆囊与输胆管道

1. **胆囊** 位于胆囊窝内,容积为40~60ml,有储存和浓缩胆汁的作用。胆囊呈梨形,分底、体、颈和管4部分。前端钝圆称**胆囊底**,充盈时常露于肝的前缘,与腹前壁相贴,其体表投影在右锁骨中线与右肋弓交点处的稍下方,胆囊炎时此处常有明显的压痛,称墨菲征(Murphy sign)阳性;中间称**胆囊体**,是胆囊的主体;后端称**胆囊颈**,弯向下移行为**胆囊管**(图4-26)。胆囊内衬黏膜,在胆囊管和胆囊颈处,黏膜呈螺旋状突入管腔,形成螺旋襞,有调节胆汁进出的作用。胆囊结石易嵌顿于此。

胆囊管、肝总管和肝的脏面围成的三角形区域称**胆囊三角**(Calot triangle),三角内常有胆囊动脉通过,因此,该三角是胆囊手术中寻找胆囊动脉的标志。

2. **肝管与肝总管** 由肝左、右管汇合成肝总管,肝总管下行与胆囊管合成胆总管(图4-26)。

3. **胆总管** 长4~8cm,直径为0.6~0.8cm。在肝十二指肠韧带游离缘内下行,经十二指肠上部的后方,斜穿十二指肠降部的后内侧壁,与胰管汇合,形成**肝胰壶腹**(hepatopancreatic ampulla),开口于十二指肠大乳头。在肝胰壶腹周围的环行平滑肌增厚,称**肝胰壶腹括约肌**[奥狄括约肌(Oddi sphincter)]。肝胰壶腹括约肌平时保持收缩状态,肝细胞分泌的胆汁经肝左、右管,肝总管和胆囊管进入胆囊储存和浓缩。进食后,由于食物和消化液的刺激,反射性地引起胆囊收缩,肝胰壶腹括约肌舒张,胆汁由胆囊经胆囊管、胆总管排入十二指肠,对食物进行消化。

ER 4-5

中国肝胆外科专家——吴孟超

二、胰

胰(pancreas)是人体第二大消化腺,由内分泌部和外分泌部组成。内分泌部(胰岛)主要分泌胰岛素,以调节血糖浓度;外分泌部(腺细胞)分泌胰液,在消化过程中起重要作用。

胰位于胃的后方,在第1、2腰椎水平横贴于腹后壁,其前面被有腹膜。由于胰的位置较深,前方有胃、横结肠和大网膜等遮盖,故胰病变时,早期的腹壁体征往往不明显,从而增加了诊断的困难性。

胰质软,色灰红,形态上可分为**胰头、胰颈、胰体**和**胰尾**4部分,各部之间无明显界限。其右端膨大被十二指肠所环抱,称**胰头**;中间大部呈棱柱状,为**胰体**;头、体交界处称**胰颈**;末端较细,伸向脾门,称**胰尾**(图4-15)。在胰实质内,有一条纵贯全长的输出管,称**胰管**,它沿途收集各级小管,输送胰液,与胆总管汇合后,共同开口于十二指肠大乳头。

知识拓展

胰头癌的临床与解剖

胰头位于第2腰椎的右侧,被十二指肠环抱,在胰头后方或胰头与十二指肠降部之间有胆总管经过,胰头癌时胰头可压迫胆总管,影响胆汁的排出而发生阻塞性黄疸。肠系膜上静脉和脾静脉在胰颈的后方合成肝门静脉,胰头癌时胰头也可压迫肝门静脉的起始部,导致血液回流受阻,出现腹水和脾大的症状。

本章小结

内脏涉及消化、呼吸、泌尿和生殖4个系统,绝大部分位于胸腹腔和盆腔内,并借通道与外界相通。消化系统由消化管和消化腺组成。消化管包括口腔、咽、食管、胃、小肠(十二指肠、空肠和回肠)和大肠(盲肠、阑尾、结肠、直肠和肛管)。临床上通常将十二指肠及其以上的消化管称上消化道,空肠及其以下的消化管称下消化道。消化腺包括3对大唾液腺、肝和胰以及消化管壁内的小腺

体。大唾液腺有 3 对,即腮腺、下颌下腺和舌下腺。肝是最大的消化腺,大部分位于右季肋区和腹上区,小部分位于左季肋区。肝外胆道系统包括胆囊和输胆管道(肝左管、肝右管、肝总管和胆总管)。胰是人体第二大消化腺,分为头、颈、体、尾四部分。

案例分析

病人,男,78 岁。4 小时前因关节痛服用止痛片数片而呕吐血性液体,呕吐液色鲜红,含有血凝块,量为 200~300ml,并排暗红色血便数次,伴有心慌、头晕、出冷汗,遂就诊。体格检查:体温 36.5℃,心率 120 次/min,呼吸 24 次/min,血压 90/60mmHg。发育正常,营养中等,急性面容,神志淡漠。全身皮肤及黏膜苍白,无黄染。心、肺未见异常。腹软,无压痛和反跳痛,肝脾肋下未扪及。移动性浊音阴性,肠鸣音弱。经补液、止血治疗后症状缓解,出血停止。诊断:上消化道出血。

思考题:

1. 消化系统包括哪些器官? 上、下消化道是怎样区分的?

2. 依据解剖学知识,试述此病例的诊断思路。

(郭新庆)

思考题

1. 一病人做胶囊胃镜检查,简述胶囊胃镜口服后自肛门排出所经过的器官。

2. 食管的 3 个生理性狭窄分别在什么位置? 有何临床意义?

3. 一腹部手术病人术后出现肠管膨出,如何鉴别膨出肠管是大肠还是小肠?

4. 简述胆汁的排泄途径,并利用所学知识解释长期不吃早餐容易得胆囊结石的原因。

ER 4-6

练习题

第五章 | 呼吸系统

学习目标

1. 掌握：上、下呼吸道的概念；鼻旁窦的名称及其开口部位；喉的位置、喉软骨，喉腔的形态结构；气管的位置和左、右支气管的区别；肺的位置、形态及分叶；胸膜和胸膜腔的概念，胸膜的分部；肋膈隐窝的位置及意义。

2. 熟悉：呼吸系统的组成；鼻腔的分部及各部的形态结构。

3. 了解：呼吸系统的功能；外鼻的形态及鼻黏膜的分部；喉软骨的连结；喉肌的位置和作用；气管的构造；肺内支气管、肺段的概念；纵隔的概念、分部及各部主要器官、结构。

4. 能运用左、右主支气管形态学上的区别解释气管异物多坠入右侧的原因以及利用所学知识理解鼻窦炎（积脓、积液）、胸腔积液穿刺引流的注意事项。

5. 通过本章节的学习，要培养学生养成不吸烟、不酗酒和科学佩戴口罩等良好习惯，加深理解保持工作及生活环境空气质量良好的医学意义。

呼吸系统（respiratory system）由气体进出的呼吸道和进行气体交换的肺两部分组成（图 5-1）。前者包括鼻、咽、喉、气管及各级支气管，其壁内主要由骨或软骨为支架，以维持呼吸道的通畅。临床上把鼻、咽、喉称为**上呼吸道**，把气管及各级支气管称为**下呼吸道**。肺由肺实质（肺内各级支气管

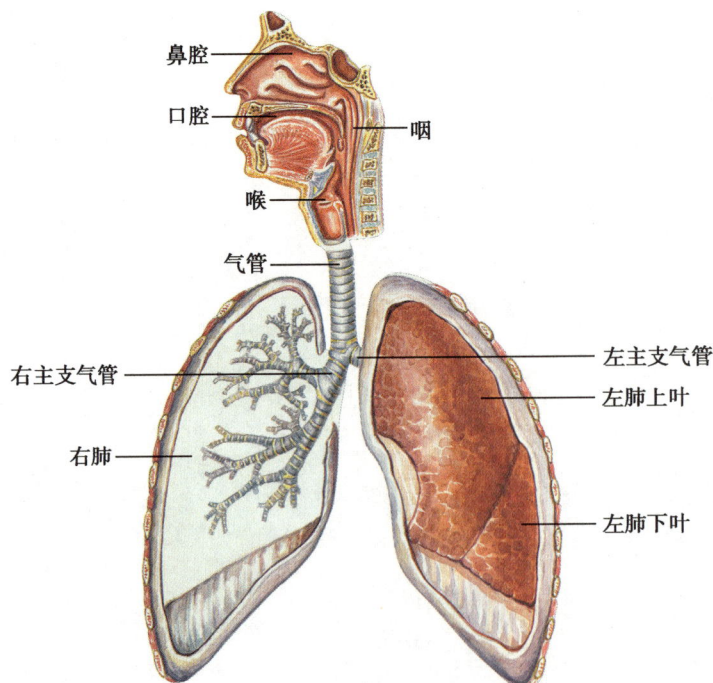

图 5-1 呼吸系统概观

和肺泡)和肺间质(结缔组织、血管、淋巴管、神经等)组成,表面包有脏胸膜。呼吸系统除呼吸功能外,还有嗅觉和发音等功能。

第一节　呼　吸　道

一、鼻

鼻(nose)是呼吸道的起始部,也是嗅觉器官,包括外鼻、鼻腔和鼻旁窦三部分。

(一)外鼻

外鼻以鼻骨和软骨为支架,外覆皮肤和少量皮下组织,内衬黏膜。外鼻上端位于两眼间的部分,称鼻根,向下延成鼻背,下端为鼻尖。鼻尖两侧呈弧状隆起,称鼻翼。鼻翼外侧向外下至口角的浅沟,称鼻唇沟。鼻根及鼻背部的皮肤薄而松弛,易于活动。鼻翼和鼻尖处皮肤较厚,富含皮脂腺和汗腺,是痤疮及酒渣鼻的好发部位。

(二)鼻腔

鼻腔以骨和软骨为基础,内面衬以黏膜和皮肤。鼻腔被鼻中隔分为左、右两部分。每侧鼻腔向前经鼻孔与外界相通,向后经鼻后孔通鼻咽。每侧鼻腔借鼻阈分为前部的鼻前庭和后部的固有鼻腔(图 5-2)。鼻前庭由鼻翼围成,内衬以皮肤,有鼻毛,能滤过空气中的尘埃。鼻前庭缺少皮下组织,皮肤与软骨膜紧密相连,有炎症或疖肿时,疼痛较为剧烈。固有鼻腔是鼻腔的主要部分(图 5-2),临床上所指鼻腔常指该部。鼻腔底壁为腭,顶壁为颅前窝的底。颅前窝骨折时,脑脊液或血液可经鼻腔流出,形成脑脊液鼻漏。鼻腔外侧壁形态复杂,自上而下分别为上、中、下鼻甲及各鼻甲下方的上、中、下鼻道。下鼻道内有鼻泪管的开口,距鼻前孔约 3cm。鼻中隔由筛骨垂直板、犁骨及鼻中隔软骨覆以黏膜构成,是左、右鼻腔的共同内侧壁。鼻中隔前下部黏膜内含有丰富的毛细血管,是鼻出血的好发部位,外伤或干燥刺激均易引起出血,称为易出血区(图 5-3)。

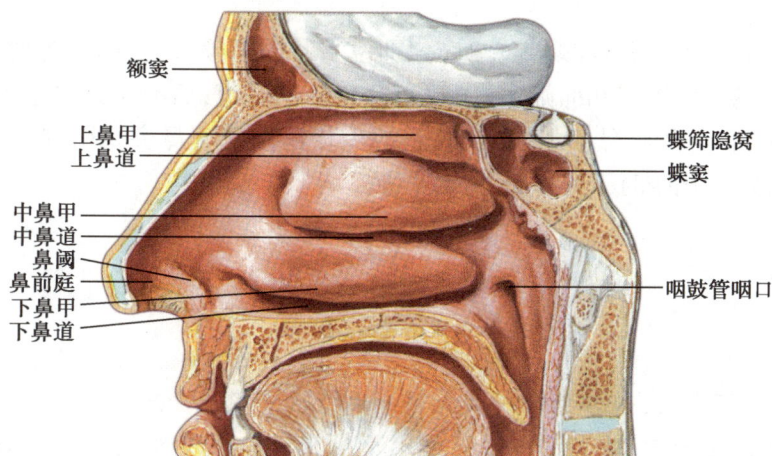

图 5-2　鼻腔外侧壁(右侧)

鼻黏膜按生理功能分为嗅区和呼吸区,上鼻甲内侧面及与其相对的鼻中隔表面的鼻黏膜内含有嗅细胞,有嗅觉功能,称嗅区。其余大部分鼻黏膜为呼吸区,表面光滑湿润,内含丰富的血管、黏液腺和纤毛,对吸入的空气有加温、湿润和净化作用。

(三)鼻旁窦

鼻旁窦(paranasal sinuses)又称副鼻窦,是鼻腔周围含气颅骨的腔,内衬黏膜,对吸入的空气有加温、加湿作用,对发音起共鸣作用(图 5-4)。

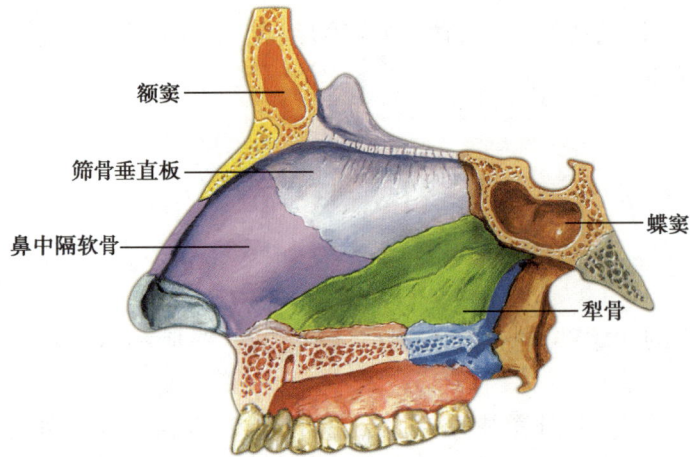

图 5-3 鼻中隔

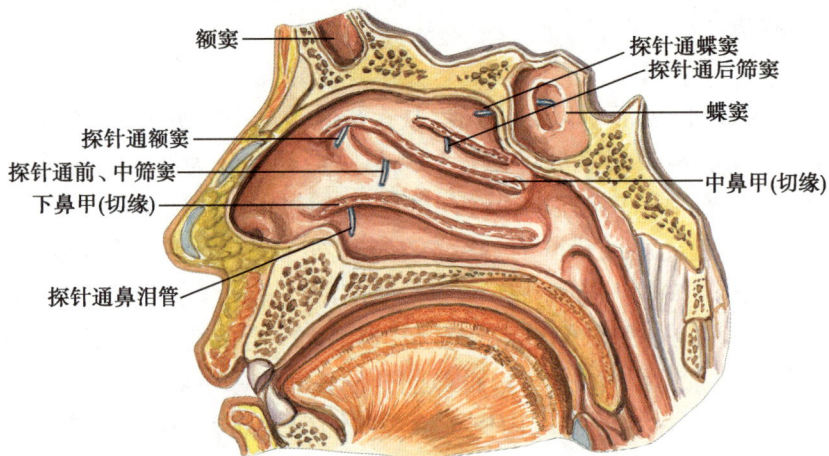

图 5-4 鼻腔外侧壁（鼻甲切除后）

鼻旁窦有额窦、上颌窦、筛窦和蝶窦 4 对,分别位于其同名颅骨内,鼻旁窦均开口于鼻腔。筛窦分前、中、后 3 组。额窦、上颌窦和前筛窦、中筛窦开口于中鼻道;后筛窦开口于上鼻道;蝶窦开口于蝶筛隐窝。鼻旁窦黏膜与鼻腔黏膜相延续,黏膜的炎症可蔓延至鼻旁窦引起鼻窦炎。上颌窦因其开口位置高于窦底,发炎化脓时引流不畅,易致积脓。

> **知识拓展**
>
> ### 上颌窦炎
>
> 上颌窦位于上颌骨内,是鼻旁窦中最大的一对。上颌窦窦腔大,窦底邻近上颌磨牙牙根,此处骨质薄弱,牙根感染常波及上颌窦,引起牙源性上颌窦炎。临床上鼻旁窦的炎症以上颌窦炎多见。临床上常经下鼻道前份穿刺上颌窦引流及冲洗。

二、喉

喉(larynx)既是呼吸道,又是发音器官。喉位于颈前部中份,成人喉平对第 4~6 颈椎体,女性略高于男性,小儿比成人高,老年人的则较低。喉上借甲状舌骨膜与舌骨相连,下接气管,活动性较大,可随吞咽和发音上下移动。

喉是中空性器官,由软骨、软骨间的连结、喉肌和黏膜构成。前面被舌骨下肌群、筋膜和皮肤覆盖,后为咽,两侧为甲状腺侧叶、颈部大血管和神经。

(一) 喉软骨

喉软骨(laryngeal cartilages)构成喉的支架,包括不成对的甲状软骨、环状软骨、会厌软骨和成对的杓状软骨(图 5-5)。

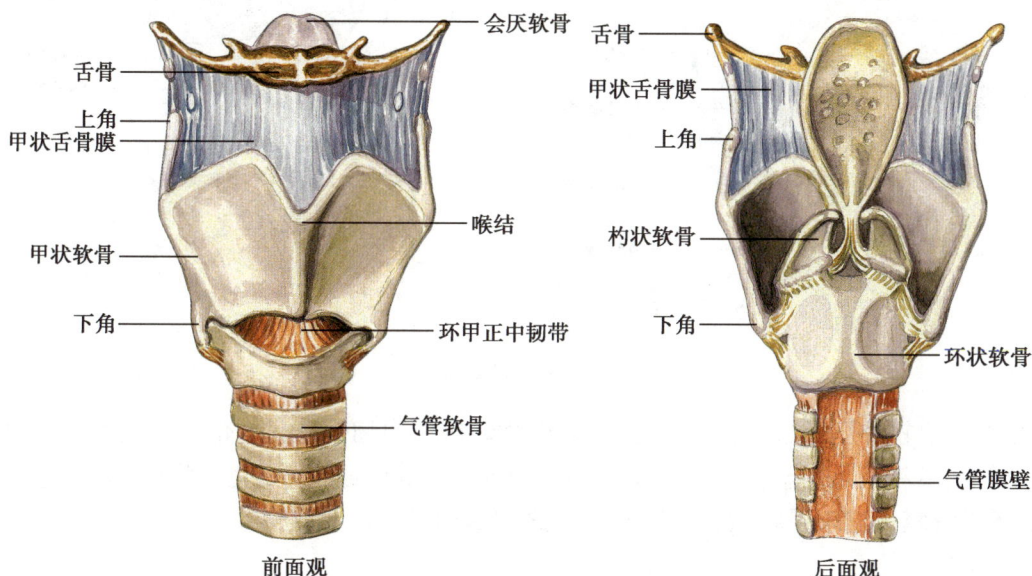

图 5-5　喉的软骨及连结

1. **甲状软骨**(thyroid cartilage)　位于舌骨下方,最大,构成喉的前外侧壁,由左、右对称的两块方形软骨板构成。两板前缘在中线相互融合构成前角,上端向前突出,称**喉结**,成年男性显著,体表明显可见。两板后缘游离,向上、下各伸出一对突起,上方的一对称**上角**,借韧带与舌骨相连,下方的一对称**下角**,与环状软骨构成关节。

2. **环状软骨**(cricoid cartilage)　位于甲状软骨下方,构成喉的底座,形似指环,前部低窄称**环状软骨弓**,后部高宽称**环状软骨板**。环状软骨是呼吸道中唯一完整的软骨环,对维持呼吸道通畅有重要作用。

3. **会厌软骨**(epiglottic cartilage)　形似树叶,上端宽阔而游离,下端细尖附于甲状软骨前角的后(内)面。会厌软骨表面覆以黏膜,称**会厌**。当吞咽时,喉上提,会厌盖住喉口,防止食物进入喉腔。

4. **杓状软骨**(arytenoid cartilage)　左、右各一,位于环状软骨板上方,形似三棱锥体,尖朝上,底向下与环状软骨板上缘构成关节。底有两个突起,向前有声韧带附着的称**声带突**,向外侧有喉肌附着的称**肌突**。

(二) 喉的连结

喉的连结包括关节和膜性连结两种。关节有环甲关节和环杓关节;膜性连结主要有弹性圆锥和甲状舌骨膜。

1. **环甲关节**(cricothyroid joint)　由甲状软骨下角与环状软骨两侧的关节面构成,甲状软骨在冠状轴上做前倾使声带紧张,复位后变松弛。

2. **环杓关节**(cricoarytenoid joint)　由杓状软骨底与环状软骨板上缘的关节面构成。杓状软骨可沿该关节垂直轴做旋内、旋外。旋内使声带突互相靠近,缩小声门;旋外则开大声门。

3. **弹性圆锥**(conus elasticus)　又称环甲膜,是附着于环状软骨弓上缘、甲状软骨前角后面和杓状软骨声带突间的弹性纤维膜,两侧大致合成上窄下宽、外侧面略凹的圆锥状(图 5-6)。其上缘游离增厚,张于甲状软骨前角后面和杓状软骨声带突间,称**声韧带**,声韧带是声带的基础。弹性圆锥前

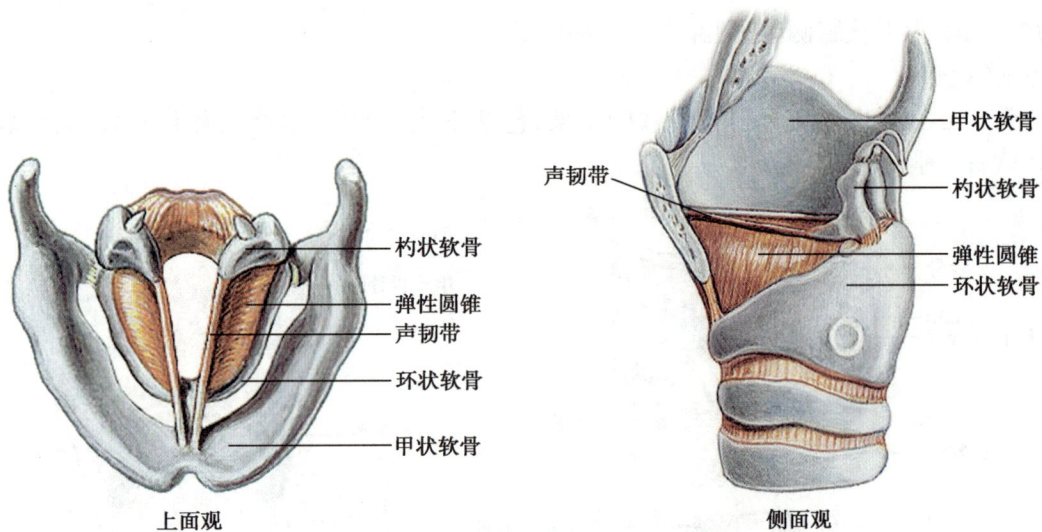

上面观

侧面观

图 5-6 弹性圆锥

份较厚,位于甲状软骨下缘与环状软骨弓上缘间,称**环甲正中韧带**。此韧带位置表浅,易于在体表触到,当急性喉阻塞来不及进行气管切开术时,可在此处进行穿刺或切开,建立暂时的呼吸通道。

4. **甲状舌骨膜** 连于甲状软骨上缘与舌骨之间的结缔组织膜。

(三)喉肌

喉肌为横纹肌,按功能分为两群。一群作用于环甲关节,使声带紧张或松弛;另一群作用于环杓关节,使声门裂、喉口开大或缩小。因此,喉肌运动可控制发音的强弱和调节音调的高低(图 5-7,图 5-8)。

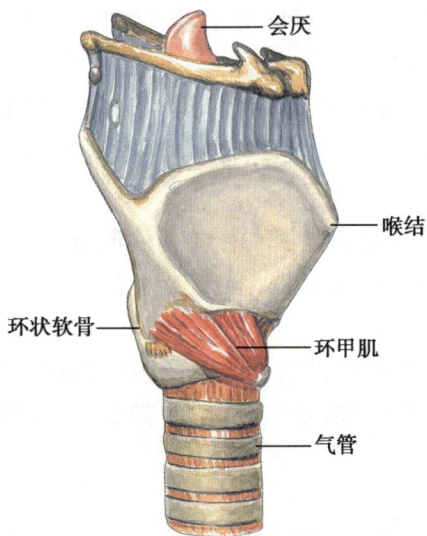

图 5-7 喉肌(侧面观)

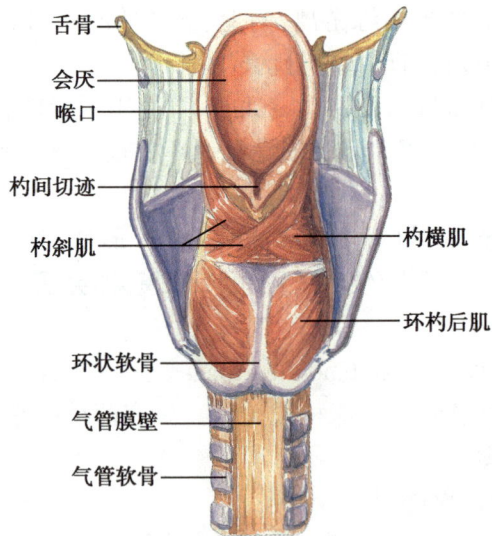

图 5-8 喉肌(后面观)

1. **环甲肌**(cricothyroid muscle) 起自环状软骨弓前外侧面,止于甲状软骨下缘,收缩时紧张声带。

2. **环杓后肌**(posterior cricoarytenoid muscle) 位于环状软骨板后面,有开大声门、紧张声带的作用。

(四)喉腔

喉腔(laryngeal cavity)是由喉软骨、韧带、纤维膜、喉肌和喉黏膜共同围成的管腔,向上借喉口通喉咽,向下通气管(图 5-9)。喉腔的上口称喉口,由会厌上缘、杓状会厌襞和杓间切迹围成(图 5-8)。

喉腔中部的两侧壁上有上、下两对黏膜皱襞，呈矢状位走向，上方的一对称**前庭襞**（vestibular fold），下方的一对称**声襞**（vocal fold）。声襞活体颜色较白，比前庭襞更为突出。两侧前庭襞间的裂隙称**前庭裂**；两侧声襞间的裂隙称**声门裂**，简称**声门**（glottis），是喉腔中最狭窄的部位。**声带**（vocal cord）由声襞及其内声韧带、声带肌构成。气流通过声门，引起声带振动，发出声音（图5-9，图5-10）。

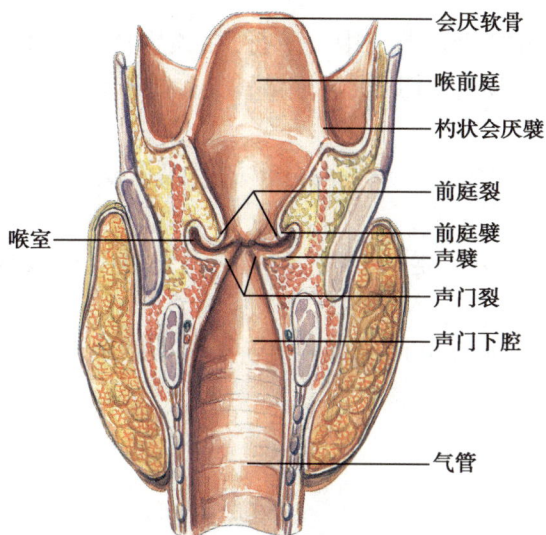

图 5-9　喉腔冠状切面（后面观）

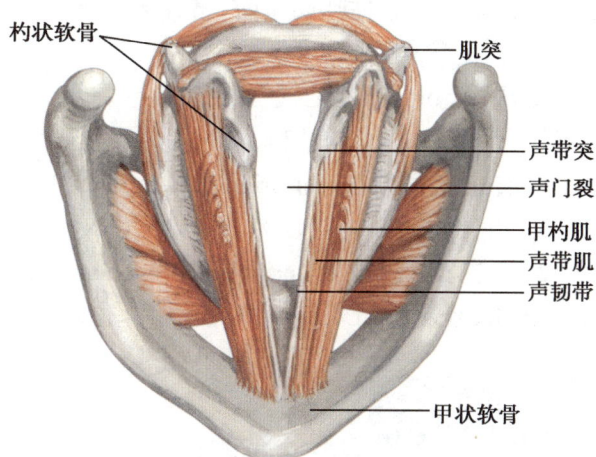

图 5-10　声韧带和声带肌

喉腔借两个裂隙分为上、中、下三部分。从喉口至前庭裂平面之间的部分，称**喉前庭**；前庭裂和声门裂间的部分，称**喉中间腔**；喉中间腔向两侧突出的囊状间隙，称**喉室**；声门裂平面以下部分，称**声门下腔**，此区黏膜下组织较疏松，当急性炎症时，易发生水肿。婴幼儿喉腔较狭小，水肿时容易引起喉阻塞，导致呼吸困难。

三、气管与支气管

气管和主支气管是连接喉和肺间的通道（图5-11，图5-12），以C形的气管软骨为支架，以保持其开张状态；其缺口向后，并由平滑肌和结缔组织构成的膜壁封闭。相邻软骨间借环韧带连接在一起。

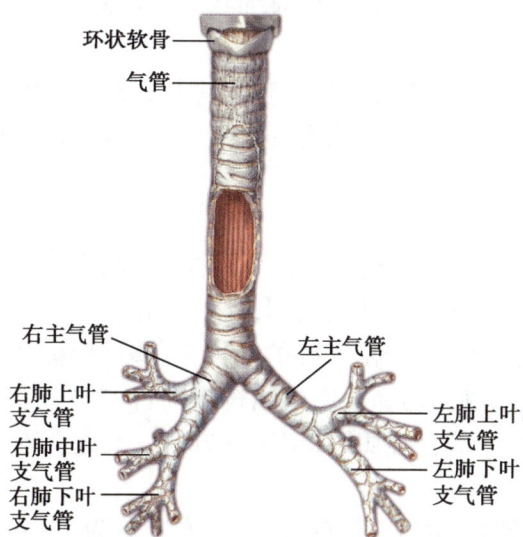

图 5-11　气管与主支气管

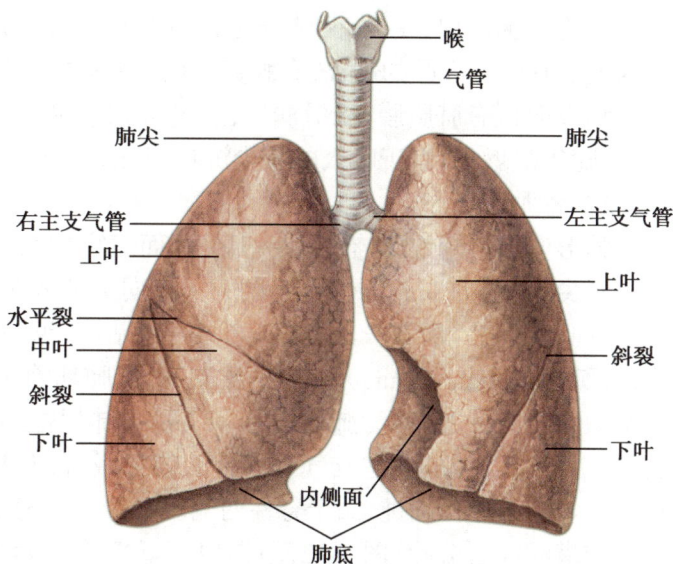

图 5-12　气管、支气管和肺（前面观）

（一）气管

气管（trachea）为一后壁略扁的圆筒状管道，位于食管前方，上端于第 6 颈椎下缘起于环状软骨下缘，向下达胸骨角平面（相当于第 4、5 胸椎体间平面），分为左、右主支气管，分叉处称气管权，内面形成向上凸的纵嵴，呈半月状，称**气管隆嵴**，气管隆嵴常偏向左侧，是气管镜检查的定位标志。

气管根据行程与位置，分为颈、胸两部。颈部短而表浅，沿颈前正中线下行，在颈静脉切迹处可触及。临床上遇急性喉阻塞时，常在第 3~5 气管软骨环处做气管切开术。胸部较长，位于胸腔内。

（二）支气管

支气管（bronchi）是气管分出的各级分支，其中由气管在胸骨角平面分出的一级分支为**左、右主支气管**（图 5-11，图 5-12）。

1. **右主支气管**（right principal bronchus） 短粗，长 2~3cm，走行较陡直，与气管中线延长线成 22°~25°角，经右肺门入肺。

2. **左主支气管**（left principal bronchus） 细长，长 4~5cm，走行较倾斜，与气管中线延长线成 45°~50°角，经左肺门入肺。

> **知识拓展**
>
> ### 为何气管异物多坠入右主支气管？
>
> 右主支气管较左主支气管短而粗，与气管中线间的夹角小，走行较陡直。加之气管隆嵴稍偏向左侧，且右肺通气量较大等因素，临床上气管内异物多坠入右主支气管。

第二节 肺

肺（lungs）是与外界进行气体交换的器官。成人肺重量占体重的 1/50，健康男性成人两肺的空气容量为 5 000~6 500ml，女性略小。

一、肺的位置和形态

肺位于胸腔内，左、右两肺分居纵隔的两侧，膈的上方。肺质软而轻，呈海绵状，富有弹性。右肺因膈下有向上隆凸的肝，故右肺宽而短，左肺狭而长。

肺表面覆有脏胸膜，光滑润泽，透过脏胸膜可见许多多边形小区，称肺小叶。幼儿新鲜肺呈淡红色，随年龄增长，由于吸入的灰尘沉积，肺的颜色逐渐变为灰暗甚至蓝黑色，并出现许多蓝黑色斑点，吸烟者尤甚。

肺形似半个圆锥形，有一尖一底、两面三缘（图 5-12~图 5-14）。

肺尖（apex of lung）钝圆，经胸廓上口向上伸入颈根部，高出锁骨内 1/3 上方 2~3cm。**肺底**与膈相邻，向上凹陷。**肋面**隆凸，与胸壁的内面贴近，**纵隔面**即内侧面，与纵隔相邻，其中央有椭圆形凹陷，称**肺门**（hilum of lung），肺门是主支气管、肺动静脉、淋巴管和神经出入肺的部位，这些结构被结缔组织包绕在一起，称为**肺根**（root of lung），肺根把肺连于纵隔。两肺根内的结构排列自前向后依次为：肺静脉、肺动脉、主支气管。肺的**前缘**锐薄，左肺前缘下部有**心切迹**，切迹下方有一突起称**左肺小舌**。**后缘**厚而圆钝，贴于脊柱两侧。**下缘**较锐薄。

肺借叶间裂分叶（图 5-12，图 5-14）。左肺的叶间裂为**斜裂**，由后上斜向前下，将左肺分为上、下两叶。右肺的叶间裂包括**斜裂**和**水平裂**，将右肺分为上、中、下三叶。

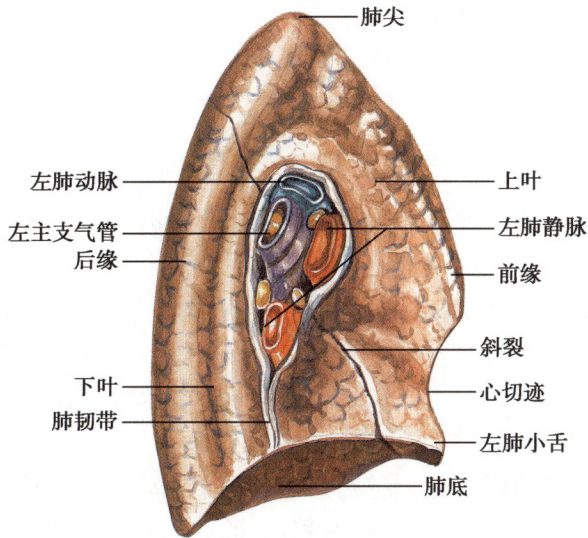

图 5-13　左肺内侧面观

肺尖
左肺动脉
左主支气管
后缘
下叶
肺韧带
上叶
左肺静脉
前缘
斜裂
心切迹
左肺小舌
肺底

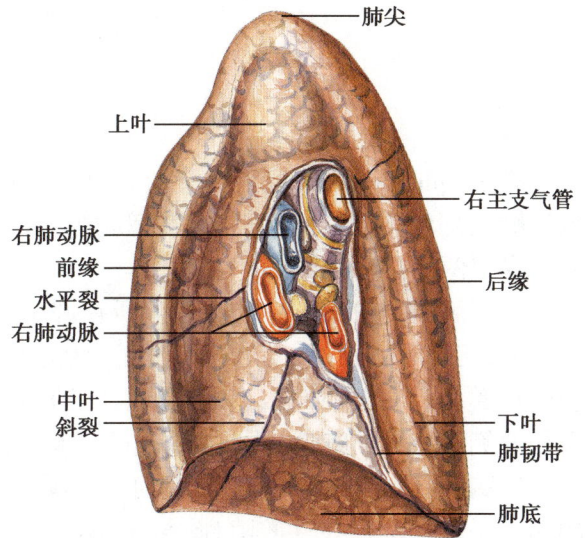

图 5-14　右肺内侧面观

肺尖
上叶
右肺动脉
前缘
水平裂
右肺动脉
中叶
斜裂
右主支气管
后缘
下叶
肺韧带
肺底

二、支气管树与肺段

左、右主支气管在肺门处分出肺叶支气管,入肺后再分为若干肺段支气管,在肺内反复分支,可达 23~25 级并连于肺泡,呈树枝状,称**支气管树**(图 5-11)。每一肺段支气管及其分支和它所属的肺组织构成一个支气管肺段,简称**肺段**(图 5-15)。临床上常以肺段为单位进行定位诊断及肺切除术。

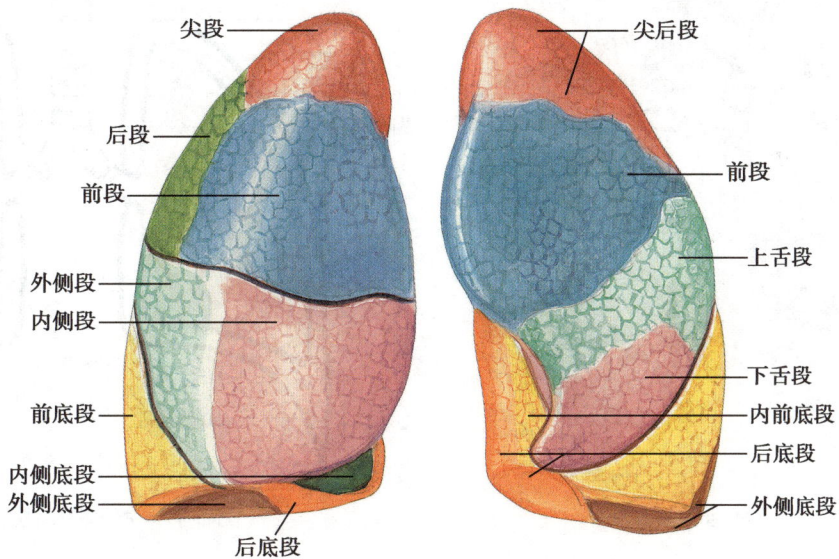

图 5-15　支气管肺段(前面观)

尖段
后段
前段
外侧段
内侧段
前底段
内侧底段
外侧底段
后底段
尖后段
前段
上舌段
下舌段
内前底段
后底段
外侧底段

三、肺的血管

肺具有两套血管系统,一套是组成小循环的**肺动脉**和**肺静脉**。肺动脉从右心室发出伴支气管入肺,随支气管反复分支,最后形成毛细血管网包绕在肺泡周围,之后逐渐汇集成肺静脉,流回左心房,属肺的功能性血管,具有气体交换的作用。另一套是属于大循环的**支气管动脉**和**支气管静脉**。支气管动脉发自胸主动脉,攀附于支气管壁,随支气管分支而分布,营养肺内支气管的壁、肺血管壁和脏胸膜,是肺的营养性血管。

第三节　胸膜与纵隔

一、胸膜

胸膜（pleura）是贴覆于胸壁内面、膈上面、纵隔侧面和肺表面等部位的一层薄而光滑的浆膜，根据贴覆部位不同，分为**脏胸膜**和**壁胸膜**两部分。脏胸膜贴在肺表面；壁胸膜贴于胸壁内面、膈上面和纵隔两侧（图5-16）。

1. **壁胸膜的分部**　壁胸膜依其所在部位不同可分为四部分（图5-17）。①**胸膜顶**：覆盖在肺尖的上方，突出于颈根部，高出锁骨内侧1/3的上方2~3cm。针刺或臂丛神经阻滞麻醉时，要注意胸膜顶的位置，以免伤及肺尖，造成气胸。②**肋胸膜**：贴于胸壁的内面，其前缘位于胸骨的后方，后缘达脊柱两侧。③**纵隔胸膜**：贴衬在纵隔的两侧。④**膈胸膜**：覆盖于膈的上面。

2. **胸膜腔**（pleural cavity）　是由脏胸膜与壁胸膜在肺根处互相移行返折，在两肺周围分别形成的两个呈负压的潜在性腔隙（图5-16，图5-17）。胸膜腔左、右各一，互不相通，腔内含有少量浆液，呼吸运动时，可减少两层胸膜间的摩擦。在肺根下方移行的胸膜前后两层重叠，形成的胸膜皱襞，称**肺韧带**（pulmonary ligament），肺韧带对肺有固定作用。**胸膜隐窝**（pleural recesses）是各部壁胸膜相互移行处形成的间隙，当深吸气时，肺缘也不能深入其内。其中最大、最重要的胸膜隐窝是**肋膈隐窝**（costodiaphragmatic recess），也称肋膈窦，位于肋胸膜和膈胸膜相互移行处，为半环形间隙，是胸膜腔最低的部位。胸膜发生炎症时产生的渗出液首先积聚于此处，为临床胸膜腔穿刺抽液的部位，也是易发生胸膜粘连的部位。

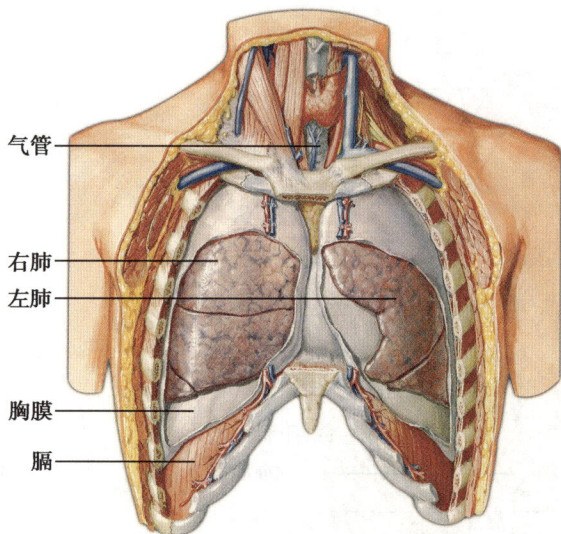

图5-16　肺与胸膜

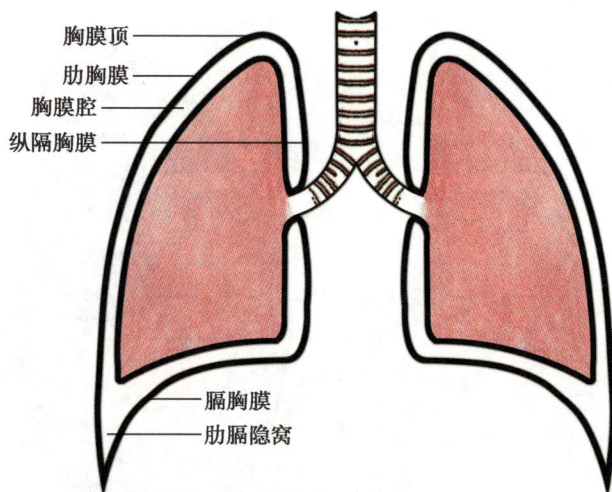

图5-17　胸膜腔示意图

知识拓展

胸腔积液

胸腔积液是以胸膜腔内病理性液体积聚为特征的一种常见临床症候。正常人胸膜腔内有5~15ml液体，在呼吸运动时起润滑作用，胸膜腔内每天有500~1 000ml的液体形成与吸收，任何原因导致胸膜腔内液体产生增多或吸收减少，即可产生胸腔积液。胸腔积液按其发生机制可分为漏出性胸腔积液和渗出性胸腔积液两类。

3. 胸膜与肺的体表投影 胸膜的体表投影是指各部壁胸膜相互移行形成的返折线在体表的投影。其中比较有实用意义的是胸膜前界和胸膜下界（图 5-18,图 5-19）。

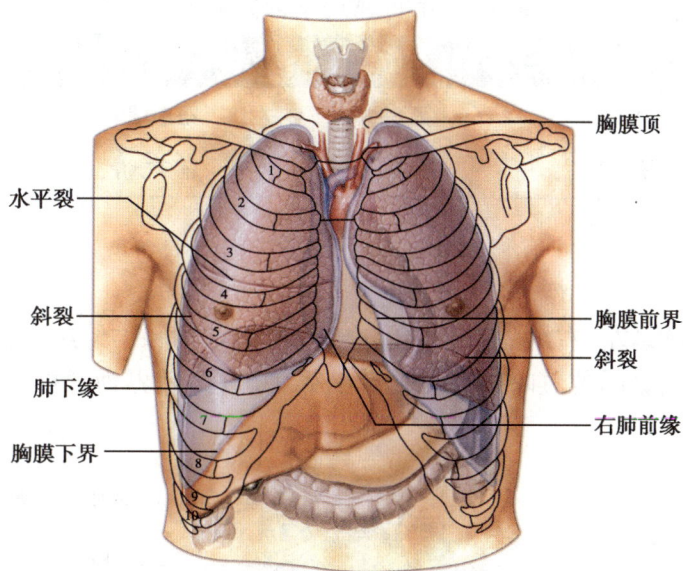

图 5-18　胸膜与肺的体表投影（前面观）

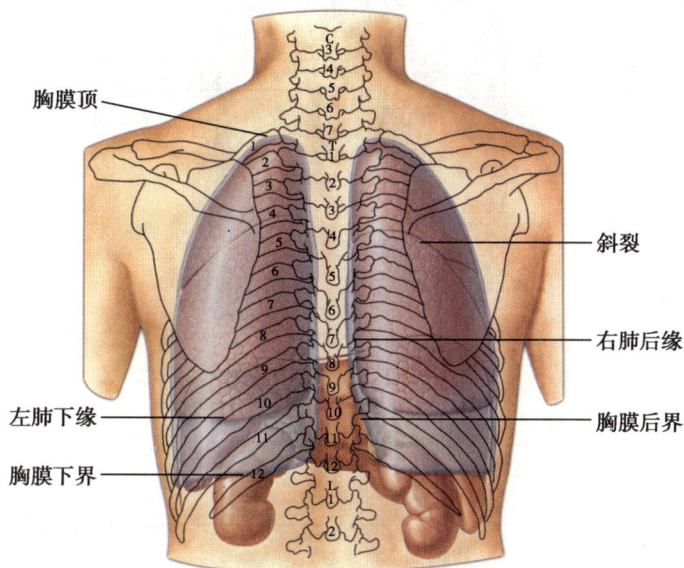

图 5-19　胸膜与肺的体表投影（后面观）

胸膜前界即肋胸膜与纵隔胸膜前缘间的返折线（图 5-18），两侧起自胸膜顶,向内下经胸锁关节后方,至第 2 胸肋关节水平互相靠拢并沿中线垂直下行。右侧至第 6 胸肋关节处转向右,移行于下界;左侧在第 4 胸肋关节处弯向外下,沿胸骨左缘外侧下行,至第 6 肋软骨处转向左,移行于下界。由于两侧胸膜前界在第 2~4 肋软骨水平之间相互靠拢,上下两端相互分开,在胸骨后方形成两个三角形区域:上方为胸腺区,位于胸骨柄后方;下方为心包区,位于胸骨体下部左半与左侧第 4、5 肋软骨后方,此区心包前方无胸膜遮盖。临床上常在胸骨左缘第 4 肋间隙进行心内注射,不会伤及肺和胸膜。

胸膜下界是肋胸膜与膈胸膜的返折线,两侧大致相同。右侧起于第 6 胸肋关节后方,左侧起于第 6 肋软骨后方。起始后均斜向外下方,在锁骨中线处与第 8 肋相交,在腋中线处与第 10 肋相交,在肩胛线处与第 11 肋相交,在后正中线处达第 12 胸椎棘突高度（图 5-18,图 5-19）。

肺的前界几乎与胸膜前界一致。**肺的下界**一般比胸膜下界高出两个肋,在接近后正中线处高出两个胸椎(表 5-1)。

表 5-1　肺和胸膜下界的体表投影

项目	锁骨中线	腋中线	肩胛线	后正中线
肺下界	第 6 肋	第 8 肋	第 10 肋	第 10 胸椎棘突
胸膜下界	第 8 肋	第 10 肋	第 11 肋	第 12 胸椎棘突

二、纵隔

　　纵隔(mediastinum)是左、右纵隔胸膜之间全部器官、结构和结缔组织的总称(图 5-20,图 5-21)。成人纵隔位置略偏左侧。其前界为胸骨,后界为脊柱胸段,两

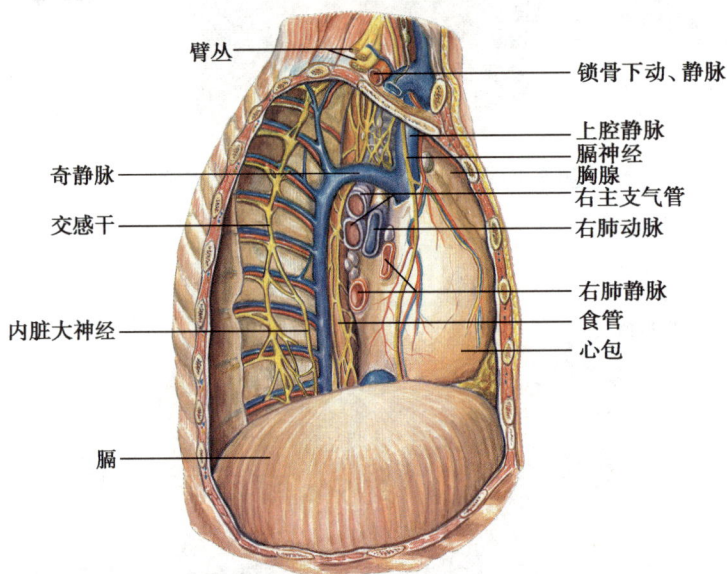

图 5-20　纵隔右侧面

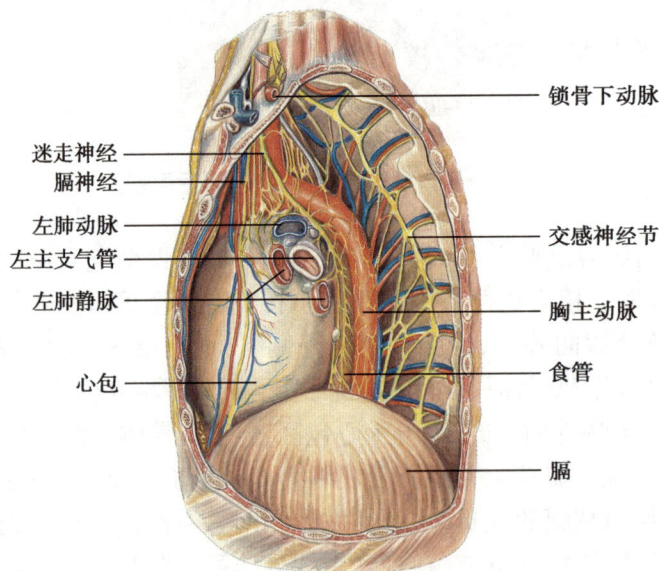

图 5-21　纵隔左侧面

侧为纵隔胸膜,上为胸廓上口,下界为膈。纵隔分区方法较多,解剖学常用四分法。该方法是以胸骨角平面将纵隔分为上纵隔和下纵隔。下纵隔又以心包为界分为前、中、后纵隔(图5-22)。

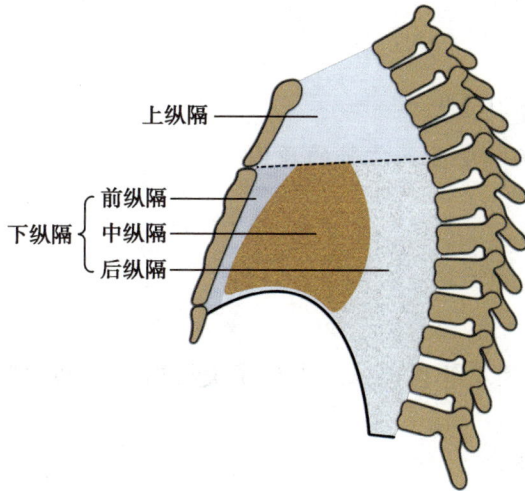

图 5-22　纵隔区分示意图

（一）上纵隔

上纵隔位于胸廓上口与胸骨角平面之间。上纵隔内主要有胸腺、头臂静脉、上腔静脉、主动脉弓及其分支、膈神经、迷走神经、食管、气管、胸导管和淋巴结等。

（二）下纵隔

1. **前纵隔**　位于胸骨体与心包前壁之间,内有结缔组织和淋巴结。

2. **中纵隔**　位于前、后纵隔之间,内有心包、心和出入心的大血管根部。

3. **后纵隔**　位于心包后壁与脊柱胸部之间,内有胸主动脉、奇静脉、半奇静脉、副半奇静脉、食管、主支气管、迷走神经、胸交感干、胸导管和淋巴结等。

本章小结

　　呼吸系统由呼吸道和肺两部分组成,主要是进行气体交换,并兼有嗅觉和发音的功能。呼吸道包括鼻、咽、喉、气管及各级支气管。鼻可分为外鼻、鼻腔和鼻旁窦三部分,鼻腔被鼻中隔分为左、右两腔。每侧鼻腔又可分为前部的鼻前庭和后部的固有鼻腔。鼻旁窦共四对,即上颌窦、额窦、筛窦和蝶窦。上颌窦、额窦、前筛窦、中筛窦开口于中鼻道;后筛窦开口于上鼻道;蝶窦开口于蝶筛隐窝。喉位于颈前部中份,上通喉咽,下接气管,由软骨及连结、喉肌和黏膜组成。喉腔分喉前庭、喉中间腔和声门下腔。气管上起于环状软骨下缘,至胸骨角平面分为左、右主支气管。左主支气管细长,走行倾斜;右主支气管短粗,走行陡直。肺位于胸腔内,左右各一,呈半圆锥形,有肺尖、肺底、肋面和内侧面、前缘、后缘和下缘。肺内侧面有肺门,是主支气管、肺动静脉、淋巴管和神经出入肺的部位。胸膜为贴附于肺表面、胸壁内面、膈上面和纵隔两侧的一层薄而光滑的浆膜。脏胸膜与壁胸膜在肺根处互相移行,在两肺周围分别形成密闭的浆膜腔隙,即胸膜腔。肺和胸膜的体表投影:胸膜顶与肺尖的体表投影一致,高出锁骨内侧1/3上方2~3cm,肺下界一般比胸膜下界高出两个肋骨,在接近后正中线处高出两个胸椎。

　　患儿,男,1岁11个月。自行玩耍巧克力豆,突然出现哭闹、剧烈咳嗽,随即憋气、口唇青紫。急送医院,X线检查显示右肺不张。

　　思考题:

　　1.该患儿最可能的诊断是什么?

　　2.以解剖学知识解释异物容易坠入右肺的原因。

（刘　富）

思考题

　　1.简述鼻旁窦的名称、位置及开口部位。上颌窦炎症时为何易积脓?

　　2.试述肺的位置和形态。

　　3.简述胸膜和胸膜腔的概念。

　　4.简述纵隔的概念及分部。

ER 5-4

练习题

第六章 | 泌尿系统

ER 6-1 教学课件   ER 6-2 思维导图

> **学习目标**
>
> 1. 掌握:泌尿系统的组成;肾的形态、结构和位置;输尿管的分部与狭窄;膀胱三角的概念;女性尿道的特点。
> 2. 熟悉:膀胱的形态和位置;肾的被膜。
> 3. 了解:肾段的概念和意义。
> 4. 能正确辨认泌尿系统标本、模型上的结构;能运用解剖学知识解释泌尿系统结石、炎症、肿瘤等常见病的临床表现。
> 5. 通过肾移植解剖基础的学习,引导学生关注肾移植供体不足的社会现状,增强学生人体器官捐献的意识。

泌尿系统(urinary system)由肾、输尿管、膀胱和尿道组成(图 6-1),主要功能是排出机体在新陈代谢过程中产生的废物和多余的水分,以保持内环境的平衡和稳定。肾产生的尿液,经输尿管输送至膀胱内储存,再经尿道排出体外。肾还有产生**促红细胞生成素**、**肾素**等内分泌功能。

第一节　肾

一、肾的形态

肾(kidney)是成对的实质性器官,形似蚕豆,长 8~14cm,宽 5~7cm,厚 3~4cm,重 130~150g。肾分前后两面、上下两端和内外侧两缘。前面凸向前外侧,后面较平,紧贴腹后壁。上端宽而薄,下端窄而厚。外侧缘隆凸,内侧缘中部的凹陷称**肾门**,为肾的血管、神经、淋巴管及**肾盂**出入的门户。出入肾门的结构被结缔组织包裹称**肾蒂**,右肾蒂较左肾蒂略短。肾蒂内主要结构的排列关系,自上而下为**肾动脉**、**肾静脉**和肾盂,从前向后是肾静脉、肾动脉和肾盂。由肾门伸入肾实质的凹陷称**肾窦**,为肾血管、肾小盏、肾大盏、肾盂和脂肪等所占据。

二、肾的位置与毗邻

1. **肾的位置**　肾位于脊柱两侧、腹膜后间隙内,属腹膜外位器官(图 6-2)。因受肝的影响,右肾

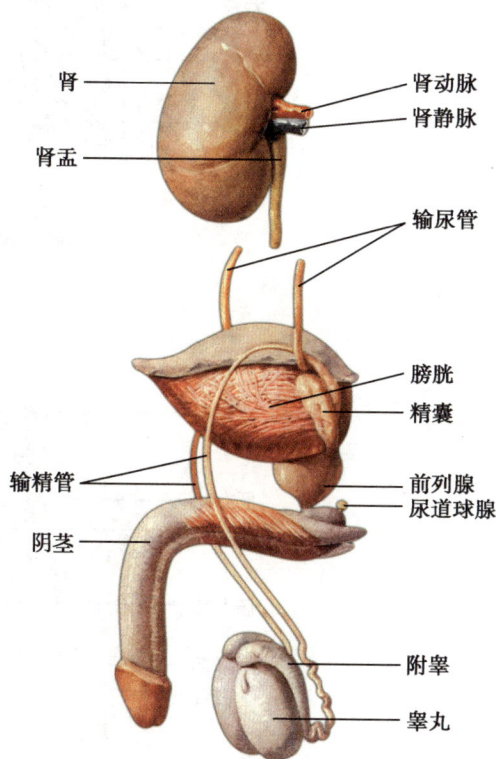

肾 ———— 肾动脉
肾静脉
肾盂 ————
———— 输尿管
———— 膀胱
———— 精囊
输精管 ————
———— 前列腺
———— 尿道球腺
阴茎 ————
———— 附睾
———— 睾丸

图 6-1　泌尿生殖系统概观(男性)

较左肾低 1~2cm。左肾在第 11 胸椎体下缘至第 2、3 腰椎间盘之间；右肾则在第 12 胸椎体上缘至第 3 腰椎体上缘之间。两肾上端相距较近，距正中线平均 3.8cm；下端相距较远，距正中线平均 7.2cm。左右两侧的第 12 肋分别斜过左肾后面的中部和右肾后面的上部。**肾门**约在第 1 腰椎体平面，其体表投影在竖脊肌外侧缘与第 12 肋的夹角处，称**肾区**。肾病病人触压或叩击该处可引起疼痛。

2. **肾的毗邻**　两肾上端邻肾上腺。肾后面：上 1/3 与膈相邻，下 2/3 由内侧向外侧依次与腰大肌、腰方肌和腹横肌相邻（图 6-3）。肾前面：左肾前上部与胃底后面相邻，中部与胰尾和脾血管接触，下部邻接空肠和结肠左曲；右肾前上部与肝相邻，下部与结肠右曲相接触，内侧缘邻接十二指肠降部（图 6-4）。

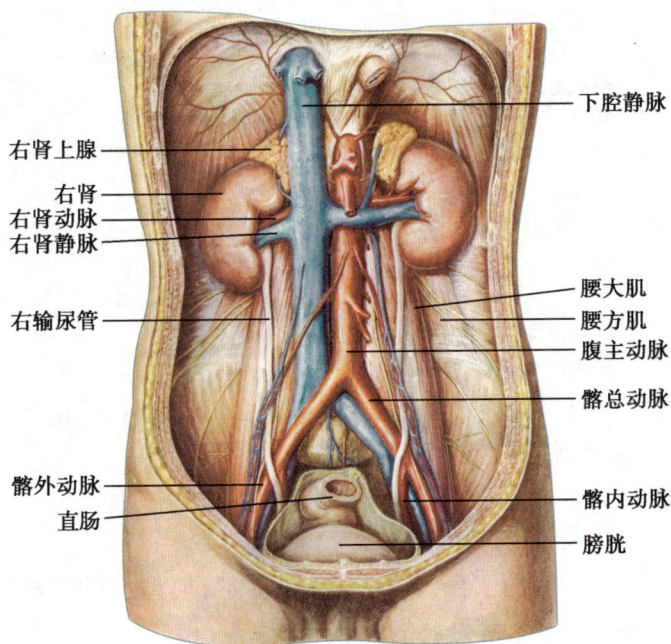

图 6-2　肾和输尿管的位置

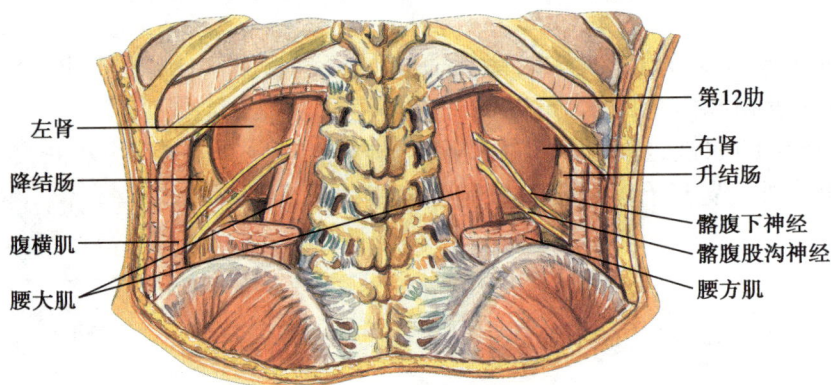

图 6-3　肾后面的毗邻

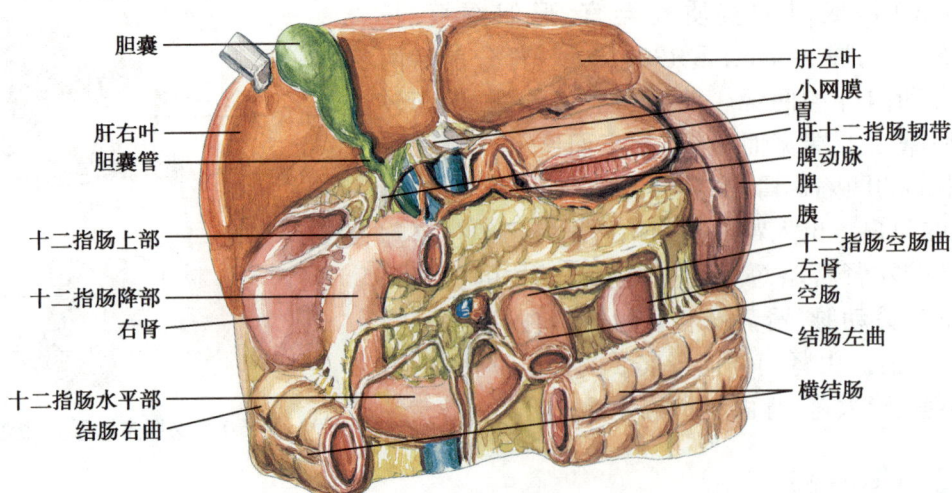

图 6-4　肾前面的毗邻

三、肾的被膜

肾实质表面被覆有 3 层被膜,由内向外依次为纤维囊、脂肪囊和肾筋膜(图 6-5)。

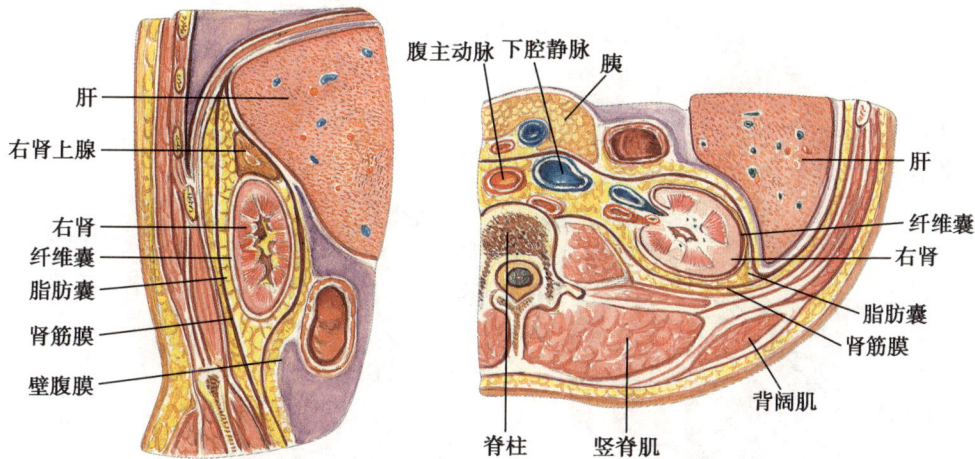

图 6-5　肾的被膜

1. **纤维囊**　包裹于肾实质表面,为坚韧而致密的薄层结缔组织膜。正常情况下纤维囊与肾实质疏松连接,易于剥离;如剥离困难即为病理现象。

2. **脂肪囊**　临床上又称肾床,是位于纤维囊外周、包裹肾的脂肪层。脂肪经肾门进入肾窦,填充于各结构间。临床上做肾囊封闭就是将药液注入脂肪囊内。

3. **肾筋膜**　位于脂肪囊的外面,包裹于肾上腺和肾的表面,该层发出一些结缔组织小梁,穿过脂肪囊与纤维囊相连,有固定肾的作用。肾筋膜分前、后两层,两层在肾上腺上方和肾的外侧缘均互相融合。在肾的内侧,前层覆于肾血管前面并与对侧前层相移行;后层经肾血管和输尿管后方与腰大肌筋膜汇合,向内附于椎体前面。在肾的下方前、后层分离,其间有输尿管通过。当腹壁肌力较弱、肾周脂肪减少、肾的固定结构薄弱时,可产生**肾下垂**或游走肾。

四、肾的结构

在肾的冠状切面上,肾实质可分为浅层的**肾皮质**和深层的**肾髓质**。肾皮质厚 1~1.5cm,新鲜标本呈红褐色,富含血管,主要由肾小体组成,是肾的泌尿部。肾皮质伸入肾髓质的部分称**肾柱**。肾髓质约占肾实质厚度的 2/3,色淡红,由 15~20 个圆锥形的**肾锥体**构成。肾锥体的底朝向肾皮质,尖钝圆,朝向肾窦,称**肾乳头**。肾锥体内颜色较深的放射状条纹由肾直小管和血管平行排列而成,是肾的排泄部。包绕肾乳头的漏斗形膜性短管称**肾小盏**,每肾有 7~8 个。2~3 个肾小盏合成 1 个**肾大盏**,2~3 个肾大盏再合并成**肾盂**。肾盂呈扁平的漏斗状,出肾门并向下逐渐变细移行为输尿管(图 6-6)。

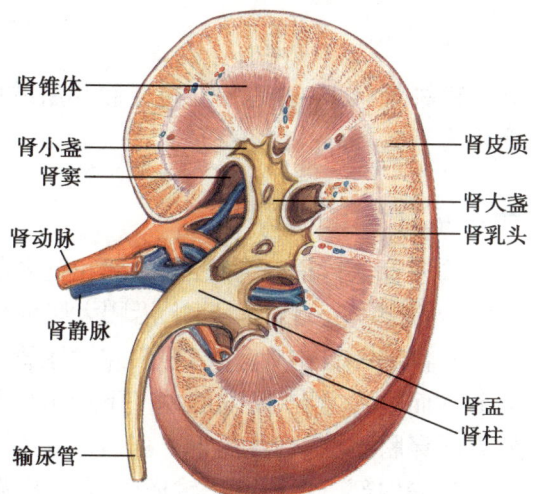

图 6-6　肾的冠状切面

五、肾动脉和肾段

肾动脉平第 1、2 腰椎间盘高度起于腹主动脉,横行向外达肾门附近分为前、后 2 支。前支粗大,再分成 4 支与后支一起进入肾实质。每支在肾内的分布呈节段性,称**肾段动脉**。每支肾段动脉分布一定区域的肾实质,称**肾段**。每肾有 5 个肾段,即上段、上前段、下前段、下段和后段(图 6-7)。各肾段间借少血管的段间组织分隔,称**乏血管带**,肾部分切除时可以肾段为单位进行。

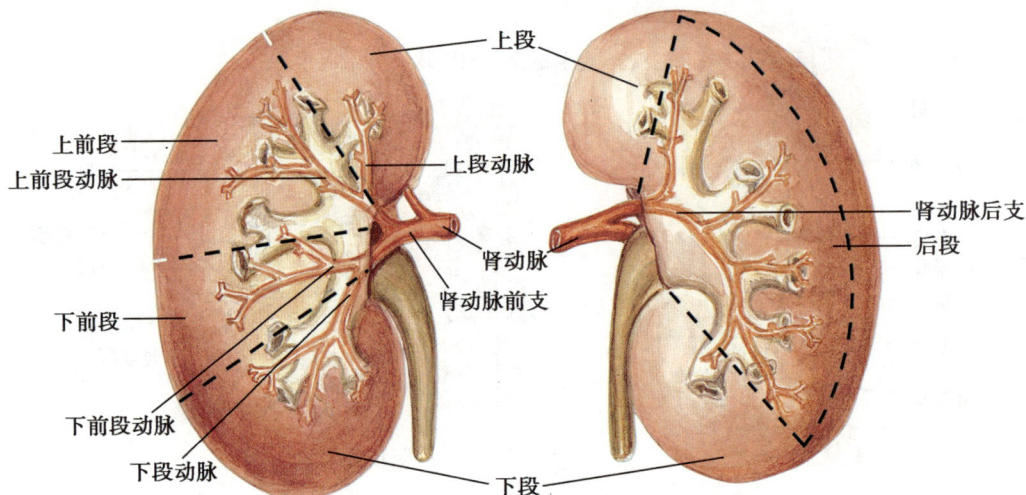

图 6-7　肾段动脉和肾段

肾　移　植

　　肾移植是目前器官移植中较为成熟、数量较多、成功率较高、术后 5 年生存率高达 70% 的一种器官移植手术。①对供体的要求:肾的生理良好,有丰富的血液循环通道;保留的输尿管必须有良好的血液供应;肾取出后必须保存在含有高渗透压,高浓度钾、钙、镁的低温保存液中。②肾移植的受体位置:髂窝是移植肾放置的较理想部位。③吻合血管的选择:将肾动、静脉分别与髂内动、静脉直接吻合。注意如有副肾动脉,也想办法全部吻合。④输尿管的吻合:将其与输尿管或膀胱吻合,确保无尿液外渗。⑤病人在术后需长期服用免疫抑制药物。对其他疾病的预防、治疗和管理也是非常重要的环节。

第二节　输　尿　管

　　输尿管(ureter)是一对位于腹膜后的肌性管道,上接肾盂,下通膀胱。成人输尿管长 20~30cm,管径为 0.5~1.0cm(图 6-2)。

一、输尿管的分部

　　输尿管依行程分为**腹部**、**盆部**和**壁内部**。

　　1.腹部　起自肾盂下端,沿腰大肌前面下行至小骨盆上口处移行为盆部。

　　2.盆部　自小骨盆上口处,左输尿管越过左髂总动脉末端前方,右输尿管越过右髂外动脉起始部前方而进入盆腔,贴盆腔侧壁下行至坐骨棘水平。男性于此处向前内下方至膀胱底,在输精管后外方斜穿膀胱壁盆;女性于子宫颈外侧约 2.0cm 处经子宫动脉后下方至膀胱底。

　　3.壁内部　壁内部是输尿管斜穿膀胱壁的部分,长约 1.5cm。当膀胱充盈时,膀胱内压升高,壁内部管腔闭合,可阻止尿液向输尿管反流。

二、输尿管的狭窄

输尿管全程有 3 处狭窄,输尿管结石易嵌顿于这些狭窄处。

1. 上狭窄　位于肾盂和输尿管移行处(起始处)。
2. 中狭窄　位于小骨盆上口,跨过髂血管处(入盆处)。
3. 下狭窄　即壁内部。

第三节　膀　胱

膀胱(urinary bladder)是储存尿液的肌性囊状器官,其形状、大小、位置和壁的厚度可因年龄、性别及尿液充盈程度而异。正常成人的膀胱容量一般为 350~500ml,最大容量为 800ml,女性小于男性,新生儿约为成人的 1/10,老年人因膀胱肌张力降低而容量增大。

一、膀胱的形态

空虚的膀胱呈三棱锥体形,分为尖、体、底和颈 4 部分(图 6-8)。**膀胱尖**朝向前上方,与脐正中襞相连。**膀胱底**朝向后下方,呈三角形。膀胱尖与底之间为**膀胱体**。膀胱的最下部称**膀胱颈**,在男性与前列腺底相接、在女性与盆膈相接。膀胱各部之间没有明显界限,充盈时呈卵圆形。

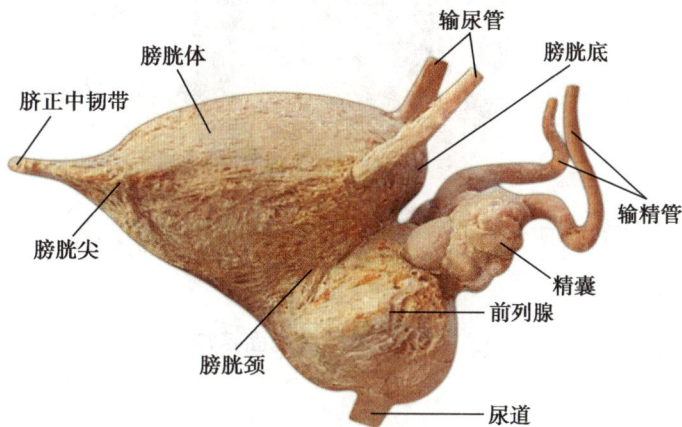

图 6-8　膀胱与前列腺的侧面观

二、膀胱的位置与毗邻

成人膀胱空虚时位于小骨盆腔内、耻骨联合后方,膀胱尖不超过耻骨联合上缘。新生儿膀胱的位置高于成人,大部分在腹腔内。老年人膀胱位置较低。膀胱充盈时,其腹膜返折线可上移至耻骨联合上方,此时在耻骨联合上方行膀胱穿刺术,不会伤及腹膜和污染腹膜腔。

男性膀胱后面与精囊、输精管壶腹和直肠相邻,女性膀胱后面邻子宫和阴道(见生殖系统)。

> **知识拓展**
>
> ### 膀胱穿刺术
>
> 膀胱穿刺术适用于急性尿潴留导尿失败者,或经穿刺抽取膀胱尿液做检验或细菌培养,穿刺点在耻骨联合上缘正中部。膀胱穿刺术是一种有创性诊疗手段,在行膀胱穿刺术时有一定

的风险。病人对手术的环境和气氛极为敏感,因此,穿刺环境一定要整洁干净,医护人员态度和蔼、言语亲切,使病人产生安全感。穿刺时医护人员应注意病人的情绪变化,询问病人有无不适,及时发现和处理病人的不适。尽量减少、减轻手术器械的碰击声,避免给病人带来不良的刺激。

三、膀胱的内面结构

膀胱内面被覆黏膜,空虚时黏膜聚集成很多皱襞,充盈时皱襞消失。在膀胱底内面,两输尿管口和尿道内口间的三角区称**膀胱三角**,此处黏膜与肌层紧密连接,无论膀胱充盈或空虚,始终平滑无皱襞。两输尿管口间的横行皱襞称**输尿管间襞**,膀胱镜下为一苍白带,是寻找输尿管口的标志(图 6-9)。膀胱三角是肿瘤、结核与炎症的好发部位,膀胱镜检查时应特别注意。

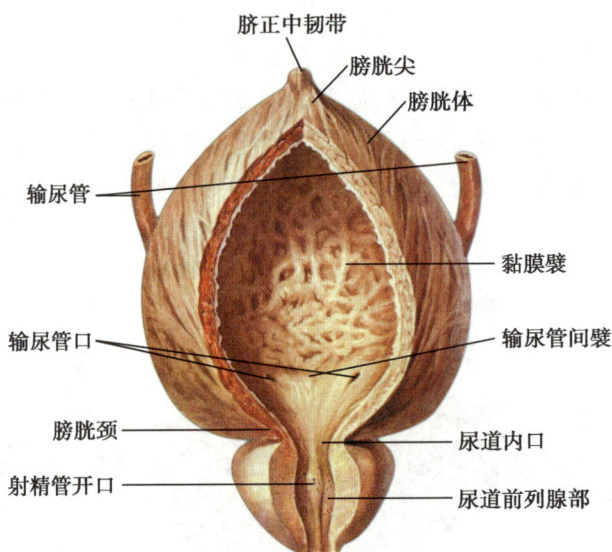

图 6-9 膀胱壁的内面结构

第四节 尿 道

尿道(urethra)是排尿的通道,男性尿道兼具排精功能(见生殖系统)。**女性尿道**起于膀胱的尿道内口,向前下穿尿生殖膈,开口于阴道前庭的尿道外口(见生殖系统)。女性尿道长 3~5cm,直径约0.6cm。女性尿道短、宽而直,邻近阴道口和肛门,故尿路逆行性感染以女性多见。

本章小结

泌尿系统由肾、输尿管、膀胱和尿道组成。肾表面覆盖 3 层被膜,即纤维囊、脂肪囊和肾筋膜。肾分为前、后两面,上、下两端和内、外侧两缘。肾实质分肾皮质、肾髓质。输尿管按行程分腹部、盆部和壁内部,有 3 处狭窄,即起始处、跨髂血管处和壁内部,是结石易嵌顿之处。膀胱空虚时呈三棱锥体形,分尖、体、底和颈 4 部。膀胱三角是肿瘤、结核和炎症的好发部位。女性尿道短、宽而直,邻近阴道口和肛门,易引起逆行性尿路感染。

　　病人,男,35岁,因剧烈腰痛伴血尿2小时入院。2小时前,病人在剧烈运动后突然出现左侧腰部剧烈疼痛,并向下腹和会阴部放射,伴血尿,有轻度的恶心及呕吐。B超检查:左肾内有多个绿豆大小的结石,输尿管上端有一 3mm×4mm×4mm 大小结石。右肾及输尿管内未见异常。诊断:左肾结石、左输尿管结石。

　　思考题:

　　1. 肾结石排出过程中可能会在哪些部位堵塞?

　　2. 请说出泌尿系统的组成和功能。

(黄　健)

思考题

　　1. 出入肾门的结构有哪些?是否包括输尿管?

　　2. 肾结石病人做体外碎石治疗,碎石需经哪些结构才能排出体外?

　　3. 简述女性尿道的特点及其临床意义。

ER 6-3

练习题

第七章 │ 生殖系统

教学课件

思维导图

ER 7-1 ER 7-2

学习目标

1. 掌握：男、女性生殖系统的组成；输精管的分部及意义；精索的概念；男性尿道的分部及结构特点；输卵管的分部及意义；子宫的形态、位置及固定装置。

2. 熟悉：睾丸的位置与形态；前列腺的位置、形态与分叶；卵巢的位置、韧带名称；阴道的形态和位置；会阴的概念和分区；乳房的位置、形态和结构。

3. 了解：精囊的位置、形态；尿道球腺的位置、形态；外生殖器的组成；女性外生殖器的形态；前庭大腺的位置；阴道前庭的概念。

4. 能够利用所学知识，理解男性尿道结石易嵌顿部位，男性导尿术、阴道穹穿刺临床操作要求，以及生殖系统常见病的解剖学基础。

5. 树立正确的生殖健康理念，能较好地开展生殖健康科普教育宣讲，特别需要关注青少年生殖健康；树立严谨细致的科学态度和热爱生命、关爱病人的职业道德。

生殖系统（reproductive system）包括男性生殖系统和女性生殖系统，主要功能是产生生殖细胞，分泌性激素，繁殖后代，形成并维持第二性征。男、女性生殖系统均可分为内生殖器和外生殖器两部分。

第一节　男性生殖系统

男性生殖系统（male genital system）包括内生殖器和外生殖器（图 6-1，图 7-1）。内生殖器由生殖腺（睾丸）、输精管道（附睾、输精管、射精管和男性尿道）及附属腺（精囊、前列腺和尿道球腺）组成。睾丸产生精子和分泌雄激素，精子先储存于附睾内，当射精时经输精管、射精管和尿道排出体外。男性附属腺的分泌物连同精子构成精液，并有营养和增强精子活动的作用。外生殖器为阴茎和阴囊，阴茎是男性的交接器官，阴囊容纳睾丸和附睾。

一、内生殖器

（一）睾丸

睾丸（testis）是男性生殖腺，是产生精子和分泌雄激素的器官，位于阴囊内，左、右各一，一般左侧略低于右侧，为微扁的卵圆形实质性器官，表面光滑，分上下两端、前后两缘与内外两侧面。上端

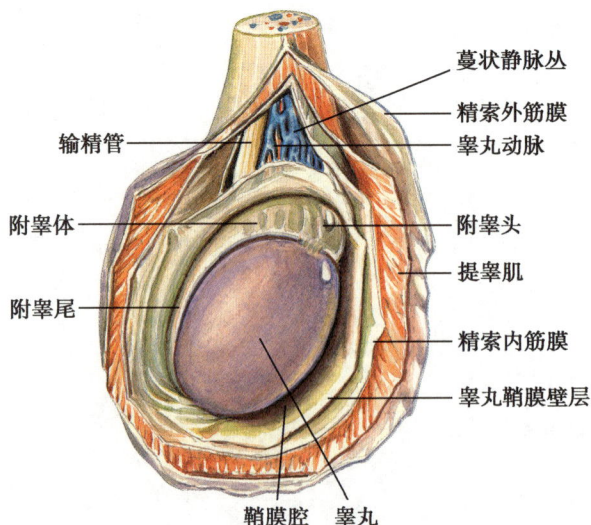

图 7-1　睾丸和附睾

（图中标注：蔓状静脉丛、精索外筋膜、睾丸动脉、附睾头、提睾肌、精索内筋膜、睾丸鞘膜壁层、输精管、附睾体、附睾尾、鞘膜腔、睾丸）

被附睾头遮盖,下端游离。前缘游离,后缘有血管、神经和淋巴管出入,与附睾和输精管下段相接触。外侧面较隆凸,与阴囊壁相贴;内侧面较平坦,与阴囊中隔相邻(图7-1)。新生儿的睾丸相对较大,性成熟期以前发育较慢,随着性成熟迅速生长,老年人的睾丸则随性功能的衰退而逐渐萎缩变小。

(二)输精管道

1. **附睾**(epididymis) 呈新月形,上宽下窄,紧贴睾丸的上端和后缘并略偏外侧。上部膨大为附睾头,逐渐向下移行为附睾体和附睾尾。睾丸输出小管经睾丸后缘上部出睾丸进入附睾后,弯曲盘绕形成膨大的附睾头,末端汇合成一条附睾管,附睾管迂曲盘绕形成附睾体和附睾尾,附睾尾向内后上弯曲移行为输精管(图7-2)。

附睾暂时储存精子,其分泌物为精子提供营养,促进精子进一步发育成熟。附睾是结核病的好发部位。

知识拓展

隐睾与男性不育

睾丸和附睾在胚胎初期发生于腹后壁肾的下方,至出生前不久经腹股沟管降入阴囊。在睾丸下降之前,腹膜向外突出形成囊袋状的腹膜鞘突,顶着腹前壁各层至阴囊,形成睾丸和精索的被膜以及腹股沟管。同时,睾丸下端和阴囊底之间条索状的睾丸引带不断缩短,牵引睾丸逐渐下降。睾丸和附睾在出生前后降入阴囊后,腹膜鞘突上部闭锁,下部不闭锁形成包绕睾丸和附睾的睾丸鞘膜。

胚胎期因睾丸引带异常或缺如、睾丸发育不全、对促性腺激素不敏感等因素,可致睾丸出生时未降入阴囊,停留于腹膜后、腹股沟管或阴囊入口等处,即为隐睾。因腹膜腔内温度较高,不适于精子发育,青春期后绝大多数隐睾逐渐萎缩失去产生精子的能力。

2. **输精管**(ductus deferens) 是附睾管的直接延续,管壁较厚,管腔细小,活体触摸时呈坚实的圆索状。输精管全长40~50cm,管径约3mm,按行程可分为4部(图7-2)。①睾丸部:始于附睾尾,沿睾丸后缘、附睾内侧上行至睾丸上端,走行较迂曲;②精索部:介于睾丸上端与腹股沟管浅环之间,此段位于皮下,活体易触及,为输精管结扎术的常选部位;③腹股沟管部:位于腹股沟管的精索内,疝修补术时,注意勿伤及输精管;④盆部:为输精管穿腹股沟管深环至输精管末端的部分,该段沿盆侧壁弯向后内下,经输尿管前内侧转至膀胱底的后面,在此两侧输精管逐渐接近,并膨大为输精管壶腹,壶腹向下逐渐变细并与精囊的排泄管汇合(图7-2)。

精索(spermatic cord)为一对柔软的圆索状结构,由腹股沟管深环穿经腹股沟管,出浅环后延至睾丸上端。精索内主要有输精管精索部和腹股沟管部、睾丸动脉、蔓状静脉丛、血管、神经以及淋巴管等。精索表面有三层被膜,从内向外为精索内筋膜、提睾肌和精索外筋膜(图7-1)。

3. **射精管**(ejaculatory duct) 由输精管末端与精囊的排泄管汇合而成,长约2cm,向前下斜穿前列腺实质,开口于尿道前列腺部(图7-3)。

(三)附属腺

1. **精囊**(seminal vesicle) 又称精囊腺,呈长椭圆形的囊状器官,表面凹凸不平,左、右各一,位于膀胱底后方,输精管壶腹的下外侧,由迂曲的管道组成(图7-3)。精囊的分泌物参与精液的组成,并提供精子运动的能量。

2. **前列腺**(prostate) 是不成对的实质性器官,呈前后稍扁的栗子形,位于膀胱与尿生殖膈之间,前面为耻骨联合,后面为直肠壶腹。由上向下分为底、体、尖三部,底朝向上邻接膀胱颈,尖向下邻尿生殖膈,底与尖之间的部分为前列腺体(图7-3)。前列腺体后面平坦,正中有一纵行浅沟,称前

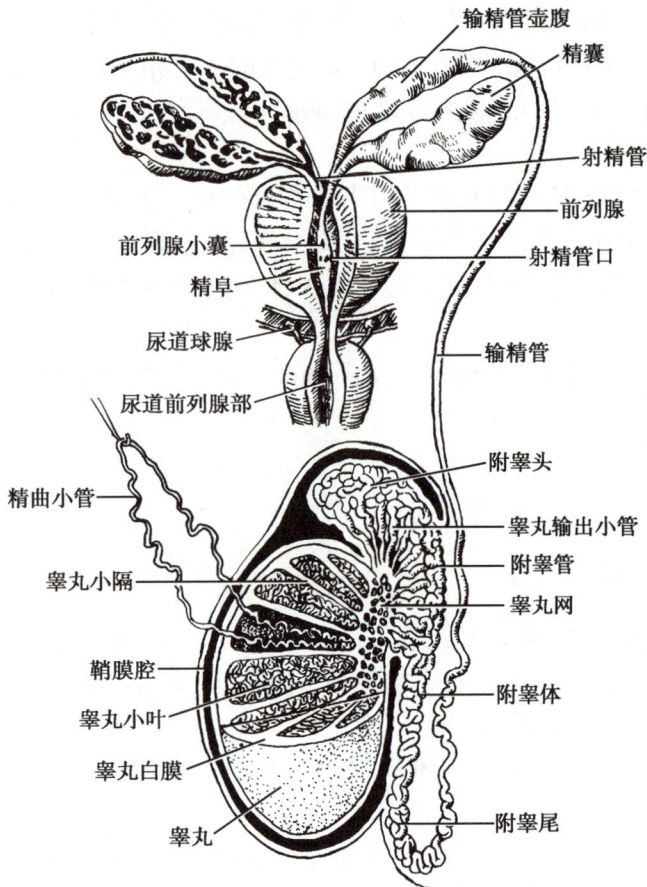

图 7-2　睾丸和附睾的结构及排精路径

图中标注（左上至右下）：输精管壶腹、精囊、射精管、前列腺、射精管口、输精管、前列腺小囊、精阜、尿道球腺、尿道前列腺部、精曲小管、睾丸小隔、睾丸小叶、鞘膜腔、睾丸白膜、睾丸、附睾头、睾丸输出小管、附睾管、睾丸网、附睾体、附睾尾

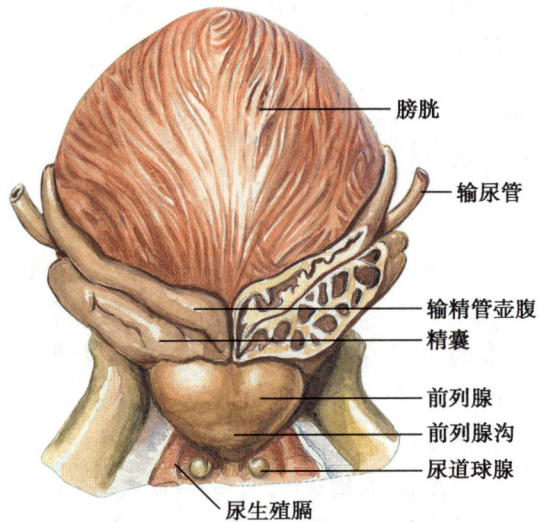

图 7-3　前列腺与精囊（后面观）

图中标注：膀胱、输尿管、输精管壶腹、精囊、前列腺、前列腺沟、尿道球腺、尿生殖膈

列腺沟,活体经直肠指诊可扪及此沟(图 7-3)。尿道从前列腺中央纵行穿过,前列腺增生时可压迫尿道导致排尿困难。前列腺的排泄管开口于尿道前列腺部后壁。前列腺分泌前列腺液,前列腺液是精液的主要组成部分。

前列腺由腺组织、平滑肌组织和结缔组织组成,分为前叶、中叶、后叶和左、右两侧叶,共 5 叶(图 7-4)。后叶是前列腺癌的好发部位。

3. 尿道球腺(bulbourethral gland) 是一对豌豆大的球形腺体,埋于会阴深横肌内(图 7-3)。排泄管开口于尿道球部。分泌物参与精液的构成。

精液由输精管道及附属腺的分泌物和精子混合而成,呈乳白色,弱碱性。正常成年男性一次射精约 2~5ml 精液,含有精子 3 亿~5 亿个。

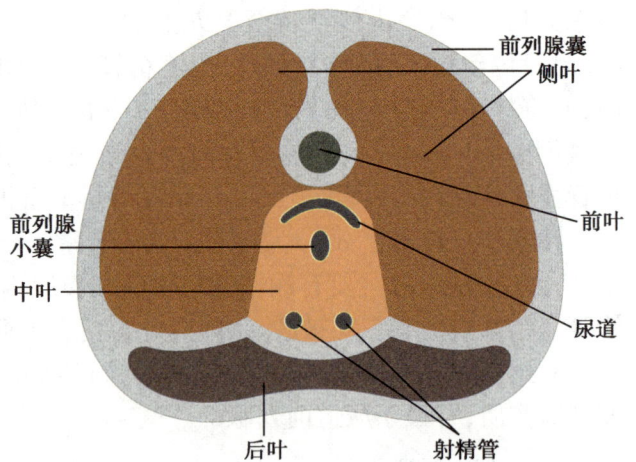

图 7-4　前列腺的分叶

图中标注：前列腺囊、侧叶、前叶、尿道、射精管、后叶、中叶、前列腺小囊

二、外生殖器

（一）阴囊

阴囊(scrotum)是位于阴茎后下方的皮肤囊袋状结构,由皮肤和肉膜组成阴囊壁(图 7-5)。皮肤薄而柔软,青春期后色素沉着明显,长有少量阴毛。肉膜为阴囊壁的浅筋膜,内含平滑肌纤维,平滑肌可随外界温度变化呈反射性的舒缩,调节阴囊内部温度。肉膜在正中线处向深部发出阴囊中隔,将阴囊分为左、右两部,分别容纳左、右睾丸和附睾。

阴囊壁深面有包被睾丸、附睾和精索的被膜（图7-1），由外向内为精索外筋膜、提睾肌、精索内筋膜和睾丸鞘膜。睾丸鞘膜分脏、壁两层，脏层包于睾丸及附睾表面，壁层贴于精索内筋膜内面，两层在睾丸后缘返折移行，围成睾丸鞘膜腔，内有少量浆液，起润滑作用。若腹膜鞘突上部闭锁不全或鞘膜炎症时，可形成鞘膜腔积液。

（二）阴茎

阴茎（penis）由前向后分为阴茎头、阴茎体和阴茎根三部。阴茎头与阴茎体移行处有一环状沟称阴茎颈，为阴茎的可动部；阴茎根藏于阴囊和会阴部皮肤深部，固定于耻骨下支和坐骨支，为阴茎的固定部（图7-6）。

阴茎内部主要由2条阴茎海绵体和1条尿道海绵体组成，外包被筋膜和皮肤。阴茎海绵体位于阴茎的背侧，左、右各一，后端左、右分离形成阴茎脚，附于两侧耻骨下支和坐骨支。尿道海绵体位于阴茎的腹侧，尿道贯穿其全长，尿道海绵体前端膨大为阴茎头，头的尖端有矢状位的尿道外口，后端

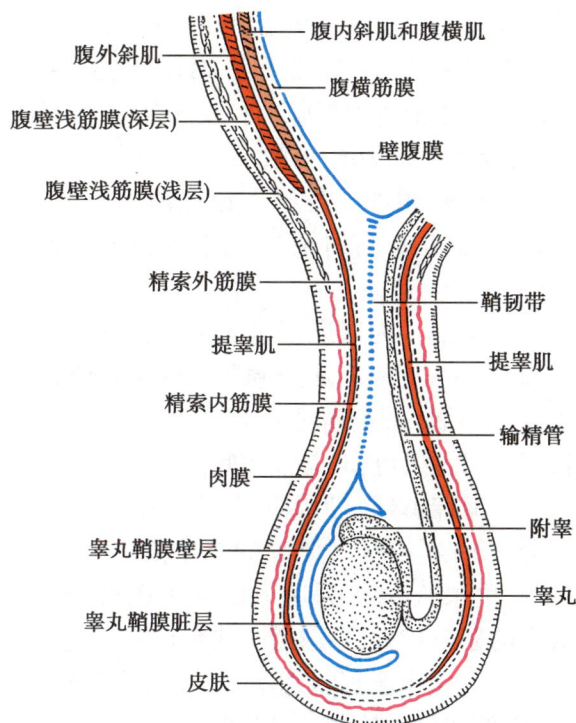

图 7-5　阴囊结构及其内容

膨大为尿道球，位于左右阴茎脚之间、固定在尿生殖膈下面。阴茎的皮肤薄而富有伸展性，它在阴茎颈的前方形成双层游离的环形皱襞，称阴茎包皮。包皮内面与阴茎头之间的间隙称包皮腔。阴茎包皮与尿道外口在腹侧中线处连有一条矢状位的皮肤皱襞，称包皮系带。

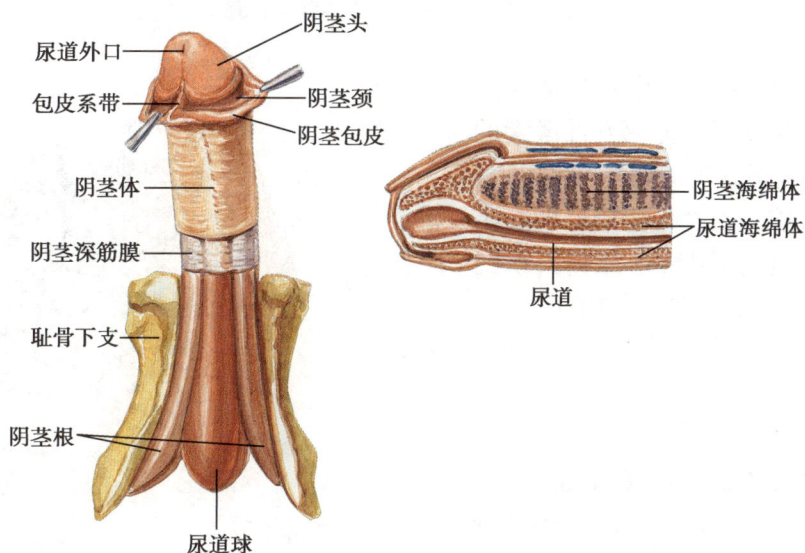

图 7-6　阴茎的构造

幼儿的包皮较长，包裹整个阴茎头，随着年龄增长，包皮逐渐向后退缩而显露阴茎头。成年后若包皮仍包被阴茎头，称包皮过长；若包皮口过小不能暴露阴茎头，称包茎。这两种情况均应行包皮环切术。环切时需保留包皮系带，以免影响阴茎正常勃起。

（三）男性尿道

男性尿道（male urethra）兼有排尿和排精功能；起自膀胱的尿道内口，止于阴茎头的尿道外口，

成人全长 16~22cm,管径约 0.5~0.7cm;按行程分为前列腺部、膜部和海绵体部(图 7-7)三部。临床上将前列腺部和膜部合称为后尿道,海绵体部称为前尿道。

1. 前列腺部 为尿道穿经前列腺的部分,长约 2.5cm,有射精管和前列腺排泄管的开口。

2. 膜部 为尿道穿过尿生殖膈的部分,长约 1.5cm,周围有尿道膜部括约肌环绕,该肌为骨骼肌,有控制排尿的作用。膜部位置较固定,骨盆骨折时易损伤此部。

3. 海绵体部 为尿道穿经尿道海绵体的部分,长 12~17cm。此部的起始段位于尿道球内,称尿道球部,尿道球腺开口于此。阴茎头内的尿道扩大,称尿道舟状窝(图 7-7)。

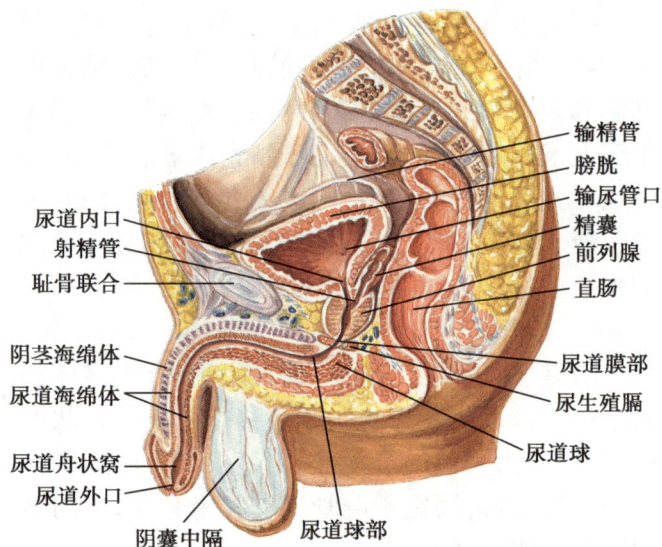

图 7-7 男性盆腔正中矢状切面(示男性尿道)

男性尿道全程粗细不一,有三处狭窄、三处扩大和两个弯曲(图 7-7)。三处狭窄分别是尿道内口、膜部和尿道外口;以尿道外口最窄。尿道结石易嵌顿在这些狭窄部位。三处膨大分别是前列腺部、尿道球部和尿道舟状窝,以前列腺部最宽;两个弯曲是耻骨下弯和耻骨前弯。耻骨下弯位于耻骨联合后下方,凹向前上方,由尿道前列腺部、膜部和海绵体部的起始段围成,此弯曲固定不变;耻骨前弯位于耻骨联合前下方,凹向后下方,由于阴茎的自然下垂而成,将阴茎向上提起时,此弯曲即变直而消失。临床上行膀胱镜检查或导尿时应注意这些解剖特点。

第二节　女性生殖系统

女性内生殖器包括卵巢、生殖管道和附属腺体。卵巢是产生卵子和分泌女性激素的生殖腺;生殖管道包括输卵管、子宫和阴道。附属腺体为前庭大腺。女性外生殖器即女阴(female pudendum),包括阴阜、大阴唇、小阴唇、阴道前庭、阴蒂、前庭球等(图 7-8)。

一、内生殖器

(一)卵巢

1. 卵巢的位置和形态 卵巢(ovary)左、右各一,位于小骨盆侧壁相当于髂内、外动脉夹角处的卵巢窝内。

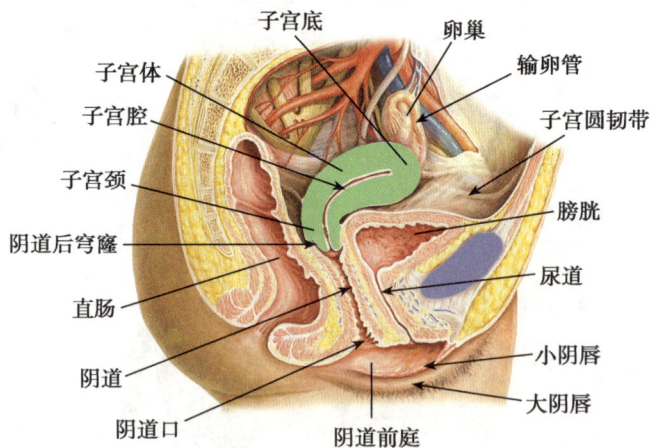

图 7-8 女性盆腔正中矢状切面

卵巢呈扁卵圆形,灰红色(图 7-9),分上、下两端,前、后两缘和内侧、外侧两面。卵巢上端借卵巢悬韧带与输卵管伞接触;**卵巢悬韧带**为腹膜包裹卵巢血管、淋巴管、神经丛、平滑肌纤维等形成的皱襞,起自小骨盆侧缘,向内下至卵巢的上端,是临床寻找卵巢血管的标志;下端借**卵巢固有韧带**连于子宫底,该韧带由结缔组织和平滑肌纤维构成,表面盖以腹膜,自卵巢下端连至输卵管与子宫结合处的后下方。前缘称卵巢系膜缘,借卵巢系膜与子宫阔韧带相连,前缘的中部为**卵巢门**,有血管、神经等出入;后缘游离。内侧面朝向盆腔,与

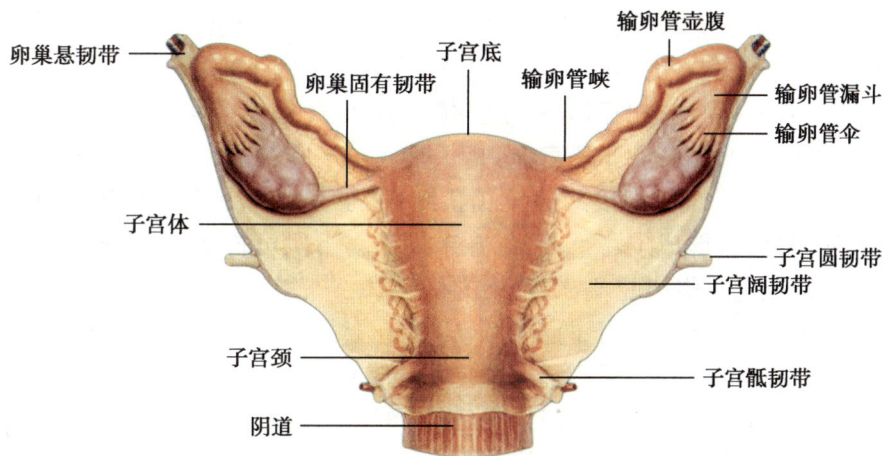

图 7-9　女性内生殖器

小肠相邻;外侧面贴于卵巢窝。

2. **卵巢随年龄的变化**　卵巢的大小和形态因年龄而异,幼女的卵巢较小,表面光滑;性成熟期卵巢体积最大,此后由于多次排卵,卵巢表面形成许多瘢痕,显得凹凸不平;35~40 岁卵巢开始缩小;50 岁左右卵巢逐渐萎缩,月经随之停止。

(二) 输卵管

输卵管(uterine tube)是一对输送卵子的肌性管道,长 10~12cm。

1. **输卵管的位置**　输卵管连于子宫底的两侧,包裹在子宫阔韧带的上缘内(图 7-10)。输卵管内侧端以输卵管子宫口与子宫腔相通;外侧端以输卵管腹腔口开口于腹膜腔。故女性腹膜腔经输卵管子宫口、子宫、阴道与外界相通。

2. **输卵管的形态和分部**　输卵管长而弯曲,由内侧向外侧分为四部分。

(1) **输卵管子宫部**:为输卵管穿子宫壁的部分,管径最细,以输卵管子宫口通子宫腔。

(2) **输卵管峡**:紧接输卵管子宫部,细短而直,壁较厚,血管较少,水平向外移行为输卵管壶腹,是临床输卵管结扎术的常选部位。

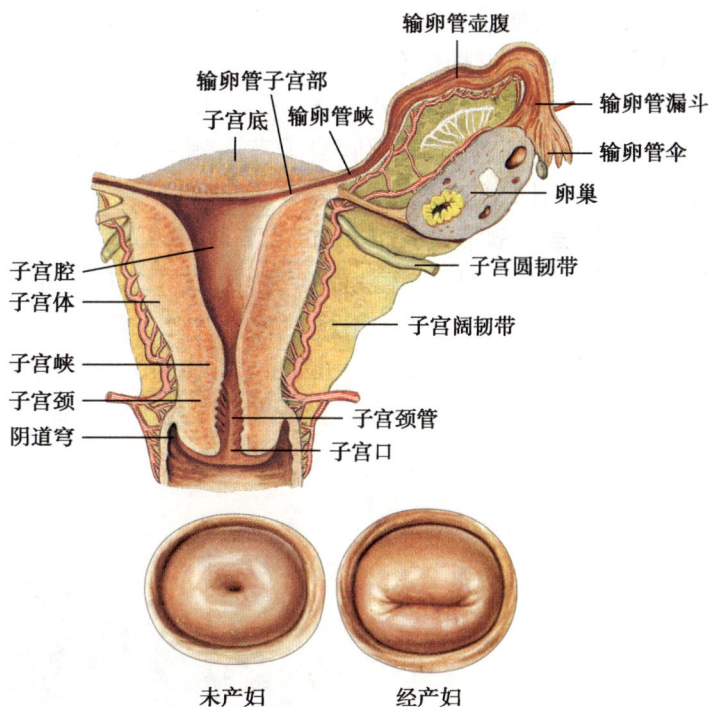

图 7-10　子宫的分部

(3) **输卵管壶腹**:约占输卵管全长的 2/3,粗而弯曲,卵子常在此与精子结合成受精卵,经输卵管子宫口入子宫,植入子宫内膜中发育成胎儿。若受精卵未能迁移入子宫而在输卵管或腹膜腔内发育,即宫外孕。

(4) **输卵管漏斗**:为输卵管外侧端的膨大部分,呈漏斗状。漏斗末端的中央有输卵管腹腔口,开口于腹膜腔;漏斗末端的周缘有许多细长突起,称输卵管伞,盖于卵巢表面。临床手术时,常以输卵管伞作为识别输卵管的标志。

(三) 子宫

子宫(uterus)是产生月经和受精卵发育成长为胎儿的场所。

1. **子宫的形态**　成年未孕的子宫呈前后略扁、倒置的梨形。子宫可分为三部分（图7-10）。①**子宫底**：是两侧输卵管子宫口上方的圆凸部分。②**子宫颈**：是子宫下部缩细呈圆柱状的部分。子宫颈可分为两部分：子宫颈伸入阴道内的部分称子宫颈阴道部；子宫颈在阴道以上的部分称子宫颈阴道上部。子宫颈是癌肿的好发部位。③**子宫体**：是子宫底与子宫颈之间的大部分，子宫与输卵管相连接处称**子宫角**。子宫颈与子宫体相接的部位稍狭细，称**子宫峡**。在非妊娠期，子宫峡不明显；在妊娠期，子宫峡逐渐伸展延长，形成子宫下段，妊娠末期子宫下段可长达7~11cm。产科常在子宫下段进行剖宫取胎术，可避免进入腹膜腔，减少感染的机会。

子宫的内腔较狭窄，可分为上、下两部（图7-10）。上部由子宫底、子宫体围成，称**子宫腔**。子宫腔呈前后略扁的三角形，底向上，两侧角通输卵管；尖向下，通子宫颈管。子宫内腔的下部在子宫颈内，称**子宫颈管**。子宫颈管呈梭形，上口通子宫腔；下口通阴道，称**子宫口**。未产妇的子宫口为圆形，边缘光滑整齐；经产妇的子宫口呈横裂状。

2. **子宫的位置**　子宫位于骨盆腔的中央，在膀胱和直肠之间，下端伸入阴道（图7-8）。成年女性正常的子宫呈前倾前屈位。前倾是指子宫整体向前倾斜，子宫的长轴与阴道的长轴形成向前开放的钝角；前屈是指子宫颈与子宫体构成凹向前的弯曲，也呈钝角。

子宫的后方邻直肠，临床上可经直肠检查子宫的位置和大小。两侧有输卵管、卵巢和子宫阔韧带。临床上将输卵管和卵巢统称为子宫附件，附件炎即输卵管炎和卵巢炎。

3. **子宫的固定装置**　子宫的正常位置主要依赖于盆底肌的承托和子宫韧带的牵拉与固定。维持子宫正常位置的韧带有（图7-11）：

（1）**子宫阔韧带**（broad ligament of uterus）：位于子宫两侧，略呈冠状位，是双层腹膜皱襞。子宫阔韧带由子宫前、后面的腹膜自子宫两侧缘延伸至骨盆侧壁而成，其上缘游离，包裹输卵管。子宫阔韧带可限制子宫向两侧移动。

（2）**子宫圆韧带**（round ligament of uterus）：是由结缔组织和平滑肌构成的圆索。子宫圆韧带起于子宫外侧缘、输卵管子宫口的前下方，在子宫阔韧带两层之间行向前外方，达骨盆腔侧壁，继而通过腹股沟管，止于阴阜和大阴唇皮下。子宫圆韧带是维持子宫前倾位的主要结构。

（3）**子宫主韧带**（cardinal ligament of uterus）：由结缔组织和平滑肌构成。子宫主韧带位于子宫阔韧带的下方，自子宫颈阴道上部两侧缘连于骨盆侧壁。子宫主韧带的主要作用是固定子宫颈，防止子宫向下脱垂。

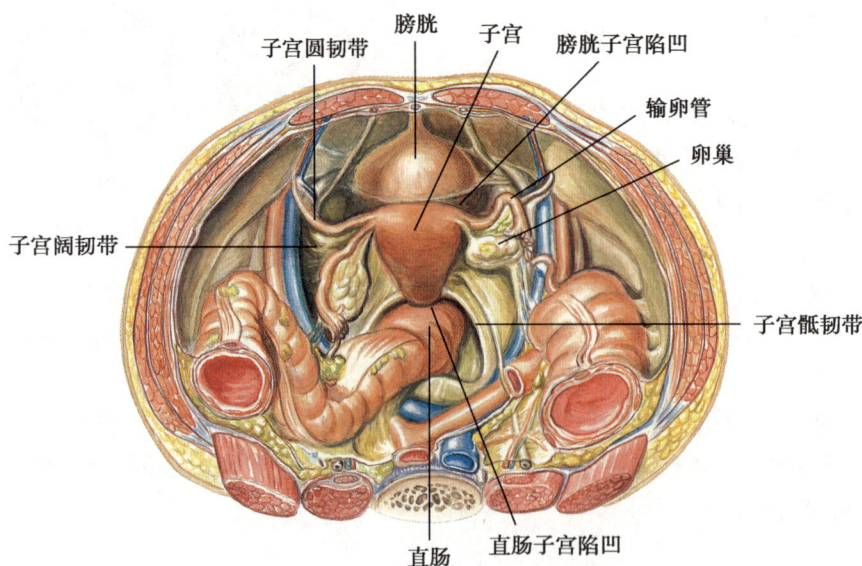

图 7-11　子宫的固定装置

（4）**子宫骶韧带**（uterosacral ligament）：由结缔组织和平滑肌构成。子宫骶韧带起于子宫颈阴道上部的后面，向后绕过直肠的两侧，附着于骶骨前面。子宫骶韧带牵引子宫颈向后上，有维持子宫前屈位的作用。

如果子宫的固定装置薄弱或损伤，可导致子宫位置的异常。如子宫口低于坐骨棘平面，甚至脱出阴道，形成不同程度的子宫脱垂。

（四）阴道

阴道（vagina）是连接子宫和外生殖器的肌性管道，是性交器官，也是排出月经和娩出胎儿的通道（图7-8）。

1. 阴道的位置　阴道位于盆腔的中央，前壁邻膀胱和尿道，后壁邻直肠。如邻接部位损伤，可发生尿道阴道瘘或直肠阴道瘘，致使尿液或粪便进入阴道。

2. 阴道的形态　阴道为前后略扁的肌性管道，富于伸展性。阴道前壁较短，后壁较长，前、后壁经常处于相贴状态。

阴道上部环抱子宫颈阴道部，两者之间形成环状间隙，称**阴道穹**。阴道穹分前部、后部和两侧部。阴道穹后部较深，与直肠子宫陷凹紧邻，两者之间仅隔以阴道壁和腹膜。当直肠子宫陷凹内有积液时，可经阴道穹后部穿刺，以帮助诊断和治疗。

阴道的下端以阴道口开口于阴道前庭。未婚女子的阴道口周围有处女膜。处女膜破裂后，阴道口周围留有处女膜痕。

知识拓展

阴道穹后部穿刺术

阴道穹后部穿刺术是通过阴道穹后部穿刺抽取直肠子宫陷凹内的积液、脓液或血液等，以达到诊断和治疗疾病的目的。阴道穹后部穿刺时，病人取膀胱截石位或半卧位。取阴道穹后部中央作为穿刺部位，穿刺针应与子宫颈方向平行进针，边进针边抽吸，刺入1~2cm有空落感时即表示进入直肠子宫陷凹，抽出积液或积血。穿刺不宜过深，以免伤及直肠。阴道穹后部穿刺时，穿刺针经过阴道后壁和腹膜进入直肠子宫陷凹。

（五）前庭大腺

前庭大腺（greater vestibular gland）又称巴氏腺（Bartholin gland），相当于男性尿道球腺，形如豌豆，位于前庭球两侧部的后方，阴道口的两侧。导管开口于阴道口与小阴唇之间的沟内，其分泌物有润滑阴道口的作用。

二、外生殖器

（一）阴阜

阴阜（mons pubis）为位于耻骨联合前面的皮肤隆起区，深面有较多的脂肪组织。青春期后该处皮肤生有阴毛（图7-12）。

（二）大阴唇

大阴唇（greater lips of pudendum）位于阴阜的后下方，是一对纵行的皮肤皱襞。

（三）小阴唇

小阴唇（lesser lips of pudendum）是位于大

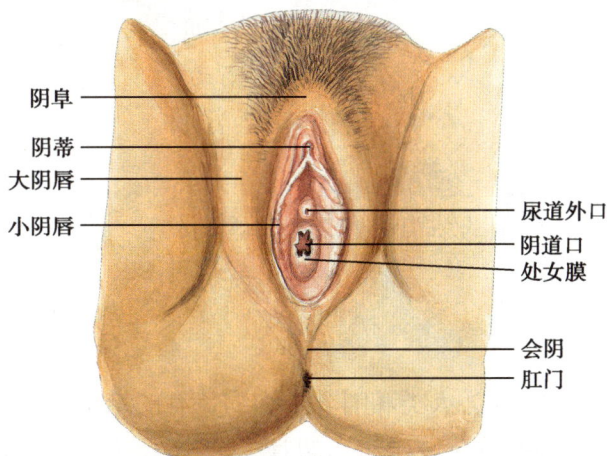

图 7-12　女性外生殖器

阴唇内侧的一对较薄的皮肤皱襞。

（四）阴道前庭

阴道前庭（vaginal vestibule）是位于两侧小阴唇之间的裂隙，其前部有尿道外口，后部有阴道口。

（五）阴蒂

阴蒂（clitoris）位于尿道外口的前方，由两条阴蒂海绵体构成，相当于男性的阴茎海绵体。阴蒂露于表面的部分为阴蒂头，阴蒂头富有感觉神经末梢，感觉灵敏。

（六）前庭球

前庭球（bulb of vestibule）相当于男性的尿道海绵体，呈蹄铁形，位于阴蒂体与尿道外口之间的皮下和大阴唇的深面。

附：会　阴

（一）会阴的定义和分区

1. 会阴的定义　会阴（perineum）有广义会阴和狭义会阴之分。

广义会阴是指封闭骨盆下口的全部软组织。

狭义会阴即产科会阴，是指肛门与外生殖器之间狭小区域的软组织。产科会阴在产妇分娩时伸展扩张较大，结构变薄，应注意保护，避免造成会阴撕裂。

2. 会阴的分区　广义的会阴其境界呈菱形，与骨盆下口一致：前方为耻骨联合下缘，后方为尾骨尖，两侧为耻骨下支、坐骨支、坐骨结节和骶结节韧带。以两侧坐骨结节的连线为界，可将会阴分为前、后两个三角区（图7-13）。前部的称尿生殖区（尿生殖三角），男性有尿道通过，女性则有尿道和阴道通过；后部的称肛区（肛门三角），有肛管通过。

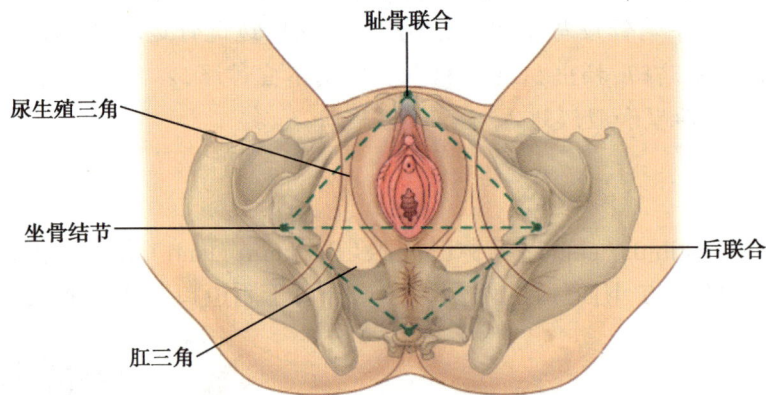

图 7-13　会阴的分区

（二）会阴的结构

会阴的结构见第二十二章。

附：乳　房

乳房为人类和哺乳类动物特有的结构。男性乳房不发达，但乳头的位置较为恒定，多位于第4肋间隙，或第4及第5肋骨水平，常作为定位标志。女性乳房于青春期后开始发育生长，妊娠和哺乳期有分泌活动。

（一）乳房的位置

乳房（breast）位于胸前部，在胸大肌及其胸筋膜的表面，上起自第 2~3 肋，下至第 6~7 肋，内侧至胸骨旁线，外侧可达腋中线。乳头位置通常在第 4 肋间隙或第 5 肋与锁骨中线相交处（图 7-14）。

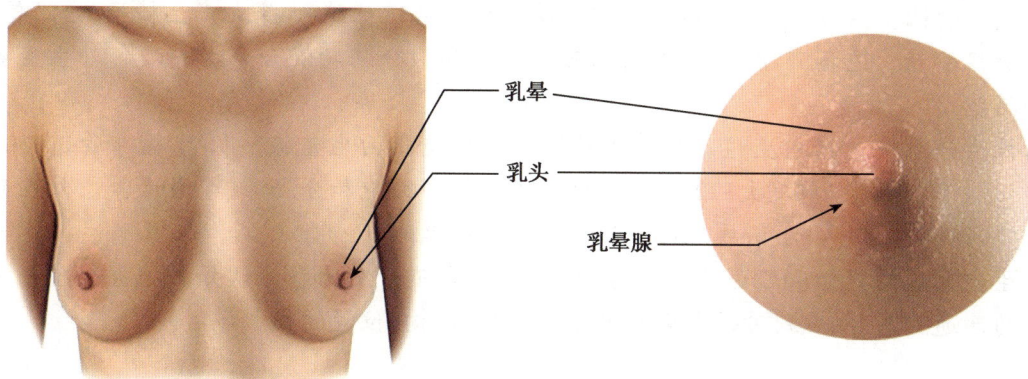

图 7-14　女性乳房

（二）乳房的形态

成年未哺乳女子的乳房呈半球形，紧张而富有弹性。乳房中央有乳头，其顶端有输乳管的开口。乳头周围的环形色素沉着区，称乳晕。乳头和乳晕的皮肤薄弱，易被损伤，哺乳期尤应注意卫生，以防感染。

妊娠期和哺乳期，乳腺增生，乳房增大；停止哺乳后，乳腺萎缩，乳房变小；老年女性，乳房萎缩而下垂。

（三）乳房的结构

乳房由皮肤、乳腺、致密结缔组织和脂肪组织构成（图 7-15）。乳腺被脂肪组织和致密结缔组织分隔成 15~20 个乳腺叶，乳腺叶以乳头为中心呈放射状排列。每个乳腺叶有一条排出乳汁的输乳管，开口于乳头。由于乳腺叶和输乳管以乳头为中心呈放射状排列，乳房手术时，应尽量采取放射状切口，以减少对乳腺叶和输乳管的损伤。

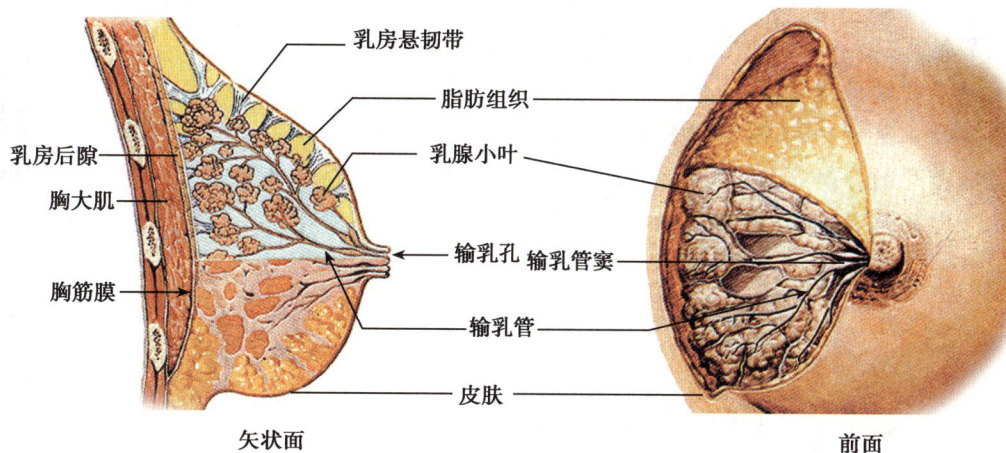

图 7-15　女性乳房的结构模式图

乳房表面的皮肤、胸肌筋膜和乳腺之间连有许多结缔组织小束，称乳房悬韧带，或 Cooper 韧带，对乳房起支持和固定作用。乳腺癌病人，由于癌组织浸润，乳房悬韧带可受侵犯而缩短，牵拉表面皮肤向内凹陷，使皮肤表面形成许多小凹，类似橘皮，临床上称为橘皮样变，橘皮样变是乳腺癌常有的体征之一。

男性生殖系统由内生殖器和外生殖器组成。内生殖器包括生殖腺(睾丸)、输精管道(附睾、输精管、射精管、男性尿道)、附属腺(前列腺、精囊、尿道球腺)。睾丸产生精子,分泌雄激素,精子依次经输精管道各部排出,并与输精管道和附属腺分泌物混合形成精液。外生殖器包括阴囊和阴茎。

女性生殖系统包括内生殖器和外生殖器。内生殖器由生殖腺(卵巢)、输卵管道(输卵管、子宫、阴道)和附属腺(前庭大腺)组成。卵巢可产生卵细胞和分泌雌、孕激素等。外生殖器即女阴,包括阴阜、大阴唇、小阴唇、阴道前庭、阴蒂和前庭球。

以生殖细胞的产生和输送途径为主线,形成对生殖系统的整体认知并把握生殖系统各器官之间的连通关系,拓展到对每个生殖器官的形态、结构、位置的知识学习。

案例分析

病人,男,57岁。因"反复排尿困难2年,再发加重12小时"急诊入院。病人近2年来反复出现排尿困难,呈逐渐加重趋势,夜尿次数增多,每天夜里至少起床排尿2~3次。12小时前饮酒后再次出现上述症状,不能排尿伴下腹部剧烈疼痛。查体:生命体征平稳,下腹部隆起,腹部柔软,有轻压痛。直肠指检发现前列腺增大且表面光滑,中央沟消失。

思考题:

1. 病人不能排尿伴下腹疼痛的原因可能是什么?
2. 病人需进行导尿操作,操作中应注意男性尿道的哪些结构特点?
3. 如需膀胱穿刺,如何确定穿刺部位? 请说出解剖学依据。

(何文渊)

思考题

1. 试述男性生殖系统的组成,并简述各组成器官的功能。
2. 试述精子的排出途径。
3. 简述男性尿道的分部及结构特点。
4. 试述输卵管的分部及临床联系。
5. 试述子宫的位置、形态及固定装置。

ER 7-3

练习题

第八章 | 腹 膜

学习目标

1. 掌握：腹膜的构成、分部，与腹、盆腔脏器的关系；小网膜的位置和分部；肝肾隐窝、直肠膀胱陷凹和直肠子宫陷凹的位置。
2. 熟悉：腹膜和腹膜腔的概念和功能；阑尾系膜的结构特点。
3. 了解：肠系膜、乙状结肠系膜的结构；腹膜参与形成的韧带。
4. 能够利用所学的知识在人体标本、模型上辨认腹膜形成的结构，探查腹膜皱襞、腹膜隐窝与陷凹。
5. 具备经直肠或阴道穹后部穿刺的能力，培养学生在学习和实践中树立实事求是、严谨细致的科学态度和热爱生命、关爱病人的职业道德。

一、概述

腹膜（peritoneum）是覆盖于腹、盆壁内面和腹、盆腔器官表面的一层薄而光滑的半透明浆膜。其中被覆于腹、盆壁内表面的，称**壁腹膜**（parietal peritoneum）或腹膜壁层；壁腹膜返折并被覆于腹、盆腔器官表面的，称**脏腹膜**（visceral peritoneum）或腹膜脏层，它构成这些器官的外膜（浆膜）。脏腹膜和壁腹膜互相延续、移行，共同围成一个不规则潜在的腔隙，称**腹膜腔**（peritoneal cavity），腹膜腔是人体最大的浆膜腔，腔内仅有少量浆液。男性腹膜腔是封闭的腔隙，女性腹膜腔可经输卵管、子宫和阴道与外界相通（图 8-1）。

腹膜有分泌、吸收、保护、固定、支持、修复及防御等多种功能。①正常腹膜分泌的浆液可润滑和保护脏器，减少器官间的相互摩擦。②腹膜有较强的吸收能力，既可将细菌毒素吸收引起败血症，又能将渗出液、漏出液、血液或气体吸收有助于机体恢复；一般认为上部腹膜吸收能力最强，因此，临床上对腹膜炎或腹部手术后的病人多采取半卧位，使炎性渗出液积于下腹部，以减少和延缓腹膜对有害物质的吸收。③腹膜形成的韧带、系膜等结构具有支持和固定脏器的功能。④腹膜有很强的修复和再生能力，腹腔液体中的纤维素可促进伤口愈合，限制炎症扩散，如果手术粗暴，对腹膜创伤过大，可造成器官（肠）粘连。⑤腹膜和腹膜腔内有大量的巨噬细胞，可吞噬细菌和有害物质，发挥防御功能。

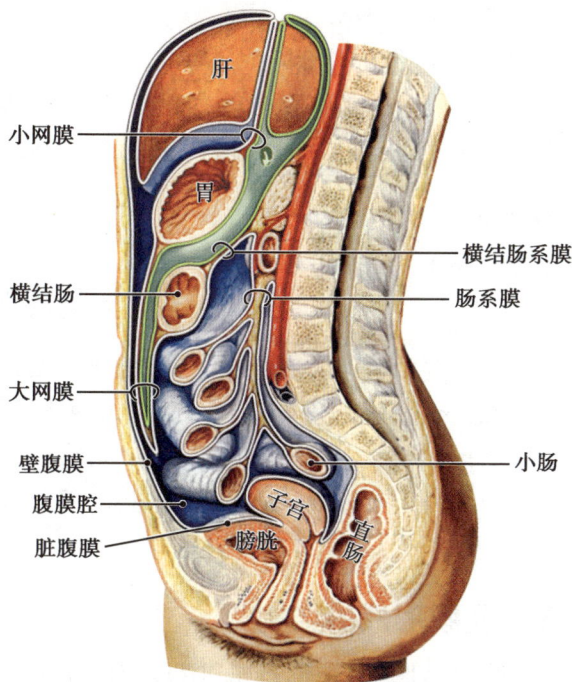

图 8-1　腹膜与腹膜腔（女性）

肝　小网膜　胃　横结肠　大网膜　壁腹膜　腹膜腔　脏腹膜　横结肠系膜　肠系膜　小肠　膀胱　子宫　直肠

二、腹膜与腹、盆腔器官的关系

根据腹膜覆盖腹、盆腔器官的范围大小,可将腹、盆腔器官分为三类,即腹膜内位器官、腹膜间位器官、腹膜外位器官(图 8-2)。

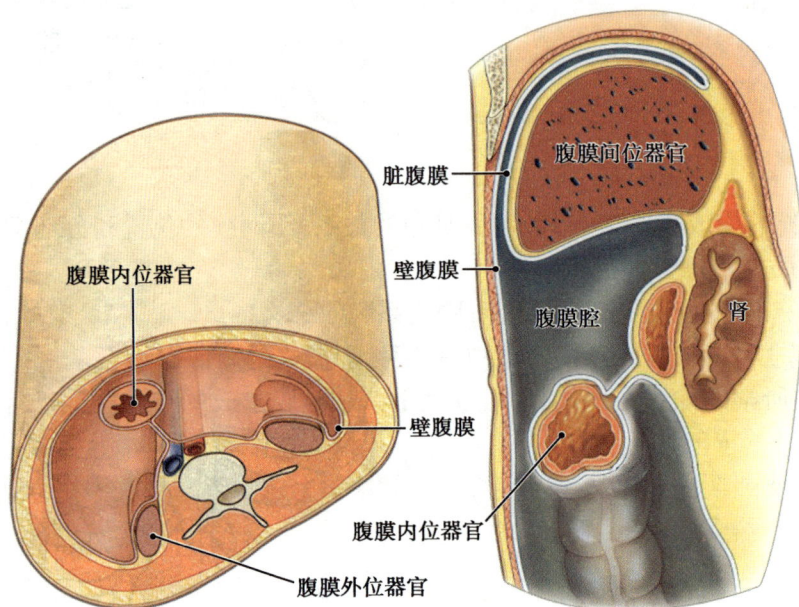

图 8-2 腹膜与脏器关系示意图

(一)腹膜内位器官

器官表面几乎被腹膜完全包裹,如胃、十二指肠上部、空肠、回肠、阑尾、横结肠、乙状结肠、脾、卵巢和输卵管等。这类器官借系膜和韧带连于腹后壁,活动度较大。

(二)腹膜间位器官

器官表面大部分被腹膜覆盖,如肝、胆囊、升结肠、降结肠、直肠上段、子宫和充盈的膀胱等。这类器官活动度较小。

(三)腹膜外位器官

器官仅一面被腹膜覆盖,如胰、肾、肾上腺、输尿管、空虚的膀胱、十二指肠降部和水平部以及直肠下端等。因这类器官固定于腹膜后方的腹、盆腔后壁上,几乎不能活动。

> **知识拓展**
>
> ### 脏器与腹膜关系的临床意义
>
> 了解脏器与腹膜的关系,有重要的临床意义。如胃、脾等腹膜内位器官的手术必须通过腹膜腔;而肾、输尿管等腹膜外位器官进行手术则不必打开腹膜腔,从而避免感染腹膜腔和术后粘连;又如十二指肠球部溃疡穿孔时常侵犯到腹膜腔,而升结肠、降结肠或十二指肠降部、水平部和升部等无腹膜覆盖的部位穿孔,渗出液或渗出物常聚集在腹膜后间隙中。

三、腹膜形成的结构

腹膜从腹、盆腔移行于脏器表面,或在器官之间相互移行的过程中,形成了网膜、系膜、韧带等结构,对器官起连接和固定作用。

（一）网膜

网膜（omentum）包括小网膜和大网膜，由双层腹膜构成（图 8-3）。

1. 小网膜（lesser omentum） 是连于肝门至胃小弯和十二指肠上部之间的双层腹膜结构。肝门和胃小弯之间的，称**肝胃韧带**（hepatogastric ligament），其内有胃左、右血管，淋巴结和神经等；肝门和十二指肠上部之间的部分，称**肝十二指肠韧带**（hepatoduodenal ligament），其内有肝固有动脉、肝门静脉、胆总管、淋巴管、淋巴结和神经通过。小网膜右缘游离，其后方为网膜孔，经此孔可通向网膜囊。

2. 大网膜（greater omentum） 是连于胃大弯与横结肠之间的四层腹膜结构，呈围裙状悬垂于横结肠和空、回肠前面。构成小网膜的两层腹膜包被胃和十二指肠上部的前、后两面，至胃大弯处会合，形成大网膜的前两层，降至脐平面稍下方，返折向上形成大网膜的后两层，并向上贴附于横结肠前后壁，移行为横结肠系膜，与腹后壁腹膜相续。连于胃大弯和横结肠之间的大网膜前两层则称为**胃结肠韧带**（gastrocolic ligament）。大网膜面积大，血液供应丰富，吸收力强，具有重要的防御功能。大网膜下垂部常可向病变处移动，限制病变扩散。手术时，可根据大网膜的移行情况，探查病变部位。小儿的大网膜较短，当发生下腹炎症或阑尾炎穿孔时，病变区难以被大网膜包裹局限，常造成弥漫性腹膜炎。

3. 网膜囊（omental bursa） 是位于小网膜和胃后方的扁窄间隙，属于腹膜腔的一部分，又称小腹膜腔（图 8-3）。因网膜囊位置深，是腹膜腔的一个盲囊，其在右侧有网膜孔，是网膜囊与大腹膜腔的唯一通道，当胃后壁穿孔时，胃内容物渗出常聚集于囊内，给早期诊断造成困难。

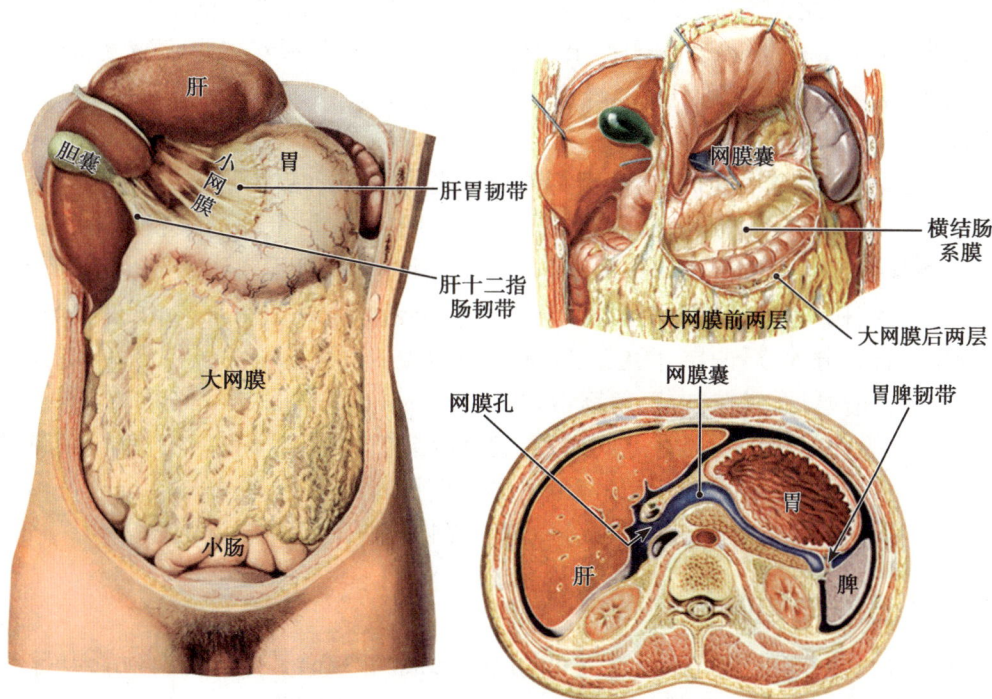

图 8-3　网膜与网膜囊

（二）系膜

系膜是指脏、壁腹膜相互移行，将器官连于腹、盆壁的双层腹膜结构。两层腹膜间有血管、神经、淋巴管和淋巴结等结构（图 8-4）。

1. 肠系膜（mesentery） 又称小肠系膜，是把空、回肠固定于腹后壁的双层扇形腹膜结构。其附着处称肠系膜根，长约 15cm，起自第 2 腰椎体左侧，斜向右下方，止于右骶髂关节前方。肠系膜长而宽阔，故空、回肠的活动性大，易发生肠扭转，导致肠管缺血坏死。

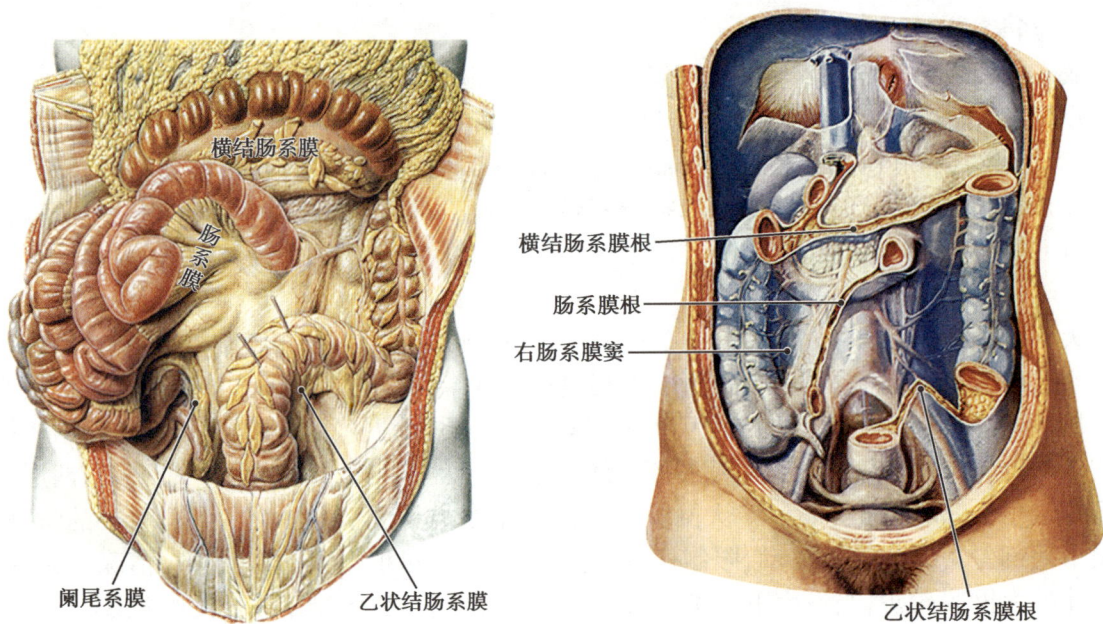

图 8-4　系膜

2. **横结肠系膜**（transverse mesocolon）　是连于横结肠和腹后壁之间的双层腹膜结构。

3. **乙状结肠系膜**（sigmoid mesocolon）　是将乙状结肠连于左髂窝和骨盆左右后壁间的双层腹膜结构。该系膜较长，故乙状结肠活动度较大，易发生肠扭转而引起肠梗阻。

4. **阑尾系膜**（mesoappendix）　是阑尾与回肠末端之间的三角形双层腹膜皱襞，其游离缘内有阑尾动、静脉。故阑尾切除术应从系膜游离缘进行血管结扎。

（三）韧带

韧带是连于腹、盆壁与器官之间，或连于相邻器官之间的腹膜结构，对器官有固定、支持等作用。

1. 肝的韧带　主要有肝下方的肝胃韧带、肝十二指肠韧带，肝上面的镰状韧带、冠状韧带和左、右三角韧带。**镰状韧带**（falciform ligament of liver）呈矢状位，是腹膜自腹前壁上部移行至膈与肝膈面之间的双层腹膜结构，其下缘内含有肝圆韧带；**冠状韧带**（coronary ligament）是膈与肝之间，呈冠状位的双层腹膜结构，分前、后两层，两层之间无腹膜覆盖的肝表面称为肝裸区。在冠状韧带左、右两端，前后两层黏合增厚，形成**左、右三角韧带**（left and right triangular ligament）。

2. 脾的韧带　为脾门和周围器官之间的双层腹膜结构，主要有脾胃韧带、脾肾韧带、脾膈韧带。**脾胃韧带**（gastrosplenic ligament）连于胃底和脾门之间；脾肾韧带（splenorenal ligament）连于脾门和左肾之间，脾膈韧带（phrenicolienal ligament）由脾上极连至膈下。

四、腹膜皱襞、隐窝与陷凹

腹膜皱襞是腹、盆壁与脏器间或脏器之间的腹膜形成的隆起，其深部常有血管走行。

腹膜隐窝是皱襞与皱襞间或皱襞与腹、盆壁间形成的腹膜凹陷。肝肾隐窝位于肝右叶下方与右肾之间，是仰卧位时腹膜腔最低处，腹膜腔内液体易积聚于此。

腹膜陷凹主要位于盆腔内，是腹膜在盆腔脏器间移行折返而成，是较大的腹膜隐窝。男性在膀胱与直肠之间有**直肠膀胱陷凹**（rectovesical pouch），凹底距肛门约 7.5cm。女性在膀胱与子宫之间有**膀胱子宫陷凹**（vesicouterine pouch）；直肠与子宫之间有**直肠子宫陷凹**（rectouterine pouch），又称道格拉斯腔（Douglas pouch），较深，与阴道穹后部间仅隔以薄的阴道壁，凹底距肛门约 3.5cm（见图 7-11）。站立或半卧位时，男性直肠膀胱陷凹和女性直肠子宫陷凹是腹膜腔最低部位，故腹腔内积液多存在于这些陷凹内，临床可经直肠或阴道穹后部穿刺进行诊断和治疗。

腹膜分壁腹膜和脏腹膜,具有分泌、吸收、保护、支持、修复等功能。脏、壁腹膜相互移行形成的潜在性腔隙称腹膜腔。根据腹膜与器官的包被关系,可将腹、盆腔器官分为腹膜内位器官、腹膜间位器官和腹膜外位器官。腹膜在腹壁与器官之间或器官之间相互移行可形成韧带、系膜和网膜等。腹膜陷凹包括直肠膀胱陷凹(男性)、膀胱子宫陷凹(女性)和直肠子宫陷凹(女性)。

案例分析

病人,男,32 岁。腹痛、腹泻、呕吐 18 小时,3 小时前腹痛加重伴发热,腹痛由脐部转移至右下腹部。查体:体温 38.6℃,脉搏 120 次/min,血压 100/70mmHg。发育和营养正常,全身皮肤无黄染,无出血点及皮疹,浅表淋巴结不大,眼睑无水肿,结膜无苍白,颈软,甲状腺触诊无异常,心界大小正常,心率 120 次/min,律齐,未闻及杂音,双肺呼吸音清,无干湿啰音,腹平,肝、脾未触及,无包块,全腹压痛尤以麦氏点显著,无明显肌紧张,肠鸣音 10~15 次/min。辅助检查:Hb 162g/L,WBC 21×10^9/L,中性分叶细胞 86%,尿常规正常,肝功能正常。诊断:急性阑尾炎(化脓性)。

思考题:

1. 请解释腹膜内位器官的定义,阑尾和腹膜的关系。
2. 大网膜在腹腔疾病发展中起到什么作用?

(杨　琳)

思考题

1. 大网膜位于何处? 是如何构成的? 有何临床意义?
2. 腹膜在男、女性盆腔内形成哪些陷凹? 有何临床意义?
3. 试从腹膜的生理功能和特性角度,解释腹膜炎病人一般多采用半卧位的解剖学基础。

ER 8-3

练习题

第九章 | 心血管系统

ER 9-1  ER 9-2

教学课件　　　思维导图

学习目标

1. 掌握：体循环和肺循环的概念；心的位置、外形及心腔的结构；主动脉的分部；腹腔干和肠系膜上、下动脉的分支与分布；常用动脉摸脉部位及常用止血点；面静脉的走行和特点；上、下肢浅静脉的名称和注入深静脉的部位；肝门静脉的组成、主要属支、侧支循环途径及意义。

2. 熟悉：心包横窦和心包斜窦的位置及临床意义；心的体表投影；锁骨下动脉、腋动脉的主要分支；盆腔动脉的分支及分布。

3. 了解：血管吻合；心的静脉回流途径；动脉分布规律；胸主动脉分支、分布概况；静脉系统的组成、结构特点及静脉血回流的因素；椎静脉丛的位置、交通。

4. 能够应用心血管系统的解剖学知识阐述机体内营养物质和代谢产物的运输过程；初步理解常见心血管疾病的发病机制和临床表现。

5. 通过所学知识理解心血管系统对人体生命的重要意义，使学生树立关爱生命、救死扶伤的理念。

心血管系统（cardiovascular system）包括心、动脉、毛细血管和静脉，其内流动着血液。血液的主要功能是运输物质，一方面把消化系统吸收的营养物质和呼吸系统吸收的氧气运送到组织和细胞，同时将组织和细胞代谢过程中产生的代谢产物和二氧化碳运送至肾、肺和皮肤排出体外。另外，内分泌细胞分泌的激素也通过血液运送至靶器官和靶细胞，调节其活动。

第一节　概　述

一、心血管系统的组成

心血管系统由心、动脉、毛细血管和静脉组成。

1. **心**（heart）　是一个中空的肌性器官，被房间隔和室间隔分为互不相通的左、右两个半心，左半心流动着动脉血，右半心流动着静脉血。每侧半心又可分为后上方的心房和前下方的心室两部分，心房和心室借房室口相通。所以心共有 4 个腔，即右心房、右心室、左心房和左心室。心房接受静脉，心室发出动脉。在房室口和动脉口均有瓣膜，顺血流开启，逆血流关闭，保证血液在心内的定向流动。心有节律地搏动，推动血液循环，是血液循环的动力器官。

2. **动脉**（artery）　是引导血液离心的管道。动脉在行程中反复分支，越分越细，直至毛细血管。根据管径的粗细，动脉可分为大动脉、中动脉、小动脉和微动脉，但其间并无明显的界线。

3. **毛细血管**（capillary）　是连接微动脉、微静脉间的管道，彼此吻合成网，分布在人体除软骨、角膜、晶状体、毛发、釉质和被覆上皮以外的全身各部位。毛细血管数量多、管壁薄、通透性大，管内血流缓慢，是血液与组织液进行物质交换的场所。

4. 静脉（vein） 是引导血液回心房的血管。按其管径大小也分为大静脉、中静脉、小静脉和微静脉四种，逐级汇合，最终汇合成大静脉注入心房。

血液由心室射出，流经动脉、毛细血管、静脉，再返回心房，这种周而复始、循环往复的流动称**血液循环**。根据途径和功能的不同，血液循环可分为体循环和肺循环。两个循环同时进行，彼此相通（图 9-1）。

（1）**体循环**（systemic circulation）：携带氧和营养物质的血液自左心室射入主动脉，再经主动脉各级分支流向全身各处毛细血管，在此进行物质交换，再经各级静脉，最后由上、下腔静脉和心的冠状窦回到右心房。体循环的特点是路程长、流经范围广，其主要功能是以含氧高和营养物质丰富的动脉血营养全身各部，并将代谢产物运回心。

（2）**肺循环**（pulmonary circulation）：由体循环回心的静脉血从右心房进入右心室，自右心室射入肺动脉，经肺动脉各级分支至肺泡周围的毛细血管，在此进行气体交换。此后，血液沿着各级静脉，最后经左、右肺静脉流回左心房。肺循环的特点是路程短，血液只通过肺，其主要功能是为血液加氧并排出二氧化碳。

二、血管吻合及其功能意义

人体的血管除经动脉-毛细血管-静脉相连通外，动脉与动脉之间、静脉与静脉之间甚至动脉与静脉之间，可借吻合支或交通支彼此连接，形成血管吻合（图 9-2）。

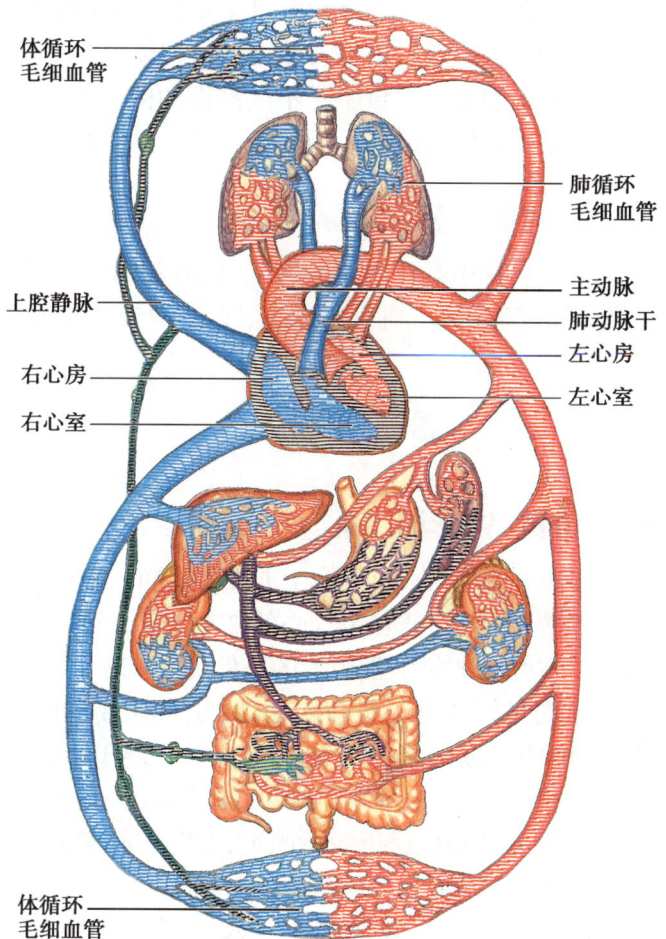

图 9-1　血液循环示意图

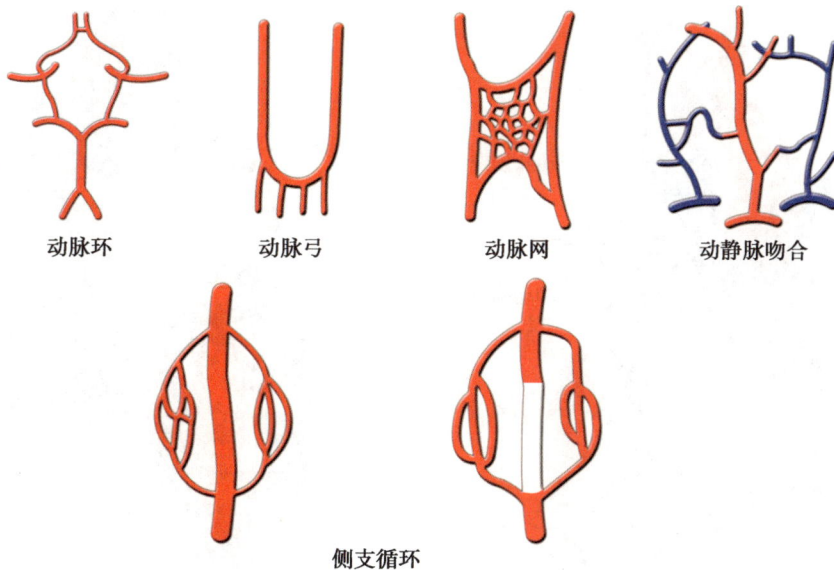

动脉环　　动脉弓　　动脉网　　动静脉吻合

侧支循环

图 9-2　血管吻合和侧支循环示意图

1. 动脉间吻合 在人体经常活动或易受压的部位,多条动脉分支间常互相吻合成动脉网,可缩短循环时间和调节局部血流量。

2. 静脉间吻合 静脉吻合远比动脉丰富,除有和动脉相似的吻合形式外,常在器官周围或器官壁内形成丰富的静脉丛,以保证在器官壁局部受压时血流通畅。

3. 动静脉吻合 在体内的许多部位,小动脉和小静脉间借吻合支直接相连,形成小动静脉间吻合,可缩短循环途径,调节局部血流量和体温。

4. 侧支吻合 发自主干不同高度的侧副管彼此吻合,称侧支吻合。通过侧支建立的循环途径,称侧支循环或侧副循环。侧支循环的建立,对于保证器官在病理状态下的血液供应十分重要。

三、血管的变异

由于发育中某些因素的影响,使血管的起始、分支、汇合及管径大小、数目等常出现一定程度的变化,称血管变异。血管的形态、数量、分支类型常因人而异,不尽相同。

第二节 心

一、位置、外形和毗邻

心位于胸腔的中纵隔内,形似倒置的、前后稍扁的圆锥体,外裹心包。心约2/3位于人体正中线的左侧,1/3位于正中线的右侧(图9-3)。前方紧贴胸骨体和第2~6肋软骨;后方平对第5~8胸椎;两侧与纵隔胸膜和肺相邻。上方连于出、入心的大血管;下方邻膈。心底部被出、入心的大血管根部及心包返折缘所固定,心室靠心尖的部分活动度较大。

心分为一尖、一底、两面和三缘、四沟(图9-4,图9-5)。

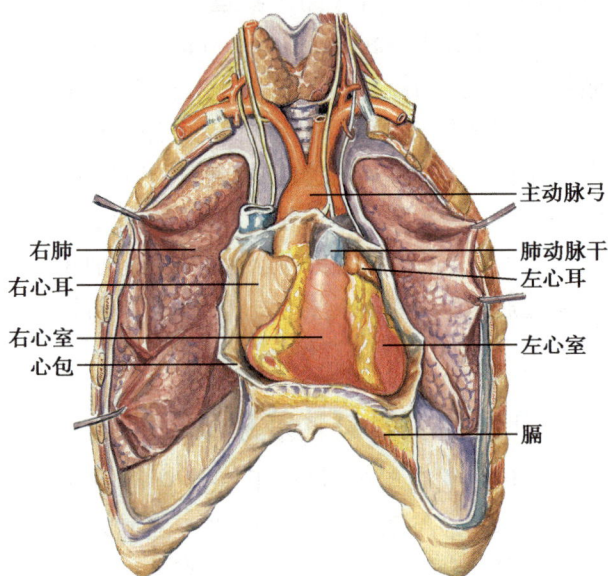

图 9-3 心的位置和外形

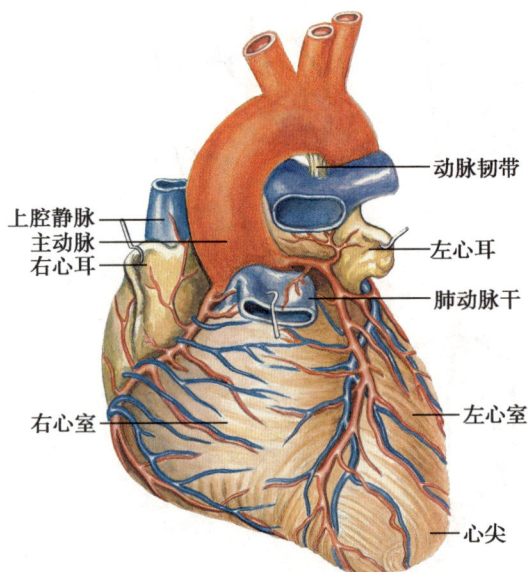

图 9-4 心的外形和血管(前面)

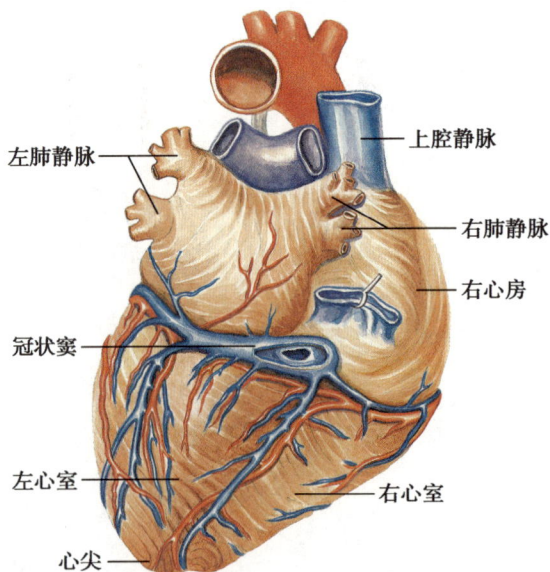

图 9-5 心的外形和血管(后下面)

心尖（cardiac apex）由左心室构成，朝向左前下方，贴近左胸前壁。在左侧第5肋间隙锁骨中线内侧1~2cm处，可扪及心尖搏动。

心底（cardiac base）朝向右后上方，由左心房和右心房构成。上、下腔静脉分别从上、下方注入右心房，左、右肺静脉分别从两侧注入左心房。心底后面隔心包后壁与食管、迷走神经和胸主动脉等相邻。

胸肋面（前面）朝向前上方，大部分由右心房和右心室构成，小部分由左心耳和左心室构成。该面大部分被胸膜和肺遮盖；小部分隔心包与胸骨体下部和左侧第4~6肋软骨相邻。膈面（下面）大部分由左心室构成，小部分由右心室构成。

下缘由右心室和心尖构成。左缘由左心室和左心耳构成（图9-4）。右缘由右心房构成，向上延续为上腔静脉右缘。

心表面有四条沟，是四个心腔的表面分界标志。**冠状沟**又称房室沟，是心房与心室在心表面的分界标志，位于心底部。**前室间沟**和**后室间沟**是左、右心室在心表面的分界标志。在心底部，右心房与右肺上、下肺静脉交界处的浅沟，称**房间沟**，是左、右心房在心底的分界标志。在心的膈面，房间沟、后室间沟与冠状沟的交会处，称**房室交点**，是左、右心房和左、右心室在心后面的邻接处。

二、心腔

心腔包括心房与心室。心房以房间隔分隔为右心房与左心房；心室以室间隔分隔为右心室与左心室。

（一）右心房

右心房（right atrium）位于心的右上部，壁薄，腔大（图9-6），分为前、后2部。前部由原始心房衍变而来，称固有心房；后部称腔静脉窦。两部之间以纵行于右心房表面的界沟为界。与界沟相对应的心内面有一纵行的肌隆起，称界嵴。

1. **固有心房** 构成右心房的前部，其向前上方呈锥体形突出的盲囊，称右心耳。固有心房内面有许多大致平行排列的肌束，称梳状肌。

2. **腔静脉窦** 位于右心房的后部，内壁光滑，无肌性隆起。上、下方分别有上腔静脉口和下腔静脉口。下腔静脉口的前方有冠状窦口。

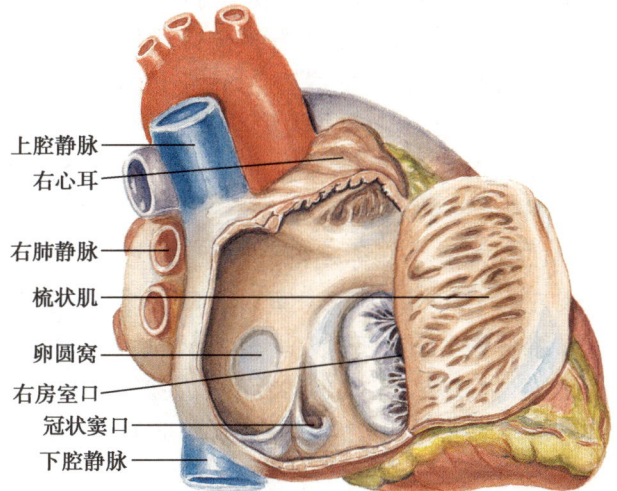

图9-6 右心房

右心房的前下部为右房室口，右心房的血液由此流入右心室。房间隔右侧面中部有一卵圆形的凹陷，称**卵圆窝**，为胚胎时期卵圆孔闭合后的遗迹，是房间隔缺损的好发部位（图9-6）。

（二）右心室

右心室（right ventricle）位于胸骨左缘第4、5肋软骨的后方、右心房的前下方，壁厚3~4mm，**室上嵴**（supraventricular crest）可将右心室分为流入道（窦部）和流出道（漏斗部）两部分（图9-7）。

1. **流入道** 室壁有多条纵横交错的肌性隆起，称**肉柱**（trabeculae carneae）。突入室腔的锥状肌隆起，称乳头肌，分前、后、隔侧3群。右心室内有一起自室间隔，连至右室前壁的肌束，称隔缘肉柱，又称节制索，可防止心室过度扩张。

流入道的入口为右房室口，呈卵圆形，口的周缘有3个呈三角形的帆状瓣膜，称**三尖瓣**。三尖瓣环、三尖瓣、腱索和乳头肌合称**三尖瓣复合体**，其作用是防止血液逆流。

2. **流出道** 又称动脉圆锥或漏斗部，位于右心室前上部，室壁光滑，呈锥体状，上端为肺动脉口,口周缘有 3 个彼此相连的**肺动脉瓣**。当心室收缩时,血液冲开肺动脉瓣,流入肺动脉干;心室舒张时,肺动脉窦被反流的血液充盈,3 个瓣膜彼此相互靠拢,使肺动脉口封闭,阻止血液逆流回右心室。

(三) 左心房

左心房(left atrium)位于右心房的左后方,构成心底的大部,是最靠后的一个心腔(图 9-8)。前方有升主动脉和肺动脉干,后方直接与食管相贴邻。临床上通过食管 X 线钡餐造影,可间接判断左心房是否有病理性扩大。左心房分为前部的左心耳和后部的左心房窦。左心耳腔面结构与右心耳相似。左心房窦又称固有心房,后壁两侧各有 1 对肺静脉开口,前下部借左房室口通左心室。

(四) 左心室

左心室(left ventricle)位于右心室的左后方,呈圆锥形,锥底被左房室口和主动脉口占据。左室壁为右室壁厚度的 3 倍。左心室以二尖瓣前尖为界,分为左后方的流入道和右前方的流出道 2 部分(图 9-9)。

1. **流入道** 又称窦部,位于二尖瓣前尖左后方,入口为左房室口。口周缘有纤维环,其上附有 2 个呈三角形的帆状瓣膜,称**二尖瓣**。二尖瓣环、二尖瓣、腱索和乳头肌合称**二尖瓣复合体**,防止血液逆流。

2. **流出道** 又称主动脉前庭,位于左心室的前内侧部,室壁光滑,流出道的上界为主动脉口,位于左房室口的右前方。口周围有 3 个半环形的**主动脉瓣**,分别排列在主动脉口的左、右及后方。与每个瓣膜相对应的主动脉壁向外膨出,形成主动脉窦(分为左、右及后 3 个,其中主动脉左、右窦分别有左、右冠状动脉的开口)(图 9-10)。

三、心的构造

1. **心纤维性支架** 在心房肌与心室肌之间,房室口、肺动脉口和主动脉

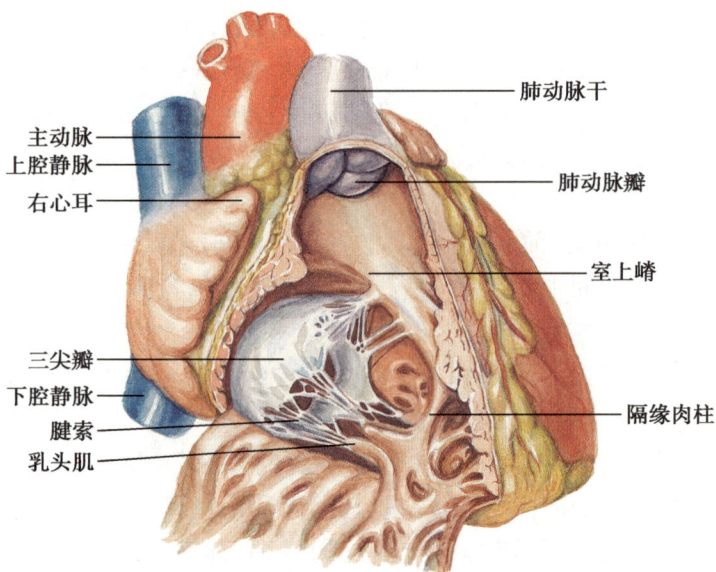

图 9-7 右心室

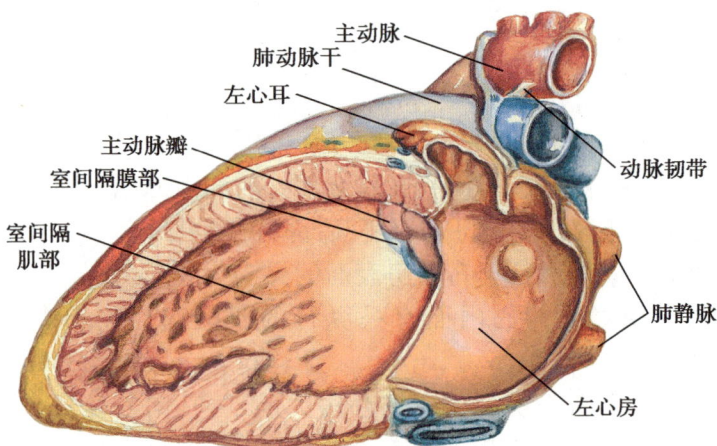

图 9-8 左心房和左心室

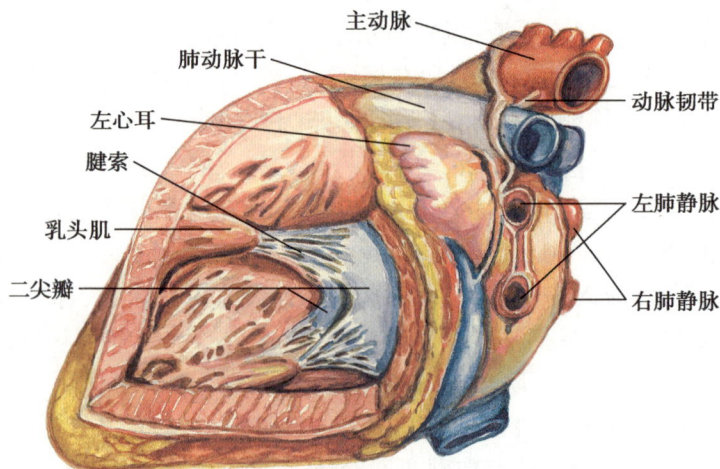

图 9-9 左心室

口的周围,由致密结缔组织构成坚实的纤维性支架,称心纤维性支架(图9-10,图9-11)。心纤维性支架包括两个纤维三角、四个瓣环(肺动脉瓣环、主动脉瓣环、二尖瓣环和三尖瓣环)及圆锥韧带、室间隔膜部和瓣膜间隔等。心纤维性支架质地坚韧而富有弹性,起支撑作用,是心肌纤维和心瓣膜的附着处。心纤维性支架随着年龄的增长可发生不同程度的钙化,甚至骨化。

2. **心壁** 心壁主要由心内膜、心肌层和心外膜构成(图9-12)。心肌层构成心壁的主体,包括心房肌和心室肌2部分。心房肌和心室肌彼此间不直接相连,各自分别附着于心纤维性支架,故心房和心室可分别收缩。

3. **心间隔** 心间隔把心分隔为容纳动脉血的左半心和容纳静脉血的右半心(图9-13)。

(1)**房间隔**:位于左、右心房之间(图9-6),向前方倾斜,由2层心内膜和其间的结缔组织及少量的心房肌纤维共同构成。

(2)**室间隔**:位于左、右心室之间,其上部倾斜,中部明显凸向右心室。室间隔分为肌部和膜部。**膜部**为胚胎时期室间孔闭合后的遗迹,是室间隔缺损的好发部位。

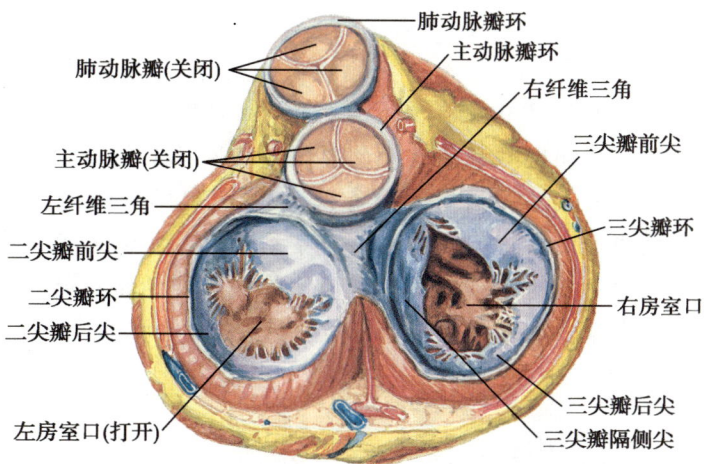

图 9-10　心的瓣膜和纤维环(心室舒张期)

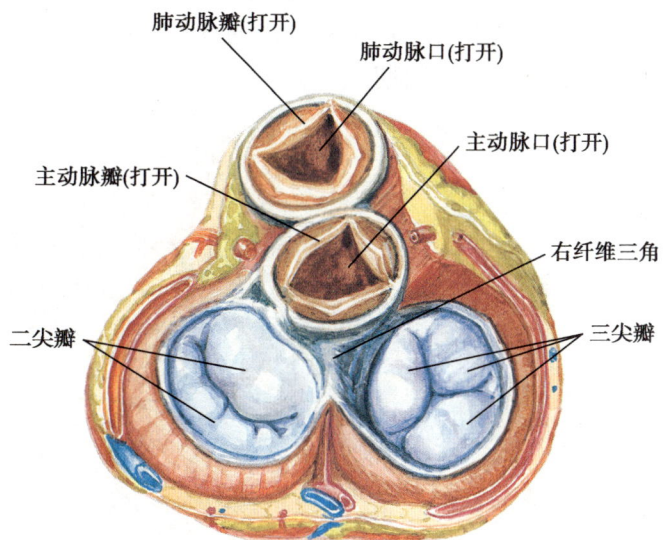

图 9-11　心的瓣膜和纤维环(心室收缩期)

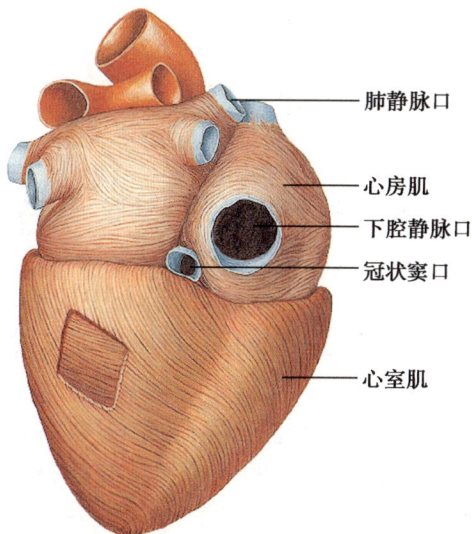

图 9-12　心肌层

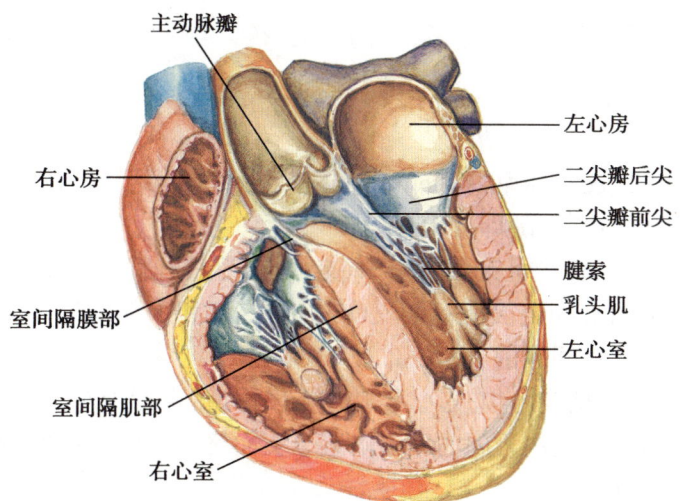

图 9-13　室间隔

先天性心脏病的解剖学基础

房间隔缺损最常见的类型为卵圆孔未闭。如缺损较大,由于左房的压力高于右房,导致血流由左向右分流。右心负荷增加,引起肺动脉高压和肺淤血。室间隔缺损常见于室间隔膜部缺损。由于室间隔膜部与房室结、房室束、左右束支和三尖瓣、主动脉瓣关系密切,手术修补时应注意避免损伤这些结构。法洛四联症的特征是:主动脉骑跨于左、右心室上;室间隔缺损;右心室流出道狭窄或肺动脉口狭窄;右心室肥厚。

四、心的传导系统

心的传导系统由特殊心肌纤维构成,有自律性和传导性,能产生和传导冲动,控制心的节律性活动,包括窦房结、结间束、房室结、房室束、左右束支和浦肯野纤维(Purkinje fiber)(图9-14)。窦房结是心的正常起搏点,由它发出的冲动经结间束、房室结、房室束、左右束支和浦肯野纤维到达心室肌,完成一个心动周期。

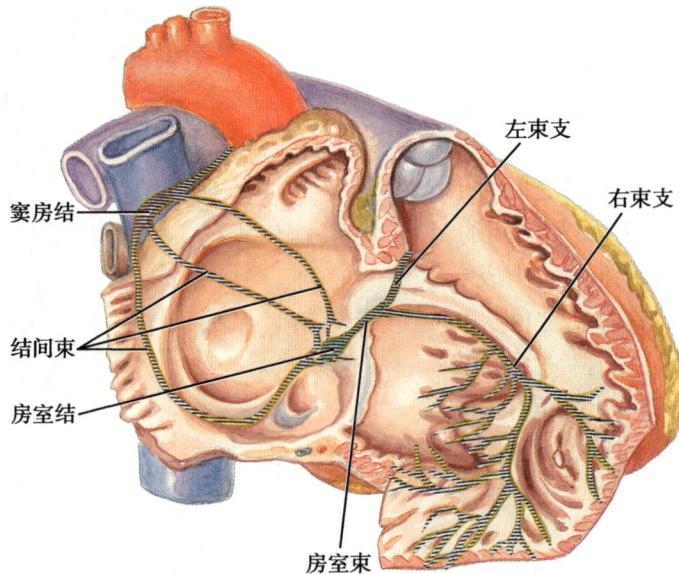

图 9-14　心的传导系统

五、血管

(一) 心的动脉

1. **左冠状动脉**(left coronary artery)　起于主动脉左窦(图9-15),主干粗短,在肺动脉干和左心耳之间左行,随即分为2支。

(1)**前室间支**:也称前降支,可视为左冠状动脉主干的延续,沿前室间沟走行,绕过心尖切迹,与后室间支吻合。前室间支向左侧、右侧和深部发出3组分支,分布于左心室前壁、右心室前壁的一部分和室间隔前上2/3部。

(2)**旋支**:自左冠状动脉主干发出后,走行于左侧冠状沟内,绕心左缘至左心室膈面,多数在心左缘与后室间沟之间的中点附近分支而终止。旋支主要分布于左心房、左心室的侧壁和后壁(图9-15,图9-16)。

2. **右冠状动脉**(right coronary artery)　起于主动脉右窦,于右心耳与肺动脉干之间沿冠状沟右行,绕心右缘进入膈面的冠状沟内(图9-15,图9-16),至房室交点附近,分为2支。

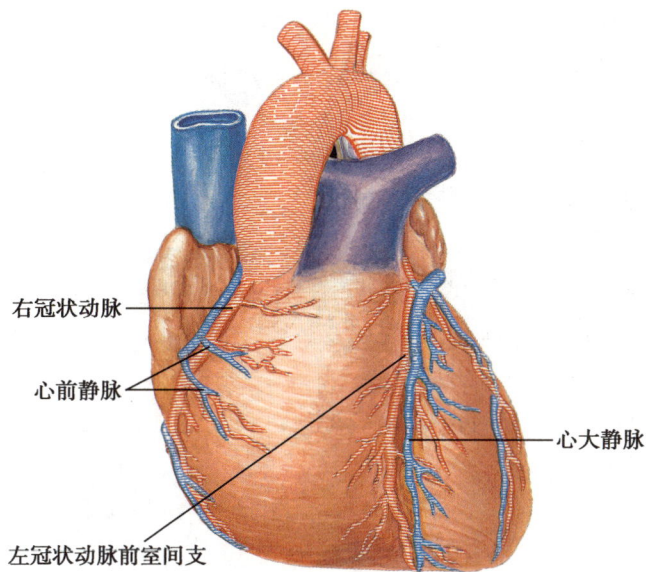

图 9-15　心的血管（前面观）

右冠状动脉

心前静脉

左冠状动脉前室间支

心大静脉

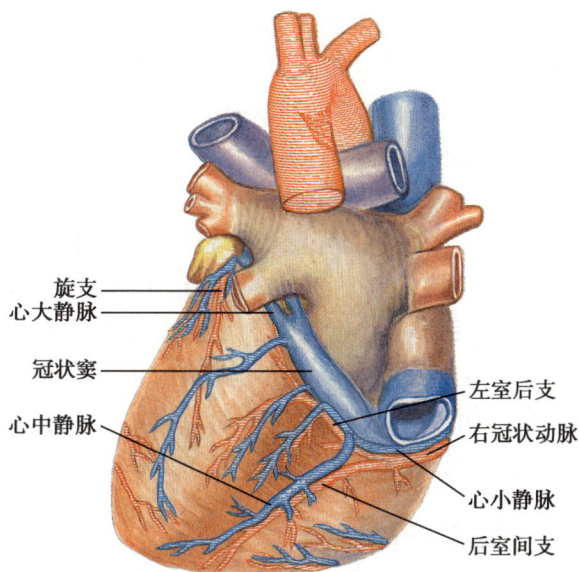

图 9-16　心的血管（后下面观）

旋支
心大静脉
冠状窦
心中静脉

左室后支
右冠状动脉
心小静脉
后室间支

（1）**后室间支**：较粗，为主干的延续，亦向左、右侧和深面发出分支，分布于后室间沟两侧的心室壁和室间隔的后下 1/3。

（2）**左室后支**：向左行，分支分布于左心室后壁（膈面）。

冠 心 病

冠状动脉粥样硬化性心脏病是冠状动脉血管发生动脉粥样硬化病变而引起血管腔狭窄或阻塞，造成心肌缺血、缺氧或坏死而导致的心脏病，简称冠心病。冠状动脉造影及血管内成像技术是目前冠心病诊断的"金标准"，可以明确冠状动脉有无狭窄，以及狭窄的部位、程度、范围等，并可据此指导进一步治疗。

冠心病的治疗包括生活习惯改变、药物治疗、血运重建治疗等。经皮冠状动脉腔内成形术（PTCA）为应用特制的带气囊导管，经外周动脉（股动脉或桡动脉）送到冠状动脉狭窄处，充盈气囊可扩张狭窄的管腔，改善血流，并在已扩开的狭窄处放置支架，预防冠状动脉再狭窄。PTCA 适用于药物控制不良的稳定型心绞痛、不稳定型心绞痛和心肌梗死病人。

（二）心的静脉

心的静脉血可经 3 条途径回流。

1. **心最小静脉**　是位于心壁内的小静脉，自心壁肌层的毛细血管网开始，直接开口于心房或心室腔。

2. **心前静脉**　1~4 支，起于右心室前壁，向上越过冠状沟直接注入右心房。

3. **冠状窦**　位于心膈面，左心房与左心室之间的冠状沟内（图 9-16），其右端以冠状窦口开口于右心房，开口处常有 1 个半月形瓣膜。冠状窦的主要属支有心大静脉、心中静脉和心小静脉（图 9-15，图 9-16）。

六、心包

心包（pericardium）为包裹在心和大血管根部的纤维浆膜囊，分为外层的**纤维心包**和内层的**浆膜心包**，起固定、屏障和润滑作用（图 9-17）。浆膜心包紧贴于心和大血管根部表面的，称脏层（心表面的浆膜即心外膜);贴附于纤维心包内表面的,称壁层。脏、壁两层于大血管根部相互转折移行,两层之间形成的腔隙,称**心包腔**(pericardial cavity),心包腔内含少量心包液,起润滑作用。

浆膜心包脏、壁两层返折处的间隙,称**心包窦**,包括心包横窦、心包斜窦和心包前下窦。**心包横窦**位于升主动脉和肺动脉干的后方,上腔静脉和左心房的前方;**心包斜窦**位于左心房后壁与心包后壁之间(图9-17);**心包前下窦**位于心包腔前下部,即心包胸肋部与膈部转折处。人体直立时,心包前下窦位置最低。临床上,经左剑肋角行心包穿刺,可较安全地进入此窦。

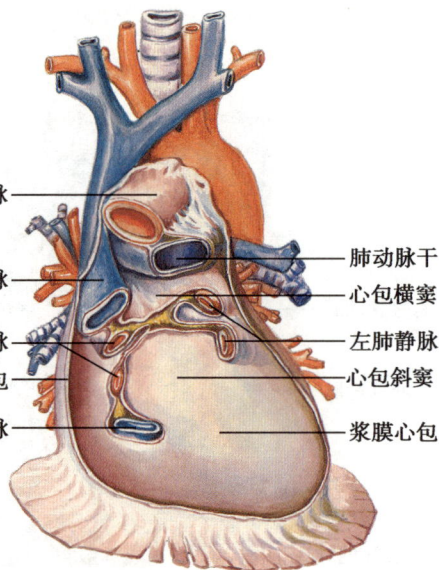

图9-17 心包

七、体表投影

心的体表投影可分心外形的体表投影和心瓣膜的体表投影(图9-18)。

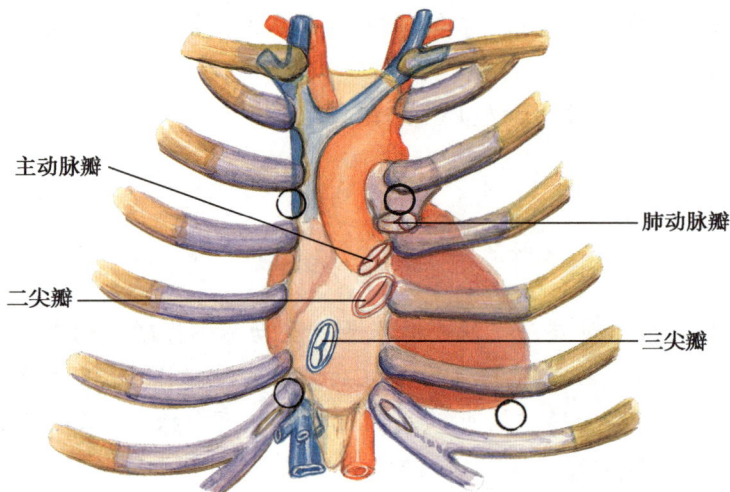

图9-18 心的体表投影

(一)心外形的体表投影

心外形的体表投影个体差异很大,通常采用4点连线法来确定。①左上点:位于左侧第2肋间隙,距胸骨左缘约1.2cm处;②右上点:位于右侧第3肋软骨上缘,距胸骨右缘约1cm处;③右下点:位于右侧第7胸肋关节处;④左下点:位于左侧第5肋间隙,距前正中线7~9cm。4点之间微凸的弧形连线为心的界限。

(二)心瓣膜的体表投影

1.**肺动脉瓣**(肺动脉口) 在左侧第3胸肋关节的稍上方,部分位于胸骨之后。

2.**主动脉瓣**(主动脉口) 在胸骨左缘第3肋间隙,部分位于胸骨之后。

3.**二尖瓣**(左房室口) 在左侧第4胸肋关节处及胸骨左半的后方。

4.**三尖瓣**(右房室口) 在第4肋间隙胸骨正中线的后方。

第三节 动 脉

动脉(artery)是输送血液离心的血管。由左心室发出的主动脉及其各级分支输送动脉血,由右心室发出的肺动脉干及其分支则输送静脉血。动脉分支离开主干进入器官前称器官外动脉,进入器官内的分支称器官内动脉。动脉的命名多与它们营养的器官(如肾动脉)、所在的位置(如肋间后动脉)、方位(如冠状动脉)和所伴行骨的名称(如肱动脉)一致。

　　器官外动脉分布的基本规律:①动脉的配布有左、右对称性;②形成人体各个部位的动脉干;③躯干部的动脉有脏支和壁支之分;④常有静脉和神经伴行;⑤多走行于身体的屈侧、深部和安全部位;⑥常以最短的距离到达所分布的器官;⑦动脉分布形式与器官的形态有关;⑧动脉的管径与所分布器官的功能相关。

一、肺循环的动脉

　　肺动脉干位于心包内,系一粗短的动脉干,于升主动脉根部的前方起于右心室,走向左后上方,至主动脉弓下方,分为左、右肺动脉。**左肺动脉**较短,走行于左主支气管前面,呈弓形从上方跨过左主支气管入左肺。**右肺动脉**较长,经升主动脉和上腔静脉的后方向右横行,经右肺门入右肺。在肺动脉干分叉处的稍左侧,有一结缔组织索连于主动脉弓下缘,称**动脉韧带**,动脉韧带是胚胎时期动脉导管闭锁后的遗迹(图 9-4)。

知识拓展

动脉导管未闭

　　动脉导管未闭是动脉导管在出生后没有闭合,呈持续开放的病理状态。在胎儿时期,动脉导管的作用是将大部分右心室内的静脉血导入主动脉送往胎盘进行氧合。出生后,动脉导管未闭可作为一个独立病变单独存在,也可与其他心血管畸形并存,是临床上常见的先天性心脏病之一。

二、体循环的动脉

　　主动脉是体循环的动脉主干,由左心室发出,依次分为升主动脉、主动脉弓和降主动脉 3 部分。升主动脉自左心室起始,向右前上方斜行,至右侧第 2 胸肋关节高度移行为主动脉弓。升主动脉发出左、右冠状动脉。主动脉弓位于胸骨柄后方,呈弓形弯向左后方,至第 4 胸椎体下缘向下移行为降主动脉。

　　主动脉弓凸侧自右向左依次发出头臂干、左颈总动脉和左锁骨下动脉。头臂干短而粗,发出后向右上方斜行,至右胸锁关节后方分为右颈总动脉和右锁骨下动脉。主动脉弓壁内有压力感受器,可感受血压的变化,反射性地调节血压。在主动脉弓下方靠近动脉韧带处有 2~3 个粟粒状小体,称**主动脉小球**(aortic glomera),为化学感受器,可感受动脉中氧分压、二氧化碳分压和氢离子浓度的变化。降主动脉沿脊柱左前方下行,在第 12 胸椎水平穿膈的主动脉裂孔进入腹腔,至第 4 腰椎体下缘处分为左、右髂总动脉。以膈的主动脉裂孔为界降主动脉分为胸主动脉和腹主动脉 2 部分。

(一)颈总动脉

　　颈总动脉是头颈部的动脉主干,右侧起自头臂干,左侧直接起自主动脉弓。两侧颈总动脉均经过胸锁关节后方,沿食管、气管和喉的外侧上行,至甲状软骨上缘水平,分为颈内动脉和颈外动脉。颈总动脉上段位置表浅,在活体上可触及其搏动。当头面部大出血时,可在胸锁乳突肌的前缘,平环状软骨高度,向后内将该动脉压向第 6 颈椎横突上进行急救止血。

　　颈动脉窦(carotid sinus)为颈总动脉末端和颈内动脉起始处的膨大部分,为压力感受器。血压增高时,窦壁扩张,刺激压力感受器,反射性引起心跳减慢、外周血管扩张,使血压下降。

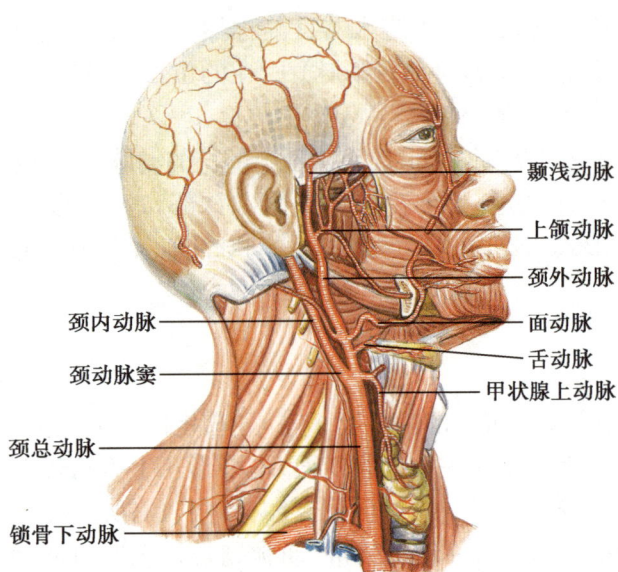
图 9-19　颈外动脉及其分支

颈动脉小球（carotid glomus）为一扁椭圆形小体,借结缔组织连于颈内、外动脉分叉处的后方,为化学感受器。

1. **颈外动脉**　自颈总动脉分出,位于颈内动脉的前内侧,后经颈内动脉前方转向外侧,上行穿腮腺至下颌颈处分为颞浅动脉和上颌动脉两条终支(图 9-19)。

（1）**甲状腺上动脉**:向前下方行于颈总动脉与喉之间,到达甲状腺侧叶上端,分支分布于甲状腺上部和喉。

（2）**舌动脉**:于舌骨大角高度起自颈外动脉,行向前内入舌。

（3）**面动脉**:于下颌角高度起始于颈外动脉,经下颌下腺深面,在咬肌止点前缘绕下颌体至面部,该处位置表浅,为临床上压迫止血的部位。该动脉经口角、鼻翼外侧行至睑裂内侧,更名为内眦动脉。面动脉分支分布于面部、腭扁桃体和下颌下腺等处。

（4）**颞浅动脉**:在耳屏前方约 1cm 处上行,越颧弓根部至颞部皮下,分支分布于腮腺及额、顶、颞部软组织。在活体上,于耳屏前上方、颧弓根部可摸到颞浅动脉搏动,当头前外侧部出血时,可在此压迫止血。

（5）**上颌动脉**:在下颌颈的深部走向前内,入翼腭窝,分支分布于硬脑膜、牙、鼻腔、腭、咀嚼肌、外耳道和鼓室等处。其中分布到硬脑膜的一支,称**脑膜中动脉**。该动脉紧贴颅骨内面走行,分为前、后 2 支,分布于颅骨和硬脑膜。前支行于翼点内面,此处骨折易伤及此动脉,引起硬膜外血肿。

2. **颈内动脉**　自颈总动脉发出后上行经颈动脉管入颅,分支分布于脑和视器(详见中枢神经系统)。

（二）锁骨下动脉

锁骨下动脉右侧起自头臂干,左侧直接起自主动脉弓,两侧均从胸锁关节的后方斜向外上,于第 1 肋外侧缘移行为腋动脉(图 9-20)。锁骨下动脉的主要分支有椎动脉、胸廓内动脉和甲状颈干。

1. **腋动脉**　为锁骨下动脉的直接延续,主要分支有胸肩峰动脉、胸外侧动脉、肩胛下动脉、旋肱后动脉和旋肱前动脉(图 9-21)。

2. **肱动脉**　为腋动脉的延续,沿喙肱肌和肱二头肌内侧沟下行至肘窝,平桡骨颈高度分为桡动脉和尺动脉。肱动脉的主要分支为肱深动脉,伴桡神经下行于桡神经沟,分支分布于肱三头肌和肱骨,并参与肘关节动脉网的组成(图 9-22)。

3. **桡动脉**　行于前臂前面外侧,上段走行于肱桡肌和旋前圆肌之间,下段于肱桡肌腱和桡侧腕屈肌腱之间下行,于腕关节前方绕桡骨茎突至手背面,穿第 1 掌骨间隙达手掌前面的深部,末端与尺动脉的掌深支吻合,形成掌深弓。前臂远端、桡侧腕屈肌腱外侧的一段位置表浅,

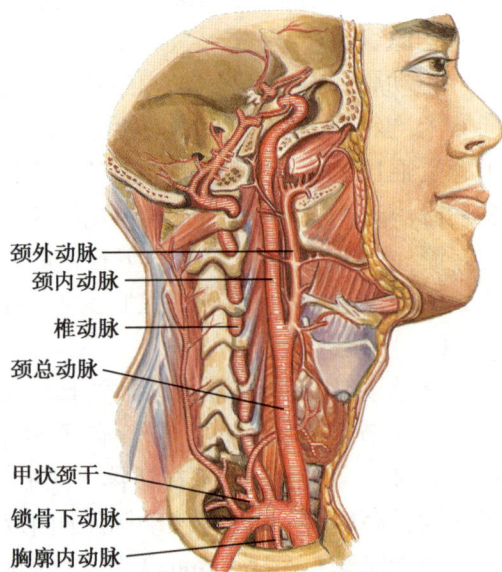
图 9-20　锁骨下动脉及其分支

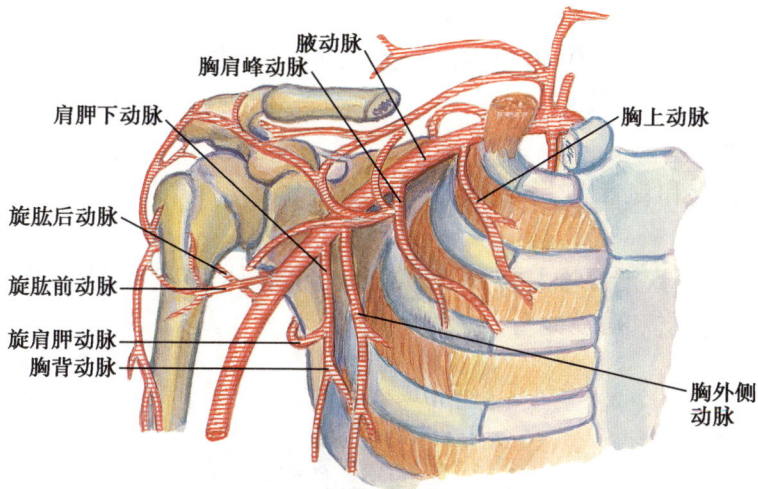

图 9-21　腋动脉及其分支

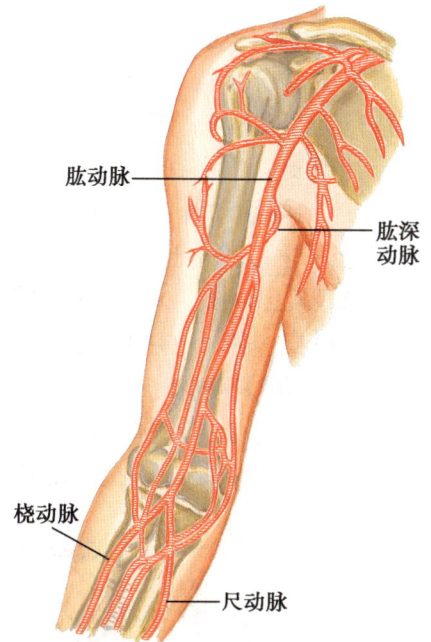

图 9-22　肱动脉及其分支

是临床上触摸脉搏的部位。主要分支是掌浅支和拇主要动脉。

4.**尺动脉**　自肱动脉分出后,斜向下内侧,在指浅屈肌和尺侧腕屈肌之间下降,经屈肌支持带的浅面、豌豆骨的桡侧入手掌,分出掌深支后,其末端与桡动脉的掌浅支吻合成掌浅弓。尺动脉的主要分支有骨间总动脉和掌深支。

5.**掌浅弓和掌深弓**

（1）**掌浅弓**:由尺动脉末端和桡动脉的掌浅支吻合而成,位于掌腱膜和指浅屈肌腱及其腱鞘之间（图 9-23）。弓的远端平对掌骨的中部。掌浅弓的分支主要有小指尺掌侧动脉和 3 条指掌侧总动脉,后者至掌指关节附近又各自分为 2 条指掌侧固有动脉,分别沿第 2~5 指的相对缘走行,小指尺掌侧动脉走行于小指掌面的尺侧缘。

（2）**掌深弓**:由桡动脉末端和尺动脉的掌深支吻合而成,位于指屈肌腱及其腱鞘的深面（图 9-24）。掌深弓的远端位于掌浅弓的近侧,约平腕掌关节处。掌深弓发出 3 条掌心动脉,沿骨间掌侧肌的表面前行,至第 2~4 掌指关节处与指掌侧总动脉吻合。

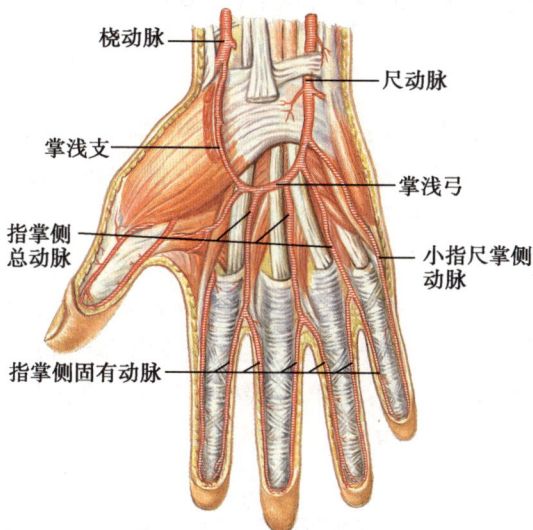

图 9-23　右手掌面动脉（浅层）

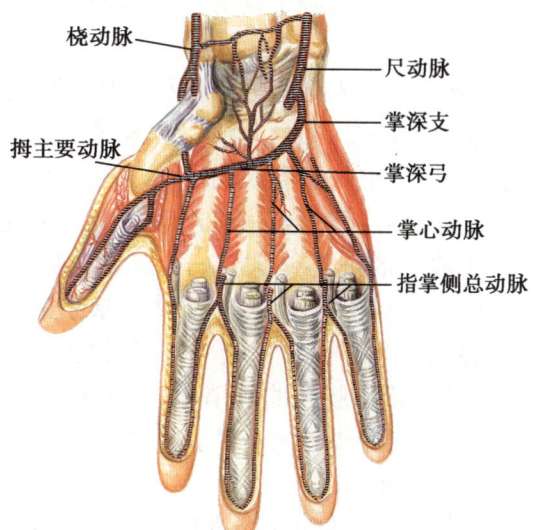

图 9-24　右手掌面动脉（深层）

(三) 胸主动脉

胸主动脉于第4胸椎体下缘高度延续自主动脉弓,至第12胸椎水平穿膈的主动脉裂孔,入腹腔移行为腹主动脉(图9-25)。胸主动脉分支有壁支和脏支2种,营养胸壁和胸腔部分器官。

1. **壁支** 主要有肋间后动脉和膈上动脉等。

(1) **肋间后动脉**:共9对,走行于第3~11肋间隙内,沿肋沟走行,分支分布于胸壁、腹壁上部、背部和脊髓等处。位于第12肋下方的动脉为肋下动脉。

(2) **膈上动脉**:1对,分布于膈上面的后部。

2. **脏支** 细小,主要有支气管支、心包支和食管支,分布于气管、支气管、心包和食管等。

(四) 腹主动脉

腹主动脉于主动脉裂孔处移行自胸主动脉,沿腰椎左前方下降,至第4腰椎体下缘高度分为左、右髂总动脉(图9-26)。腹主动脉分支也有壁支和脏支之分。

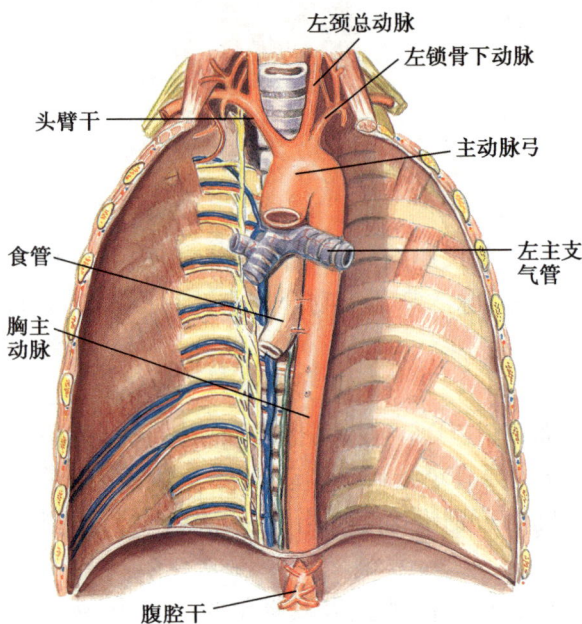

图 9-25 胸主动脉及其分支

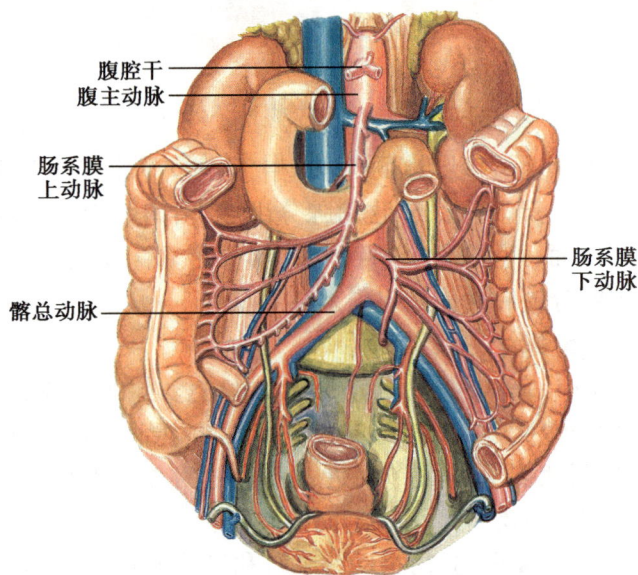

图 9-26 腹主动脉及其分支

1. **壁支** 主要有膈下动脉、腰动脉和骶正中动脉,分布于腹后壁、膈下面、脊髓、肾上腺和盆腔后壁等处。

2. **脏支** 分为成对的脏支和不成对的脏支2种。

(1) **成对的脏支**:①肾上腺中动脉:分布于肾上腺。②肾动脉:平第1、2腰椎间盘高度起自腹主动脉侧壁,横行向外达肾门,分2~3支入肾。③睾丸动脉:参与精索的构成;在女性为卵巢动脉,进入子宫阔韧带两层间,分支分布于卵巢和输卵管的远侧部,并与子宫动脉的分支吻合。

(2) **不成对的脏支**:①腹腔干:在主动脉裂孔稍下方发自腹主动脉前壁,随即分为胃左动脉、脾动脉和肝总动脉3支(图9-27)。②**肠系膜上动脉**:平第1腰椎高度起自腹主动脉前壁,先后经过胰头、体交界处的后方及十二指肠水平部的前方入肠系膜根,走向右髂窝,沿途分支分布于胰头下部及十二指肠至横结肠左曲段消化管(图9-28)。③**肠系膜下动脉**:平第3腰椎高度起自腹主动脉前壁,行向左下方,分支分布于结肠左曲至直肠上部消化管(图9-29)。

(五) 髂总动脉

腹主动脉末端于第4腰椎体高度分出左、右髂总动脉,沿腰大肌内侧下行,至骶髂关节前方分为髂内动脉和髂外动脉。

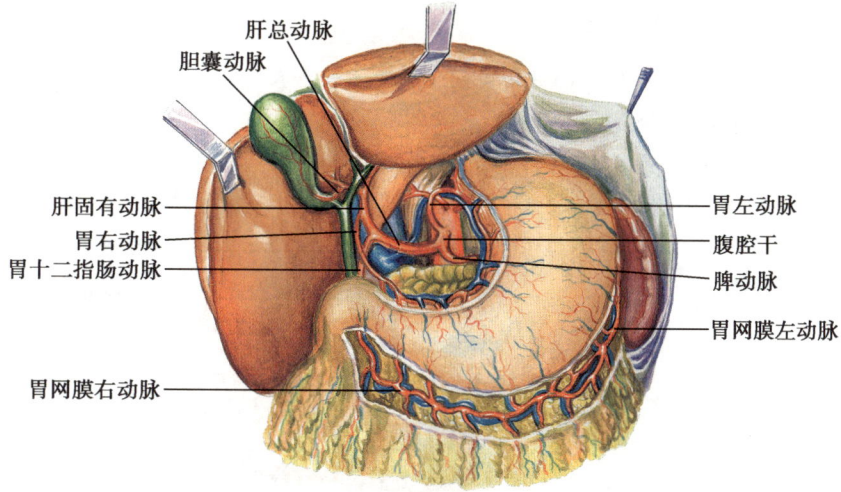

肝总动脉
胆囊动脉
肝固有动脉
胃右动脉
胃十二指肠动脉
胃网膜右动脉
胃左动脉
腹腔干
脾动脉
胃网膜左动脉

胃前面

A

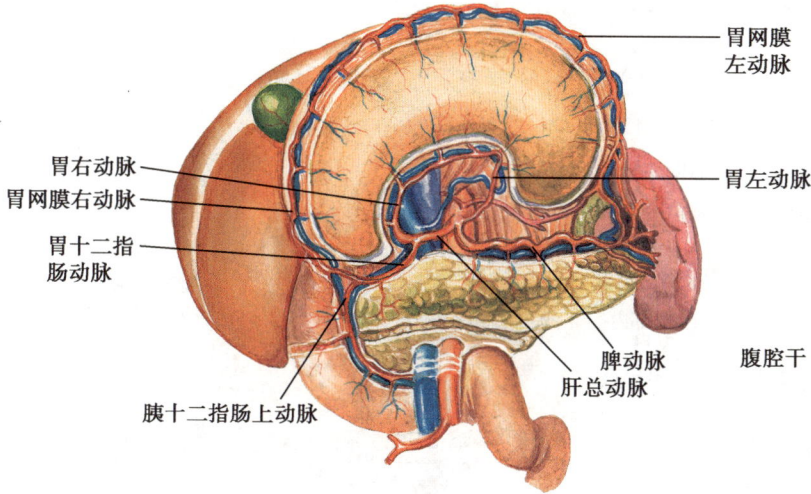

胃网膜
左动脉
胃右动脉
胃网膜右动脉
胃十二指
肠动脉
胰十二指肠上动脉
胃左动脉
脾动脉
肝总动脉

胃后面

B

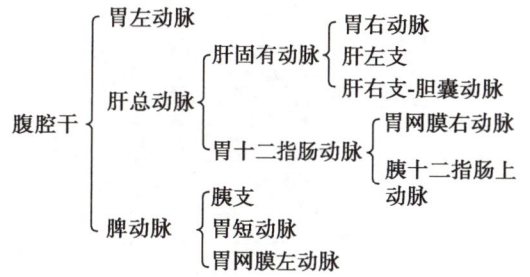

腹腔干 {
胃左动脉
肝总动脉 { 肝固有动脉 { 胃右动脉 / 肝左支 / 肝右支-胆囊动脉 }
胃十二指肠动脉 { 胃网膜右动脉 / 胰十二指肠上动脉 } }
脾动脉 { 胰支 / 胃短动脉 / 胃网膜左动脉 } }

C

图 9-27　腹腔干及其分支

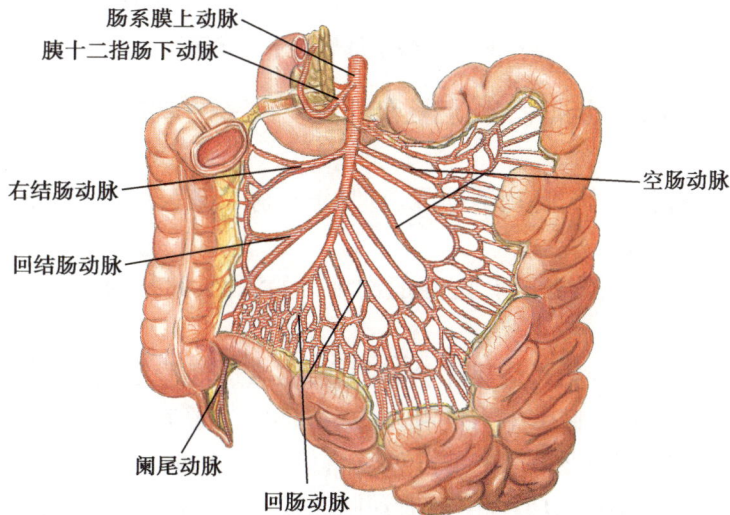

肠系膜上动脉
胰十二指肠下动脉
右结肠动脉
回结肠动脉
空肠动脉
阑尾动脉
回肠动脉

图 9-28　肠系膜上动脉及其分支

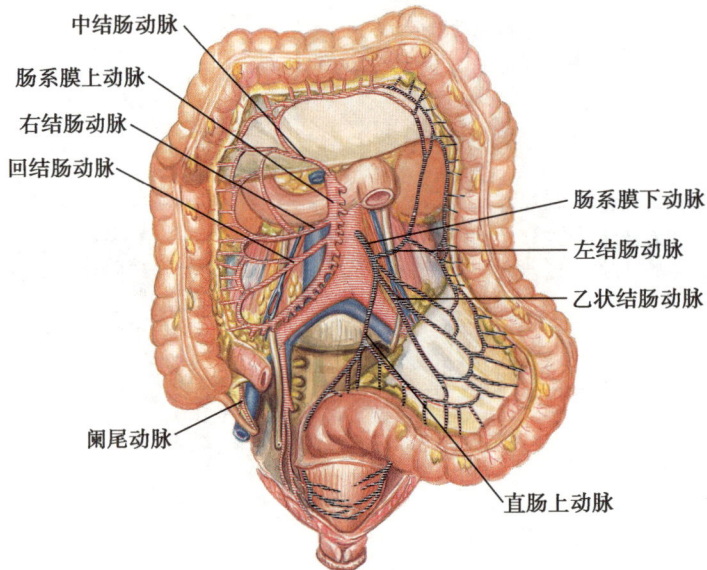

图 9-29　肠系膜上、下动脉及其分支

1. 髂内动脉　为盆部动脉的主干,沿盆腔侧壁下行,分壁支和脏支(图 9-30)。

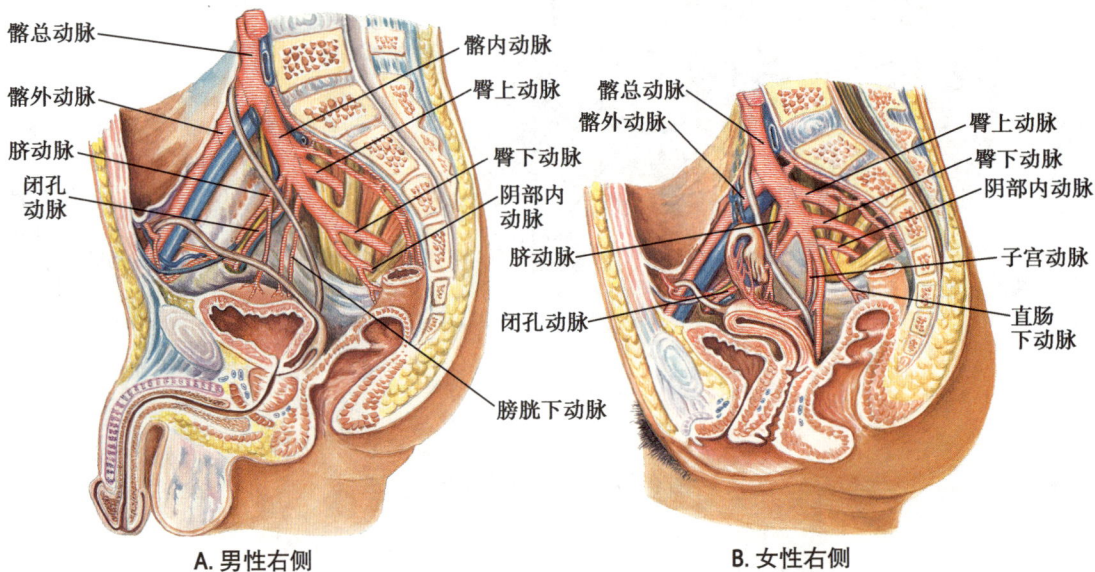

A. 男性右侧　　　　　　　　　　　　　B. 女性右侧

图 9-30　盆腔的动脉(正中矢状面)

(1)**壁支**:主要分支有闭孔动脉、髂腰动脉、骶外侧动脉、臀上动脉、臀下动脉,分布于髋关节、臀肌、大腿肌内侧群等处。

(2)**脏支**:主要分支有脐动脉、膀胱下动脉、直肠下动脉、子宫动脉和阴部内动脉,分布于膀胱、直肠、子宫、阴道及会阴部等处。

2. 髂外动脉　沿腰大肌内侧缘下降,经腹股沟韧带的深面,移行为股动脉。其分支主要有腹壁下动脉和旋髂深动脉。

(1)**股动脉**:为下肢动脉的主干,是髂外动脉的直接延续,经股三角入收肌管,出收肌腱裂孔至腘窝,移行为腘动脉。在腹股沟韧带中点的稍下方,股动脉位置表浅,可触及其搏动。股动脉的主要分支为股深动脉,在腹股沟韧带下方 3~4cm 处发自股动脉,行向后内下方,发出旋股内侧动脉、旋股外侧动脉和 3~4 条穿动脉(图 9-31)。此外,股动脉还发出腹壁浅动脉、旋髂浅动脉和阴部外动脉,分布于腹前壁下部、髂前上棘附近及外阴的浅筋膜和皮肤。

（2）**腘动脉**：自收肌腱裂孔处由股动脉移行而来，经腘窝深部下行至腘肌下缘，分为胫前动脉和胫后动脉。其分支分布于膝关节及其附近诸肌（图9-32）。

（3）**胫前动脉**：自腘动脉分出后，穿经小腿骨间膜，并于小腿前群肌之间下行，至踝关节前方移行为足背动脉（图9-33）。

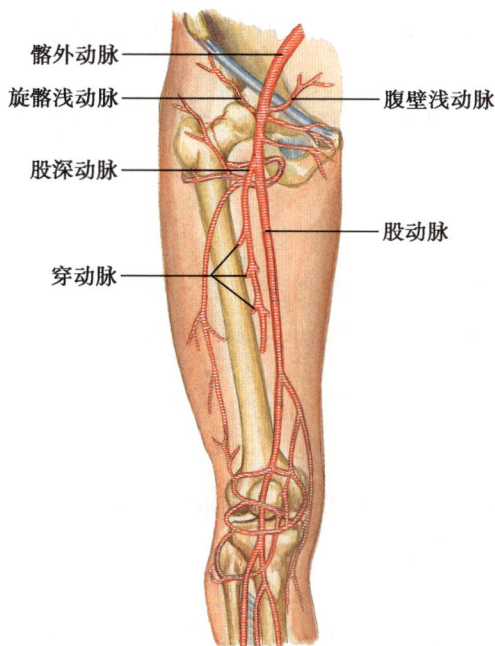

图9-31　股动脉及其分支　　　　图9-32　小腿的动脉（后面观）　　图9-33　小腿的动脉（前面观）

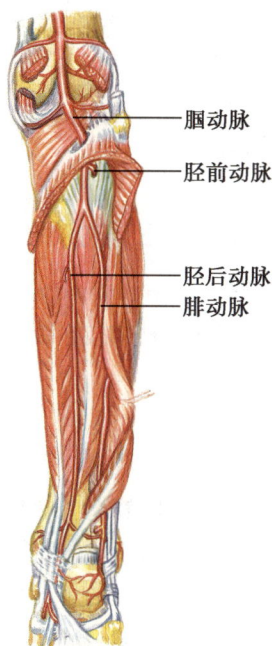

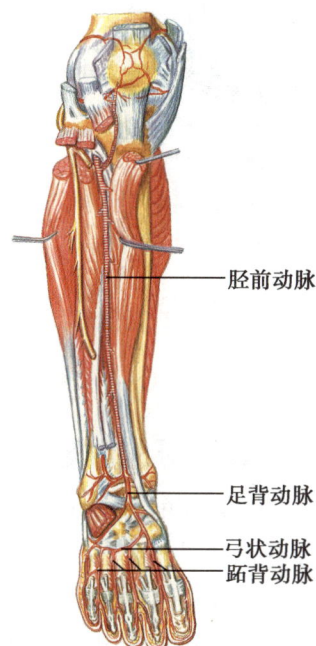

（4）**足背动脉**：为胫前动脉的直接延续，于第1跖骨间隙近侧分为第1跖背动脉和足底深支2条终支。足背动脉位置浅表，在长伸肌腱的外侧，内、外踝前方连线的中点可触及其搏动。足背动脉的分支有：①弓状动脉，发出3条跖背动脉，向前行又各分为2支细小的趾背动脉，分布于第2~5趾的相对缘。②足底深支，穿第1跖骨间隙至足底，与足底外侧动脉吻合成足底深弓，由弓的凸侧发出4条趾足底总动脉，向前至跖趾关节附近又各分为2支趾足底固有动脉，分支分布于第1~5趾的相对缘。③第1跖背动脉，沿第1跖骨间隙前行，分支分布于趾背面两侧缘和第2趾背内侧缘的皮肤。

（5）**胫后动脉**：为腘动脉的终末分支之一，在小腿后面浅、深层肌之间下行（图9-32），经内踝后方至足底，分为足底内侧动脉和足底外侧动脉2条终支。胫后动脉的分支如下：①腓动脉，起自胫后动脉的上方，沿腓骨内侧下行，沿途分布于胫、腓骨及其附近诸肌，外踝和跟骨外侧面，并参与外踝网的构成。②足底内侧动脉，沿足底内侧前行，分布于足底内侧皮肤。③足底外侧动脉，在足底斜行至第5跖骨底处，转向内侧至第1跖骨间隙，与足背动脉的足底深支吻合成足底深弓。

第四节　静　脉

静脉（vein）是输送血液回心的管道，始于毛细血管，止于心房。与动脉相比，静脉数量多，管腔大，管径粗，管壁薄而弹性小。在血管结构和配布方面的特点如下：①**静脉瓣**，由内膜折叠而成，成对排列，呈半月状小袋，袋口朝向心，保证血液向心流动，防止逆流（图9-34）。静脉瓣主要存在于人体受重力影响较大的部位（如四肢，尤其是下肢），其他部位则较少或发育不全。②体循环的静脉一般都分为浅、深2组。**浅静脉**位于皮下浅筋膜之中，又称皮下静脉，位置表浅，便于临床静脉注射、输液或采血。浅静脉最终汇入深静脉。**深静脉**位于深筋膜深面或体腔内，多与同名动脉伴行，收纳

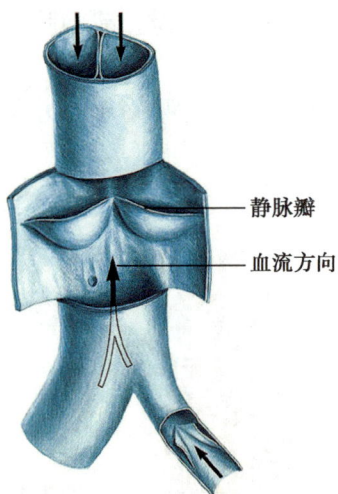

图 9-34　静脉瓣

静脉瓣

血流方向

范围与其伴行动脉的分布区基本一致。③静脉吻合丰富。浅静脉之间、深静脉之间和浅、深静脉之间均有广泛的吻合。手、足等部位的浅静脉常吻合成静脉网,器官周围的深静脉常形成静脉丛。④某些部位形成特殊的静脉,如板障静脉位于颅骨板障内,与颅内、外静脉相交通,数目较多,壁薄,无瓣膜。硬脑膜窦行于两层硬脑膜之间,窦壁无平滑肌,无瓣膜,窦腔常处于开放状态,有利于颅内血液回流,但外伤时出血难止。

按照血液的循环途径,全身的静脉可以分为肺循环的静脉和体循环的静脉。

一、肺循环的静脉

肺静脉(pulmonary vein)每侧 2 条,分别为左肺上、下静脉和右肺上、下静脉,由肺内各级静脉在肺门处汇合而成。肺静脉收集肺内血液,向内穿过心包,注入左心房。

二、体循环的静脉

体循环的静脉可分为上腔静脉系、下腔静脉系和心静脉系(见心的静脉)。下腔静脉系中腹腔内不成对器官(肝除外)的静脉血管汇合形成肝门静脉,构成肝门静脉系。

(一)上腔静脉系

上腔静脉系由上腔静脉及其属支构成,收集头、颈、上肢和胸部(肺、心除外)等上半身的静脉血。

1.头颈部的静脉

(1)颈内静脉:自颅底颈静脉孔处续于乙状窦,在颈动脉鞘内下行,在胸锁关节后方与锁骨下静脉汇合成头臂静脉;收集颅骨、脑、面浅部和颈部大部分区域的静脉血(图 9-35)。颈内静脉属支较多,可分为颅内属支和颅外属支。

1)颅内属支:包括来自脑、脑膜、颅骨、视器和前庭蜗器等处的静脉,最后经乙状窦注入颈内静脉。

2)颅外属支:①面静脉,起自内眦静脉,在面动脉后方与其伴行,汇入颈内静脉。面静脉通过眼上、下静脉与颅脑的海绵窦相交通,无静脉瓣;面部感染时,处理不当可引起颅内感染。②下颌后静脉,由颞浅静脉和上颌静脉在腮腺内汇合而成,至腮腺下端处分为前、后 2 支,前支汇入面静脉,后支与耳后静脉及枕静脉汇合形成颈外静脉。③其他属支,包括舌静脉、咽静脉和甲状腺上、中静脉等。

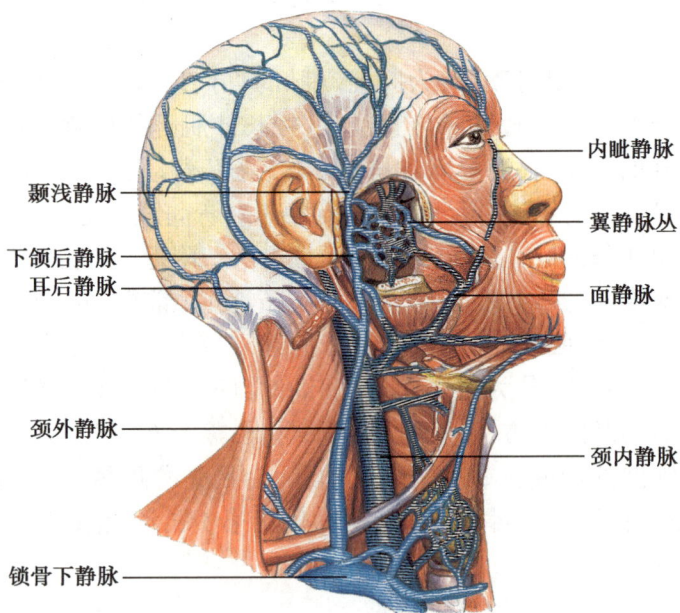

图 9-35　头颈部的静脉

颞浅静脉
下颌后静脉
耳后静脉
颈外静脉
锁骨下静脉
内眦静脉
翼静脉丛
面静脉
颈内静脉

(2)颈外静脉:由下颌后静脉后支、耳后静脉和枕静脉汇合而成,主要收纳头皮、面部以及部分深层组织的静脉血。颈外静脉位置表浅,小儿可在此处进行静脉穿刺。

(3)锁骨下静脉:自第 1 肋外侧缘续于腋静脉,经前斜角肌前方,至胸锁关节后方与颈内静脉汇合成头臂静脉,汇合处形成的夹角,称**静脉角**(venous angle),是淋巴导管注入静脉的部位。

2. **上肢的静脉** 分浅、深2组。浅静脉位于皮下浅筋膜内,深静脉位于肌之间并与动脉伴行。两组静脉间有广泛的交通,两组静脉都有静脉瓣,深静脉内静脉瓣更多。

(1)**上肢的浅静脉**:包括头静脉、贵要静脉、肘正中静脉和其他小的浅静脉及其属支(图9-36)。①**头静脉**:起自手背静脉网桡侧,转行至前臂前面,收纳来自手、前臂桡侧的浅静脉血。②**贵要静脉**:起自手背静脉网尺侧,在前臂后内侧面上行,至肘部远侧转向前面,并通过肘正中静脉与头静脉相连,收纳来自手和前臂尺侧的浅静脉血。③**肘正中静脉**:斜行于肘前部皮下,连接头静脉和贵要静脉,并借交通支与深静脉相连,是临床输血、采血和药物注射的常用部位。

(2)**上肢的深静脉**:与同名动脉伴行,多为2条。腋静脉由两条肱静脉在大圆肌下缘汇合而成,收纳上肢所有浅、深静脉血。

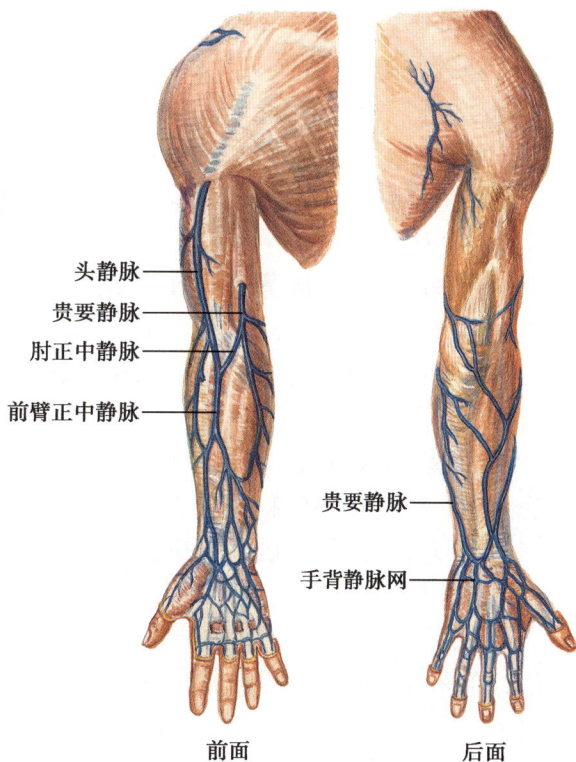

图 9-36 上肢浅静脉

3. **胸部的静脉** 主要有头臂静脉、上腔静脉、奇静脉及其属支。

(1)**头臂静脉**:由颈内静脉和锁骨下静脉在胸锁关节后方汇合而成。头臂静脉还接纳椎静脉、胸廓内静脉、甲状腺下静脉及肋间最上静脉等。

(2)**上腔静脉**:在右侧第1胸肋结合处后方由左、右头臂静脉汇合而成,垂直下降至右侧第3胸肋关节下缘注入右心房,入心前尚接纳奇静脉(图9-37)。

(3)**奇静脉**:起自右腰升静脉,在食管后方和胸主动脉右侧上行至第4胸椎高度,弓形向前跨过右肺根的上方,注入上腔静脉;收集右侧肋间后静脉、食管静脉、支气管静脉及半奇静脉和副半奇静脉的静脉血液。因此,奇静脉是沟通上、下腔静脉的重要通道之一。

(4)**半奇静脉**:起自左腰升静脉,沿脊柱左前方上行至第8胸椎水平,经胸主动脉、食管和胸导管的后方横跨脊柱前方注入奇静脉,收集左侧下位肋间后静脉、副半奇静脉和食管静脉的血液。

(5)**副半奇静脉**:位于胸椎体左侧半上部,下行注入半奇静脉,或向右横过脊柱前方直接注入奇静脉,收集左侧上部肋间后静脉的血液。

(6)**脊柱的静脉**:在脊柱周围和椎管内

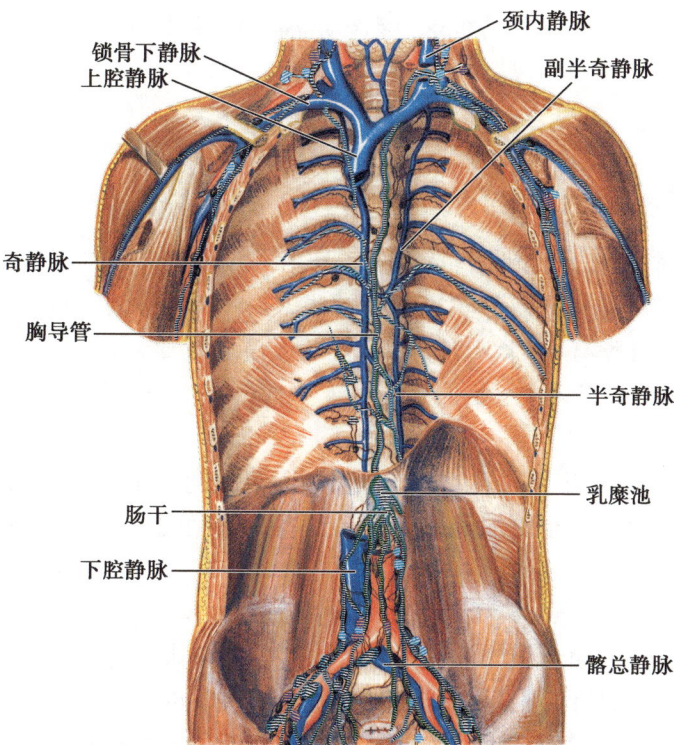

图 9-37 体腔后壁的静脉和淋巴回流图

形成椎内静脉丛和椎外静脉丛。该组静脉缺乏瓣膜,吻合广泛。①**椎内静脉丛**:位于硬脊膜和椎骨骨膜之间的硬膜外隙内,接受由椎骨、脊膜和脊髓回流的静脉血液。②**椎外静脉丛**:位于脊柱的周围,彼此吻合广泛,在颈段此静脉丛更为发达,收纳椎体和脊柱附近肌的静脉血。椎静脉丛也是沟通上、下腔静脉的重要通道之一,在静脉回流中起重要的调节作用。当盆部、腹部、胸部出现感染、肿瘤或寄生虫时,偶尔可不经肺循环而直接经椎静脉丛入颅或其他远位器官。

(二)下腔静脉系

下腔静脉系由下腔静脉及其属支组成,主要收纳腹、盆部及下肢的静脉血液。

1.下肢的静脉　与上肢的静脉相似,也可分为浅、深2组。

(1)**下肢的浅静脉**:主要有小隐静脉和大隐静脉。①**小隐静脉**:起自足背静脉弓外侧,经外踝后方,沿小腿后面中线上行,穿深筋膜注入腘静脉,主要收纳足外侧面和小腿后面浅层的静脉血。②**大隐静脉**:是人体最长的静脉,起自足背静脉弓内侧,经内踝前方,沿小腿内侧上行,经过膝关节后内侧,在大腿内侧面继续上行,于耻骨结节外下方3~4cm处穿隐静脉裂孔注入股静脉(图9-38),沿途收纳小腿和大腿内侧浅层的静脉血;在穿过隐静脉裂孔前,还收纳股外侧浅静脉、股内侧浅静脉、阴部外静脉、腹壁浅静脉和旋髂浅静脉5条属支的静脉血。大隐静脉经内踝前方处位置表浅且恒定,是静脉切开和输液的常用部位。

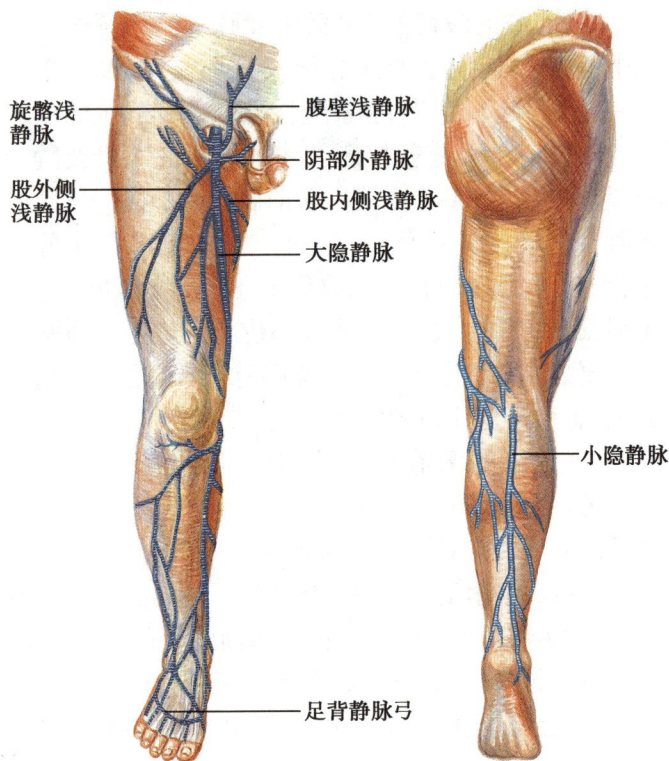

图 9-38　大、小隐静脉及其属支

（图中标注：旋髂浅静脉、股外侧浅静脉、腹壁浅静脉、阴部外静脉、股内侧浅静脉、大隐静脉、小隐静脉、足背静脉弓）

知识拓展

下肢静脉曲张

下肢静脉曲张是血管外科的常见病,其中大隐静脉曲张占90%以上,主要表现为下肢浅静脉的迂曲扩张,严重者如"蚯蚓状"外观。发病机制是瘤样扩张使下肢浅静脉与深静脉汇合处的瓣膜失去"单向阀门"的作用,下肢血液回流障碍,静脉血液倒流,导致大隐静脉迂曲、扩张。大隐静脉高位结扎手术要同时结扎大隐静脉的5条属支。

---

(2)**下肢的深静脉**:小腿和足的深静脉均为2条且与同名动脉伴行,上行至腘窝处汇合成腘静脉,穿收肌腱裂孔移行为股静脉;股静脉与股动脉并行至腹股沟韧带后方续为髂外静脉。髂外静脉接受下肢所有浅、深静脉血。

2.盆部的静脉　由髂总静脉及其在盆部的属支组成。

(1)**髂内静脉**:盆腔器官的静脉在器官壁内或表面形成丰富的静脉丛,如直肠静脉丛、膀胱静脉丛。此外,女性还有阴道静脉丛和子宫静脉丛。静脉丛保证了盆腔器官在扩张或者受压时的血液回流。盆腔的静脉与同名动脉伴行,于坐骨大孔前方汇集形成髂内静脉,收纳同名动脉分布区的静脉血。

(2)**髂外静脉**:是股静脉的直接延续,起自腹股沟韧带后方,沿骨盆上口上行至骶髂关节前下方,与髂内静脉汇合,形成髂总静脉。髂总静脉主干和属支均与同名动脉伴行。髂外静脉的主要属支有腹壁下静脉、旋髂深静脉等。

（3）**髂总静脉**：由髂内、外静脉于骶髂关节前方汇合而成,两侧的髂总静脉斜行向上,在第5腰椎的右侧以锐角汇合形成下腔静脉。

3. 腹部的静脉 主要由下腔静脉及其属支和肝门静脉系组成。

（1）**下腔静脉**：是人体最粗大的静脉(图9-37),于第5腰椎体的右前方,由左、右髂总静脉汇合而成,沿脊柱前方和腹主动脉的右侧上升,经肝的腔静脉沟,穿过膈的腔静脉裂孔上行,开口于右心房。下腔静脉的属支可分为壁支和脏支2组。

1）**壁支**：主要有膈下静脉和腰静脉等。腰静脉共4对,直接注入下腔静脉。各腰静脉间纵行相连成腰升静脉,左、右腰升静脉向上分别注入半奇静脉和奇静脉,向下注入髂总静脉。

2）**脏支**：①**睾丸静脉**：起自睾丸和附睾,形成蔓状静脉丛,缠绕睾丸动脉,右侧者以锐角注入下腔静脉,左侧者以直角注入左肾静脉,故临床精索静脉曲张多发生于左侧。在女性该静脉称卵巢静脉,起自卵巢,其回流与男性相同。②**肾静脉**：位于肾动脉前方,几成直角开口于下腔静脉,由于下腔静脉偏向脊柱右侧,故左肾静脉长度几乎是右肾静脉的3倍。左肾静脉收纳左睾丸(卵巢)静脉和左肾上腺静脉的血液。③**肾上腺静脉**：左侧注入左肾静脉,右侧注入下腔静脉。④**肝静脉**：肝血窦内的血液汇入肝小叶的中央静脉,各个肝小叶的中央静脉汇合成小叶下静脉,小叶下静脉再汇合成肝左静脉、肝中静脉及肝右静脉,3条肝静脉于腔静脉沟上部汇入下腔静脉。

（2）**肝门静脉系**：是下腔静脉系的一部分,由肝门静脉及其属支组成(图9-39),主要收纳除肝以外的所有不成对的腹腔器官的静脉血。

肝门静脉起自肠壁等处的毛细血管,终于肝血窦,无静脉瓣。肝门静脉长约6~8cm,通常由肠系膜上静脉和脾静脉在下腔静脉前方、胰颈后方汇合而成。

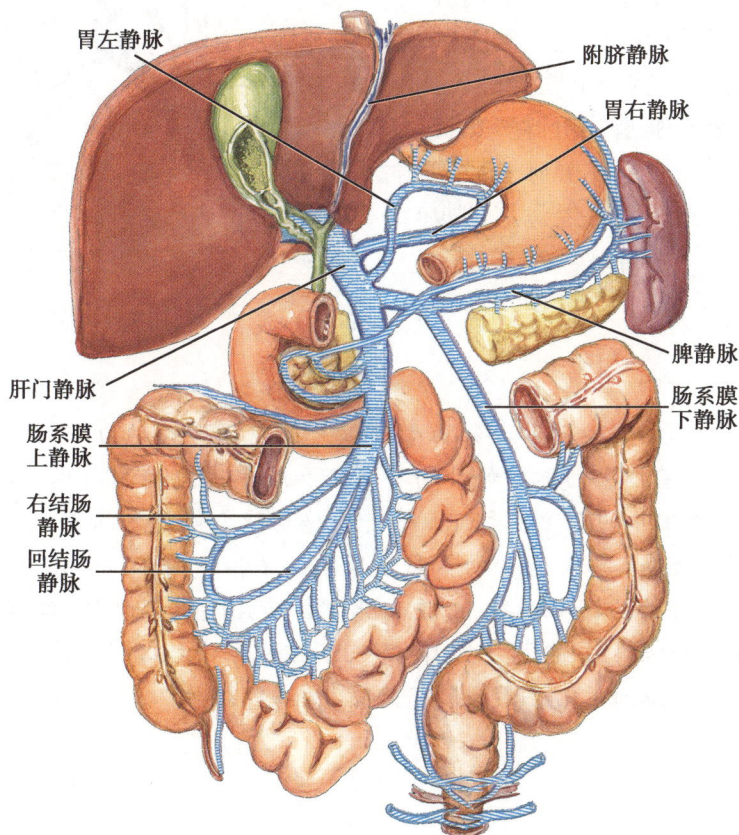

图 9-39 肝门静脉及其属支

1）肝门静脉的主要属支（图9-39）：①肠系膜上静脉：与同名动脉伴行，位于其右侧，收纳同名动脉以及胃十二指肠动脉分布区回流的静脉血。②脾静脉：较粗大，由来自脾的5~6个属支组成，经胰后方右行，与肠系膜上静脉以直角汇合成肝门静脉。脾静脉接受同名动脉分布区回流的静脉血，还收纳胃后静脉和肠系膜下静脉等的静脉血。③肠系膜下静脉：起于来自直肠静脉丛的直肠上静脉，在同名动脉左侧上行，注入脾静脉，引流直肠、乙状结肠和降结肠的静脉血。直肠上静脉通过直肠静脉丛与直肠下静脉和肛静脉吻合。④胃左静脉：与胃左动脉伴行，引流胃前、后壁的血液。⑤胃右静脉：与胃右动脉伴行，在胃小弯近幽门处向右注入肝门静脉。胃右静脉与胃左静脉吻合，还收纳幽门前静脉的静脉血。⑥胆囊静脉：收纳胆囊壁的静脉血，注入肝门静脉或其右支。⑦附脐静脉：起自腹前壁的脐周静脉网，沿肝圆韧带走行，注入肝门静脉。

2）肝门静脉与上、下腔静脉间的吻合（图9-40）：肝门静脉的属支与上、下腔静脉间存在丰富的吻合。正常情况下这些吻合支均细小，血流量少，均按正常方向分别回流至各自所属的静脉系。当肝门静脉循环发生障碍时（如肝硬化致肝门脉高压），其血液可通过吻合支，经上、下腔静脉回流入心。因此，肝门静脉与上、下腔静脉间存在丰富的吻合有重要的临床意义。主要吻合途径有：①肝门静脉→胃左静脉→食管静脉丛→食管静脉→奇静脉→上腔静脉。②肝门静脉→直肠上静脉→直肠静脉丛→直肠下静脉（至髂内静脉）和肛静脉（至阴部内静脉）→下腔静脉。③肝门静脉→附脐静脉→脐周静脉网：向上→胸腹壁静脉→腋静脉或锁骨下静脉→上腔静脉；也可经深层的腹壁上静脉→胸廓内静脉→头臂静脉→上腔静脉；向下→腹壁浅静脉→股静脉→髂外静脉→下腔静脉；也可经深层的腹壁下静脉→髂外静脉→下腔静脉。

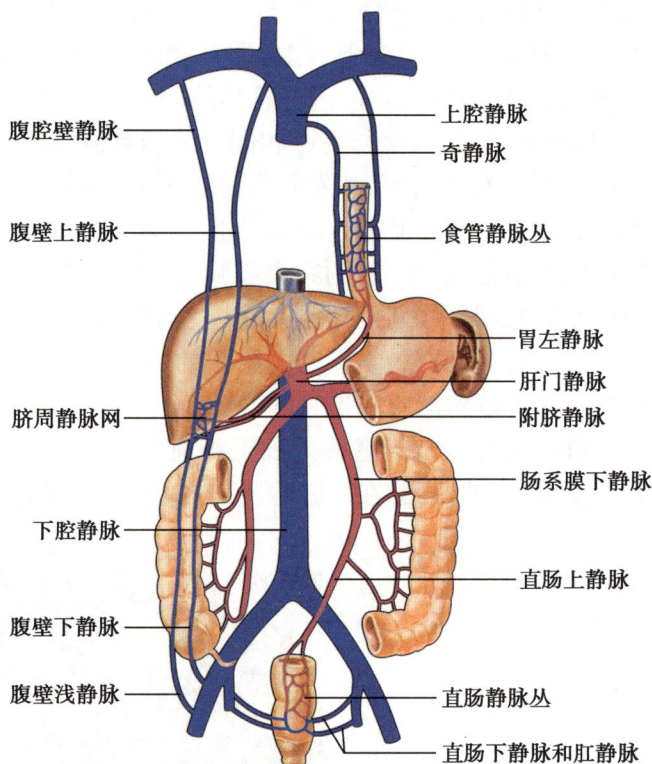

图9-40　肝门静脉和上、下腔静脉系间吻合模式图

图中标注：腹腔壁静脉、腹壁上静脉、脐周静脉网、下腔静脉、腹壁下静脉、腹壁浅静脉；上腔静脉、奇静脉、食管静脉丛、胃左静脉、肝门静脉、附脐静脉、肠系膜下静脉、直肠上静脉、直肠静脉丛、直肠下静脉和肛静脉

本章小结

心血管系统包括心、动脉、静脉和毛细血管。心是血液循环的动力泵，分为左心房、左心室、右心房、右心室4个腔。房室口和动脉起始处均有保证血液单向流动的瓣膜。动脉是运送血液离心的血管，静脉是运送血液回心的血管。毛细血管是连接动脉与静脉之间的结构，是血液与组织液进行物质交换的场所。血液循环根据路径的不同分为体循环和肺循环。动脉分为肺循环动脉和体循环动脉。体循环动脉可分为头颈部动脉、上肢动脉、胸部动脉、腹部动脉、盆部动脉、下肢动脉。体循环静脉可分为浅静脉和深静脉，包括上腔静脉系、下腔静脉系和心静脉系。下腔静脉系中腹腔内不成对器官（肝除外）的静脉血管汇合形成肝门静脉，构成肝门静脉系。

案例分析

病人，男，63岁。半年来剧烈运动时出现胸骨后疼痛，休息数分钟可缓解。近3天以来胸骨后疼痛发作频繁,且上楼或步行时均可出现,夜间也有发作。2小时前因搬重物突感胸骨后压榨性疼痛,休息或口服硝酸甘油不能缓解,伴大汗、恶心。入院后冠状动脉造影显示,前室间支梗阻。心电图示:V_1~V_5 导联 ST 段明显抬高,QRS 波呈 Qr 型,T 波倒置,频发室性期前收缩。诊断:急性前壁心肌梗死。

思考题:

1. 前室间支的供血范围是什么? 为什么冠状动脉堵塞可以导致心肌梗死的发生?

2. 如何预防心肌梗死的发生?

（王 卿）

思考题

ER 9-3

练习题

1. 口服核黄素数分钟后尿液开始变黄,试述核黄素从口服到排出体外所经过的主要结构。

2. 试述肝门静脉的组成、主要属支和收集范围。门静脉高压时,肝门静脉的血液可通过哪几条侧支循环回流入心?

3. 试述从手背静脉网注入药物,可经哪些途径到达阑尾?

第十章 ｜ 淋巴系统

教学课件

思维导图

学习目标

1. 掌握：淋巴系统的组成；胸导管的起止、行程和引流范围；局部淋巴结的概念；脾的位置和形态。

2. 熟悉：淋巴结的位置、形态；腋淋巴结、腹股沟浅淋巴结的名称、位置和引流范围；乳房的淋巴引流。

3. 了解：头颈部、胸部、腹部和盆部淋巴结的名称和引流范围。

4. 能够运用所学淋巴系统知识理解局部淋巴结肿大的临床意义；应用所学知识解释感染或肿瘤等通过淋巴转移的途径及临床意义。

5. 具有关爱病人的职业意识和关爱生命的职业道德。

淋巴系统（lymphatic system）由淋巴管道、淋巴组织和淋巴器官组成（图 10-1）。淋巴管道包括毛细淋巴管、淋巴管、淋巴干和淋巴导管，淋巴器官包括淋巴结、胸腺、脾和扁桃体。除淋巴器官外，淋巴组织分布于消化、呼吸、泌尿和生殖管道以及皮肤等处。

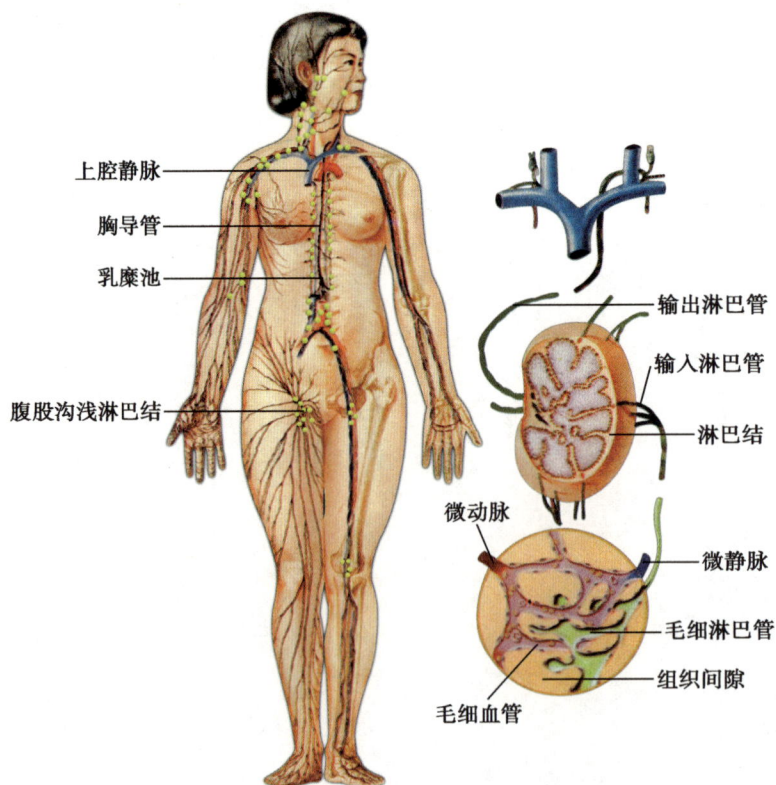

图 10-1 全身浅、深淋巴管和淋巴结示意图

淋巴管道和淋巴结内流动着淋巴液,简称**淋巴**(lymph)。自小肠绒毛中的中央乳糜管至胸导管的淋巴管道中,淋巴因含乳糜微粒而呈白色,其他淋巴为无色透明。血液流经毛细血管动脉端时,一些成分经毛细血管壁进入组织间隙,形成组织液。组织液与细胞进行物质交换后,大部分在毛细血管静脉端被吸收入血,小部分进入毛细淋巴管形成淋巴。淋巴沿淋巴管道和淋巴结向心流动,最后汇入静脉,故淋巴系统可协助静脉引流组织液,是心血管系统的辅助系统。同时,淋巴组织和淋巴器官具有产生淋巴细胞、过滤淋巴和进行免疫应答等功能。

第一节 淋巴管道和淋巴结

一、淋巴管道

1. **毛细淋巴管**(lymphatic capillary) 以膨大的盲端起始,相互交织形成毛细淋巴管网。除上皮、角膜、晶状体、软骨、脊髓和胎盘等处,毛细淋巴管几乎遍布全身。

2. **淋巴管**(lymphatic vessel) 由毛细淋巴管汇合而成,管壁结构与静脉相似,内有丰富的单向开放的瓣膜,可防止淋巴逆流。淋巴管呈串珠状或藕节状,这是因相邻两对瓣膜间的淋巴管扩张明显所致。淋巴管分浅、深两类,分别位于浅筋膜内和深筋膜深面,其间有丰富的吻合。

知识拓展

淋巴侧支循环

相邻淋巴管之间有着丰富的交通支。当炎症、寄生虫、异物或肿瘤栓子阻塞淋巴管,或外伤、手术切断淋巴管时,淋巴可经交通支引流,形成淋巴侧支循环;炎症或外伤等情况下,淋巴管新生,也可形成新的淋巴侧支通路,从而保证相应组织的淋巴回流。但淋巴侧支通路也成为病变扩散或肿瘤转移的途径之一。

---

3. **淋巴干**(lymphatic trunk) 全身各部的淋巴管经过相应的淋巴结群后,在颈根部和膈下汇合成 9 条淋巴干,包括收集头颈部淋巴的左、右颈干,收集上肢和部分胸壁淋巴的左、右锁骨下干,收集胸腔器官和部分胸腹壁淋巴的左、右支气管纵隔干,收集下肢、盆部和腹腔内成对器官及部分腹壁淋巴的左、右腰干,以及收集腹腔内不成对器官淋巴的肠干(图 10-2)。

4. **淋巴导管**(lymphatic duct) 9 条淋巴干汇合成 2 条淋巴导管,即右淋巴导管和胸导管。

(1)**右淋巴导管**(right lymphatic duct):长 1~1.5cm,由右颈干、右锁骨下干和右支气管纵隔干汇合而成,注入右静脉角。右淋巴导管引流右头颈部、右胸部和右上肢的淋巴,即全身 1/4 部位的淋巴。

(2)**胸导管**(thoracic duct):是全身最大的淋巴管道,长 30~40cm。起始部膨大,称**乳糜池**

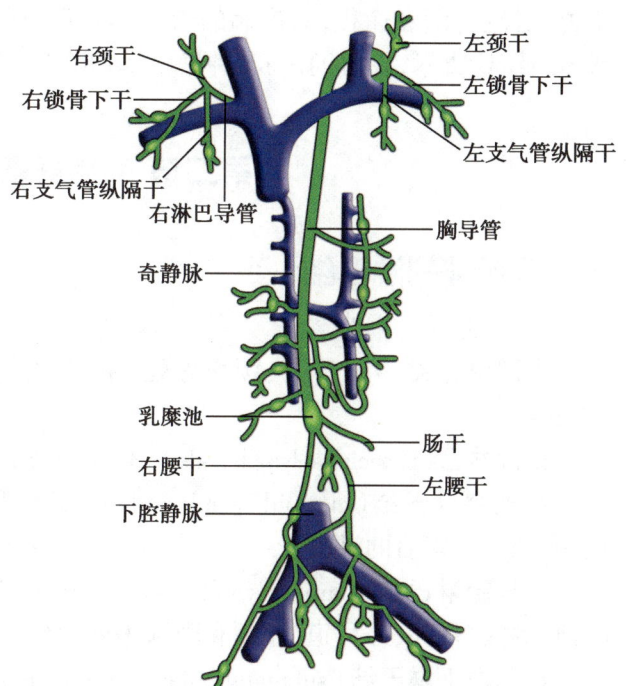

图 10-2 淋巴干和淋巴导管

（cisterna chyli），位于第 1 腰椎体前方，接受左、右腰干和肠干。胸导管经膈的主动脉裂孔进入胸腔，在食管后方沿脊柱右前方上行，至第 5 胸椎高度转至脊柱左前方上行，经胸廓上口至颈根部，注入左静脉角，注入前还接受左颈干、左锁骨下干和左支气管纵隔干。胸导管引流下肢、盆部、腹部、左胸部、左上肢和左头颈部的淋巴，即全身 3/4 部位的淋巴。

知识拓展

乳 糜 胸

损伤胸导管时，乳白色的淋巴可注入左侧或右侧胸膜腔，导致乳糜胸，病人可有胸痛、气短、心悸、发热等症状，严重者出现呼吸困难。胸部 X 线检查呈胸膜腔积液征象，胸膜腔穿刺可抽出乳白色油状液体，必要时可行 CT、放射性核素淋巴管造影检查，以确定淋巴管阻塞或外溢部位。

二、淋巴结

淋巴结（lymph node）为卵圆形灰红色小体，质软，大小不一。一侧隆凸，与**输入淋巴管**相连；另一侧凹陷，其中央处为淋巴结门，连有**输出淋巴管**、血管和神经。一个淋巴结的输出淋巴管可以是另一个淋巴结的输入淋巴管。淋巴向心流动过程中，经数群淋巴结过滤后，输出淋巴管愈来愈少，最后汇合成淋巴干。淋巴结多聚集成群，按位置不同有浅、深之分，多沿血管排列，位于关节屈侧或体腔隐蔽处。淋巴结的主要功能是滤过淋巴，生成淋巴细胞，参与机体免疫应答。

人体某一器官或部位淋巴引流的第一级淋巴结称**局部淋巴结**（regional lymph node），临床上通常称**哨位淋巴结**（sentinel lymph node）。当该器官或部位发生病变时，细菌、毒素、寄生虫或肿瘤细胞可沿淋巴管进入相应的局部淋巴结，淋巴结进行阻截和清除，对机体起重要的保护作用。此时，淋巴结因细胞增殖等病理变化而发生肿大。如果局部淋巴结不能阻止病变扩散，病变可继续沿淋巴引流方向向远处蔓延。因此，局部淋巴结肿大可反映其引流范围存在病变。了解局部淋巴结的位置、引流范围和途径，对疾病的诊疗具有重要的价值。如发现淋巴结肿大，可行淋巴结穿刺术或活体组织检查术，以协助诊断；肿瘤手术切除时，常需进行淋巴结清扫术。

第二节　全身各部的主要淋巴结

一、头颈部的淋巴结

（一）头部的淋巴结

头部淋巴结多位于头、颈交界处，主要引流头面部的淋巴，直接或间接注入颈外侧深淋巴结（图 10-3）。

1. **枕淋巴结**（occipital lymph node）　位于斜方肌起点的表面和头夹肌深面，引流枕部和项部的淋巴。

2. **乳突淋巴结**（mastoid lymph node）　又称**耳后淋巴结**，位于胸锁乳突肌止点的表面，引流颅顶、颞区和耳郭后的淋巴。

3. **腮腺淋巴结**（parotid lymph node）　分浅、深两群，分别位于腮腺表面和腮腺实质内，引流额、颅顶、颞区、耳郭、外耳道、颊部和腮腺等处的淋巴。

4. **下颌下淋巴结**（submandibular lymph node）　位于下颌下腺实质内和附近，引流面部和口腔的淋巴。

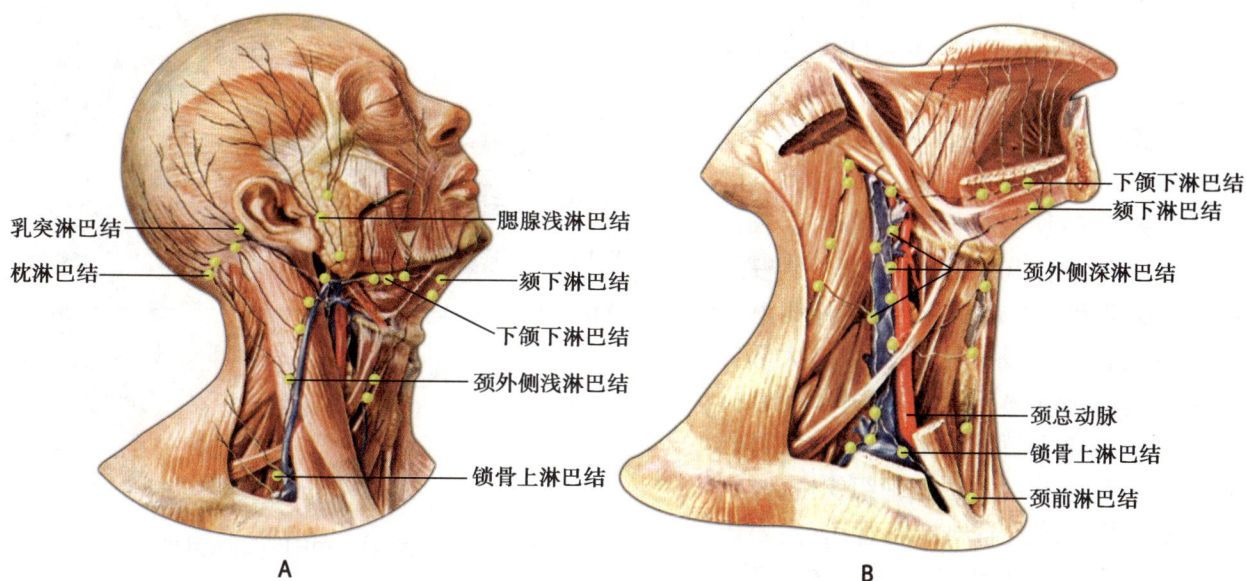

图 10-3　头颈部的淋巴管和淋巴结

5. **颏下淋巴结**（submental lymph node）　位于颏下部,引流颏部、下唇中部和舌尖的淋巴。

（二）颈部的淋巴结

颈部的淋巴结分为颈前淋巴结和颈外侧淋巴结（图 10-3）。

1. **颈前淋巴结**（anterior cervical lymph node）　分浅、深两群,位于舌骨下方,喉、甲状腺和气管等结构的前方,引流上述器官的淋巴,输出淋巴管注入颈外侧深淋巴结。

2. **颈外侧淋巴结**（lateral cervical lymph node）　分浅、深两群。

（1）**颈外侧浅淋巴结**:位于胸锁乳突肌表面及其后缘,沿颈外静脉排列,引流颈外侧浅层结构的淋巴,并收纳枕淋巴结、乳突淋巴结和腮腺淋巴结的输出淋巴管,其输出淋巴管注入颈外侧深淋巴结。

（2）**颈外侧深淋巴结**:主要沿颈内静脉排列,上至颅底,下至颈根部,部分位于副神经和颈横血管周围。该群淋巴结直接或间接通过头颈部浅淋巴结引流头颈部、胸壁和乳房上部以及舌、咽、腭扁桃体、喉、气管和甲状腺等器官的淋巴,其输出淋巴管汇入颈干。

颈外侧深淋巴结中较重要的淋巴结有:①**颈内静脉二腹肌淋巴结**,位于面静脉、颈内静脉和二腹肌后腹之间,引流舌根、腭扁桃体和鼻咽部的淋巴,舌根癌和鼻咽癌常首先转移至该淋巴结;②**颈内静脉肩胛舌骨肌淋巴结**,位于颈内静脉与肩胛舌骨肌中间腱交叉处,引流颏下和舌尖的淋巴,舌尖癌常首先转移至该淋巴结;③**锁骨上淋巴结**（supraclavicular lymph node）,沿颈横血管分布,其中位于前斜角肌前方的淋巴结称**斜角肌淋巴结**,左侧斜角肌淋巴结又称**菲尔绍淋巴结**（Virchow lymph node）,食管下段癌和胃癌可经胸导管或颈干转移至该淋巴结。

3. **咽后淋巴结**　位于咽后壁和椎前筋膜之间,引流鼻腔后部、鼻旁窦、鼻咽部和喉咽部的淋巴,输出淋巴管注入颈外侧上深淋巴结。

二、上肢的淋巴结

上肢的浅、深淋巴管分别与浅静脉和深血管伴行,直接或间接注入腋淋巴结。

1. **肘淋巴结**（cubital lymph node）　位于肘窝和肱骨内上髁附近,引流手和前臂部尺侧半的淋巴,其输出淋巴管伴肱血管上行注入腋淋巴结。

2. **锁骨下淋巴结**（infraclavicular lymph node）　位于锁骨下,三角肌与胸大肌间沟内,沿头静脉排列,收纳沿头静脉上行的浅淋巴管,其输出淋巴管注入腋淋巴结,少数注入锁骨上淋巴结。

3. **腋淋巴结**(axillary lymph node) 位于腋窝内,沿血管排列,按位置分为5群。①**胸肌淋巴结**:位于胸小肌下缘处,沿胸外侧血管排列,引流胸外侧壁、腹前外侧壁及乳房外侧部和中央部的淋巴;②**外侧淋巴结**:沿腋静脉远侧段排列,收纳上肢大部分的淋巴;③**肩胛下淋巴结**:沿肩胛下血管排列,引流项后部和背部的淋巴;④**中央淋巴结**:位于腋窝中央的疏松结缔组织内,收纳上述3群淋巴结的输出淋巴管;⑤**尖淋巴结**:沿腋静脉近侧段排列,引流乳房上部的淋巴,并收纳中央淋巴结的输出淋巴管,其输出淋巴管大部分参与合成锁骨下干,少数注入锁骨上淋巴结(图10-4)。

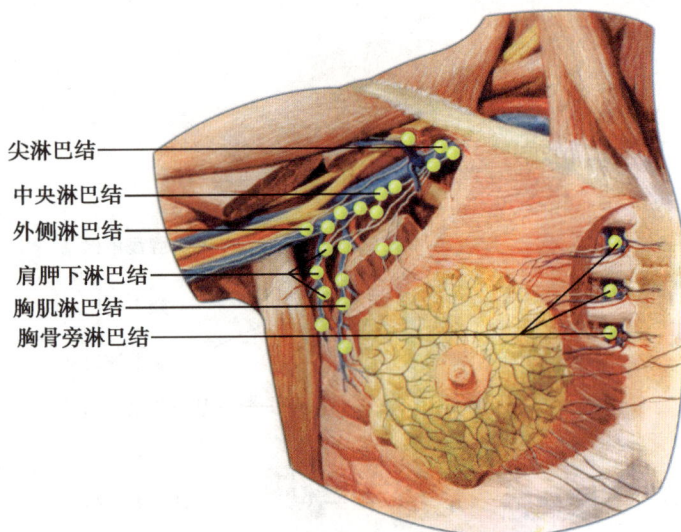

图 10-4 乳房的淋巴引流和腋淋巴结

三、胸部的淋巴结

胸部的淋巴结分为胸壁的淋巴结和胸腔器官的淋巴结。

1. **胸壁的淋巴结** 主要有:①**胸骨旁淋巴结**,沿胸廓内血管排列,引流胸腹前壁和乳房内侧部的淋巴,收纳膈上淋巴结的输出淋巴管,其输出淋巴管参与合成支气管纵隔干(图10-5);②**肋间淋巴结**,位于肋头附近,沿肋间后血管排列,引流胸后壁的淋巴,其输出淋巴管注入胸导管;③**膈上淋巴结**,位于膈的胸腔面,分前、外侧、后3群,引流膈、心包、壁胸膜和肝上面的淋巴,其输出淋巴管注入胸骨旁淋巴结和纵隔前、后淋巴结。

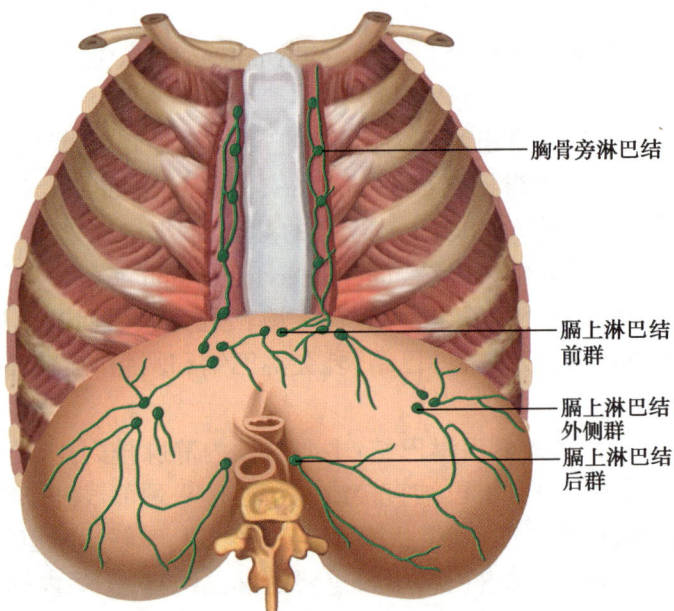

图 10-5 胸骨旁淋巴结和膈上淋巴结

2. **胸腔器官的淋巴结**

(1)**纵隔前淋巴结**:位于上纵隔前部和前纵隔内,在大血管和心包的前方,引流胸腺、心包、心、纵隔胸膜的淋巴,收纳膈上淋巴结外侧群的输出淋巴管,其输出淋巴管参与合成支气管纵隔干。

(2)**纵隔后淋巴结**:位于上纵隔后部和后纵隔内,沿食管和胸主动脉排列,引流食管、心包、膈的淋巴,收纳膈上淋巴结外侧群和后群的输出淋巴管,其输出淋巴管多注入胸导管。

(3)**气管、支气管和肺的淋巴结**:包括位于肺叶支气管和肺段支气管分支夹角处的**肺淋巴结**、肺门处的**支气管肺淋巴结**(肺门淋巴结)、气管杈周围的**气管支气管淋巴结**和沿气管排列的**气管旁淋巴结**。通过淋巴管,肺的淋巴依次由肺淋巴结、支气管肺淋巴结、气管支气管淋巴结和气管旁淋巴结引流,最后汇入支气管纵隔干(图10-6)。

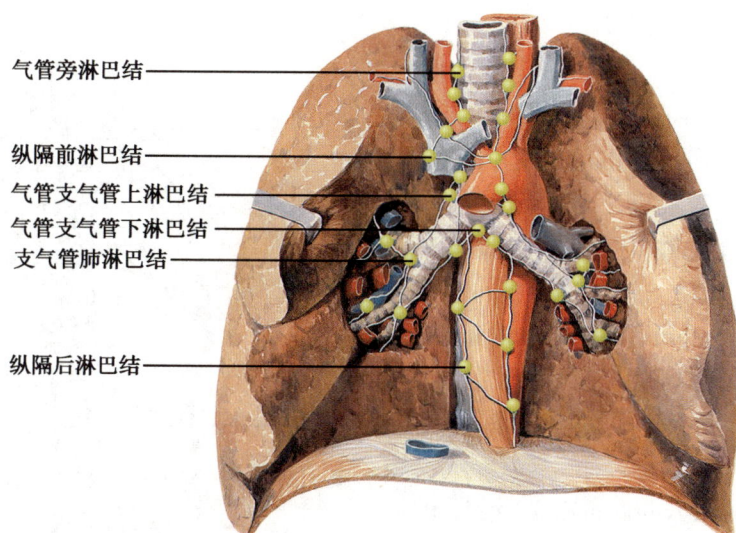

气管旁淋巴结

纵隔前淋巴结
气管支气管上淋巴结
气管支气管下淋巴结
支气管肺淋巴结

纵隔后淋巴结

图 10-6 胸腔器官的淋巴结

乳房的淋巴引流

乳房的淋巴主要注入腋淋巴结,引流方向有 3 个:①乳房外侧部和中央部的淋巴管注入胸肌淋巴结;②上部的淋巴管注入尖淋巴结和锁骨上淋巴结;③内侧部的淋巴管注入胸骨旁淋巴结。乳房内侧部的浅淋巴管与对侧乳房浅淋巴管相交通,内下部的淋巴管通过腹壁和膈下淋巴管与肝的淋巴管相交通。

四、下肢的淋巴结

下肢的浅、深淋巴管分别与浅静脉和深血管伴行,直接或间接注入腹股沟淋巴结。

1. **腘淋巴结**(popliteal lymph node) 分浅、深两群,分别沿小隐静脉末端和腘血管排列,收纳足外侧缘和小腿后外侧部的浅淋巴管以及足和小腿的深淋巴管,其输出淋巴管注入腹股沟深淋巴结。

2. **腹股沟淋巴结**(inguinal lymph node) 分浅、深两群。①**腹股沟浅淋巴结**:位于腹股沟韧带下方和大隐静脉末端周围,引流腹前外侧壁下部、臀部、会阴和子宫底的淋巴,收纳除足外侧缘和小腿后外侧部以外的下肢浅淋巴管,其输出淋巴管注入腹股沟深淋巴结或髂外淋巴结(图 10-1,图 10-7);②**腹股沟深淋巴结**:位于股静脉周围和股管内,引流大腿深部和会阴的淋巴,收纳腘淋巴结和腹股沟浅淋巴结的输出淋巴管,其输出淋巴管注入髂外淋巴结(图 10-7)。

腹股沟浅淋巴结肿大

根据腹股沟浅淋巴结的引流范围,一旦触摸到该淋巴结肿大,应首先考虑小腿和足部皮肤有无细菌或寄生虫感染,其次则应考虑外阴处有无感染灶。当病原微生物或其毒素经淋巴管进入腹股沟浅淋巴结,可引起腹股沟浅淋巴结肿大和发热等。

五、盆部的淋巴结

盆部的淋巴结沿盆腔血管排列（图10-7）。

1. **髂外淋巴结**（external iliac lymph node）沿髂外血管排列，引流腹前壁下部、膀胱、前列腺或子宫颈和阴道上部的淋巴，收纳腹股沟淋巴结的输出淋巴管。

2. **髂内淋巴结**（internal iliac lymph node）沿髂内血管及其分支排列，引流大部分盆壁、盆腔器官、会阴深部、臀部和大腿后部深层结构的淋巴。

3. **骶淋巴结**（sacral lymph node）沿骶正中血管和骶外血管排列，引流骨盆后壁、直肠、前列腺或子宫等处的淋巴。

4. **髂总淋巴结**（common iliac lymph node）沿髂总血管排列，收纳上述3群淋巴结的输出淋巴管，其输出淋巴管注入腰淋巴结。

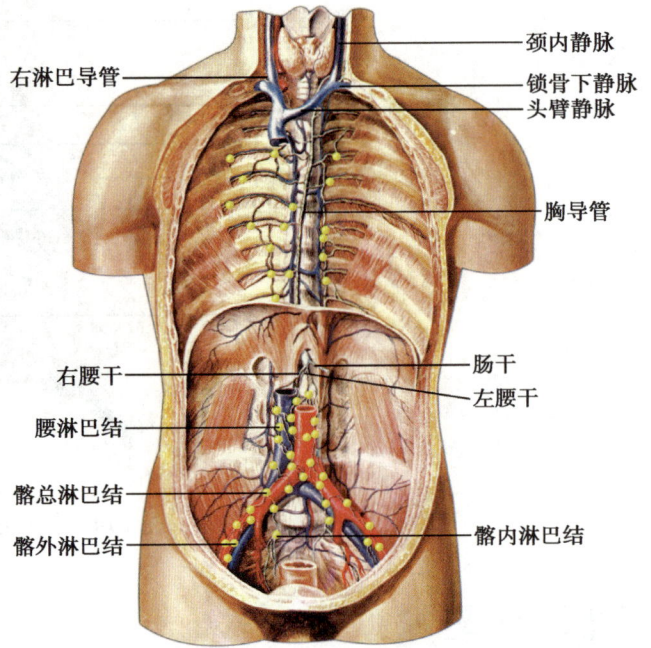

图 10-7　胸导管及腹、盆部淋巴结

六、腹部的淋巴结

腹部的淋巴结分为腹壁的淋巴结和腹腔器官的淋巴结（图10-7~图10-9）。

1. **腹壁的淋巴结**　脐平面以上腹前外侧壁的淋巴注入腋淋巴结和胸骨旁淋巴结，脐平面以下腹壁的浅淋巴管注入腹股沟浅淋巴结，深淋巴管注入腹股沟深淋巴结、髂外淋巴结和腰淋巴结。

腰淋巴结（lumbar lymph node）位于腹后壁（图10-7），沿腹主动脉和下腔静脉排列，引流腹后壁深层结构和腹腔成对器官的淋巴，收纳髂总淋巴结的输出淋巴管，其输出淋巴管汇合成左、右腰干。

2. **腹腔器官的淋巴结**　腹腔成对器官的淋巴注入腰淋巴结，不成对器官的淋巴注入沿腹腔干和肠系膜上、下动脉及其分支排列的淋巴结。

（1）沿腹腔干及其分支排列的淋巴结：**胃左、右淋巴结，胃网膜左、右淋巴结，幽门上、下淋巴结，肝淋巴结，胰淋巴结和脾淋巴结**引流相应动脉分布范围的淋巴，其输出淋巴管注入腹腔干周围的**腹腔淋巴结**（celiac lymph node）。

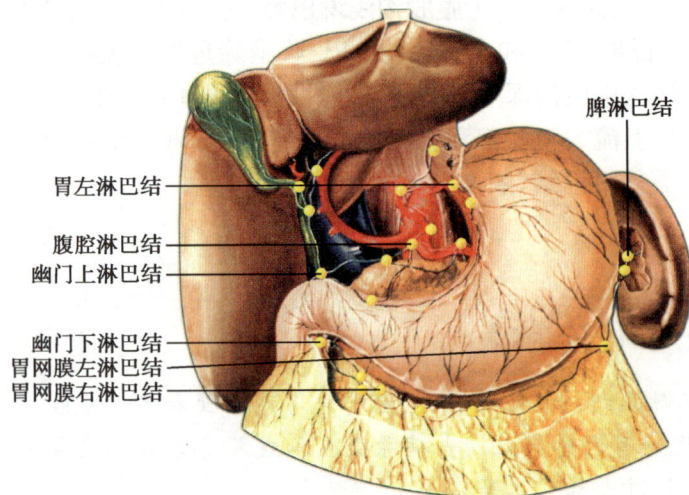

图 10-8　沿腹腔干及其分支排列的淋巴结

（2）沿肠系膜上动脉及其分支排列的淋巴结：**肠系膜淋巴结**沿空、回肠动脉排列，**回结肠淋巴结、右结肠淋巴结**和**中结肠淋巴结**沿同名动脉排列，引流相应动脉分布范围的淋巴，其输出淋巴管注入肠系膜上动脉根部周围的**肠系膜上淋巴结**（superior mesenteric lymph node）。

（3）沿肠系膜下动脉分布的淋巴结：**左结肠淋巴结、乙状结肠淋巴结**和**直肠上淋巴结**引流相应动脉分布范围的淋巴，其输出淋巴管注入肠系膜下动脉根部周围的**肠系膜下淋巴结**（inferior mesenteric lymph node）。

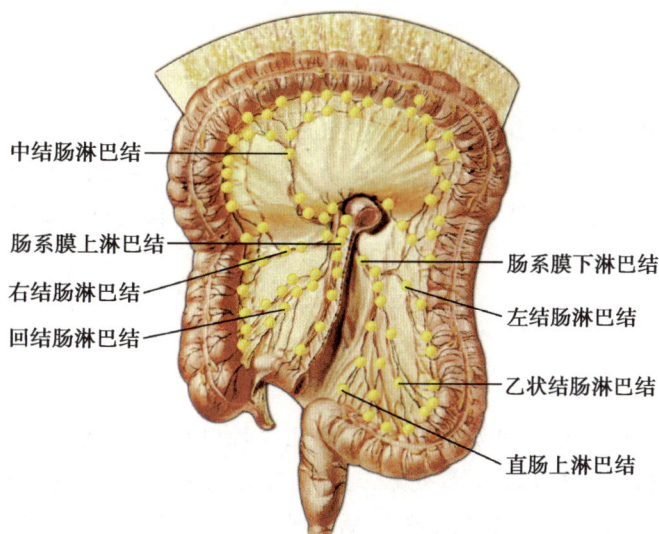

图 10-9　大肠的淋巴管和淋巴结

- 中结肠淋巴结
- 肠系膜上淋巴结
- 右结肠淋巴结
- 回结肠淋巴结
- 肠系膜下淋巴结
- 左结肠淋巴结
- 乙状结肠淋巴结
- 直肠上淋巴结

腹腔淋巴结、肠系膜上淋巴结和肠系膜下淋巴结的输出淋巴管汇合成肠干。

第三节　脾与胸腺

一、脾

脾（spleen）是人体最大的淋巴器官，具有储血、造血、清除衰老红细胞和进行免疫应答的功能。

脾位于左季肋区，胃底与膈之间，第 9~11 肋的深面，长轴与第 10 肋一致。正常时在左肋弓下触不到脾。脾的位置可随呼吸或体位不同而变化。

脾呈暗红色，质软而脆，可分为膈、脏两面，前、后两端和上、下两缘（图 10-10）。膈面光滑隆凸，脏面凹陷，中央处的**脾门**（splenic hilum）是血管、神经和淋巴管出入之处。前端较宽，后端钝圆；上缘较锐，前部有 2~3 个**脾切迹**，是脾肿大时触诊脾的标志，下缘较钝。

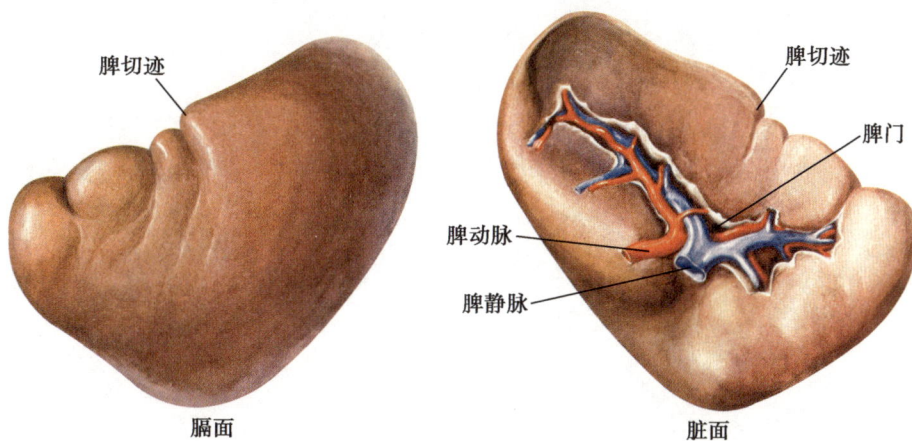

- 脾切迹
- 膈面
- 脾切迹
- 脾门
- 脾动脉
- 脾静脉
- 脏面

图 10-10　脾的形态

二、胸腺

胸腺的位置和形态见第十七章。

淋巴系统由淋巴管道、淋巴组织和淋巴器官组成,是静脉的辅助系统。部分组织液进入毛细淋巴管成为淋巴,沿各级淋巴管道和淋巴结向心流动,最终经淋巴导管汇入静脉。全身主要淋巴结包括头颈部淋巴结、上肢淋巴结、胸部淋巴结、下肢淋巴结、腹部淋巴结、盆部淋巴结。脾是人体最大的淋巴器官。

案例分析

病人,女,45 岁,因洗澡时无意中发现左侧乳房无痛性肿块 1 周就诊。

乳房查体:左侧乳房外上象限近乳晕处触及一 3.0cm×2.5cm 的肿块,质硬,表面不光滑,边界不清,活动度差,无触痛。该处皮肤稍凹陷,略呈橘皮样变。左侧腋下可触及一枚直径 1.5cm 的淋巴结,质硬,边界清楚,活动度一般。

乳房钼靶 X 线检查示左侧乳房肿物边界不规则,呈毛刺状高密度影,内有沙砾样钙化。

细针穿刺细胞学检查结果证实为乳腺癌。

思考题:

1. 请用所学解剖学知识解释乳腺癌细胞经何种途径转移至腋窝淋巴结?

2. 转移至腋淋巴结的癌细胞是否有可能进入血液循环? 如有可能,请用所学解剖学知识解释癌细胞从腋淋巴结依次经过哪些途径进入血液循环?

(郭 燕)

思考题

1. 简述淋巴系统的组成和功能。
2. 试述胸导管的起止、行程和引流范围。
3. 试述局部淋巴结的概念及临床意义。

ER 10-3

练习题

第十一章 | 视 器

ER 11-1 教学课件

ER 11-2 思维导图

> **学习目标**
>
> 1. 掌握：眼球的构成；眼球壁的层次，各层的形态结构及功能；眼球内容物的组成，各部的形态特点及功能；房水产生及循环途径；结膜的分部及形态特点。
> 2. 熟悉：泪器的组成、位置及泪液的排出途径；眼球外肌的名称及作用。
> 3. 了解：眼睑的层次；眼动脉的来源、行程；眼的神经支配。
> 4. 能运用视器知识阐述视近物和视远物的原理。
> 5. 利用所学知识理解近视眼、远视眼、青光眼、飞蚊症和白内障的成因，并结合所学倡导健康生活方式，预防相关疾病的发生。

视器（visual organ）即眼，由眼球和眼副器共同构成。眼球的功能是接收可见光的刺激，并将光波刺激转化为神经冲动，经视觉传导通路到大脑皮质视觉区产生视觉。眼副器位于眼球周围，对眼球起支持、保护和运动作用。

第一节 眼 球

眼球（eyeball）位于眶内，是视器的主要部分，近似球形。眼球前面有眼睑保护，后面借视神经与间脑相连，周围附有眼副器。眼球前面正中点称前极，后面正中点称后极。前后极的连线称眼轴。经瞳孔的中央至视网膜中央凹的连线称视轴；眼轴与视轴呈锐角交叉。眼球由眼球壁及其内容物构成（图11-1）。

一、眼球壁

眼球壁自外向内由3层膜构成：纤维膜、血管膜和视网膜（图11-1）。

（一）纤维膜

纤维膜即外膜，是眼球壁的最外层，由坚韧的纤维结缔组织构成，厚而坚韧，具有保护眼球内容物和维持眼球形态的作用。纤维膜分为角膜和巩膜两部分。

1. **角膜** 占纤维膜的前1/6，无色透明，前面微凸，富有弹性，有屈光作用。角膜无血管和淋巴管，但有丰富的感觉神经末梢，故感觉很敏锐。

2. **巩膜** 占纤维膜的后5/6，主要由致密结缔组织构成，白色，不透明；前接角膜，后续视神

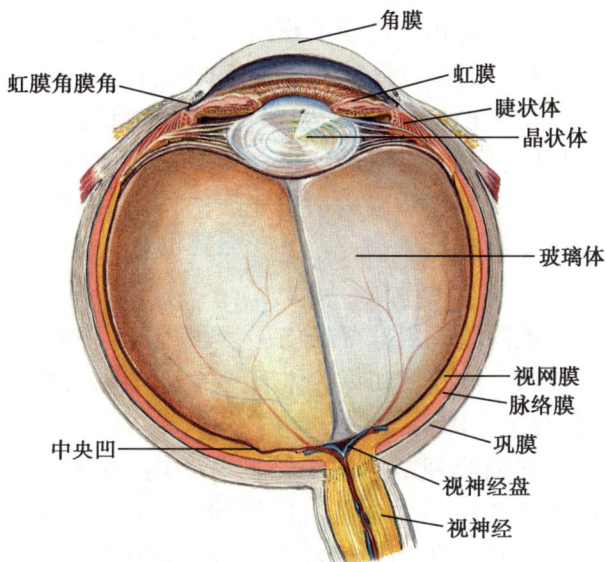

图11-1 眼球水平切面（模式图）

角膜
虹膜角膜角
虹膜
睫状体
晶状体
玻璃体
视网膜
脉络膜
巩膜
中央凹
视神经盘
视神经

经鞘;在巩膜与角膜移行处的深部有一环行的巩膜静脉窦,是房水循环的重要通道。

(二) 血管膜

血管膜为眼球壁中层,含丰富的血管、神经和色素细胞,呈棕黑色,故又称葡萄膜或色素膜,有营养眼内组织及遮光作用。血管膜自前向后分为虹膜、睫状体和脉络膜3部分。

1. **虹膜** 位于血管膜的最前部,为呈冠状位的圆盘状薄膜,其颜色有种族和个体差异。中央有一圆孔,称**瞳孔**,光线经瞳孔进入眼球内。虹膜内有2种不同方向排列的平滑肌:一种呈环形,环绕在瞳孔周缘,称瞳孔括约肌,收缩时使瞳孔缩小;另一种呈放射状排列,称瞳孔开大肌,收缩时使瞳孔扩大。瞳孔开大与缩小,可调节进入眼球内光线的多少。外界光线强或视近物时,瞳孔缩小;外界光线弱或视远物时,瞳孔开大(图11-2,图11-3)。

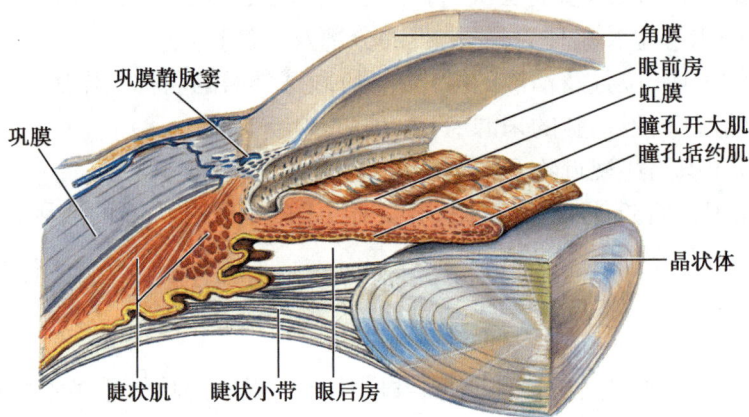

图 11-2 眼球前半局部放大

2. **睫状体** 位于角膜和巩膜移行处内面,为血管膜的环形增厚部分。后部较平坦,为睫状环;前部突出呈放射状排列的皱襞,称睫状突;睫状突发出睫状小带连于晶状体的周缘。睫状体内呈放射状和环状分布的平滑肌为睫状肌,该肌牵动睫状小带,调节晶状体的曲度(图11-2,图11-3)。房水由睫状体产生。

3. **脉络膜** 位于巩膜内面,占血管膜的后 2/3,为富含血管和色素细胞的薄膜。外面与巩膜疏松相连,内面紧贴视网膜。前续于睫状体,后部有视神经穿过。脉络膜具有营养眼球壁和吸收眼内散射光线的作用,避免干扰视觉(图11-1)。

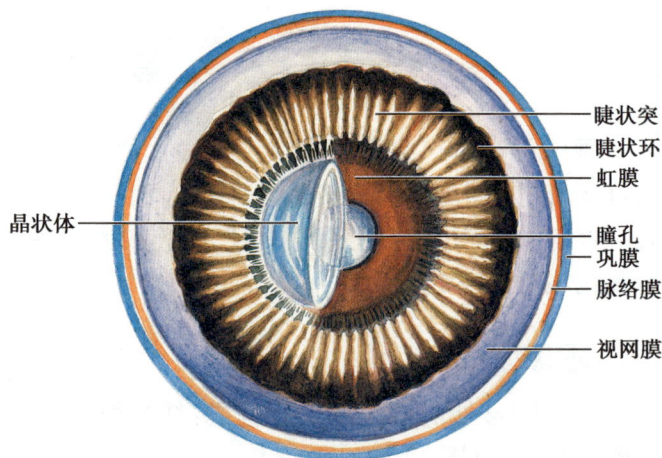

图 11-3 眼球前部后面观

(三) 视网膜

视网膜在眼球壁最内层,紧贴于血管膜内面。自前向后可分为3部分:虹膜部、睫状体部和脉络膜部。虹膜部和睫状体部无感光作用,称视网膜盲部。脉络膜部又称视网膜视部,贴于脉络膜内面,有感光作用。

视网膜视部的组织结构分为内、外两层,外层为色素上皮层,内层为神经细胞层(图11-4)。神经细胞层主要含有三层细胞,由外向内为视细胞、双极细胞和节细胞。视细胞为感光细胞,可分为视锥细胞和视杆细胞两种。视锥细胞感受强光,有辨色能力;视杆细胞只能感受弱光,无辨色能力。感光细胞感受的刺激经双极细胞传导至节细胞,节细胞的轴突在视神经盘处集中,穿眼球壁,构成视神经。

视网膜后部有一圆盘状白色隆起,称**视神经盘**(optic disc),其中央有视神经和视网膜中央动、静脉穿过,此处无感光细胞,称生理性盲点。在视神经盘颞侧约 3.5mm 处稍偏下方有一黄色小区,称**黄斑**(macula lutea),其中央凹陷,称**中央凹**(fovea centralis),是感光最敏锐的地方(图 11-5)。

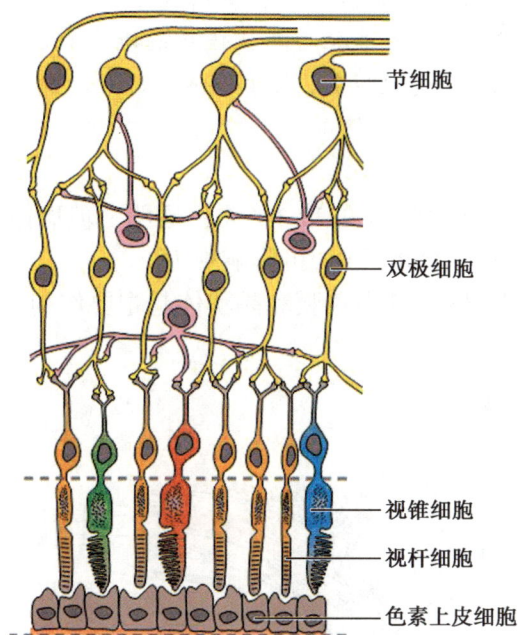

图 11-4 视网膜结构示意图

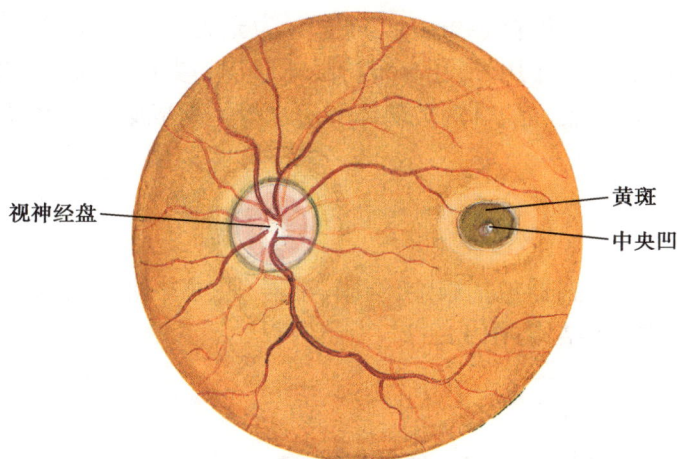

图 11-5 眼底(检眼镜所见)

二、眼球内容物

眼球内容物包括房水、晶状体和玻璃体,都无血管,无色透明,有屈光作用,与角膜合称眼的屈光系统,使进入眼球的光线到达视网膜成像。

1. **房水**(aqueous humor) 是充满眼房内的无色透明液体。眼房为角膜、晶状体和睫状体间的腔隙,以虹膜为界分为前房和后房,虹膜和角膜之间的腔隙为前房,虹膜和睫状体之间的腔隙为后房,二者借瞳孔相通。在前房内,虹膜与角膜交界处构成虹膜角膜角,又称前房角(图 11-1,图 11-2),房水经此回流入巩膜静脉窦。

房水由睫状体产生,从后房经瞳孔流入前房,然后经虹膜角膜角入巩膜静脉窦,最后汇入眼静脉。房水除有屈光作用外,还有营养角膜和晶状体并维持正常眼内压的作用。若虹膜与晶状体粘连或虹膜角膜角狭窄等原因,可致房水回流受阻,引起眼内压升高、视网膜受压而导致视力减退甚至失明,临床上称为青光眼。

2. **晶状体**(lens) 是位于虹膜和玻璃体之间的双凸透镜状透明体(图 11-1),富有弹性,无血管和神经分布。

晶状体表面包有薄而透明的晶状体囊;晶状体由排列均匀整齐的晶状体纤维组成。其周围部较软,称晶状体皮质;中央部较硬,称晶状体核。晶状体周缘借睫状小带与睫状突相连(图 11-1~图 11-3)。

晶状体的曲度可随睫状肌舒缩而改变。视近物时,睫状肌收缩,睫状体向前向内移动,睫状小带松弛,晶状体因自身弹性而变厚,屈光能力加大;视远物时,睫状肌舒张,睫状体向后外移位,睫状小带紧张,向周围牵引晶状体,使晶状体变扁,屈光力减弱;通过睫状肌对晶状体的调节,总能确保所视物体在视网膜上清晰成像。晶状体可因病变或创伤而变混浊,称白内障。

老 视 眼

晶状体借众多睫状小带系于睫状体上,它借助睫状肌收缩与舒张而改变自身厚度。晶状体通过其曲度变化,调整屈光能力,使物像聚焦于视网膜上,使远近物体均能清晰成像。由此可见,眼球调节主要靠睫状肌和晶状体的弹性。随着年龄增长,老年人的晶状体核逐渐变大、变硬,弹性减退,睫状肌逐渐萎缩,调节力变弱,视力随之降低,视近疲劳,此时必须借助凸透镜(花镜)提高近视力,即老视眼(也称老花眼)。

3. **玻璃体**(vitreous body) 为充满于晶状体与视网膜间的胶状物(图 11-1),无色透明。玻璃体除有屈光作用外,还有维持眼球形状和支撑视网膜的作用。玻璃体混浊时,可影响视力。

角膜、晶状体、玻璃体和房水等是构成眼屈光系统的主要结构,其中角膜和晶状体起主要作用。

第二节 眼 副 器

眼副器包括眼睑、结膜、泪器、眼球外肌和眶内结缔组织等结构(图 11-6)。

一、眼睑

眼睑(eyelids)位于眼球前方,分为上睑和下睑,有保护眼球的作用。二者间的裂隙,称睑裂。其内侧角呈钝圆形,称内眦;外侧角较锐,称外眦。眼睑的游离缘,称睑缘,有向外生长的睫毛,睫毛根部的皮脂腺,称睫毛腺(又称 Zeis 腺)。若腺导管阻塞,发炎肿胀,称睑腺炎(麦粒肿)。

眼睑从外向内可分为 5 层,即皮肤、皮下组织、肌层、睑板和睑结膜(图 11-6)。眼睑的皮肤细薄,皮下组织疏松,缺乏脂肪组织。肌层为眼轮匝肌和上睑提肌,前者收缩可闭合睑裂,后者收缩可提起上睑。此外,还有少

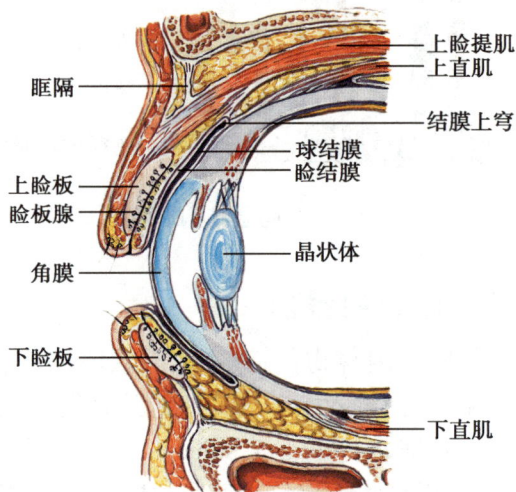

图 11-6 眼眶(矢状切面)

量平滑肌,分别称上、下睑板肌[上睑板肌又称米勒肌(Müller muscle)],受交感神经支配,收缩时可协助开大睑裂。睑板呈半月形,由致密结缔组织构成,质硬如软骨,是眼睑的支架。睑结膜紧贴于睑板内面。睑板内有许多睑板腺,其导管开口于眼睑的后缘,分泌脂性液体,有润滑睑缘和防止泪液外溢的作用。该腺导管受阻,形成睑板腺囊肿(霰粒肿)。

二、结膜

结膜(conjunctiva)是一层透明薄膜,富有血管和神经末梢,贴覆于眼睑内面和眼球前面。按其部位分为睑结膜、球结膜和结膜穹,后者位于球结膜与上、下睑结膜相互移行处,其返折处分别称结膜上、下穹(图 11-6)。当睑裂闭合时,结膜即围成一腔隙,称结膜囊。结膜炎和沙眼是结膜常见疾病。

三、泪器

泪器由泪腺和泪道构成(图 11-7)。

（一）泪腺

泪腺（lacrimal gland）位于眼眶上壁前外侧的泪腺窝内，约有10~20条排泄小管开口于结膜上穹外侧部。泪腺分泌泪液，借眨眼活动将泪液涂布于眼球表面，有润滑和清洁角膜的作用，并可冲洗结膜囊，对眼球起保护作用。

（二）泪道

泪道（lacrimal passage）包括泪点、泪小管、泪囊和鼻泪管（图11-7）。

1. 泪点　在上下睑缘内眦端各有一小隆起，其中间有一小孔，称泪点，为泪小管的入口。

2. 泪小管　上、下各一，分别起于上、下泪点，最初垂直于睑缘上下升降，然后水平向内侧汇合后开口于泪囊。

3. 泪囊　位于眼眶内侧壁前下部的泪囊窝内，上端为盲端，下端移行为鼻泪管。

4. 鼻泪管　上段为骨性鼻泪管，内衬黏膜；下段位于鼻腔外侧壁鼻黏膜深面，开口于下鼻道的外侧壁前部。

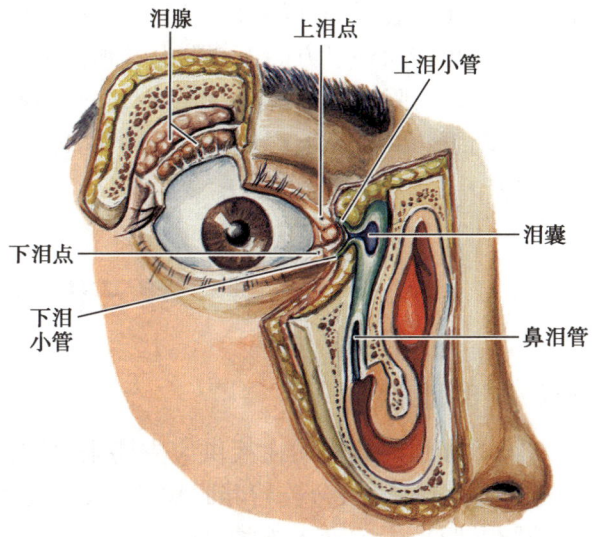

图 11-7　泪器

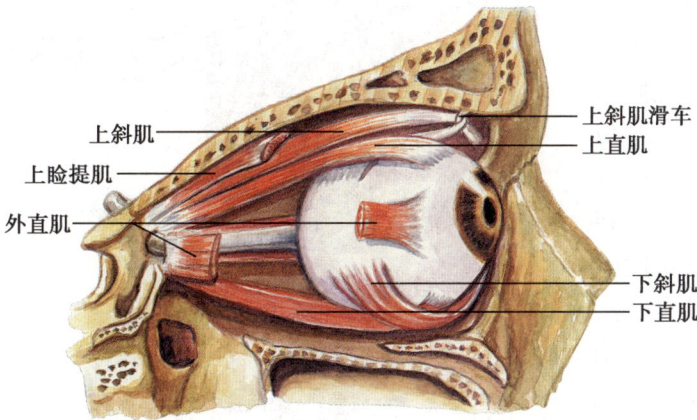

图 11-8　眼球外肌（外侧面观）

四、眼球外肌

眼球外肌是指运动眼球和运动眼睑的肌（图11-8，图11-9）。

运动眼球的肌有4条直肌和2条斜肌，即上直肌、下直肌、内直肌、外直肌、上斜肌和下斜肌。4条直肌均起于总腱环（位于视神经管内），向前分别止于眼球前部巩膜的上、下、内侧和外侧面。内直肌、外直肌收缩分别使瞳孔转向内侧和外侧。由于上直肌、下直肌的位置并非正

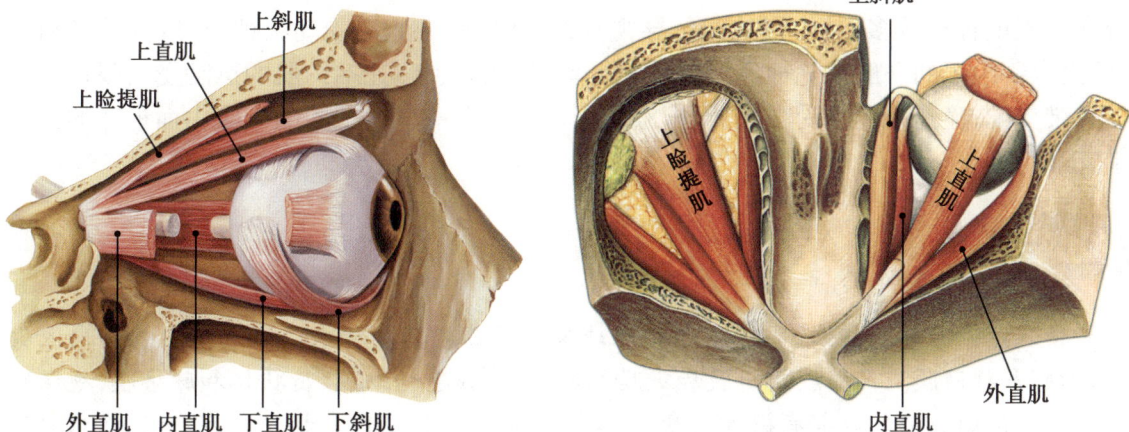

图 11-9　眼球外肌（上面观）

矢状位,起点在止点的后内侧,所以上直肌收缩使瞳孔转向内上方,下直肌收缩使瞳孔转向内下方。上斜肌也起于总腱环,以细腱穿眶内侧壁前上方的滑车,然后转向后外,止于眼球后部后外侧面,其收缩使瞳孔转向外下方。下斜肌起于眶下壁前内侧,经眼球下方止于眼球后外侧面,其收缩使瞳孔转向外上方。眼球的正常活动,由上述 6 条肌相互协作完成。

运动眼睑的肌为上睑提肌。上睑提肌起于视神经管上缘,沿眶上壁向前,止于上睑。作用为提上眼睑、开大睑裂。

第三节　眼的血管和神经

一、眼的动脉

眼球和眶内结构的血液供应主要来自眼动脉。眼动脉在颅内自颈内动脉发出后,与视神经伴行经视神经管入眶,分支营养眼球、眼球外肌、泪腺和眼睑等。其最重要的分支为视网膜中央动脉。该动脉在眼球后方穿入视神经内,行至视神经盘中央并分为 4 支,即视网膜鼻侧上、下小动脉和颞侧上、下小动脉,分布至视网膜各部,营养视网膜内层(图 11-4)。临床用检眼镜可直接观察此动脉的变化,以助诊断动脉硬化和某些颅内疾病(图 11-10)。

二、眼的静脉

眼的静脉主要有视网膜中央静脉、涡静脉和睫前静脉。视网膜中央静脉与同名动脉伴行,收集视网膜回流的血液,直接汇入海绵窦或汇入眼上静脉。视网膜中央静脉与眼上静脉之间有交通。涡静脉位于眼球中膜的外层,此静脉不与动脉伴行,而集中构成 4~6 条,在眼球赤道附近穿出巩膜,收纳虹膜、睫状体和脉络膜的静脉。睫前静脉收集眼球前份的虹膜等处的血液回流。这些静脉以及眶内其他静脉,最后汇入眼上、下静脉。眼上、下静脉向后注入海绵窦,前方与内眦静脉相吻合,因无静脉瓣,故面部感染可经此侵入颅内(图 11-10)。

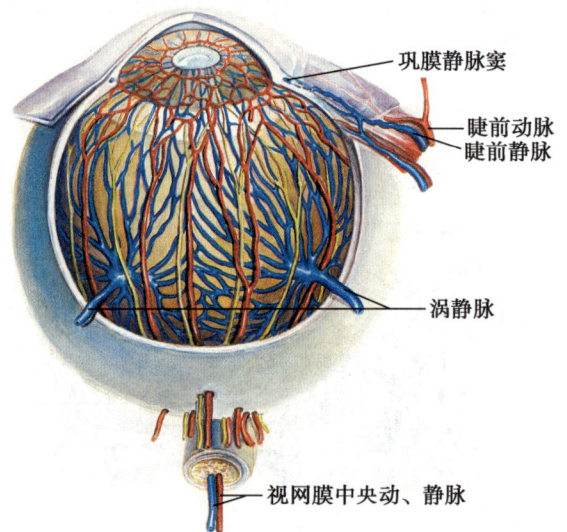

图 11-10　眼球的血管

三、眼的神经

分布于眼的神经较多,其中视神经传导视觉;眼球外肌的运动受动眼神经、滑车神经和展神经支配;眶内全部组织的一般感觉神经由眼神经管理;睫状肌和瞳孔括约肌的运动受动眼神经的副交感神经纤维支配;瞳孔开大肌受交感神经(来源于颈交感干)支配;泪腺的分泌由面神经的副交感神经纤维支配。

> **本章小结**

视器由眼球和眼副器组成,眼球主要由眼球壁和眼球内容物构成。眼球壁自外向内依次为纤维膜、血管膜和视网膜。纤维膜由角膜和巩膜构成;血管膜包括虹膜、睫状体和脉络膜;视网膜分盲部和视部。视网膜视部的后部有视神经盘、黄斑及中央凹。眼球内容物主要有房水、晶状体和玻璃体。房水由睫状体产生,有营养角膜、晶状体的作用,并可屈光、维持正常眼内压。角膜、房水、晶状体和玻璃体合称眼的屈光系统。虹膜内的平滑肌控制瞳孔大小进而调节进入眼球内光线的量;睫状肌的舒缩调节晶状体的屈光度,使得光线经折射后在视网膜上清晰成像。眼副器主要包括眼睑、结膜、泪器和眼球外肌,起支持、保护和运动眼球的作用。

案例分析

病人,女,42岁,因突然剧烈眼胀、眼痛、畏光、流泪、头痛、视力锐减、结膜充血,伴有恶心、呕吐等症状入院。眼压:24h眼压差超1.064kPa(8mmHg),高压超过2.793kPa(21mmHg);房角:通过房角镜观察到房角关闭;视野:缺损、虹视(眼睛看灯泡外周有彩虹)。视神经盘:通过检眼镜、裂隙灯前置镜观察,盘沿有切迹,视神经盘有出血,视网膜神经纤维层有缺损等。青光眼激发试验:实验前后眼压升高≥8mmHg,试验前后配合眼压描记及房角镜检查确定试验结果为阳性。

思考题:

此病例的诊断是什么？请简述诊断思路。

(张 丹)

思考题

ER 11-3

练习题

1. 简述眼球壁的层次及各层结构特点。
2. 简述视近物和视远物眼球内如何调节。
3. 简述房水的产生及循环途径。

第十二章 ｜ 前庭蜗器

学习目标

1. 掌握：外耳道的形态；鼓膜的位置、形态、分部；中耳的组成，鼓室各壁的主要结构及连通关系；内耳的组成以及各部的形态；位置觉感受器和听觉感受器的名称及功能；声波的空气传导途径。

2. 熟悉：咽鼓管的形态与功能；听小骨的名称及其连结，乳突窦和乳突小房的位置；声波的骨传导途径。

3. 了解：外耳的形态；运动听小骨肌的名称、位置和作用。

4. 能利用所学的知识理解中耳炎、耳聋、脑脊液耳漏等疾病的形成原因，具有对前庭蜗器相关疾病的诊疗意识。

5. 关注引起青少年听力损伤的因素，普及科学爱耳和护耳的知识，养成科学用耳的行为习惯。

前庭蜗器（vestibulocochlear organ）又称位听器或耳，包括前庭器（位觉器）和蜗器（听觉器）两部分，两者功能虽不同，但结构上难以分割。前庭蜗器包括外耳、中耳和内耳 3 部分（图 12-1）。其中外耳、中耳是收集和传导声波的装置，内耳接受声波和位觉的刺激。听觉感受器和位觉感受器均位于内耳。

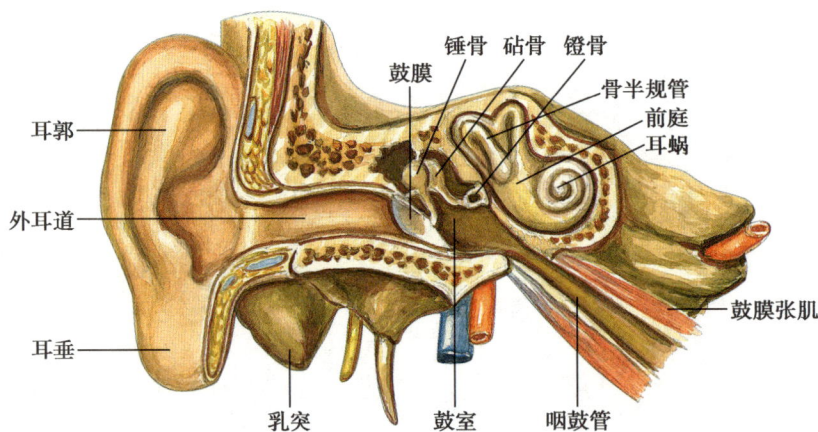

图 12-1　前庭蜗器结构模式图

第一节　外　耳

外耳（external ear）包括耳郭、外耳道和鼓膜 3 部分。

一、耳郭

耳郭（auricle）位于头部两侧。耳郭的上方大部分以弹性软骨为支架，外覆皮肤，皮下组织薄，血管神经丰富。耳郭的下方无软骨,仅含结缔组织和脂肪组织,称**耳垂**(图 12-1),是临床上常用的采血部位。耳郭外侧面中部凹陷,其前方有一孔,称**外耳门**,外耳门前方有一突起,称**耳屏**。耳郭具有收集声波和判断声波来源的功能。

二、外耳道

外耳道(external acoustic meatus)是外耳门至鼓膜之间的弯曲管道(图 12-1),成人长约 2.0~2.5cm,可分为软骨部和骨性部 2 部分。其中外 1/3 为软骨部,与耳郭软骨相延续,方向朝向内后上;内 2/3 为骨性部,朝向内前下,由颞骨鳞部和鼓部围成。因软骨部有移动性,因此检查鼓膜时,成人需将耳郭拉向后上方,使外耳道变直,方能看到鼓膜。而婴儿因颞骨尚未骨化,其外耳道几乎全由软骨支持,短而直,鼓膜近于水平位,故检查时需将耳郭拉向后下方。

外耳道的皮肤很薄,紧密地黏附在软骨部和骨性部上。因此,外耳道发生疖肿时疼痛剧烈。外耳道软骨部的皮肤内含有耵聍腺,分泌的黏稠液体称耵聍,若耵聍凝结成块阻塞外耳道,称为耵聍栓塞,会妨碍声音向鼓膜传导而影响听力。

三、鼓膜

鼓膜(tympanic membrane)是位于外耳道与中耳鼓室之间的椭圆形半透明薄膜(图 12-1,图 12-2),直径约 1cm,与外耳道底约成 45°~50°的倾斜角(小儿几乎呈水平位)。

鼓膜边缘大部分附着于颞骨上,中心向内凹陷,称**鼓膜脐**(umbo of tympanic membrane),其内面为锤骨柄末端附着处。鼓膜分为 2 部分,上 1/4 薄而松弛,活体呈淡红色,称**松弛部**;下 3/4 坚实而紧张,活体呈灰白色,称**紧张部**。在活体观察鼓膜时,位于鼓膜脐前下部有一三角形的反光区,称**光锥**(light cone),为外来光线经鼓膜的凹面集中反射而成。当鼓膜内陷变形时,光锥可变形或消失。

鼓膜的功能主要是将声波的振动传递到中耳。由于鼓膜极薄,易受外力冲击(如强噪声、击打和尖锐物刺入)而导致破裂。

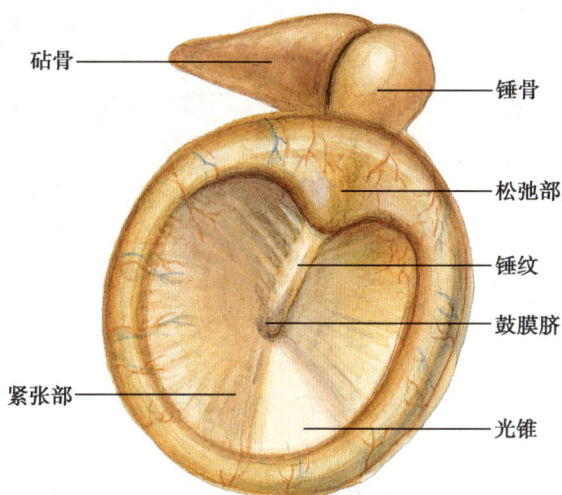

图 12-2 鼓膜(右侧外面观)

砧骨 — 锤骨 — 松弛部 — 锤纹 — 鼓膜脐 — 紧张部 — 光锥

第二节 中 耳

中耳(middle ear)主要位于颞骨岩部内,包括鼓室、咽鼓管、乳突窦和乳突小房,各部内均衬覆黏膜且相互延续,病变也可相互蔓延(图 12-1,图 12-3,图 12-4)。

ER 12-3
中耳

一、鼓室

鼓室(tympanic cavity)是颞骨岩部内的不规则含气小腔,位于鼓膜与内耳之间,向前经咽鼓管通鼻咽部,向后借乳突窦通乳突小房(图 12-3,图 12-4)。鼓室由 6 个壁围成,内有听小骨、韧带、听小骨肌、血管和神经等,是儿童时期感染的常见部位。

(一)鼓室的壁

1.**上壁** 又称盖壁,由颞骨岩部前外侧面的薄骨板鼓室盖构成,分隔鼓室与颅中窝。中耳疾患

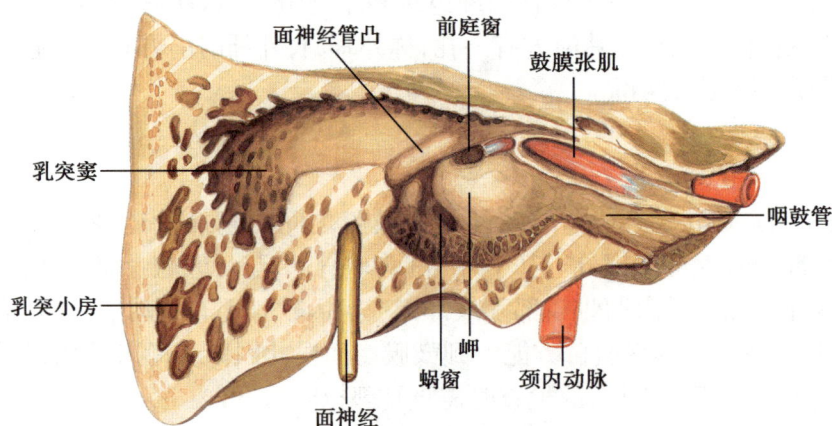

图 12-3　鼓室内侧壁（右侧）

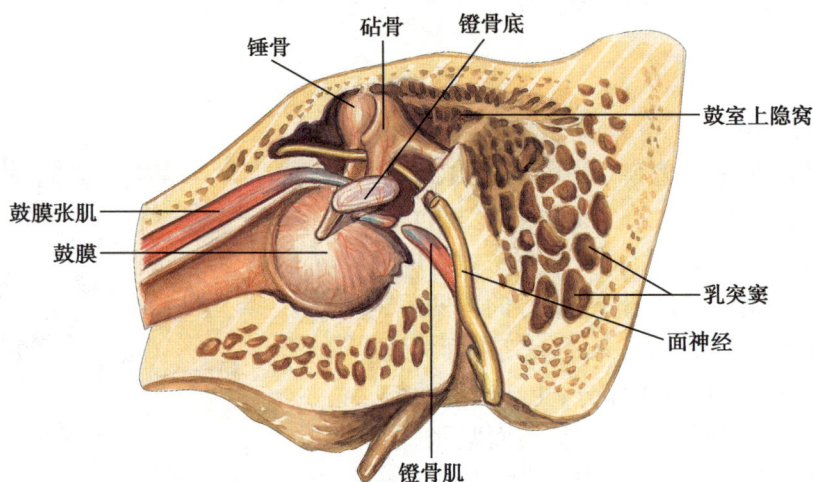

图 12-4　鼓室外侧壁（右侧）

时可侵犯,引起耳源性颅内并发症;当颅中窝骨折时,常导致鼓膜破裂、外耳道顶壁骨质破裂和硬脑膜撕裂,引起耳出血或脑脊液耳漏。

2.**下壁**　又称颈静脉壁,为一薄层骨板,分隔鼓室与颈内静脉起始部。

3.**前壁**　亦称颈动脉壁,以极薄的骨板分隔鼓室与颈内动脉。此壁上方有咽鼓管的开口。

4.**后壁**　又称乳突壁,上部有乳突窦的开口,由此通乳突小房。乳突窦开口的下方有锥隆起,内藏镫骨肌。

5.**外侧壁**　又名鼓膜壁,大部分由鼓膜构成。鼓膜上方是由颞骨骨质围成的鼓室上隐窝。

6.**内侧壁**　又称迷路壁,即内耳的外侧壁。此壁的中部隆起,称**岬**(promontory)。岬的后上方有一卵圆形孔,称**前庭窗**(fenestra vestibuli),通向内耳前庭,活体时由镫骨底和周围韧带封闭。岬的后下方有一圆形小孔,称**蜗窗**(fenestra cochleae),由第二鼓膜封闭。前庭窗后上方有一弓形隆起的**面神经管凸**,内有面神经通过。面神经管壁薄,中耳炎或中耳手术时易损伤面神经。

(二)鼓室内的结构

1.**听小骨**(auditory ossicles)　共有 3 块,由外侧向内侧依次为**锤骨**、**砧骨**和**镫骨**(图 12-5)。锤骨柄与鼓膜脐相连,砧骨借砧锤关节、砧镫关节与锤骨和镫骨相连,镫骨底借韧带封闭前庭窗。3 块听小骨间相互连结成一条**听小骨链**,犹如一"曲折的杠杆",将鼓膜振动通过鼓室传至内耳。当炎症引起听小骨粘连和韧带硬化时,可使听力下降。

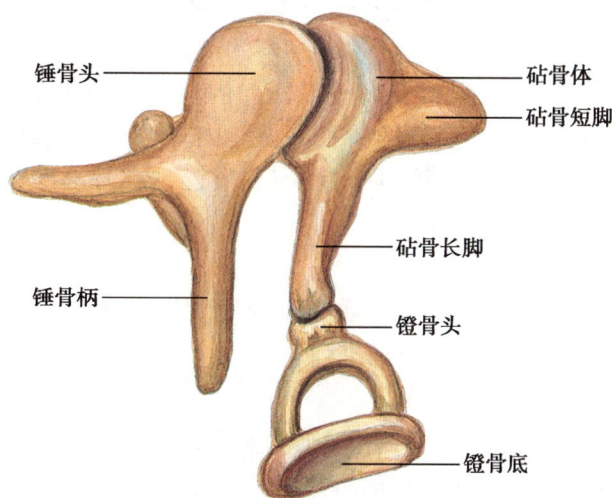

锤骨头　　　　　　　　　　　　　　砧骨体
　　　　　　　　　　　　　　　　　砧骨短脚

　　　　　　　　　　　　　　　　砧骨长脚

锤骨柄　　　　　　　　　　　　　镫骨头

　　　　　　　　　　　　　　　　镫骨底

图 12-5　听小骨

2. 运动听小骨的肌

（1）**鼓膜张肌**：位于咽鼓管上方的鼓膜张肌半管内，收缩时可牵拉锤骨柄向内，增加鼓膜的紧张度，防止强声对鼓膜和内耳造成损伤（图 12-3，图 12-4）。

（2）**镫骨肌**：位于锥隆起内，收缩时牵拉镫骨离开前庭窗而减小镫骨底对内耳的压力（图 12-4）。

二、咽鼓管

咽鼓管（auditory tube）是连通鼓室与鼻咽部之间的管道，长约 3.5~4.0cm，内面衬覆黏膜并与咽部黏膜和鼓室黏膜相延续。咽鼓管由外 1/3 的骨部和内 2/3 的软骨部构成，骨部向后外侧开口于鼓室前壁的咽鼓管鼓室口，软骨部向前内侧开口于鼻咽部侧壁的咽鼓管咽口。咽鼓管咽口平时处于关闭状态，当吞咽、打哈欠或打喷嚏时开放，空气进入鼓室，以保持鼓膜内、外压力平衡。

小儿咽鼓管与成人相比具有管腔短、内径宽、接近水平的特点。因此，婴幼儿咽部感染易经咽鼓管侵入鼓室，引起中耳炎。

三、乳突窦和乳突小房

乳突窦（mastoid antrum）是介于乳突小房和鼓室间的腔（图 12-3），向前开口于鼓室，向后与乳突小房相通。

乳突小房（mastoid cells）是颞骨乳突内许多互相通连的含气小腔，大小不等，腔内覆有黏膜，并与鼓室、乳突窦内的黏膜相延续，故中耳炎时，可经乳突窦蔓延至乳突小房而引起乳突炎。

> **知识拓展**
>
> ### 中耳的特殊性
>
> 中耳虽小，但各部通连，黏膜互联，周围毗邻结构复杂，故一旦感染，必然互相影响。小儿咽鼓管管腔较大，短而平直，故咽部感染易沿此管侵及鼓室致中耳炎。特别是婴幼儿，由于鼓室上壁的岩鳞缝尚未闭合，中耳炎症有可能并发颅内感染。

第三节　内　耳

内耳（internal ear）位于颞骨岩部内，是介于鼓室与内耳道底间一系列结构复杂的弯曲管道，故又称迷路（labyrinth），是位觉、听觉感受器的所在部位。内耳包括骨迷路和膜迷路，里面充满液体，其中骨迷路与膜迷路之间充满外淋巴，膜迷路内含有内淋巴，内、外淋巴互不交通。

一、骨迷路

骨迷路（bony labyrinth）是颞骨岩部骨密质围成的骨性隧道，由前庭、骨半规管和耳蜗 3 部分组成（图 12-6），它们相互连通，沿颞骨岩部长轴排列。

（一）前庭

前庭（vestibule）位于骨迷路中部，为一不规则的椭圆形腔隙。前庭的外侧壁即鼓室内侧壁，有前庭窗和蜗窗开口；内侧壁为内耳道底，有前庭蜗神经和血管通过；前部较窄，有一孔连通耳蜗；后部较宽，有 5 个骨半规管的开口（图 12-6，图 12-7）。

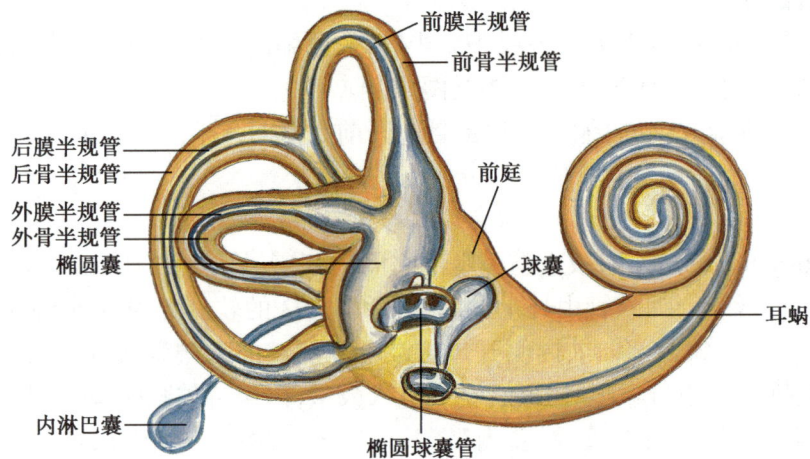

图 12-6　骨迷路及膜迷路（右侧）

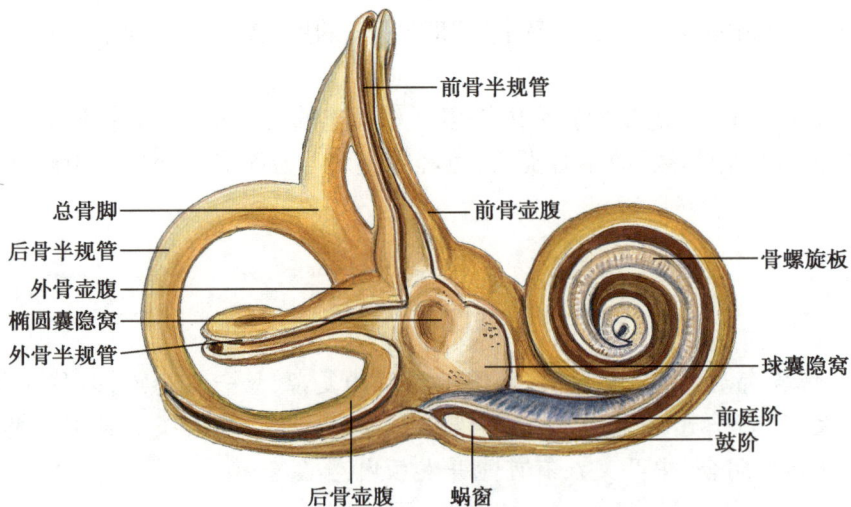

图 12-7　骨迷路（内面观）

（二）骨半规管

骨半规管（bony semicircular canals）由 3 个相互垂直排列的半环形骨性小管组成,分别称**前骨半规管、后骨半规管**和**外骨半规管**（图 12-7）。每个骨半规管均有 2 个骨脚连于前庭,其中一个骨脚膨大称**壶腹骨脚**,膨大部称**骨壶腹**;另一个骨脚细小称**单骨脚**。前、后骨半规管的单骨脚合成一个**总骨脚**,故 3 个骨半规管有 5 个孔开口于前庭。

（三）耳蜗

耳蜗（cochlea）位于前庭前方,形似蜗牛壳,蜗底朝向后内侧,正对内耳道底,蜗顶朝向前外侧（图 12-8）。耳蜗由**蜗轴**和**蜗螺旋管**构成。

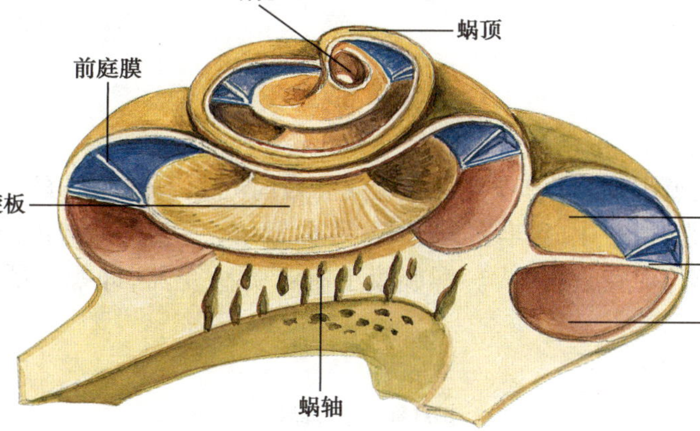

图 12-8　耳蜗模式图

蜗轴为蜗顶至蜗底锥形的中央骨质,结构疏松,内有血管和蜗神经穿行。骨螺旋板是从蜗轴向蜗螺旋管内伸入的薄骨片,并随蜗螺旋管旋绕至蜗顶。

蜗螺旋管是骨密质围成的骨管,长 30~33mm,绕蜗轴旋转约两圈半。管腔底部较大,在螺旋上升的过程中逐渐变细并终于蜗顶。蜗螺旋管内有**蜗管**,蜗管与蜗轴的骨螺旋板相连,将蜗螺旋管的管腔分隔成 3 部分:近蜗顶侧的管道称**前庭阶**（scala vestibule）;中间为膜性的**蜗管**;近蜗底侧的称**鼓阶**（scala tympani）。前庭阶底部通前庭窗,被镫骨底封闭,而鼓阶通蜗窗,被第二鼓膜封闭。前庭阶和鼓阶内充满外淋巴,两者在蜗顶处借蜗孔彼此相通。

二、膜迷路

膜迷路（membranous labyrinth）是套在骨迷路内密闭的膜性管和囊,由椭圆囊和球囊、膜半规管和蜗管构成（图 12-6,图 12-9）,它们相互连通,含有内淋巴。

1. **椭圆囊**（utricle）**和球囊**（saccule）　两者均位于前庭内。**椭圆囊**呈不规则椭圆形,其前壁借椭圆球囊管连接球囊与内淋巴管;后壁有 5 个开口与膜半规管相通。**球囊**较小,下端经连合管与蜗管相通。在椭圆囊和球囊的内面,分别附有特化的感觉上皮,称**椭圆囊斑**（macula utriculi）和**球囊斑**（macula sacculi）,二者亦称**位觉斑**,是位觉感受器,能感受头部静止的位置觉和直线变速运动的刺激。

2. **膜半规管**（membranous semicircular duct）　位于骨半规管内（图 12-6,图 12-9）,有与膨大的骨壶腹相应扩大的**膜壶腹**,其壁上黏膜增厚呈嵴状突起,称**壶腹嵴**（crista ampullaris）,上有高度分化的感觉上皮,也是位觉感受器,能感受头部旋转变速运动的刺激。

3. **蜗管**（cochlear duct）　位于蜗螺旋管内（图 12-6,图 12-8,图 12-9）,为一螺旋形的膜性盲管,以盲端起自前庭,并借连合管与球囊相通;顶端亦呈盲端终于蜗顶。蜗管的横断面呈三角形

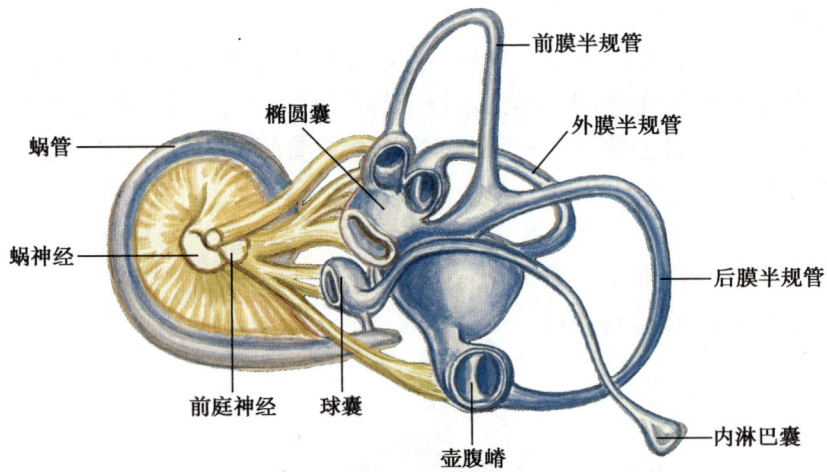

图 12-9　膜迷路

（图 12-8，图 12-10），有上壁、外侧壁和下壁。①上壁：为前庭膜，分隔前庭阶和蜗管。②外侧壁：为增厚的骨膜及被覆的黏膜上皮，内含丰富的血管，称**血管纹**，一般认为与内淋巴的产生有关。③下壁：由骨螺旋板和**螺旋膜（基底膜）**构成。螺旋膜上有听觉感受器，即**螺旋器**（spiral organ），又称科蒂器（organ of Corti）。

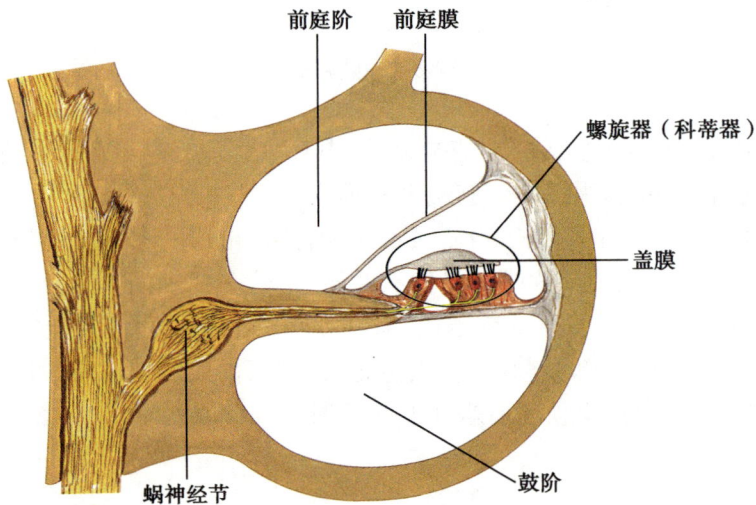

图 12-10　蜗管与螺旋器

声波的传导：声波由外耳传入内耳有空气传导和骨传导 2 条途径（图 12-11）。

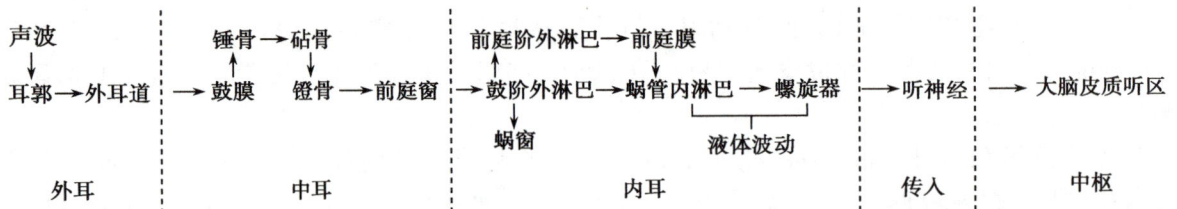

图 12-11　声音的传导路线图

1. **空气传导** 耳郭将收集到的声波经外耳道传到鼓膜,引起鼓膜振动,随之中耳内的听小骨链运动,经镫骨底传到前庭窗,引起前庭阶内的外淋巴波动,再经蜗孔传至鼓阶。外淋巴的波动带动内淋巴的波动,也可直接引起螺旋膜的振动,刺激螺旋器产生神经冲动,最后经蜗神经传入中枢,从而产生听觉,此传导途径称**空气传导**。空气传导是正常情况下听觉产生的主要途径。当鼓膜穿孔时,声波引起鼓室内的空气振动,直接振动第二鼓膜,引起鼓阶的外淋巴波动,使螺旋膜振动以兴奋螺旋器,能产生部分听觉。

2. **骨传导** 骨传导是指声波经颅骨直接传入内耳的过程。声波的冲击和鼓膜的振动可经颅骨和骨迷路传入,直接使内耳的外淋巴和内淋巴波动,刺激螺旋膜上的螺旋器产生神经冲动,引起较弱的听觉。

临床上可通过检查病人空气传导和骨传导受损的情况,判断听觉异常产生的部位和原因。外耳和中耳的疾患引起的耳聋称为传导性耳聋,此时骨传导尚可部分代偿其功能,因此不会产生完全性耳聋;内耳、蜗神经、听觉传导通路及听觉中枢的疾患引起的耳聋称为神经性耳聋,病人空气传导和骨传导途径正常,但依然不能引起听觉,称完全性耳聋。

三、内耳道

内耳道(internal acoustic meatus)位于颞骨岩部后面,从内耳门至内耳道底,长 7~12mm,内有前庭蜗神经、面神经及迷路血管等穿行。

知识拓展

国产人工耳蜗对我国听力医学的意义

人工耳蜗植入是目前世界上公认的治疗重度、极重度耳聋最有效的手段,2009 年之前,我国人工耳蜗主要依靠国外进口。由于进口人工耳蜗价格昂贵,不少耳聋病人得不到及时有效的治疗,听力障碍问题无法解决。

为了解决耳聋病人的需求,几代中国耳科学和听力学专家致力于开发国产人工耳蜗。经过不断研究和试验,2011 我中国成功研制了首个具有自主知识产权的国产人工耳蜗,并将人工耳蜗项目实现了产业化,为国人提供了质优价廉的人工耳蜗产品。

国产人工耳蜗根据汉语发音的特点设计,采用独特的技术,使用者不仅能分辨各种环境声,元音和辅音,还能分辨汉语四声,达到适应我国多种方言交流的需要,为我国耳聋病人重获新"声"带来福祉。而国产人工耳蜗的问世和推广使用,也使我国也成为继澳大利亚、美国、奥地利之后,全球第四个拥有人工耳蜗自主研发能力的国家。

本章小结

前庭蜗器包括位觉器和听器,由外耳、中耳和内耳组成。外耳包括耳郭、外耳道和鼓膜;中耳包括鼓室、咽鼓管、乳突窦和乳突小房等,鼓室有 6 个壁,与颅腔的脑、颈内动、静脉和鼻咽等关系密切,鼓室内有锤骨、砧骨和镫骨形成听小骨链;内耳由骨迷路和膜迷路组成,骨迷路包括前庭、骨半规管和耳蜗,膜迷路包括椭圆囊和球囊、膜半规管和蜗管;膜迷路内含有位觉感受器和听觉感受器,壶腹嵴能感受头部旋转变速运动的刺激,椭圆囊斑和球囊斑能感受头部静止的位置觉和直线变速运动的刺激,蜗管螺旋膜上有螺旋器,是听觉感受器。声波由耳郭、外耳道、鼓室、听小骨链传导至内耳,引起内耳淋巴振动刺激螺旋器产生神经冲动,神经冲动由蜗神经传入中枢。

患儿,女,6岁。因右耳部剧烈疼痛6小时就诊。家属代述患儿1周前有发热、流鼻涕、咳嗽和呕吐症状,在社区医院服药治疗后好转。6小时前患儿出现右耳剧烈疼痛,吞咽及咳嗽时耳痛加剧,患儿哭闹不安而来医院就诊。体格检查:体温38.6℃,耳部压痛,有脓液自右侧外耳道排出,听力下降。诊断:化脓性中耳炎并发鼓膜穿孔。

思考题:

中耳位于何处?化脓性中耳炎为什么好发于儿童?

(张冬华)

思考题

1. 鼓膜穿孔时能听到声音吗?为什么?

2. 简述鼓室各壁的结构、毗邻、连通和临床意义。

3. 临床上如何判断听觉异常的部位和原因?传导性耳聋和神经性耳聋损伤的解剖结构有何不同?

ER 12-4

练习题

第十三章 | 神经系统总论及中枢神经系统

学习目标

1. 掌握：神经系统的区分；神经系统的常用术语；脊髓的位置、外形及脊髓节段与椎骨的对应关系；脑的分部及各部的主要外部结构；脑神经核的名称、位置和功能；内侧丘系；脊髓丘系、锥体束的起始、行程和功能；间脑的位置和分部；背侧丘脑的分部和腹后核的纤维联系；小脑的位置和分叶，小脑扁桃体的临床意义；大脑半球的外形和分叶；大脑皮质的功能定位；基底核、侧脑室、内囊的位置。

2. 熟悉：神经系统的活动方式；脊髓灰、白质的配布形式及各部名称；脑干内非脑神经核；下丘脑和后丘脑的主要结构。

3. 了解：脊髓小脑束、红核脊髓束、前庭脊髓束和脊髓固有束的位置和功能；脊髓的功能；外侧丘系的位置和功能。

4. 能利用所学知识解释不同部位脊髓损伤、脑损伤后可能出现的临床表现。

5. 通过对中枢神经系统形态结构的学习，培养临床思维能力，具有对中枢神经系统相关疾病进行预防的意识。

第一节　神经系统总论

神经系统分为中枢神经系统和周围神经系统，其主要功能是调控人体各系统的活动。

一、神经系统的区分

神经系统（nerve system）（图 13-1）按其所在位置、形态和功能，分为**中枢神经系统**（central nervous system，CNS）和**周围神经系统**（peripheral nervous system，PNS）。中枢神经系统包括脑和脊髓，分别位于颅腔和椎管内；周围神经系统包括脑神经和脊神经。**脑神经**（cranial nerve）与脑相连，共 12 对；**脊神经**（spinal nerves）与脊髓相连，共 31 对。分布于体表、骨、关节和骨骼肌的称**躯体神经**（somatic nerves），分布于内脏、心血管和腺体的称**内脏神经**（visceral nerves）。将神经冲动从感受器传向中枢的神经称为**感觉神经**（sensory nerve），将神经冲动从中枢传向周围效应器的神经称为**运动神经**（motor nerve）。

二、神经系统的活动方式

神经系统的基本活动方式是**反射**（reflex）。它是神经系统

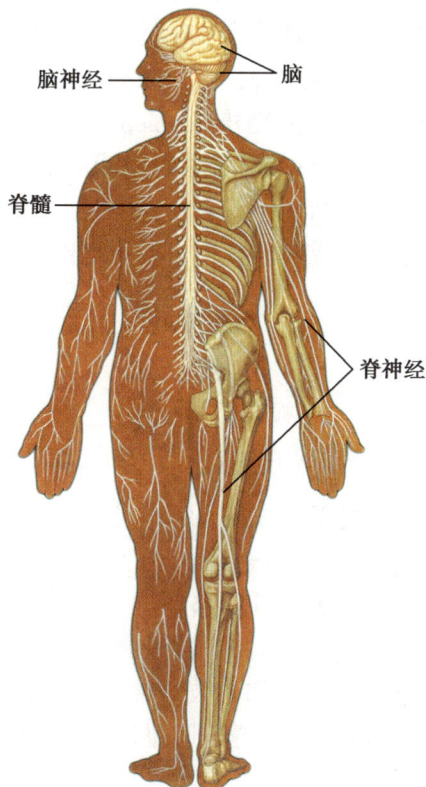

图 13-1　神经系统的构成

脑神经　脑
脊髓
脊神经

对内、外环境的刺激作出适宜反应的过程。反射活动的形态学基础是**反射弧**（reflex arc）。反射弧包括 5 个环节：感受器→传入（感觉）神经→中枢→传出（运动）神经→效应器（图 13-2）。如果反射弧任一部分损伤，反射即出现障碍。临床上常用检查反射的方法来诊断神经系统的某些疾病。

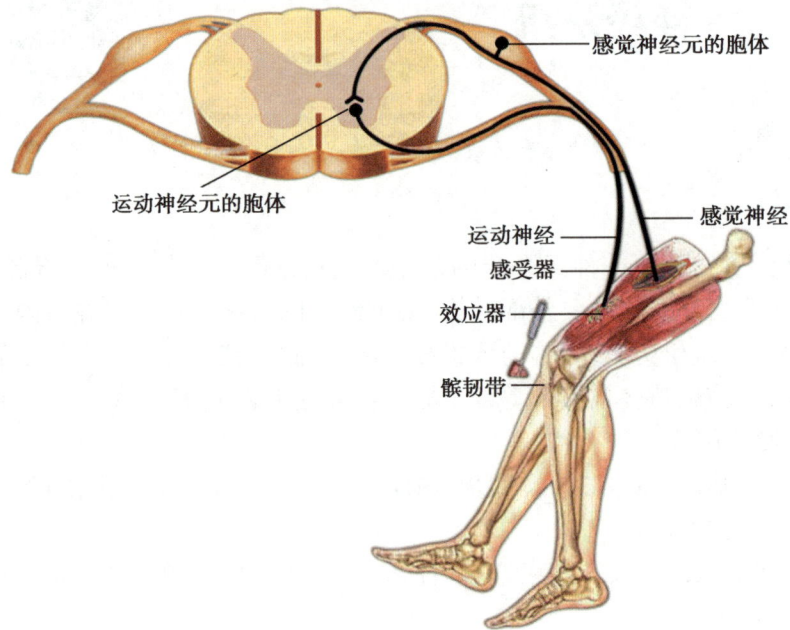

图 13-2　反射弧示意图

三、神经系统的常用术语

在神经系统中，不同部位的神经元胞体和突起有不同的集聚方式，因而有不同的术语名称。在 CNS 内，神经元胞体和树突集聚处在新鲜标本上呈灰色，称**灰质**（gray matter）；在大、小脑表面形成的灰质层，称**皮质**（cortex）；神经纤维集聚处因神经纤维包有髓鞘而色泽白亮，称**白质**（white matter）；位于大、小脑深部的白质，称**髓质**（medulla）。形态与功能相似的神经元胞体集聚成一团，在 CNS 内称**神经核**（nucleus），在 PNS 内称**神经节**（ganglion）。在 CNS 内，起止、行程与功能相同的神经纤维聚集成束，称**纤维束**（fasciculus）；在 PNS 内，若干神经纤维聚集成粗细不等的神经束，数个神经束被结缔组织包裹，称**神经**（nerve）。在 CNS 内，若神经纤维交织成网状，网眼内含有分散的神经元胞体或较小核团，称**网状结构**（reticular formation）。

第二节　脊　髓

一、脊髓的位置和外形

脊髓（spinal cord）位于椎管内，上端于枕骨大孔处与延髓相接，下端在成人约平第 1 腰椎体下缘（新生儿可达第 3 腰椎下缘平面），全长 42~45cm。

脊髓呈前后略扁的圆柱状，全长粗细不等，有两处膨大。**颈膨大**（cervical enlargement）位于第 4 颈节至第 1 胸节；**腰骶膨大**（lumbosacral enlargement）位于第 2 腰节至第 3 骶节。膨大的形成分别与支配上肢和下肢的神经元数量较多有关。腰骶膨大以下逐渐变细，呈圆锥状，称**脊髓圆锥**（conus medullaris）。脊髓圆锥向下延伸形成**终丝**（filum terminale），终丝是无神经组织的结构，终止于尾骨背面（图 13-3）。

脊髓表面有 6 条纵行的沟或裂（图 13-4）。前面正中的深沟，称**前正中裂**（anterior median

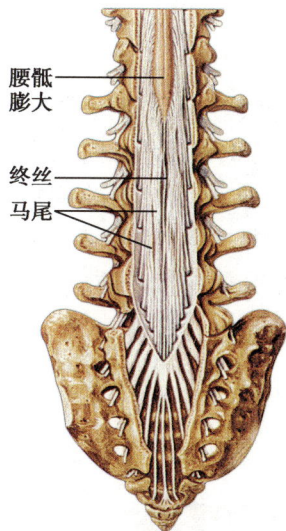

图 13-3　脊髓圆锥与马尾

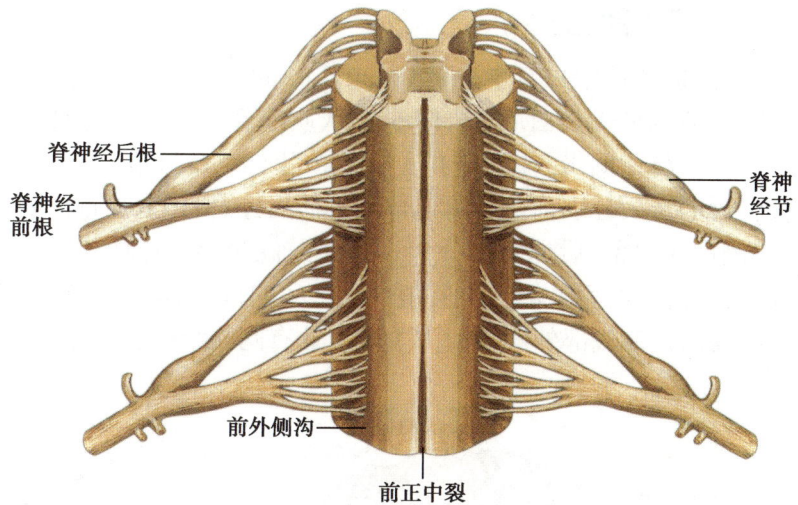

图 13-4　脊髓结构示意图

fissure);后面正中的浅沟,称**后正中沟**(posterior median sulcus)。前正中裂两侧有 2 条前外侧沟,后正中沟两侧有 2 条后外侧沟。前外侧沟依次穿出 31 对脊神经前根,后外侧沟依次穿入 31 对脊神经后根。每条脊神经后根上有一膨大,称**脊神经节**(spinal ganglion),内含假单极神经元胞体。脊神经前、后根在椎间孔处合并成 1 条脊神经,从相应的椎间孔穿出。因椎管长于脊髓,脊神经根距相应椎间孔的距离自上而下逐渐增大,使脊神经根在椎管内自上而下逐渐倾斜,至腰骶部时,神经根近乎垂直下行。在脊髓圆锥下方,腰、骶、尾神经根围绕终丝,形成**马尾**(cauda equina)。成人第 1 腰椎体以下已无脊髓而只有马尾,故临床上常选择第 3、4 或第 4、5 腰椎棘突之间进行脊髓蛛网膜下隙穿刺抽取脑脊液或麻醉,以免损伤脊髓(图 13-5)。

脊髓在外形上无明显的节段性,通常把每一对脊神经前、后根的根丝附着范围,称为一个**脊髓节段**。脊髓共分 31 个节段,即 8 个颈节、12 个胸节、5 个腰节、5 个骶节和 1 个尾节。从胚胎第 4 个月开始,人体脊柱的生长速度快于脊髓,致使成人脊髓与脊柱的长度不相等,脊髓节段逐渐高于相应的椎骨。掌握脊髓节段与椎骨的对应关系,对确定脊髓病变的部位和临床治疗有重要的实用价值(图 13-5,表 13-1)。

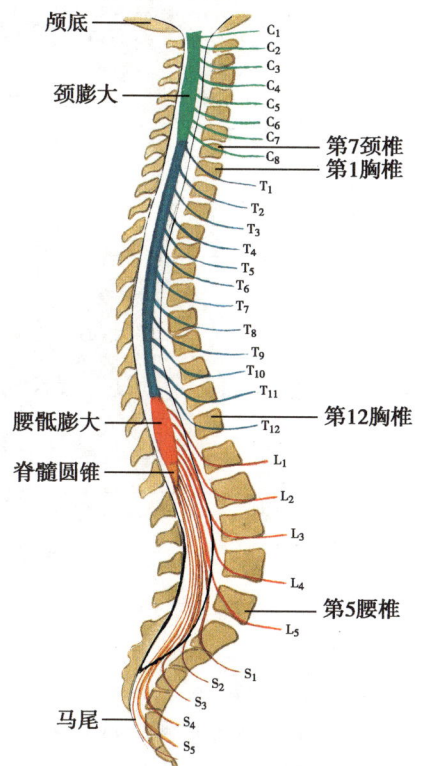

图 13-5　脊髓节段与椎骨的对应关系

表 13-1　脊髓节段与椎骨的对应关系

脊髓节段	对应椎骨	推算举例
上颈髓 C_1~C_4	与同序数椎骨同高	如第 3 颈髓节对第 3 颈椎体
下颈髓 C_5~C_8	较同序数椎骨高 1 个椎体	如第 5 颈髓节对第 4 颈椎体
上胸髓 T_1~T_4	较同序数椎骨高 1 个椎体	如第 3 胸髓节对第 2 胸椎体
中胸髓 T_5~T_8	较同序数椎骨高 2 个椎体	如第 6 胸髓节对第 4 胸椎体
下胸髓 T_9~T_{12}	较同序数椎骨高 3 个椎体	如第 11 胸髓节对第 8 胸椎体
腰髓 L_1~L_5	平对第 10~12 胸椎体	
骶、尾髓 S_1~S_5、C_0	平对第 1 腰椎体	

二、脊髓的内部结构

在脊髓横切面中央有**中央管**（central canal），纵贯脊髓全长，内含脑脊液。中央管周围是 H 形的灰质，灰质的外周是白质（图 13-6）。灰质前部的突起，称**前角**，后部的突起，称**后角**；前角和后角之间的区域，称中间带；在胸髓和上 3 节腰髓（$T_1\sim L_3$）的前、后角之间，还有向外侧突出的**侧角**。中央管前、后的灰质分别称灰质前连合和灰质后连合；因灰质前、后连合位于中央管周围，又称中央灰质。每侧白质以前、后外侧沟分为 3 部分：前正中裂与前外侧沟之间的白质，称**前索**；前、后外侧沟之间的，称**外侧索**；后外侧沟与后正中沟之间的，称**后索**。在灰质前连合的前方有纤维横越，称白质前连合；在后角基底部外侧，灰、白质交织处有网状结构。

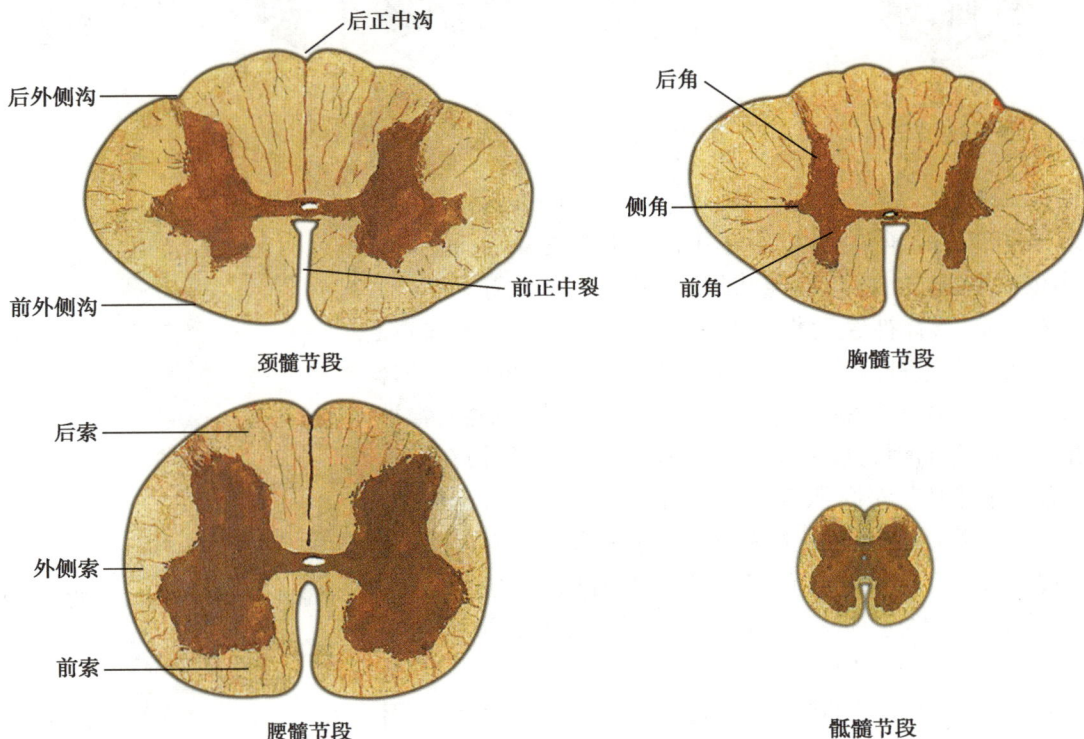

图 13-6 脊髓的内部结构

（一）灰质

脊髓全部灰质连续成柱状。

1. **前角**（anterior horn） 也称前柱，主要由运动神经元组成。前角运动神经元分为内、外两群：内侧群支配躯干肌，外侧群支配四肢肌。前角运动神经元分大、小两型：大型细胞为 α 运动神经元，支配骨骼肌的运动；小型细胞为 γ 运动神经元，与调节肌张力有关。

2. **后角**（posterior horn） 也称后柱，主要由中间神经元组成，接受后根的传入纤维。后角的神经元主要分为 4 群核团。①缘层：是后角尖的边缘区，由较大型的神经元组成；②胶状质：在缘层前方，由小型神经元组成，贯穿脊髓全长，主要完成脊髓节段间的联系；③后角固有核：位于胶状质前方，由大、中型神经元组成，发出的纤维上行到背侧丘脑；④胸核：又称背核，位于后角基部内侧，仅见于颈 8 到腰 2 节段，发出的纤维组成同侧的脊髓小脑后束。

3. **侧角**（lateral horn） 又称侧柱，由中、小型神经元组成，仅见于胸 1 至腰 3 脊髓节段，是交感神经的低级中枢。在脊髓骶 2~4 节段的侧角位置，由小型神经元组成核团，称骶副交感核，是副交感神经的低级中枢。

脊髓灰质炎

脊髓灰质炎病毒专门感染脊髓前角运动神经元胞体,多见于腰骶段脊髓前角。表现为受破坏神经元支配区域的骨骼肌弛缓性瘫痪(软瘫)、肌张力低下、腱反射消失和渐进性肌萎缩,但感觉正常,临床上称小儿麻痹症。

(二) 白质

脊髓白质位于灰质周围,主要由上、下纵行传导的纤维束组成。在白质中,向上传递神经冲动的传导束,称上行(感觉)纤维束,向下传递神经冲动的传导束,称下行(运动)纤维束。联系脊髓各节段的短距离纤维束,称固有束,完成节段内和节段间的反射活动。

1.上行纤维(传导)束

(1)**薄束**(fasciculus gracilis)**和楔束**(fasciculus cuneatus):位于后索,由脊神经节内的中枢突组成。薄束位于内侧,由第5胸节以下来的纤维组成,楔束位于外侧,由第4胸节以上来的纤维组成,向上分别止于延髓内的薄束核和楔束核。它们向大脑传导本体感觉和精细触觉信息(图13-7)。

(2)**脊髓小脑前、后束**:位于外侧索周边的前部和后部,分别经小脑上脚、下脚入小脑,向小脑传导来自躯干下部和下肢的非意识性本体感觉冲动(图13-8)。

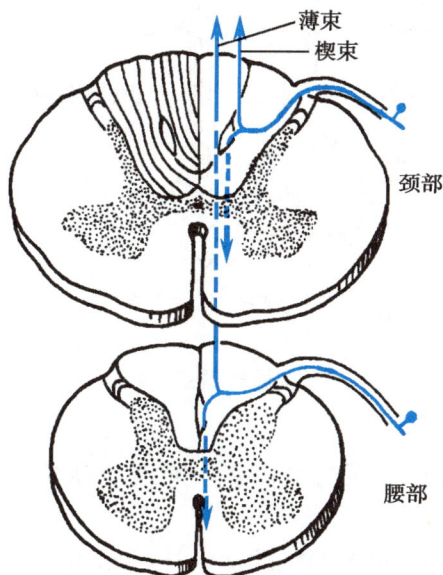

图 13-7　薄束和楔束

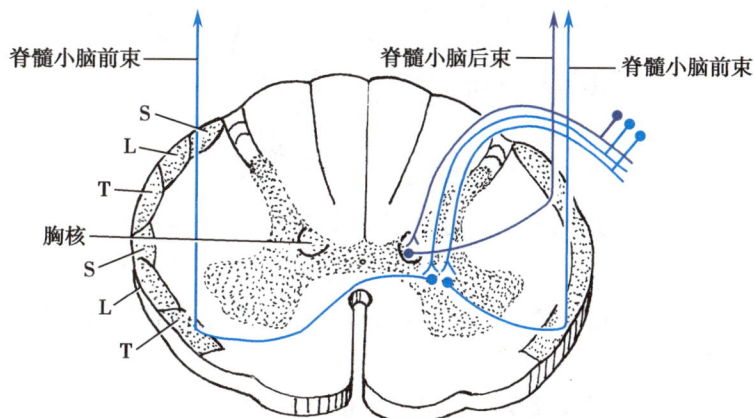

图 13-8　脊髓小脑后束和前束

(3)**脊髓丘脑束**(spinothalamic tract):起自后角缘层和后角固有核,纤维大部分斜经白质前连合交叉到对侧上1~2个节段,在外侧索前半和前索内上行,终止于背侧丘脑。交叉至对侧外侧索上行的纤维束,称**脊髓丘脑侧束**,主要传导痛觉和温度觉;交叉到对侧前索内上行的纤维束,称**脊髓丘脑前束**,主要传导粗略触觉和压觉(图13-9)。

2.下行纤维(传导)束　起于脑的不同部位,直接或间接止于脊髓前角或侧角。管理骨骼肌的运动传导束分为锥体系和锥体外系。

(1)**皮质脊髓束**(corticospinal tract):是脊髓内最大的下行传导束,主要起自大脑皮质运动中枢,在延髓锥体交叉后,大部分纤维下行于脊髓外侧索后部,称**皮质脊髓侧束**,止于该侧脊髓前角运动神经元,支配四肢肌;没有交叉的小部分纤维下行至同侧前索的前正中裂两侧,称**皮质脊髓前束**,其纤维大部分逐节经白质前连合交叉后,止于对侧前角运动神经元;还有一些纤维不交叉而止于同侧前角运动神经元,支配躯干肌。皮质脊髓束的功能是控制骨骼肌的随意运动(图13-10)。

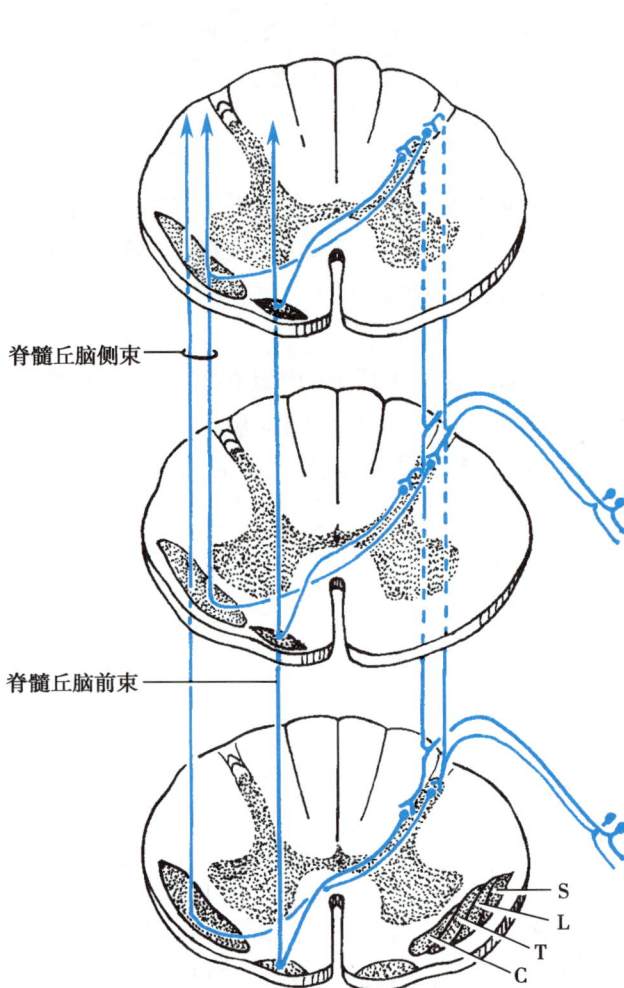

图 13-9　脊髓丘脑侧束和前束

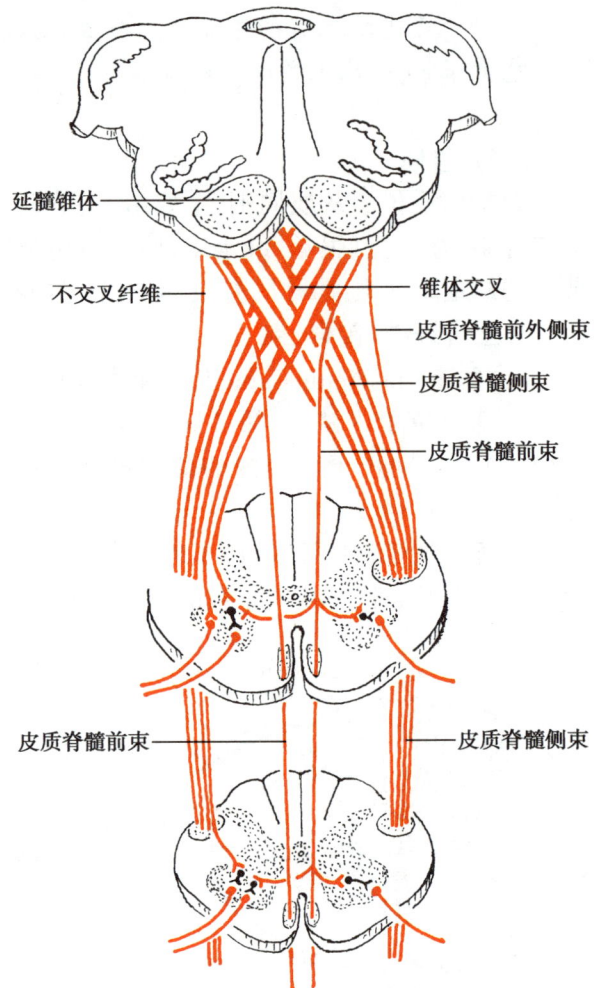

图 13-10　皮质脊髓束

　　(2)**红核脊髓束**(rubrospinal tract):位于皮质脊髓侧束的腹侧,功能与兴奋屈肌的运动神经元有关。

　　(3)**前庭脊髓束**(vestibulospinal tract):位于前索内,功能与兴奋同侧伸肌的运动神经元和抑制屈肌的运动神经元有关,调节身体平衡。

三、脊髓的功能

　　1.传导功能　是脑与脊髓、周围神经系统联系的重要通路。来自躯干、四肢各种感受器的传入信息,经脊神经后根进入脊髓,经上行纤维束将信息传至大脑皮质;同时,又通过下行纤维束接受高级中枢的调控。

　　2.反射功能　脊髓灰质内有多种反射中枢,如腱反射中枢、屈肌反射中枢、牵张反射中枢、排尿和排便反射中枢等。正常情况下,脊髓的反射活动始终受脑的控制。

脊髓休克

脊髓完全横断致损伤平面以下全部感觉和随意运动丧失,损伤早期(数日至1周)各种脊髓反射均消失,处于无反应状态,称脊髓休克。此时躯体运动和内脏反射活动消失,骨骼肌张力下降,外周血管扩张,血压下降,粪潴留,尿潴留等。脊髓休克是暂时现象,各种脊髓反射活动可逐渐恢复。

第三节　脑

脑(brain,encephalon)位于颅腔内,由端脑、间脑、小脑及脑干4部分组成。中国人脑的重量,成年男性平均为1 375g,成年女性平均为1 305g。

一、脑干

脑干(brain stem)自下而上由延髓、脑桥和中脑3部分组成。延髓在枕骨大孔处下接脊髓,中脑向上与间脑衔接,脑干的背面与小脑相连(图13-11)。

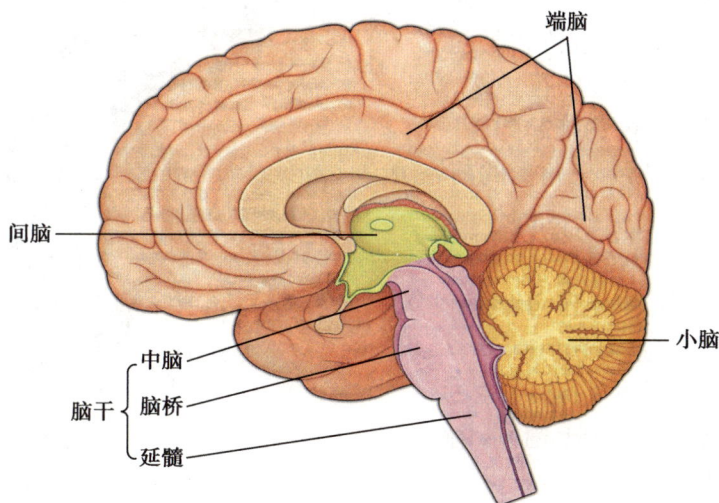

图13-11　脑的正中矢状切面

(一)脑干外形

1.腹侧面

(1)**延髓**(medulla oblongata):呈倒置的锥体形。上方借延髓脑桥沟与脑桥分界。其腹侧面上有与脊髓相连续的前正中裂和前外侧沟。在前正中裂的两侧各有一纵行的隆起,称锥体。锥体下方有锥体交叉。锥体外侧有一卵圆形隆起,称橄榄。锥体与橄榄间前外侧沟内有舌下神经根附着。在橄榄后方,自上而下依次有舌咽神经根、迷走神经根和副神经根附着。

(2)**脑桥**(pons):腹侧面膨隆,称脑桥基底部,正中的纵行浅沟,称**基底沟**(basilar sulcus)。基底部向两侧变窄移行为小脑中脚,又称脑桥臂,在移行处有三叉神经根附着。在延髓脑桥沟中,自内侧向外侧依次有展神经根、面神经根和前庭蜗神经根附着。

(3)**中脑**(midbrain):与间脑相接。两侧粗大的柱状结构,称大脑脚。两脚间的凹陷为脚间窝,窝底有动眼神经根附着(图13-12)。

2. 背侧面

（1）延髓背侧面的上部参与构成菱形窝，下部形似脊髓。在后正中沟外侧依次有**薄束结节**（gracile tubercle）和**楔束结节**（cuneate tubercle），其深面分别有薄束核和楔束核。楔束结节外上方的隆起为小脑下脚。

（2）**脑桥**的背侧面参与构成菱形窝，两侧是小脑上脚和小脑中脚。两侧小脑上脚间的薄层白质，称上髓帆。

（3）**中脑**的背侧面有两对圆形隆起，上方的一对为**上丘**（superior colliculus），是视觉反射中枢；下方的一对为**下丘**（inferior colliculus），是听觉反射中枢。在下丘的下方有滑车神经根附着。在中脑内部有一贯穿中脑全长的纵行管道，称为**中脑水管**（图 13-13）。

（4）**菱形窝**（rhomboid fossa）又称**第四脑室底**，呈菱形，由脑桥和延髓上半部背侧面形成，窝中部有横行的髓纹，为脑桥和延髓背面的分界。窝的正中有纵行的正中沟，正中沟两侧的纵行隆起，称**内侧隆起**，其外侧有纵行的界沟。界沟外侧为三角形的前庭区，深面有前庭神经核。前庭区的外侧角有一对**听结节**，内含蜗神经核。紧靠髓纹上方内侧有一圆形的**面神经丘**，其深面有展神经核。髓纹以下内侧隆起上有 2 个三角区：**迷走神经三角**位于下外侧，内含迷走神经背核；**舌下神经三角**位于上内侧，内含舌下神经核（图 13-13）。

3. **第四脑室**（fourth ventricle） 是位于延髓、脑桥和小脑间的室腔。菱形窝为其底；小脑上脚和上髓帆组成顶的前部，下髓帆和第四脑室脉络组织构成其后部。第四脑室向上经中脑水管通第三脑室，向下续为延髓下部和脊髓的中央管；第四脑室有 2 个外侧孔和 1 个正中孔，与蛛网膜下隙相通（图 13-14）。

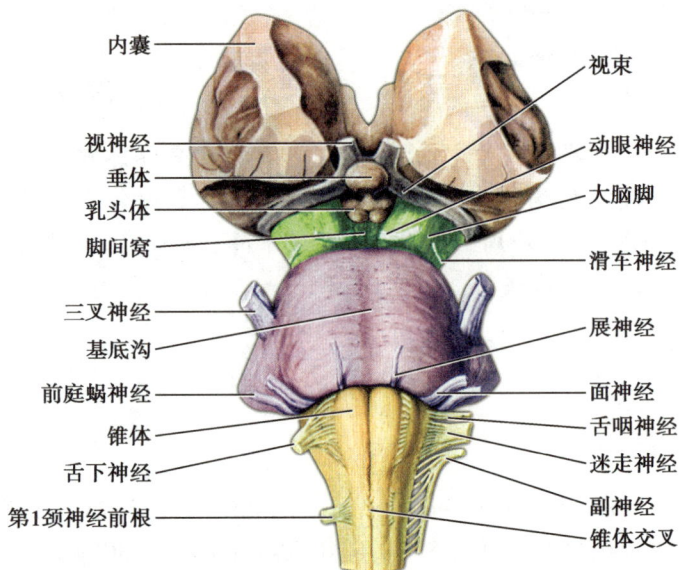

图 13-12　脑干腹侧面

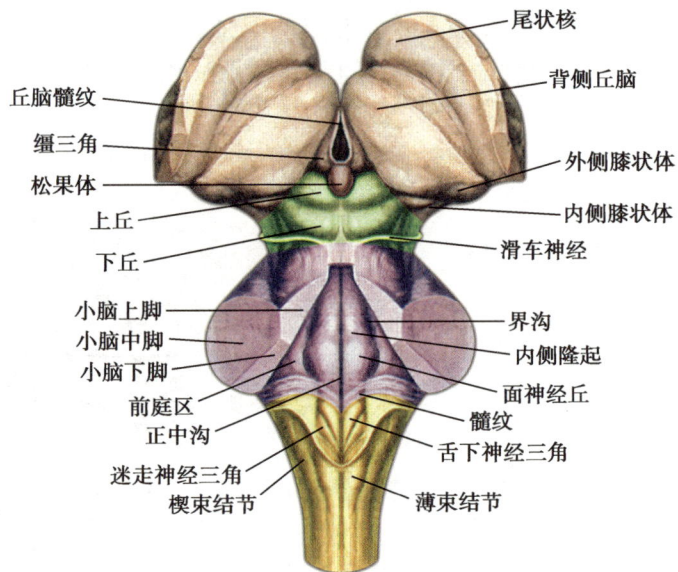

图 13-13　脑干背侧外形

（二）脑干内部结构

脑干由灰质、白质及网状结构组成。由于延髓中央管在背侧敞开形成菱形窝，使灰质由腹、背方向排列改为内、外侧方向排列；大量神经纤维的贯穿及左、右交叉，使灰质柱断裂形成神经核。脑干的神经核有 3 种。①脑神经核：直接与脑神经相连；②中继核：与许多纤维束中继有关；③网状核：位于网状结构内。后两类核称**非脑神经核**。脑干的白质由经过脑干的上、下行纤维束和出入小脑的纤维组成。

1. **灰质** 主要由脑神经核与非脑神经核组成。

（1）**脑神经核**：与第Ⅲ~Ⅻ对脑神经相关联，按其功能分为躯体运动核、内脏运动核、内脏感觉核和躯体感觉核 4 类（图 13-15）。

1) **躯体运动核**：共 8 对,管理骨骼肌的运动。动眼神经核、滑车神经核和展神经核,支配眼球外肌;舌下神经核支配舌肌;三叉神经运动核支配咀嚼肌;面神经核支配面肌;疑核支配咽喉肌;副神经核支配胸锁乳突肌和斜方肌。

2) **内脏运动核**：共 4 对,管理心肌、平滑肌和腺体的活动。动眼神经副核管理瞳孔括约肌和睫状肌;上泌涎核管理舌下腺、下颌下腺和泪腺分泌;下泌涎核管理腮腺分泌;迷走神经背核管理颈部、胸腔和腹腔大部分器官的活动。

3) **内脏感觉核**：仅 1 对,即孤束核,位于界沟外侧,接受味觉及一般内脏感觉。

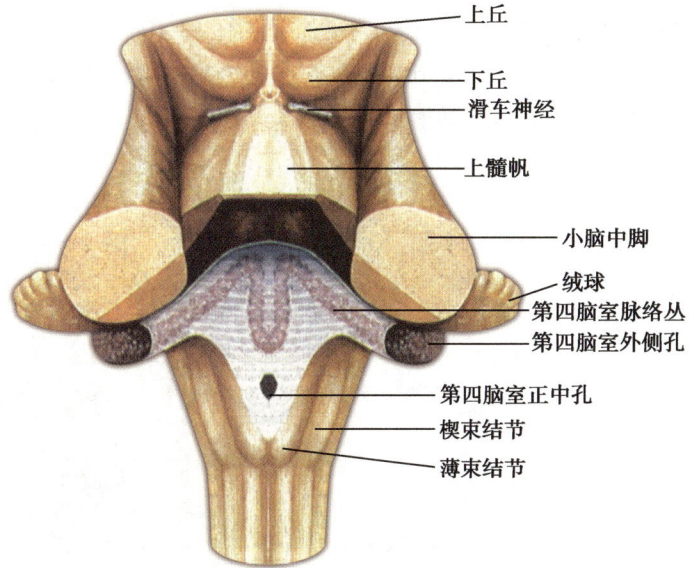

图 13-14　第四脑室脉络组织

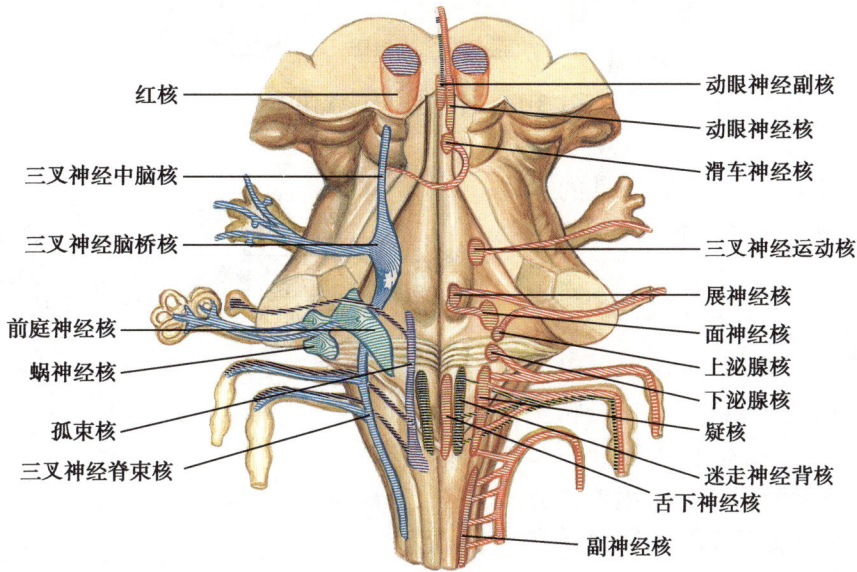

图 13-15　脑神经核在脑干背侧面的投影

4) **躯体感觉核**：共 5 对,位于内脏感觉核的腹外侧,接受头面部的躯体感觉。三叉神经中脑核接受咀嚼肌、面肌和眼球外肌的本体感觉;三叉神经脑桥核接受头面部触、压觉;三叉神经脊束核接受头面部痛、温觉;蜗神经核接受听觉;前庭神经核接受平衡觉。

(2)**非脑神经核**

1) **薄束核**(gracile nucleus)和**楔束核**(cuneate nucleus)：分别位于薄束结节和楔束结节的深面,接受躯干、四肢的本体感觉和精细触觉(图 13-16)。

2) **红核**(red nucleus)：发出红核脊髓

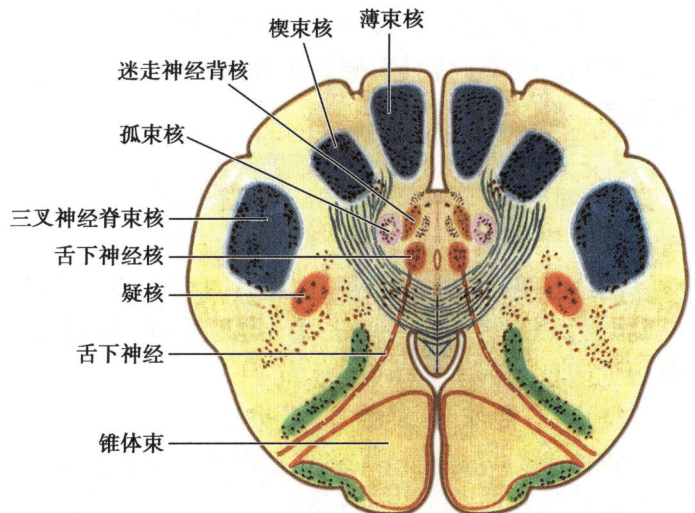

图 13-16　薄束核和楔束核

束,管理对侧半脊髓前角运动细胞(图 13-17)。

3)**黑质**(substantia nigra):含黑色素和多巴胺等递质。临床上因黑质病变,多巴胺减少,可引起帕金森病(又称震颤麻痹)(图 13-17)。

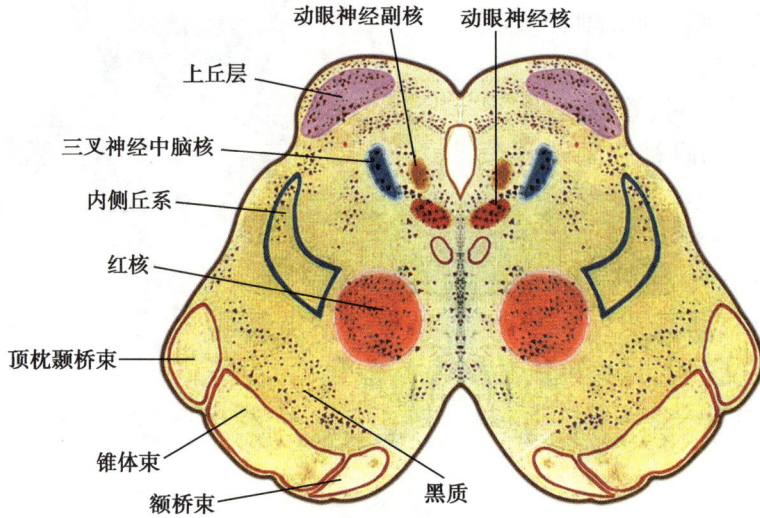

图 13-17 平中脑上丘横切面

2. **白质** 主要由传导感觉信息的上行纤维束和传导运动信息的下行纤维束构成。

(1)**上行传导束**:主要有 4 个丘系。

1)**内侧丘系**(medial lemniscus):由薄束核及楔束核发出的传入纤维,呈弓状绕过中央管腹侧,左、右交叉,称内侧丘系交叉;交叉后在中线两侧转折上行,组成内侧丘系,传导对侧躯干及四肢的本体感觉和精细触觉(图 13-18)。

2)**脊髓丘系**(spinal lemniscus):在脑干上行于内侧丘系的背外侧,终于背侧丘脑的腹后外侧核,传导对侧躯干及四肢的痛温觉、触压觉。

3)**三叉丘系**(trigeminal lemniscus):由三叉神经脑桥核和三叉神经脊束核发出的纤维交叉至对侧组成三叉丘系,行于内侧丘系的背外侧,终于背侧丘脑的腹后内侧核,传导对侧头面部的痛温觉、触压觉(图 13-19)。

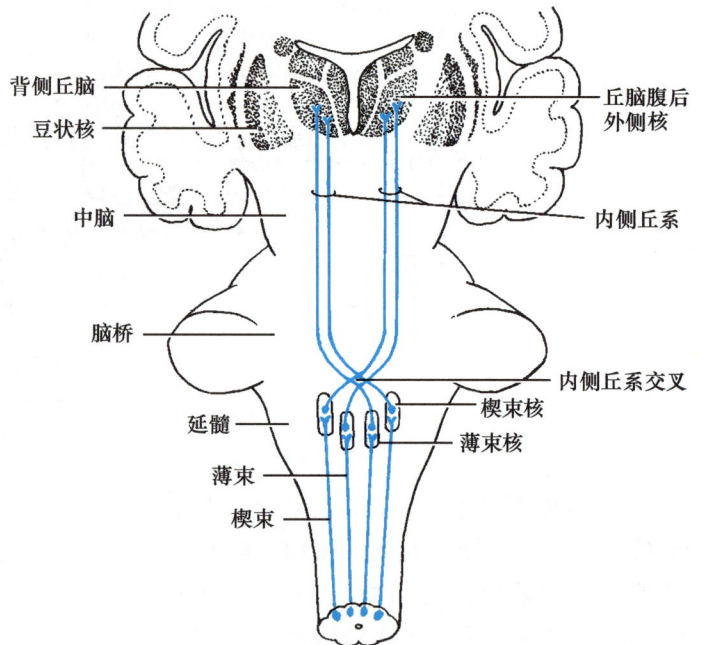

图 13-18 内侧丘系

4)**外侧丘系**(lateral lemniscus):由蜗神经核发出的纤维构成,主要终止于内侧膝状体,传导双侧听觉信息。

(2)**下行传导束**:主要有锥体束。

锥体束(pyramidal tract)包括皮质核束和皮质脊髓束,均由大脑皮质中管理骨骼肌随意运动的大型锥体细胞发出的下行纤维构成,经内囊、中脑的大脑脚底中 3/5 部、脑桥基底部下行。**皮质核束**(corticonuclear tract)陆续终止于脑干 8 对躯体运动核。**皮质脊髓束**(corticospinal tract)在延髓形成

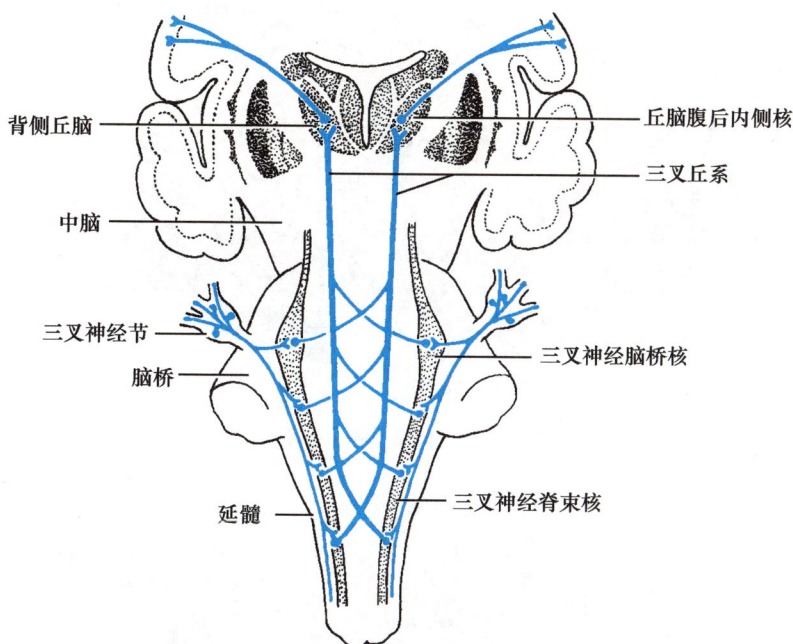

图 13-19　三叉丘系

锥体,其中约 3/4 的纤维经锥体交叉后在脊髓外侧索下行,称皮质脊髓侧束,其余约 1/4 的纤维不交叉,在脊髓前索下行,称皮质脊髓前束。

3. **脑干网状结构**　在脑干内,由部分神经纤维交织成网状,其间散在有大小不等的细胞团块,称脑干网状结构,是 CNS 的整合中心,对维持大脑皮质的清醒和警觉,调节躯体运动、内脏活动,以及参与睡眠发生和抑制等有重要的作用。

知识拓展

延髓外侧综合征

由椎动脉的延髓支或小脑下后动脉阻塞所致,主要表现如下:①三叉神经脊束受损导致同侧头面部痛、温觉障碍;②脊髓丘脑束受损导致对侧上、下肢及躯干痛、温觉障碍;③疑核受损导致同侧软腭及咽喉肌麻痹,吞咽困难,声音嘶哑;④下丘脑至脊髓中间外侧核的交感神经下行通路受损导致同侧霍纳征(Horner sign),表现为瞳孔缩小,上睑轻度下垂,面部皮肤干燥、潮红及汗腺分泌障碍;⑤小脑下脚受损导致同侧上、下肢共济失调;前庭神经核受损导致眩晕、眼球震颤。

二、小脑

小脑(cerebellum)位于颅后窝,在延髓和脑桥后方,借上、中、下 3 对小脑脚分别与中脑、脑桥和延髓相连。小脑与脑干间的腔隙即第四脑室。

(一)小脑外形

小脑中间狭窄的部分,称**小脑蚓**(vermis);两侧膨隆的部分,称**小脑半球**(cerebellar hemisphere)。小脑上面平坦,下面膨隆,其近枕骨大孔处的膨出部分,称**小脑扁桃体**(tonsil of cerebellum)(图 13-20,图 13-21)。

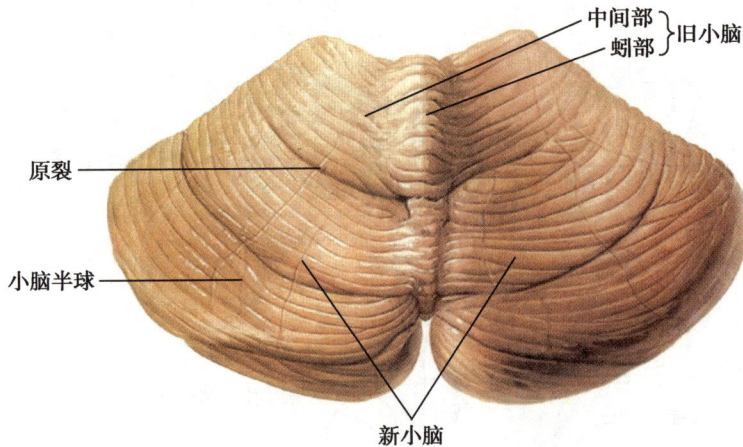

图 13-20　小脑外形（上面）

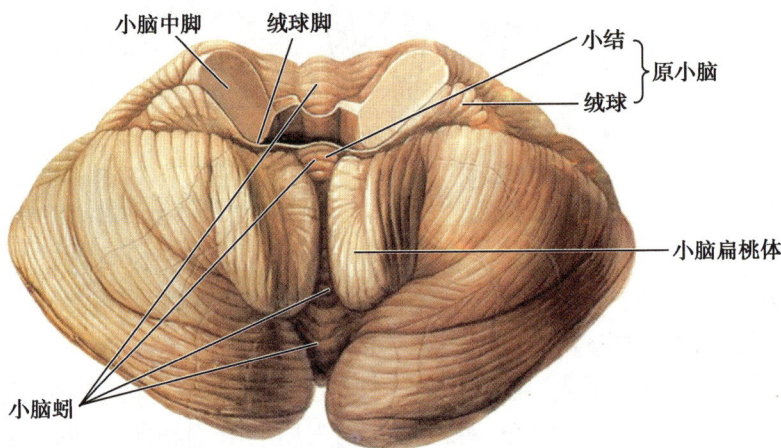

图 13-21　小脑外形（前面）

知识拓展

小脑扁桃体疝

　　小脑扁桃体邻近延髓和枕骨大孔的两侧，当颅内压增高时，小脑扁桃体有可能受挤而嵌入枕骨大孔，造成小脑扁桃体疝（枕骨大孔疝），危及生命。

（二）小脑分叶

　　按照小脑的发生、功能和纤维联系，可把小脑分为三叶（图 13-22）。

　　1. **绒球小结叶**　位于小脑下面的最前部，包括半球上的绒球和小脑蚓前端的小结，两者之间以绒球脚相连。在种系发生上，此叶出现最早，又称为**原（古）小脑**。

　　2. **前叶**　为小脑上面原裂以前的部分。

　　3. **后叶**　为原裂以后的部分，占小脑的大部分。

　　前叶和后叶合称为小脑体，由内侧向外侧可分为三个纵区，即蚓部、中间部和外侧部。蚓部和

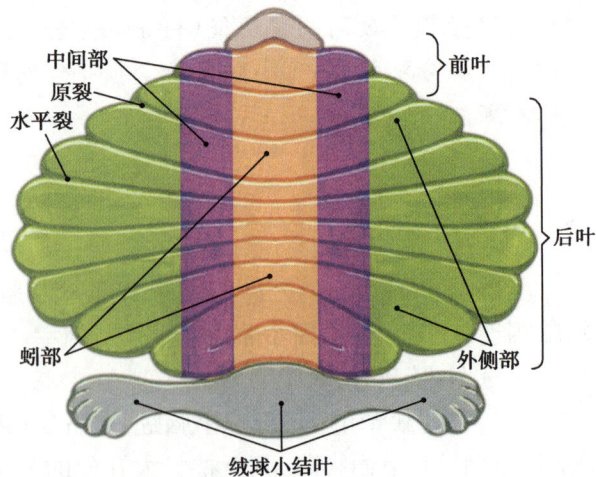

图 13-22　小脑分叶

中间部在种系发生上晚于绒球小结叶,称为**旧小脑**。小脑体外侧部在进化过程中出现最晚,称为**新小脑**。

（三）小脑内部结构

　　小脑表面的灰质称小脑皮质,深面的白质称小脑髓质。小脑髓质中埋有灰质核团,称**小脑核**（cerebellar nuclei）(图13-23)。

　　1. **小脑皮质**　在小脑半球的表面,可见许多大致平行的横沟,两沟之间的部分称小脑回。

　　2. **小脑核**　有四对,包括齿状核、顶核、栓状核与球状核。

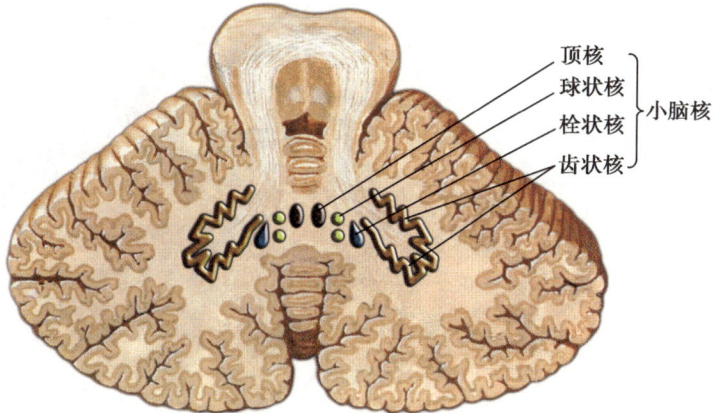

图13-23　小脑核

（四）小脑的功能

　　1. 维持身体平衡和协调眼球运动　损伤时,表现为平衡失调,站立不稳,眼球震颤。
　　2. 调节肌张力,协调肌群运动　损伤时,表现为肌张力降低,共济失调,意向性震颤。

三、间脑

　　间脑（diencephalon）位于两侧大脑半球与中脑之间。背面和两侧被大脑半球掩盖,腹侧部外露于脑底。间脑分为背侧丘脑、后丘脑、上丘脑、下丘脑和底丘脑5部分。间脑内呈矢状位的窄隙称第三脑室(图13-24)。

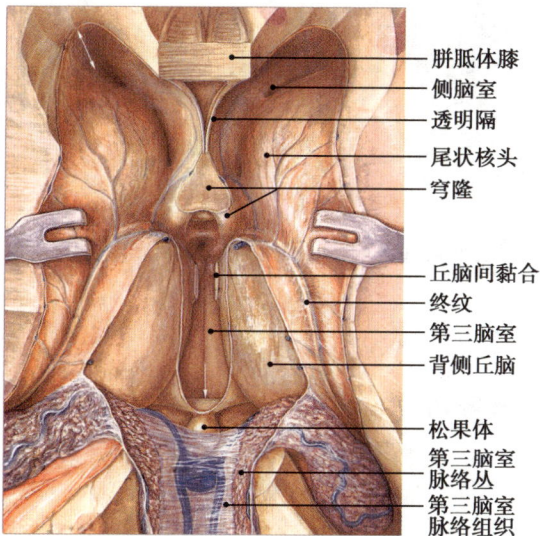

图13-24　间脑

（一）背侧丘脑

　　背侧丘脑（dorsal thalamus）又称**丘脑**（thalamus）,为1对卵圆形的灰质团块,借丘脑间黏合相连(图13-25),其背面游离,外侧面紧邻内囊,内侧面参与构成第三脑室的侧壁。在丘脑腹侧后部有腹后内侧核和腹后外侧核,三叉丘系终止于前者,内侧丘系和脊髓丘系终止于后者。两核发出的纤维组成丘脑中央辐射。

（二）后丘脑

　　后丘脑（metathalamus）包括内侧膝状体和外侧膝状体,位于背侧丘脑的后下方。外侧丘系终止于内侧膝状体,发出的纤维形成听辐射,传导听觉。视束终止于外侧膝状体,发出的纤维形成视辐射,传导视觉。

（三）下丘脑

　　下丘脑（hypothalamus）位于背侧丘脑下方,上方借下丘脑沟与背侧丘脑分界。下丘脑构成第三脑室底壁和侧壁的下半。此部前方为视交叉,向后延续为视束。视交叉后方为灰结节,灰结节向下形成漏斗与垂体相连。灰结节的后方有一对圆形隆起,称乳头体。下丘脑的主要核团中视上核分泌抗利尿激素,室旁核分泌催产素(图13-26)。下丘脑是内脏活动的皮质下中枢,调节摄食行为、体温和昼夜节律等。

四、端脑

　　端脑（telencephalon）由左、右大脑半球借胼胝体相连而成。两侧半球之间的裂隙称大脑纵裂,

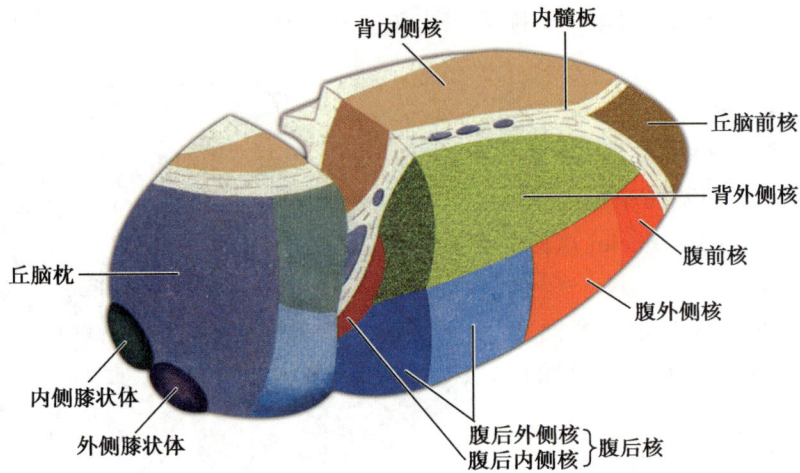

图 13-25　右侧背侧丘脑核团的立体示意图

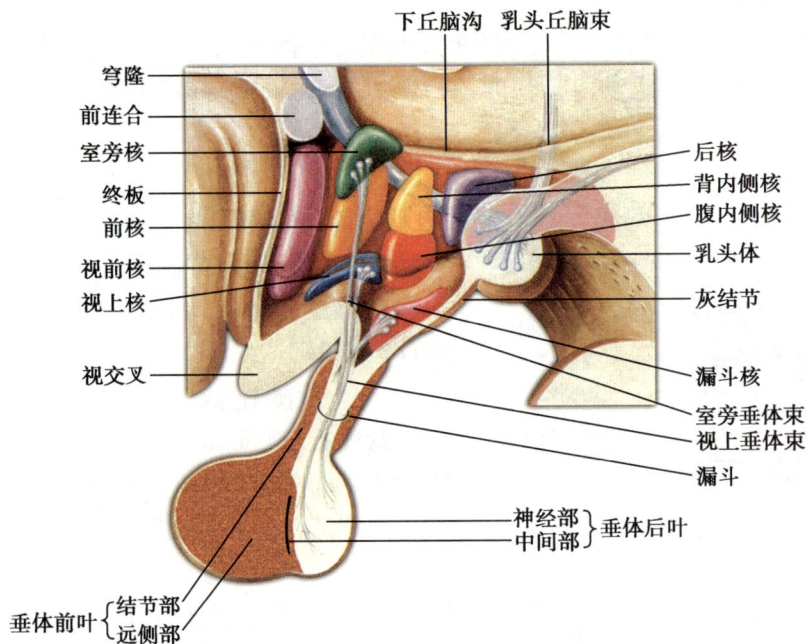

图 13-26　下丘脑的主要结构和核团

大脑半球与小脑之间的间隙称大脑横裂。

（一）大脑半球的外形和分叶

　　大脑半球表面凹凸不平，布满深浅不一的沟，称大脑沟。沟与沟间的隆起，称大脑回。每侧大脑半球分为上外侧面、内侧面和下面，借 3 条大脑沟将其分为 5 叶：额叶、顶叶、颞叶、枕叶和岛叶（图 13-27，图 13-28）。

　　中央沟起自半球上缘中点稍后方，在上外侧面斜向前下，其前方为额叶，后方为顶叶。顶枕沟位于半球内侧面后部，自前下向后上并稍转向上外侧面，为顶叶和枕叶的分界。外侧沟起自半球下面，行向后上方，至上外侧面，外侧沟的下方为颞叶，外侧沟的深部藏有岛叶（图 13-29）。

　　1. **上外侧面**　主要有额叶、顶叶、颞叶、枕叶和岛叶等（图 13-27）。

　　（1）**额叶**：在中央沟的前方有与之平行的中央前沟，两沟之间为**中央前回**（precentral gyrus）。在中央前沟的前方，有 2 条近水平方向的额上沟和额下沟，将额叶区分为额上回、额中回和额下回。

　　（2）**顶叶**：在中央沟的后方，有与之平行的中央后沟，两沟之间为**中央后回**（postcentral gyrus），后方有水平方向的顶内沟，将中央后沟后方的顶叶分为顶上小叶和顶下小叶。顶下小叶又分为包绕

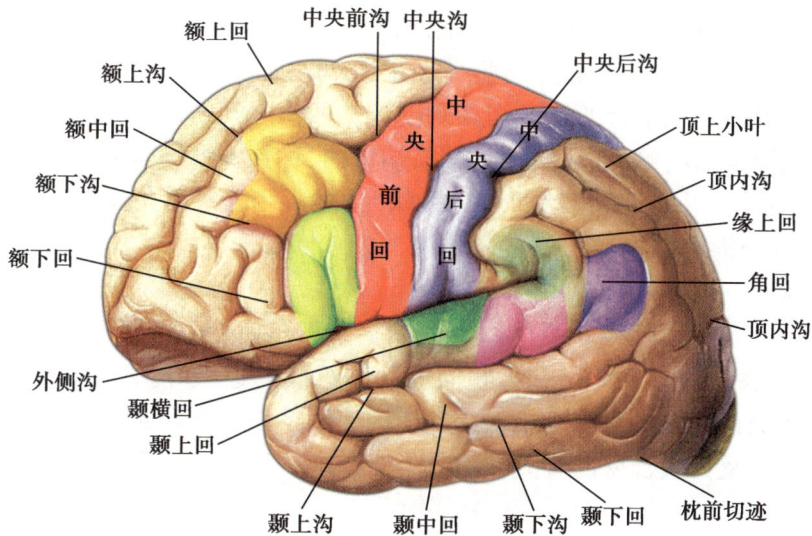

图 13-27　大脑半球上外侧面

额上回　中央前沟　中央沟
额上沟　　　　　　　　　中央后沟
额中回　　　　　　　　　　　顶上小叶
额下沟　　中　中　　　　　顶内沟
　　　　　央　央　　　　　缘上回
额下回　　前　后　　　　　角回
　　　　　回　回　　　　　顶内沟
外侧沟
颞横回
颞上回
　　颞上沟　颞中沟　颞下沟　颞下回　枕前切迹

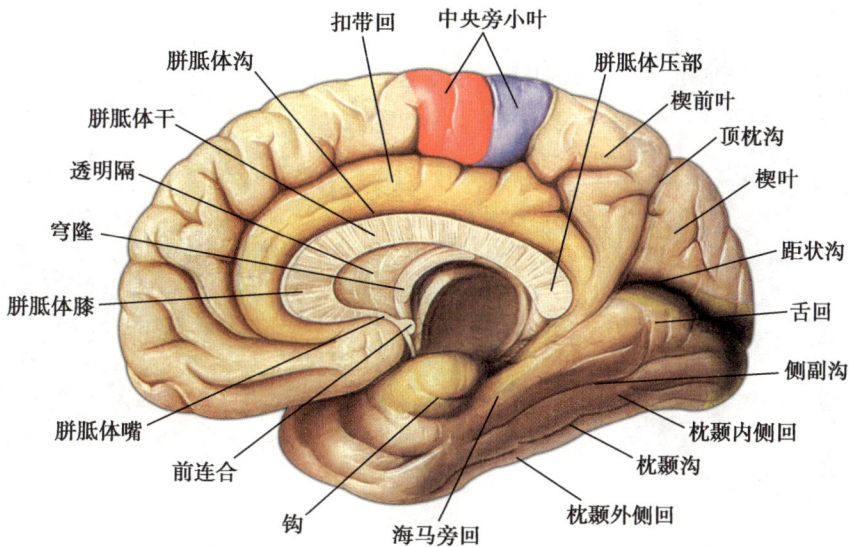

图 13-28　大脑半球内侧面

扣带回　中央旁小叶
胼胝体沟　　　　　　胼胝体压部
胼胝体干　　　　　　楔前叶
透明隔　　　　　　　顶枕沟
穹隆　　　　　　　　楔叶
胼胝体膝　　　　　　距状沟
　　　　　　　　　　舌回
胼胝体嘴　　　　　　侧副沟
前连合　　　　　　　枕颞内侧回
钩　　　　　　　　　枕颞沟
海马旁回　　　　　　枕颞外侧回

外侧沟末端的缘上回和围绕在颞上沟末端的角回。

（3）**颞叶**：在外侧沟下方，有与之平行的颞上沟和颞下沟，将颞叶区分为颞上回、颞中回和颞下回。由颞上回翻入外侧沟内的大脑皮质区，有 2~3 个短而横行的脑回，称颞横回。

（4）**枕叶**：在上外侧面的沟回多不恒定。

（5）**岛叶**：表面有几个长短不等的大脑回。

2. **内侧面**　大脑半球内侧面中部，有前后方向略呈弓形的纤维束断面，称**胼胝体**（图 13-28）。围绕在胼胝体背面的环行沟，称胼胝体沟，其上方有与之平行的扣带沟，两沟之间的脑回，称扣带回。中央前、后回自上外侧面延续进入内侧面的部分，称**中央旁小叶**。

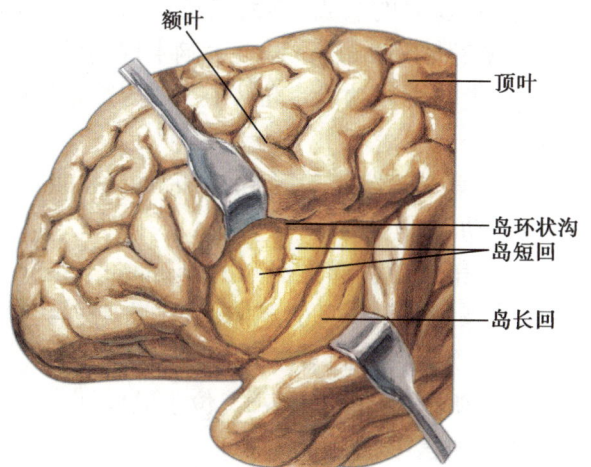

额叶　　　　　　　顶叶
　　　　　　　　　岛环状沟
　　　　　　　　　岛短回
　　　　　　　　　岛长回

图 13-29　岛叶

3. 下面 大脑半球下面的前部即额叶的下面,有许多短小多变的眶沟及其间的眶回。在眶回内侧有纵行的嗅束,其前端膨大为嗅球,与嗅神经相连;嗅束向后扩大为嗅三角。枕、颞叶下面自外侧向内侧,有与大脑半球下缘平行的枕颞沟和侧副沟。两沟之间的部分为枕颞内侧回,枕颞沟的外侧为枕颞外侧回;侧副沟的内侧为海马旁回,其前端弯曲,称钩。海马旁回的上内侧为海马沟,海马沟上方有呈锯齿状的窄条皮质,称齿状回。在齿状回外侧、侧脑室下角底壁上有一弓状隆起,称海马。海马和齿状回构成海马结构(图 13-30)。

(二)边缘系统

在大脑半球内侧面,可见位于胼胝体周围和侧脑室下角底壁的圆弧形结构:隔区(胼胝体下回和终板旁回)、扣带回、海马旁回、海马和齿状回等共同组成的**边缘叶**。边缘叶与皮质下结构(杏仁体、隔核、上丘脑、背侧丘脑前核群和中脑被盖),统称**边缘系统**。在种系发生上,边缘系统属于脑的古老部分,不仅与嗅觉及其联合反射有关,还与躯体运动、内脏活动、情绪、行为、生殖和记忆密切相关(图 13-31)。

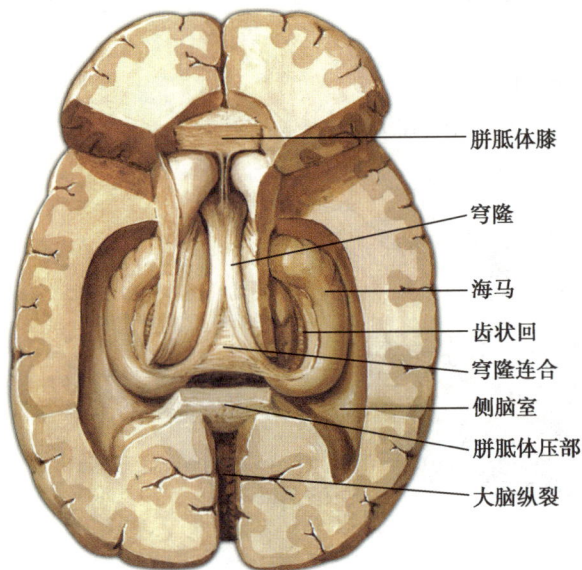

图 13-30 海马结构

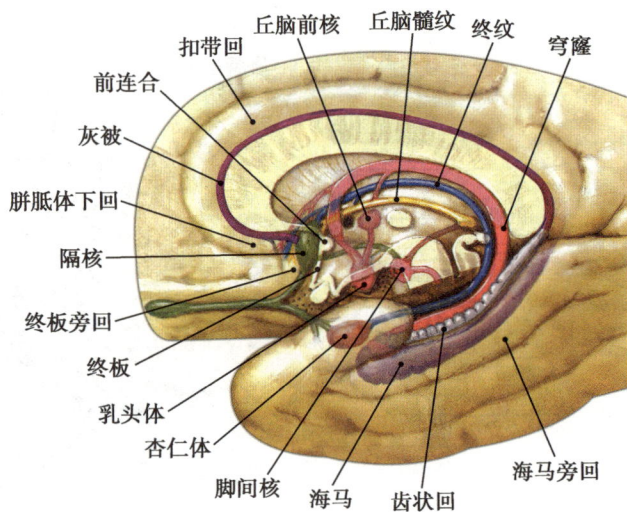

图 13-31 边缘系统

(三)大脑半球的内部结构

大脑表面的灰质,称**大脑皮质**(cerebral cortex),深面的白质称大脑髓质,髓质内包埋有灰质团块,称**基底核**(basal nuclei),大脑半球内的腔隙,称**侧脑室**(lateral ventricle)(图 13-32)。

1. 大脑皮质功能定位 在大脑皮质内,功能相似的神经元胞体聚集在一定区域内,执行重要的功能。

(1)**第一躯体运动区**(first somatic motor area):位于中央前回和中央旁小叶的前部,主要管理骨骼肌运动(图 13-33)。

(2)**第一躯体感觉区**(first somatic sensory area):位于中央后回和中央旁小叶后部,接受丘脑腹后核传来的对侧半身的躯体感觉(图 13-34)。

(3)**视区**(visual area):位于距状沟上、下方的枕叶皮质。

(4)**听区**(auditory area):位于颞横回。

(5)**语言中枢**(图 13-32)

1)**书写中枢**:位于额中回后部,此区受损,虽然手的运动功能仍然保存,但写字、绘图等精细动作不能完成,称失写症。

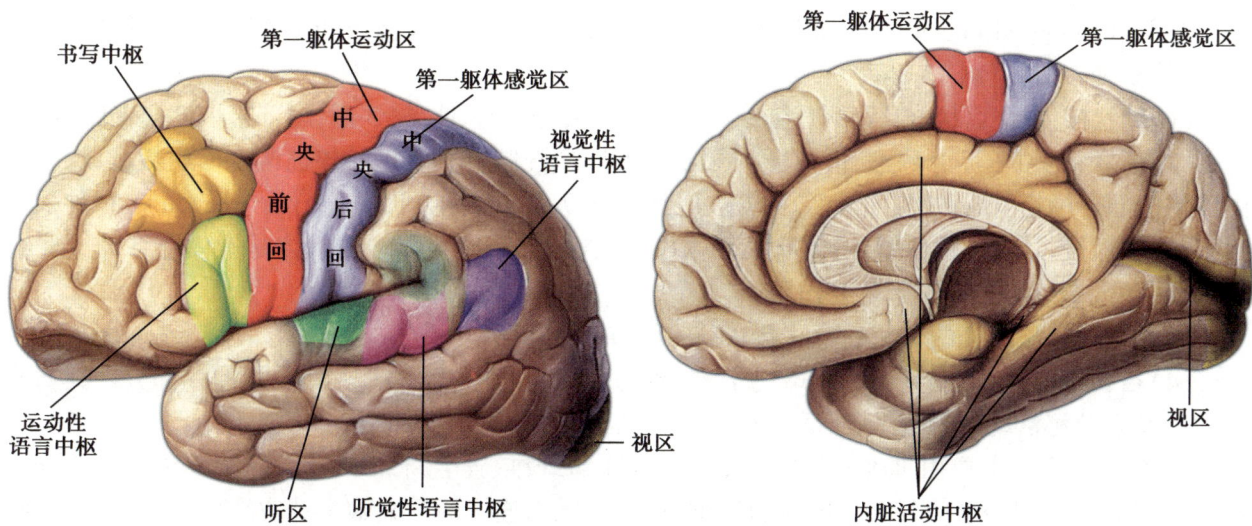

图 13-32　大脑皮质的主要中枢

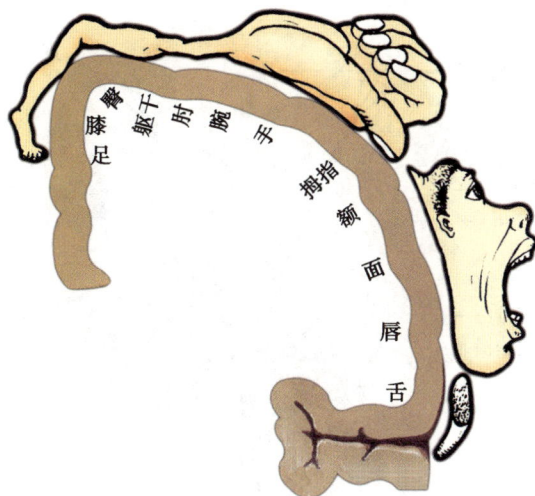

图 13-33　身体各部在躯体运动区的定位

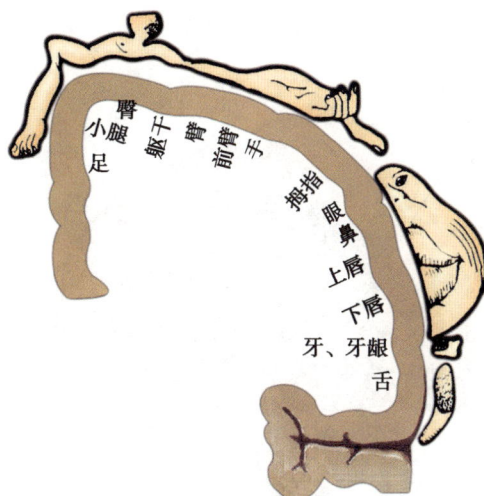

图 13-34　身体各部在躯体感觉区的定位

2) **运动性语言中枢**(说话中枢):位于额下回后部,此区受损,病人能发音,却不能说出有意义的语言,称运动性失语症。

3) **听觉性语言中枢**(听话中枢):位于颞上回后部,此区受损,病人能听到别人讲话,但不能理解讲话人的意思,自己讲的话也同样不能理解,答非所问,称感觉性失语症。

4) **视觉性语言中枢**(阅读中枢):位于角回,此区受损,虽无视觉障碍,但不能理解文字符号的意义,称失读症。

知识拓展

优势半球

　　语言中枢在发育开始时,两半球上都有基础,以后侧重在一侧半球上逐渐发展起来,该侧半球称为优势半球。通常认为,善用右手者(即右利者)的优势半球在左侧,即语言中枢在左半球。而左利者多数人语言中枢仍在左半球,仅少数人语言中枢在右半球。只有损伤优势半球的语言中枢时才会出现各种失语症。事实上,两半球各有优势,左半球主要在语言、意识、数学、逻辑分析等方面有优势,而右半球主要在艺术、音乐、图形及时空概念等方面有优势。

2. **基底核**（basal nuclei） 是埋藏在大脑白质中的灰质团块,位置靠近脑底,包括尾状核、豆状核、屏状核和杏仁体(图13-35)。

（1）**尾状核**:围绕豆状核及背侧丘脑,与侧脑室相邻,分为头、体、尾3部,尾部末端连接杏仁体。

（2）**豆状核**:位于岛叶深面,借内囊与尾状核和背侧丘脑分开。豆状核被两个白质板分成3部:内侧的两部合称苍白球;外侧部最大,称壳。尾状核与豆状核合称**纹状体**（corpus striatum）。在种系发生上,苍白球较古老,称**旧纹状体**;尾状核和壳发生较晚,称**新纹状体**。纹状体是锥体外系的重要组成部分,在调节躯体运动中起重要作用。

（3）**屏状核**:位于壳的外侧的薄片状灰质,功能尚不明确。

（4）**杏仁体**:位于侧脑室下角前端的上方、海马旁回钩的深面,属于边缘系统的一部分。其功能与内脏及内分泌活动的调节、情绪活动和学习记忆等有关。

3. **大脑髓质** 主要由神经纤维构成,可分为联络纤维、连合纤维和投射纤维3种(图13-36)。联络纤维为联系同侧半球各部分皮质的纤维;连合纤维为连接两侧大脑半球皮质的纤维,包括胼胝体、前连合和穹窿连合;投射纤维为连接大脑皮质和皮质下中枢的上、下行纤维,参与内囊的组成。

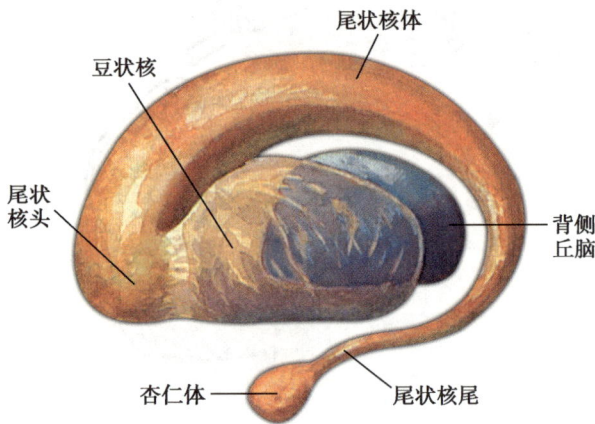

图 13-35 基底核

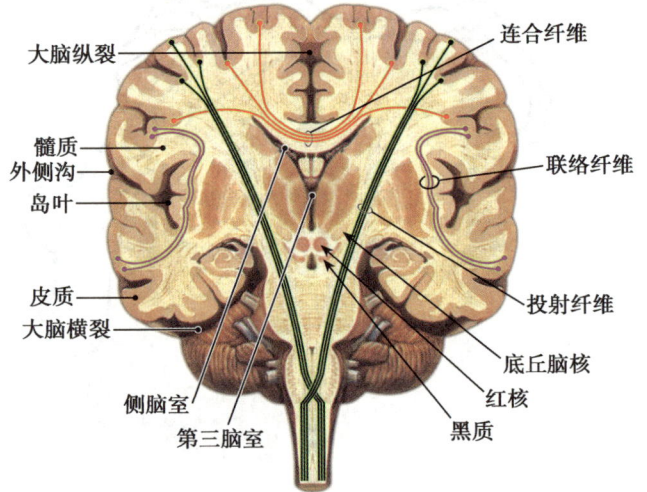

图 13-36 大脑半球的髓质

内囊（internal capsule）是位于背侧丘脑、尾状核和豆状核间的宽厚白质板。在大脑水平切面上左、右略呈"> <"(图13-37,图13-38)状,其中位于尾状核与豆状核间的部分,称内囊前肢;位于背侧丘脑与豆状核间的部分,称内囊后肢;前、后肢间的结合部,称内囊膝。内囊前肢的投射纤维有额桥束和丘脑前辐射;内囊膝的投射纤维为皮质核束;内囊后肢的投射纤维有皮质脊髓束、丘脑中央辐射、视辐射和听辐射等。一侧内囊损伤时,病人可出现对侧肢体偏瘫、对侧偏身感觉障碍和双眼对侧半视野同向性偏盲,即"三偏综合征"。

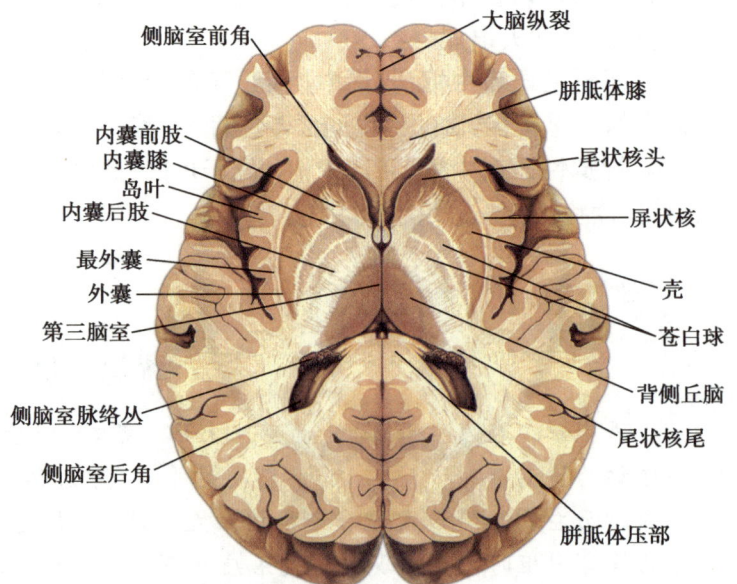

图 13-37 大脑半球水平切面(示内囊)

4. 侧脑室（lateral ventricle） 是位于大脑半球内、左右对称的腔隙，分为4部分。①中央部：位于顶叶内，是一个狭窄的水平裂隙；②前角：伸向额叶；③后角：伸向枕叶；④下角：最长，伸向颞叶内。左、右侧脑室分别经左、右室间孔与第三脑室相通。侧脑室内有脉络丛，是产生脑脊液的主要部位（图13-39）。

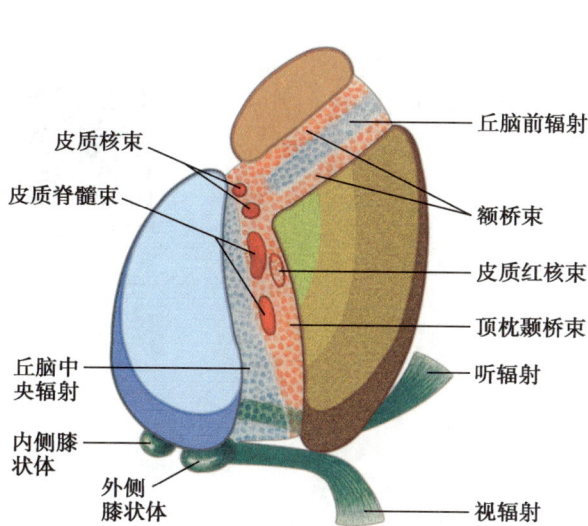

图 13-38　内囊模式图

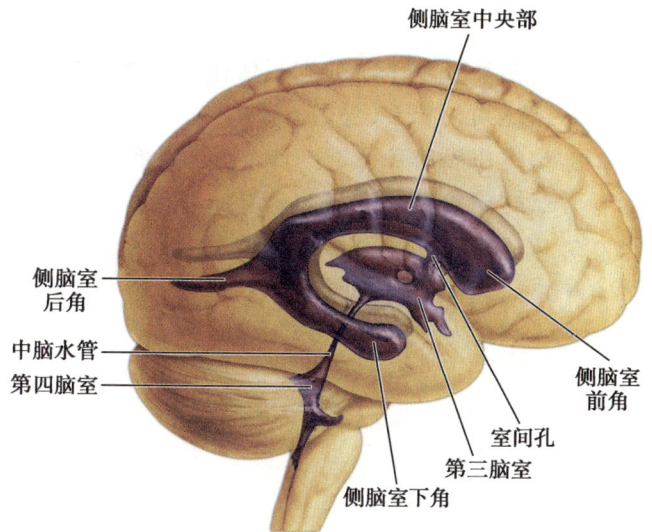

图 13-39　脑室投影图

本章小结

中枢神经系统包括脑和脊髓。脊髓位于椎管内，呈扁圆柱状，有两个膨大，分为31个节段。在其横断面上，灰质包括前角、侧角和后角。前角由运动神经元组成，T_1~L_3的侧角是交感神经低级中枢，S_2~S_4相应位置有副交感神经低级中枢；后角主要由感觉神经元组成。白质分前索、外侧索和后索，分别有上行和下行纤维束等走行。脑位于颅腔内，分端脑、间脑、中脑、脑桥、小脑及延髓6部。脑干（中脑、脑桥、延髓）与后10对脑神经相连，灰质主要包括脑神经核和非脑神经核，白质主要由内侧丘系、外侧丘系、三叉丘系、脊髓丘系和锥体束组成。小脑位于颅后窝，是重要的躯体运动调节中枢。间脑位于端脑和脑干之间，可分背侧丘脑、上丘脑、下丘脑、后丘脑、底丘脑5部分。背侧丘脑外侧核群中的腹后核最为重要，是感觉传导的重要中枢。下丘脑是重要的神经内分泌活动中枢。后丘脑包括内侧膝状体、外侧膝状体。端脑分为左右半球，以胼胝体相连，每侧有3沟5叶。半球上的主要沟回是大脑皮质分区和功能定位的基础。端脑内部结构包括大脑皮质、髓质、基底核和侧脑室。内囊是髓质中最重要的结构。

案例分析

病人，女，68岁。与人争吵后突然晕倒，意识丧失24小时，意识恢复后，左侧上、下肢不能运动6周。查体：左侧上、下肢痉挛性瘫痪，腱反射亢进，伸舌时舌尖偏向左侧，舌肌无萎缩；左侧鼻唇沟变浅，口角歪向右侧，皱眉、闭眼正常；包括面部在内的全身左侧感觉受损，其中肢体被动运动感觉、精细触觉丧失，粗略触觉存在，痛觉存在，温度觉减退；视野检查发现双眼同向性偏盲。诊断：右侧内囊损伤。

思考题：

试解释发生上述临床症状的原因，并确定受损部位。

（吴建清）

思考题

1. 一侧脊髓半横断可能损伤什么结构？可能会出现何种临床表现？
2. 试述内侧丘系、脊髓丘系和三叉丘系的起止部位、交叉部位和作用。
3. 试述小脑的位置、分叶和主要功能。
4. 试述腹后核和后丘脑的纤维联系。
5. 试述大脑皮质的功能定位。

ER 13-3

练习题

第十四章 | 周围神经系统

学习目标

1. 掌握：脊神经的组成、纤维成分和分支；脊神经各神经丛的主要分支及分布；胸神经前支在胸腹壁皮肤的节段性分布；12 对脑神经的名称、性质、连脑部位和进出颅腔部位；交感与副交感神经的分部、主要区别，神经节及节后纤维的分布。

2. 熟悉：各脑神经的行径、主要分支和分布；重要脊神经、脑神经损伤后的主要临床表现；牵涉性痛的概念。

3. 了解：内脏感觉神经的特点。

4. 能利用所学解剖学知识阐述"爪形手""垂腕""钩状足""马蹄内翻足""眼内斜视"的形成原因。具有对周围神经系统相关疾病的诊疗意识。

5. 通过对周围神经系统形态结构的学习，培养临床思维能力，从周围神经系统相关疾病病因着手，预防相关疾病。

周围神经系统是指除中枢神经系统以外，分布于全身各处的神经结构和神经组织，包括神经、神经节、神经丛和神经终末装置等。周围神经系统将中枢神经系统和躯体、内脏之间联系起来，实现相应功能。与脊髓相连的脊神经，主要分布于躯干和四肢；与脑相连的脑神经，主要分布于头面部。周围神经系统中不同纤维成分分布于身体不同部位，因此可按照分布的对象不同，分为躯体神经（分布于体表、骨、关节和骨骼肌等）和内脏神经（分布于内脏、心血管和腺体）两部分。实际上，脊神经、脑神经都含有躯体神经纤维和内脏神经纤维，因此常将周围神经系统分为脊神经、脑神经和内脏神经三部分进行描述。

第一节 脊 神 经

脊神经（spinal nerves）与脊髓相连，每对脊神经由前根和后根在椎间孔处汇合形成。前根属于运动性，后根属于感觉性。脊神经后根在椎间孔处的椭圆形膨大，称脊神经节。脊神经共 31 对，包括颈神经 8 对、胸神经 12 对、腰神经 5 对、骶神经 5 对和尾神经 1 对。

脊神经含有 4 种纤维成分：①躯体运动纤维，支配骨骼肌运动；②躯体感觉纤维，传导皮肤的浅感觉和肌、腱、关节的深感觉；③内脏运动纤维，支配平滑肌和心肌的运动，控制腺体的分泌；④内脏感觉纤维，传导内脏、心血管和腺体等结构的感觉（图 14-1）。

脊神经干很短，出椎间孔后立即分为 4 支，即脊膜支、交通支、后支和前支。人类除胸神经前支保持原有的节段性走行和分布外，其余各部前支分别交织成 4 个神经丛，即**颈丛、臂丛、腰丛**和**骶丛**，再由各丛发出分支，分布于躯干前外侧、四肢的肌与皮肤。

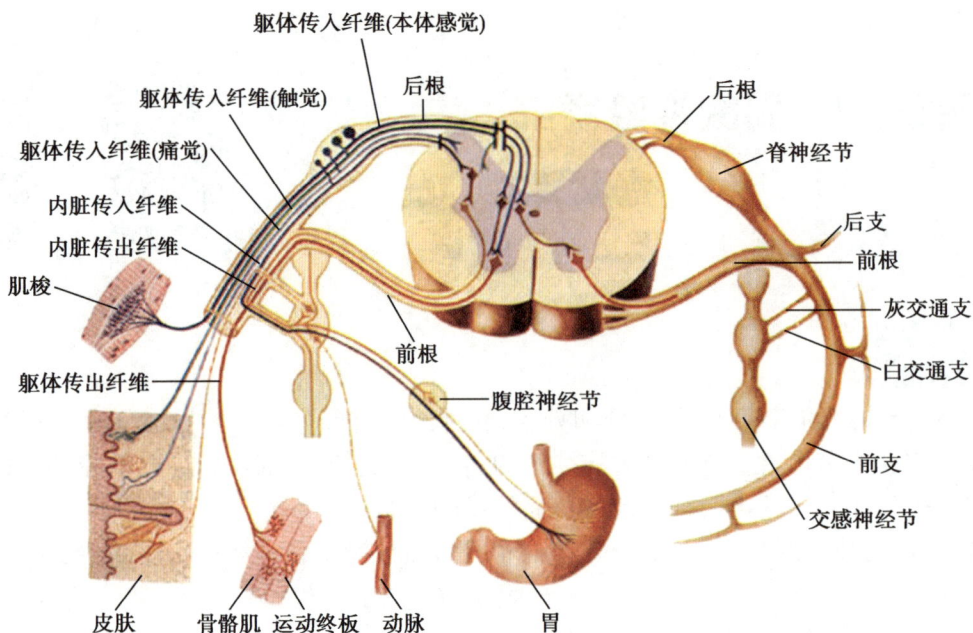

图 14-1　脊神经的组成、分支和分布示意图

知识拓展

脊神经在椎间孔的毗邻

在椎间孔处,脊神经有重要的毗邻关系。其前方是椎间盘和椎体,后方是关节突关节和黄韧带,上、下方分别为上位椎骨的椎下切迹和下位椎骨的椎上切迹。因此,脊柱的病变,如椎间盘突出、椎骨骨折、骨质或黄韧带增生等常可累及脊神经,出现感觉或运动障碍。

一、颈丛

(一)颈丛的组成和位置

颈丛(cervical plexus)由第 1~4 颈神经前支组成,位于胸锁乳突肌上部的深面。

(二)颈丛的分支

1. **皮支**　主要有**枕小神经**、**耳大神经**、**颈横神经**(又称**颈皮神经**)和**锁骨上神经**(图 14-2),在胸锁乳突肌后缘中点附近浅出,呈辐射状分布于枕部、耳后、颈部、肩部等处的皮肤。其浅出位置,是颈部浅层结构浸润麻醉阻滞点。

2. **肌支**　主要为**膈神经**,为混合性神经,运动纤维支配膈,感觉纤维分布于心包、胸膜和膈下部分腹膜等,右膈神经还分布于肝、胆囊和肝外胆道等处。膈神经损伤导致受损同侧膈肌功能受损,腹式呼吸减弱或消失,严重时可有窒息感。膈神经受刺激可出现呃逆。

二、臂丛

(一)臂丛的组成和位置

臂丛(brachial plexus)由第 5~8 颈神经前支和第 1 胸神经前支的大部分组成,经斜角肌间隙入腋窝(图 14-3)。臂丛的 5 个神经根经反复分支、组合,最后围绕腋动脉中段形成内侧束、外侧束和后束,由束再发出分支。臂丛在锁骨中点后方位置表浅且比较集中,容易摸到,常作为臂丛阻滞麻醉的部位。

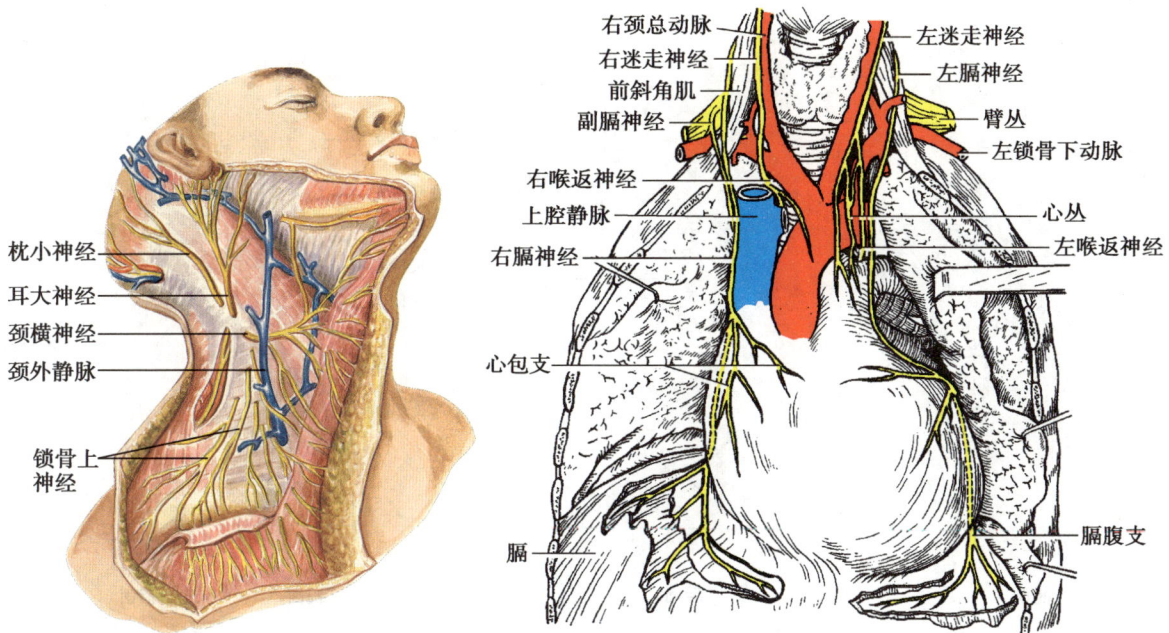

图 14-2　颈丛皮支的分布及膈神经

（二）臂丛的分支

1. 胸长神经　支配前锯肌,该神经损伤可致前锯肌瘫痪,形成"翼状肩"(图 14-3)。

2. 胸背神经　发自后束,支配背阔肌。乳腺癌根治术清扫腋淋巴结时,注意勿损伤该神经(图 14-4)。

3. 腋神经　发自后束,伴旋肱后血管,穿四边孔,绕肱骨外科颈至三角肌深面,肌支支配三角肌和小圆肌,皮支分布于肩部和臂外侧上部皮肤等。若肱骨外科颈骨折造成腋神经损伤,导致三角肌瘫痪,臂不能外展,肩部和臂外侧上部皮肤感觉障碍(图 14-4)。

4. 肌皮神经　发自外侧束,斜穿喙肱肌后,在肱二头肌和肱肌间下行,支配这三块肌,终支延续为**前臂外侧皮神经**,分布于前臂外侧皮肤(图 14-4)。

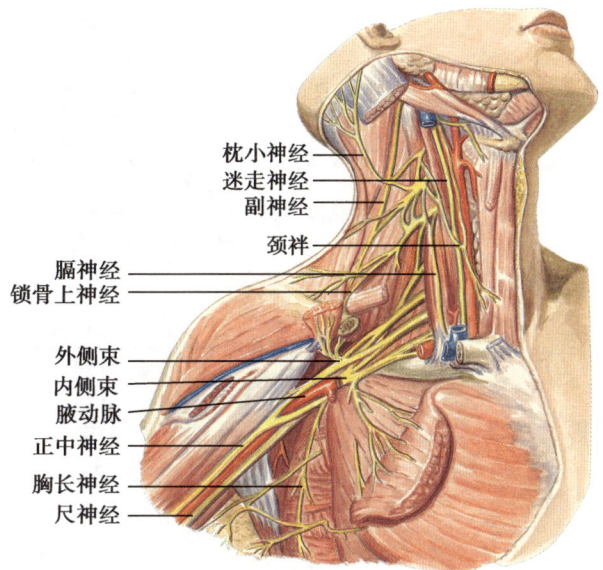

图 14-3　臂丛的组成模式图

5. 正中神经(median nerve)　由内侧束的外侧根和外侧束的内侧根汇合而成,伴肱动脉沿肱二头肌内侧沟下行至肘窝,继而于前臂正中下行,经腕管至手掌。正中神经在臂部无分支;在前臂发肌支,支配前臂肌前群大部分(肱桡肌、尺侧腕屈肌和指深屈肌尺侧半除外);在手部主要支配鱼际肌(拇收肌除外)、手掌面桡侧大部分皮肤及桡侧 3 个半指的皮肤。正中神经损伤,主要表现为前臂不能旋前、屈腕力减弱,鱼际肌萎缩不能做对掌运动,拇指、示指和中指不能屈,手掌平坦,称"猿手",以拇指、示指和中指远节皮肤感觉障碍最明显(图 14-4~图 14-7)。

6. 尺神经(ulnar nerve)　发自内侧束,沿肱二头肌内侧沟下行,经肱骨内上髁后方尺神经沟转至前臂前内侧,与尺动脉伴行至手掌。尺神经在臂部无分支;在前臂支配尺侧腕屈肌和指深屈肌尺侧半;在手部支配大部分手肌、手掌尺侧小部分及尺侧 1 个半指皮肤、手背尺侧半及尺侧 2 个半指

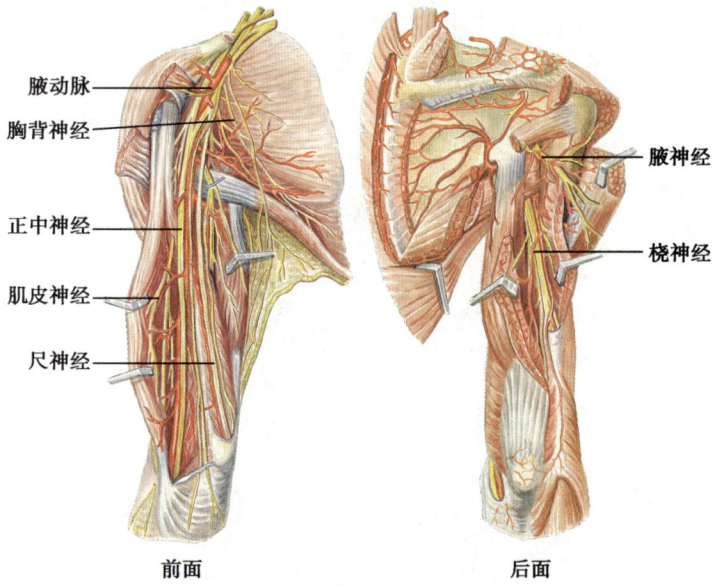

腋动脉
胸背神经
正中神经
肌皮神经
尺神经

腋神经

桡神经

前面　　　　　　　后面

图 14-4　肩部和臂部的神经

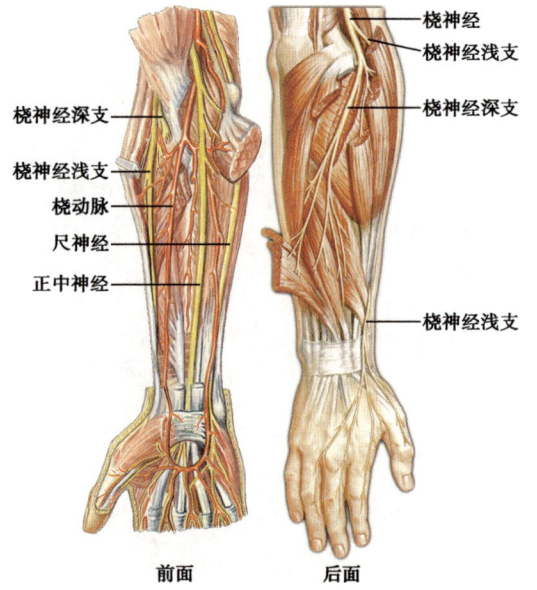

桡神经
桡神经浅支

桡神经深支

桡神经深支
桡神经浅支
桡动脉
尺神经
正中神经

桡神经浅支

前面　　　　　后面

图 14-5　前臂的神经

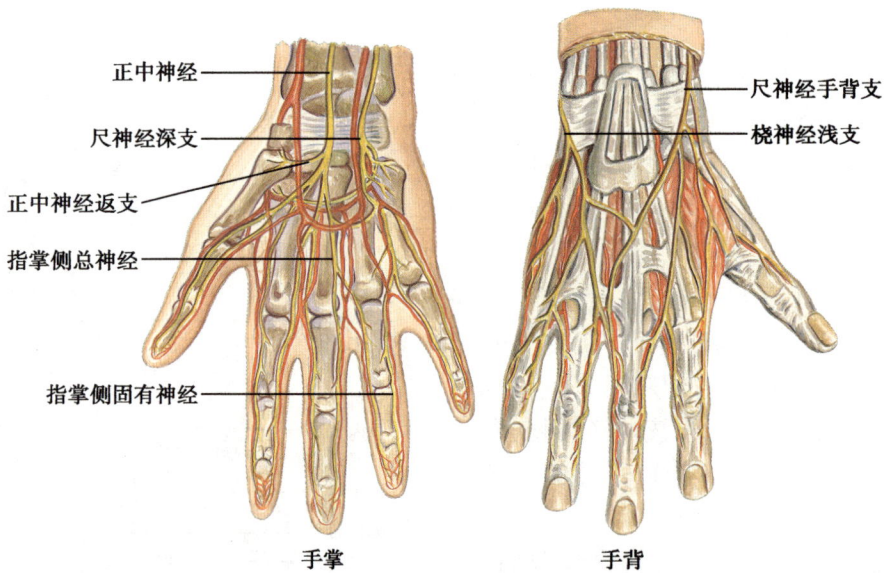

正中神经

尺神经深支

正中神经返支

指掌侧总神经

指掌侧固有神经

尺神经手背支
桡神经浅支

手掌　　　　　　　　手背

图 14-6　手掌与手背的神经分布

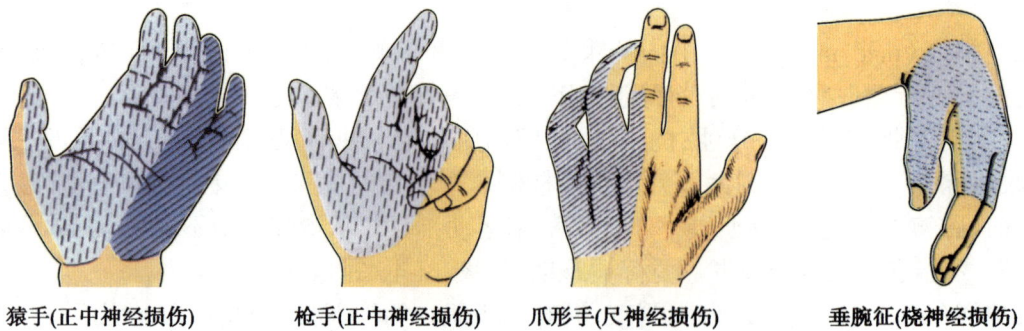

猿手(正中神经损伤)　　枪手(正中神经损伤)　　爪形手(尺神经损伤)　　垂腕征(桡神经损伤)

图 14-7　正中神经、尺神经、桡神经损伤时的病理手形

的皮肤。尺神经损伤,可导致屈腕力减弱、拇指不能内收、掌指关节过伸和骨间肌萎缩等,出现"爪形手",手掌、手背内侧缘皮肤感觉障碍(图 14-4~图 14-7)。

7. **桡神经**(radial nerve) 发自后束,行于腋动脉后方,伴肱深动脉沿桡神经沟旋向外下,在此发出肌支,支配肱三头肌和肱桡肌等,至肱骨外上髁前方分为浅支和深支。浅支分布于手背桡侧半及桡侧 2 个半指的皮肤;深支支配前臂后群肌。桡神经损伤,主要为前臂伸肌群瘫痪,表现为抬起前臂时呈"垂腕"状,不能伸腕和伸指,"虎口"区皮肤感觉障碍(图 14-4~图 14-7)。

三、胸神经前支

胸神经前支共 12 对。第 1~11 对称肋间神经,位于相应的肋间隙中;第 12 对称肋下神经,位于第 12 肋下方。肌支支配肋间肌和腹肌前外侧群,皮支分布于胸、腹膜壁层和胸、腹壁的皮肤(图 14-8)。

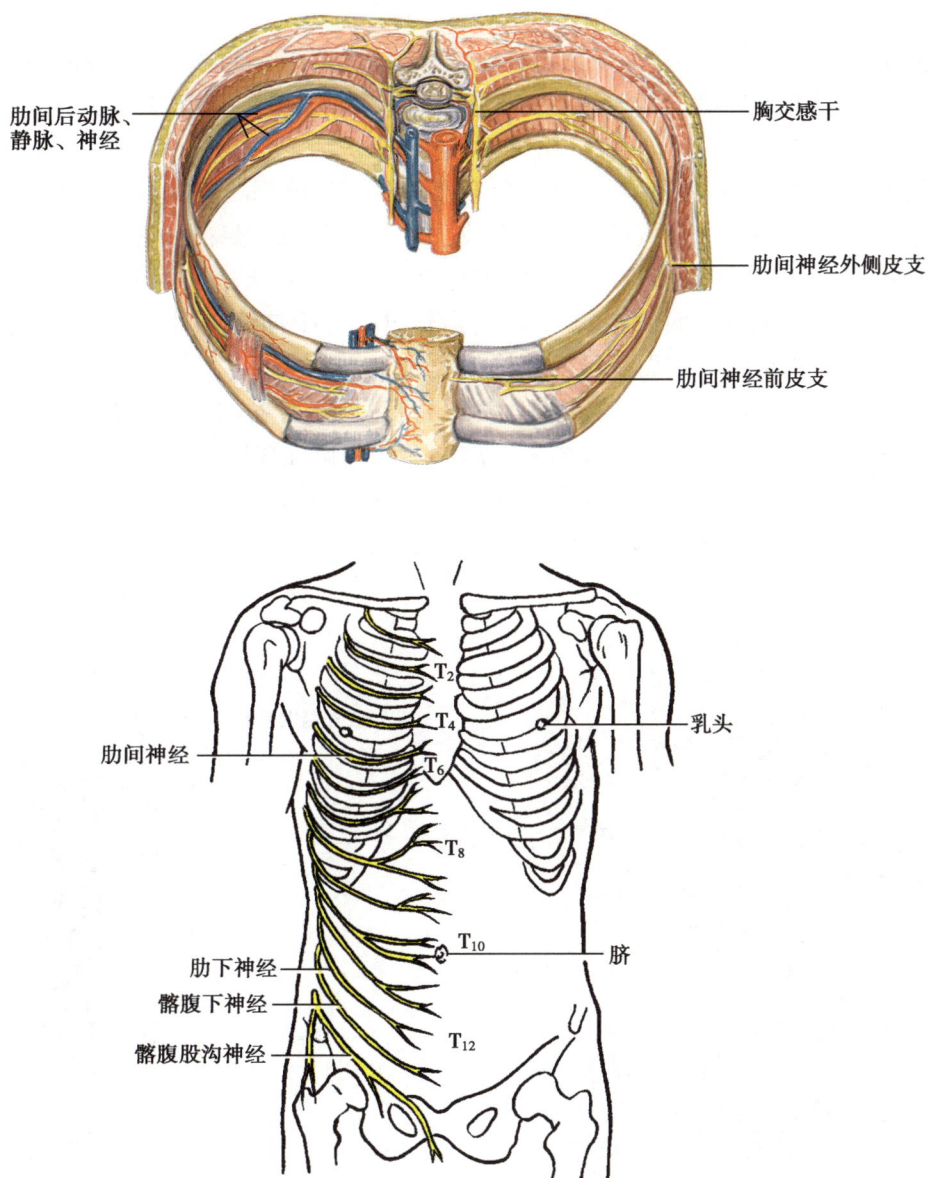

图 14-8 胸神经前支的节段性分布

胸神经前支在胸、腹壁皮肤有明显的节段性分布,自上而下按顺序依次排列:如 T_2 当于胸骨角平面, T_4 相当于乳头平面, T_6 相当于剑胸结合平面, T_8 相当于肋弓平面, T_{10} 相当于脐平面, T_{12} 相当于脐与耻骨联合连线中点平面。临床常以节段性分布区的感觉障碍推断脊髓损伤平面或麻醉平面。

四、腰丛

(一)腰丛的组成和位置

腰丛(lumbar plexus)由第 12 胸神经前支的一部分、第 1~3 腰神经前支及第 4 腰神经前支的一部分组成;位于腰大肌深面、腰椎横突前方(图 14-9)。

(二)腰丛的分支

1. **髂腹下神经** 自腰大肌外侧缘穿出,在腰方肌前面下行,从髂嵴上方,穿腹内斜肌和腹横肌间前行,在腹股沟管浅环上方浅出。肌支支配腹壁肌,皮支分布于臀外侧部、腹股沟区及下腹部皮肤(图 14-9)。

2. **髂腹股沟神经** 在髂腹下神经下方走行,在髂嵴前端附近穿腹横肌,于腹内斜肌与腹横肌间前行,伴精索(子宫圆韧带)经腹股沟管浅环穿出。肌支支配腹壁肌,皮支分布于腹股沟区、阴囊(或大阴唇)皮肤(图 14-9)。

3. **股外侧皮神经** 自腰大肌外侧缘穿出,分布于大腿前外侧部的皮肤(图 14-10)。

4. **股神经**(femoral nerve) 是腰丛**最大**的分支,自腰大肌外侧缘穿出,在腰大肌和髂肌间下行,经腹股沟韧带深面、股动脉外侧进入股三角,随即分为数支(图 14-9,图 14-10)。肌支支配大腿肌前群;皮支分布于大腿及膝关节前面的皮肤。其中,最长皮支称**隐神经**,伴股动脉在收肌管中下行,后与大隐静脉伴行,分布于小腿内侧面及足内侧缘的皮肤。

5. **闭孔神经**(obturator nerve) 自腰大肌内侧缘穿出,沿小骨盆内侧壁前行,伴闭孔血管穿闭膜管至大腿内侧,分前、后 2 支;分布于大腿内侧肌群和大腿内侧面皮肤(图 14-9,图 14-10)。

6. **生殖股神经** 自腰大肌前面穿出后在该肌表面下行,分为生殖支和股支。生殖支经腹股沟管分布于阴囊、提睾肌或大阴唇;股支分布于股三角皮肤(图 14-9)。

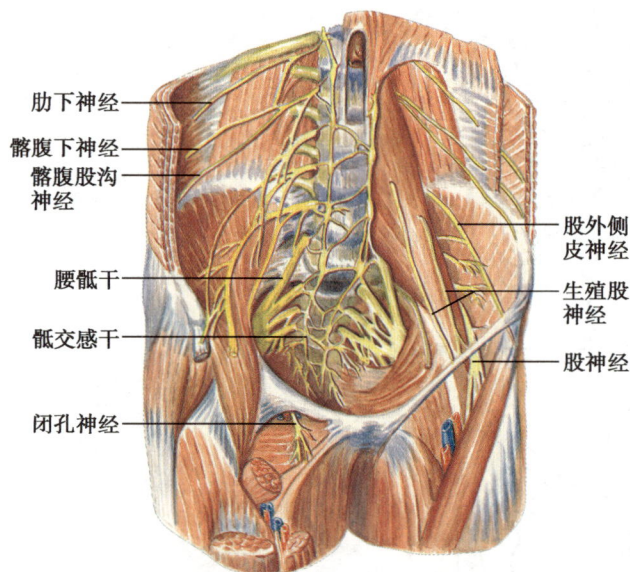

图 14-9 腰丛、骶丛的组成和分支(前面)

肋下神经
髂腹下神经
髂腹股沟神经
腰骶干
骶交感干
闭孔神经
股外侧皮神经
生殖股神经
股神经

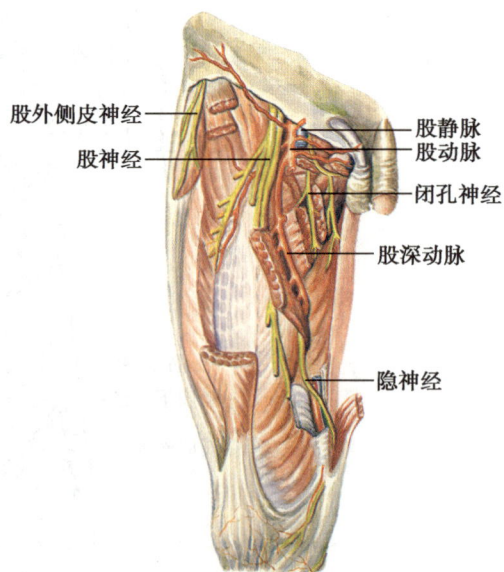

图 14-10 大腿前内面的神经

股外侧皮神经
股神经
股静脉
股动脉
闭孔神经
股深动脉
隐神经

五、骶丛

（一）骶丛的组成及位置

骶丛（sacral plexus）由**腰骶干**、全部骶神经前支和尾神经前支组成，是**全身最大**的脊神经丛。**腰骶干**由第4腰神经前支余下部分和第5腰神经前支合成。骶丛位于盆腔内，骶骨和梨状肌前面（图14-9）。

（二）骶丛的分支

1. **臀上神经** 伴同名血管经梨状肌上孔出盆腔，支配臀中肌、臀小肌和阔筋膜张肌（图14-11）。

2. **臀下神经** 伴同名血管经梨状肌下孔出盆腔，支配臀大肌（图14-11）。

3. **股后皮神经** 经梨状肌下孔出盆腔，分布于臀区、股后区和腘窝处皮肤。

4. **阴部神经** 伴阴部内血管穿梨状肌下孔出盆腔，绕坐骨棘后经坐骨小孔入坐骨肛门窝，分布于会阴部的肌和皮肤，以及外生殖器的皮肤。

5. **坐骨神经**（sciatic nerve） 是全身最粗大、最长的神经；经梨状肌下孔出盆腔达臀大肌深面，经坐骨结节与股骨大转子之间至股后区，在腘窝上方分为胫神经和腓总神经。坐骨神经肌支支配大腿后群肌（图14-11）。

（1）**胫神经**（tibial nerve）：是坐骨神经本干的直接延续，在小腿三头肌深面伴胫后动脉下降，经内踝后方入足底，分为**足底内侧神经**和**足底外侧神经**（图14-12）。肌支支配小腿后群肌和足底肌，皮支分布于小腿后部、足底和足背外侧缘的皮肤。胫神经损伤后主要表现为足呈背屈、外翻位，出现**"钩状足"**畸形（图14-13），足底皮肤感觉障碍明显。

（2）**腓总神经**（common peroneal nerve）：自坐骨神经分出后，沿股二头肌内侧走向外下，绕腓骨颈向前，穿腓骨长肌分为腓浅神经和腓深神经（图14-14）。①**腓浅神经**：肌支支配腓骨长、短肌，皮支分布于小腿外侧、足背及2~5趾背皮肤；②**腓深神经**：伴胫前动脉至足背，分布于小腿前群肌、足背肌及第1~2趾相对缘的皮肤（图14-14）。腓总神经在腓骨颈处位置表浅，易受损。损伤后主要表现为足不能背屈、趾不能伸、足下垂且内翻，呈**"马蹄内翻足"**畸形（图14-13），行走时呈"跨阈步态"，小腿外侧、足背感觉障碍明显。

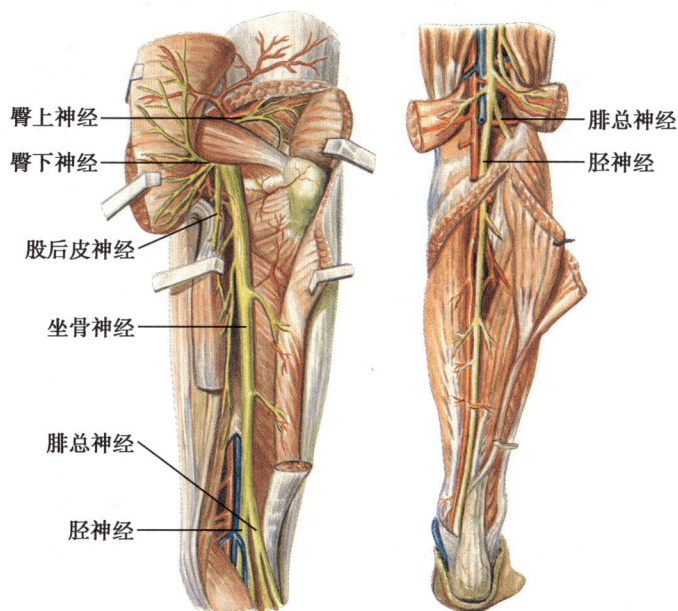

图14-11　下肢后面的神经

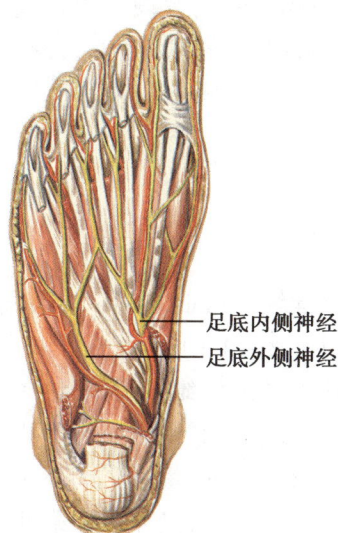

图14-12　足底的神经

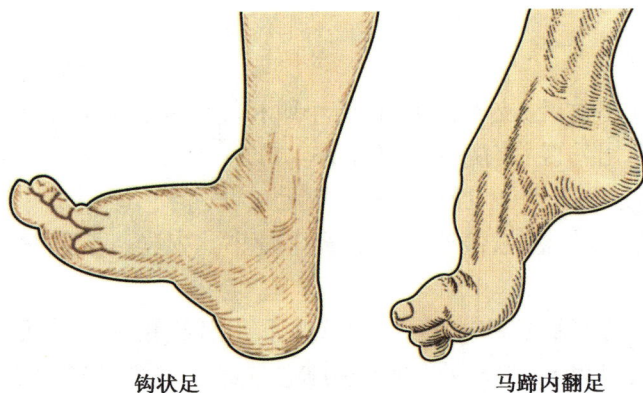

图 14-13　胫神经和腓总神经损伤后的病理性足形

钩状足　　　　　　马蹄内翻足

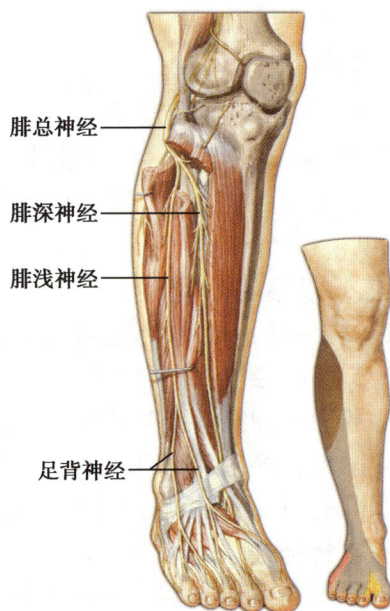

腓总神经

腓深神经

腓浅神经

足背神经

图 14-14　小腿前外侧面的神经

知识拓展

坐骨神经痛

　　坐骨神经痛是指沿坐骨神经行程及其分支分布区域内的疼痛综合征,分为原发性坐骨神经痛和继发性坐骨神经痛。

　　原发性坐骨神经痛临床少见,又称为坐骨神经炎,以单侧者居多,不伴有腰背痛,常伴有肌炎和肌纤维炎。继发性坐骨神经痛临床上常见,多数是坐骨神经受周围组织或病变压迫刺激所致,少数继发于全身疾病如糖尿病、痛风、结缔组织病等。腰椎间盘突出是坐骨神经痛最常见的病因,约 1/3 病例有急性腰部外伤史,青壮年多见,单侧居多。疼痛部位主要为臀、大腿后侧、小腿后外侧至足外侧。疼痛多为持续性钝痛,阵发性加剧,也可为电击、刀割或烧灼样疼痛,体格检查可发现直腿抬高试验阳性,常伴有腰背肌紧张,腰部活动受限,病变部位的棘突压痛。腰骶及椎管内肿瘤、外伤、盆腔内肿瘤、臀部外伤腰椎骨性关节病、脊柱结核也可引起坐骨神经痛。

第二节　脑　神　经

　　脑神经(cranial nerve)与脑相连,共 12 对,通常按其与脑相连的顺序用罗马数字表示(图 14-15,图 14-16,表 14-1)。

　　脑神经的纤维成分有 4 种:①躯体感觉纤维,来自皮肤、肌、腱、大部分口腔、鼻腔黏膜,以及视器和前庭蜗器;②内脏感觉纤维,来自头、颈、胸、腹部的器官,以及味蕾和嗅黏膜;③躯体运动纤维,分布于眼球外肌、面肌、舌肌、咀嚼肌和咽喉肌等;④内脏运动纤维,分布于心肌、平滑肌和腺体,均属于副交感成分,仅存在于第Ⅲ、Ⅶ、Ⅸ、Ⅹ对脑神经中。

　　根据所含纤维成分的不同,将 12 对脑神经分为感觉性神经(Ⅰ、Ⅱ、Ⅷ)、运动性神经(Ⅲ、Ⅳ、Ⅵ、Ⅺ、Ⅻ)和混合性神经(Ⅴ、Ⅶ、Ⅸ、Ⅹ)。

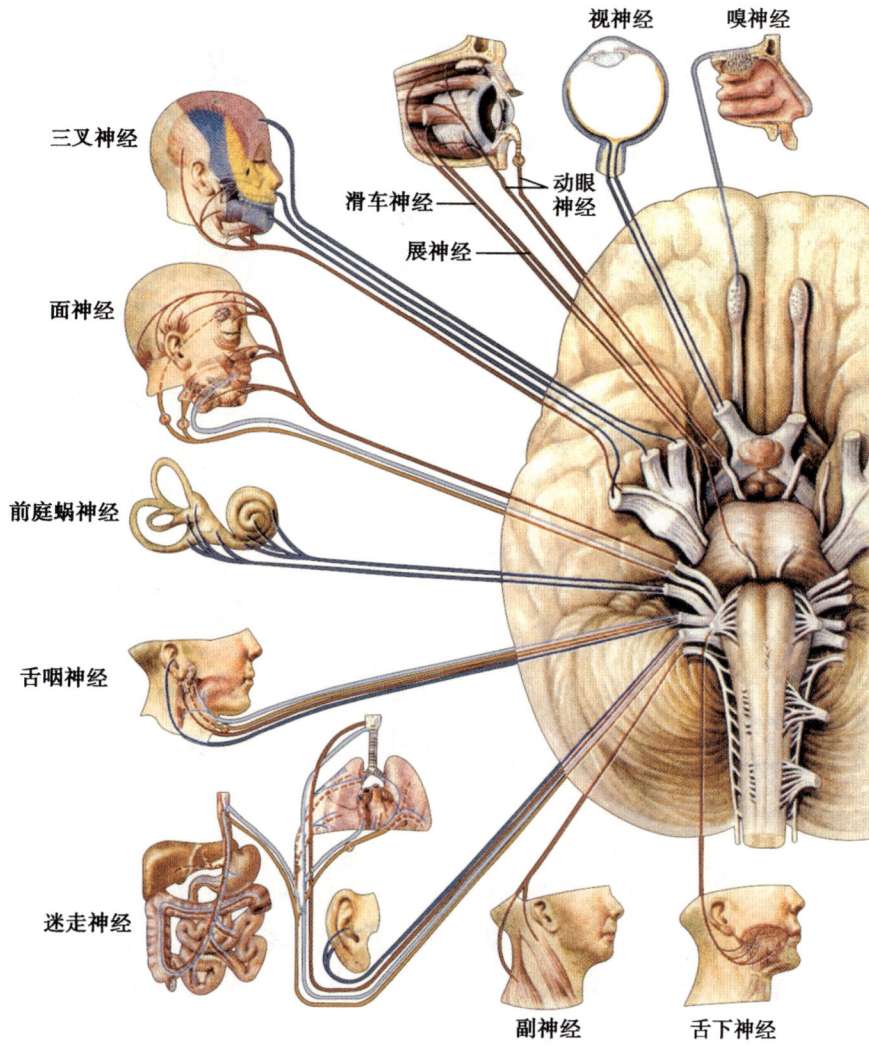

视神经　嗅神经

三叉神经

滑车神经

动眼神经

展神经

面神经

前庭蜗神经

舌咽神经

迷走神经

副神经　舌下神经

图 14-15　脑神经概观

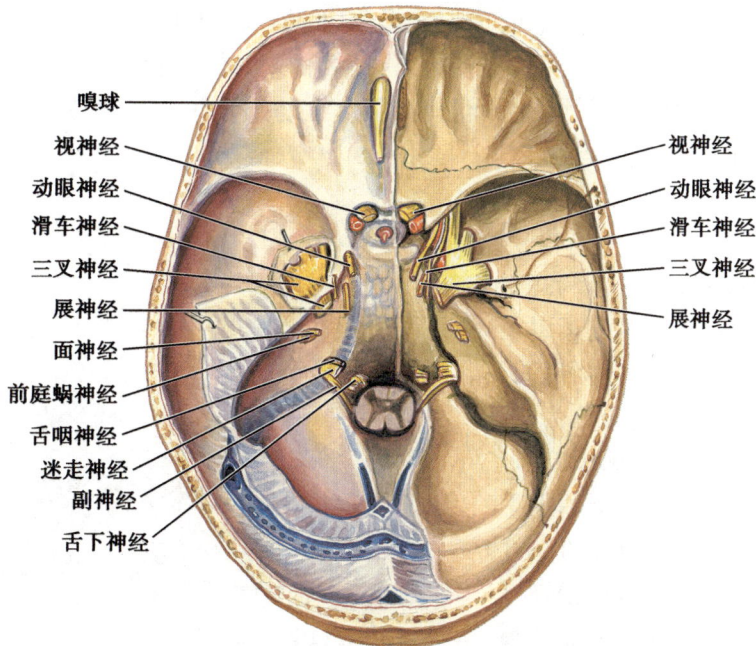

嗅球

视神经

动眼神经

滑车神经

三叉神经

展神经

面神经

前庭蜗神经

舌咽神经

迷走神经

副神经

舌下神经

视神经

动眼神经

滑车神经

三叉神经

展神经

图 14-16　脑神经进出颅腔部位（颅底内面观）

表 14-1　脑神经的名称、性质、连脑部位和进出颅腔部位

顺序及名称	性质	连脑部位	进出颅腔部位
I 嗅神经	感觉性	端脑	筛孔
II 视神经	感觉性	间脑	视神经管
III 动眼神经	运动性	中脑	眶上裂
IV 滑车神经	运动性	中脑	眶上裂
V 三叉神经	混合性	脑桥	第 1 支（眼神经）：眶上裂 第 2 支（上颌神经）：圆孔 第 3 支（下颌神经）：卵圆孔
VI 展神经	运动性	脑桥	眶上裂
VII 面神经	混合性	脑桥	内耳门→茎乳孔
VIII 前庭蜗神经	感觉性	脑桥	内耳门
IX 舌咽神经	混合性	延髓	颈静脉孔
X 迷走神经	混合性	延髓	颈静脉孔
XI 副神经	运动性	延髓	颈静脉孔
XII 舌下神经	运动性	延髓	舌下神经管

一、嗅神经

嗅神经（olfactory nerve）为感觉性神经，由鼻腔嗅区嗅细胞的中枢突聚集成 20 多条嗅丝，即嗅神经，上穿筛孔入颅前窝，连于嗅球，传导嗅觉。颅前窝骨折累及筛板时，可撕脱嗅丝和脑膜，造成嗅觉障碍和脑脊液鼻漏。鼻炎时，炎症蔓延至嗅区黏膜，可引起一时性嗅觉迟钝。

二、视神经

视神经（optic nerve）为感觉性神经，由视网膜节细胞的轴突汇集于视神经盘处，穿过巩膜，经视神经管入颅中窝，两侧汇合于视交叉，再经视束终止于间脑，传导视觉。

由于包裹视神经的视神经鞘由脑的 3 层被膜延续而来，故脑蛛网膜下隙也随之延续至视神经周围，直至视神经盘处。因此，当颅内压升高时，临床上易出现视神经盘水肿、淤血；眼眶深部感染也能通过视神经周围间隙而扩散至颅内。

三、动眼神经

动眼神经（oculomotor nerve）为运动性神经，由躯体运动纤维和内脏运动纤维组成；自中脑脚间窝出脑，经海绵窦外侧壁向前，穿眶上裂入眶，立即分为上、下 2 支。上支细小，支配上直肌和上睑提肌；下支粗大，支配内直肌、下直肌和下斜肌（图 14-17）。内脏运动纤维由下斜肌支分出睫状神经节短根（副交感根），至睫状神经节交换神经元后，分布于睫状肌和瞳孔括约肌，参与晶状体的调节

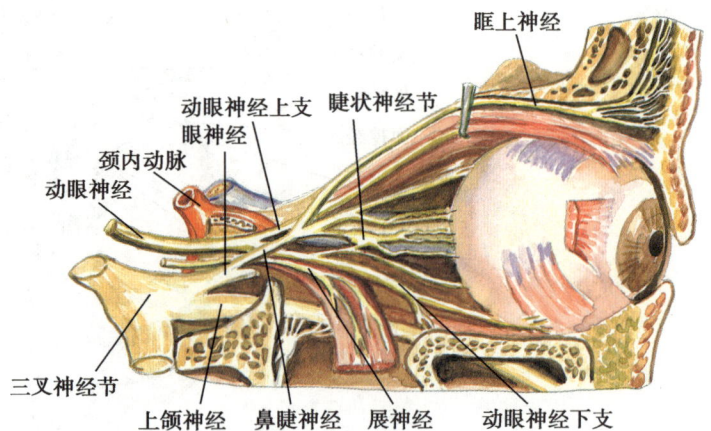

图 14-17　眶内的神经（侧面观）

反射和瞳孔对光反射。

睫状神经节是副交感神经节,位于眶后部,视神经与外直肌间,由副交感根、交感根、感觉根组成。

四、滑车神经

滑车神经(trochlear nerve)为运动性神经,自中脑背侧面下丘下方出脑,是唯一从脑干背侧面出脑的神经,出脑后绕大脑脚外侧向前,穿海绵窦外侧壁,经眶上裂入眶,支配上斜肌。

五、三叉神经

三叉神经(trigeminal nerve)为混合性神经,含 2 种纤维成分。①躯体感觉纤维:神经元胞体位于三叉神经节(半月神经节)内,颅中窝三叉神经压迹处。三叉神经周围突自上而下分为**眼神经、上颌神经和下颌神经** 3 大分支;中枢突汇集成粗大的三叉神经感觉根,自脑桥基底部与小脑中脚交界处入脑。②躯体运动纤维:组成细小的三叉神经运动根,行于感觉根的前内侧,加入下颌神经,支配咀嚼肌等(图 14-17,图 14-18)。

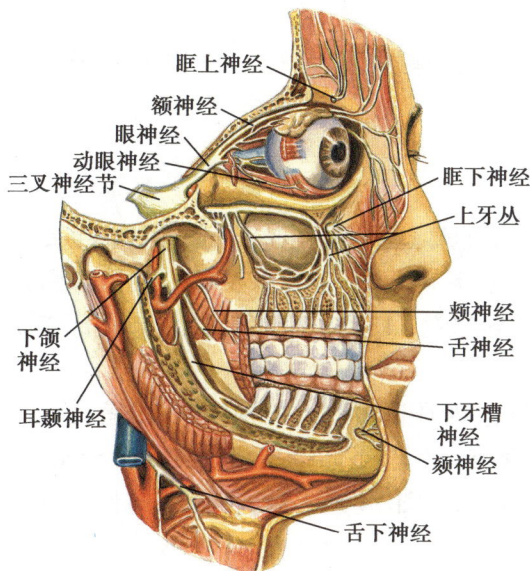

图 14-18　三叉神经

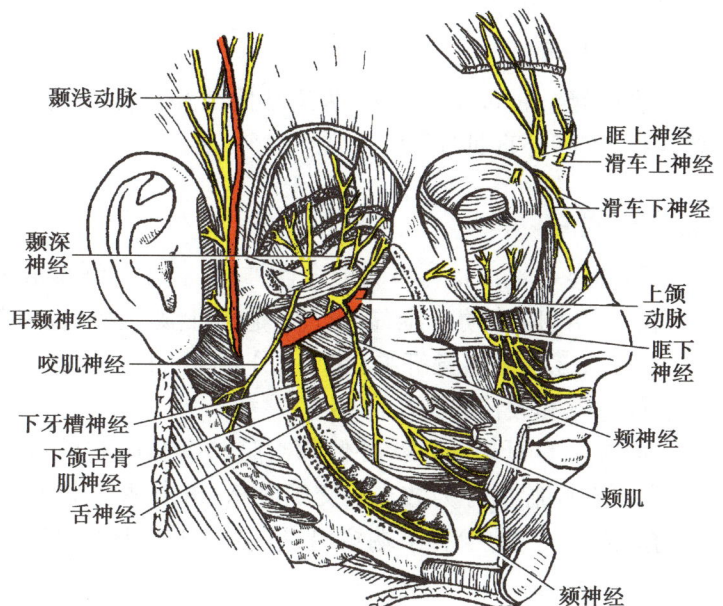

图 14-19　下颌神经

1. **眼神经**(ophthalmic nerve)　为感觉性神经。主要分支有:①**额神经**,前行分为 2~3 支,其中眶上神经伴同名血管经眶上切迹(孔)穿出,分布于额顶部、上睑皮肤;②**泪腺神经**,细小,分布于泪腺和上睑等;③**鼻睫神经**,分支分布于鼻腔黏膜(嗅区黏膜除外)、泪囊、眼球、鼻背皮肤和眼睑等。

2. **上颌神经**(maxillary nerve)　为感觉性神经,主要分支有:①**眶下神经**,为上颌神经干的终支,分为数支,分布于下睑、鼻翼和上唇的皮肤,行程中还发出上牙槽前、中支;②**上牙槽后神经**,与上牙槽前、中支相互吻合,构成上牙槽神经丛,分布于上颌牙与牙龈;③**颧神经**,细小,分布于颧、颞区皮肤,并借与泪腺神经的交通支,导入面神经副交感纤维,控制泪腺分泌。

3. **下颌神经**(mandibular nerve)　为混合性神经,是三叉神经最粗大的分支(图 14-19)。主要分支有:①**耳颞神经**,分布于耳屏、外耳道及颞区的皮肤,有分支至腮腺。②**颊神经**,分布于颊部皮肤和黏膜。③**舌神经**,分布于舌前 2/3 和口腔底的黏膜,传导一般感觉。④**下牙槽神经**,经下颌孔进入下颌管,在下颌管内分支,构成下牙槽神经丛,分布于下颌牙和牙龈;终支从颏孔穿出称颏神经,分布于颏部及下唇的皮肤和黏膜。⑤**咀嚼肌神经**,为运动性神经,支配咀嚼肌。

三叉神经在头部皮肤的分布范围,以睑裂和口裂为界。眼神经分布于鼻背中部、睑裂以上至矢状缝中点外侧区域的皮肤；上颌神经分布于鼻背外侧、睑裂与口裂之间、后上至翼点区域的皮肤；下颌神经分布于口裂与下颌底之间、后上至耳前上方的皮肤（图14-20）。

三叉神经损伤及其临床表现

三叉神经是混合性神经，含2种纤维成分，即躯体感觉纤维和躯体运动纤维，损伤后表现为感觉障碍和运动障碍。当一侧三叉神经受损时，感觉障碍表现主要为同侧面部皮肤及口、鼻腔黏膜感觉丧失，角膜反射消失，运动障碍表现为患侧的咀嚼肌瘫痪，张口时下颌偏向患侧，闭口时患侧咬合无力。临床上常见三叉神经痛可累及整个三叉神经或某一分支，疼痛部位和范围与三叉神经或其分支分布范围一致，触及黏膜、皮肤或者压迫三叉神经终支穿出处（眶上孔、眶下孔、颏孔），可诱发患支分布区的疼痛。

六、展神经

展神经（abducent nerve）为运动性神经，自延髓脑桥沟中线两侧出脑，前行穿海绵窦后，经眶上裂入眶，支配外直肌（图14-17）。

七、面神经

面神经（facial nerve）为混合性神经，有4种纤维成分：①躯体运动纤维，起于面神经核，主要支配面肌；②内脏运动纤维（副交感），起于上泌涎核，控制泪腺、下颌下腺、舌下腺及鼻腔黏膜和腭黏膜的分泌；③内脏感觉纤维（味觉），分布于舌前2/3味蕾，传导味觉；④躯体感觉纤维，传导耳部皮肤的躯体感觉和表情肌的本体感觉。

面神经自延髓脑桥沟外侧部出脑，入内耳门合干后，穿过内耳道底进入面神经管，由茎乳孔出颅，主干在腮腺内分为数支并交织成丛，再由丛发出**颞支**、**颧支**、**颊支**、**下颌缘支**和**颈支**5组分支，分别自腮腺上缘、前缘和下端穿出，呈扇形分布于面肌和颈阔肌等（图14-21）。面神经在面神经管内的分支主要有：

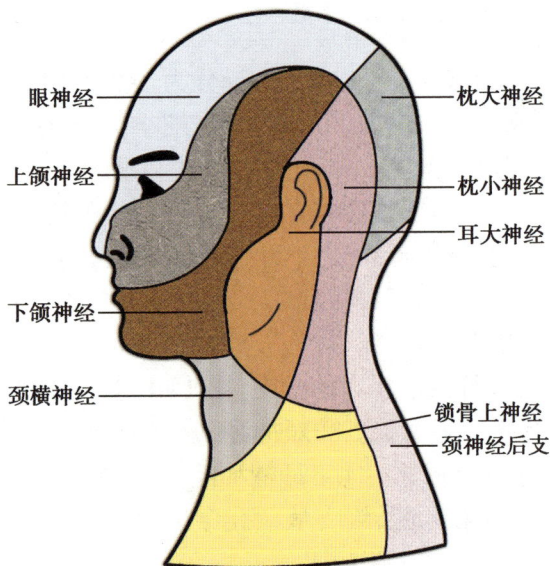

图 14-20　三叉神经皮支分布区

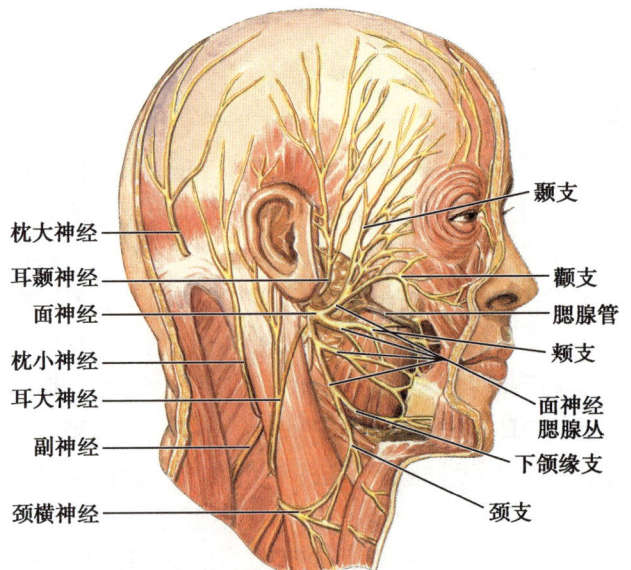

图 14-21　面神经在面部的分支

186　第一篇　｜　系统解剖学

1. **鼓索**（chorda tympani） 在面神经出茎乳孔前约 6mm 处发出，呈弓形穿越鼓室等至颞下窝，加入舌神经。鼓索含有 2 种纤维：味觉纤维分布于舌前 2/3 的味蕾，传导味觉；副交感纤维在下颌下神经节内交换神经元，分布于下颌下腺和舌下腺，控制腺体分泌。

下颌下神经节为副交感神经节，位于下颌下腺与舌神经之间。

2. **岩大神经** 含副交感神经纤维，从破裂孔出颅，在面神经管起始部发出，在翼腭神经节内交换神经元，调节泪腺和鼻、腭部黏膜腺体的分泌。**翼腭神经节**又称蝶腭神经节，为副交感神经节，位于翼腭窝内，上颌神经的下方。

3. **镫骨肌神经** 支配镫骨肌。

知识拓展

面神经损伤及其临床表现

面神经较长，在行程中与鼓室、鼓膜、乳突和腮腺等结构关系密切。面神经损伤最常见于脑桥小脑三角处、面神经管内和腮腺区。因损伤部位不同，临床表现各异。面神经管内段损伤时由于所有纤维成分均受到损害，故可出现广泛的功能障碍：①运动纤维受损，患侧面肌瘫痪，表现为额纹消失、不能闭眼皱眉、鼻唇沟变浅、不能鼓腮、口角歪向健侧、说话时唾液自口角流出等，眼轮匝肌瘫痪可致患侧角膜反射消失；②味觉纤维受损，患侧舌前 2/3 部味觉丧失；③副交感纤维受损，出现患侧泌泪及泌涎障碍、角膜干燥等；④镫骨肌瘫痪可致听觉过敏。面神经管外段损伤时，主要表现为患侧面肌瘫痪的症状。

八、前庭蜗神经

前庭蜗神经（vestibulocochlear nerve）为感觉性神经，又称位听神经，由前庭神经和蜗神经组成（图 14-22）。

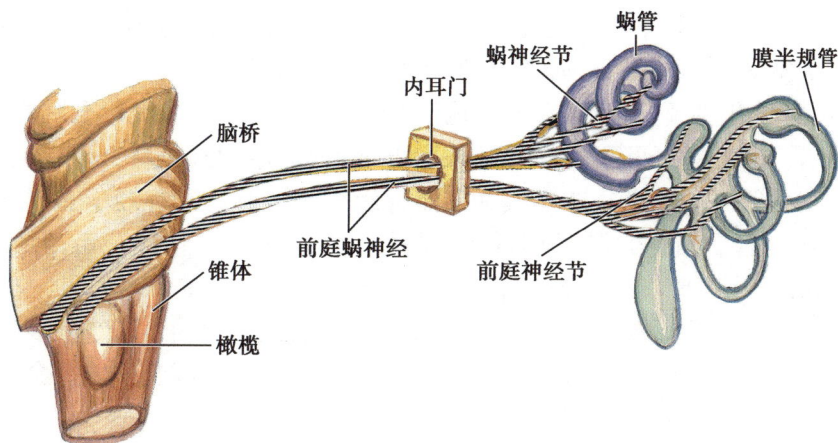

图 14-22 前庭蜗神经模式图

1. **前庭神经**（vestibular nerve） 起自内耳道底的前庭神经节。此节由双极神经元组成。周围突穿内耳道底，分布于椭圆囊斑、球囊斑和壶腹嵴的毛细胞；中枢突组成前庭神经，经内耳道、内耳门、延髓脑桥沟外侧端入脑，传导平衡觉。

2. **蜗神经**（cochlear nerve） 起自蜗轴内的蜗神经节。此节亦由双极神经元组成。周围突分布于内耳螺旋器的毛细胞；中枢突组成蜗神经，穿内耳道底伴前庭神经入脑，传导听觉。前庭蜗神经损伤后表现为患侧耳聋和平衡功能障碍。

九、舌咽神经

舌咽神经（glossopharyngeal nerve）为混合性神经，含有4种纤维成分：①**躯体运动纤维**，起于疑核，支配茎突咽肌；②**内脏运动纤维**（副交感），起于下泌涎核，控制腮腺分泌；③**内脏感觉纤维**（味觉），分布于舌后1/3的味蕾和黏膜，咽、咽鼓管、鼓室等处黏膜，颈动脉窦和颈动脉小球；④**躯体感觉纤维**，分布于耳后处皮肤。舌咽神经从颈静脉孔处出颅，后在颈内动、静脉间下行，经舌骨舌肌达舌根。

舌咽神经的主要分支有（图14-23）：

1. **舌支** 为舌咽神经终支，分布于舌后1/3的黏膜和味蕾，传导一般感觉和味觉。

2. **鼓室神经** 在鼓室内与交感神经纤维共同形成鼓室丛，分支分布于鼓室、乳突小房和咽鼓管黏膜，传导感觉。终支为岩小神经，在耳神经节内交换神经元，与耳颞神经分布于腮腺，控制其分泌。

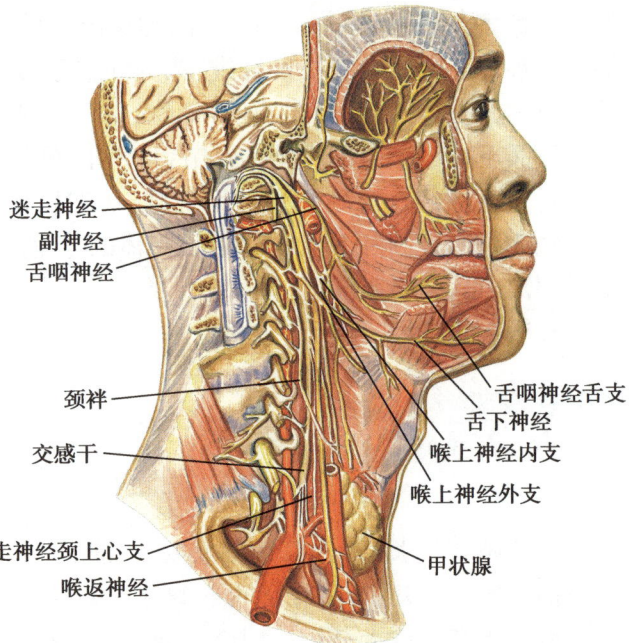

图14-23 舌咽神经、迷走神经、副神经和舌下神经

3. **颈动脉窦支** 1~2支，在颈静脉孔下方发出，分布于颈动脉窦和颈动脉小球，将动脉压力和血液中 CO_2 浓度变化的刺激传入中枢，反射性调节血压和呼吸。

一侧舌咽神经损伤，可出现患侧舌后1/3味觉丧失、舌根与咽峡区痛觉障碍以及患侧咽肌无力。

十、迷走神经

迷走神经（vagus nerve）为混合性神经，行程长、分布广，含有4种纤维成分：①**躯体运动纤维**，发自疑核，支配咽喉肌；②**内脏运动纤维**（副交感），起自迷走神经背核，在颈、胸、腹部器官旁节或器官内节交换神经元，控制心肌、平滑肌与腺的活动；③**内脏感觉纤维**，伴随内脏运动纤维分布，传导内脏感觉；④**躯体感觉纤维**，分布于硬脑膜、耳郭和外耳道的皮肤。

迷走神经经颈静脉孔出颅后，于颈动脉鞘内下行至颈根部，经胸廓上口入胸腔。左迷走神经于左颈总动脉与左锁骨下动脉之间下行，在左肺根后方下行至食管前面，与交感神经分支交织构成左肺丛和食管前丛，在食管下段逐渐集中延续为**迷走神经前干**。右迷走神经于右锁骨下动、静脉之间至气管右侧下行，在食管后面，构成右肺丛和食管后丛，继续下行并构成**迷走神经后干**。两干伴随食管穿膈的食管裂孔进入腹腔（图14-23，图14-24）。迷走神经的主要分支有：

1. **喉上神经** 在颈静脉孔下方发出，沿颈内动脉内侧下行至舌骨大角处，分为内支和外支（图14-25）。内支是感觉支，伴喉上动脉穿甲状舌骨膜入喉，分布于声门裂以上的喉黏膜以及会厌和舌根等处；外支支配环甲肌。

2. **颈心支** 有上、下两支，分别在喉上神经起点下方和第1肋上方处分出。在喉与气管外侧下行入胸腔构成**心丛**，分布于心传导系、心肌和冠状动脉等。上支有一分支称主动脉神经或减压神经，分布于主动脉弓壁内，感受血压变化和化学刺激。

3. **喉返神经** **左喉返神经**在左迷走神经越过主动脉弓前方处发出，勾绕主动脉弓返回颈部；**右喉返神经**在右迷走神经跨过右锁骨下动脉前方处发出，勾绕右锁骨下动脉返回颈部。左、右喉返神经返回颈部行程中，两者绕行的结构略有不同，但是在颈部左、右喉返神经均沿气管和食管上行，至甲状腺侧叶深面、环甲关节后方进入喉内，终支称**喉下神经**（图14-25）。喉返神经感觉纤维分布于声门裂以下的喉黏膜，运动纤维支配除环甲肌外的喉肌。

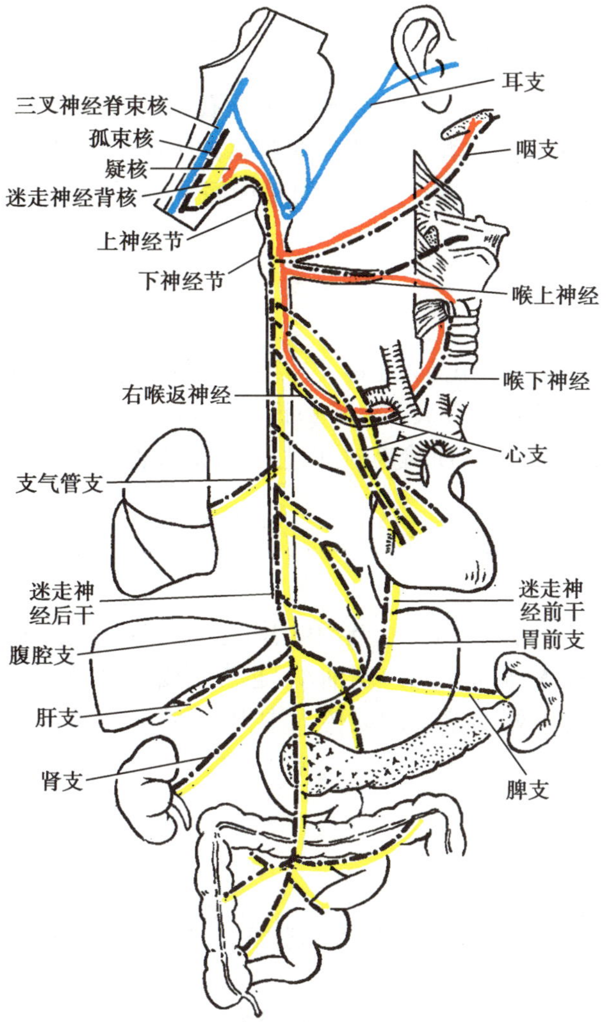

三叉神经脊束核
孤束核
疑核
迷走神经背核
上神经节
下神经节
耳支
咽支
喉上神经
喉下神经
右喉返神经
心支
支气管支
迷走神经后干
迷走神经前干
腹腔支
胃前支
肝支
肾支
脾支

图 14-24　迷走神经分布示意图

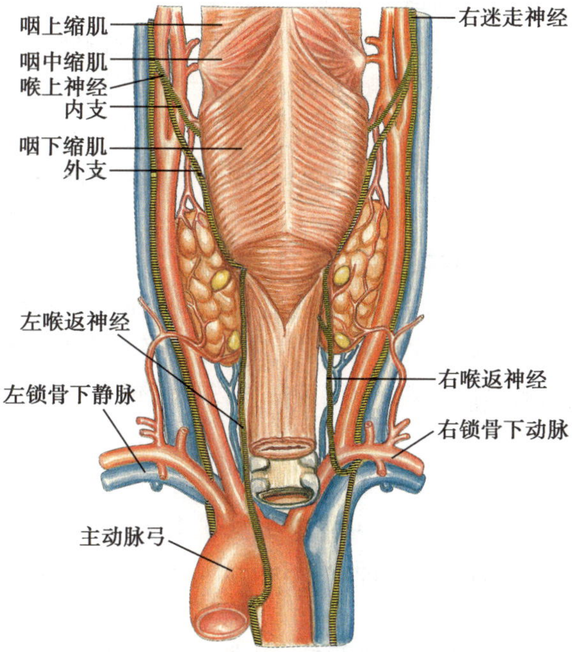

咽上缩肌
咽中缩肌
喉上神经
内支
咽下缩肌
外支
右迷走神经
左喉返神经
左锁骨下静脉
右喉返神经
右锁骨下动脉
主动脉弓

图 14-25　喉上神经和喉返神经后面观

喉返神经是喉肌的重要运动神经，在入喉前与甲状腺下动脉及其分支相互交错。在甲状腺手术钳夹或结扎甲状腺下动脉时，注意保护此神经。一侧喉返神经损伤，患侧声带肌瘫痪，出现声音嘶哑；两侧喉返神经同时损伤，可导致失声、呼吸困难甚至窒息。

4. **胃前支和肝支**　在贲门附近由迷走神经前干分出，分布于胃前壁，终支以“鸦爪”形分支分布于幽门部前壁；肝支向右行于小网膜内，参与构成**肝丛**，随肝固有动脉分布于肝、胆囊等处。

5. **胃后支和腹腔支**　由迷走神经后干在贲门附近分出。胃后支分布于胃后壁及幽门部后壁；腹腔支向右行，与交感神经纤维共同构成**腹腔丛**，分布于肝、胰、脾、肾及结肠左曲以上的消化管。

一侧迷走神经损伤时，患侧喉肌全部瘫痪、咽喉黏膜感觉障碍，出现声音嘶哑、语言障碍和吞咽障碍等。内脏活动障碍表现为脉速、心悸、恶心呕吐、呼吸加深且慢，甚至窒息等。

知识拓展

喉返神经损伤及其临床表现

喉返神经是喉肌的重要运动神经。由于喉返神经在甲状腺侧叶后缘中、下 1/3 交界处与甲状腺下动脉相互交叉，并且关系复杂。因此，在行甲状腺次全切除术结扎甲状腺下动脉时，应远离甲状腺侧叶后缘，以免损伤喉返神经。单侧喉返神经损伤可导致声音嘶哑或发音困难，双侧喉返神经损伤则可引起失声、呼吸困难，甚至窒息。

十一、副神经

副神经（accessory nerve）为运动性神经，由颅根和脊髓根两部分组成，经颈静脉孔出颅后，来自颅根的纤维加入迷走神经，支配咽喉肌；脊髓根的纤维行向后下，支配胸锁乳突肌和斜方肌（图14-23）。

一侧副神经损伤，可导致同侧胸锁乳突肌和斜方肌瘫痪，出现头不能向患侧屈、面不能转向对侧、患侧肩胛骨下垂。

十二、舌下神经

舌下神经（hypoglossal nerve）为运动性神经，自延髓前外侧沟出脑，经舌下神经管出颅，于颈内动、静脉之间下行至舌骨上方，呈弓形弯向前内侧，分支支配全部舌内肌和大部分舌外肌（图14-23）。一侧舌下神经损伤时，患侧舌肌瘫痪、萎缩，伸舌时舌尖偏向患侧。如果舌肌瘫痪时间过长，会造成舌肌萎缩。

第三节　内脏神经

内脏神经主要分布于内脏、心血管与腺体，按性质分为内脏运动神经和内脏感觉神经。内脏运动神经调节内脏、心血管的运动与腺体的分泌，以调控人体的新陈代谢活动，通常不受人的意志控制，又称自主神经。内脏感觉神经将来自内脏、心血管等处的感觉冲动传入中枢，通过反射调节这些器官的活动，以维持机体内、外环境的稳定。

一、内脏运动神经

（一）内脏运动神经和躯体运动神经的区别

内脏运动神经（visceral motor nerve）与躯体运动神经在结构、功能和分布上有较大差异，主要有：

1. **支配器官不同**　内脏运动神经管理心肌、平滑肌与腺体的活动，一定程度上不受意识控制；躯体运动神经支配骨骼肌并受意志支配。

2. **纤维成分不同**　内脏运动神经有交感和副交感2种纤维成分，多数内脏器官同时接受两种神经的双重支配；躯体运动神经只有1种纤维。

3. **神经元数目不同**　内脏运动神经由低级中枢到效应器需要经过两级神经元。第1级神经元胞体位于脑干和脊髓内，称节前神经元，其轴突称节前纤维；第2级神经元胞体位于内脏运动神经节内，称节后神经元，其轴突称节后纤维。躯体运动神经由低级中枢至骨骼肌只有1级神经元。

4. **纤维分布形式不同**　内脏运动神经的节后纤维常攀附内脏或血管形成神经丛，由丛再发分支至效应器；躯体运动神经则以神经干形式分布。

5. **纤维粗细不同**　内脏运动神经为薄髓（节前纤维）和无髓（节后纤维）的细纤维；躯体运动神经一般为较粗的有髓纤维。

（二）内脏运动神经的分部

根据内脏神经的形态、功能和药理学特点，内脏运动神经可分为交感神经和副交感神经两部分。

1. **交感神经**（sympathetic nerve）　分为中枢部和周围部。低级中枢位于脊髓$T_1 \sim L_3$节段的灰质侧角内；周围部包括交感干、交感神经节及由神经节发出的分支和交感神经丛等（图14-26）。

（1）**交感神经节**：根据所处位置，分为椎旁节和椎前节。①**椎旁节**：即交感干神经节，位于脊柱两侧，成人每侧总数为19~24个。②**椎前节**：位于脊柱前方，腹主动脉脏支的根部，包括腹腔神经节、主动脉肾神经节、肠系膜上神经节和肠系膜下神经节等。

（2）**交感干**：由椎旁节和节间支连成，呈串珠状左、右各一。交感干上至颅底，下达尾骨，两干在尾骨前方借奇神经节相连。

（3）**交通支**：椎旁节借交通支与相应的脊神经相连，分为白交通支和灰交通支（图14-27）。①白交通支：呈白色，只存在于T_1~L_3脊神经与相应的椎旁节之间，由脊髓侧角发出有髓鞘的节前纤维组成；②灰交通支：色灰暗，存在于全部椎旁节与脊神经之间，由椎旁节细胞发出的节后纤维组成，多无髓鞘。

（4）**节前纤维**：进入交感干后有3种去向。①终止于相应的椎旁节，并交换神经元；②在交感干内上行或下降，终止于上方（颈部）或下方（腰骶部）的椎旁节并交换神经元；③穿经椎旁节，终止于椎前节并交换神经元（图14-27）。

（5）**节后纤维**：也有3种去向。①经灰交通支返回脊神经，并随脊神经分布于头颈、躯干和四肢的血管、汗腺和立毛肌等；②攀附动脉走行，在动脉外膜形成相应的神经丛，并随动脉分布到所支配的器官；③由交感神经节直接分布到所支配的器官（图14-27）。

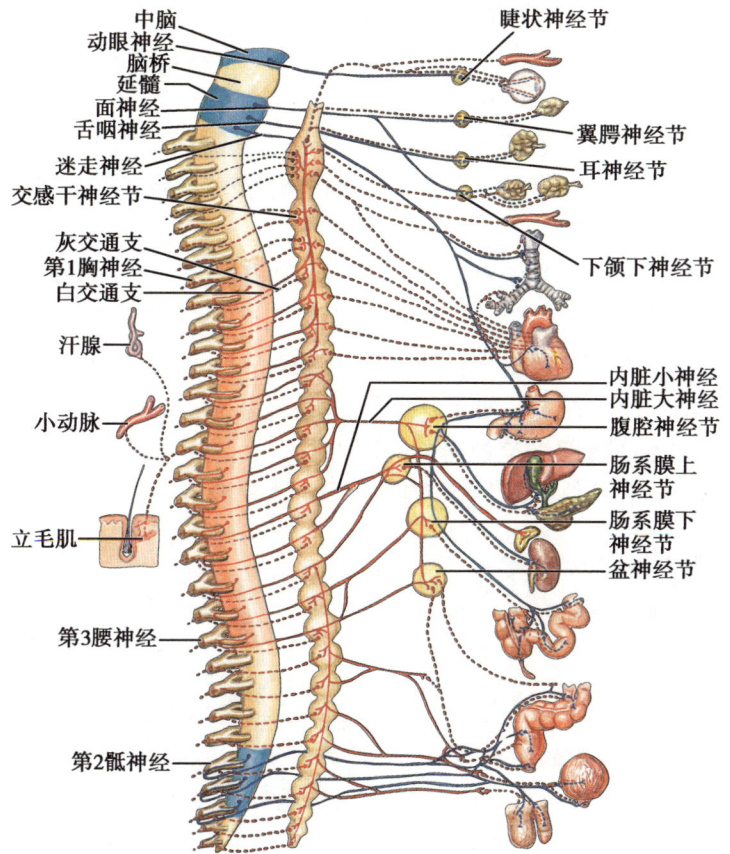

图 14-26　内脏神经分布模式图

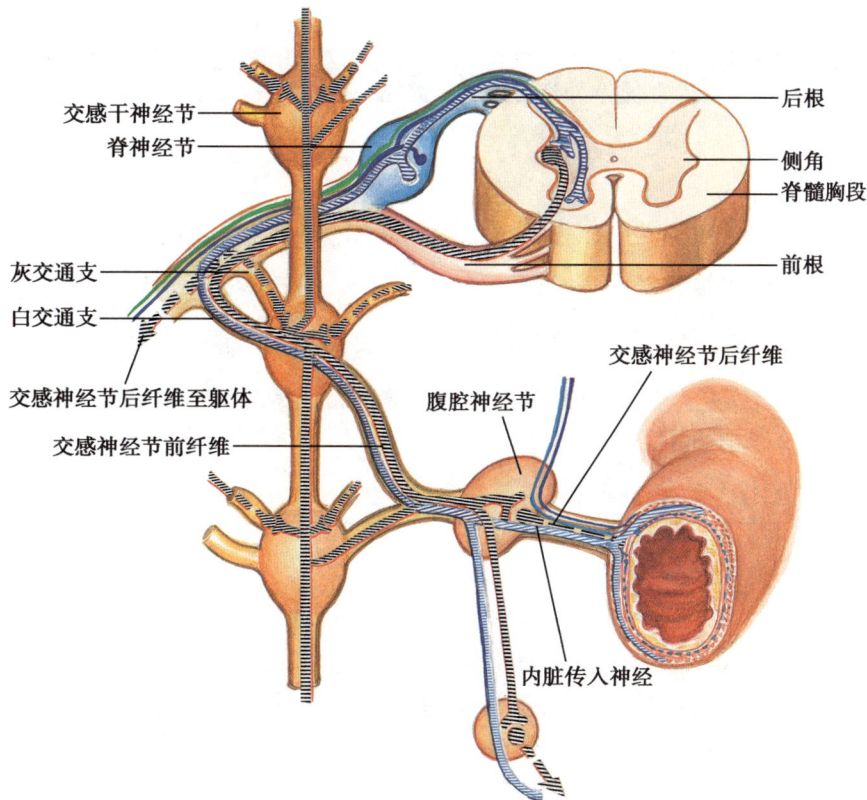

图 14-27　白交通支和灰交通支模式图

2. **副交感神经**（parasympathetic nerve） 分为中枢部和周围部。低级中枢位于脑干的副交感神经核（内脏运动核）和脊髓骶部第2~4节段的骶副交感核。周围部由副交感神经节和节前、节后纤维等组成（图14-26）。

（1）**副交感神经节**：多位于器官旁或器官壁内，故称器官旁节或器官内节。位于颅部的副交感神经节较大，有**睫状神经节**、**翼腭神经节**、**下颌下神经节**及**耳神经节**等；其他部位的副交感神经节则很小。

（2）**颅部副交感神经**：①中脑动眼神经副核→动眼神经→睫状神经节→瞳孔括约肌和睫状肌；②脑桥上泌涎核→面神经→翼腭神经节、下颌下神经节→泪腺、下颌下腺和舌下腺等；③延髓下泌涎核→舌咽神经→耳神经节→腮腺；④延髓迷走神经背核→迷走神经→器官旁节或器官内节→胸、腹腔器官（结肠左曲以下消化管除外）。

（3）**骶部副交感神经**：来自骶髓第2~4节段骶副交感核的节前纤维，经相应骶神经最终加入盆丛，节后纤维支配结肠左曲以下的消化管和盆腔器官。

知识拓展

眼的神经

眼的神经来源于6对脑神经和交感神经。视神经起于视网膜，传导视觉冲动；眼的感觉由三叉神经的眼神经传导；眼球外肌由动眼神经、滑车神经和展神经支配；眼球内肌的瞳孔括约肌和睫状肌由动眼神经的副交感纤维支配，瞳孔开大肌由交感神经支配；泪腺的分泌由面神经的副交感纤维支配。

---

3. **交感神经与副交感神经的比较** 见表14-2。

表14-2　交感神经与副交感神经比较表

项目	交感神经	副交感神经
低级中枢位置	脊髓 T_1~L_3 节段灰质侧角	脑干内脏运动核 脊髓 S_2~S_4 节段骶副交感核
神经节的位置	椎旁节和椎前节	器官旁节和器官内节
节前、节后纤维	节前纤维短，节后纤维长	节前纤维长，节后纤维短
神经元的比例	1个节前神经元可与多个节后神经元形成突触	1个节前神经元只与少数节后神经元形成突触
分布范围	广泛：头颈、胸、腹腔器官及全身血管、腺体和立毛肌均有分布	局限：大部分血管、汗腺、立毛肌、肾上腺髓质等无分布
对同一器官所起作用	相互拮抗、相互协调	

二、内脏感觉神经

内脏感觉神经（visceral sensory nerve）的特点是：①内脏感觉纤维较细，数量较少，痛阈较高，一般强度的刺激不引起主观感觉，如胃肠的正常蠕动；器官活动较强烈时，可产生内脏感觉（内脏痛），如过度牵拉、膨胀和痉挛等。②内脏感觉传入途径较分散，内脏感觉模糊，内脏痛弥散，定位常不准确。

三、牵涉性痛

牵涉性痛（referred pain）是指当某一内脏器官发生病变时，与之相关的躯体体表部位发生疼痛或痛觉过敏，又称内脏牵涉性痛。牵涉性痛可发生在患病内脏附近的体表，也可发生在较远处的体表。如阑尾炎初期，脐周皮肤发生牵涉性痛；心绞痛时，在胸前区及左臂内侧皮肤感到疼痛等（图 14-28）。了解各器官病变时牵涉性痛的发生部位，具有一定的临床诊断意义。

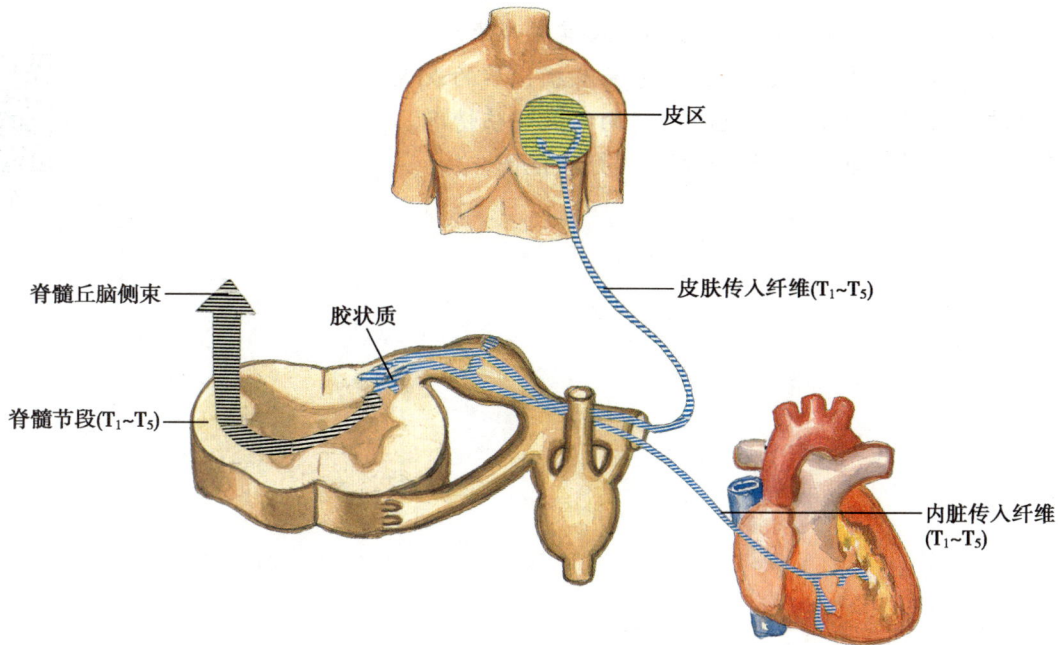

图 14-28　心的牵涉性痛反射途径示意图

皮区

皮肤传入纤维($T_1 \sim T_5$)

脊髓丘脑侧束

胶状质

脊髓节段($T_1 \sim T_5$)

内脏传入纤维($T_1 \sim T_5$)

本章小结

周围神经系统包括脊神经、脑神经和内脏神经。脊神经共 31 对，除胸神经前支在胸、腹壁上呈明显节段性分布外，其余脊神经前支交织形成 4 个神经丛：颈丛（$C_1 \sim C_4$）、臂丛（$C_5 \sim C_8$、T_1）、腰丛（T_{12}、$L_1 \sim L_4$）、骶丛（腰骶干、$S_1 \sim S_5$、Co）。

脑神经共 12 对，根据纤维成分不同可分为 3 类：感觉性神经包括嗅神经、视神经和前庭蜗神经，分别传导嗅觉、视觉、平衡觉及听觉；运动性神经包括动眼神经、滑车神经、展神经、副神经和舌下神经，分别分布于眼球外肌、胸锁乳突肌、斜方肌和舌肌等；混合性神经包括三叉神经、面神经、舌咽神经和迷走神经，分别管理头肌、舌、大唾液腺以及颈、胸、腹腔大部分器官等。

内脏神经主要分布于内脏、心血管和腺体，包括内脏运动神经和内脏感觉神经。内脏运动神经分交感神经和副交感神经。交感神经分布广泛，低级中枢位于脊髓 $T_1 \sim L_3$ 节段的灰质侧柱，周围部包括交感干、交感神经节及其发出的分支和交感神经丛等；副交感神经分布局限，低级中枢位于脑干内脏运动核和脊髓 $S_2 \sim S_4$ 节段的骶副交感核，周围部由副交感神经节和节前、节后纤维等组成。

案例分析

患儿，男，10 岁。以"高处摔下后右手出血变形 2 小时"为主诉急诊入院。患儿 2 小时前从 2m 高树上摔下，右手着地后右腕部畸形，活动障碍，伴疼痛，送至急诊科，行腕、肘关节前后正位及侧位

（右）X 线检查，检查结果提示"右肱骨髁上骨折"，诊断为右肱骨髁上骨折。

思考题：
右肱骨髁上骨折会伤及什么神经？试分析神经损伤的主要表现。

（刘　滢）

思考题

1. 简述正中神经、尺神经和桡神经损伤及其临床表现。
2. 简述坐骨神经的起始、走行、分支分布及损伤后的表现。
3. 试述支配眼球运动的神经及眼斜视的神经损伤情况。
4. 简述分布于舌的神经名称、性质及其分布范围。

ER 14-3

练习题

第十五章 │ 神经系统传导通路

教学课件　　　思维导图

学习目标

1. 掌握：躯干与四肢意识性本体感觉和精细触觉传导通路；躯干与四肢浅感觉传导通路；锥体系的概念。

2. 熟悉：头面部浅感觉传导通路；视觉传导通路；瞳孔对光反射的通路。

3. 了解：躯干和四肢非意识性本体感觉传导通路；视觉传导通路不同部位损伤后的视野变化；听觉传导通路的组成；锥体外系的概念、锥体外系主要通路的组成及功能。

4. 培养学生对神经系统传导通路相关疾病的诊疗意识；具有分析和理解生活中常见的感觉和运动障碍相关神经传导通路的解剖学知识。

5. 把握神经系统传导对生命活动的重要意义，培养尊重生命、热爱生活的高尚情操和良好的职业素养。

一方面，周围感受器接受机体内、外环境的各种刺激，并将其转化为神经冲动，经传入神经元传入中枢，最后至大脑皮质产生感觉，该传导通路称**感觉（上行）传导通路**［sensory（ascending）pathway］。另一方面，大脑皮质将上传的感觉信息进行分析综合后，发出冲动，经传出神经元至效应器，引起效应，该传导通路称**运动（下行）传导通路**［motor（descending）pathway］。总体来讲，它们分别是反射弧组成中的传入部和传出部，但是只有不经过大脑皮质的上、下传导通路才称为反射通路。

第一节　感觉传导通路

感觉传导通路包括躯体感觉传导通路和内脏感觉传导通路，在此主要讲述躯体感觉传导通路，后者见内脏神经系统。除听觉传导通路外，感觉传导通路多由三级神经元组成，其中第2级神经元发出的纤维进行一次交叉，第三级神经元（除视觉传导路外）多位于背侧丘脑，其胞体的轴突都经内囊后肢投射到大脑皮质功能区。

一、本体感觉与精细触觉传导通路

本体感觉是指肌、腱、关节等运动器官本身在不同状态（运动或静止）时产生的感觉，又称深感觉，包括位置觉、运动觉和振动觉。此外，该传导通路还传导皮肤的精细触觉（如辨别物体表面的纹理粗细和两点之间的距离）。

因头面部本体感觉传导通路尚未明确，此处主要阐述躯干和四肢的本体感觉传导通路。该通路分为两条：一条传入大脑皮质，传导意识性本体感觉和精细触觉；另一条传至小脑，传导非意识本体感觉，参与姿势反射和调节平衡。

（一）躯干和四肢意识性本体感觉与精细触觉传导通路

该通路由3级神经元组成（图15-1）。

第 1 级神经元为脊神经节细胞,其周围突分布于肌、腱、关节和皮肤等处的本体感觉与精细触觉感受器,中枢突经脊神经后根进入脊髓后索。其中来自第 5 胸节以下的升支组成薄束,来自第 4 胸节以上的升支组成楔束。两束上行分别止于延髓的薄束核和楔束核。

第 2 级神经元胞体位于薄、楔束核内,此两核发出的纤维经延髓中央管腹侧交叉至对侧组成内侧丘系,上行止于丘脑腹后外侧核。

第 3 级神经元胞体位于丘脑腹后外侧核,由此核发出的纤维组成**丘脑中央辐射**(central radiation of thalamus),经内囊后肢投射于大脑皮质中央后回的上、中部和中央旁小叶后部。

如果此通路在内侧丘系交叉以下的部位损伤,则病人在闭眼时不能确定损伤同侧关节的位置、运动方向以及两点间的距离。若在内侧丘系交叉以上的部位损伤,则对侧功能障碍。

(二)躯干和四肢非意识性本体感觉传导通路

该通路的主要作用是将躯干和四肢的本体感觉传导至小脑,反射性调节肌张力和协调运动,以维持身体的平衡和姿势,该通路由 2 级神经元组成(图 15-2)。

第 1 级神经元为脊神经节细胞,其周围突分布于肌、腱、关节的本体感受器,中枢突经脊神经后根的内侧部进入脊髓,终止于 $C_8 \sim L_2$ 节段胸核和腰骶膨大第Ⅴ~Ⅶ层外侧部。

第 2 级神经元位于胸核和腰骶膨大,其中由胸核发出的纤维在同侧脊髓侧索组成脊髓小脑后束,向上经小脑小脚止于旧小脑皮质。由腰骶膨大第Ⅴ~Ⅶ层外侧部发出的纤维组成对侧和同侧的脊髓小脑前束,经小脑上脚止于旧小脑皮质。

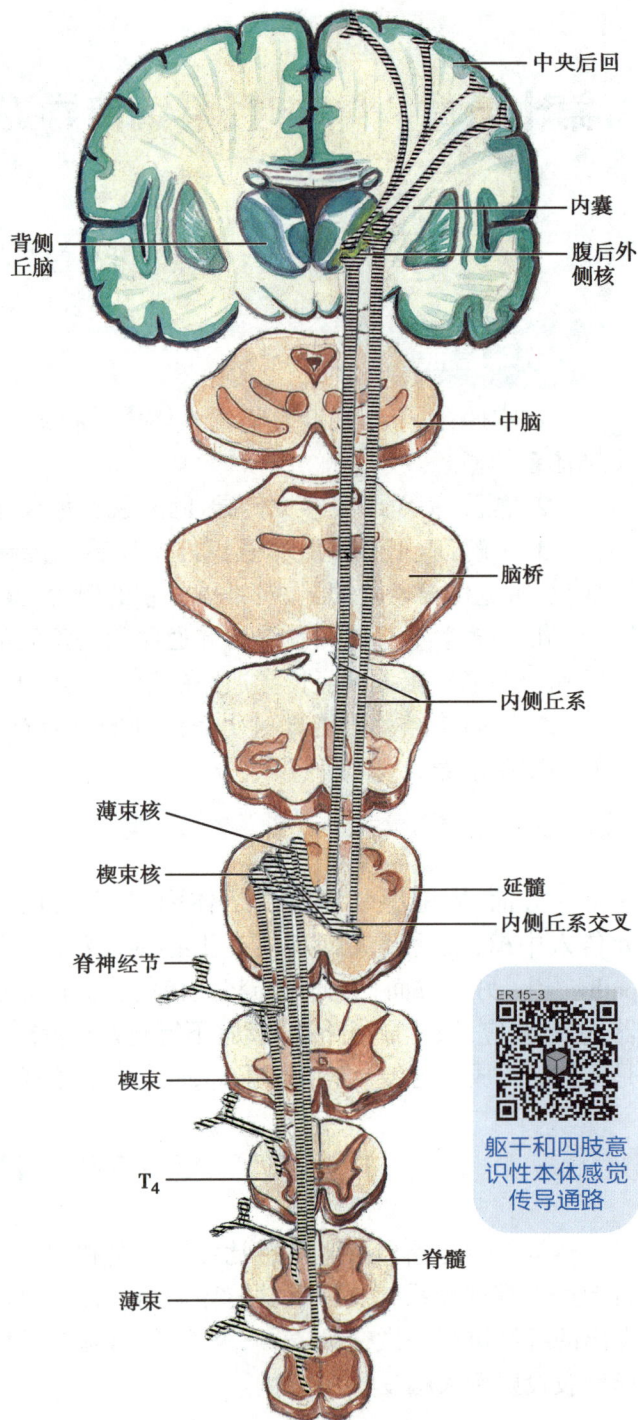

图 15-1 躯干和四肢意识性本体感觉传导通路

(图中标注:中央后回、内囊、腹后外侧核、背侧丘脑、中脑、脑桥、内侧丘系、薄束核、楔束核、延髓、内侧丘系交叉、脊神经节、楔束、T_4、脊髓、薄束)

ER 15-3
躯干和四肢意识性本体感觉传导通路

二、痛温觉、粗略触觉和压觉传导通路

该通路又称为浅感觉传导通路,由 3 级神经元组成(图 15-3)。

(一)躯干和四肢痛温觉、粗略触觉和压觉传导通路

第 1 级神经元位于脊神经节内,其周围突分布于躯干、四肢皮肤或黏膜的感受器;中枢突经脊神经后根进入脊髓。其中,传导痛温觉的纤维在后根的外侧部入脊髓经背外侧束终止于第 2 级神经元;传导粗略触觉和压觉的纤维经后根内侧部进入脊髓后索,终止于第 2 级神经元。

第 2 级神经元位于脊髓的后角固有核,此核发出的纤维上升 1~2 个节段经白质前连合到对侧脊髓的外侧索和前索内上行,组成脊髓丘脑侧束(传导痛温觉)和脊髓丘脑前束(传导粗略触觉和压

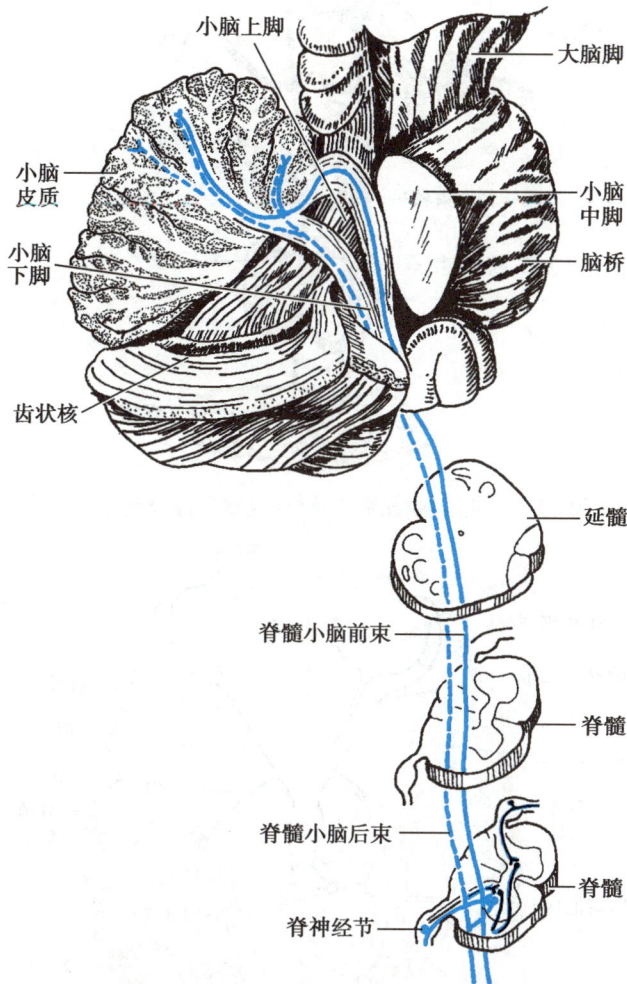

图 15-2 躯干和四肢非意识性本体感觉传导通路

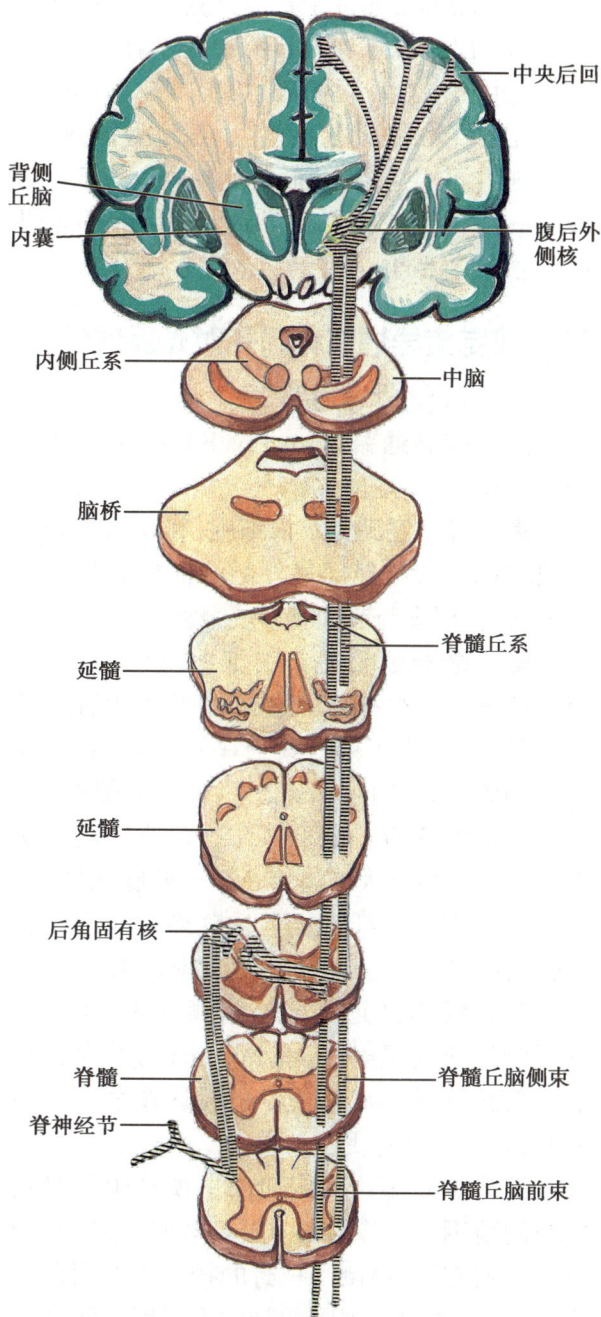

图 15-3 躯干和四肢痛温觉、粗略触觉和压觉传导通路

觉),二者合称脊髓丘脑束,向上止于背侧丘脑腹后外侧核。

第 3 级神经元位于背侧丘脑腹后外侧核,此核发出纤维组成丘脑中央辐射,经内囊后肢投射于大脑皮质中央后回的上、中部和中央旁小叶后部。

(二)头面部痛温觉、粗略触觉和压觉传导通路

第 1 级神经元位于三叉神经节内,其周围突组成三叉神经的感觉支,分布于头面部皮肤及口鼻黏膜的感受器,中枢突组成三叉神经感觉根入脑桥。其中传导痛温觉的纤维入脑后则下降形成三叉神经脊束,止于三叉神经脊束核,传导触压觉的纤维止于三叉神经脑桥核。

第 2 级神经元位于三叉神经脊束核和三叉神经脑桥核,两核发出的纤维交叉至对侧组成三叉丘系,止于背侧丘脑腹后内侧核。

第 3 级神经元位于背侧丘脑腹后内侧核，由此核发出的纤维加入丘脑中央辐射，经内囊后肢投射于中央后回下部的皮质(图 15-4)。

若此通路在三叉丘系以上部位受损，则导致对侧头面部痛温觉和触压觉障碍。若在三叉丘系以下部位受损，则导致同侧头面部痛温觉和触压觉障碍。

三、视觉传导通路和瞳孔对光反射通路

(一)视觉传导通路

视觉传导通路(visual pathway)由 3 级神经元组成。

第 1 级神经元为双极细胞，其周围突分布于眼球视网膜神经部最外侧的视锥细胞和视杆细胞，中枢突与节细胞形成突触。

第 2 级神经元为节细胞，其轴突在视神经盘处聚集成视神经，经视神经管入颅后形成视交叉，再延为视束。其中在视交叉，来自双眼视网膜鼻侧半的纤维交叉，加入对侧视束，来自视网膜颞侧半的纤维不交叉，进入同侧视束。视束向后绕大脑脚终止于外侧膝状体，但视束中尚有少数纤维经上丘臂终止于上丘和顶盖前区，参与构成瞳孔对光反射通路。

第 3 级神经元位于外侧膝状体，其发出的纤维组成**视辐射**(optic radiation)，经内囊后肢投射至端脑距状沟上下的**视区皮质**(visual cortex)，产生视觉(图 15-5)。

视野是指眼球固定向前平视时所能看到的空间范围。成像时，由于眼球屈光装置对光线的折射作用，鼻侧半视野的物像投射到颞侧半视网膜，颞侧半视野的物像投射到鼻侧半视网膜，上半视野的物像投射到下半视网膜，下半视野的物像投射到上半视网膜。

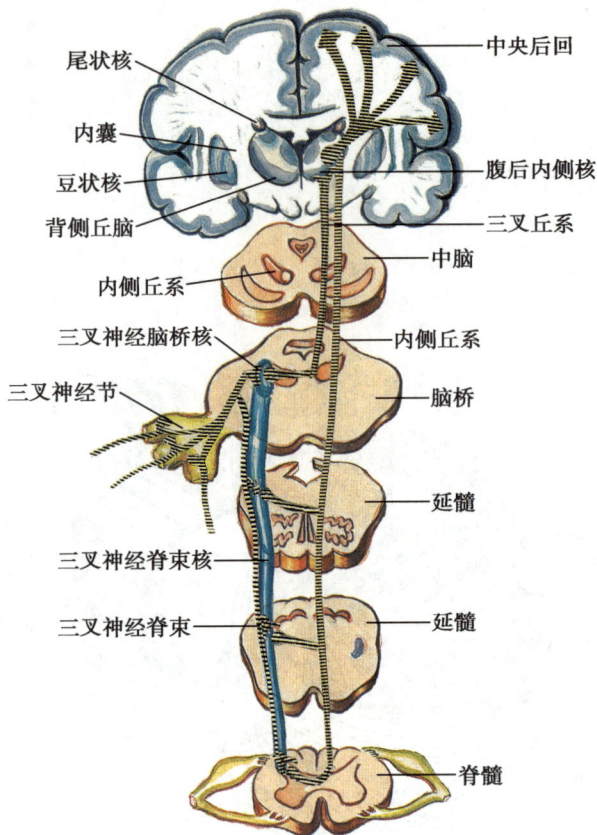

图 15-4 头面部痛温觉、粗略触觉和压觉传导通路

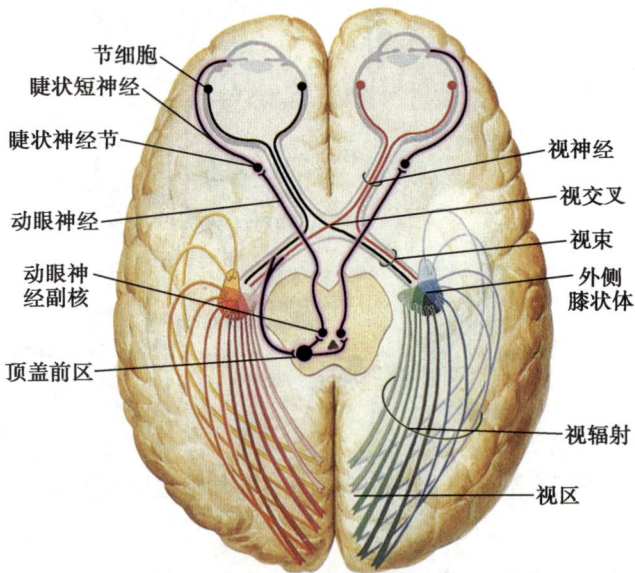

图 15-5 视觉传导通路及瞳孔对光反射通路

(二) 瞳孔对光反射通路

光照一侧瞳孔,引起两眼瞳孔都缩小的反应,称**瞳孔对光反射**(pupillary light reflex)。其中光照侧的瞳孔缩小,称直接对光反射。对侧的瞳孔缩小,称间接对光反射。正常成人瞳孔直径为 4mm,其变化范围在 1.5~8.0mm 之间,如果小于 2mm 则为瞳孔缩小,大于 5mm 即为瞳孔散大。

瞳孔对光反射通路(图 15-5):视锥细胞、视杆细胞→双极细胞→节细胞→视神经→视交叉→视束→上丘臂→顶盖前区→双侧动眼神经副核→动眼神经→睫状神经节→节后纤维→瞳孔括约肌收缩→双侧瞳孔缩小。

> **知识拓展**
>
> ### 瞳孔反射障碍的影响因素
>
> 当瞳孔反射通路不同部位受损时,可引起不同的瞳孔反射障碍:①当一侧视神经损伤时,传入信息中断,光照患侧眼时,双侧瞳孔均不缩小;但光照健侧眼时,双侧瞳孔均缩小,即此时患侧眼直接对光反射消失,间接对光反射存在。②若中脑顶盖前区(瞳孔反射中枢)病变,则双侧瞳孔对光反射均消失。③一侧动眼神经损伤时,由于反射弧的传出部分中断,无论光照哪一侧眼,患侧眼的瞳孔均无反应,直接及间接对光反射均消失。

四、听觉传导通路

听觉传导通路(auditory pathway)由 4 级神经元组成。

第 1 级神经元为蜗神经节内的双极神经细胞,其周围突分布于内耳的螺旋器(或称科蒂器),中枢突组成蜗神经,与前庭神经伴行,入脑后止于蜗腹侧核和蜗背侧核。

第 2 级神经元位于蜗腹侧核和蜗背侧核内,其发出纤维大部分在脑桥内形成斜方体并交叉到对侧(少数未交叉的纤维,进入同侧外侧丘系),至上橄榄核外侧折返上行,形成外侧丘系。外侧丘系的纤维大多数止于下丘。

第 3 级神经元位于下丘,发出纤维经下丘臂止于内侧膝状体。

第 4 级神经元位于内侧膝状体,发出纤维组成**听辐射**(acoustic radiation),经内囊后肢,止于大脑皮质的听觉中枢颞横回(图 15-6)。

由于少数蜗腹侧核和蜗背侧核的纤维不交叉,进入同侧外侧丘系,另外一些蜗神经核发出的纤维在上橄榄核换神经元,再加入同侧外侧丘系。也有少数外侧丘系的纤维直接止于内侧膝状体。因此,听觉冲动是双侧传导。若一侧通路在外侧丘系以上受损,不会产生明显障碍,但若损伤了蜗神经、内耳

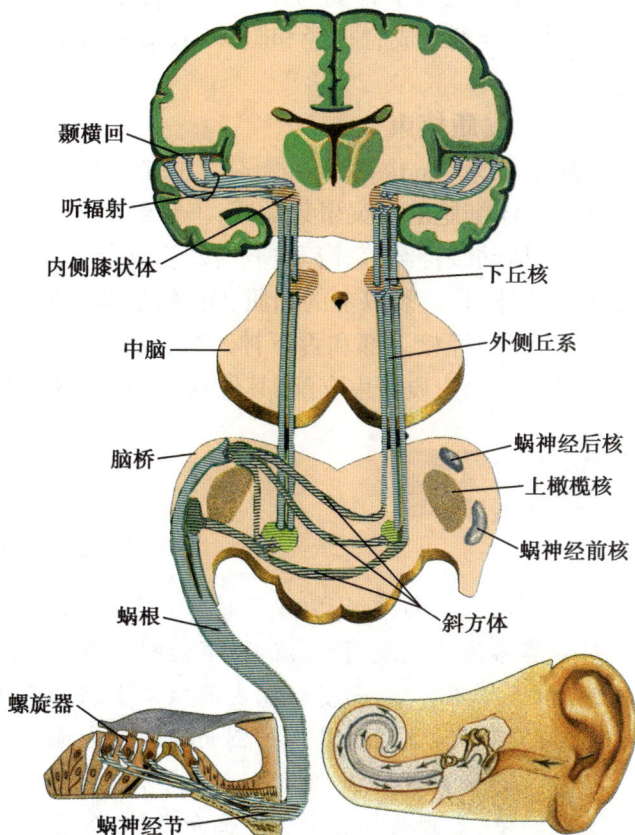

ER 15-4

听觉传导通路

图 15-6　听觉传导通路

或中耳,则将导致听觉障碍。

第二节　运动传导通路

运动传导通路是指从大脑皮质至躯体运动和内脏活动效应器之间的神经联系。躯体运动传导通路主要为锥体系和锥体外系。锥体系的功能是支配各种随意运动。锥体外系是指锥体系以外的运动传导通路,主要是调节随意运动。正常情况下两者相互协调,共同完成复杂而精巧的随意运动。

一、锥体系

锥体系(pyramidal system)由2级神经元构成。第一级神经元称上运动神经元,由位于大脑皮质中央前回和中央旁小叶前部的**巨型锥体细胞**和其他类型的锥体细胞以及位于额、顶部部分区域的锥体细胞组成。上述锥体细胞的轴突组成**锥体束**(pyramidal tract),下行至脊髓前角运动细胞的纤维束为皮质脊髓束,下行到脑干躯体运动核的纤维束为皮质核束。第二级神经元称下运动神经元,胞体分别位于脊髓前角和脑干的躯体运动核,其轴突分别组成脊神经和脑神经,支配骨骼肌运动。

(一)皮质核束

皮质核束(corticonuclear tract)主要由中央前

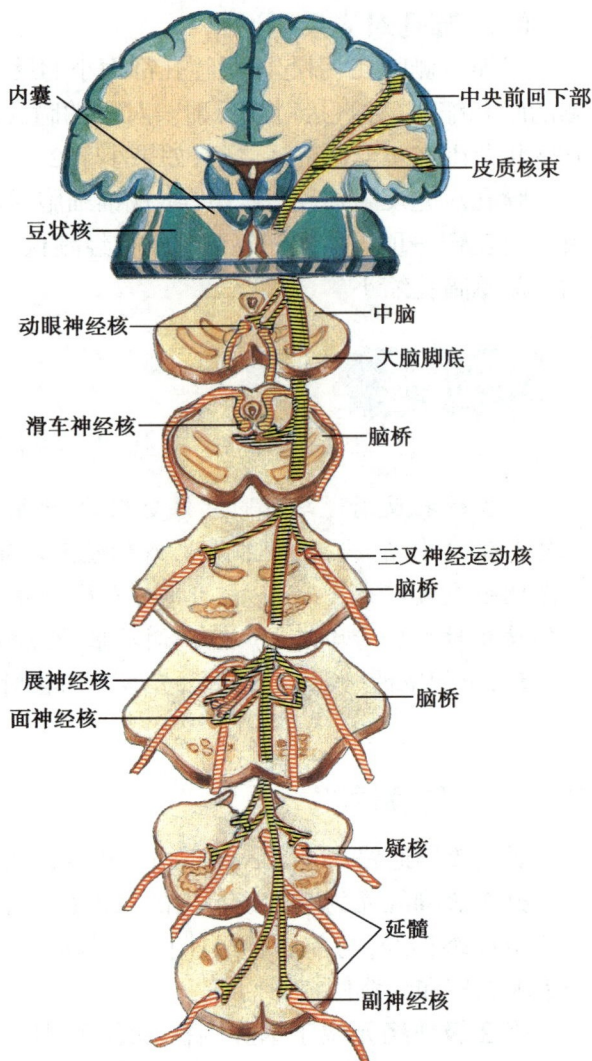

图 15-7　皮质核束与脑神经运动核的联系

回下部锥体细胞的轴突聚集而成,下行经内囊膝至大脑脚底,分出纤维陆续止于双侧脑神经躯体运动核(包括动眼神经核、滑车神经核、三叉神经运动核、展神经核、面神经核上部、疑核和副神经核),支配眼球外肌、睑裂以上的面肌、咀嚼肌、咽喉肌、胸锁乳突肌和斜方肌等。小部分纤维则交叉至对侧,止于面神经核下部和舌下神经核,支配睑裂以下的面肌和舌肌。因此,面神经核下部和舌下神经核只受对侧皮质核束支配,其他脑神经运动核均接受双侧皮质核束的纤维(图 15-7)。

知识拓展

核上瘫与核下瘫

一侧上运动神经元(皮质核束)损伤时,可导致对侧睑裂以下面肌和对侧舌肌瘫痪,表现为对侧鼻唇沟变浅或消失,流涎,不能鼓腮露齿,伸舌时舌尖偏向病灶对侧,口角低垂并歪向病灶侧,但舌肌不萎缩,而受双侧皮质核束支配的肌不发生瘫痪。临床上将这种上运动神经元损伤引起的瘫痪称为核上瘫。一侧面神经核或面神经损伤,可导致病灶侧面肌全瘫,表现为除面神经核上瘫的症状外,还有额纹消失,不能皱眉,不能闭眼;一侧舌下神经核受损,可导致病灶侧舌肌瘫痪,表现为伸舌时舌尖偏向患侧,伴舌肌萎缩。此两者统称核下瘫(图 15-8)。

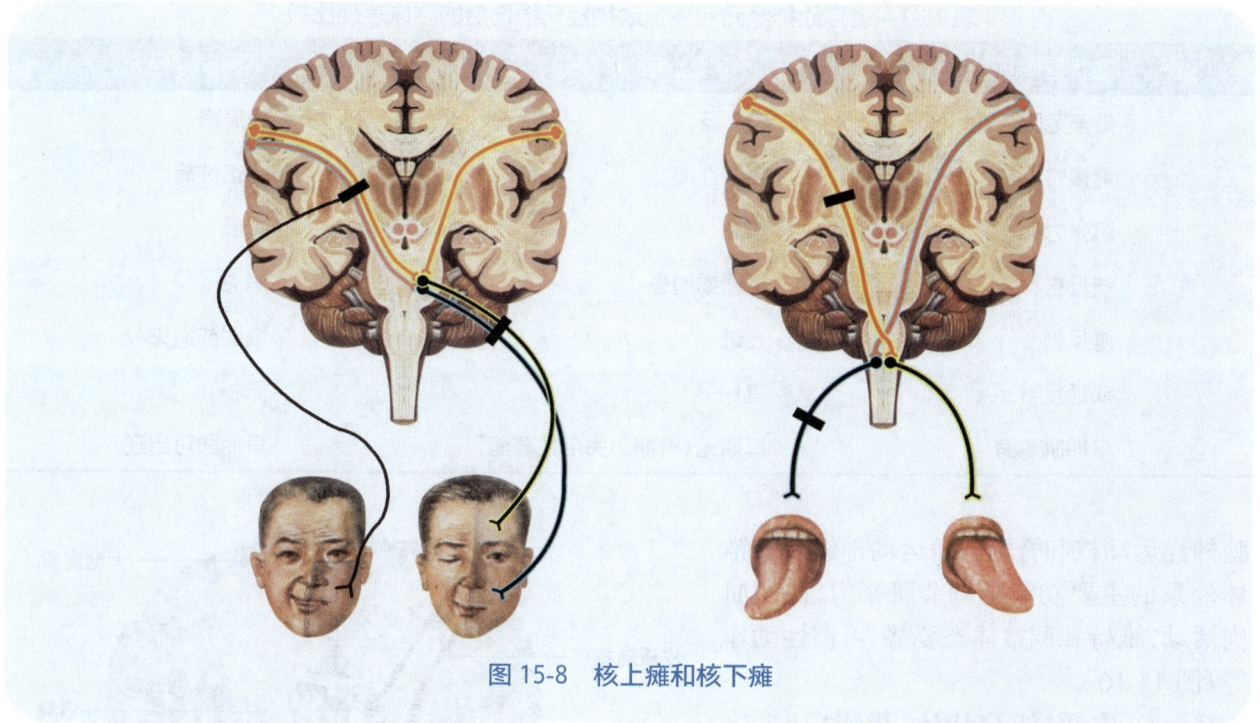

图 15-8 核上瘫和核下瘫

（二）皮质脊髓束

皮质脊髓束（corticospinal tract）由中央前回中、上部和中央旁小叶前部等处皮质的锥体细胞轴突聚集而成，经内囊后肢的前部下行，经中脑脚底和脑桥基底部至延髓形成锥体（图 15-9）。在锥体下端，大部分纤维交叉至对侧，形成锥体交叉。交叉后的纤维下行于对侧脊髓外侧索内，称**皮质脊髓侧束**（lateral corticospinal tract）。此束纤维在下行过程中逐节止于同侧前角运动细胞，主要支配四肢肌。小部分未交叉的纤维下行于同侧脊髓前索内，称**皮质脊髓前束**（anterior corticospinal tract），该束仅到达上胸节，经白质前连合逐节交叉至对侧，止于前角运动细胞，支配躯干肌和四肢肌。皮质脊髓前束中有一部分纤维始终不交叉，止于同侧前角运动细胞，支配同侧躯干肌。故躯干肌受双侧纤维支配，如果一侧皮质脊髓束在锥体交叉前受损，主要引起对侧肢体瘫痪，而躯干肌运动无明显影响。

锥体系的任何部位损伤都可引起支配区的随意运动障碍（瘫痪）。上、下神经元损伤后虽均出现瘫痪，但其临床表现不同（表 15-1）。

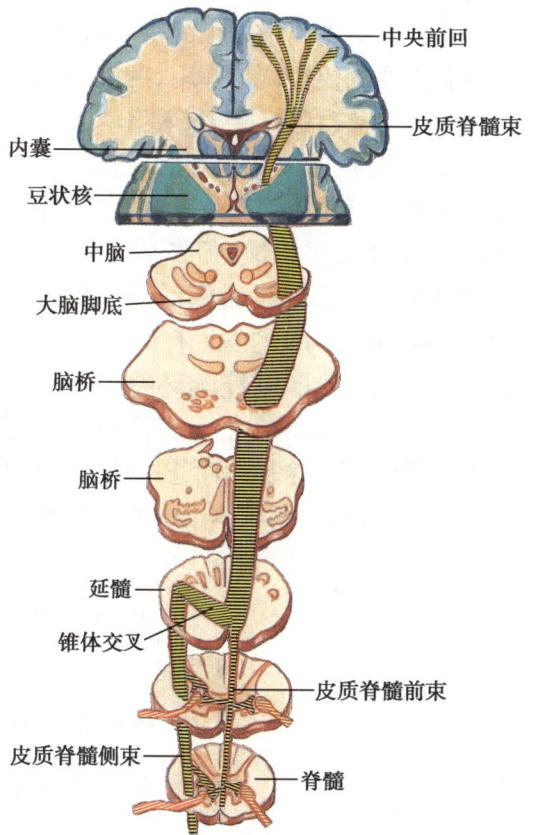

图 15-9 皮质脊髓束

二、锥体外系

锥体外系（extrapyramidal system）是指锥体系以外影响和控制躯体运动的传导通路，由多级神经元组成，包括大脑皮质、纹状体、背侧丘脑、底丘脑、中脑顶盖、红核、黑质、脑桥核、前庭神经核、小脑、网状结构及其纤维联系。锥体外系的纤维最后经红核脊髓束、网状脊髓束等中继，下行终止于

表 15-1　上运动神经元和下运动神经元损伤后的临床表现比较

症状与体征	上运动神经元	下运动神经元
瘫痪范围	较广泛	较局限
瘫痪特点	痉挛性瘫	弛缓性瘫
肌张力	增高	减低
浅反射	减弱或消失	消失
腱反射	亢进	减弱或消失
病理反射	有(+)	无(-)
早期肌萎缩	早期无(晚期为失用性萎缩)	早期即可出现

脑神经运动核和脊髓前角运动神经元。锥体外系的主要功能是调节肌张力,协调肌肉活动,维持和调整体态姿势、习惯性动作等(图 15-10)。

(一) 皮质-新纹状体-背侧丘脑-皮质环路

该环路对发出锥体束的皮质运动区的活动有重要的反馈调节作用(图 15-11)。

(二) 新纹状体-黑质环路

由新纹状体发出纤维,止于黑质,再由黑质发出纤维返回新纹状体。黑质神经元产生和释放多巴胺,但黑质变性后,使纹状体内的多巴胺含量降低,与帕金森病(Parkinson disease)的发生有关。

(三) 苍白球-底丘脑环路

苍白球发出纤维止于底丘脑核,后者发出纤维经同一途径返回苍白球,对苍白球发挥抑制性反馈作用。一侧底丘脑核受损,丧失对同侧苍白球的抑制,对侧肢体出现大幅度颤搐。

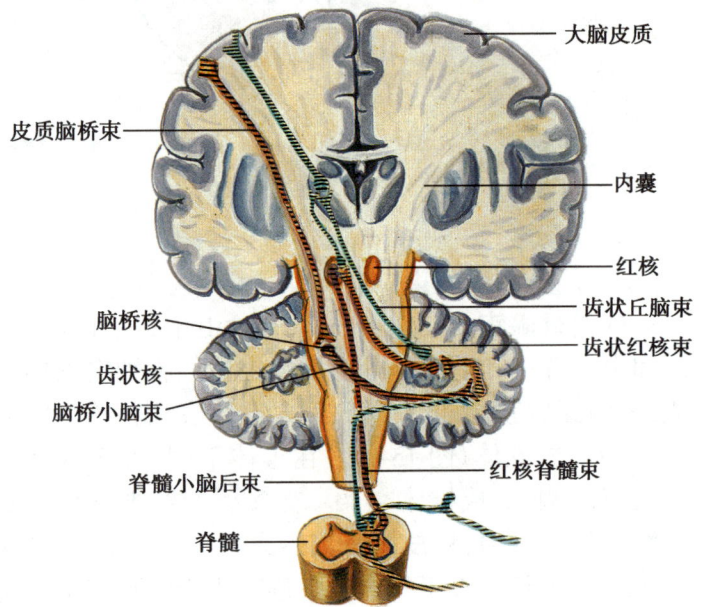

图 15-10　锥体外系(皮质-脑桥-小脑系)

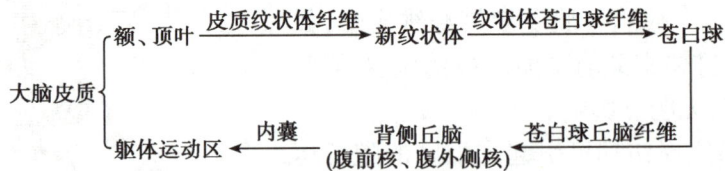

图 15-11　皮质-新纹状体-背侧丘脑-皮质环路

(四) 皮质-脑桥-小脑-皮质环路

此环路是锥体外系中重要的反馈环路之一,在人类最为发达。由于小脑还接受来自脊髓的本体感觉纤维,因而能更好地协调共济运动。此环路的任何部位损伤都会导致共济失调,如行走蹒跚和醉汉步态(图 15-12)。

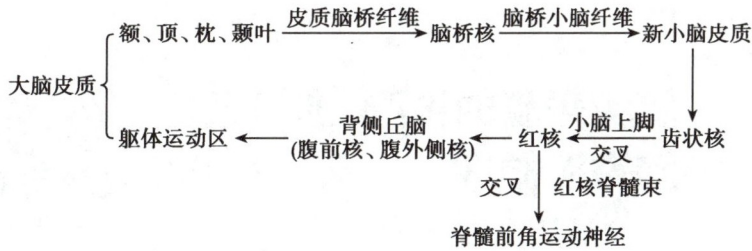

图 15-12　皮质-脑桥-小脑-皮质环路

本章小结

　　神经传导通路分为感觉(上行)传导通路和运动(下行)传导通路。感觉传导通路包括本体(深)感觉传导通路,痛温觉、粗触觉和压觉(浅感觉)传导通路,视觉传导通路和瞳孔对光反射通路,听觉传导通路。运动传导通路包括锥体系和锥体外系。锥体系在下行过程中分为皮质脊髓束和皮质核束,分别管理躯干肌、四肢肌和头面部骨骼肌的运动。锥体外系的功能主要是调节肌张力、协调骨骼肌的运动。

案例分析

　　病人,男,68 岁。在观看球赛时中突然晕倒,意识丧失 1 天。体格检查:左上、下肢痉挛性瘫痪,肌张力增高,无肌萎缩现象。腱反射亢进,病理反射(巴宾斯基征)阳性。伸舌时舌尖偏向左侧,未见舌肌萎缩。左侧睑裂以下面肌瘫痪。左半身位置觉、振动觉和两点之间距离的辨别性触觉完全丧失,温度觉有些丧失,痛觉未受影响。瞳孔对光反射正常,但双眼视野左侧半视野缺损。

思考题:

请运用解剖学知识解释病人的症状,并判断受损部位。

(王先丽)

思考题

1. 试述躯干和四肢意识性本体感觉传导通路。
2. 一侧视神经、视交叉中央部或视束受损后可导致哪些视野缺损?
3. 简述头面部痛温觉和触压觉传导通路。
4. 简述瞳孔对光反射通路。

ER 15-5

练习题

第十六章 ｜ 脑和脊髓的被膜、血管及脑脊液循环

学习目标

1. 掌握:脑和脊髓的三层被膜,硬膜外隙和蛛网膜下隙的位置和内容物;脑动脉的主要来源及各来源的供血范围;大脑动脉环的组成和位置;脑脊液的产生和循环途径。

2. 熟悉:硬脑膜的组成特点、形成物;海绵窦的位置、交通及临床意义。

3. 了解:硬脑膜窦的名称和流注关系;脑的静脉;脊髓的血液供应来源。

4. 利用所学的知识理解硬膜外血肿、内囊出血、蛛网膜下隙出血等疾病的形成原因,并了解腰椎穿刺术和硬膜外隙穿刺术相关的解剖学基础。

5. 通过所学知识理解脑血管相关疾病的危险因素和诱因,培养学生预防、诊疗脑血管疾病的能力。

第一节　脊髓和脑的被膜

脑和脊髓的表面包有 3 层被膜,自外向内依次为硬膜、蛛网膜和软膜,脑和脊髓的 3 层被膜相互延续,有保护、支持脑和脊髓的作用。

一、脊髓的被膜

脊髓的被膜自外向内为硬脊膜、脊髓蛛网膜和软脊膜(图 16-1)。

(一)硬脊膜

硬脊膜(spinal dura mater)由致密结缔组织构成,厚而坚韧,位于椎管内包裹着脊髓。上端附着于枕骨大孔边缘,与硬脑膜相延续;下端达第 2 骶椎平面逐渐变细,包裹马尾;末端附着于尾骨。硬脊膜与椎管内骨膜和黄韧带之间的疏松间隙,称**硬膜外隙**(epidural space),其容积约为 100ml,呈负压,内

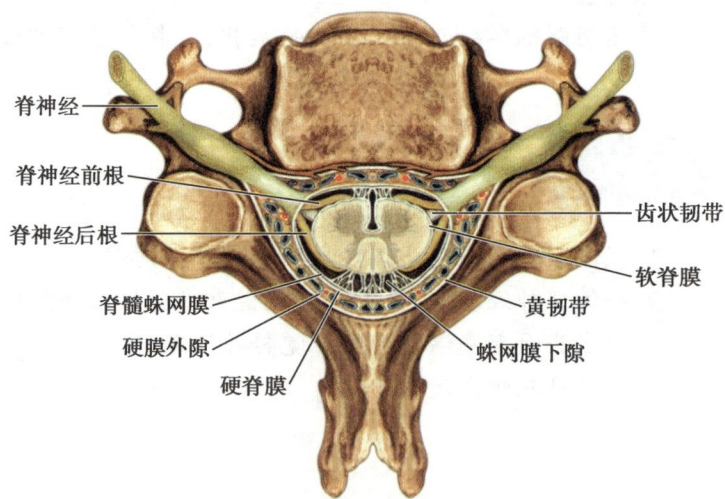

图 16-1　脊髓的被膜

含疏松结缔组织、脂肪、淋巴管和椎内静脉丛等,有脊神经根通过。临床上进行硬膜外麻醉即将药物注入此隙,以阻滞脊神经根内的神经传导。在硬脊膜与脊髓蛛网膜之间有潜在的**硬膜下隙**(subdural space),向上与颅腔内的硬膜下隙相通。

(二)脊髓蛛网膜

脊髓蛛网膜(spinal arachnoid mater)为半透明的薄膜,位于硬脊膜与软脊膜之间,向上与脑蛛网膜相延续,下端达第 2 骶椎平面。脊髓蛛网膜和软脊膜间有较宽阔的间隙,称**蛛网膜下隙**

（subarachnoid space），该间隙内充满脑脊液。蛛网膜下隙下部自脊髓下端至第2骶椎扩大为**终池**（terminal cistern），内有马尾。因此，临床上常在第3、4腰椎间隙或4、5腰椎间隙行腰椎穿刺，以抽取脑脊液或注入药物，避免伤及脊髓。脊髓蛛网膜下隙向上与脑蛛网膜下隙相通。

（三）软脊膜

软脊膜（spinal pia mater）紧贴脊髓表面，在脊髓末端移行为终丝。软脊膜在脊髓两侧，脊神经前、后根之间形成齿状韧带，其尖端附着于硬脊膜，有固定脊髓、防止震荡的作用。

知识拓展

腰椎穿刺术

从终池采集脑脊液是诊断神经系统疾病的重要辅助手段。腰椎穿刺时，通常取弯腰侧卧位，使脊柱屈曲拉伸黄韧带，易于穿刺针进入。穿刺针自第3、4腰椎间隙或第4、5腰椎间隙穿刺。在成人进针4~6cm（小儿进针3~4cm）后，即可穿破硬脊膜而达终池，抽出针芯流出的脑脊液送检。术后去枕平卧4~6小时。腰椎穿刺要严格掌握适应证和禁忌证。当颅内压增高时，禁忌做腰椎穿刺放液。否则，压力在腰部释放会导致脑干和小脑从枕骨大孔疝出，危及生命。

二、脑的被膜

（一）硬脑膜

脑的被膜自外向内为硬脑膜、脑蛛网膜和软脑膜（图16-2）。

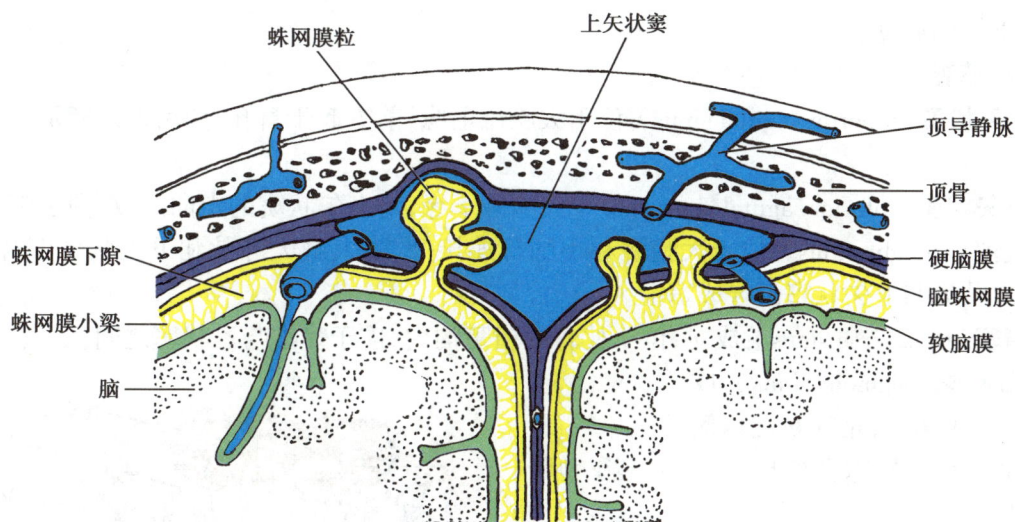

图16-2 脑的被膜、蛛网膜粒和硬脑膜窦

硬脑膜（cerebral dura mater）坚韧而有光泽，由两层构成。外层为**骨内膜层**（endosteal layer），源于颅骨的内骨膜，内层为**脑膜层**（meningeal layer），较外层坚厚，两层之间有丰富的血管和神经。硬脑膜与颅盖骨结合较疏松，易于分离，当硬脑膜血管破裂出血时，可在颅骨与硬脑膜间形成硬膜外血肿。硬脑膜在颅底处与颅骨结合紧密，当颅底骨折时，易将硬脑膜和蛛网膜同时撕裂，使脑脊液外漏。如颅前窝骨折时，脑脊液可流入鼻腔，形成脑脊液鼻漏。硬脑膜在脑神经出、入颅处移行为神经外膜，在枕骨大孔的周围与硬脊膜相延续。

硬脑膜不仅包被在脑的外面，而且其内层折叠形成板状突起，称**硬脑膜隔**（septum of dura

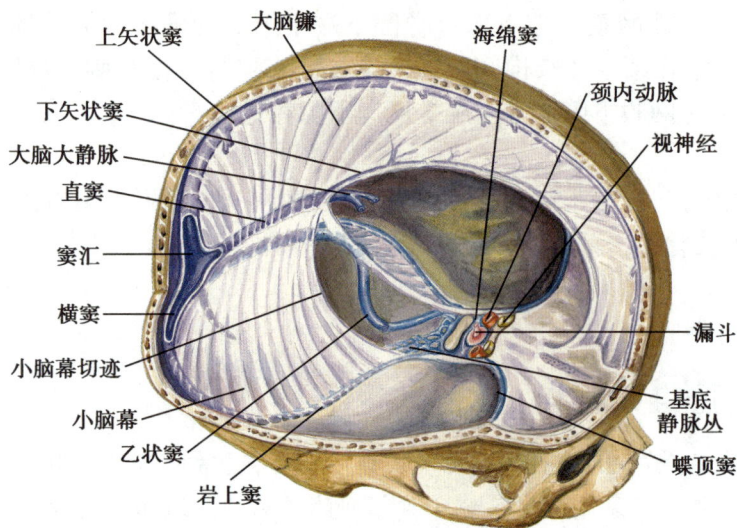

图 16-3　硬脑膜隔及硬脑膜窦

mater），深入脑各部之间，对脑有固定和承托作用。硬脑膜在某些部位两层分开，构成**硬脑膜窦**（dural sinus）。此窦为特殊的颅内静脉血的回流通道，窦壁由胶原纤维组成，内衬内皮细胞，无平滑肌，不能收缩，故损伤时不易止血，容易形成颅内血肿（图 16-3）。

1. 硬脑膜隔

（1）**大脑镰**（cerebral falx）：呈镰刀状伸入大脑纵裂，前端附着于鸡冠，后端连于小脑幕，下缘游离于胼胝体之上。

（2）**小脑幕**（tentorium of cerebellum）：形似幕帐，位于大脑与小脑间，后外侧缘附着于横窦沟和颞骨岩部上缘，前内侧缘游离凹陷形成**小脑幕切迹**。在切迹与鞍背之间形成环形的**小脑幕裂孔**（tentorial hiatus），其间有中脑通过。小脑幕将颅腔不完全地分隔成上、下两部。当幕上脑病变致颅内压增高时，位于小脑幕切迹上方的海马旁回和钩可能被挤入小脑幕切迹下，进而压迫大脑脚和动眼神经，形成小脑幕切迹疝。

（3）**小脑镰**（cerebellar falx）：连于小脑幕后部的下方，从小脑幕下面正中深入两侧的小脑半球之间。

（4）**鞍膈**（diaphragma sellae）：位于蝶鞍上方，连于鞍结节和鞍背上缘之间，封闭垂体窝，中央有一小孔容垂体柄通过。

2. 硬脑膜窦

（1）**上矢状窦**（superior sagittal sinus）：位于大脑镰上缘，前方起于盲孔，向后汇入**窦汇**（confluence of sinuses）。

（2）**下矢状窦**（inferior sagittal sinus）：位于大脑镰下缘，与上矢状窦的走向一致，向后汇入直窦。

（3）**直窦**（straight sinus）：位于大脑镰和小脑幕连接处，由大脑大静脉和下矢状窦汇合而成，向后在枕内隆凸处与上矢状窦汇合成窦汇。

（4）**横窦**（transverse sinus）：成对，位于枕骨的横窦沟内，连于窦汇与乙状窦之间。

（5）**乙状窦**（sigmoid sinus）：成对，位于乙状窦沟内，是横窦向两侧的延续，向前在颈静脉孔处出颅续为颈内静脉。

（6）**海绵窦**（cavernous sinus）：位于蝶鞍两侧，为硬脑膜两层间不规则腔隙，腔内有许多结缔组织小梁，形似海绵而得名（图 16-4）。海绵窦窦腔内有颈内动脉和展神经通过，外侧壁内自上而下有动眼神经、滑车神经、眼神经和上颌神经通过。

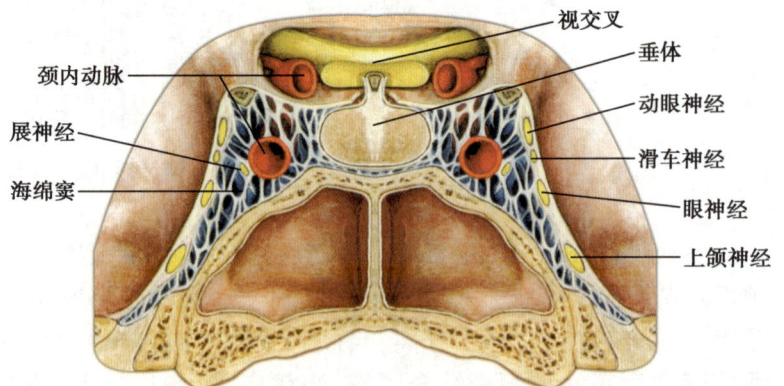

图 16-4　海绵窦

海绵窦及其交通

①向前:海绵窦→眼上静脉→内眦静脉→面静脉;②向下:海绵窦→眼下静脉→翼静脉丛;③向后:海绵窦→基底静脉丛→椎内静脉丛;④后外:海绵窦→岩上窦、岩下窦→横窦→乙状窦→颈内静脉。故面部感染可通过上述交通波及海绵窦,造成海绵窦炎和血栓形成,继而累及窦内神经,出现相应的症状和体征。

（7）**岩上窦**（superior petrosal sinus）**和岩下窦**（inferior petrosal sinus）:分别位于颞骨岩部上缘和后下缘,将海绵窦的血液分别导入横窦、乙状窦或颈内静脉。硬脑膜窦内血流方向见图16-5。

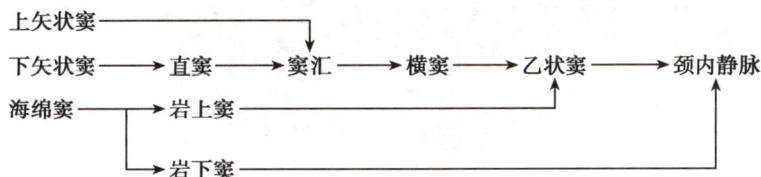

图 16-5　硬脑膜窦内血流方向

（二）脑蛛网膜

脑蛛网膜（cerebral arachnoid mater）贴附于硬脑膜内面,薄而透明,缺乏血管和神经,与硬脑膜之间有硬膜下隙,与软脑膜之间有**蛛网膜下隙**,其内充满脑脊液,向下与脊髓蛛网膜下隙相通。颅内血管或动脉瘤破裂出血,血液流入蛛网膜下隙,称为蛛网膜下隙出血。脑蛛网膜包绕整个脑,但不深入脑沟内(大脑纵裂和横裂除外),故蛛网膜下隙的大小不一,此隙在某些部位扩大,称**蛛网膜下池**（subarachnoid cistern）,如小脑延髓池、脚间池、桥池和交叉池等。蛛网膜紧贴硬脑膜,在上矢状窦附近形成许多绒毛状突起,突入上矢状窦内,称**蛛网膜粒**（arachnoid granulations）,脑脊液通过蛛网膜粒渗入硬脑膜窦内,回流入静脉(图16-2)。

（三）软脑膜

软脑膜（cerebral pia mater）薄而富含血管,紧贴脑的表面,并伸入其沟裂内。在脑室的一定部位,软脑膜及其血管与该部的室管膜上皮共同构成**脉络组织**。在某些部位,脉络组织的血管反复分支成丛,连同其表面的软脑膜和室管膜上皮一起突入脑室,形成**脉络丛**,脉络丛是产生脑脊液的主要结构。

第二节　脑和脊髓的血管

一、脑的血管

（一）脑的动脉

脑的血液供应非常丰富,占人体重2%的脑,约需要全身供血量的20%,所以脑组织对缺氧很敏感。脑的动脉来源于颈内动脉和椎动脉(图16-6)。以顶枕沟为界,颈内动脉供应大脑半球前2/3和部分间脑;椎动脉供应大脑半球后1/3、部分间脑、小脑和脑干。因此,按脑的动脉供血来源可分为**颈内动脉系和椎-基底动脉系**,这二者都发出**皮质支**和**中央支**,其中皮质支供应大脑皮质及浅层髓质,中央支供应间脑、基底核及内囊等。

1. **颈内动脉**（internal carotid artery）　起自颈总动脉,自颈动脉管入颅后,紧贴海绵窦的内侧壁向前上,至前床突处的内侧又向上弯并穿出海绵窦而分支。因此,根据行程,颈内动脉可分为4部:

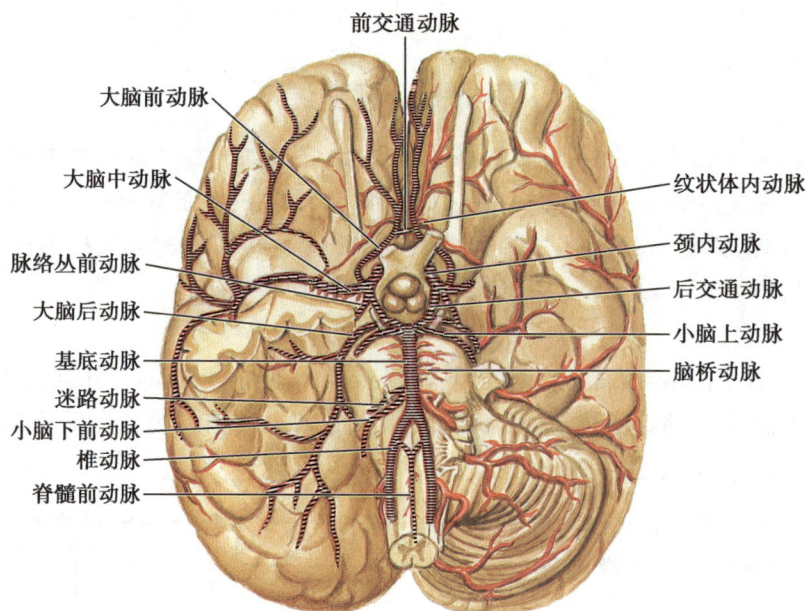

图 16-6　脑底的动脉

颈部、岩部、海绵窦部和前床突上部。其中海绵窦部和前床突上部合称为**虹吸部**,是动脉硬化的好发部位。颈内动脉供应脑部的主要分支有:

(1)**大脑前动脉**(anterior cerebral artery):经视神经上方向前内行,进入大脑纵裂,并与对侧的同名动脉借**前交通动脉**(anterior communicating artery)相连,本干继续沿胼胝体沟向后行并分支。皮质支分布于顶枕沟以前的半球内侧面、额叶底面的一部分和额、顶两叶上外侧面的上部;中央支自大脑前动脉起始部发出,经前穿质入脑实质,供应尾状核前部、豆状核前部及内囊前肢(图 16-7)。

(2)**大脑中动脉**(middle cerebral artery):是颈内动脉的直接延续,向外行进入大脑外侧沟,沿途发出皮质支,供应顶枕沟以前的大脑半球上外侧面的大部分和岛叶(图 16-8)。起始处发出一些细小的**中央支**,又称**豆纹动脉**,垂直向上进入脑实质,供应尾状核、豆状核、内囊膝和后肢的前部(图 16-9)。豆纹动脉行程呈 S 形弯曲,在动脉硬化和高血压时容易破裂(故又称"**出血动脉**")而导致脑出血,出现严重的脑功能障碍。

(3)**脉络丛前动脉**:细长,易栓塞,沿视束腹侧向后进入侧脑室下角,参与侧脑室脉络丛的形成,沿途发出分支供应纹状体和内囊。

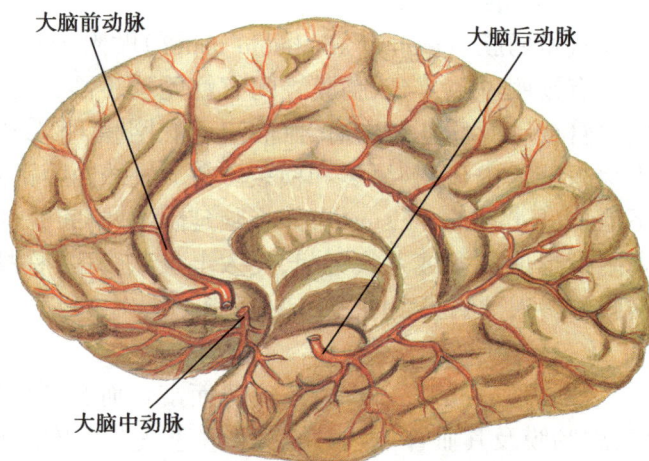

图 16-7　大脑半球的动脉(内侧面)

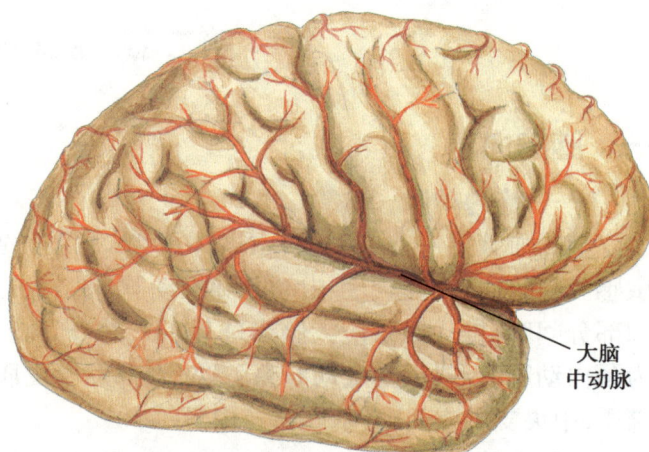

图 16-8　大脑半球的动脉(上外侧面)

（4）**后交通动脉**：自颈内动脉发出，向后与大脑后动脉吻合，从而连接颈内动脉系与椎-基底动脉系。

2. **椎动脉**（vertebral artery） 起自锁骨下动脉，向上依次穿过第6至第1颈椎横突孔，经枕骨大孔入颅，左、右椎动脉于脑桥下缘合为1条**基底动脉**（basilar artery），基底动脉沿基底沟上行，至脑桥上缘分为**左、右大脑后动脉两大终支**（图16-6）。

（1）椎动脉的主要分支

1）**脊髓前、后动脉**：见脊髓的血管。

2）**小脑下后动脉**（posterior inferior cerebellar artery）：是椎动脉的最大分支，行于延髓与小脑扁桃体之间，供应小脑下面后部和延髓后外侧部（图16-6）。因该动脉形成弯曲，易发生栓塞而出现同侧面部浅感觉障碍、对侧躯体浅感觉障碍和小脑共济失调等症状。

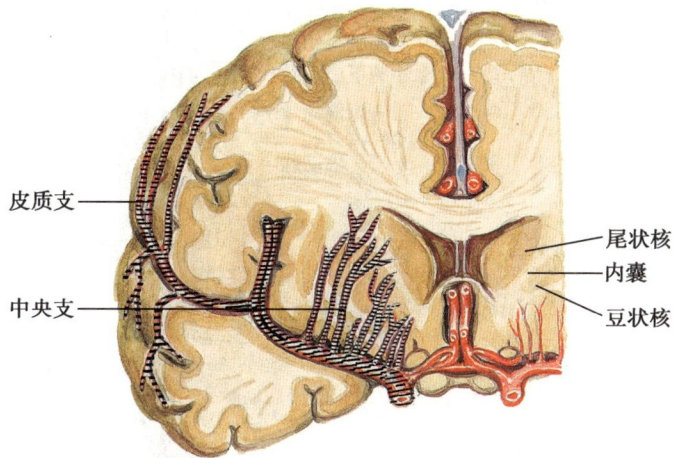

图16-9 大脑中动脉的皮质支和中央支

（2）基底动脉的主要分支

1）**小脑下前动脉**（anterior inferior cerebellar artery）：自基底动脉的起始段发出，供应小脑下面的前部。

2）**迷路动脉**（labyrinthine artery）：伴随面神经和前庭蜗神经进入内耳，供应内耳迷路。几乎80%以上的迷路动脉发自小脑下前动脉。

3）**脑桥动脉**（pontine artery）：供应脑桥基底部。

4）**小脑上动脉**（superior cerebellar artery）：近基底动脉的末端发出，供应小脑上部。

5）**大脑后动脉**（posterior cerebral artery）：是基底动脉的末端分支，绕大脑脚向后，由海马旁回钩向后，沿海马沟转至颞叶和枕叶的内侧面（图16-7）。其皮质支分布于颞叶内侧面、底面及枕叶；中央支自起始部发出，供应背侧丘脑、内侧膝状体、外侧膝状体、下丘脑和底丘脑等。

3. **大脑动脉环**（cerebral arterial circle，Willis' artery circle） 由两侧大脑前动脉起始段、两侧颈内动脉末段、两侧大脑后动脉借前、后交通动脉共同组成；位于脑底下方，蝶鞍上方，环绕视交叉、灰结节及乳头体周围。此环使两侧的颈内动脉系与椎-基底动脉系相交通。在正常情况下，大脑动脉环是作为一种代偿的潜在装置，其两侧的血液并不相混合。但当此环的某处发育不良或发生阻塞时，可在一定程度上通过此环使血液重新分配和代偿，以维持脑的血液供应（图16-6）。不正常的动脉环易出现动脉瘤，前交通动脉和大脑前动脉的连接处是动脉瘤的好发部位。

（二）脑的静脉

脑的静脉不与动脉伴行，可分为浅、深静脉两组，两组之间相互吻合。浅静脉收集皮质及皮质下髓质的静脉血，并直接注入邻近的静脉窦（如上矢状窦、海绵窦、岩上窦和岩下窦）。深静脉收集大脑深部的髓质、基底核、间脑和脑室脉络丛等处的静脉血，最后汇成一条大脑大静脉，在胼胝体压部的后下方向后注入直窦。

二、脊髓的血管

（一）脊髓的动脉

脊髓的动脉来源于椎动脉和节段性动脉（图16-10）。椎动脉发出的**脊髓前动脉**（anterior spinal artery）和**脊髓后动脉**（posterior spinal artery）在下行过程中，不断得到节段性动脉分支的补充，以保障脊髓有足够的血液供应。脊髓前、后动脉之间借横行的吻合支相互交通，形成动脉冠，由动脉冠再次分支后进入脊髓。

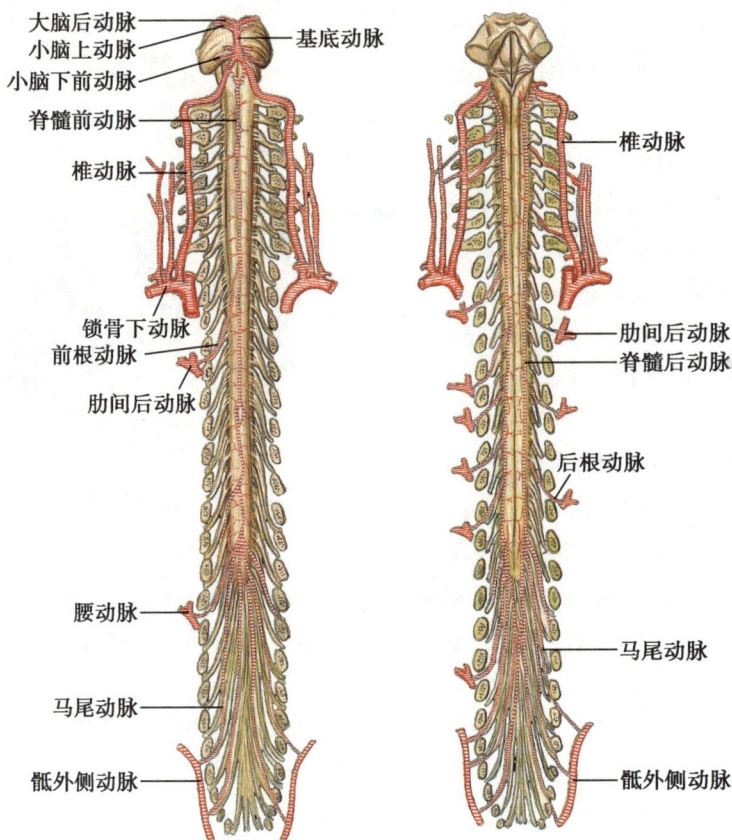

图 16-10　脊髓的动脉

1. **脊髓前动脉**　左、右各一,在延髓腹侧合成一干,沿脊髓前正中裂下行至脊髓末端,沿途接受节段性动脉的增补。

2. **脊髓后动脉**　沿左、右后外侧沟下行至脊髓末端,沿途接受节段性动脉的增补。

脊髓的胸 1~4 节、腰 1 节处,是脊髓前、后动脉吻合的过渡带,血供较差,容易使脊髓受到缺血损害,故称"危险区"。

(二) 脊髓的静脉

脊髓的静脉较动脉多而粗,收集脊髓内的小静脉,最后汇成脊髓前、后静脉,通过前、后根静脉注入硬膜外隙的椎内静脉丛,再经椎外静脉丛回流入心。

第三节　脑脊液及其循环

脑脊液(cerebrospinal fluid,CSF)是充满脑室系统、蛛网膜下隙和脊髓中央管内的无色透明液体,功能上相当于外周组织的淋巴,对中枢神经系统起缓冲、保护、营养、运输代谢产物以及调节颅内压等作用。成人脑脊液总量约 150ml,脑脊液处于不断产生、循环和回流的相对平衡状态。

脑脊液由脑室系统的脉络丛产生。侧脑室脉络丛产生的脑脊液,经室间孔入第三脑室,汇合第三脑室脉络丛产生的脑脊液,经中脑水管入第四脑室,再汇合第四脑室脉络丛产生的脑脊液,经第四脑室正中孔和外侧孔流入蛛网膜下隙,最后经蛛网膜粒渗入上矢状窦,回流入血液(图 16-11)。

脑脊液循环发生障碍时,可引起脑积水或颅内压增高,使脑组织受压移位,甚至形成脑疝而危及生命。脑脊液有恒定的化学成分和细胞数,某些脑或被膜疾患可引起脑脊液成分改变,故临床上通过脑脊液检查可协助诊断。

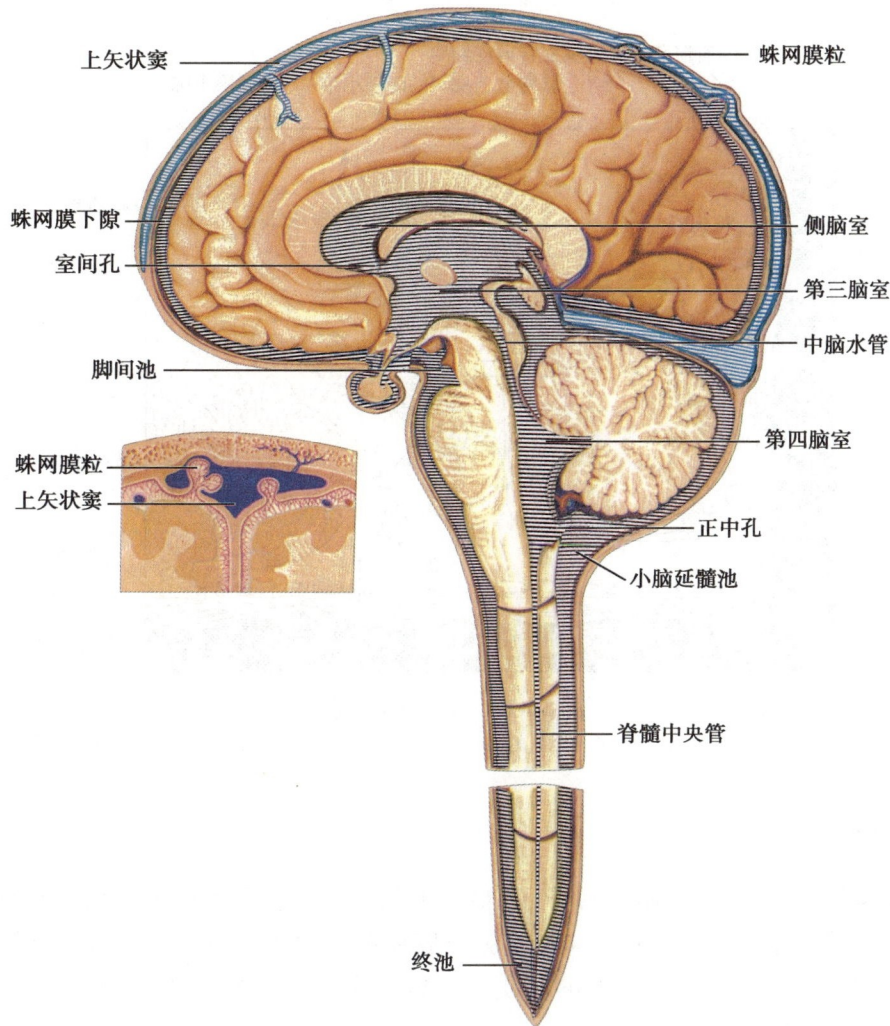

图 16-11　脑脊液循环模式图

上矢状窦
蛛网膜粒
蛛网膜下隙
室间孔
脚间池
蛛网膜粒
上矢状窦
侧脑室
第三脑室
中脑水管
第四脑室
正中孔
小脑延髓池
脊髓中央管
终池

第四节　脑 屏 障

　　中枢神经系统内神经元的正常活动,需要保持稳定的微环境,而维持这种稳定性的结构称**脑屏障**(brain barrier)。脑屏障的特定结构能选择性允许某些物质通过,而不允许另一些物质通过。脑屏障可分为 3 类:血-脑屏障、血-脑脊液屏障和脑脊液-脑屏障(图 16-12)。

一、血-脑屏障

　　血-脑屏障(blood-brain barrier,BBB)位于血液与脑、脊髓的神经细胞之间,其结构基础为:①脑和脊髓内的连续毛细血管内皮细胞及其间的紧密连接;②毛细血管基膜;③毛细血管基膜外由星形胶质细胞脚板附着在毛细血管壁上形成的神经胶质膜。

二、血-脑脊液屏障

　　血-脑脊液屏障(blood-CSF barrier)位于脑室脉络丛的血液与脑脊液之间,其结构基础主要是脉络丛上皮与上皮之间有闭锁小带相连,但脉络丛的毛细血管内皮细胞上有小窗孔,因此,该屏障有一定的通透性。

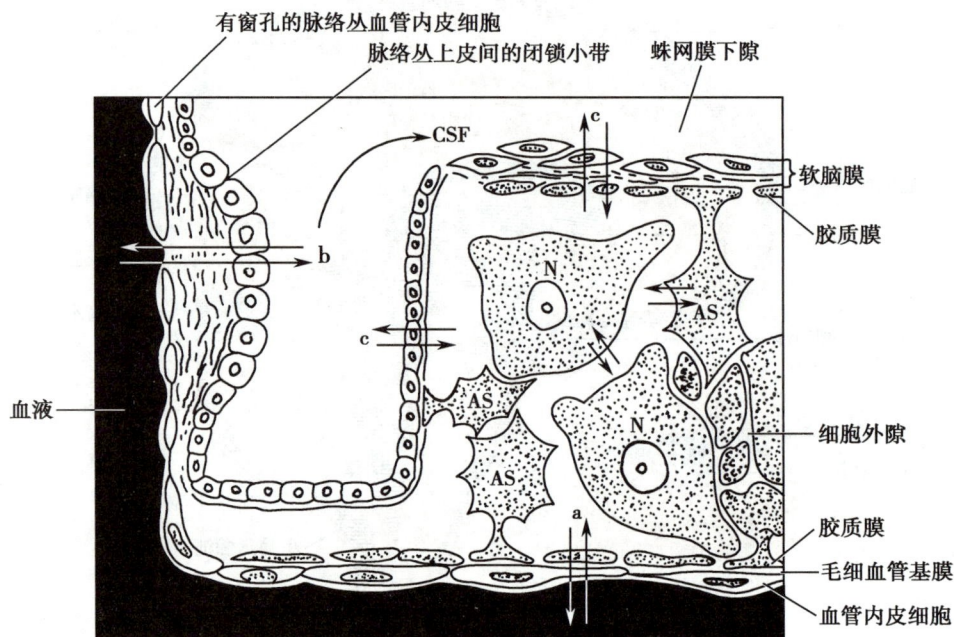

图 16-12 脑屏障模式图

a. 血-脑屏障；b. 血-脑脊液屏障；c. 脑脊液-脑屏障；AS. 星形胶质细胞；N. 神经元；CSF. 脑脊液。

三、脑脊液-脑屏障

脑脊液-脑屏障（CSF-brain barrier）位于脑室和蛛网膜下隙的脑脊液与脑、脊髓的神经细胞之间，其结构基础是室管膜上皮、软脑膜和软脑膜下胶质膜。由于室管膜上皮没有闭锁小带，不能有效地限制大分子通过，软脑膜和它深面的胶质膜屏障所能发挥的作用很小。因此，脑脊液与脑组织细胞外液这两者的化学成分大致相同。

本章小结

脑和脊髓有 3 层被膜，从外向内依次为硬膜、蛛网膜、软膜。其形成的主要结构有硬膜外隙、蛛网膜下隙、硬脑膜窦、硬脑膜隔等。供应脑的动脉有颈内动脉和椎-基底动脉。颈内动脉分支有大脑前动脉、大脑中动脉、脉络丛前动脉和后交通动脉。椎-基底动脉分支有小脑下后动脉、小脑下前动脉、迷路动脉、脑桥动脉、小脑上动脉、大脑后动脉等。由两侧大脑前动脉起始段、两侧颈内动脉末端、两侧大脑后动脉借前、后交通动脉连通构成大脑动脉环。脊髓的动脉有脊髓前动脉、脊髓后动脉。此外，还有节段性动脉的加强。脑脊液是由各脑室的脉络丛产生，其循环途径为：左、右侧脑室→（经室间孔）→第三脑室→（中脑水管）→第四脑室→（经正中孔和外侧孔）→蛛网膜下隙→（蛛网膜粒）→硬脑膜窦。

案例分析

病人，女，23 岁。鼻唇沟周围出现疖肿，挤压疖肿后高热 1 周，并出现眼球运动障碍。

思考题：

试解释发生上述临床症状的原因，并确定病变部位。

（吴太鼎）

1. 试述海绵窦的位置、交通及通行结构。
2. 试述脑脊液产生部位以及循环途径。
3. 试述大脑动脉环的组成、位置以及意义。
4. 试述大脑中动脉被阻塞后可导致供血不足的脑区。

ER 16-3

练习题

第十七章 ｜ 内分泌系统

教学课件

思维导图

学习目标

1. 掌握：垂体、甲状腺、甲状旁腺和肾上腺的形态、位置及毗邻关系。
2. 熟悉：内分泌腺所分泌的激素和作用。
3. 了解：内分泌系统的组成。
4. 利用所学的知识能理解巨人症、呆小症、甲状腺功能亢进、糖尿病等疾病的原因，具有对内分泌系统相关疾病的诊疗意识。
5. 培养学生养成良好的生活习惯，树立健康观念，能从常见的内分泌疾病发生的原理着手，防病于未然。

内分泌系统（endocrine system）由内分泌腺和内分泌组织构成，是神经系统以外机体的另一重要调节系统，其分泌物称为**激素**，通过脉管系统将激素运输至全身调节机体各器官的生长发育、新陈代谢和生殖等活动，称**远距分泌**，激素亦可以通过组织液扩散至邻近细胞发挥作用，称**旁分泌**。内分泌腺独立存在，无导管，主要包括垂体、松果体、甲状腺、甲状旁腺、胸腺、肾上腺和性腺等（图 17-1）；内分泌组织为一些内分泌细胞团块，分散于其他器官内，肉眼不可见，如胰腺内的胰岛、睾丸内的间质细胞、卵巢内的卵泡和黄体以及散在的神经内分泌细胞。

一、垂体

垂体（hypophysis）是机体内最重要的内分泌腺之一，位于颅中窝蝶骨体的垂体窝内。垂体可分为腺垂体和神经垂体 2 个部分。**腺垂体**（adenohypophysis）包括远侧部、结节部和中间部；**神经垂体**（neurohypophysis）由神经部和漏斗（包括正中隆起和漏斗柄）组成，漏斗与下丘脑相连（图 17-2）。腺垂体可分泌生长激素、促甲状腺激素、促肾上腺皮质激素、促性腺激素等。生长激素可调节骨和软组织的生长，幼年分泌不足会导致侏儒症，幼年分泌过多会导致巨人症，如果成年后分

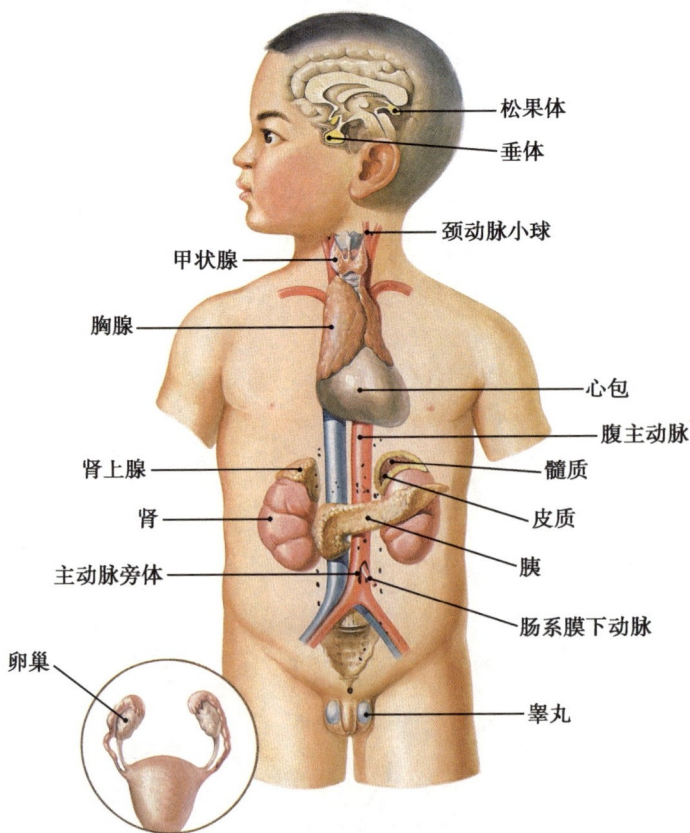

图 17-1　内分泌腺概况

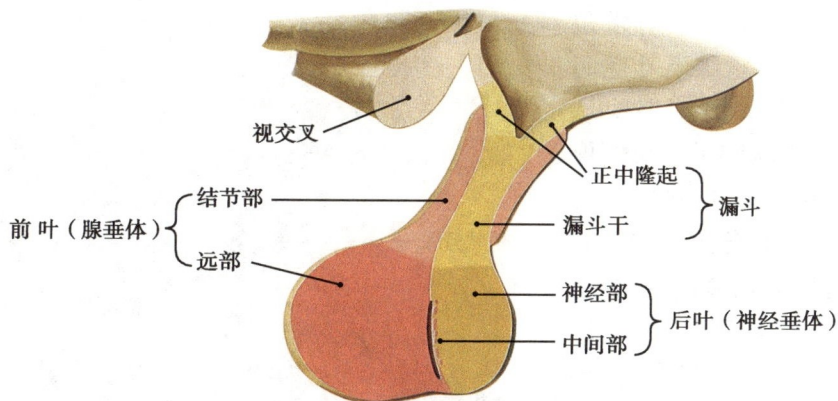

图 17-2 垂体

视交叉　结节部　前叶（腺垂体）　远部　正中隆起　漏斗干　漏斗　神经部　后叶（神经垂体）　中间部

泌过多,则会导致肢端肥大症。神经垂体可储存和释放来自下丘脑的抗利尿激素(血管升压素)和催产素。抗利尿激素作用于肾,增加水的重吸收,减少排尿;催产素有利于子宫收缩和乳腺泌乳。

二、松果体

松果体位于上丘脑的后上方,形似松果(见间脑),一般在 7 岁后逐渐萎缩。松果体可分泌褪黑素,参与调节生殖系统的发育、月经周期、睡眠周期等,如褪黑素分泌过多会抑制性成熟,导致青春期延迟。

三、甲状腺

甲状腺(thyroid gland)是人体内最大的内分泌腺,位于喉下部、气管上部的两侧和前面,略呈H 形,由左、右两个侧叶和中间的甲状腺峡组成。甲状腺侧叶呈锥体形,贴于喉和气管上段的侧面,上端达甲状软骨中部,下端达第 6 气管软骨环。甲状腺峡连接两侧叶,位于第 2~4 气管软骨环的前方,临床上急救进行气管切开时,要尽量避开甲状腺峡。部分人甲状腺峡向上伸出一长短不等的锥状叶(图 17-3)。成人甲状腺重20~40g,柔软,血液供应丰富,呈棕红色。外面有薄层结缔组织形成的甲状腺真被膜,即纤维囊,囊外包有颈深筋膜(气管前层)形成的甲状腺假被膜,即**甲状腺鞘**,甲状腺鞘将甲状腺固定在喉和气管壁上,故吞咽时甲状腺可随喉上、下移动。甲状腺过度肿大时,可压迫喉和气管而引起呼吸和吞咽困难。甲状腺所分泌的激素有甲状腺素和降钙素。甲状腺素的主要生理作用是促进机体新陈代谢、提高神经系统兴奋性、促进机体生长发育,尤其是骨骼和脑的发育;而降钙素则可以抑制人体对钙的吸收,从而降低血钙。

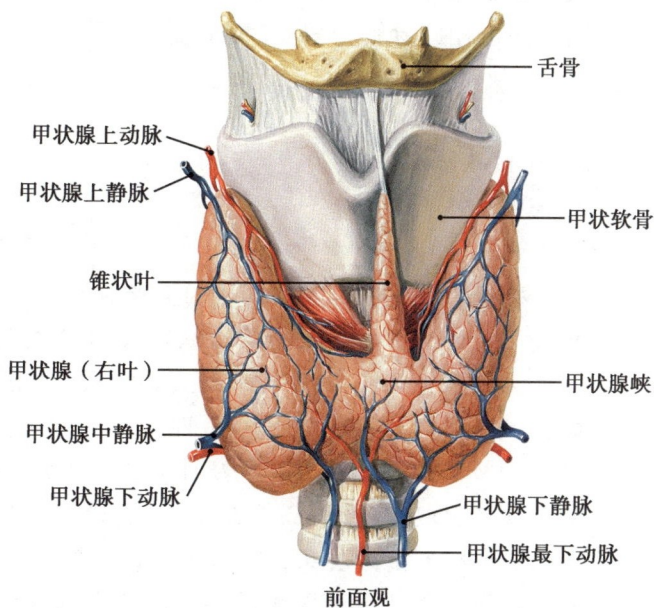

舌骨　甲状腺上动脉　甲状腺上静脉　锥状叶　甲状软骨　甲状腺（右叶）　甲状腺中静脉　甲状腺下动脉　甲状腺峡　甲状腺下静脉　甲状腺最下动脉　前面观

图 17-3 甲状腺

四、甲状旁腺

甲状旁腺(parathyroid gland)是形似黄豆大小的两对扁圆形小体,棕黄色,每个重 30~50mg,位于甲状腺侧叶后方的甲状腺被囊之外,上、下各 1 对。上面一对较为恒定,位于甲状腺侧叶后缘上中 1/3 交界处的后方；下面一对常位于甲状腺侧叶后缘、甲状腺下动脉附近（图 17-4）。少数人的甲状旁腺埋在甲状腺实质内。甲状腺手术时要保留甲状腺侧叶的后部，避免将甲状旁腺一并切除。甲状旁腺分泌甲状旁腺素，甲状旁腺素可调节钙磷代谢，维持血钙平衡。当甲状旁腺素分泌不足，或因手术甲状旁腺被切除过多时，即产生钙的代谢异常，从而导致手足抽搐症，甚至死亡。甲状旁腺功能亢进时则可引起骨质过度溶解，容易引起骨折。

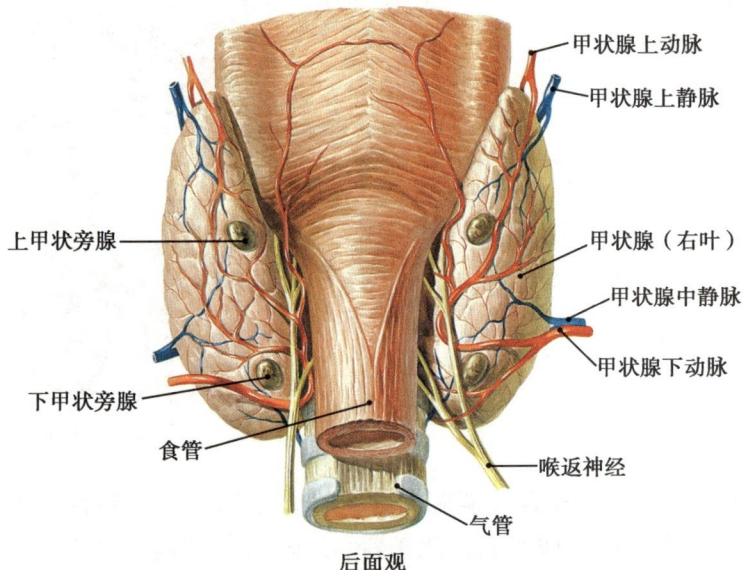

图 17-4　甲状旁腺

（标注：甲状腺上动脉、甲状腺上静脉、甲状腺（右叶）、甲状腺中静脉、甲状腺下动脉、喉返神经、气管、食管、下甲状旁腺、上甲状旁腺；后面观）

五、胸腺

　　胸腺（thymus）位于胸骨柄后方，上纵隔前部；为锥体形，长扁条状，质地柔软，分为不对称的左、右两叶。胸腺有明显的年龄变化，新生儿及幼儿的胸腺相对较大，青春期后逐渐萎缩退化，被结缔组织替代。胸腺是中枢淋巴器官，为 T 淋巴细胞早期发育的场所，不直接参与免疫反应，但对人体免疫功能的建立有重要的作用。胸腺分泌胸腺素，产生和培育 T 淋巴细胞，并将 T 淋巴细胞输送入淋巴组织和周围淋巴器官（淋巴结、脾、扁桃体等）。

六、胰岛

　　胰岛（pancreatic islet）是胰腺的内分泌部，主要由 A 细胞、B 细胞、D 细胞、PP 细胞和 D1 细胞聚集成团形成，其散在分布在胰腺实质中，以胰体和胰尾居多。其中，A 细胞可分泌胰高血糖素，胰高血糖素促进糖原分解，提高血糖浓度；B 细胞可分泌胰岛素，胰岛素可促进糖原的合成，降低血糖浓度。

知识拓展

糖尿病

　　糖尿病是由遗传因素和环境因素长期共同作用导致的糖代谢性疾病，可引起多系统损伤，导致眼、肾、神经、心脏、血管等组织器官功能减退及衰竭，是世界上发病率增长较快的慢性病之一。临床上糖尿病以高血糖为主要特点，典型症状是"三多一少"，即多饮、多食、多尿和体重减少。糖尿病可分为四种类型，即 1 型糖尿病、2 型糖尿病、妊娠期糖尿病、特殊类型糖尿病。其中，1 型糖尿病是一种自身免疫性多基因疾病，占比达 5%~10%，是胰腺 B 细胞受到 T 细胞免疫系统破坏引起，导致胰岛素分泌不足，进而改变糖代谢。2 型糖尿病病人占比达 90% 以上，其发生发展机制十分复杂，与肥胖、年龄、遗传等多种因素相关。糖尿病的危险因素可以分为不可干预因素和可干预因素两类。不可干预因素主要包括年龄、家族史或遗传倾向、种族；可干预因素主要包括糖尿病前期（最重要的危险因素）、代谢综合征（超重/肥胖、高血压、血脂异常）、不健康饮食、身体活动不足、吸烟、可增加糖尿病发生风险的药物、致肥胖或糖尿病的社会环境。日常生活中，我们应积极控制可干预因素，预防或延缓糖尿病及其并发症的发生。

七、肾上腺

肾上腺（suprarenal gland）为成对器官，位于腹膜后间隙内，脊柱的两侧，肾的上方。肾上腺呈灰黄色，其大小和重量随年龄和功能状态不同而变化。左肾上腺呈半月形，右肾上腺呈三角形或椭圆形，左侧比右侧略大（图 17-5）。肾上腺和肾一起包被在肾筋膜内，但有独立的纤维囊和脂肪囊，故不会随肾下垂而下降。

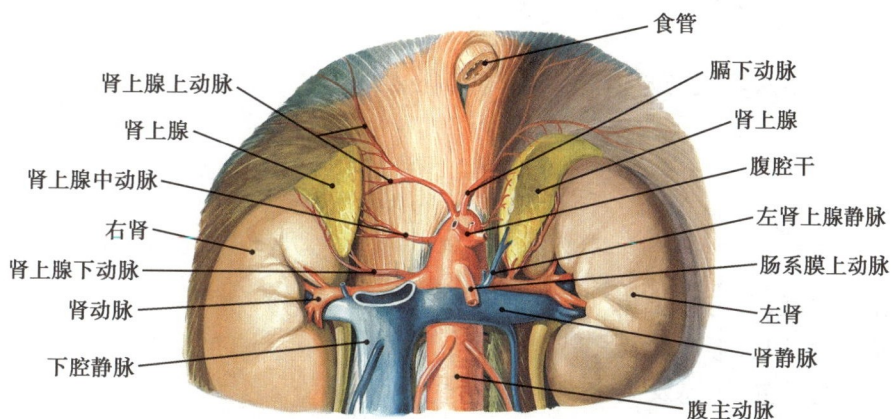

图 17-5　肾上腺

肾上腺实质由皮质和髓质构成。皮质占肾上腺体积的 80%~90%，位于肾上腺外围，呈浅黄色，可分泌多种激素，如盐皮质激素、糖皮质激素等，主要参与调节体内的水盐代谢及糖和蛋白质的代谢等。另外，皮质还可分泌少量雄激素和雌激素。髓质位于肾上腺中央，呈棕色，占总体积的 10%~20%，分泌肾上腺素和去甲肾上腺素。前者可使心率加快，心脏和骨骼肌的血管扩张；后者可使血压增高，心、脑和骨骼肌内的血流加速。

八、生殖腺

睾丸（testis）是男性的生殖腺。睾丸生精小管之间的间质细胞可产生雄性激素，激发男性第二性征，使男性维持正常的性功能。

卵巢（ovary）是女性的生殖腺。卵泡排卵后的残留组织转变成黄体，黄体可分泌孕激素和雌激素。雌激素可刺激子宫、阴道和乳腺的发育，维持第二性征。孕激素可促进子宫内膜的增厚和乳腺的发育，为受精卵着床和泌乳做准备。

本章小结

内分泌系统由内分泌腺和内分泌组织组成，负责分泌激素进而实现信息的传递。内分泌腺包括垂体、松果体、甲状腺、甲状旁腺、胸腺、肾上腺和生殖腺等。垂体可分泌生长激素，幼年分泌过多会导致巨人症，分泌不足会导致侏儒症。松果体可分泌褪黑素，褪黑素可调节睡眠周期和影响性成熟。甲状腺可分泌甲状腺素和降钙素，与呆小症、甲状腺功能亢进/甲状腺功能减退密切相关。甲状旁腺可分泌甲状旁腺素，调节钙、磷代谢。胰岛可分泌胰高血糖素和胰岛素，调节血糖浓度，胰岛功能障碍会导致糖尿病。肾上腺可分泌肾上腺素和去甲肾上腺素，参与调节心率和血压。睾丸是男性的生殖腺，并可产生雄性激素；卵巢是女性的生殖腺，并分泌孕激素和雌激素。

病人,女,38 岁。烦躁、多汗、畏热、消瘦 5 个多月,近 1 周出现吞咽困难。活动后稍感心悸,伴有手抖。查体:体温 37.2℃,脉率 108 次/min,呼吸 20 次/min,血压 130/70mmHg。神情稍激动,眼球略突出,睑裂增宽,瞬目减少。甲状腺可触及Ⅱ度均匀肿大、质软、无触痛,可触及震颤及杂音,浅表淋巴结不大,心肺(−),腹软,肝、脾未触及。血液检查:T_3、T_4 增高,促甲状腺激素(TSH)降低。诊断:原发性甲状腺功能亢进。

思考题:
试解释出现上述临床症状的原因。

(吴太鼎)

思考题

1. 简述垂体的位置、形态及分叶。
2. 简述甲状腺的位置、形态及主要功能。
3. 简述肾上腺的位置、形态及主要功能。

ER 17-3

练习题

第二篇

局部解剖学

第十八章 | 头 部

教学课件　　思维导图

学习目标

1. 掌握:额顶枕区的层次结构;腮腺咬肌区境界和主要结构。
2. 熟悉:颅部和面部的分界标志。
3. 了解:面部的层次结构。
4. 具备头顶、颞区开颅手术解剖的基本知识。
5. 利用所学知识理解"危险三角"区域感染导致颅内感染、垂体肿瘤导致一系列并发症的解剖学基础。
6. 能运用学过的额顶枕区解剖层次解释头皮损伤有不同表现的原因。
7. 学习中国神经外科的先驱者王忠诚的事迹,学做勇攀医学"高峰"的新时代医学生。

第一节　概　述

一、头部的境界和分区

头部借下颌体下缘、下颌角、乳突尖端、上项线和枕外隆凸的连线与颈部分界。头部以眶上缘、颧弓上缘、外耳门上缘和乳突的连线为界,分为后上方的颅部和前下方的面部。

二、表面解剖

1. **眶上切迹**(supraorbital notch,supraorbital incisure)　位于眶上缘的内、中 1/3 相交处,有眶上血管和神经穿行。

2. **眶下孔**(infraorbital foramen)　位于眶下缘中点下方约 1cm 处,有眶下血管和神经穿行。此处可作为眶下神经阻滞部位。

3. **颏孔**(mental foramen)　常位于下颌第 2 前磨牙根的下方,下颌体上、下缘连线的中点,有颏血管和颏神经通过,为颏神经麻醉的穿刺部位。

4. **颧弓**(zygomatic arch)　位于耳屏至眶下缘的连线上,由颞骨的颧突与颧骨的颞突共同构成。

5. **翼点**(pterion)　由额、顶、颞、蝶四块骨汇合形成的 H 形的缝。翼点是颅骨的薄弱部,且内面有脑膜中动脉的前支经过,此处受暴力打击易发生骨折,可伴有上述动脉的破裂出血,形成硬膜外血肿。

6. **乳突**　在乳窦后部的内面为乙状窦沟,容纳乙状窦。

第二节　颅　部

颅部包括颅顶、颅腔和颅底三部。颅顶又称颅盖,由软组织和深部的颅盖骨构成,分为额顶枕区和颞区。

一、颅顶

额顶枕区（fronto-parieto-occipital region）的前界为眶上缘，后界为枕外隆凸、上项线，两侧为上颞线。软组织由浅入深依次为：皮肤、浅筋膜、帽状腱膜和枕额肌、腱膜下疏松结缔组织、颅骨外膜（图18-1）。由于皮肤与帽状腱膜之间借致密结缔组织小梁牢固相连，故浅部3层紧密连接不易分离，通常将此3层合称为"头皮"，外伤时可致"头皮"撕裂。头皮的愈合能力极强，切口一般缝合2~3天后即可愈合。

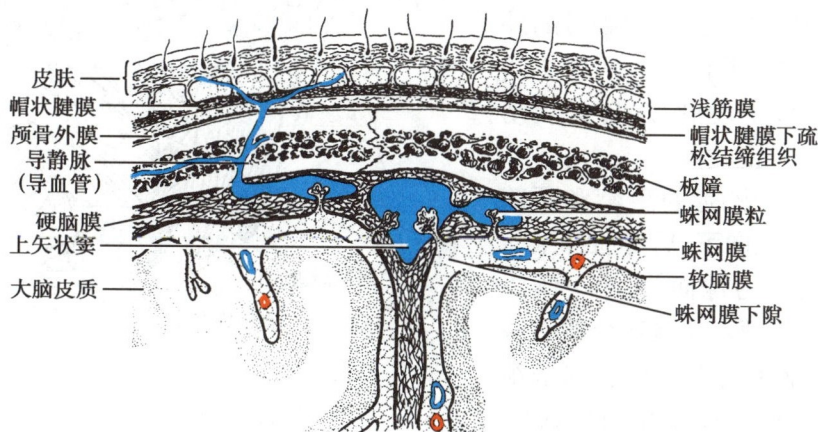

图 18-1　颅顶的结构层次（冠状面）

1. 皮肤　额部皮肤较薄，顶、枕部皮肤厚而致密，且有大量头发、毛囊、汗腺和皮脂腺，是疖痈、皮脂腺囊肿的好发部位；血管和淋巴管丰富。此区皮肤临床上常作为供皮区。

2. 浅筋膜　由致密结缔组织和脂肪组织构成。致密结缔组织形成许多纵行的纤维小隔，使皮肤与帽状腱膜紧密相连，在小隔之间的腔隙内充满脂肪组织、血管、神经和淋巴管。此层感染时，渗出物不易扩散，早期即可压迫神经末梢引起剧痛。由于血管壁与纤维小隔紧密相连，当血管破裂时，其断端不易回缩闭合，因此出血较多，形成头皮血肿，常需压迫或缝合止血。

3. **帽状腱膜**（epicranial aponeurosis）和枕额肌　由两个肌腹（即前部为额腹，后部为枕腹）和帽状腱膜（两肌腹之间）三个部分构成，帽状腱膜两侧续于颞浅筋膜。在头部外伤致帽状腱膜横断时，由于额腹与枕腹的收缩，使裂口开大，故需手术缝合腱膜。

4. 腱膜下疏松结缔组织　又称腱膜下间隙，是位于帽状腱膜和颅骨外膜之间疏松结缔组织构成的潜在间隙，头皮撕脱多自此层分离。此间隙范围广，有导静脉穿过此层，它将颅内的硬脑膜窦与颅外的浅静脉相连。若此层出血或感染，可迅速蔓延扩散至整个颅顶，可经导静脉向颅内蔓延，故临床上常称此层为**颅顶部的"危险区"**。

5. 颅骨外膜　由致密结缔组织构成的薄而致密的膜，借少量疏松结缔组织与颅骨表面相连，但在骨缝处则结合紧密，不易分开。因此，颅骨外膜下血肿或感染常局限于一块颅骨的范围。

二、颞区

颞区（temporal region）位于颅顶的两侧，上界为上颞线，下界为颧弓上缘，前界为额骨和颧骨的结合部，后界为上颞线的后下段。软组织由浅入深依次为：皮肤、浅筋膜、颞筋膜、颞肌及颅骨外膜（图18-2）。颞区常为颅内手术的入路。

1. 皮肤　颞区的皮肤移动性较大，手术时无论选择纵行切口还是横行切口，均易缝合，愈合后的瘢痕亦不明显。

2. 浅筋膜　所含脂肪组织较少，血管和神经可分为耳前组和耳后组两组。

（1）耳前组：有颞浅动、静脉和耳颞神经，三者伴行，出腮腺上缘，越颧弓到达颞区。

（2）耳后组：有耳后动、静脉和枕小神经，分布于颞区后部。耳后动脉起自颈外动脉，耳后静脉汇入颈外静脉。

3. 颞筋膜　上方附着于上颞线，向下分为深、浅两层，浅层附着于颧弓的外面，深层附着于颧弓的内面。两层之间夹有脂肪组织，颞中动脉（发自上颌动脉）及颞中静脉由此经过。

4. 颞肌　呈扇形，起自颞窝和颞筋膜深面，前部肌纤维向下，后部肌纤维向前，逐渐集中，经颧弓深面，止于下颌骨的冠突。经颞区开颅术切除部分颞骨鳞部后，颞肌和颞筋膜有保护脑膜和脑组织的作用，开颅减压术常采用颞区入路。

5. 骨膜　较薄，紧贴于颞骨表面，此

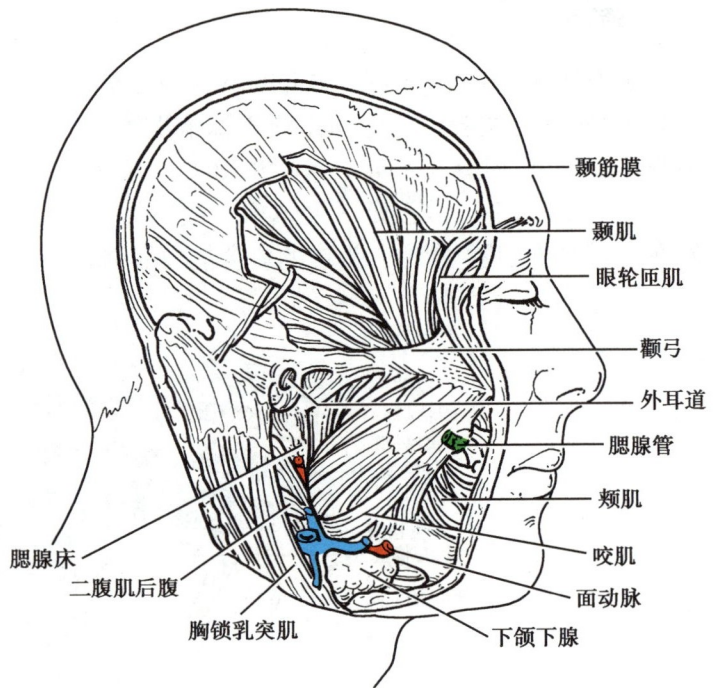

图 18-2　颞区的结构层次

区很少发生骨膜下血肿。骨膜与颞肌之间含有大量脂肪组织，称颞筋膜下疏松结缔组织，并经颧弓深面与颞下间隙相通，再向前则与面的颊脂体相连续。因此，颞筋膜下疏松结缔组织中有出血或炎症时，可向下蔓延至面部，形成面深部的血肿或脓肿，而面部炎症，如牙源性感染也可蔓延到颞筋膜下疏松结缔组织中。

三、颅顶骨

颅顶骨在胚胎发育时期是膜内化骨，出生时尚未完全骨化，因此，在某些部位仍保留膜性结构，如前囟和后囟等处。颅顶各骨均属扁骨。前方为额骨，后方为枕骨。在额、枕骨之间是左、右顶骨。两侧前方小部分为蝶骨大翼；后方大部分为颞骨鳞部。颅顶各骨之间以颅缝相结合，发生颅内压增高时，在小儿骨缝可稍分离。

成人颅顶骨的厚度约为 0.5cm，最厚的部位可达 1cm，颞区最薄，仅有 0.2cm。由于颅顶骨各部的厚度不一，故开颅钻孔时应予注意。

颅顶骨呈圆顶状，并有一定的弹性，受外力打击时常集中于一点，成人骨折线多以受力点为中心向四周放射，而小儿颅顶骨弹性较大，故受伤后常发生凹陷性骨折。

四、颅底内面

颅底有许多重要的孔道，是神经、血管出入颅的部位。颅底有内、外面之分。内面分为颅前窝、颅中窝和颅后窝 3 部分（图 18-3）。

颅底在结构上和邻接上有其特点，因而颅底损伤时除本身的症状外，还可出现邻近器官的损伤症状，故须了解颅底结构的特点。①颅底的各部骨质厚薄不一，由前向后逐渐增厚，颅前窝最薄，颅后窝最厚，骨质较薄的部位在外伤时易骨折。②颅底的孔、裂、管是神经、血管进出的通道，而某些骨内部又形成空腔性结构，如鼻旁窦、鼓室等，这些部位都是颅底本身的薄弱点，外伤时不但容易骨折，而且常伴有脑神经和血管损伤。③颅底与颅外的结构不但关系密切，而且紧相连接，如翼腭窝、咽旁间隙、眼眶等，这些部位的病变如炎症、肿瘤等可蔓延入脑；相反，颅内病变也可引起其中某些

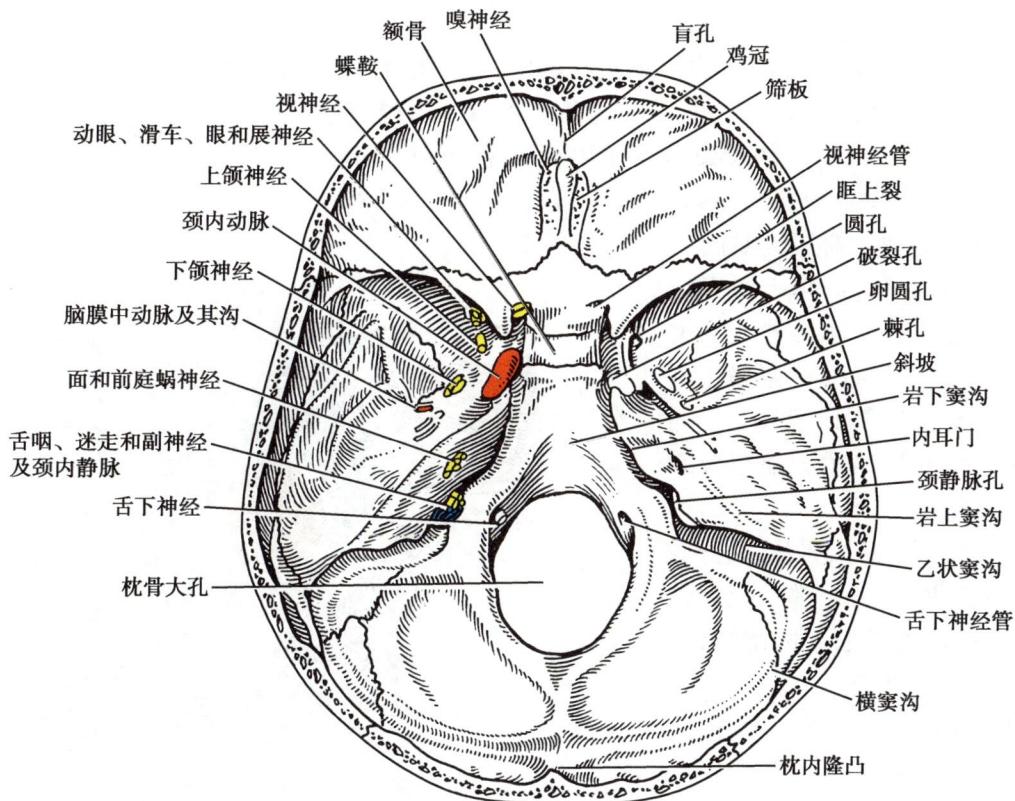

图 18-3 颅底的内面观

部位受累的症状。④颅底骨与脑膜紧密附着,外伤后不会形成硬膜外血肿,但脑膜往往同时损伤,可引起脑脊液外漏。

(一)颅前窝

颅前窝容纳大脑半球额叶,其正中部凹陷,由筛骨筛板构成鼻腔顶,前外侧部形成额窦和眶的顶部。颅前窝骨折涉及筛板时,常伴有脑膜和鼻腔顶部黏膜撕裂,脑脊液或血液直接漏至鼻腔,若伤及嗅神经会导致嗅觉丧失;骨折线经过额骨眶板时,可见结膜下出血的典型症状。此外,额窦亦常受累,脑脊液和血液也可经额窦而流入鼻腔。

(二)颅中窝

颅中窝呈蝶形,可区分为较小的中央部(鞍区)和两个较大而凹陷的外侧部。

1. 蝶鞍区 位于蝶骨体上面,为蝶鞍及其周围区域。该区主要的结构有垂体、垂体窝和两侧的海绵窦等。

(1)蝶鞍:包括前床突、交叉前沟、鞍结节、垂体窝、鞍背和后床突。

(2)垂体:位于蝶鞍中央的垂体窝内,借漏斗和垂体柄穿过鞍膈,与第三脑室底的灰结节相连。垂体肿瘤可突入第三脑室,发生脑脊液循环障碍,引起颅内压增高。

(3)**垂体窝**(hypophyseal fossa):垂体窝的顶为硬脑膜形成的鞍膈,鞍膈的前上方有视交叉和经视神经管入颅的视神经。垂体前叶的肿瘤可将鞍膈的前部推向上方,压迫视交叉,出现视野缺损。垂体窝的底,仅隔一薄层骨壁与蝶窦相邻。垂体病变时,可使垂体窝的深度增加,甚至侵及蝶窦。垂体窝的前方为鞍结节,后方为鞍背,垂体发生肿瘤时,两处的骨质可因受压而变薄,甚至出现骨质破坏现象。

垂体窝的两侧为海绵窦,当垂体肿瘤向两侧扩展时,可压迫海绵窦,产生海绵窦淤血及脑神经受损的症状。在垂体肿瘤切除术中,要注意避免损伤视神经、视交叉、海绵窦和颈内动脉等。

（4）**海绵窦**（cavernous sinus）：位于蝶鞍的两侧，前达眶上裂内侧部，后至颞骨岩部的尖端，为一对重要的硬脑膜静脉窦，由硬脑膜两层间的腔隙构成。窦内有颈内动脉和展神经通行。颅底骨折时，除可伤及海绵窦外，亦可伤及颈内动脉和展神经。窦内间隙有许多结缔组织小梁，将窦腔分隔成许多小的腔隙，窦中血流缓慢，感染时易形成栓塞。两侧海绵窦经鞍膈前、后的海绵间窦相交通，故一侧海绵窦的感染可蔓延到对侧。

海绵窦的外侧壁内，自上而下排列有动眼神经、滑车神经、眼神经与上颌神经（图18-4）。海绵窦一旦发生病变，可出现海绵窦综合征，表现为上述神经麻痹与神经痛，结膜充血以及水肿等症状。

窦的前端与眼静脉、翼丛、面静脉和鼻腔的静脉相交通，面部的化脓性感染可借上述通道扩散至海绵窦，引起海绵窦炎与血栓形成。

窦的内侧壁上部与垂体相邻，垂体肿瘤可压迫动眼神经和展神经等，以致引起眼球运动障碍、眼睑下垂、瞳孔开大及眼球突出等。窦的内侧壁下部借薄的骨壁与蝶窦相邻，故蝶窦炎亦可引起海绵窦血栓形成。

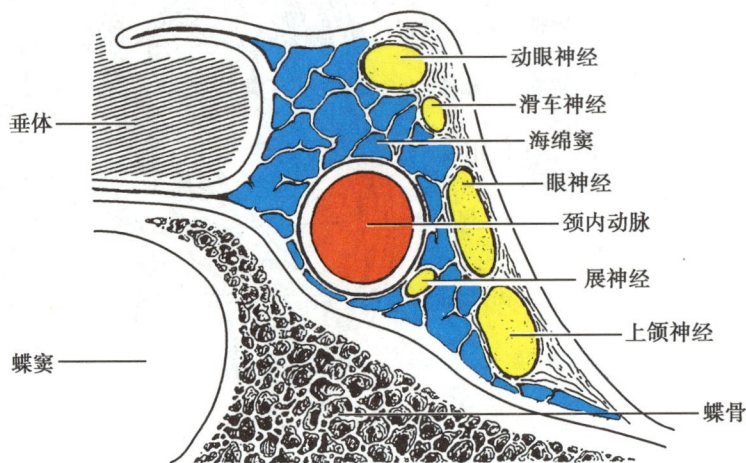

图 18-4　海绵窦（冠状断面）

窦的后端在颞骨岩部尖处，分别与岩上、下窦相连。岩上窦汇入横窦或乙状窦，岩下窦经颈静脉孔汇入颈内静脉。窦的后端与位于岩部尖处的三叉神经节靠近。海绵窦向后还与枕骨斜坡上的基底静脉丛相连，后者向下续于椎内静脉丛。椎内静脉丛又与体壁的静脉相交通，故腹膜后隙的感染可经此途径蔓延至颅内。

2. 颅中窝外侧部　容纳大脑半球的颞叶。眶上裂内有动眼神经、滑车神经、展神经、眼神经及眼上静脉穿行。在颈动脉沟外侧，由前内向后外有圆孔、卵圆孔和棘孔，分别有上颌神经、下颌神经及脑膜中动脉通过。

（三）颅后窝

由颞骨岩部后面和枕骨内面组成。在3个颅窝中，此窝最深，面积最大，容纳小脑、脑桥和延髓。窝底的中央有枕骨大孔，为颅腔与椎管相接处，孔的长径约3.6cm，宽约3cm，延髓经此孔与脊髓相连，并有左、右椎动脉和副神经的脊髓根通过。颅内的3层脑膜在枕骨大孔处与脊髓的3层被膜相互移行，但硬脊膜在枕骨大孔边缘与枕骨紧密愈着，故硬脊膜外腔与硬脑膜外腔互不相通。枕骨大孔的前方为斜坡。在枕骨大孔的前外侧缘有舌下神经管，为舌下神经出颅的部位，枕骨外侧部与颞骨岩部间有**颈静脉孔**，舌咽、迷走、副神经和颈内静脉在此通过。

颞骨岩部后面的中份有内耳门。内耳道位于颞骨岩部内，从内耳门开始行向前外，至内耳道底。后壁微凹，长度有很大差异。上壁、下壁及前壁光滑。在内耳道入口处，面神经运动根贴在前庭蜗神经前上方的凹槽内，中间神经夹于蜗神经和面神经运动根之间；在内耳道中部，中间神经和面神经运动根合成一干，越过前庭蜗神经的前面；在内耳道外侧部，面神经干位于前庭蜗神经的上方。在内耳道底，面神经、蜗神经和前庭神经的分支分别通过相应的孔区进入内耳。在硬脑膜外经颞骨岩部入路的手术中，保护内耳道的硬脑膜完整是防止面神经和前庭蜗神经损伤的关键。

小脑幕是一个由硬脑膜形成的宽阔的半月襞,介于大脑半球枕叶与小脑之间,并构成颅后窝的顶。小脑幕圆凸的后外侧缘附着于横窦沟及颞骨岩部的上缘,达后床突而告终;其凹陷的前内侧缘游离,向前延伸附着于前床突,形成小脑幕切迹(图18-5)。小脑幕切迹与鞍背共同形成一卵圆形的孔,环绕着中脑。

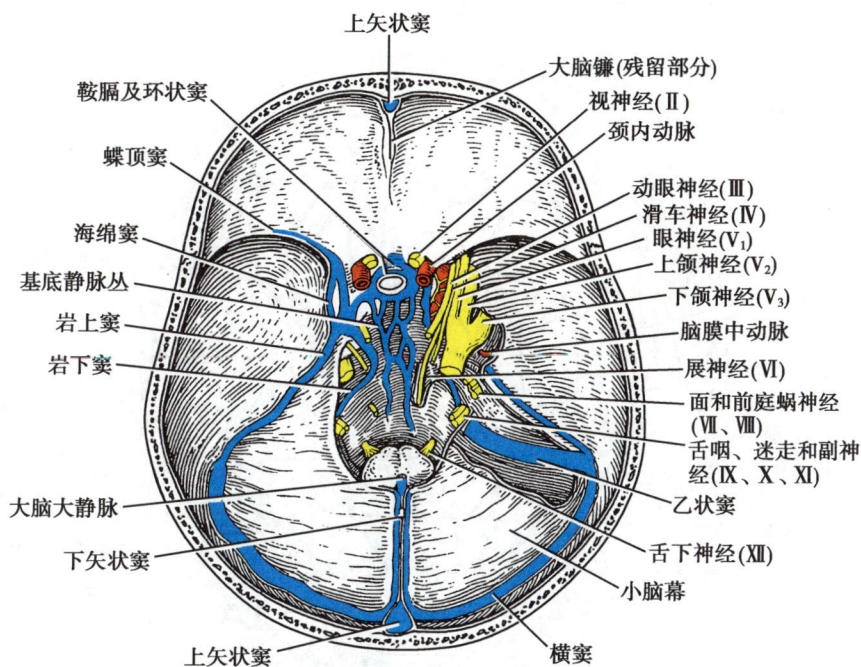

图 18-5　小脑幕及颅底的神经、血管

第三节　面　部

　　面部位于脑颅的前下方,由软组织和面颅骨等构成,并容纳眼、耳、鼻、口腔等器官。面部分为眶区、鼻区、口区和面侧区。面侧区又分为颊区、颧区、腮腺咬肌区和面侧深区。本节着重描述面部浅层结构和腮腺咬肌区。

一、面部浅层结构

(一) 皮肤

　　面部皮肤薄而柔软,随表情变化而呈现各种皮纹,手术时皮肤切口方向应尽可能与皮纹一致,以免影响面部美观。

(二) 浅筋膜

　　浅筋膜厚薄不一,眼睑处最薄,不含脂肪,主要是一层薄的疏松结缔组织,急性肾炎引起的水肿,首先易从眼睑处表现出来。浅筋膜内有表情肌、浅血管、神经和淋巴管等(图18-2)。

(三) 深筋膜

　　面部深筋膜不明显。

(四) 面肌

　　面肌又称表情肌,属于皮肌。面肌大多起自面颅骨或筋膜上,止于皮肤,收缩时牵动皮肤产生各种表情。

(五) 血管、淋巴及神经

　　1.血管　分布于面部浅层的主要动脉为面动脉,有同名静脉伴行(图18-6)。

（1）**面动脉**（facial artery）：于颈动脉三角内起自颈外动脉，穿经下颌下三角，在咬肌止点前缘处出现于面部。面动脉行程迂曲，斜向前上行，经口角和鼻翼外侧至内眦，改称内眦动脉。面动脉的搏动在下颌骨下缘与咬肌前缘相交处可以触及。面动脉供区出血时，压迫此点可有一定的止血作用。面动脉的后方有面静脉伴行，浅面有部分面肌覆盖，并有面神经的下颌缘支和颈支越过。面动脉的分支有下唇动脉、上唇动脉和鼻外侧动脉。

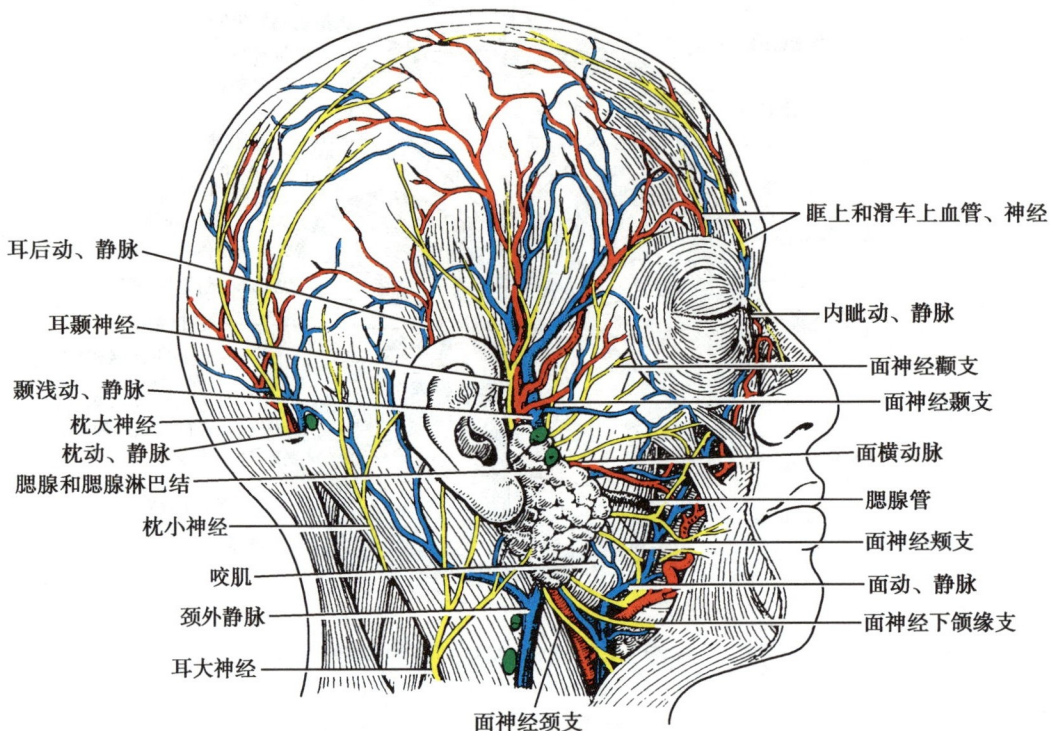

图 18-6　面部浅层结构

（2）**面静脉**（facial vein）：起自内眦静脉，伴行于面动脉的后方，位置较浅，迂曲不明显，至下颌角下方与下颌后静脉的前支汇合，穿深筋膜，注入颈内静脉。面静脉经眼静脉与海绵窦相交通。口角平面以上的一段面静脉通常无瓣膜，面肌的收缩可促使血液逆流进入颅内。

2.淋巴引流　面部浅层的淋巴管非常丰富，吻合成网。这些淋巴管通常注入下颌下淋巴结和颏下淋巴结。此外，面部还有一些不恒定的淋巴结，如位于眶下孔附近的颧淋巴结、颊肌表面的颊淋巴结和位于咬肌前缘处的下颌淋巴结。以上三群淋巴结的输出管均注入下颌下淋巴结。

3.神经　面部的感觉神经为三叉神经，面肌的运动神经是面神经的分支。

（1）**三叉神经**：为混合神经，发出眼神经、上颌神经和下颌神经3大分支。

1）眶上神经：为眼神经的分支，与同名血管伴行；由眶上切迹或孔穿出至皮下，分布于额部皮肤。

2）眶下神经：为上颌神经的分支，与同名血管伴行，穿出眶下孔，在提上唇肌的深面下行，分为数支，分布于下睑、鼻背外侧及下唇的皮肤。

3）颏神经：为下颌神经的分支，与同名血管伴行，出颏孔，在降口角肌深面分为数支，分布于下唇及颏区的皮肤。

三叉神经3个主支在面部的分布以睑裂和口裂为界，睑裂以上为眼神经的分支分布，口裂以下为下颌神经的分支分布，两者之间为上颌神经的分支分布（图18-7）。

（2）**面神经**：由茎乳孔出颅，向前穿入腮腺，先分为上、下两干，再各分为数支并相互交织成丛，最后以扇形分为5组。

1) 颞支:有 1~2 支,多为 2 支,经下颌骨髁突浅面或前缘,距耳屏前 1.0~1.5cm 处出腮腺上缘,越过颧弓后段浅面,行向前上方,分布至枕额肌额腹、眼轮匝肌的上份及耳部肌肉。

2) 颧支:有 1~4 支,多为 2~3 支,经腮腺上前缘穿出,向前至颧肌和上唇方肌。

3) 颊支:出腮腺前缘,支配颊肌和口裂周围诸肌。

4) 下颌缘支:从腮腺下端穿出后,行于颈阔肌深面,越过面动、静脉的浅面,沿下颌骨下缘前行,支配下唇诸肌及颏肌。

5) 颈支:由腮腺下端穿出,在下颌角附近至颈部,行于颈阔肌深面,并支配该肌。

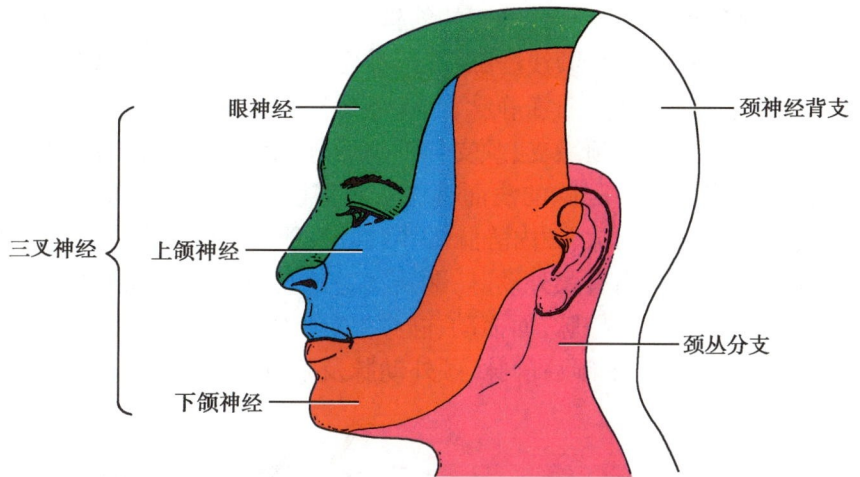

图 18-7　三叉神经在头面部分的分布示意图

二、面侧区

面侧区为位于颧弓、鼻唇沟、下颌骨下缘与胸锁乳突肌上份前缘之间的区域,包括颊区、腮腺咬肌区和面侧深区。

(一)腮腺咬肌区

腮腺咬肌区是指腮腺和咬肌所在的区域,其上界为颧弓和外耳道,下界为下颌骨下缘,前界为咬肌前缘,后界为乳突和胸锁乳突肌上部的前缘。此区内的主要结构有腮腺、咬肌及有关的血管和神经。

1. **腮腺**(parotid gland)　略呈楔形,底朝外侧,尖朝内。腮腺位于外耳道前下方与下颌支后方的下颌后窝内。腮腺咬肌筋膜来自颈深筋膜的浅层,在腮腺的后缘分成浅、深两层,包绕腮腺形成腮腺鞘,在腮腺前缘处融合,覆于咬肌的表面,称咬肌筋膜。腮腺鞘的浅层特别致密,覆盖腮腺和部分咬肌表面,并发出小隔将腮腺分为许多小叶(图 18-8)。

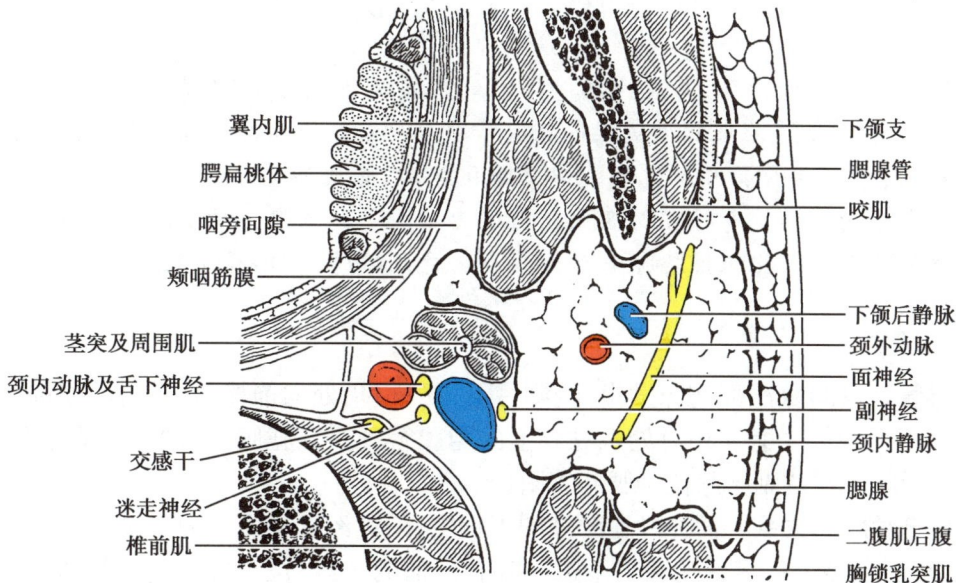

图 18-8　经腮腺和面侧区的横断面

2. **腮腺的毗邻及穿经腮腺的结构**　腮腺的上缘邻接颧弓、外耳门及颞下颌关节,由前向后有面神经颞支、颞浅动脉、颞浅静脉、耳颞神经穿出腮腺上缘。腮腺的前缘紧贴咬肌表面,自上而下有面神经颧支、面横动脉、面横静脉、面神经颊支的上主支、腮腺管及面神经颊支的下主支穿出。腮腺的下端有面神经的下颌缘支、颈支与下颌后静脉穿出。腮腺的后缘与乳突前缘、二腹肌后腹及胸锁乳突肌的上份相邻。腮腺的浅面有位于耳屏前方皮下的耳前淋巴结,还有耳大神经的前支越过。腮腺的深面有颈内动脉、颈内静脉、舌咽神经、迷走神经、副神经、舌下神经等,共同形成"**腮腺床**"。纵行穿过腮腺的结构有颈外动脉,颞浅动、静脉,下颌后静脉及耳颞神经;横行穿过腮腺的结构有面神经的分支,上颌动、静脉,面横动、静脉等(图 18-9)。上述血管、神经的位置关系,由浅入深,依次为:面神经及其分支、下颌后静脉、颈外动脉及耳颞神经。

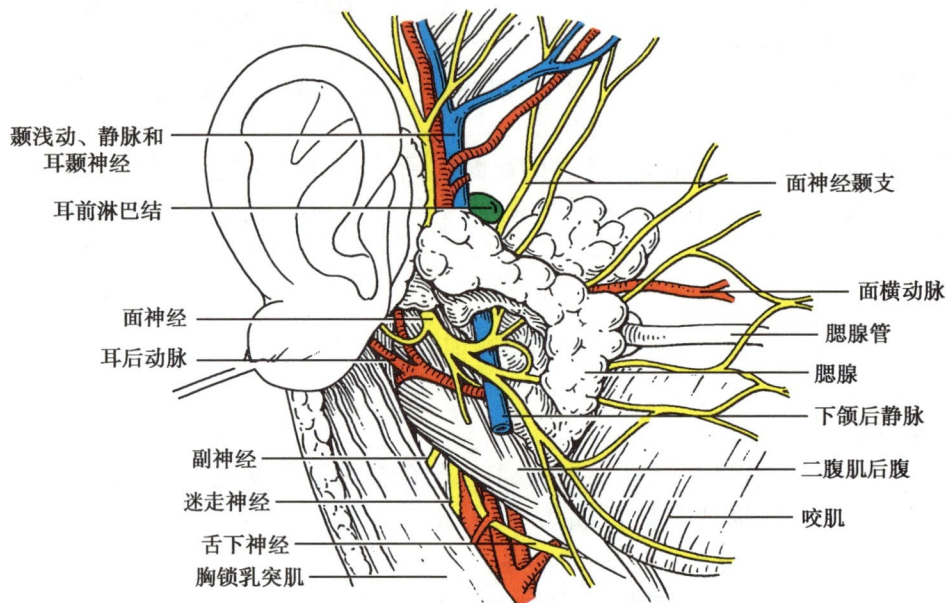

图 18-9　腮腺及穿经腮腺的结构

3. **腮腺导管**　自腮腺浅部前缘发出,经颧弓下方一横指处向前横行,越过咬肌前缘转向内侧,穿过颊肌开口于上颌第 2 磨牙相对处颊黏膜上的腮腺管乳头。腮腺导管的上、下方有面神经的颊支,此外,常有形状不定的副腮腺位于腮腺管附近。

4. **面神经与腮腺的关系**　面神经在颅外的行程中,因穿经腮腺而分为 3 段。

第 1 段:是面神经干从茎乳孔穿出至进入腮腺以前的一段,位于乳突与外耳道之间的切迹内。此段长约 1~1.5cm,向前经过茎突根部的浅面。此段虽被腮腺所遮盖,但尚未进入腮腺实质内,故显露面神经主干可在此处进行。

第 2 段：为腮腺内段。面神经主干于腮腺后内侧面进入腮腺，在腮腺内通常分为上、下两干，再发出分支，彼此交织成丛，最后形成颞、颧、颊、下颌缘、颈 5 组分支。面神经位于颈外动脉和下颌后静脉的浅面。正常情况下，面神经外膜与腮腺组织容易分离，但在病变时二者常紧密粘连，术中分离较为困难。

第 3 段：为面神经穿出腮腺以后的部分。面神经的 5 组分支，分别由腮腺浅部的上缘、前缘和下端穿出，呈扇形分布至各相应区域，支配面肌。

5. 咬肌　起自颧弓下缘及其深面，止于下颌支外侧面和咬肌粗隆。该肌后上部为腮腺浅部所覆盖，表面有腮腺管、面神经颊支和下颌缘支等横过。

（二）面侧深区

此区位于颅底下方，口腔及咽的外侧，其上部为颞窝。

1. 境界　面侧深区有顶、底和四壁，顶为蝶骨大翼的颞下面，底平下颌骨下缘，前壁为上颌骨体的后面，后壁为腮腺深部，外侧壁为下颌支，内侧壁为翼突外侧板和咽侧壁（图 18-10）。

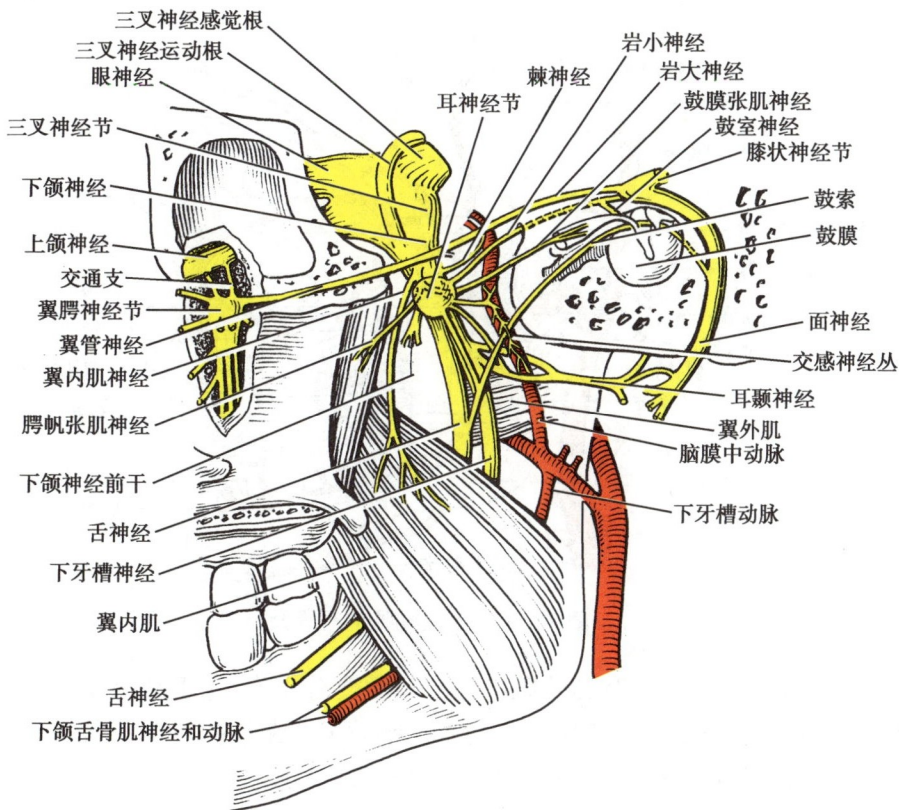

图 18-10　面侧深区的境界

2. 内容　面侧深区有翼内、外肌及出入颅底的血管、神经通过。翼丛与上颌动脉位于颞下窝浅部，翼内肌、翼外肌、下颌神经及其分支位于深部（图 18-11）。

（1）翼内、外肌

1）翼内肌：起自翼窝，肌纤维斜向外下，止于下颌支内侧面的翼肌粗隆。翼内肌单侧收缩时，使下颌骨向对侧移动，两侧同时收缩时，使下颌骨上提和前移。

2）翼外肌：有两头，上头起自蝶骨大翼的颞下面，下头起自翼突外侧板的外面。两束肌纤维均斜向外后方，止于下颌颈前面的翼肌凹。

（2）**翼丛**：是位于颞下窝内，翼内、外肌与颞肌之间的静脉丛。翼丛收纳与上颌动脉分支伴行的静脉,最后汇合成上颌静脉,回流到下颌后静脉。翼丛与上颌动脉位于颞下窝的浅部,翼内、外肌,下颌神经及其分支则位于颞下窝的深部。

翼丛通过眼下静脉和面深静脉与面静脉相通,并经卵圆孔网及破裂孔导血管与海绵窦相通,故口、鼻、咽等部的感染可沿上述途径蔓延至颅内。

上颌动脉:平下颌颈高度起自颈外动脉,经下颌颈的深面入颞下窝;行经翼外肌的浅面或深面;经翼上颌裂入翼腭窝。上翼动脉以翼外肌为标志可分为3段(图18-12)。

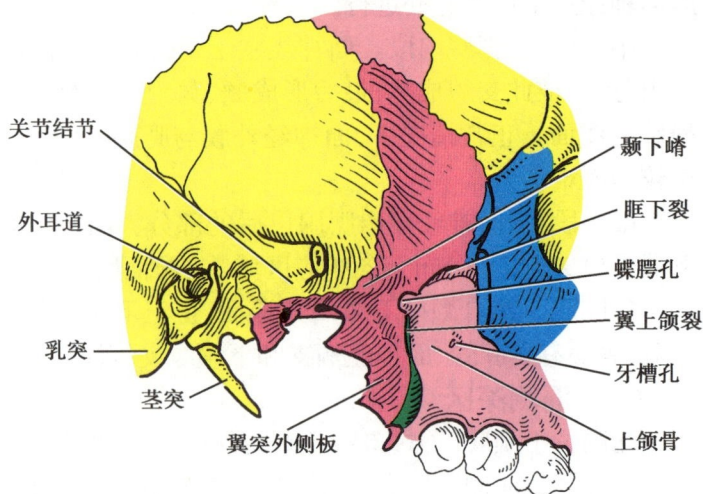

图 18-11 颞骨下窝内侧部的结构

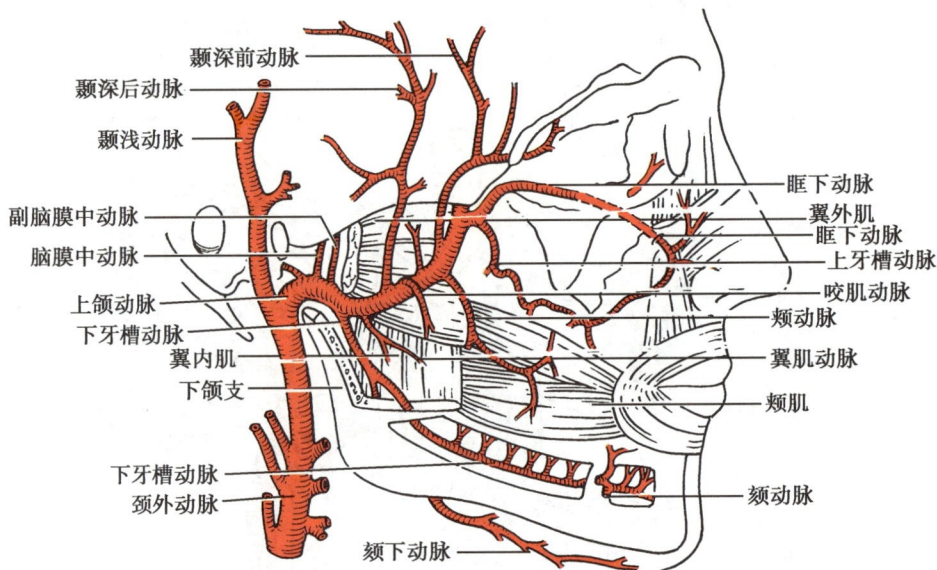

图 18-12 上颌动脉的行程及分支

第 1 段:位于下颌深面,自起点至翼外肌下缘。其主要分支有:①**下牙槽动脉**,经下颌孔入下颌管,分支至下颌骨、下颌牙及牙龈,终支出颏孔,分布于颏区;②**脑膜中动脉**,行经翼外肌深面,穿耳颞神经两根之间垂直上行,经棘孔入颅,分布于颞顶区内面的硬脑膜。

第 2 段:位于翼外肌的浅面或深面,分支至翼内、外肌,咬肌和颞肌,另发出颊动脉与颊神经伴行,分布于颊肌及颊黏膜。

第 3 段:位于翼腭窝内,上要分支有上牙槽后动脉和眶下动脉。①上牙槽后动脉:向前下穿入上颌骨后面的牙槽孔,分布于上颌窦、上颌后份的牙槽突、牙、牙龈等;②眶下动脉:经眶下裂、眶下管,出眶下孔,沿途发出分支,分布于上颌前份的牙槽突、牙、牙龈,最后分布于下睑及眶下方的皮肤。

(三) 面部的间隙

面侧区的间隙位于颅底与上、下颌骨之间,是散在于骨、肌与筋膜之间的间隙,彼此相通。间隙内充满疏松结缔组织,感染可沿间隙扩散,主要叙述以下两个间隙(图18-13)。

1. 咬肌间隙 为位于咬肌深部与下颌支上部之间的间隙,咬肌的血管、神经即通过下颌切迹穿入此隙,从深面进入咬肌。此间隙的前方紧邻下颌第3磨牙,许多牙源性感染如第3磨牙冠周炎、牙槽脓肿和下颌骨骨髓炎等均有可能扩散至此间隙。

2. 翼下颌间隙 位于翼内肌与下颌支之间,与咬肌间隙仅以下颌支相间隔,两间隙经下颌切迹相通。上界为翼外肌下缘,下界是翼内肌在下颌支附着处,前界为颞肌、颊肌,后界为腮腺和下颌支后缘二间隙,内容下牙槽神经,下牙槽动、静脉及疏松结缔组织。翼下颌间隙向前与颊肌和咬肌之间的颊间隙相通,向后隔颈深筋膜浅层与咽外侧间隙相邻,向上与颞下间隙相通。翼下颌间隙的感染,常来自下颌磨牙的炎症。下牙槽神经阻滞麻醉就是把药液注射于此间隙内。

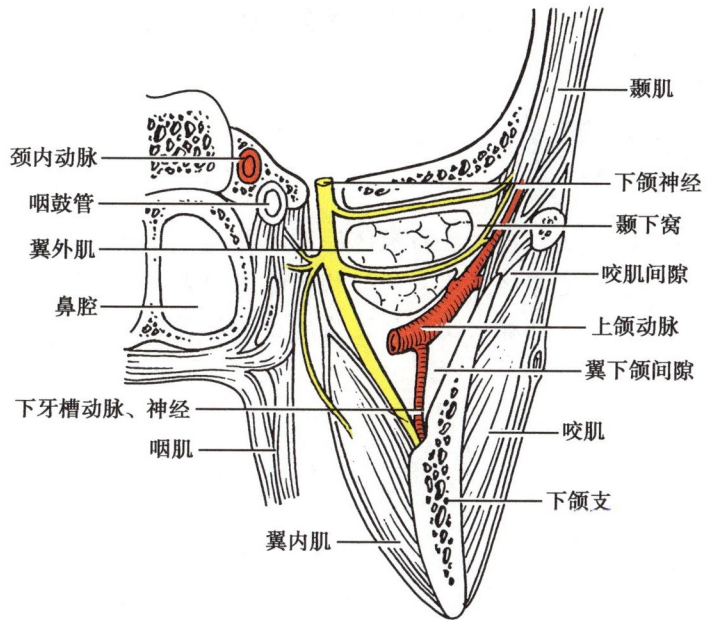

图 18-13　咬肌间隙与翼下颌间隙(冠状断面)

本章小结

　　头部由颅部和面部两部分组成。头部重要的骨性标志有眶上切迹、眶下孔、颏孔、颧弓、乳头,其中翼点是颅骨的薄弱部,受暴力打击时可形成硬膜外血肿。颅分为颅顶、颅底和颅腔三部分。颅顶又可分为额顶枕区和颞区。颅底分为内、外两面,分布有许多重要的管或孔,是神经、血管和淋巴管出入的管道。额顶枕区的"头皮"由皮肤、浅筋膜和帽状腱膜三层构成,第4层腱膜下疏松结缔组织为颅顶部的"危险区"。因颞肌与颞筋膜可保护脑膜和脑组织,故颞区为开颅减压术常用的入颅部位。颅底内面分为颅前窝、颅中窝和颅后窝。其中颅中窝有垂体窝,垂体窝的毗邻关系至关重要,垂体肿瘤侵犯周围结构时可引起相应的临床症状。面部浅层结构中的面动脉可在下颌骨下缘和咬肌前缘触及其搏动,面静脉没有静脉瓣,并与颅内的海绵窦相交通,因此,面部"危险三角"区感染可导致颅内感染。面部感觉由三叉神经管理,面肌的运动由面神经支配。面部侧区涉及腮腺咬肌筋膜以及穿经腮腺的结构。

病例讨论

　　病人,男,41岁。在马路边行走时被迎面而来的汽车所撞,头部撞击在地面,右侧颧骨上约3cm处一伤口出血。汽车司机急忙把他送到附近医院。苏醒后,该病人感到虚弱无力,坐立不稳,医生推断他可能有颅骨骨折。进一步检查发现上下肢深腱反射相等,瞳孔等大,对光反射灵敏;半小时后,病人进入昏迷状态,右侧瞳孔中度放大,对光反射减弱。体格检查:右侧瞳孔不断放大,失去对光反射,而左侧瞳孔正在放大但对光反射正常。X线及CT扫描检查显示硬膜外血肿,颞骨鳞部压缩性骨折。

　　思考题:

　　1. 颞区的解剖层次和特点是什么?

2. 为何此处易出现骨折？

3. 该处骨折最容易损伤哪条动脉？

（李筱贺）

思考题

1. 简述额顶枕区与颞区的层次结构。

2. 简述穿经海绵窦的结构及临床联系。

3. 简述腮腺床及穿经腮腺的血管和神经。

ER 18-4

练习题

第十九章 ｜ 颈 部

ER 19-1
教学课件

ER 19-2
思维导图

学习目标

1. 掌握:颈部的境界和分区;颈动脉三角的构成和内容;肌三角的构成和内容。
2. 熟悉:枕三角的构成和层次结构。
3. 了解:颈部的层次结构。
4. 能理解甲状腺手术相关的临床解剖学知识;能解释气管切开术的解剖学基础。
5. 具有颈部相关疾病的诊疗意识,在学习和实践中树立严谨细致的工作作风。

第一节　概　述

颈部(neck)位于头部、胸部和上肢之间,前方正中有呼吸道和消化管的颈段;两侧有纵向走行的大血管和神经;后部正中是脊柱的颈段;颈根部除有斜行的血管神经束外,胸膜顶和肺尖由胸腔突入其中。颈部各结构之间填充有疏松结缔组织,并形成诸多筋膜间隙。颈肌分为颈浅肌群、舌骨上肌群、舌骨下肌群和颈深肌群,上述肌群可使头、颈灵活运动,并参与呼吸、吞咽等运动。颈部富有淋巴结,且淋巴结多沿血管、神经排列,易被肿瘤侵犯。

一、境界与分区

(一)境界

上界以下颌骨下缘、下颌角、乳突尖、上项线和枕外隆凸的连线与头部分界;下界以胸骨颈静脉切迹、胸锁关节、锁骨上缘和肩峰至第 7 颈椎棘突的连线与胸部及上肢分界。

(二)分区

颈部分为**固有颈部**和**项部**。两侧斜方肌前缘之前和脊柱前方部分称为固有颈部,统称颈部;两侧斜方肌前缘之后和脊柱后方的区域称为项部。项部也属于脊柱区的一部分。

固有颈部分为颈前区、胸锁乳突肌区和颈外侧区。颈前区的内侧界为颈前正中线,上界为下颌骨下缘,外侧界为胸锁乳突肌前缘。双侧颈前区以舌骨为界分成舌骨上区和舌骨下区。舌骨上区含颏下三角和左、右下颌下三角;舌骨下区含左、右颈动脉三角和肌三角。颈外侧区位于胸锁乳突肌后缘、斜方肌前缘和锁骨上缘之间。肩胛舌骨肌将颈外侧区分为枕三角与锁骨上三角(大窝)。胸锁乳突肌区即为该肌所覆盖的区域(图 19-1)。

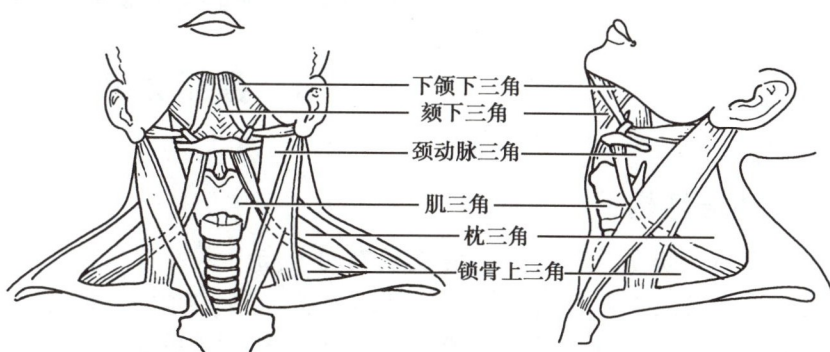

下颌下三角
颏下三角
颈动脉三角
肌三角
枕三角
锁骨上三角

图 19-1　颈部分区

二、表面解剖

1. 舌骨（hyoid bone） 位于颏隆突的下后方,平对第 3、4 颈椎之间的椎间盘。循舌骨体向两侧扪及舌骨大角,是寻找舌动脉的体表标志。

2. 甲状软骨（thyroid cartilage） 位于舌骨与环状软骨之间。甲状软骨上缘约与第 4 颈椎齐平,颈总动脉在此处分为颈内、外动脉。成年男子甲状软骨左、右板融合处的上端向前突出,形成喉结。

3. 环状软骨（cricoid cartilage） 位于甲状软骨下方,环状软骨弓两侧平对第 6 颈椎横突,是喉与气管、咽与食管的分界,也可作为计数气管环的标志。

4. 颈动脉结节（carotid tubercle） 即第 6 颈椎横突前结节,平环状软骨弓。颈总动脉沿其前方上行,故压迫此处,可暂时阻断颈总动脉血流。

5. 胸锁乳突肌（sternocleidomastoid） 后缘中点有颈丛皮支穿出,为颈部皮肤浸润麻醉的阻滞区域。胸锁乳突肌的胸骨头、锁骨头与锁骨的胸骨端上缘之间为锁骨上小窝(图 19-2)。

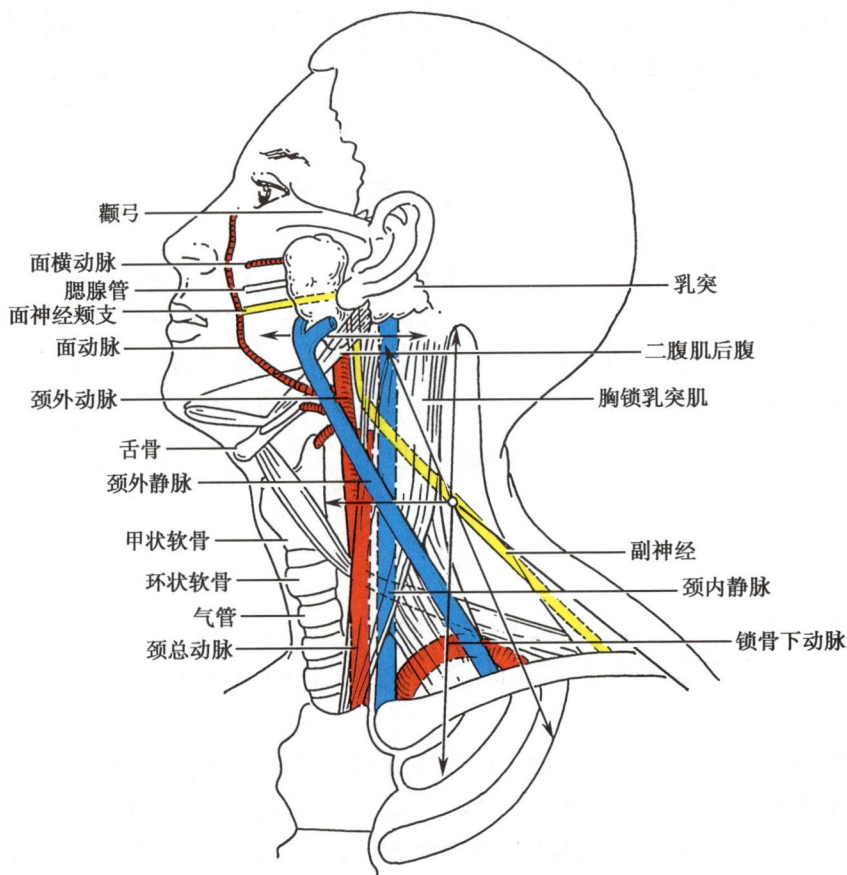

图 19-2　颈部有关器官表面解剖

第二节　颈部层次结构

一、浅层结构

颈部皮肤薄,移动性大,皮纹呈横向分布。手术宜采用横向切口,以利于皮肤愈合和术后美观。颈浅筋膜为含有脂肪的疏松结缔组织。在颈前外侧部浅筋膜内,有菲薄的皮肌,称为**颈阔肌**（platysma）。该肌深面的浅筋膜内有颈前静脉、颈外静脉、颈外侧浅淋巴结、颈丛的皮支以及面神经的颈支等。

（一）浅静脉

1. **颈前静脉**（anterior jugular vein） 起自颏下部，沿颈前正中线两侧的下颌舌骨肌浅面下行，穿入胸骨上间隙，至锁骨上方处转向外侧，汇入颈外静脉末端或锁骨下静脉，少数汇入头臂静脉。

2. **颈外静脉**（external jugular vein） 由下颌后静脉后支与耳后静脉和枕静脉等汇入而成，沿胸锁乳突肌浅面斜行向下，于锁骨中点上方2~5cm处穿颈深筋膜，汇入锁骨下静脉或静脉角。该静脉末端虽有一对瓣膜，但不能阻止血液反流。当上腔静脉血回心受阻时，可致颈外静脉扩张。由于颈外静脉与颈深筋膜结合紧密，当静脉壁受伤破裂时，管腔不易闭合，可致气体栓塞。

（二）神经

1. **颈丛皮支** 颈丛皮支有枕小神经、耳大神经、颈横神经和锁骨上神经，由胸锁乳突肌后缘中点浅出时，位置表浅且相对集中，常为颈部手术阻滞麻醉的穿刺点。

2. **面神经颈支** 自腮腺下缘浅出后行向前下，走行于颈阔肌深面，支配该肌（图19-3）。

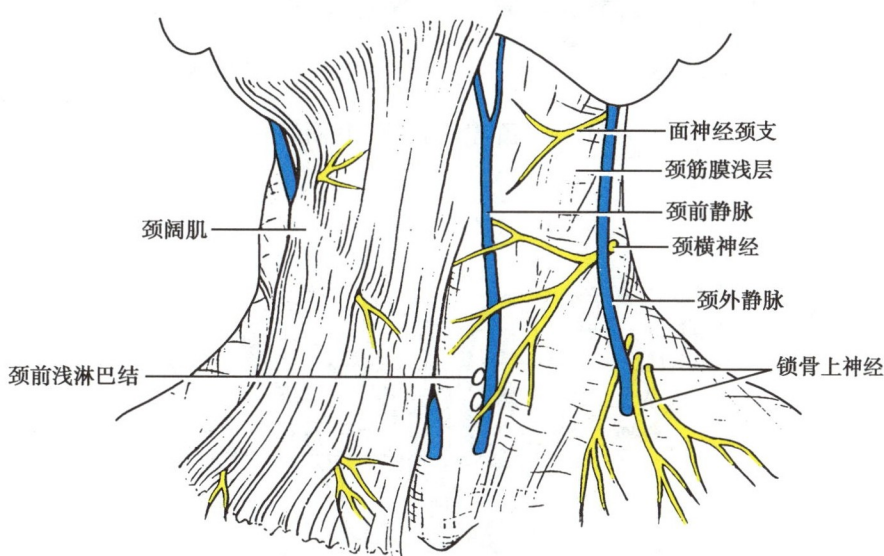

图 19-3 颈部浅层结构

二、颈筋膜与筋膜间隙

颈筋膜（cervical fascia）是位于浅筋膜深面的深筋膜，包绕颈、项部的肌和器官。颈筋膜可分为浅、中、深三层及成对的颈动脉鞘，各层之间的疏松结缔组织构成筋膜间隙（图19-4、图19-5）。

（一）颈筋膜

1. **浅层** 即**封套筋膜**（investing fascia），向上附于头颈交界线，向下附于颈、胸和上肢交界线，向前在颈前正中线处左、右相延续，向两侧包绕斜方肌和胸锁乳突肌并形成两肌的鞘，向后附于项韧带和第7颈椎棘突，形成完整的封套结构。在舌骨上部，此筋膜分为深、浅两层，包裹二腹肌前腹和下颌下腺，在面后部，包裹腮腺，并向下分别附着于颈静脉切迹的前、后缘。

2. **中层** 又称**气管前筋膜**或**内脏筋膜**。此筋膜位于舌骨下肌群深面，包裹着咽、食管颈部、喉、气管颈部、甲状腺和甲状旁腺等器官，并形成甲状腺鞘。在甲状腺与气管、食管上端邻接处，腺鞘后层增厚形成甲状腺悬韧带。前下部覆盖于气管者称为气管前筋膜。

3. **深层** 又称**椎前筋膜**，位于颈深肌群浅面，向上附着于颅底，向下续于前纵韧带及胸内筋膜，两侧覆盖臂丛、颈交感干、膈神经、锁骨下动脉及锁骨下静脉。此筋膜向下外方，由斜角肌间隙开始包裹锁骨下动、静脉及臂丛，并向腋窝走行，形成腋鞘。

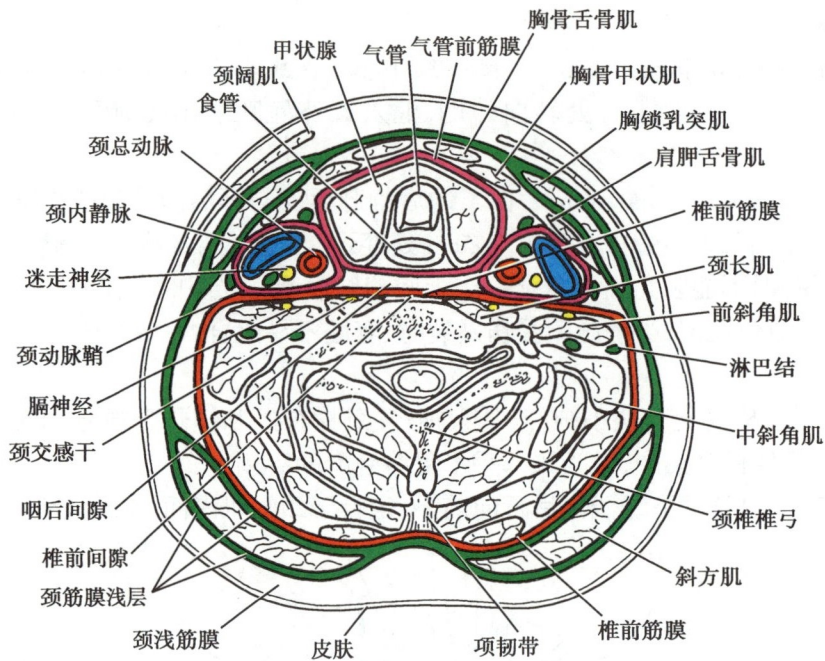

图 19-4　颈筋膜与间隙（横断面）

图中标注（从上方顺时针）：胸骨舌骨肌、气管前筋膜、胸骨甲状肌、胸锁乳突肌、肩胛舌骨肌、椎前筋膜、颈长肌、前斜角肌、淋巴结、中斜角肌、颈椎椎弓、斜方肌、椎前筋膜、项韧带、皮肤、颈浅筋膜、颈筋膜浅层、椎前间隙、咽后间隙、颈交感干、膈神经、颈动脉鞘、迷走神经、颈内静脉、颈总动脉、食管、颈阔肌、甲状腺、气管

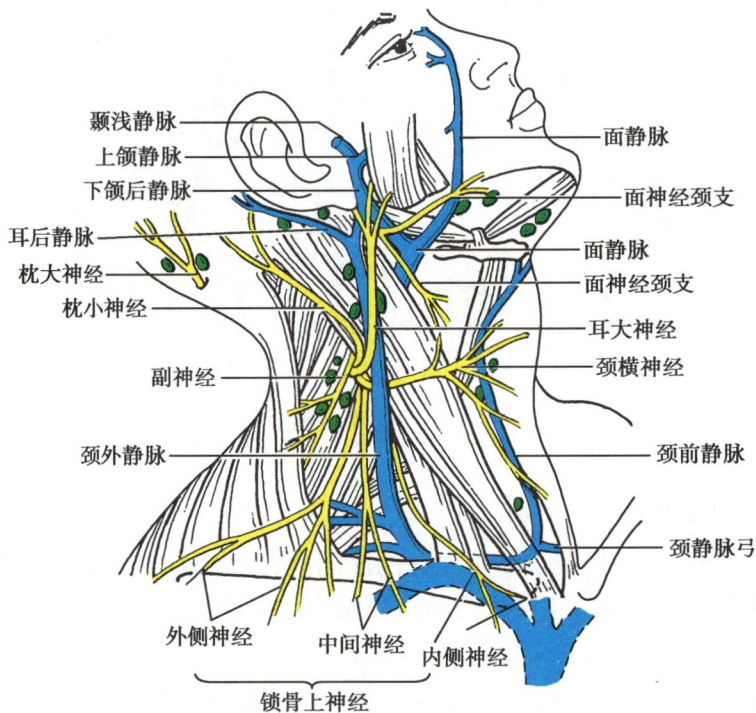

图 19-5　颈部浅层结构（水平面）

图中标注（左侧）：颞浅静脉、上颌静脉、下颌后静脉、耳后静脉、枕大神经、枕小神经、副神经、颈外静脉、外侧神经、中间神经、内侧神经、锁骨上神经
图中标注（右侧）：面静脉、面神经颈支、面静脉、面神经颈支、耳大神经、颈横神经、颈前静脉、颈静脉弓

4. 颈动脉鞘（carotid sheath）　是颈筋膜向两侧扩展,包绕颈总动脉、颈内动脉、颈内静脉和迷走神经等形成的筋膜鞘。

（二）颈筋膜间隙

1. 胸骨上间隙　封套筋膜在距胸骨柄上缘约 3~4cm 处分为深浅两层,向下分别附于胸骨柄前、后缘,两层之间为胸骨上间隙。内有颈静脉弓、颈前静脉下段、胸锁乳突肌胸骨头、淋巴结及脂肪组织等。

2. 气管前间隙　位于气管前筋膜与气管颈部之间。内有甲状腺最下动脉、甲状腺下静脉和甲状腺奇静脉丛等。小儿还有胸腺上部、左头臂静脉和主动脉弓等。

3. **咽后间隙** 位于椎前筋膜与颊咽筋膜之间,其延伸至咽外侧壁的部分为咽旁间隙。

4. **椎前间隙** 位于脊柱、颈深肌群与椎前筋膜之间。颈椎结核脓肿多积于此间隙,并经腋鞘扩散至腋窝。当脓肿破溃后,可经咽后间隙向下至后纵隔(图 19-5)。

第三节　颈　前　区

颈前区以舌骨分界,分为舌骨上区和舌骨下区。

一、舌骨上区

舌骨上区包括中央的颏下三角和两侧的下颌下三角。

(一)颏下三角

颏下三角是由左、右二腹肌前腹与舌骨体围成的三角区。其浅面为皮肤浅筋膜及封套筋膜,深面由两侧下颌舌骨肌及其筋膜构成。此三角内有 1~3 个颏下淋巴结。

(二)下颌下三角

下颌下三角由二腹肌前、后腹和下颌骨体下缘围成,又称二腹肌三角。浅面有皮肤、浅筋膜、颈阔肌和封套筋膜,深面有下颌舌骨肌、舌骨舌肌及咽中缩肌。下颌下三角的内容有下颌下腺、面动脉、舌动脉、舌下神经、舌神经和下颌下淋巴结等。

二、舌骨下区

舌骨下区是指两侧胸锁乳突肌前缘之间、舌骨以下的区域,包括左、右颈动脉三角和肌三角。

(一)颈动脉三角

1. **境界** 颈动脉三角(carotid triangle)由胸锁乳突肌上份前缘、肩胛舌骨肌上腹和二腹肌后腹围成。其浅面有皮肤、浅筋膜、颈阔肌及封套筋膜,深面有椎前筋膜,内侧是咽侧壁及其筋膜。

2. **内容** 有颈内静脉及其属支、颈总动脉及其分支、舌下神经及其降支、迷走神经及其分支、副神经以及部分颈深淋巴结等(图 19-6)。

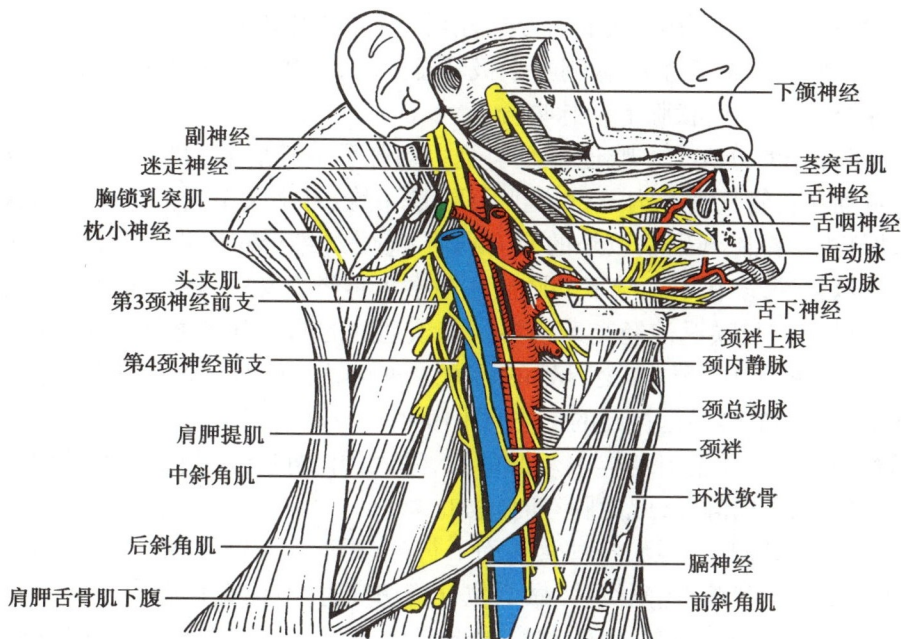

图 19-6　颈动脉三角及内容

（二）肌三角

1. 境界 肌三角位于颈前正中线、胸锁乳突肌前缘和肩胛舌骨肌上腹之间。其浅面的结构由浅入深依次有皮肤、浅筋膜、颈阔肌、颈前静脉、皮神经和封套筋膜,深面为椎前筋膜。

2. 内容 肌三角内含有位于浅层的胸骨舌骨肌和肩胛舌骨肌上腹,位于深层的胸骨甲状肌和甲状舌骨肌,以及位于气管前筋膜深部的甲状腺、甲状旁腺、咽、喉、气管和食管的颈部等器官（图 19-7）。

（1）**甲状腺**（thyroid gland）

1）**形态与被膜**:呈 H 形,分为左、右两侧叶及中间的甲状腺峡部。约半数以上的人有从甲状腺向上伸出的锥状叶,其长短不一。甲状腺被气管前筋膜包裹,该筋膜形成甲状腺假被膜,即甲状腺鞘。甲状腺的外膜称真被膜,即纤维囊,二者之间形成的间隙为囊鞘间隙,内有疏松结缔组织、血管、神经及甲状旁腺。假被膜内侧增厚形成的甲状腺悬韧带使甲状腺两侧叶内侧和峡部后面连于甲状软骨、环状软骨以及气管软骨环,将甲状腺固定于喉及气管壁上。吞咽时,甲状腺可随喉的活动而上下移动。

2）**位置与毗邻**:甲状腺的两侧叶位于喉下部和气管颈部的前外侧,上端达甲状软骨中部,下端至第 6 气管软骨。甲状腺峡位于第 2~4 气管软骨前方。

甲状腺的前面由浅至深有皮肤、浅筋膜、封套筋膜、舌骨下肌群及气管前筋膜;左右两侧叶的后内侧邻近喉与气管、咽与食管以及喉返神经;侧叶的后外侧部与颈动脉鞘及颈交感干相邻。甲状腺肿大时,如向后内侧压迫喉与气管,可出现呼吸、吞咽困难及声音嘶哑;如向后外方压迫颈交感干时,可出现霍纳综合征,即患侧面部潮红、无汗、瞳孔缩小、睑裂变窄、上睑下垂及眼球内陷等。

3）**甲状腺的动脉和喉的神经**:**甲状腺上动脉**起自颈外动脉起始部前壁,与喉上神经外支伴行向前下方,至甲状腺上端附近分为前、后两支。前支沿甲状腺侧叶前缘下行,分布于侧叶前面;后支沿侧叶后缘下行。

喉上神经是迷走神经的分支,沿咽侧壁下行,于舌骨大角处分为内、外两支。内支与同名动脉伴行穿甲状舌骨膜入喉,分布于声门裂以上的喉黏膜及会厌和舌根等处;外支伴甲状腺上动脉行向前下方,发出肌支支配环甲肌及咽下缩肌。

甲状腺下动脉是锁骨下动脉甲状颈干的分支,沿前斜角肌内侧缘上升,至第 6 颈椎平面,在颈动脉鞘与椎血管之间弯向内侧,近甲状腺侧叶下极转至后面,发出上、下两支,分布于甲状腺、甲状旁腺、气管和食管等处,腺支与甲状腺上动脉吻合。

喉返神经是迷走神经的分支。左喉返神经勾绕主动脉弓至其后方,右喉返神经勾绕右锁骨下动脉至其后方,两者均在食管气管旁沟上行,至咽下缩肌下缘、环甲关节后方进入喉内,称为喉下神经。喉返神经运动纤维支配除环甲肌以外的所有喉肌,感觉纤维分布于声门裂以下的喉黏膜。左喉返神经行程较长,位置深,多在甲状腺下动脉后方与喉返神经交叉;右喉返神经行程较短,位置较浅,多在甲状腺下动脉前方与喉返神经交叉或穿行于该动脉的两个分支之间。甲状腺下动脉与喉返神经的相交部位约在侧叶中、下 1/3 交界处的后方。两侧喉返神经入喉前通常经过环甲关节后方,故甲状软骨下角可作为显露喉返神经的标志（图 19-8）。

4）**甲状腺的静脉**:甲状腺上静脉与同名动脉伴行,注入颈内静脉。甲状腺中静脉起自甲状腺侧缘中部,短而粗,直接注入颈内静脉,此静脉有时缺如。

甲状腺下静脉起自甲状腺的下缘,经气管前面下行,主要汇入头臂静脉。两侧甲状腺下静脉在气管颈部前方常吻合形成甲状腺奇静脉丛。做低位气管切开时,应注意止血。

（2）**甲状旁腺**（parathyroid gland）:为两对扁圆形小体,直径为 0.6~0.8cm,呈棕黄色或淡红色,上、下各一对,位于甲状腺侧叶的后面,真假被膜之间。上甲状旁腺多位于甲状腺侧叶上、中份交界

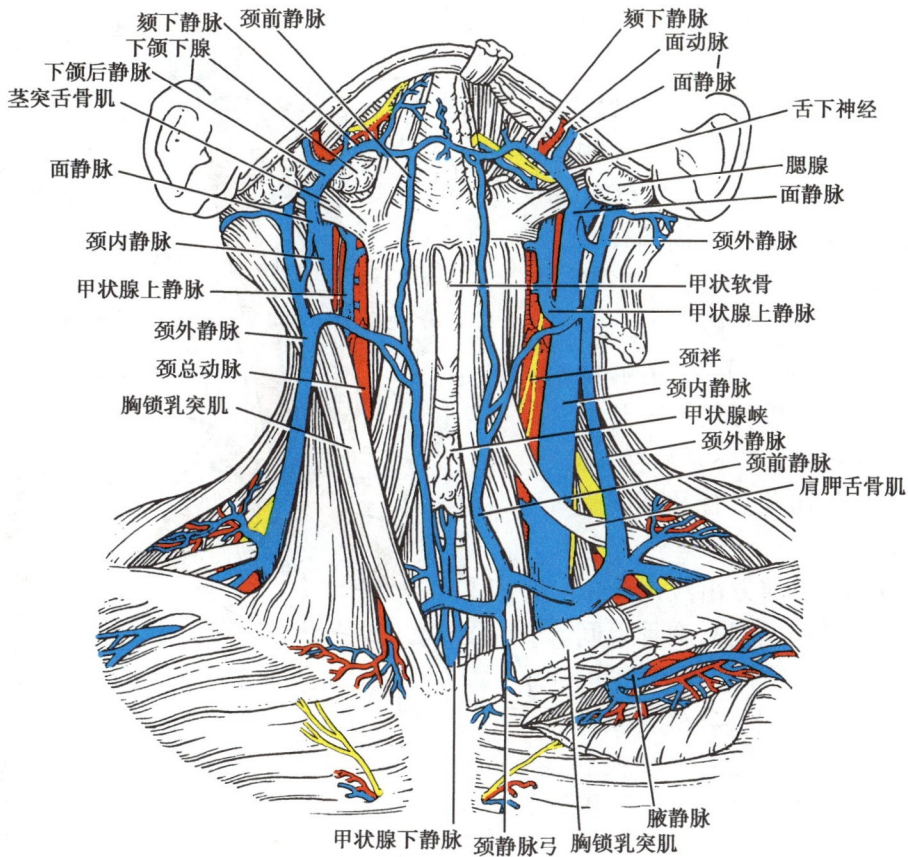

A. 浅层

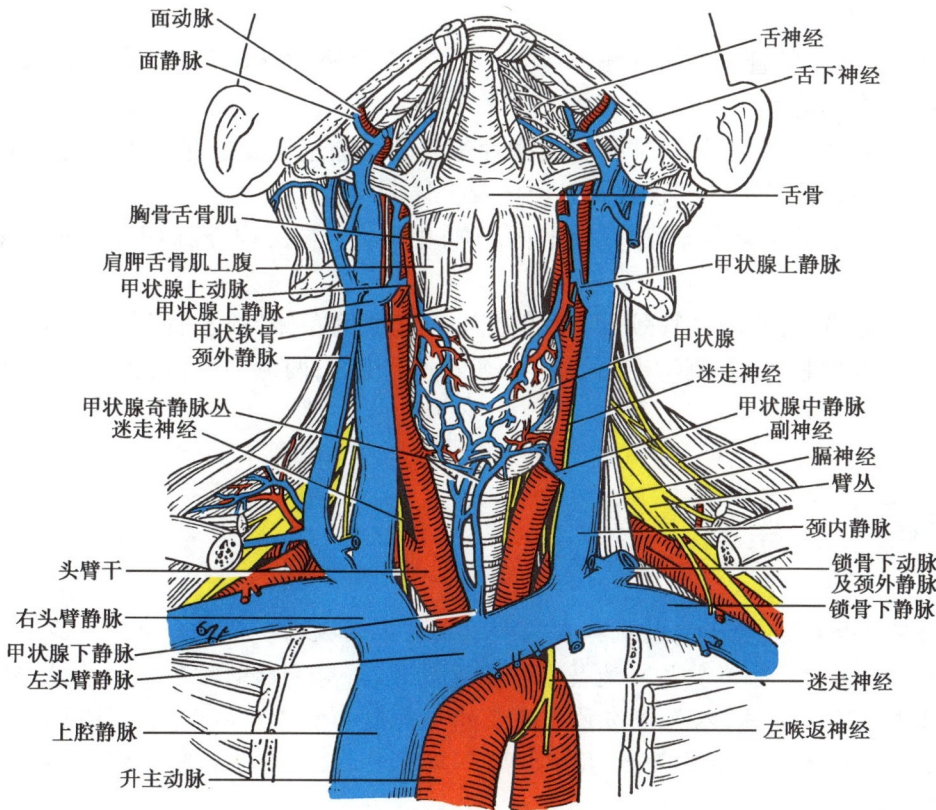

B. 深层

图 19-7 颈前区结构

处的后方；下甲状旁腺多位于侧叶下 1/3 的后方。

（3）**气管颈部**：上平第 6 颈椎下缘，下平胸骨颈静脉切迹处移行为气管胸部。成人长约 6.5cm，由 6~8 个气管软骨及其间的软组织构成。气管周围有疏松结缔组织包绕，故活动性较大。当仰头或低头时，气管可上、下移动 1.5cm。头转向一侧时，气管亦随之转向同侧，食管却移向对侧，故常规施行气管切开术时，头应严格保持正中位并尽量后仰，使气管接近体表，以免伤及食管及其周围的血管和神经。

气管颈部的毗邻：前方由浅入深依次为皮肤、浅筋膜、封套筋膜、胸骨上间隙及其内的静脉弓、舌骨下肌群、气管前筋膜和气管前间隙。平第 2~4 气管软骨前方有甲状腺峡，峡的下方有甲状腺下静脉、甲状腺奇静脉丛及可能存在的甲状腺最下动脉。

气管颈部上端两侧为甲状腺侧叶，后方为食管，在二者之间的气管食管旁沟内有喉返神经上行。气管颈部后外侧有颈交感干和颈动脉鞘等。此外，幼儿的胸腺、左头臂静脉和主动脉弓等，常会高出胸骨颈静脉切迹达气管顶部前面。故对幼儿进行气管切开术时，应注意不宜低于第 5 气管软骨以免伤及上述诸结构。

（4）**食管颈部**：上端平环状软骨下缘平面与咽相接，下端在颈静脉切迹平面处移行为食管胸部。

食管颈部的毗邻：前方为气管颈部，食管颈部位置稍偏左侧，故食管颈部手术入路以左侧为宜；后方有颈长肌和脊柱；后外侧隔椎前筋膜与颈交感干相邻；两侧为甲状腺侧叶、颈动脉鞘及其内容物。

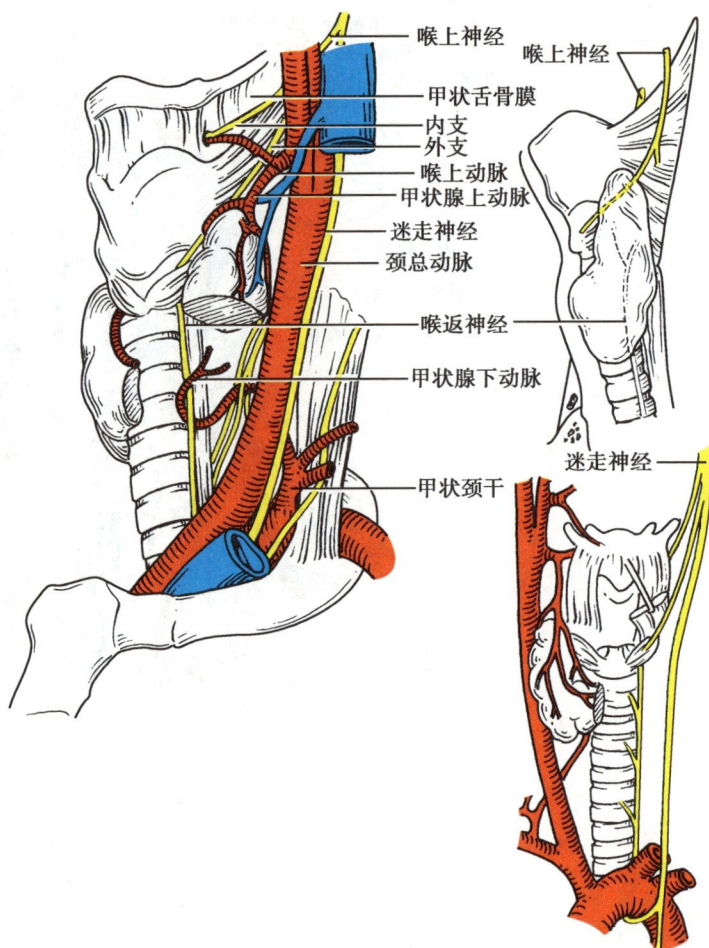

图 19-8　甲状腺的动脉及喉的神经

喉上神经
甲状舌骨膜
内支
外支
喉上动脉
甲状腺上动脉
迷走神经
颈总动脉
喉返神经
甲状腺下动脉
甲状颈干
喉上神经
迷走神经

知识拓展

甲状腺位置与毗邻的临床意义

做甲状腺次全切除时，切口的选择在胸骨柄切迹上两横指。手术分离甲状腺时，应在甲状腺两层被膜之间进行。手术要尽可能暴露甲状腺动脉、静脉和喉的神经。手术时，应紧贴甲状腺上极结扎甲状腺上动脉，以免损伤喉上神经外支而影响发音。由于喉返神经与甲状腺下动脉在侧叶下极附近毗连关系复杂，结扎甲状腺下动脉时，应远离甲状腺下端，以免损伤喉返神经而致声音嘶哑。

第四节　胸锁乳突肌区及颈根部

一、胸锁乳突肌区

（一）境界

胸锁乳突肌区是指该肌在颈部所占据和覆盖的区域。

（二）内容及其毗邻

1. **颈袢**（cervical ansa）　由第 1~3 颈神经前支的分支构成。来自第 1 颈神经前支的部分纤维先随舌下神经走行，至颈动脉三角内离开此神经，称为舌下神经降支，又名颈袢上根，沿颈内动脉和颈总动脉浅面下行。来自颈丛第 2、3 颈神经前支的部分纤维组成颈袢下根，沿颈内静脉浅面（或深面）下行，上、下两根在颈动脉鞘表面合成颈袢。颈袢位于肩胛舌骨肌中间腱的上缘附近。颈袢发出分支支配肩胛舌骨肌、胸骨舌骨肌和胸骨甲状肌。甲状腺手术时，应平环状软骨切断舌骨下诸肌，以避免损伤颈袢的肌支（图 19-9）。

2. **颈动脉鞘**（carotid sheath）　颈动脉鞘上起自颅底，下续纵隔。鞘内全长有颈内静脉和迷走神经，鞘内上部有颈内动脉，下部为颈总动脉。在颈动脉鞘下部，颈内静脉位于前外侧，颈总动脉位于后内侧，在二者之间的后外方有迷走神经。鞘的上部，颈内动脉居前内侧，颈内静脉在其后外方，迷走神经行于二者之间的后内方。

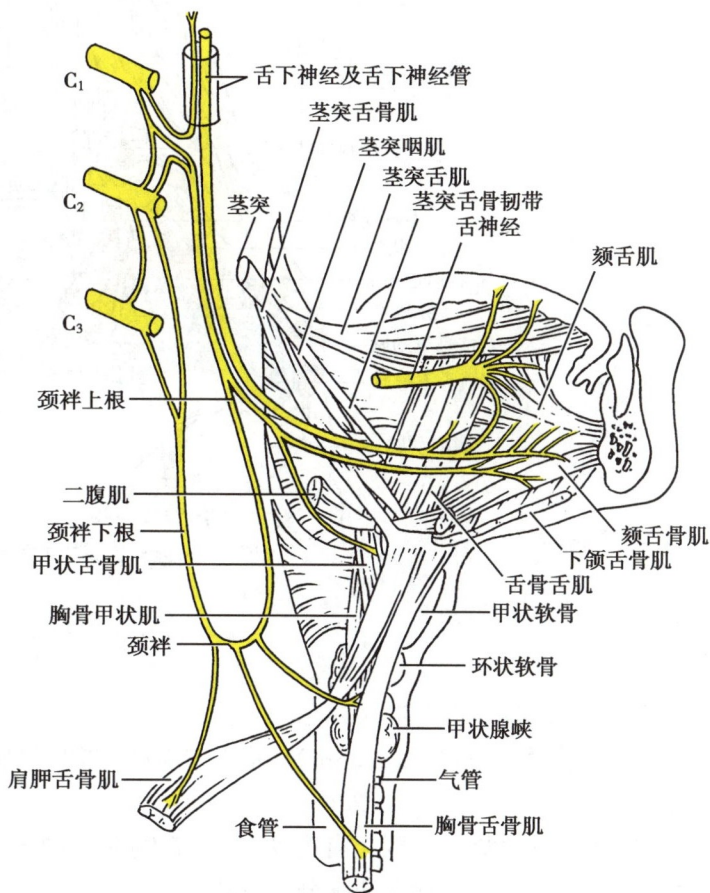

图 19-9　颈袢及支配的肌

3. **颈交感干**　由颈上、中、下交感神经节及其节间支组成，位于脊柱两侧，被椎前筋膜所覆盖。颈上神经节最大，呈梭形，位于第 2~3 颈椎横突前方。颈中神经节最小或不明显，位于第 6 颈椎横突的前方。颈下神经节位于第 7 颈椎平面，在椎动脉起始部后方，多与第 1 胸神经节融合为颈胸神经节，以上 3 对神经节各发出心支入胸腔，参与心丛组成。

二、颈根部

（一）境界

颈根部是指颈部、胸部及腋区之间的接续区域，由进出胸廓上口的诸结构占据。颈根部前界为胸骨柄，后界为第 1 胸椎体，两侧为第 1 肋。颈根部的中心标志是前斜角肌。此肌前内侧主要是往来于颈、胸之间的纵行结构，如颈总动脉、颈内静脉、迷走神经、膈神经、颈交感干、胸导管和胸膜顶等；前、后方及外侧主要是往来于胸、颈与上肢间的横行结构，如锁骨下动脉、静脉和臂丛等（图 19-10）。

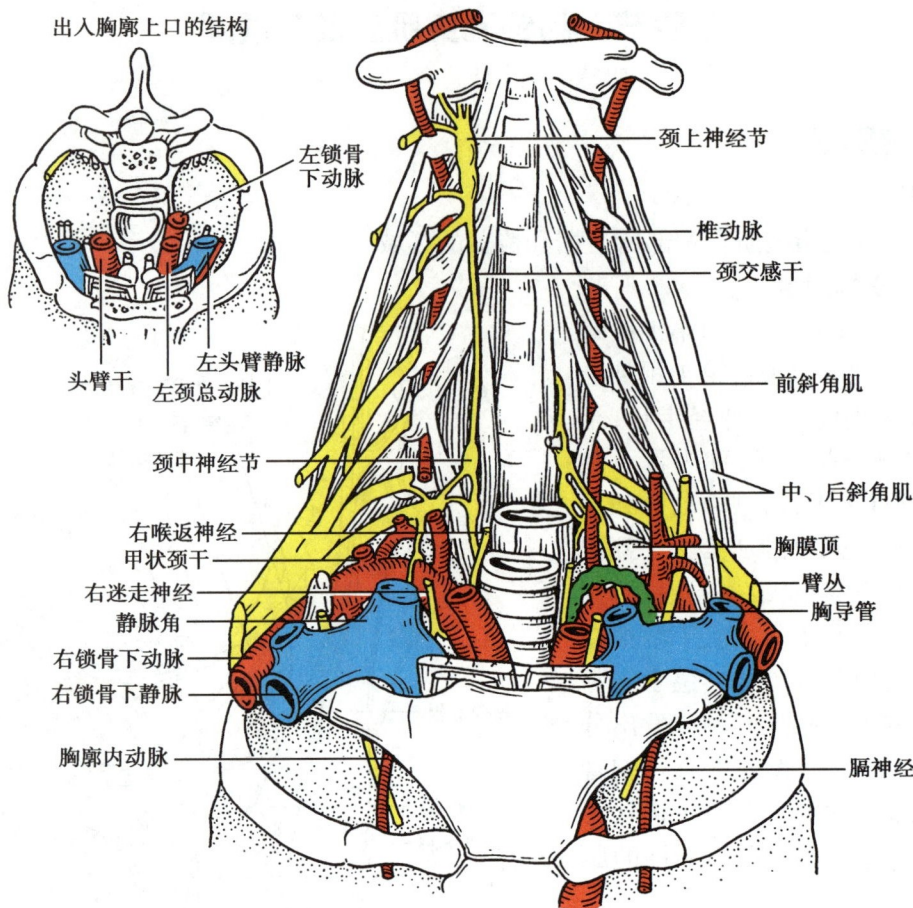

出入胸廓上口的结构

左锁骨下动脉

头臂干　左头臂静脉
　　左颈总动脉

颈上神经节

椎动脉

颈交感干

前斜角肌

颈中神经节

中、后斜角肌

右喉返神经
甲状颈干

胸膜顶

右迷走神经

臂丛
胸导管

静脉角

右锁骨下动脉

右锁骨下静脉

胸廓内动脉

膈神经

图 19-10　颈根部

(二) 内容及其毗邻

1. **胸膜顶**（cupula of pleura）　是覆盖肺尖部的壁胸膜,突入颈根部,高出锁骨内侧 1/3 上缘 2~3cm。

2. **锁骨下动脉**　左侧起自主动脉弓,右侧在胸锁关节后方起自头臂干,于第 1 肋外侧缘续于腋动脉。前斜角肌将锁骨下动脉分为三段。

（1）第 1 段:位于前斜角肌内侧,胸膜顶前方,左、右侧前方都有迷走神经跨过,左侧还有胸导管或膈神经跨过。该段动脉的分支有椎动脉、胸廓内动脉和甲状颈干。

（2）第 2 段:位于前斜角肌后方,上方紧邻臂丛各干,下方跨胸膜顶。

（3）第 3 段:位于前斜角肌外侧,第 1 肋上面,其前下方邻锁骨下静脉,外上方为臂丛。

3. **胸导管与右淋巴导管**　胸导管沿食管左侧出胸腔上口至颈部,平第 7 颈椎高度,形成胸导管弓,注入左静脉角。右淋巴导管长 1.0~1.5cm,居右颈根部,接受右颈干、右锁骨下干和右支气管纵隔干,注入右静脉角。

4. **锁骨下静脉**　自第 1 肋外侧缘续于腋静脉。沿第 1 肋上面,经锁骨与前斜角肌之间,向内侧与颈内静脉汇合成头臂静脉。由于锁骨下静脉壁与第 1 肋、锁骨下肌、前斜角肌的筋膜相愈着,破裂后难以自动闭合,故伤后易致气栓。临床上广泛应用锁骨下静脉插管技术进行长期输液、心导管插管及中心静脉压测定等。

5. **迷走神经**（vagus nerve）　右迷走神经下行于右颈总动脉和右颈内静脉之间,经右锁骨下动脉第 1 段前面时发出右喉返神经,勾绕右锁骨下动脉的下面和后方返回颈部。左迷走神经在左颈总动脉和左颈内静脉之间下行入胸腔。

6. 膈神经（phrenic nerve） 位于前斜角肌前面,椎前筋膜深面,由第 3~5 颈神经前支组成,向内下方斜降下行,该神经在颈根部经胸膜顶的前内侧,迷走神经的外侧,穿锁骨下动、静脉之间进入胸腔。

7. 椎动脉三角 内侧界为颈长肌,外侧界为前斜角肌,下界为锁骨下动脉第 1 段,尖为第 6 颈椎横突前结节。三角内的主要结构有胸膜顶、椎动脉、椎静脉、甲状颈干等(图 19-11)。

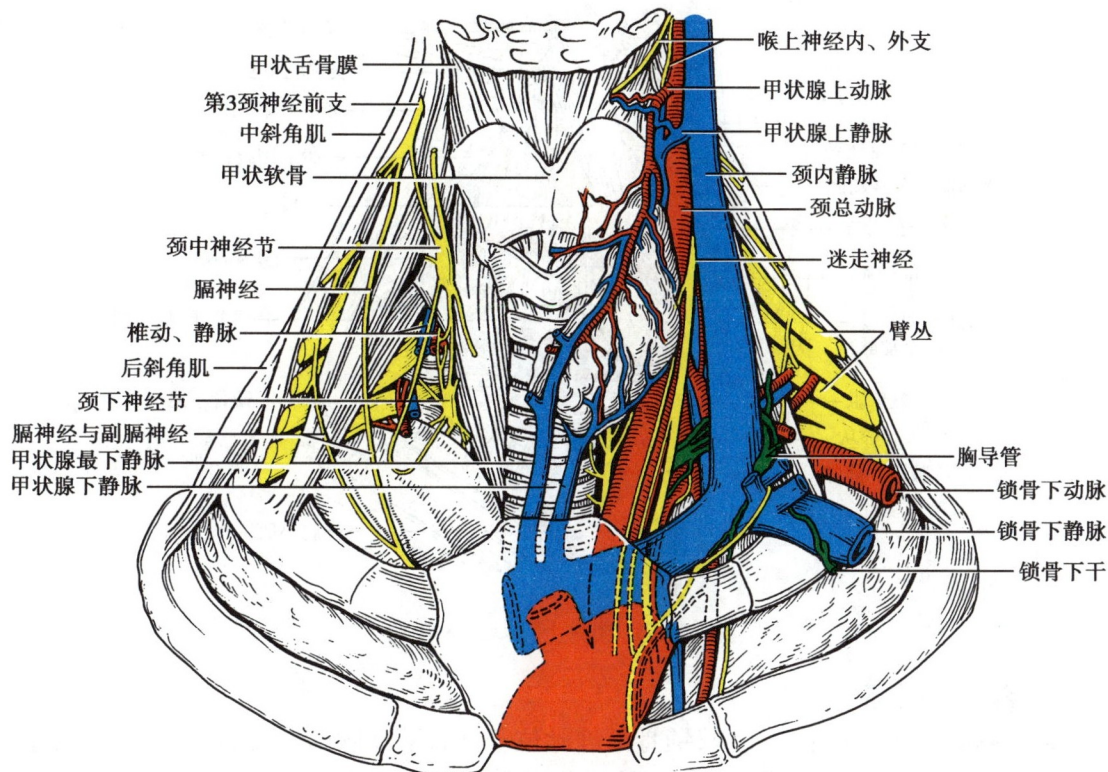

图 19-11　椎动脉三角及其内容

第五节　颈外侧区

颈外侧区是由胸锁乳突肌后缘、斜方肌前缘和锁骨中 1/3 上缘围成的三角区;该区被肩胛舌骨肌下腹分为上方较大的枕三角和下方的锁骨上三角。

一、枕三角

(一)境界

枕三角位于胸锁乳突肌后缘、斜方肌前缘与肩胛舌骨肌下腹下缘之间。三角的浅面依次为皮肤、浅筋膜和封套筋膜;深面为椎前筋膜及其覆盖的前斜角肌、中斜角肌、后斜角肌、头夹肌和肩胛提肌。

(二)内容及其毗邻

1. 副神经 自颈静脉孔出颅后,沿颈内静脉前外侧下行,经二腹肌后腹深面,在胸锁乳突肌上部的前缘穿入并发支支配该肌。其本干在胸锁乳突肌后缘上、中 1/3 交界处进入枕三角,并支配该肌,有枕小神经勾绕,是确定副神经的标志。

2. 颈丛和臂丛的分支 颈丛皮支在胸锁乳突肌后缘中点处浅出封套筋膜(图 19-5),分布于头、颈、胸前上部及肩上部的皮肤。臂丛分支有支配菱形肌的肩胛背神经,支配冈上、下肌的肩胛上神经,以及支配前锯肌的胸长神经。

二、锁骨上三角

（一）境界

锁骨上三角位于锁骨上方,在体表呈明显凹陷,故又名**锁骨上大窝**,由胸锁乳突肌后缘、肩胛舌骨肌下腹和锁骨上缘中 1/3 围成(图 19-12)。其浅面依次为皮肤、浅筋膜及封套筋膜;深面为斜角肌下份及椎前筋膜。

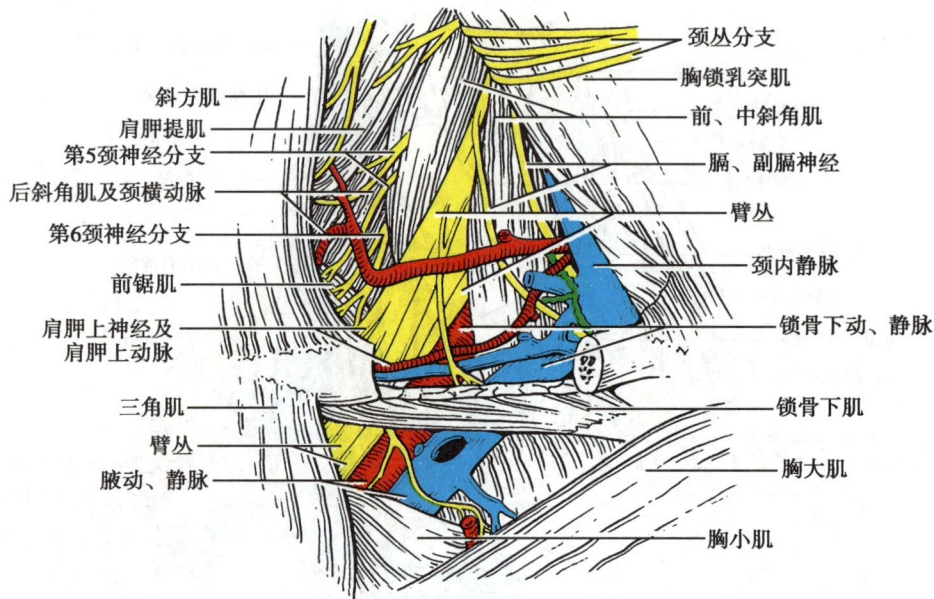

图 19-12　锁骨上三角及内容物

（二）内容及其毗邻

1.**锁骨下静脉**　在锁骨上三角内,锁骨下静脉位于锁骨下动脉第 3 段的前下方,向内经膈神经和前斜角肌下端的前面,达胸膜顶前方,在前斜角肌内侧与颈内静脉汇合成头臂静脉,二者汇合处形成**静脉角**(jugular angle)。

2.**锁骨下动脉**　经斜角肌间隙进入此三角,走向腋窝。位于三角内的是该动脉第 3 段,其下方为第 1 肋,后上方有臂丛诸干,前下方为锁骨下静脉。

3.**臂丛**(brachial plexus)　由第 5~8 颈神经和第 1 胸神经前支的大部分纤维组成臂丛的 5 个根,经斜角肌间隙进入此三角。臂丛在锁骨下动脉后上方合成 3 个干,各干再分为前、后两股。根、干、股组成臂丛锁骨上部,在锁骨中点上方,为锁骨上臂丛神经阻滞麻醉处。臂丛与锁骨下动脉均由椎前筋膜形成的筋膜鞘包绕,续于腋鞘。

第六节　颈部淋巴引流

颈部淋巴结数目较多,除收纳头、颈部淋巴之外,还收集胸部及上肢的部分淋巴。

一、颈上部淋巴结

颈上部淋巴结沿头、颈交界处排列,位置表浅(图 19-13),分为下颌下淋巴结、颏下淋巴结、枕淋巴结、乳突淋巴结和腮腺淋巴结。

二、颈前区淋巴结

颈前区淋巴结又称颈前淋巴结,位于颈前正中部,舌骨下方,两侧胸锁乳突肌和颈动脉鞘之间,

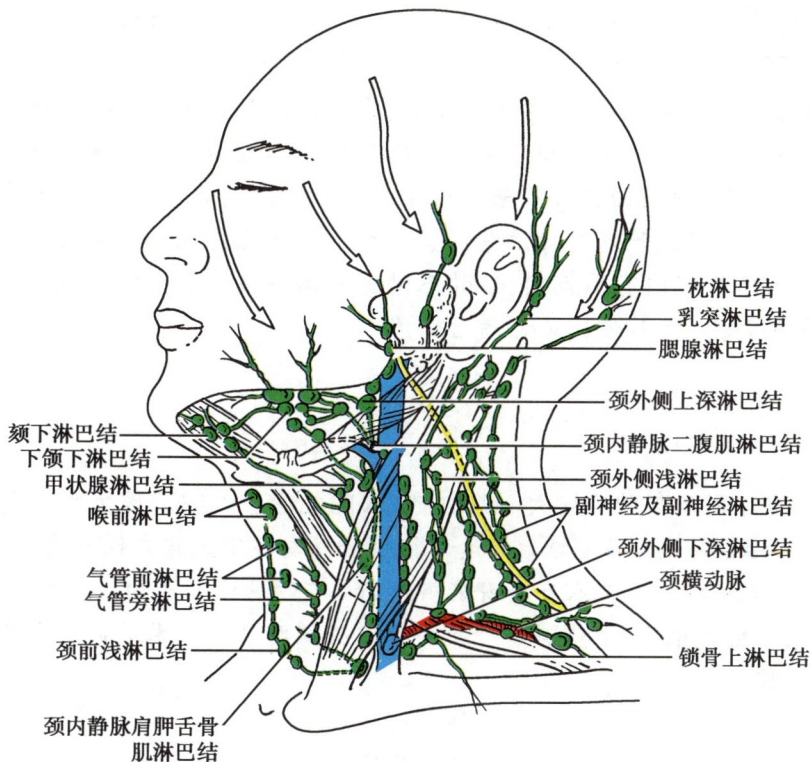

图 19-13 颈部淋巴结

分为颈前浅淋巴结及颈前深淋巴结。

三、颈外侧区淋巴结

颈外侧区淋巴结即颈外侧淋巴结,以颈筋膜浅层为界,分为浅、深两组。颈外侧浅淋巴结沿颈外静脉排列。颈外侧深淋巴结主要沿颈内静脉排列,上至颅底,下至颈根部,通常以肩胛舌骨肌和颈内静脉交叉点为界,分为颈外侧上深淋巴结和颈外侧下深淋巴结。

知识拓展

颈外侧下深淋巴结的临床联系

位于左颈根部左侧斜角肌处的颈外侧下深淋巴结称为菲尔绍(Virchow)淋巴结,食管下部癌或胃癌转移时,常累及该淋巴结,可在胸锁乳突肌后缘和锁骨上缘的交角处触到此肿大的淋巴结。位于颈内静脉与肩胛舌骨肌中间腱交角处的淋巴结称为颈内静脉肩胛舌骨肌淋巴结,收纳舌尖部的淋巴,舌尖部的癌首先转移至该淋巴结。

本章小结

颈部分为固有颈部和项区两部分,固有颈部可分为颈前区、颈外侧区和胸锁乳突肌区。颈部重要的体表标志有甲状软骨、环状软骨、颈动脉结节和胸骨上窝。颈部浅层结构包括皮肤、浅筋膜及其内的颈阔肌、颈前静脉、颈外静脉、颈丛皮支、面神经颈支以及颈部的浅淋巴结。颈筋膜分为浅、中、深三层,其中颈浅筋膜浅层包绕斜方肌和胸锁乳突肌,形成两肌的鞘,包绕下颌下腺和腮腺,形成两腺的筋膜鞘。颈筋膜中层也称为气管前筋膜,颈筋膜深层也称为椎前筋膜。颈前区的舌骨上区包括下颌下三角和颏下三角。下颌下三角内容有下颌下腺、面动脉、舌动脉、舌下神经、舌神经、下颌下淋巴结等结构。舌骨下区分为颈动脉三角和肌三角。颈动脉三角内有颈总动脉及其分支、颈内静脉及其属支、舌下神经及其降支、迷走神经及其分支、膈神经和颈深淋巴结等。肌三角内有舌骨下肌群、甲状腺、甲状旁腺、气管颈部和食管颈部等。甲状腺有真、假被膜。甲状腺前面由浅入深依次为皮肤、浅筋膜、颈筋膜浅层、舌骨下肌群和气管前筋膜。临床甲状腺大部切除术时要注意保护神经。胸锁乳突肌区内包括颈动脉鞘、颈袢、颈丛和颈交感干等。颈根部内有胸膜顶、锁骨下动脉及其分支、胸导管、右淋巴导管、锁骨下静脉、迷走神经、膈神经等。颈外侧区又称颈后三角。

案例分析

　　病人,男,21岁。因颈部肿块增大、影响呼吸入院就诊。入院后医生检查发现病人颈部右侧有一固定包块,可随吞咽上下移动。行颈部彩超检查发现甲状腺右侧叶内有一实质性包块,活检结果为甲状腺乳头状癌。病人在全身麻醉下行"双颈淋巴结清扫＋甲状腺右叶全切＋峡部切除"。术后病理检查报告:甲状腺右叶及峡部乳头状癌Ⅱ级。术后病人出现喉痛和声音嘶哑,数天后恢复正常。

思考题:

1. 甲状腺肿物随吞咽上下移动的解剖学基础是什么?
2. 甲状腺肿物可压迫哪些器官并引发哪些症状?
3. 若行外科手术治疗,应做何切口? 避免损伤哪些结构?

(杨　琳)

思考题

1. 简述颈部的境界及分区。
2. 简述颈动脉三角的构成和内容。
3. 简述肌三角的构成和内容。

ER 19-3

练习题

第二十章 ｜ 胸 部

ER 20-1　教学课件　　ER 20-2　思维导图

学习目标

1. 掌握：胸部的境界与分区；胸壁的层次结构；肺下界及胸膜下界的体表投影。

2. 熟悉：肋间隙的主要结构；乳房的位置、淋巴引流及其临床意义；肺根的概念及其各结构的位置排列关系。

3. 了解：纵隔的概念、境界、分部及各部的内容。

4. 利用所学知识理解胸膜腔穿刺部位的选择、穿刺所经过的层次结构；能够运用胸部局部解剖知识阐述乳腺癌的淋巴转移途径。

5. 通过临床案例分析理解人体结构的复杂性，以思辨的方式处理疾病诊疗过程中的临床问题。

第一节　概　述

胸部（thorax）位于颈部和腹部之间，由胸壁和胸腔脏器组成。胸壁是以胸廓为支架，外面覆以皮肤、筋膜和肌，内面衬贴胸内筋膜而成。胸壁和膈围成胸腔，胸腔内有心、肺和大血管等重要器官。

一、境界与分区

胸部上界以胸骨颈静脉切迹、锁骨上缘和肩峰至第 7 颈椎棘突的连线与颈部分界；下界相当于胸廓下口，胸廓下口被膈封闭。通常把胸壁分为胸前壁、胸外侧壁和胸后壁（背部）三部分。介于前正中线与腋前线之间者为胸前壁，腋前线与腋后线之间者为胸外侧壁，腋后线与后正中线之间者为胸后壁（图 20-1）。

二、表面解剖

（一）体表标志

1. **颈静脉切迹**　为胸骨柄上缘的切迹，平对第 2 胸椎下缘，女性的颈静脉切迹略低。

2. **胸骨角**　两侧平对第 2 肋软骨，向后平对第 4 胸椎体下缘。胸骨角平面与气管杈、主动脉弓和降主动脉分界处、食管第二狭窄位置大致相当。

3. **剑突**　形态多样，剑胸结合平第 9 胸椎水平。

4. **肋弓**　自剑突两侧斜向外下方，由第 8~10 肋软骨构成，为临床上进行肝、脾触诊的标志。

5. **胸骨下角**　两侧肋弓与剑胸结合共同围成胸骨下角，角内有剑突。剑突与肋弓的交角，称剑肋角，左剑肋角常作为心包穿刺的进针部位。

6. **锁骨和锁骨下窝**　从颈静脉切迹向外侧，可在皮下摸到锁骨全长。锁骨外侧 1/3 下方有一凹陷，称**锁骨下窝**，锁骨下窝深面有臂丛、腋动脉和静脉通过。

前面

侧面

后面

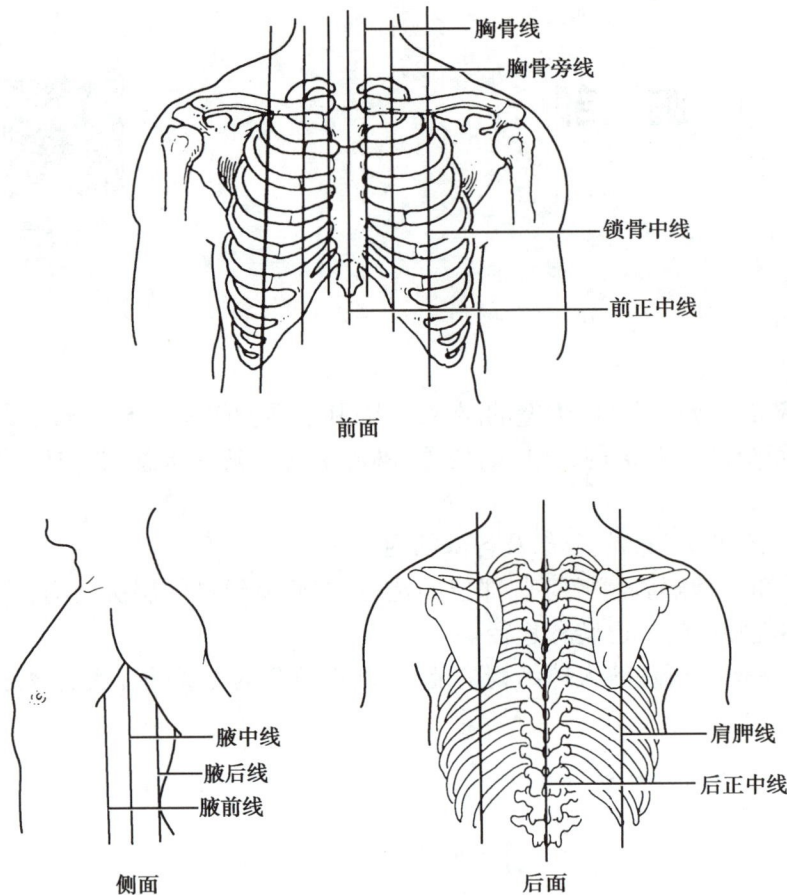

图 20-1　胸部标志线

7. 乳头　男性乳头位于锁骨中线与第 4 肋间隙相交处,女性乳头位置则变化较大。

(二) 体表投影

1. 心尖　在左锁骨中线与第 5 肋间隙相交点内侧 1~2cm 处,或第 5 肋间隙距前正中线 7~9cm 处。

2. 肺下界　在锁骨中线、腋中线、肩胛线和后正中线分别与第 6、8、10 肋和第 10 胸椎棘突相交处。

3. 胸膜下界　在锁骨中线、腋中线、肩胛线和后正中线分别与第 8、10、11 肋和第 12 胸椎棘突相交处。

第二节　胸　壁

胸壁由浅入深可分为皮肤、浅筋膜、深筋膜和肌层、胸廓和肋间肌、胸内筋膜以及壁胸膜共六层构成。

一、浅层结构

(一) 皮肤

胸前区和胸外侧区的皮肤较薄,胸骨前面和乳头区的皮肤最薄。除胸骨前面的皮肤外,其他部位的皮肤活动度较大。

(二) 浅筋膜

胸部的浅筋膜内含有浅血管、淋巴管、皮神经、乳腺和脂肪组织等结构(图 20-2)。

1. 浅血管

（1）**浅动脉**：胸壁浅层的动脉主要来源于胸廓内动脉的穿支、肋间前动脉前穿支和外侧穿支，以及胸肩峰动脉和胸外侧动脉的分支。

（2）**浅静脉**：胸壁浅静脉血的回流主要伴随胸廓内动脉和肋间后动脉的分支流入胸廓内静脉和肋间后静脉，此外，还有部分静脉血经胸腹壁静脉、胸外侧静脉回流至腋静脉。

2. 皮神经

胸外侧区的皮神经来自颈丛的锁骨上神经，主要分布于第 2 肋间隙以上的胸前区皮肤。胸前区来自肋间神经的分支，沿肋间隙呈节段性地分布于胸前外侧壁的皮肤：第 2 肋间神经分布于胸骨角水平；第 4 肋间神经分布于乳头水平；第 6 肋间神经分布于剑突水平；第 8 肋间神经分布于肋弓水平。肋间神经在胸腹壁呈节段性分布的特点有助于临床上测定麻醉平面和确定脊髓损伤的节段。

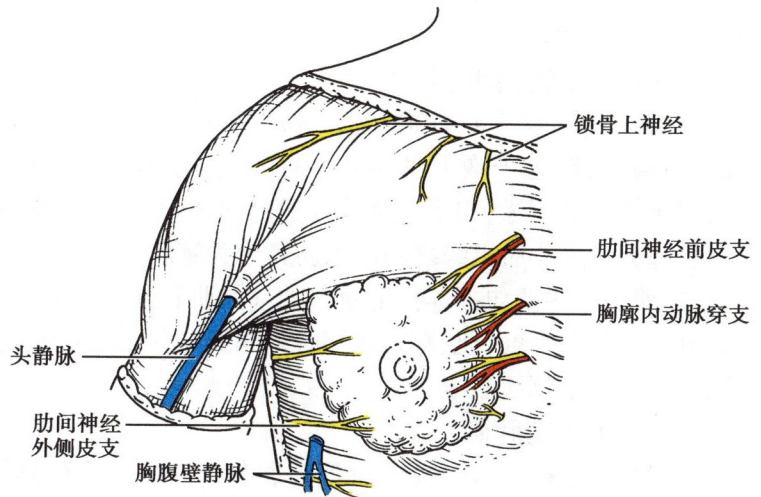

图 20-2　胸外侧区的浅血管和皮神经

3. 女性乳房

（1）**位置和形态**：女性乳房位于第 3~6 肋的前面，胸骨旁线和腋中线之间。乳房表面中央有乳头，乳头周围色泽较深的环形区域称乳晕。乳房由 15~20 个乳腺叶和脂肪组织构成。乳腺叶被纤维隔分开，纤维隔连于乳房皮肤与胸大肌筋膜之间，称**乳房悬韧带**（Cooper 韧带）。每一乳腺叶均有一输乳管，其末端以乳头为中心开口于乳头。故乳房脓肿切开引流时应做放射状切口，以减少输乳管的损伤。

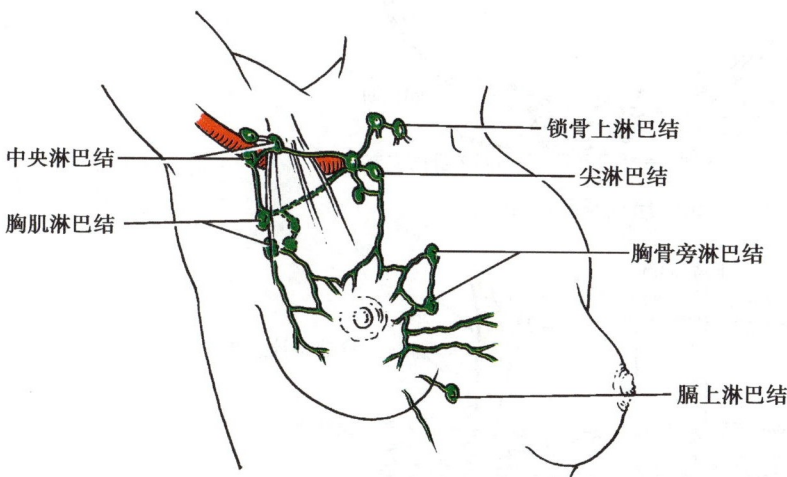

图 20-3　乳房的淋巴回流

（2）**血管**：乳房的动脉来自胸廓内动脉的第 3~6 穿支、肋间后动脉的第 3~7 外侧穿支、腋动脉的胸外侧动脉和胸肩峰动脉的分支。乳房的静脉血汇入胸廓内静脉、腋静脉并经肺循环入肺。

（3）**淋巴回流**（图 20-3）：乳房的淋巴主要回流至腋淋巴结和胸廓内淋巴结，其回流途径有 5 个。①乳房外侧部和上部的淋巴管注入胸肌淋巴结，其输出管注入腋窝中央淋巴结和尖淋巴结。这是乳腺癌早期转移的重要途径。②乳房内侧部淋巴管注入胸骨旁淋巴结，其输出管注入锁骨上淋巴结，或直接注入右淋巴导管，或直接注入胸导管。③乳房内下部淋巴管与腹前壁和隔的淋巴管相交通，并和肝的淋巴管吻合。④乳房深部淋巴管穿胸大肌注入胸肌淋巴结或直接至尖淋巴结。⑤乳房浅部淋巴管与皮肤淋巴管有广泛的吻合，且双侧乳房淋巴管有交通。

二、深层结构

（一）深筋膜和肌层

1. **深筋膜**　胸部的深筋膜依其位置可分为浅、深两层（图20-4）。浅层较薄弱，覆盖于胸大肌和前锯肌的表面；深层位于胸大肌的深面，起于锁骨的下缘，向下包绕锁骨下肌和胸小肌。通常将张于锁骨下肌、喙突和胸小肌上缘之间的深筋膜称为**锁胸筋膜**。

2. **肌层**　主要包括连接上肢与胸壁的肌和部分腹肌，排列为深、浅两层。浅层有胸大肌、腹直肌和腹外斜肌起始部；深层包括锁骨下肌、胸小肌和前锯肌。

（二）肋及肋间隙

1. **肋**　肋共12对，包括肋骨与肋软骨，弯曲而有弹性。上位肋有锁骨和肩胛骨保护，下位肋因活动度较大，均不易骨折。第5~8肋曲度较大，且相对固定，又缺乏保护，故在暴力作用下易发生骨折。

2. **肋间隙**　肋间隙的宽窄随体位、部位而有差异，上部肋间隙较宽，下部肋间隙较窄，前部较宽，后部较窄。肋间隙由肋间肌封闭，其间有血管、神经等通过（图20-5，图20-6）。正常情况下，肋间隙略向内凹陷。

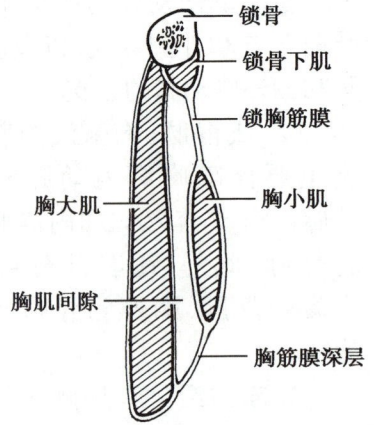

图 20-4　胸前区深筋膜

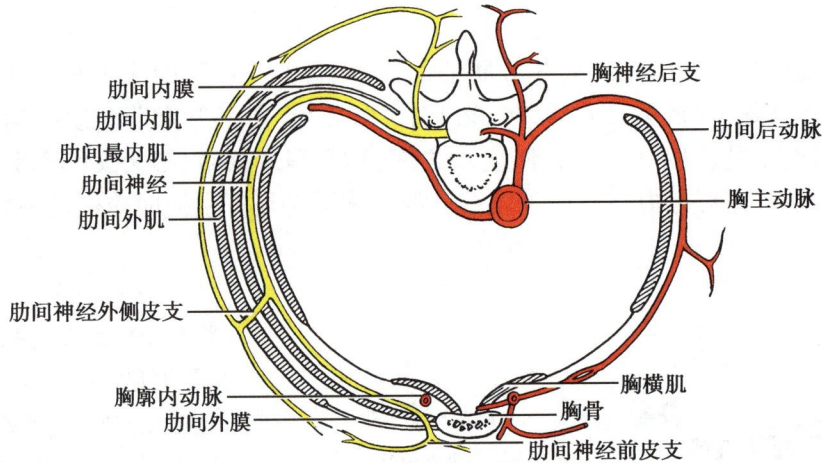

图 20-5　肋间后动脉和肋间神经

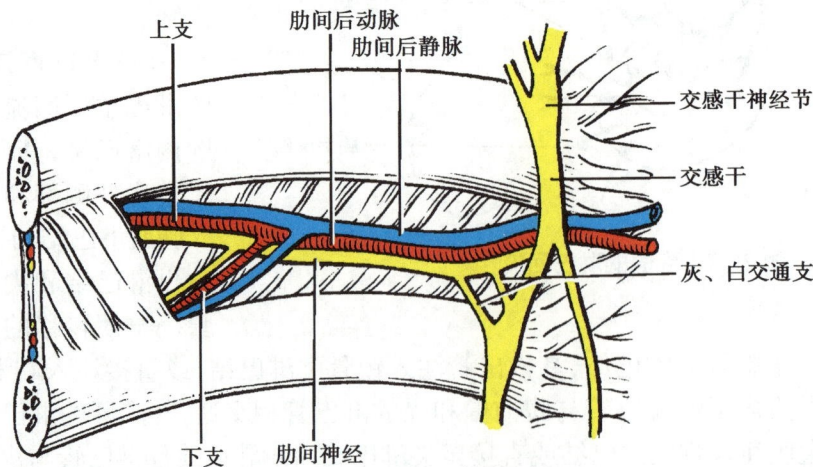

图 20-6　肋间后血管和肋间神经

（1）**肋间肌**：肋间外肌的肌纤维自后上方斜向前下方。肋间内肌位于肋间外肌内面，其起止和肌纤维走向与肋间外肌相反。肋间最内肌位于肋间内肌内面，其肌纤维方向与肋间内肌相同。肋间最内肌与肋间内肌之间有肋间血管和神经通过。由于肋间最内肌只存在于肋间隙中部，在肋间隙的前、后部，肋间血管和神经直接与其内面的胸内筋膜相邻，故胸膜炎症可刺激神经引起肋间神经痛。

（2）**肋间动脉**：共9对，起自胸主动脉，分布于第3~11肋间隙；在肋角附近肋间后动脉分为上、下两支，上支为本干的延续；下支较小，沿下位肋骨上缘前行。在肋角外侧，肋间动脉进入肋间内肌与肋间最内肌之间，沿肋沟走行。在肋间隙前部，肋间后动脉的上、下支与胸廓内动脉的肋间前支吻合，形成一个动脉环。

（3）**肋间后静脉**：与同名动脉伴行，左、右侧肋间后静脉向后分别汇入半奇静脉和奇静脉。

（4）**肋间神经**：位于肋间后动脉下方，与之伴行，分支分布于胸部皮肤和肋间肌，其中下5对肋间神经和肋下神经向前下斜行，进入腹前壁，分支分布于腹壁肌和皮肤。

肋间后动脉、肋间后静脉和肋间神经在肋角之脊柱段内走行不恒定，而在肋角和腋中线之间位置恒定，其排列次序自上而下为静脉、动脉和神经。做胸膜腔穿刺时，为避免损伤肋间血管和神经，穿刺部位常选在肩胛线外侧或腋后线第7~9肋间隙中部进针（图20-7）。

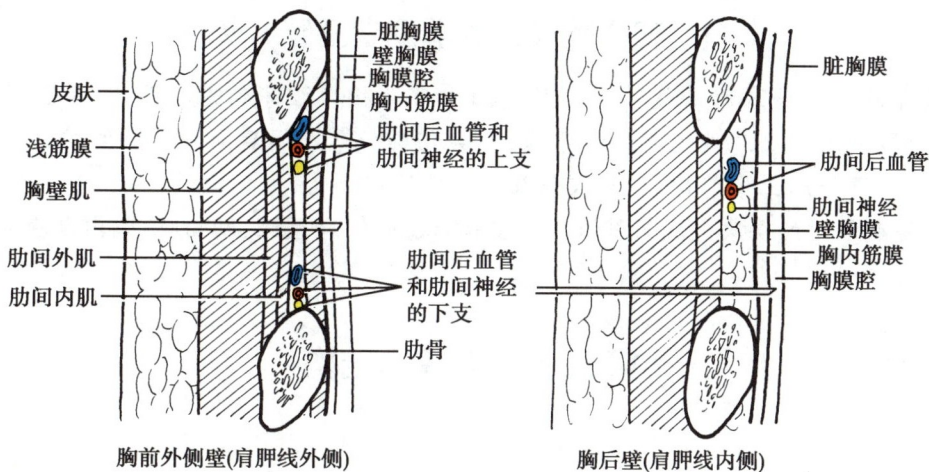

图 20-7　胸壁的层次及胸膜腔穿刺部位

知识拓展

肋间神经阻滞

肋间神经阻滞经常用于肋间神经痛、胸部手术后痛、腹部手术后痛、肋骨骨折疼痛等疼痛的治疗。根据肋间神经在肋间隙走行的特点，常用的阻滞途径有：在竖脊肌外缘距后正中线8cm处进针，可阻滞整条肋间神经；若在腋前线进针，只能阻滞远端1/3的肋间神经。

（三）胸内筋膜及胸廓内血管

胸内筋膜衬于胸廓内面，向上覆盖胸膜顶，向下覆盖膈。其中，胸骨、肋和肋间肌内面部分较厚，脊柱两侧部分较薄。

胸廓内血管（图20-8）紧贴上位6个肋软骨后面，距胸骨侧缘约1.25cm处下行。

（四）壁胸膜

胸膜分为壁胸膜与脏胸膜，胸内筋膜深面为壁胸膜，两者之间有疏松结缔组织，且易于分离。当肺切除时，若脏胸膜与壁胸膜粘连，可将壁胸膜与胸内筋膜分离，将肺连同壁胸膜一起切除。

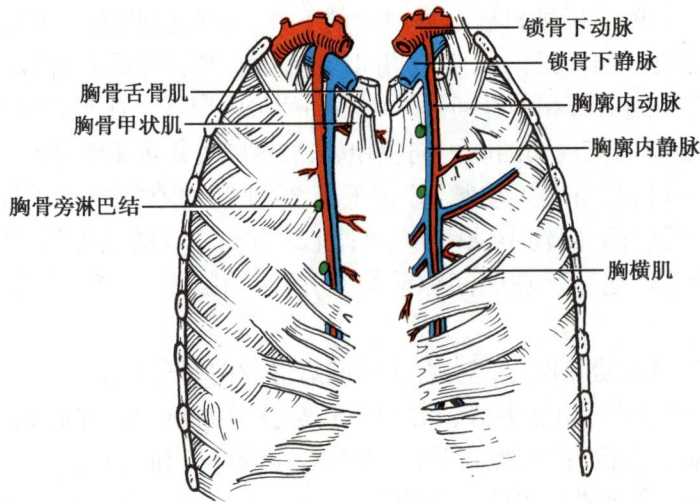

图 20-8　胸廓内血管

胸膜腔穿刺的解剖学基础

为什么常在肩胛线或腋后线第 7~8 肋间隙中部做胸膜腔穿刺呢？因为：①肋膈隐窝后部较深，容易抽取积液。②此处远离肺的下缘，不会伤肺。③肋间后血管和肋间神经本干行走于肋沟内，下支沿下位肋上缘前行，不会被伤及。

胸膜腔穿刺经过的层次由浅入深依次为皮肤、浅筋膜、胸壁肌、肋间肌、胸内筋膜和壁胸膜。

第三节　胸腔内结构

一、肺

1.**肺的位置**　肺位于胸腔内，纵隔两侧，借肺根和肺韧带固定于纵隔。肺的肋面、膈面和纵隔面分别与相应的结构相对，肺尖上方覆盖胸膜顶并突入颈根部，其体表投影与胸膜顶相同，肺底隔着膈与腹腔脏器相邻。

2.**肺门和肺根**　在肺纵隔面中部的凹陷，有主支气管、肺血管、神经和淋巴管等出入，称**肺门**（hilum of lung），临床上常称为第一肺门。各肺叶支气管、肺血管的分支和属支等出入肺叶的部位，称第二肺门。出入肺门的结构被结缔组织连结和胸膜包绕组成**肺根**（root of lung）。

两肺根的毗邻关系亦不尽相同。右肺根上方有奇静脉弓跨过，前方有上腔静脉、右膈神经和心包膈血管经过，后方与奇静脉、右迷走神经相邻；左肺根上方有主动脉弓跨过，前方有左膈神经、心包膈血管经过，后方与胸主动脉、左迷走神经相邻。

3.**肺的血管、淋巴和神经**

（1）**血管**：肺有两套功能不同的血管。一套是肺动脉和肺静脉，其主要功能是参与气体交换，称功能性血管；另一套是支气管动脉和支气管静脉，其主要功能为营养支气管及其各级分支和肺组织，称营养性血管。

（2）**淋巴**：肺的淋巴管分为浅层淋巴管和深层淋巴管，浅层淋巴管直接注入支气管肺淋巴结，深层淋巴管先注入肺淋巴结，再注入支气管肺淋巴结。

（3）**神经**：肺的神经主要来自迷走神经（副交感神经）和交感神经的分支，二者在肺门组成肺丛，由肺丛发出分支沿各级支气管进入肺组织和脏胸膜。副交感神经兴奋引起支气管平滑肌收缩、血管扩张和腺体分泌;交感神经兴奋则作用相反。内脏感觉纤维分布于支气管黏膜、肺泡和脏胸膜。

二、纵隔

1. **概述**   纵隔(mediastinum)是左、右两侧纵隔胸膜之间所有器官、组织的总称。正常情况下,其位置比较固定,当两侧胸膜腔压力不平衡时,可造成纵隔移动或摆动,引起呼吸和循环功能障碍。

(1)**境界**:纵隔前界为胸骨,后界为脊柱胸部,两侧为纵隔胸膜;上经胸廓上口与颈部器官和筋膜相连续;下界为膈,经膈的薄弱区可与腹膜后隙相通,纵隔的感染可向下蔓延至腹膜后隙。

(2)**分区**:纵隔的分区方法很多,其中常用的有三分法、四分法和九分法等。下面仅介绍解剖学和临床常用的两种方法。

1)**三分法**:以气管及气管杈的前壁为界,将纵隔分为前纵隔和后纵隔,前纵隔又以胸骨角平面分为上纵隔和下纵隔。

2)**四分法**:以胸骨角至第4胸椎体下缘平面为界,将纵隔分为上纵隔和下纵隔;下纵隔又以心包的前、后壁为界,分为前、中、后纵隔三部分。本节采用四分法。

(3)**纵隔的侧面观**:观察纵隔侧面时,常以位居侧面中央的肺根作为定位标志。

1)**纵隔的左侧面观**(图20-9):左肺根位居中央,肺根前方是伴行的心包膈血管和膈神经,经主动脉弓左前方、肺根前方贴心包左壁下行到膈。后方是胸主动脉和左迷走神经,再向后是位置较深的胸导管。最后为副半奇静脉、半奇静脉及其稍外侧的左交感干、内脏大神经。左迷走神经于主动脉弓左前方下行,经过主动脉弓下缘时,发出左喉返神经。左喉返神经在动脉韧带之后,绕主动脉弓下方返行而上。上方是主动脉弓及其分支左颈总动脉和左锁骨下动脉;在纵隔的左侧面可见两个重要的三角形区域,即食管上三角、食管下三角。**食管上三角**由左锁骨下动脉、主动脉弓和脊柱围成,其左侧被覆纵隔胸膜,内有胸导管和食管胸部上段。**食管下三角**由心包、胸主动脉和膈围成,内有食管下段和迷走神经的分支等。

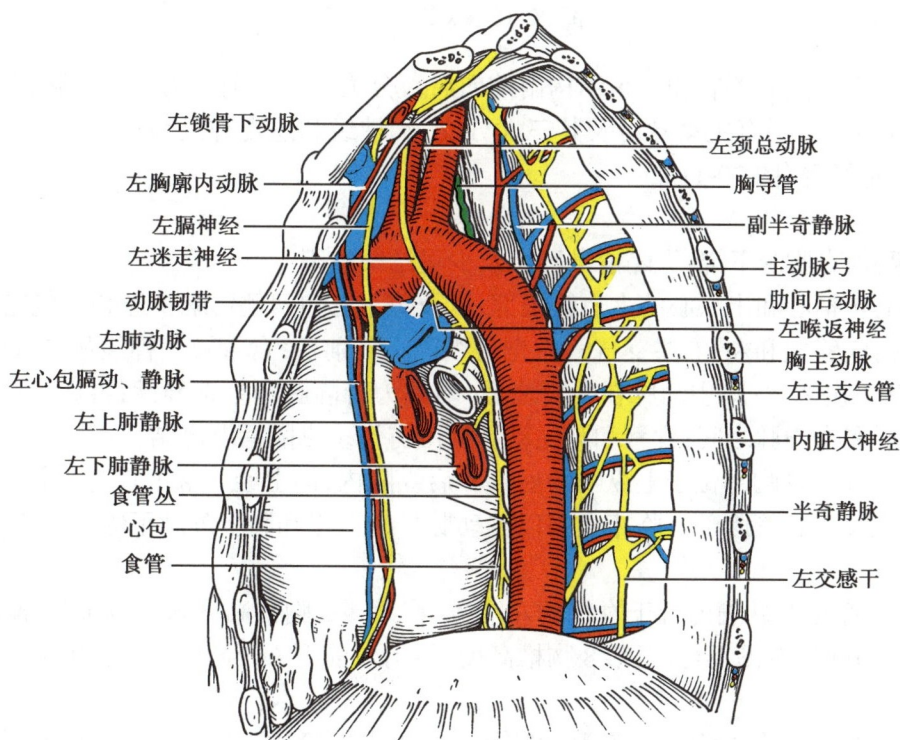

图 20-9   纵隔(左侧面观)

2）**纵隔的右侧面观**（图 20-10）：右肺根略居右侧面的中部。肺根前方是心包膈血管、膈神经等，两者经上腔静脉右侧，经肺根前方，贴心包右壁下降到膈。肺根后方有食管、右迷走神经、奇静脉及其稍外侧的右交感干、内脏大神经；上方是奇静脉弓、右头臂静脉、上腔静脉和气管等；肺根的下方有下腔静脉。上腔静脉后方有右迷走神经，经奇静脉弓深面到肺根后方，分支参加食管丛。右迷走神经经过右锁骨下动脉前方时发出右喉返神经，该神经绕右锁骨下动脉下方返行而上。

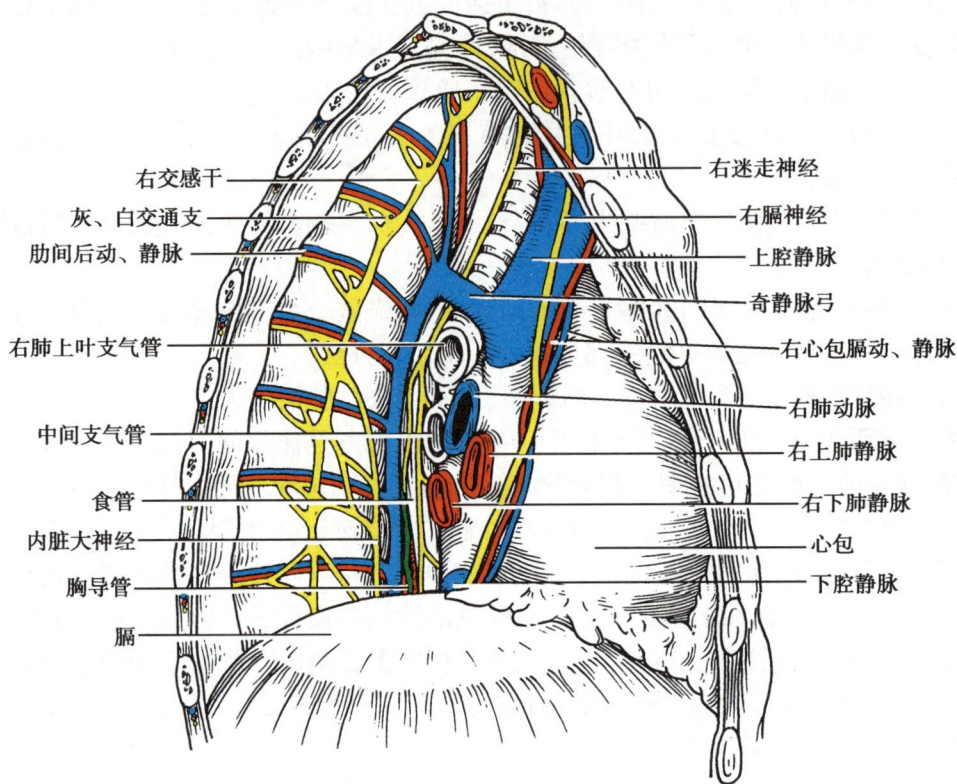

图 20-10　纵隔（右侧面观）

左侧标注（自上而下）：右交感干、灰、白交通支、肋间后动、静脉、右肺上叶支气管、中间支气管、食管、内脏大神经、胸导管、膈

右侧标注（自上而下）：右迷走神经、右膈神经、上腔静脉、奇静脉弓、右心包膈动、静脉、右肺动脉、右上肺静脉、右下肺静脉、心包、下腔静脉

2.**上纵隔**　上纵隔的器官和组织结构由前向后可分为三层。前层为胸腺或胸腺遗迹，左、右头臂静脉和上腔静脉；中层有主动脉弓及其三大分支，膈神经和迷走神经等；后层为气管、食管、胸导管和左、右喉返神经等（图 20-11）。

3.**下纵隔**

（1）**前纵隔**：内有胸腺下部、纵隔前淋巴结及少量结缔组织。

（2）**中纵隔**：包括心和出入心的大血管根部，以及位于心包两侧的膈神经和心包膈血管等。

（3）**后纵隔**：气管杈和左、右主支气管占据后纵隔上部前份；食管及其神经丛自气管杈以下居后纵隔前部，紧贴心包之后；胸主动脉在食管之后，两侧为奇静脉和半奇静脉；再后为胸交感干；胸导管位于胸主动脉和奇静脉之间；食管和胸主动脉周围有许多纵隔后淋巴结。

4.**食管胸部**　食管胸部位于上纵隔的后部和后纵隔内，向上经胸廓上口与食管颈部相连，向下经膈的食管裂孔续于食管腹部。临床上又以主动脉弓的上缘和肺下静脉下缘为界将食管胸部分为上段、中段和下段。

（1）**行程**：食管在上纵隔内行于脊柱的左前方，在第 4~5 胸椎高度入后纵隔后偏向右侧至脊柱的前方，于胸主动脉的右侧下行，至第 8 胸椎高度，斜向左前下方，经胸主动脉的前方穿食管裂孔入腹腔。

（2）**毗邻**：食管前方自上而下有气管、气管杈、左主支气管、左喉返神经、右肺动脉、迷走神经食管前丛、心包、左心房（图 20-12）；食管后方有迷走神经食管后丛、胸主动脉下段、胸导管、奇静脉、半

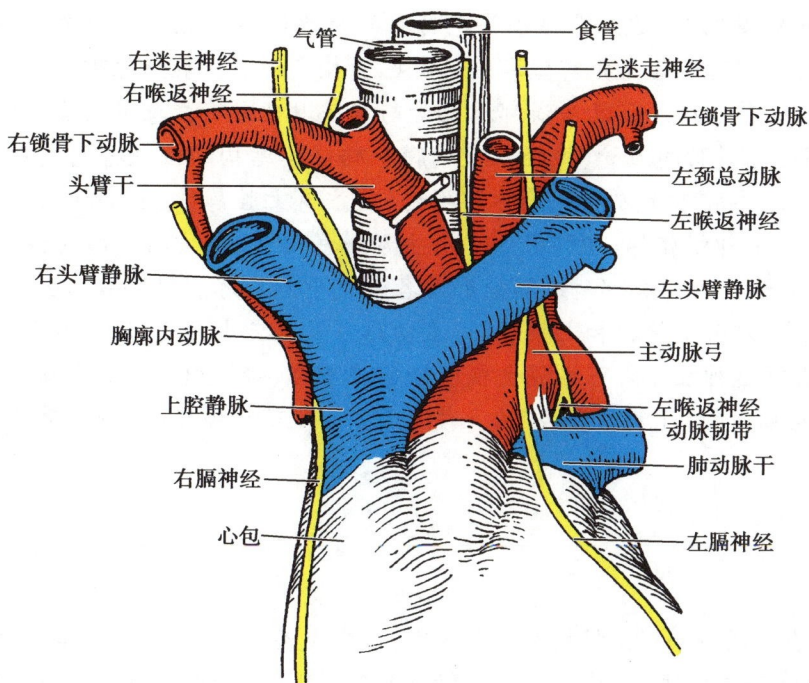

图 20-11　上纵隔

奇静脉、副半奇静脉和右肋间后动脉等;左侧有纵隔胸膜、左
颈总动脉、左锁骨下动脉、胸导管上段、主动脉弓和胸主动脉
上段等;右侧有纵隔胸膜和奇静脉弓等。

（3）**食管的血管、淋巴和神经**

1）**血管**:通常以胸骨角平面分为上、下两段,食管上段的
动脉来自肋间后动脉和支气管动脉的分支,食管下段的动脉
主要来自胸主动脉、膈上动脉和肋间后动脉的分支,各动脉分
支之间的吻合不丰富。食管大部分的静脉血经奇静脉和半奇
静脉汇入上腔静脉,食管下部的静脉与胃左静脉之间有广泛
吻合,形成食管胃底静脉丛。当肝门静脉高压时,肝门静脉血
可经胃左静脉、食管静脉丛及奇静脉汇入上腔静脉。

2）**淋巴**:食管上段的淋巴管注入气管支气管淋巴结,下
段的淋巴管注入纵隔后淋巴结和胃左淋巴结,部分淋巴管可
直接注入胸导管。

3）**神经**:主要来自迷走神经、喉返神经及胸交感干的分
支,迷走神经和交感干的分支在食管的周围组成食管丛。其
中,喉返神经支配食管骨骼肌,交感神经和迷走神经支配平滑
肌,感觉神经分布于食管的黏膜。

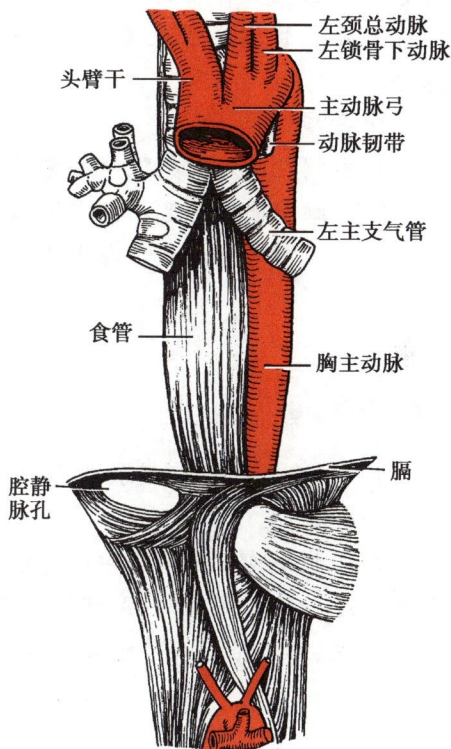

图 20-12　食管和胸主动脉

本章小结

本章主要介绍了胸部境界。上界以胸骨颈静脉切迹、锁骨上缘和肩峰至第 7 颈椎棘突的连线
与颈部分界;下界以剑突、肋弓、第 11 肋前端、第 12 肋下缘和第 12 胸椎为界,被膈封闭。胸壁的浅
层结构主要包括皮肤、浅筋膜和乳腺,其中乳房的淋巴引流有重要的临床意义:①乳房外侧部和上

部的淋巴管注入胸肌淋巴结,这是乳腺癌早期转移的重要途径。②乳房内侧部淋巴管注入胸骨旁淋巴结。③乳房内下部淋巴管与腹前壁和隔的淋巴管相交通。④乳房深部淋巴管穿胸大肌注入胸肌淋巴结或直接至尖淋巴结。⑤乳房浅部淋巴管与皮肤淋巴管有广泛的吻合。深层结构主要包括胸大肌、胸小肌、肋间肌、肋间血管、神经以及胸膜。肺根各结构的位置排列关系、肺根的毗邻在胸外科有重要的意义。右肺根上方有奇静脉弓跨过,前方有上腔静脉、右膈神经和心包膈血管经过,后方与奇静脉、右迷走神经相邻;左肺根上方有主动脉弓跨过,前方有左膈神经、心包膈血管经过,后方与胸主动脉、左迷走神经相邻。纵隔分部及各部是重点内容。纵隔分为上、下纵隔。上纵隔主要包括胸腺上部,左、右头臂静脉和上腔静脉,主动脉弓及其三大分支,膈神经和迷走神经,气管、食管、胸导管和左、右喉返神经等。下纵隔主要包括胸腺下部、心和出入心的大血管根部,位于心包两侧的膈神经和心包膈血管,气管权和左、右主支气管,食管及其神经丛,胸主动脉,两侧的奇静脉和半奇静脉等。

案例分析

病人,女,47岁。既往有"乳腺增生"史3年,定期复查。本次来院查体:双侧乳房体积小,触及散在片状、颗粒状腺体增生,右乳外上象限触及直径0.8cm结节,界限不清楚,质地韧,活动度小;该部位皮肤增厚且表面有浅凹形成;乳头被牵向结节方向且有乳头内陷;右侧腋窝可触及淋巴结肿大。乳腺彩色多普勒超声检查提示为低回声结节,局部边界欠规则,可见少量血流信号;乳腺钼靶摄片提示乳腺增生性改变,未见异常钙化或结节影。入院后行空芯针穿刺活检。病理学诊断:乳腺癌。

思考题:

1. 右侧乳房外上象限癌细胞通过淋巴回流首先可能转移到何处淋巴结群?

2. 癌细胞通过淋巴扩散进入血流的途径如何?最容易转移到哪个气管?为什么?

3. 皮肤增厚且表面形成浅凹及乳头内陷的原因是什么?

(刘 富)

思考题

1. 某初产妇,因产后乳腺脓肿需切开排脓。试问脓肿切开时如何选择手术切口?为什么?

2. 根据胸部的解剖学知识,分析胸腔穿刺宜在何处进行?在胸部腋后线第9肋间隙进行胸腔穿刺时,穿刺针由浅入深依次穿过哪些层次结构?

3. 左、右肺根有哪些毗邻结构?

ER 20-3

练习题

第二十一章 | 腹　部

教学课件

思维导图

学习目标

　　1. 掌握：腹前外侧壁层次；腹股沟管的结构特点；腹股沟三角的概念；腹膜腔的分区与间隙；肝外胆道的组成、位置及胆总管的分段；腹膜后间隙的概念。

　　2. 熟悉：腹部的境界与分区；腹膜腔内主要器官肝、胰、脾的位置和临床应用；腹股沟管两口四壁的构成及其和疝的关系。

　　3. 了解：腹前外侧壁的壁腹膜形成的腹膜皱襞。

　　4. 能够运用腹部局部解剖学知识阐述腹股沟直疝、斜疝形成的原因；利用所学知识理解腹壁不同部位手术切口的层次结构特点及临床意义。

　　5. 具有爱护病人的意识，做"德才兼备、全面发展"的新时代医学生。

　　腹部（abdomen）位于胸部和盆部之间，包括腹壁、腹腔和腹腔内容物。腹壁上部以剑胸结合、肋弓、第 11 肋前端、第 12 肋下缘至第 12 胸椎棘突的连线与胸部分界；下部以耻骨联合上缘、耻骨嵴、耻骨结节、腹股沟、髂嵴至第 5 腰椎棘突的连线与盆部分界。

第一节　腹前外侧壁

　　腹前外侧壁属肌、腱膜性结构，缺乏骨性结构的保护，腹部手术的入路绝大部分都设计在腹前外侧壁。腹前外侧壁不同部位层次和结构有很大差异。

一、表面解剖

　　在腹前外侧壁上方正中线与胸骨体的下方可触及剑突，其两侧为肋弓；下方可触及髂前上棘、髂嵴、髂后上棘及耻骨联合上缘、耻骨嵴、耻骨结节等骨性标志。软组织可触摸到腹白线、腱划、半月线、腹股沟及腹股沟韧带等结构。

二、层次

　　腹前外侧壁从浅至深依次由皮肤、浅筋膜、肌层、腹横筋膜、腹膜外脂肪组织及壁腹膜构成。

（一）皮肤

　　皮肤薄而富有弹性，与皮下组织连接疏松，除腹股沟附近的皮肤外，其他部位移动性较大。临床上常选该区皮肤作为皮瓣移植的供皮区。

（二）浅筋膜

　　腹前外侧壁浅筋膜一般较厚，由脂肪和疏松结缔组织构成。脐平面以上为一层，脐平面以下浅筋膜分为两层。浅面的脂性层为 Camper 筋膜，向下在腹股沟韧带浅面与股部的浅筋膜相续；深面的膜性层为 Scarpa 筋膜，富含弹性纤维，呈膜样，在中线处附着于腹白线，向下在腹股沟韧带下方约一横指处，续于大腿的阔筋膜。在耻骨联合与耻骨结节之间向下与浅会阴筋膜[科利斯筋膜（Colles fascia）]及阴囊肉膜相连。浅筋膜内有腹壁浅血管、浅淋巴管和皮神经（图21-1）。

（三）肌层

腹前外侧壁的肌包括中线两侧的纵行的腹直肌和外侧的三层扁肌——腹外斜肌、腹内斜肌、腹横肌。

1. **腹直肌**　为长条形带状扁肌，被3~4条横行的**腱划**分隔成数个肌腹。腱划与鞘的前层愈着紧密，内常有血管经过。

2. **扁肌**　在腹直肌外侧，由浅入深依次为腹外斜肌、腹内斜肌、腹横肌。腹外斜肌的肌纤维从外上方向内下方斜行，在锁骨中线外侧移行为腱膜，参与构成腹直肌鞘前层，止于腹白线。腹外斜肌腱膜在髂前上棘与耻骨结节之间反卷增厚形成**腹股沟韧带**，在耻骨结节外上方形成一三角形裂隙，称**腹股沟浅环（皮下环）**。腹内斜肌的肌纤维由外下行向前内上方，在腹直肌的外侧移行为腱膜，参与形成腹直肌鞘前、后层，止于腹白线。腹横肌大部分纤维从外侧横行向内侧，在腹直肌的外侧移行为腱膜，参与形成腹直肌鞘后层，止于腹白线。

3. **腹直肌鞘**　是包裹腹直肌的结缔组织鞘，由前后二层构成，外缘处二层融合成一半月形凸向外的弧形线，称**半月线**。前层由腹外斜肌腱膜和腹内斜肌腱膜前层组成，后层由腹内斜肌腱膜后层及腹横肌腱膜组成。在脐至耻骨联合之中点平面以下，后层缺如形成游离的**弓状线**，三块扁肌的腱膜均移行参与鞘前层的组成，腹直肌下部后面直接与腹横筋膜相贴。

4. **腹白线**　位于腹前壁正中线上，由3层扁肌腱膜的纤维交织而成，脐以上宽约1cm，脐下变窄，在脐的深面3层扁肌腱膜的纤维环绕脐形成脐环。

（四）腹横筋膜

腹横筋膜位于腹横肌和腹直肌鞘的深面，为深筋膜的一部分，向上连于膈下筋膜，向下移行为髂筋膜和盆筋膜。在腹股沟韧带中点上方处突出形成腹股沟深环，延续为精索内筋膜。

（五）腹膜外筋膜

腹膜外筋膜位于腹横筋膜与壁腹膜之间，主要为脂肪组织，将腹横筋膜与壁腹膜分开并形成腹膜外间隙，向后通腹膜后间隙，向下通盆筋膜间隙。

（六）壁腹膜

壁腹膜为腹前外侧壁的最内层，向上移行为膈下腹膜，向下移行于盆腔腹膜。腹前壁内面脐以下的壁腹膜形成5条腹膜皱襞（图21-2）。**脐正中襞**位于中线。脐正中襞外侧为**脐内侧襞**。最外侧的为**脐外侧襞**，内有腹壁下血管。在腹股沟韧带上方，脐外侧襞的外侧陷凹称**腹股沟外侧窝**，浅面与腹股沟管深环位置对应，其内侧的陷凹称**腹股沟内侧窝**，浅面与腹股沟三角和腹股沟管浅环对应。

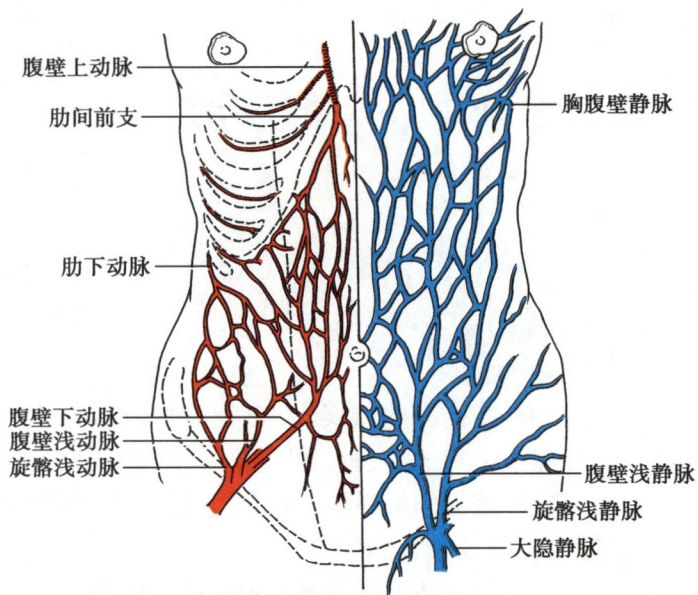

图 21-1　腹前外侧壁的血管

腹壁上动脉
肋间前支
肋下动脉
腹壁下动脉
腹壁浅动脉
旋髂浅动脉
胸腹壁静脉
腹壁浅静脉
旋髂浅静脉
大隐静脉

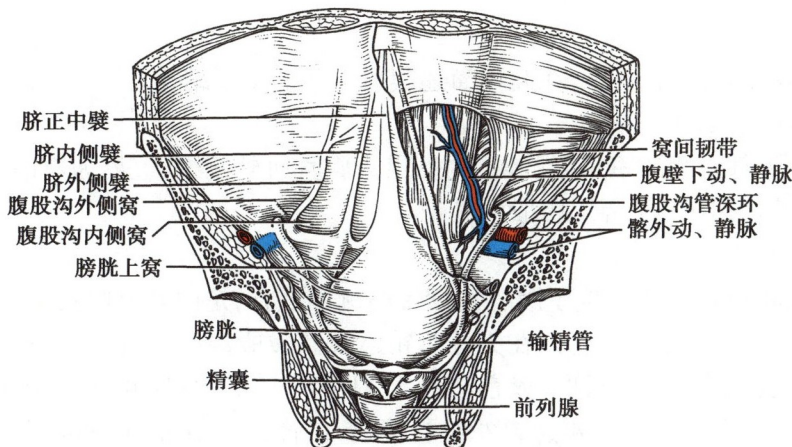

脐正中襞
脐内侧襞
脐外侧襞
腹股沟外侧窝
腹股沟内侧窝
膀胱上窝
膀胱
精囊

窝间韧带
腹壁下动、静脉
腹股沟管深环
髂外动、静脉
输精管
前列腺

图 21-2　腹前侧壁内面的皱襞及隐窝

知识拓展

腹前外侧壁常用手术切口

　　腹前外侧壁常用手术切口的选择原则是能充分暴露并易于接近要手术的器官。常选用的手术切口有(图 21-3)5 种。①正中切口:是沿腹白线所做的切口,层次简单,极少损伤肌肉及神经、血管,并可延长。但血供差,术后愈合不佳,且缺乏肌肉保护,术后易发生切口疝。②旁正中切口:位于腹前壁正中线外侧 1~2cm 处,与正中线平行。切开腹直肌鞘前层,拉腹直肌向外,切开鞘的后层再依次进入腹腔。此切口损伤血管少,切口血供较好。③经腹直肌切口:经腹直肌中央纵行,切开腹直肌鞘前层,切断腹直肌腱划,钝性分离腹直肌,切开鞘的后层。优点是愈合良好,但易伤及支配腹直肌的神经,出血较多。④肋缘下切口:在肋缘下约 2~3cm 处与肋缘平行切开,常用于胆道、肝脏(右)和脾(左)的手术,对肌肉、神经和血管的损伤较大。⑤麦氏(McBurney)切口:在麦氏点沿腹外斜肌肌纤维方向切开,分开 3 层扁肌,切开腱膜,因切口方向与神经、血管走向平行,一般不易损伤神经、血管,但手术视野暴露较少。常用于阑尾的手术。

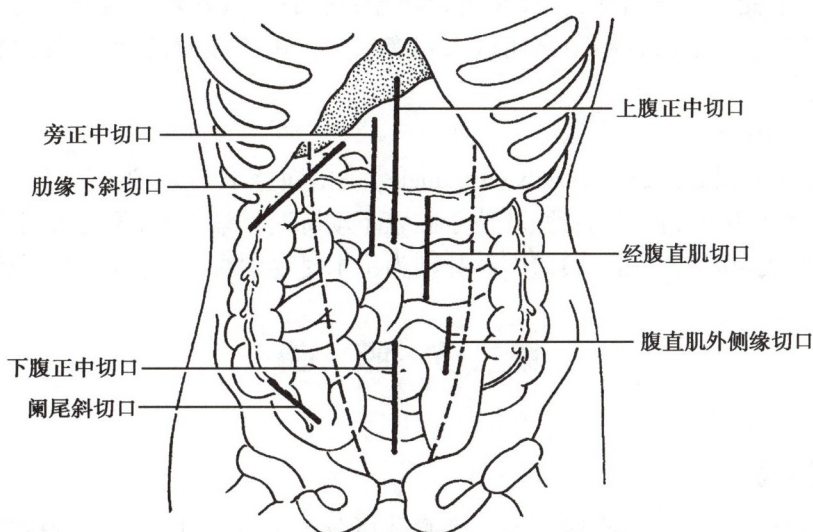

旁正中切口
肋缘下斜切口
下腹正中切口
阑尾斜切口

上腹正中切口
经腹直肌切口
腹直肌外侧缘切口

图 21-3　腹前外侧壁手术切口示意图

三、局部结构

ER 21-3

中国外科专家
——裘法祖

腹前外侧壁的局部结构有很多,在此仅简述腹股沟区的重要结构。

(一) 腹股沟区的境界

腹股沟区为下腹部两侧的三角形区域,内侧界为腹直肌外侧缘,上界为髂前上棘至腹直肌外侧缘的水平线,下界为腹股沟韧带。

(二) 腹股沟管

腹股沟管(canalis inguinalis)位于腹股沟韧带内侧半上方,是由外上向内下的肌肉筋膜间隙,长轴与腹股沟韧带平行,长 4~5cm。管内在男性有精索及髂腹股沟神经,在女性有子宫圆韧带及髂腹股沟神经通过。腹股沟管有内、外两口及前、后、上、下四个壁。内口即腹横筋膜形成的腹股沟管深环,外口为腹股沟管浅环。前壁主要为腹外斜肌腱膜,在管的外侧 1/3 段尚有腹内斜肌起始部的纤维参与;后壁由腹横筋膜构成,于管的内侧 1/3 段尚有联合腱加强;上壁为腹内斜肌与腹横肌共同形成的弓状下缘;下壁为腹股沟韧带(图 21-4)。

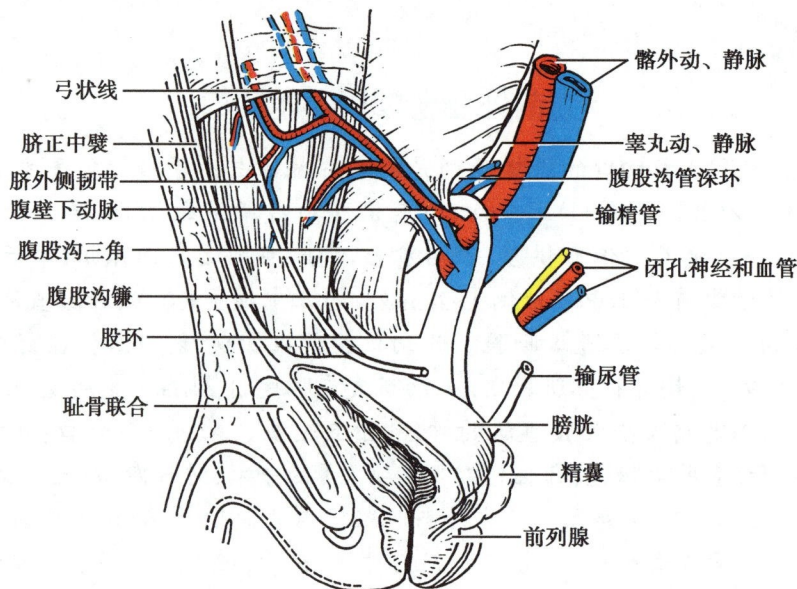

弓状线
脐正中襞
脐外侧韧带
腹壁下动脉
腹股沟三角
腹股沟镰
股环
耻骨联合

髂外动、静脉
睾丸动、静脉
腹股沟管深环
输精管
闭孔神经和血管
输尿管
膀胱
精囊
前列腺

图 21-4　腹股沟管深层

站立时下腹部承受的腹压增加,若腹腔内容物经由腹股沟管深环沿腹股沟管突出,称为腹股沟斜疝,疝内容物可突出于浅环,伴随精索而进入阴囊。女性由于腹股沟管内、外口较小,所以发生斜疝的概率较男性小。

(三) 腹股沟三角

腹股沟三角(inguinal triangle,Hesselbach triangle)是由腹壁下动脉、腹直肌外侧缘和腹股沟韧带内侧段所围成的三角形区域,腹股沟管腹环位于腹壁下动脉起始端外侧,腹内脏器或组织容易从此三角内突出到皮下,形成腹股沟直疝。腹壁下动脉则为手术时鉴别腹股沟斜疝与腹股沟直疝的标志。

第二节　腹　腔

一、腹膜与腹膜腔

腹膜详见第八章第一节腹膜概述内容。腹膜腔可分为大、小两腔。小腹膜腔即网膜囊,位于小网膜和胃后方;大腹膜腔则为网膜囊以外的腔隙,两者借网膜孔相通。

二、结肠上区

腹膜腔以横结肠及其系膜为界,分为结肠上区与结肠下区。结肠上区介于膈与横结肠及其系膜之间,又称膈下间隙。此区内主要有胃、十二指肠、肝、肝外胆道、胰和脾等脏器。

(一)膈下间隙

此隙又被肝分为肝上、下间隙。

1. **肝上间隙** 借镰状韧带分为**右肝上间隙**和**左肝上间隙**。镰状韧带与右冠状韧带之间的间隙为右肝上间隙,镰状韧带左侧与左冠状韧带之间的间隙为左肝上间隙。冠状韧带右侧部分的前、后两层之间形成肝裸区,它与膈之间的间隙,称为**膈下腹膜外间隙**,不属于腹膜腔,肝脓肿可经此间隙穿膈流入胸腔。左肝上间隙又被左肝上方的左三角韧带分为**左肝上前间隙**和**左肝上后间隙**。

2. **肝下间隙** 位于肝与横结肠及其系膜之间,借肝圆韧带及镰状韧带分为**左、右肝下间隙**。左肝下间隙以小网膜及胃分为**左肝下前、后间隙**,左肝下后间隙即网膜囊。

上述 7 个间隙中,任何一个发生脓肿时,均称为膈下脓肿,其中以右肝上、下间隙脓肿较为多见。膈下腹膜外间隙常为肝穿刺行肝内胆管造影术进针的部位。

(二)胃

1. **位置与毗邻**

(1)**位置**:胃(stomach)的位置可因胃的充盈情况、体位变化情况而改变。胃中等充盈时,大部分位于左季肋区,小部分位于腹上区,贲门位于第 11 胸椎左侧,幽门位于第 1 腰椎右侧。

(2)**毗邻**:胃前壁的前方,右侧有肝,左侧有膈,二者下方的胃前壁与腹前外侧壁相邻。胃后壁隔网膜囊与膈、脾、胰、左肾、左肾上腺、横结肠及其系膜相邻,胃床即指这些结构与器官(图 21-5)。

2. **韧带** 胃小弯侧有由肝门连于胃小弯的**肝胃韧带**;胃大弯侧有连于横结肠的**胃结肠韧带**,连于脾的**胃脾韧带**和连于膈之间的**胃膈韧带**;胃窦部的后壁有与胰颈、体相连的腹膜皱襞称**胃胰韧带**。

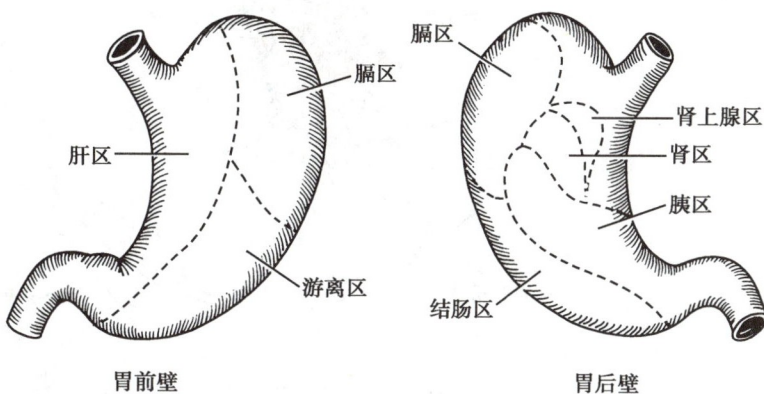

图 21-5　胃的毗邻

3. **血管、淋巴和神经**

(1)**动脉**:来自腹腔干及其分支,于胃大、小弯侧分别形成 2 个动脉弓。小弯侧的动脉弓由胃左、右动脉组成,大弯侧的动脉弓由胃网膜左、右动脉组成。从两个动脉弓再发出分支至胃前、后壁和大网膜。胃短动脉由脾动脉发出,一般有 3~5 支,经过胃脾韧带分布于胃底。此外,脾动脉还发出胃后动脉至胃后壁。

知识拓展

胃后动脉的临床联系

胃后动脉在胃、胰、脾等手术中有重要的意义:①在胃大部分切除术中,胃后动脉是残留胃的主要供血动脉。②在胃全切、胰全切等手术中应注意寻找结扎胃后动脉。

---

(2)**静脉**:均与同名动脉伴行,最后汇入肝门静脉系统。胃左静脉(胃冠状静脉)和胃右静脉汇

入肝门静脉。胃网膜右静脉汇入肠系膜上静脉,胃网膜左静脉和胃短静脉汇入脾静脉。肝门静脉高压时,血液可经胃左静脉、食管静脉、半奇静脉和奇静脉反流至上腔静脉。

（3）**淋巴**：胃的淋巴分区回流胃大、小弯周围淋巴结,最后流入腹腔淋巴结。胃的淋巴结有：①胃左、右淋巴结,沿同名血管排列,收集胃小弯相应区域的淋巴,注入腹腔淋巴结。②胃网膜左、右淋巴结,沿同名血管排列,收集胃大弯相应区域的淋巴,胃网膜左淋巴结注入脾淋巴结,胃网膜右淋巴结注入幽门下淋巴结,最后注入腹腔淋巴结。③幽门上、下淋巴结,于幽门上、下方,收集幽门周围淋巴,注入腹腔淋巴结。④贲门淋巴结,位于贲门周围,收集贲门附近淋巴,注入腹腔淋巴结。⑤脾淋巴结,脾门附近的淋巴结,收集胃底的大部分和胃网膜左淋巴结的淋巴,注入腹腔淋巴结。

（4）**神经**：支配胃的神经来自副交感神经和交感神经,还有内脏传入神经。副交感神经促进胃的运动,增加胃液的分泌;交感神经抑制胃的运动,减少胃液分泌。交感神经来自腹腔神经丛的分支,伴随腹腔干的分支分布。副交感神经来自左、右迷走神经(图21-6)。胃的传入神经(感觉神经)分别随交感神经、副交感神经进入脊髓和延髓。

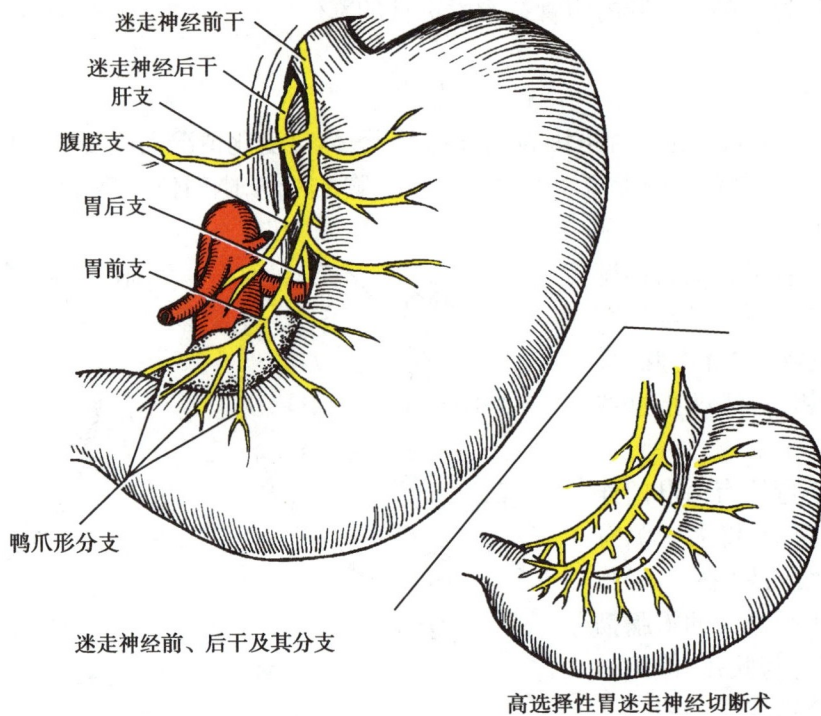

迷走神经前干
迷走神经后干
肝支
腹腔支
胃后支
胃前支
鸭爪形分支
迷走神经前、后干及其分支
高选择性胃迷走神经切断术

图 21-6　胃的迷走神经

知识拓展

胃迷走神经的临床联系

胃的泌酸区主要在胃小弯和幽门部,胃、十二指肠溃疡外科治疗可选择胃大部分切除术,切除胃小弯和幽门部等大部的泌酸部位。也可进行高选择迷走神经切断术,切断"鸭爪"支,降低胃酸分泌,达到治疗的目的。

（三）十二指肠

1. 形态与分部　十二指肠(duodenum)介于胃与空肠之间,位于腹后壁上部,紧贴第1~3腰椎右前方。十二指肠全长呈C形,包绕胰头,故胰头癌可压迫十二指肠引起梗阻。十二指肠除幽门端和空肠端全被腹膜包被外,大部分仅前壁被腹膜覆盖,为腹膜外位器官。

2.十二指肠各部的位置与毗邻

(1)**上部**:长约 4~5cm,位于第 12 胸椎和第 1 腰椎交界处的右侧。此部具有一定的活动度。上方为肝方叶及肝十二指肠韧带;下方为胰头;前方为胆囊;后方有胃十二指肠动脉、胆总管、肝门静脉及下腔静脉。

(2)**降部**:长 7~7.5cm,此部的右前方有腹膜覆盖,故在手术时将其右侧的腹膜切开,即可游离此部。降部左侧紧贴胰头,右侧与升结肠毗邻,前方有横结肠及其系膜跨过,后方邻右肾蒂及右输尿管的起始部。

(3)**水平部**:长 10~12cm,从右向左,横过第 3 腰椎前方续于升部。水平部上方为胰头、胰体右段,后方有右输尿管、下腔静脉及腹主动脉。

(4)**升部**:此部最短,长 2~3cm,由水平部向上升至第 2 腰椎左侧急转向前下,形成十二指肠空肠曲。

(四)肝

1.位置与毗邻

(1)**位置**:肝(liver)大部分位于右季肋区和腹上区,小部分位于左季肋区。在右锁骨中线处肝上界与第 5 肋相交,下界与右肋弓一致;肝的左侧界为左第 6 肋软骨距中线左侧 5cm 处。连接右下界与左侧界即为肝的下缘,在剑突下约 2~3cm 处。小儿肝下缘可低于肋弓,但不超过 2cm。

(2)**毗邻**:肝右半部的膈面与右肋膈隐窝和右肺底相邻,故肝脓肿可与膈粘连,甚至穿破膈而入胸膜腔,脏面邻右肾上腺、右肾、十二指肠上部及结肠右曲。肝左半部的膈面借膈与心的膈面相邻,后缘近左纵沟处与食管腹段相邻,脏面邻胃小弯。

2.韧带 肝的膈面有纵向的镰状韧带,其游离缘内有肝圆韧带。横向的左、右冠状韧带向两侧延伸形成左、右三角韧带,将肝连于膈。肝的脏面与胃及十二指肠之间有肝胃韧带及肝十二指肠韧带。肝十二指肠韧带内有肝门静脉、肝固有动脉及胆总管等重要结构经过。

3.肝门与肝蒂 肝的脏面较凹陷,有左、右两条纵沟和一条横沟,呈 H 形。横沟是肝固有动脉的左、右支,肝门静脉左、右支,肝左、右管,淋巴管及神经出入的部位,称**肝门**或**第一肝门**。这些结构被结缔组织包绕称为**肝蒂**。在膈面腔静脉沟的上部,肝左、中、右静脉出肝处称**第二肝门**。

(五)肝外胆道

肝外胆道由肝左、右管,肝总管,胆囊和胆总管组成。

1.胆囊

(1)**胆囊的位置和毗邻**:胆囊(gallbladder)是位于肝脏面的胆囊窝内的梨形囊性器官,借疏松结缔组织与肝相连。胆囊下面覆有腹膜,可随呼吸上下移动。胆囊底圆钝,其体表投影相当于右锁骨中线与右肋弓的交点处。胆囊上方为肝,下后有十二指肠上部及横结肠,左为幽门,右为结肠右曲,前为腹前壁。

(2)**胆囊三角与胆囊动脉**:胆囊三角(Calot triangle)由胆囊管、肝总管和肝脏面围成,胆囊动脉大多数起自肝右动脉,经胆囊三角从胆囊颈的左缘至胆囊。胆囊三角是手术中寻找胆囊动脉的标志(图 21-7)。

2.肝管、肝总管及胆总管

(1)**肝管**:肝内小胆管汇合成肝左、右管,肝左、右管在肝门处汇合成肝总管。

(2)**肝总管**:长约 3cm,位于肝十二指肠韧带中,下端与胆囊管汇合成胆总管。肝总管前方有时有肝固有动脉发出的肝右动脉或胆囊动脉越过,在胆道手术中应给予注意。

(3)**胆总管**:长 7~8cm,直径 0.6~0.8cm,包在肝十二指肠韧带内,位于肝固有动脉的右侧,肝门静脉的前方,若直径超过 1cm,可视为病理状态。根据胆总管行程,可将其分为 4 段(图 21-8):十二指肠上段、十二指肠后段、胰腺段和十二指肠壁段。

（六）胰

1. **位置与毗邻** 胰（pancreas）是一狭长腺体，横位于腹上区和左季肋区，平对第2腰椎的腹后壁。其右侧端被十二指肠环抱，左侧端邻近脾门，前面隔网膜囊与胃相邻，后方有下腔静脉、胆总管、肝门静脉和腹主动脉、腹腔神经丛及胸导管（图21-9）。

2. **胰的分部** 分头、颈、体、尾四部，各部之间无明显界限。

3. **胰的血管** 脾动脉在经过胰上缘时，发支分布于胰颈、体和尾。胰十二指肠上、下动脉发支分布于胰头。胰的静脉主要回流至肝门静脉系。胰头、颈部静脉汇入胰十二指肠上、下静脉及肠系膜上静脉；胰体、尾的静脉汇入脾静脉。

（七）脾

1. **位置与毗邻** 脾（spleen）位于左季肋区深部，胃底与膈之间，相当于第9~11肋的高度，正常时被肋弓完全遮盖，不能扪及。当脾肿大时，可在左肋弓下扪及，巨脾可达脐下。

脾的膈面左上方贴膈。脏面的脾门处邻胰尾，前上方邻胃，后下方与左肾和左肾上腺相邻，下方与结肠左曲相邻。

2. **韧带** 脾是腹膜内位器官，有腹膜形成的韧带与邻近器官相连，脾门与胃底之间有胃脾韧带，脾门与左肾之间有脾肾韧带，脾后端与膈之间有膈脾韧带，脾前端与结肠左曲之间有脾结肠韧带。

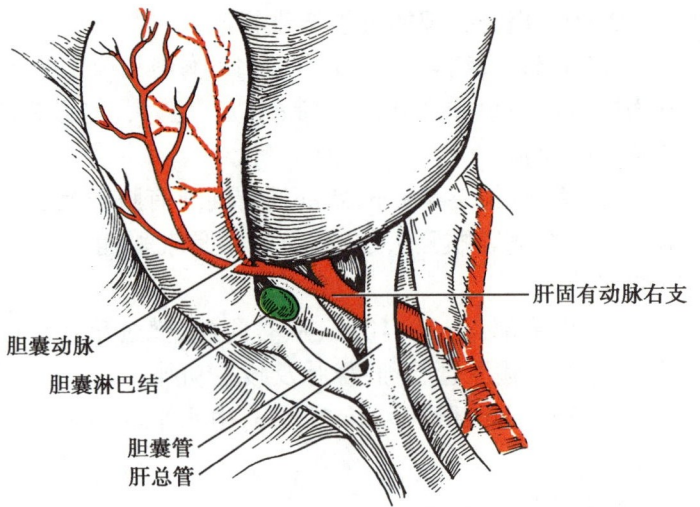

图 21-7 胆囊三角

肝固有动脉右支
胆囊动脉
胆囊淋巴结
胆囊管
肝总管

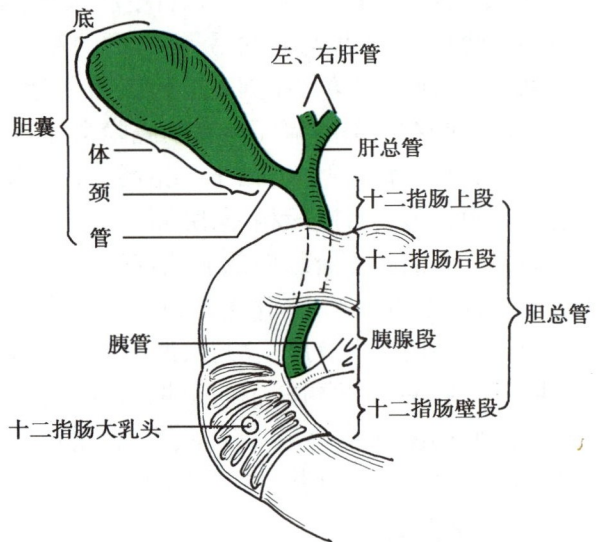

图 21-8 胆总管的分段

底
左、右肝管
胆囊
体
颈
管
肝总管
十二指肠上段
十二指肠后段
胰管
胰腺段
胆总管
十二指肠大乳头
十二指肠壁段

3. **血管** 脾动脉是腹腔干的分支，沿胰上缘自右向左走行，并发出分支至胰，后经脾肾韧带达脾门，在脾门附近分出胃短动脉和胃网膜左动脉后，经脾门入脾。脾静脉在脾门处由2~6个属支汇合而成，管径较脾动脉约粗一倍，位于脾动脉后下方，行径较脾动脉直，在胰颈的后方与肠系膜上静脉汇合成肝门静脉。

三、结肠下区

结肠下区位于腹膜腔的横结肠及其系膜和小骨盆上口之间（图21-10）。此区内有空肠、回肠、盲肠、阑尾及结肠等器官和间隙，以及它们的血管、神经和淋巴。

（一）结肠下区的间隙

1. **右结肠旁沟** 位于升结肠右侧，上通肝肾隐窝，下连右髂窝与盆腔。

2. **左结肠旁沟** 位于降结肠左侧，向上方常止于膈结肠韧带，下通左髂窝与盆腔。

3. **右肠系膜窦** 呈三角形，由肠系膜根、升结肠、横结肠及其系膜围成。此间隙有炎症时，渗出液常积聚于局部。

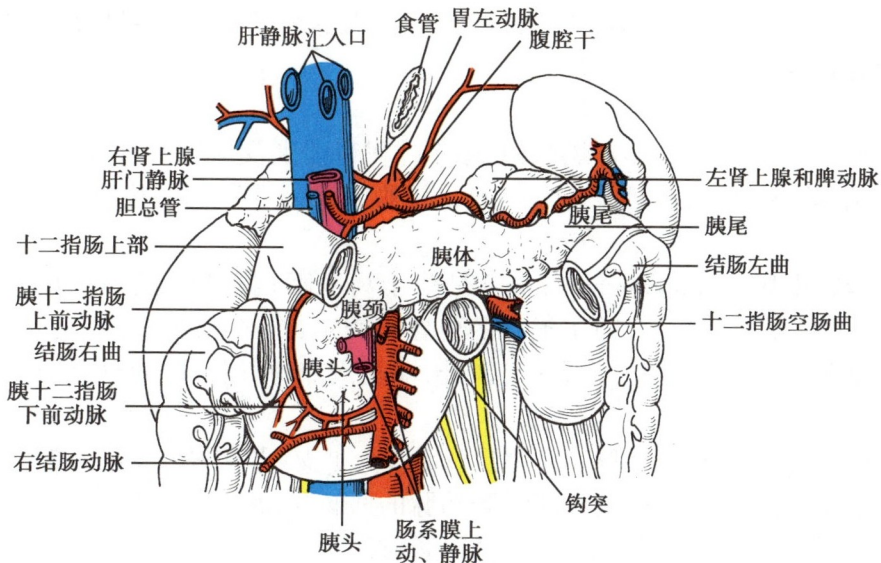

图 21-9 胰的毗邻

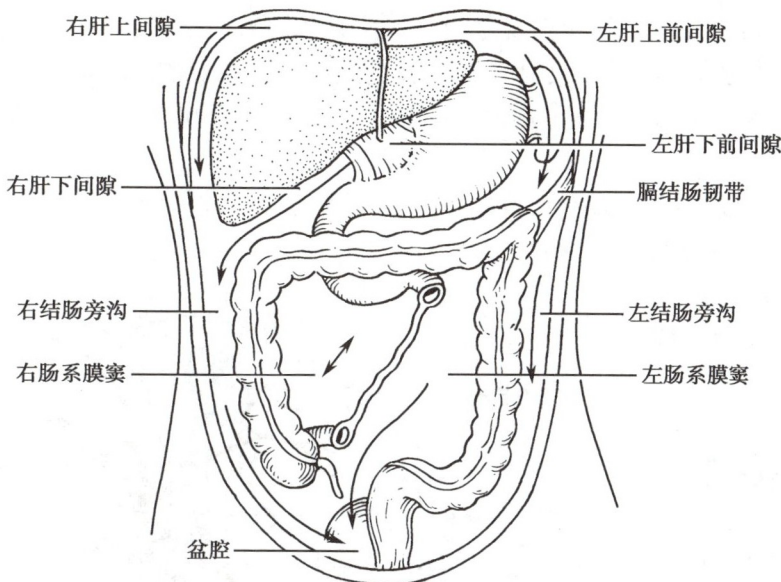

图 21-10 腹膜腔的连通

4.左肠系膜窦 由肠系膜根、横结肠及其系膜、降结肠、乙状结肠及其系膜围成,向下通连盆腔。

(二)空肠和回肠

1.位置 空肠(jejunum)和回肠(ileum)占据结肠下区大部分,上端于第 2 腰椎体左侧起自十二指肠空肠曲,下端至右髂窝止于盲肠;长 5~7m,完全被腹膜包裹,为腹膜内位器官,借肠系膜根固定于腹后壁,称系膜小肠,活动性大。空、回肠盘曲形成肠袢,两者之间并无明显界限,以近侧的 2/5 为空肠,远侧的 3/5 为回肠。

2.肠系膜 由两层腹膜组成,含血管、神经和淋巴等,这些结构都经过系膜缘处进出肠壁。肠系膜呈扇形,折叠呈袢,使小肠活动具有范围广、斜向、幅度大等特点。

3.血管 空、回肠血液供应来自肠系膜上动脉。肠系膜上动脉自左侧分出 12~18 条空、回肠动脉。空、回肠动脉在走向肠壁途中,分支吻合形成动脉弓,弓的分支再吻合成次级弓。自小肠近端至远端弓的数目逐渐增多,最远端可达 4 级或 5 级弓。最后一级动脉弓发出直动脉,分布到相应的肠段。施行小肠切除吻合术时,应扇形切除系膜,并对游离缘侧的肠壁稍多切除一些,以保证吻合后游离缘侧肠壁有充分血供,防止肠瘘的发生。上述动脉有静脉伴行,静脉最后汇合成肠系膜上静脉,于胰颈后方与脾静脉汇合成肝门静脉。

(三) 盲肠与阑尾

1. 盲肠　盲肠(cecum)一般位于右髂窝内,因个体发育差别及年龄不同而变异颇多。盲肠为腹膜内位器官,仅稍具活动性。盲肠腔内有漏斗样的瓣膜自回肠末端突入,称**回盲瓣**。

2. 阑尾

(1) **位置和形态:阑尾**(vermiform appendix)是附于盲肠后内侧壁近下端的蚓蚓样突起,一般为6~8cm。阑尾的位置变化颇大,阑尾根部的位置较固定,有三条结肠带在此汇集,其体表投影点位于脐与右髂前上棘连线的中、外1/3交界处,即**麦氏点**,阑尾炎时该处常有明显压痛与反跳痛。

(2) **血管**:阑尾动脉源于回结肠动脉。阑尾动脉大多为1支(占92%),少数为2支(占8%)。阑尾动脉的起始点位置可有不同:46%起于回结肠动脉的回肠支;24%起于回结肠动脉的盲肠后动脉;18%起于回结肠动脉;12%起于回结肠动脉的盲肠前动脉。

阑尾静脉与动脉伴行,经回结肠静脉、肠系膜上静脉而汇入肝门静脉。

(四) 结肠

1. 分部　结肠(colon)位于盲肠和直肠之间,可分为升结肠、横结肠、降结肠和乙状结肠。

2. 血管　结肠的动脉来自回结肠动脉、右结肠动脉、中结肠动脉、左结肠动脉和乙状结肠动脉。在靠近结肠系膜缘处,各结肠支形成一完整的动脉弓,由此动脉发出的长、短支与肠管呈垂直方向进入肠壁。

结肠的静脉大部分与同名动脉伴行,升结肠和横结肠的静脉大部分汇入肠系膜上静脉,注入肝门静脉。降结肠和乙状结肠的静脉汇入肠系膜下静脉,向上汇入脾静脉,也可汇入肠系膜上静脉,至肝门静脉。

第三节　腹膜后隙

腹膜后隙(retroperitoneal space)位于腹后壁壁腹膜与腹内筋膜之间,是腹腔的一部分,上起膈,下达骶岬。此隙上经腰肋三角与后纵隔通连,下与盆腔腹膜后隙延续,故腹膜后隙内的感染可向上、下扩散。腹后壁上界为第12肋,下界为髂嵴,内侧界为后正中线,外侧界为腋后线。

腹膜后隙内有肾、肾上腺、输尿管腹段、胰、十二指肠降部和水平部、腹部大血管、神经及淋巴结等脏器与结构(图21-11)。

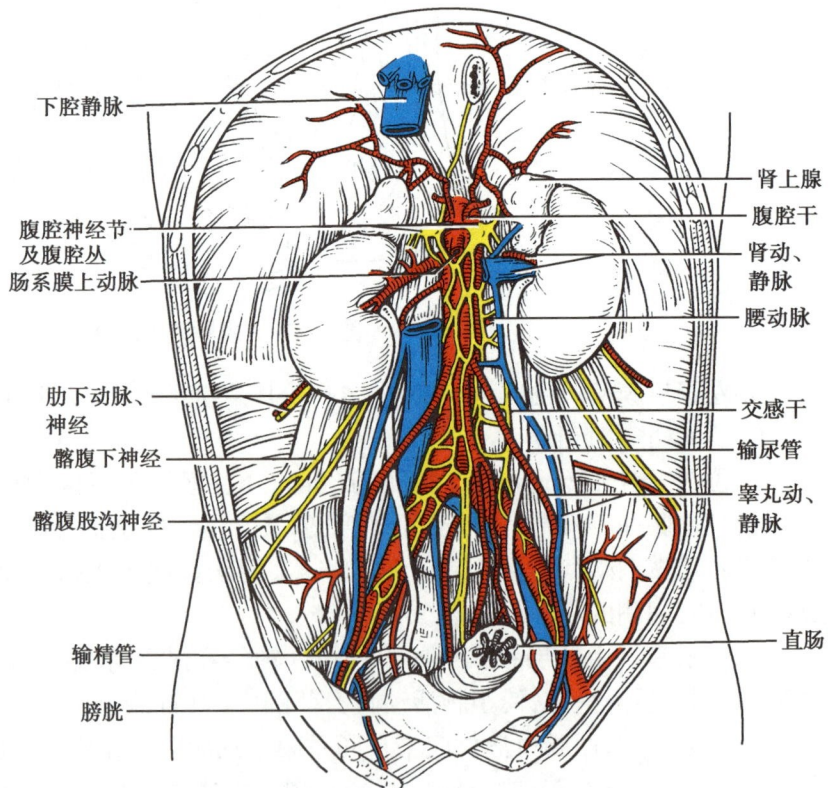

图 21-11　腹膜后隙内的结构

　　腹部位于胸部和盆部之间,包括腹壁、腹腔和腹腔内容物。腹前外侧壁是腹部手术的常见入路,其层次从浅至深依次为皮肤、浅筋膜、肌层、腹横筋膜、腹膜外脂肪组织及壁腹膜。腹股沟管两口四壁的构成与疝的发生关系密切。结肠上区介于膈与横结肠及其系膜之间,又称膈下间隙。此区内主要有胃、十二指肠、肝、肝外胆道、胰和脾等脏器。结肠下区介于横结肠及其系膜和小骨盆上口之间。此区内有空肠、回肠、盲肠、阑尾及结肠等器官和间隙。结肠下区的间隙有左、右结肠旁沟和左、右肠系膜窦。腹膜后隙位于腹后壁壁腹膜与腹内筋膜之间。腹膜后隙内有肾、肾上腺、输尿管腹段、胰、十二指肠降部和水平部、腹部大血管等脏器与结构。

案例分析

　　患儿,男,6岁。在嬉戏打闹时突然捂着右侧腹股沟区大哭不止,家长发现孩子右侧阴囊增大,哭闹停止且平躺后阴囊大小恢复正常,再次哭闹时又增大。反复发作数次后到医院求治。体格检查:右侧腹股沟区可触及类圆形包块,质软,已坠入阴囊,透光试验(-),包块被按压后可还纳消失。右外环口松弛,能轻松容纳一示指尖,按压外环口嘱患儿咳嗽时有冲击感。诊断:右腹股沟斜疝。

思考题:

1. 简述腹股沟管的位置和构成。
2. 什么是腹股沟斜疝? 其发生的解剖学基础是什么? 此种疝会发生于女性吗?

（郭新庆）

思考题

1. 胃后壁穿孔时,胃内容物可经什么途径流到右髂窝?
2. 阑尾手术中,依次须切开哪些层次才能进入腹膜腔?
3. 胰头与哪些结构相毗邻? 简述其临床意义。

ER 21-4

练习题

第二十二章 | 盆部与会阴

学习目标

1. 掌握：盆部和会阴的境界与分区。
2. 熟悉：盆腔内筋膜间隙及盆腔内器官的位置和毗邻。
3. 了解：盆腔内器官的血管、淋巴结和神经。
4. 具备将产科会阴、会阴中心腱等解剖结构与产科临床相结合的能力。
5. 能运用所学的男性尿道、会阴浅隙、会阴深隙、尿生殖膈等解剖学知识解释男性尿道损伤后尿液外渗的不同途径。

　　盆部（pelvis）位于躯干的下部，以骨盆为支架连结躯干和下肢，包括盆壁、盆膈、盆腔和盆腔器官。盆部为小骨盆所在的范围，其上界为骨盆的界线，即小骨盆上口；下界为小骨盆下口，有盆膈封闭。

　　盆膈（pelvic diaphragm）又称盆底，由尾骨肌及肛提肌及覆盖其上、下面的盆膈上、下筋膜构成。盆膈封闭小骨盆下口的大部分，仅在前面两侧肛提肌内侧缘之间留下一狭裂，称盆膈裂孔，由下方的尿生殖膈封闭（图 22-1）。

　　会阴（perineum）分广义的会阴和狭义的会阴。广义的会阴，是指盆膈以下封闭小骨盆下口的全部软组织，呈菱形。会阴前界为耻骨联合下缘，后方为尾骨尖，两侧界为耻骨下支、坐骨支、坐骨结节和骶结节韧带。经两侧坐骨结节之间做一连线，将会阴分为前、后两个三角形区域：前部为尿生殖区，后部为肛区（图 22-2）。

　　狭义的会阴，即临床所指的会阴，是指外生殖器与肛门之间的狭窄区域。在男性指阴囊根部至肛门之间的部位；在女性指阴道前庭与肛门之间的部位，又称产科会阴，分娩时易于撕裂，应注意保护。

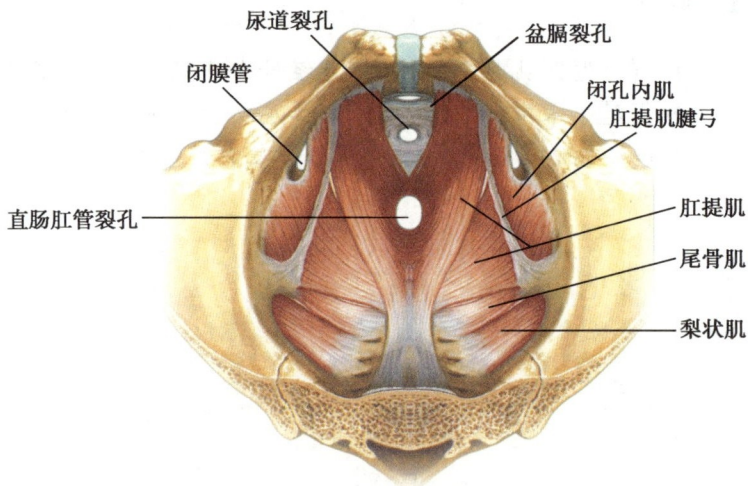

图 22-1　盆底肌

（图中标注：尿道裂孔、盆膈裂孔、闭膜管、闭孔内肌、肛提肌腱弓、直肠肛管裂孔、肛提肌、尾骨肌、梨状肌）

第一节　盆　部

一、盆腔内筋膜间隙

　　盆筋膜为腹内筋膜的直接延续，位于盆部腹膜与盆膈之间，分为盆壁筋膜、盆脏筋膜和盆膈筋

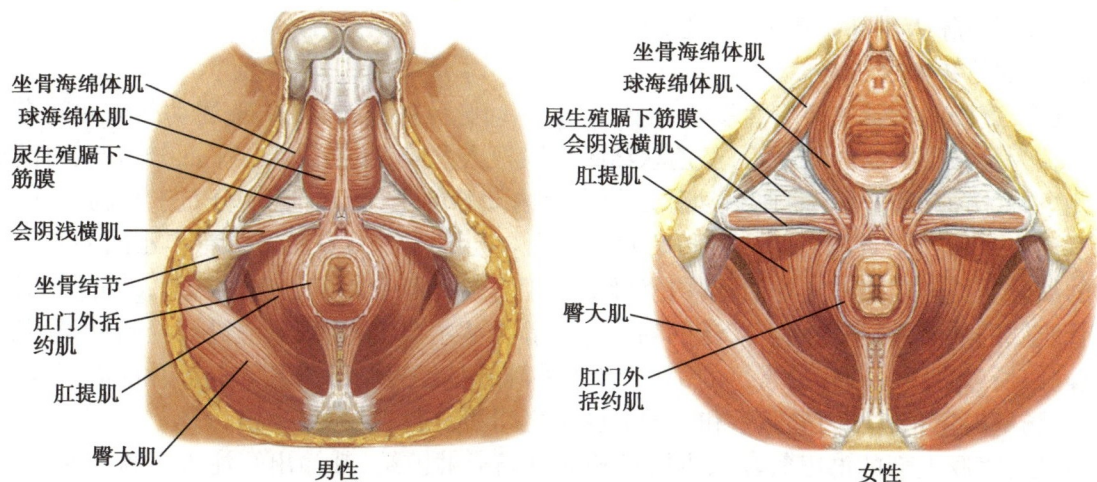

图 22-2 会阴的分区

膜。盆筋膜在盆腔内形成筋膜间隙,间隙内有大量的疏松结缔组织和脂肪,有利于盆腔器官的容积变化和手术中分离脏器,同时血液及其他液体易于在间隙内聚集。

(一)耻骨后隙

耻骨后隙也称**膀胱前隙**,位于耻骨联合、耻骨上支与膀胱之间,为大量的脂肪及疏松结缔组织所占据。当耻骨骨折时,此间隙内可发生血肿;当膀胱前壁或尿道前列腺部损伤,尿液可渗入此间隙;当此间隙有积液需要引流时,可经腹壁做耻骨上正中切口到达。临床上,该间隙作为膀胱、前列腺和剖宫产的腹膜外手术入路,手术时可不破坏腹膜。

(二)直肠旁隙

直肠旁隙也称**骨盆直肠隙**,位于骨盆腹膜与盆膈之间。直肠旁隙前男性为膀胱、前列腺,女性为阴道及子宫阔韧带;后为直肠及直肠侧韧带。直肠侧韧带由直肠下动、静脉及周围结缔组织构成。直肠指检可扪及直肠壶腹下端两侧,即相当于此间隙。

(三)直肠后隙

直肠后隙也称**骶前间隙**,位于直肠筋膜与骶前筋膜之间,其下方有盆膈封闭,上方与腹膜后隙相通,两侧借直肠侧韧带与直肠旁隙相隔。直肠后隙内有紧贴骶骨前面的骶前静脉丛;腹膜后隙充气造影术即经尾骨旁进针,把空气注入直肠后隙,空气上升至腹膜后隙而显影。手术分离直肠后方时,可在此间隙内做钝性分离,以避免损伤骶前静脉丛。

二、盆腔内器官

盆腔借小骨盆上口与腹腔相沟通,内有消化、泌尿和生殖系统的部分器官,以及血管、神经、淋巴结等。前方为膀胱和尿道上部;后方为直肠;中间为内生殖器。在男性,前列腺位于膀胱与盆膈之间,输精管壶腹、射精管和精囊位于前列腺后上方及膀胱的后方。在女性,中间有子宫和阴道上部,两侧有子宫阔韧带及其包裹的卵巢和输卵管。

(一)直肠

1. 位置与毗邻 直肠(rectum)位于盆腔后部,全长 10~14cm,在第 3 骶椎平面续于乙状结肠,向下穿盆膈移行为肛管。直肠的上 1/3 有腹膜覆盖其前面和两侧面;中 1/3 仅前方有腹膜覆盖;下 1/3 无腹膜覆盖。男性直肠在腹膜返折线以上隔直肠膀胱陷凹与膀胱底上部、精囊和输精管壶腹相邻,腹膜返折线以下借直肠膀胱隔与膀胱下部、精囊、输精管壶腹、前列腺及输尿管盆部相邻;女性直肠在腹膜返折线以上隔直肠子宫陷凹与子宫和阴道穹后部相邻,腹膜返折线以下借直肠阴道隔与阴道后壁相邻。直肠后面借疏松结缔组织与骶骨、尾骨相邻,在疏松结缔组织中有骶正中血管、骶外侧血管、骶静脉丛、骶丛、骶交感干等。

2. 血管、淋巴和神经

（1）**血管**：直肠的动脉主要有直肠上动脉、直肠下动脉及骶正中动脉,上述动脉彼此间有吻合。直肠上动脉为肠系膜下动脉的延续,经乙状结肠系膜根入盆腔,在第 3 骶椎平面分为左、右两支,沿直肠两侧下降,分布于直肠。直肠下动脉多起自髂内动脉前干,行向前下,分布于直肠下部。骶正中动脉发出小支分布于直肠后壁。直肠的静脉与同名动脉伴行。直肠壁内有丰富的静脉丛,与肛管壁内的静脉丛相连接,分内、外两丛,内静脉丛位于直肠和肛管黏膜上皮的深面,外静脉丛位于直肠和肛管肌层的外面,两丛之间有广泛的吻合。内静脉丛主要汇入直肠上静脉,经肠系膜下静脉汇入肝门静脉,所以直肠癌转移最常见的部位为肝;外静脉丛经直肠下静脉和肛静脉回流汇入髂内静脉,故在直肠壁内建立了肝门静脉系和下腔静脉系之间的交通。

（2）**淋巴**：直肠上部的淋巴管注入直肠壁外的直肠旁淋巴结,其输出管注入直肠上淋巴结和肠系膜下淋巴结;直肠下部的淋巴管注入髂内淋巴结和骶总淋巴结。

（3）**神经**：直肠接受来自盆丛的交感和副交感神经支配。

（二）膀胱

1. 位置与毗邻　膀胱（urinary bladder）在空虚时位于盆腔内前部,耻骨联合及左、右耻骨支的后方,略呈三棱锥体形,上界约与小骨盆上口相当,属腹膜外位器官;在充盈时上升至耻骨联合上缘以上,这时腹前壁返折向膀胱的腹膜也随之上移,使膀胱前壁直接与腹前壁相贴,属腹膜间位器官。儿童由于盆腔容积小,膀胱几乎全位于耻骨联合之上,6 岁左右膀胱逐渐降入盆腔。男性膀胱底上部借直肠膀胱陷凹与直肠相邻,下部与精囊和输精管壶腹相贴;女性膀胱底与子宫颈和阴道前壁相贴。膀胱体上面有腹膜覆盖,下外侧面紧贴耻骨后隙内的疏松结缔组织以及肛提肌和闭孔内肌。男性膀胱颈与前列腺接触,女性膀胱颈与尿生殖膈相邻。

2. 血管、淋巴和神经

（1）**血管**：膀胱上动脉起自髂内动脉的分支脐动脉根部,分布于膀胱的上部、中部。膀胱下动脉起自髂内动脉前干,沿骨盆侧壁行向下,分布于膀胱下部、精囊、前列腺及输尿管盆部等。膀胱的静脉在膀胱下部周围形成膀胱静脉丛,最后汇成与动脉同名的静脉,再汇入髂内静脉。

（2）**淋巴**：膀胱前部的淋巴管注入髂内淋巴结;膀胱后部及膀胱三角区的淋巴管多注入髂外淋巴结,亦有少数注入髂内淋巴结或髂总淋巴结。

（3）**神经**：分布于膀胱的神经来自盆丛的膀胱丛,其中交感神经来自胸 11、12 脊髓节段和腰 1、2 脊髓节段,使逼尿肌松弛、尿道内括约肌收缩而储尿;副交感神经来自骶 2~4 脊髓节段,使逼尿肌收缩、尿道内括约肌松弛而排尿。

（三）输尿管盆部与壁内部

1. 输尿管盆部　左、右输尿管腹部在小骨盆上口处分别越过左髂总动脉末段和右髂外动脉始段进入盆腔后,移行为输尿管盆部。输尿管盆部在腹膜深面沿骨盆侧壁下行,越过脐动脉起始段、闭孔血管和神经,在坐骨棘平面,转向前内侧走向膀胱。男性输尿管盆部到达膀胱外上角之前有输精管在其前上方由外向内越过,再经输精管壶腹与精囊之间到达膀胱底;女性输尿管盆部位于卵巢的后下方,行于子宫阔韧带底部,在子宫颈外侧约 2cm 处经子宫动脉后下方到膀胱底。

输尿管盆部的血液供应来自膀胱上、下动脉的分支,在女性还有子宫动脉的分支;输尿管盆部的静脉经上述动脉的同名静脉汇入髂内静脉;淋巴注入髂内淋巴结;神经支配来自盆丛。

2. 输尿管壁内部　输尿管行至膀胱底外上角处,向内下斜穿膀胱壁,开口于膀胱三角的输尿管口,此段长约 1.5cm,称为壁内部。当膀胱充盈时,膀胱内压增加将输尿管壁内部压扁,可阻止膀胱内的尿液向输尿管逆流。输尿管壁内部是输尿管最狭窄处,也是常见的结石滞留部位。

（四）前列腺

1. **位置与毗邻** 前列腺（prostate）位于膀胱颈和尿生殖膈之间。前面有耻骨前列腺韧带，连接前列腺鞘与耻骨盆面；后面借直肠膀胱隔与直肠壶腹相邻，后上方有输精管和精囊。临床上进行直肠指检时，经肛门上方约 4cm 处可触及前列腺。

2. **被膜** 前列腺由内、外两层被膜包裹。内层称为**前列腺囊**，由一薄层致密结缔组织和少量平滑肌纤维构成；外层称为**前列腺鞘**，由盆脏筋膜构成。两层被膜均较坚韧，当前列腺增生时，往往向内挤压尿道导致排尿困难。两层被膜之间有前列腺静脉丛、动脉及神经。

3. **血管、淋巴和神经**

（1）**血管**：前列腺的动脉来自膀胱下动脉、直肠下动脉和阴部内动脉的分支。前列腺的静脉在前列腺周围形成前列腺静脉丛，汇入膀胱静脉丛，再经膀胱下静脉汇入髂内静脉。另外，前列腺静脉丛与椎静脉丛之间存在许多交通，因此，前列腺癌病人常发生低位椎骨和髋骨的骨转移，甚至可以通过椎静脉丛转移至颅骨。

（2）**淋巴**：前列腺的淋巴管注入髂内淋巴结和骶淋巴结，且与膀胱和直肠的淋巴管有吻合。

（3）**神经**：由盆丛、膀胱丛发出分支随动脉而来。交感神经使血管壁和腺实质内的平滑肌收缩；副交感神经促进腺体分泌。

（五）输精管盆部、射精管及精囊

1. **输精管盆部** 输精管盆部始于腹股沟管深环，越过髂外血管的前方入盆部，沿着盆腔外侧壁行向后下，在膀胱外侧越过输尿管前内侧，转向下到达膀胱底与直肠之间。输精管约在精囊上端平面以下膨大为输精管壶腹，行于精囊的内侧，其末端逐渐变细，在前列腺底稍上方与精囊的排泄管以锐角汇合成射精管。射精管长约 2cm，向前下穿前列腺底的后部，开口于尿道的前列腺部。

输精管盆部的动脉主要来自输精管动脉及附近动脉的分支。静脉在输精管周围构成静脉丛，汇入膀胱静脉丛。淋巴注入髂内淋巴结或腰淋巴结。神经来自盆丛，并在输精管周围形成输精管神经丛。

2. **精囊** 为一对长椭圆形的囊状腺体，位于膀胱底的后上方，输精管壶腹的外侧，后邻直肠。精囊肿大时，直肠指检可以扪及肿大的精囊。

精囊的动脉来自输精管动脉、膀胱下动脉和直肠下动脉的分支。静脉形成精囊静脉丛，汇入膀胱静脉丛。淋巴沿膀胱下动脉和输精管动脉走行，注入髂内和髂外淋巴结。神经来自输精管神经丛，并构成精囊丛。

（六）子宫

1. **位置与毗邻** 子宫（uterus）位于盆腔中央，膀胱与直肠之间。子宫前面隔膀胱子宫陷凹与膀胱上面相邻；子宫颈阴道上部的前方借膀胱阴道隔与膀胱底相邻；子宫后面隔直肠子宫陷凹及直肠阴道隔与直肠相邻；子宫两侧与输卵管和卵巢相邻。直肠指检可触及子宫颈和子宫体下部。

2. **血管、淋巴和神经**

（1）**动脉**：子宫动脉来自髂内动脉前干，沿骨盆侧壁向前内下方走行，进入子宫阔韧带基底部，在距子宫颈外侧 2cm 处，横向越过输尿管盆部的前上方，至子宫颈外侧分为上、下两支。上行支较粗，主干沿子宫两侧缘迂曲上行，沿途发出小支入子宫壁，供应子宫颈上部和子宫体；上行至子宫角处发出分支供应子宫底，主干最后形成输卵管支和卵巢支，后者与卵巢动脉吻合，分布于输卵管和卵巢。下行支较细，即阴道支，分布于阴道上部。妊娠过的女性子宫动脉可有很多弯曲，甚至呈螺旋状。由于子宫动脉在子宫颈两侧与输尿管有交叉，所以在子宫切除术中结扎子宫动脉时，应尽量靠近子宫颈，以免损伤输尿管。

（2）**静脉**：先在子宫颈和阴道上段两侧形成子宫静脉丛和阴道静脉丛，然后汇集成子宫静脉汇入髂内静脉。

（3）**淋巴**：子宫底和子宫体上部的淋巴管，沿卵巢血管上行，注入髂总淋巴结和腰淋巴结。子宫底两侧的一部分淋巴管沿子宫圆韧带注入腹股沟浅淋巴结。子宫体下部和子宫颈的淋巴管部分沿血管注入髂内淋巴结，部分沿盆壁注入髂外淋巴结，小部分沿子宫骶韧带注入骶淋巴结。

（4）**神经**：子宫的神经来自盆丛的子宫阴道丛，随血管分布于子宫和阴道上部。交感神经使子宫血管平滑肌收缩，妊娠子宫平滑肌收缩，非妊娠子宫平滑肌舒张；副交感神经使子宫血管平滑肌舒张，对子宫平滑肌作用不明显。

（七）卵巢

1. **位置与毗邻**　卵巢（ovary）紧贴骨盆侧壁，位于髂内动脉与髂外动脉夹角处的卵巢窝内。卵巢上端有卵巢悬韧带（内有卵巢的血管、淋巴和神经等）连于骨盆侧壁；下端有卵巢固有韧带与子宫角相连；前缘有卵巢系膜附于子宫阔韧带后层，前缘中部有卵巢血管、神经出入处称卵巢门；后缘游离。

2. **血管、淋巴和神经**　卵巢的血液供应来自卵巢动脉和子宫动脉的卵巢支。卵巢动脉发自腹主动脉，经卵巢悬韧带进入卵巢系膜，由卵巢门进入卵巢，并有侧支与子宫动脉的卵巢支吻合。卵巢的静脉出卵巢门后先形成静脉丛，再汇成两条卵巢静脉，与同名动脉伴行，右侧以锐角汇入下腔静脉，左侧以直角汇入左肾静脉。卵巢的淋巴管伴卵巢血管最终注入腰淋巴结。卵巢的神经来自腹主动脉丛。

（八）输卵管

输卵管（uterine tube）位于子宫阔韧带的上缘内。在子宫底外侧短而细的输卵管峡，为输卵管结扎术的部位。输卵管外侧端呈漏斗状膨大的输卵管漏斗有输卵管腹腔口，开口于腹膜腔，借卵子的运送途径，女性腹膜腔经输卵管腹腔口、输卵管、子宫、阴道与外界相通，故有感染的可能。

输卵管子宫部和输卵管峡由子宫动脉的输卵管支供血，输卵管壶腹和输卵管漏斗由卵巢动脉的输卵管支供血，彼此间有广泛的吻合。输卵管的静脉一部分汇入卵巢静脉，一部分汇入子宫静脉。输卵管的淋巴注入卵巢下淋巴丛，最终注入腰淋巴结。输卵管的神经来自腹主动脉丛及盆丛。

（九）阴道

阴道（vagina）位于盆腔中央，膀胱、尿道和直肠之间，上接子宫颈，下端穿过尿生殖膈开口于阴道前庭。子宫颈阴道部突入阴道内形成阴道穹，阴道穹后部较深，与直肠子宫陷凹紧邻，腹膜腔内有积液时，可经此部穿刺或引流。

阴道上部由子宫动脉的阴道支供应；阴道中段由髂内动脉前干发出的阴道动脉和直肠下动脉的分支供应；阴道下部由阴部内动脉发出的分支供应。阴道上部的静脉汇成阴道静脉丛，经子宫静脉汇入髂内静脉；阴道下部的静脉经阴部内静脉回流。阴道上部的神经来自盆丛的内脏神经，下部的神经来自阴部神经的躯体神经。

第二节　会　阴

一、肛区

肛区，又称**肛门三角**，有肛管和坐骨肛门窝等结构。

（一）肛管

1. **位置**　肛管（anal canal）长约4cm，在盆膈处上续直肠，向后下绕尾骨尖终于肛门。肛门为位于会阴中心腱稍后方、尾骨尖前下4cm处略呈矢状位的裂孔。由于肛门括约肌紧缩，肛门处于关闭状态，其周围皮肤形成辐射状皱褶，分布有肛毛、汗腺和皮脂腺。

2. **肛门括约肌**　位于肛管周围，包括肛门内括约肌和肛门外括约肌。

（1）**肛门内括约肌**：为平滑肌，受内脏神经支配，由肠壁环行肌层增厚而成，环绕白线以上的肛管部分，有协助排便的作用，无括约肛门的功能。

（2）**肛门外括约肌**：为骨骼肌，受躯体神经支配，位于肛门内括约肌外层，环绕整个肛管，从浅到深分皮下部、浅部和深部，有较强的控制排便的功能。

肛门外括约肌的浅、深部及耻骨直肠肌、肛门内括约肌、直肠壁纵行肌在肛管直肠移行处形成肌性环，称**肛门直肠环**。该环对肛管起重要括约作用，若手术不慎切断此环，将引起大便失禁。

（二）坐骨肛门窝

1. **位置及毗邻** 坐骨肛门窝位于肛管的两侧，略似尖朝上、底朝下的锥形间隙。内侧壁为肛门外括约肌、盆底肌及盆膈下筋膜；外侧壁为坐骨结节内侧面、闭孔内肌及其筋膜；前壁为会阴浅横肌及尿生殖膈；后壁为臀大肌下份及其筋膜和骶结节韧带。窝内除血管、神经外，有大量脂肪组织，因邻近肛管，血供差，易发感染，形成肛周脓肿（图 22-3）。

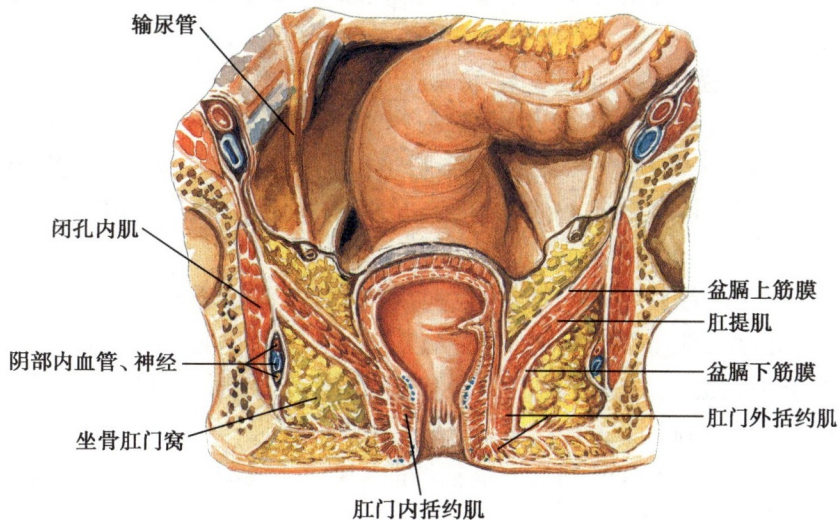

图 22-3　经肛管盆部冠状切面

2. **血管、淋巴和神经**

（1）**血管**：阴部内动脉起自髂内动脉前干，经梨状肌下孔出盆腔至臀部，绕坐骨棘后面，穿坐骨小孔至坐骨直肠窝，进入阴部管。在管内前行，发出肛动脉，分布于肛管及肛门周围的肌和皮肤。行至阴部管前端时，阴部内动脉分为会阴动脉和阴茎动脉（女性为阴蒂动脉）进入尿生殖区。阴部内静脉及其属支均与同名动脉伴行，汇入髂内静脉。

（2）**淋巴**：肛管齿状线以上肠管的淋巴管，注入髂内淋巴结；齿状线以下的肛管、肛门外括约肌、肛门周围皮下的淋巴管注入腹股沟浅淋巴结。

（3）**神经**：阴部神经由骶丛发出，与阴部内血管伴行，在阴部管内、阴部管前端的行程、分支和分布皆与阴部内动脉相同。由于阴部神经在行程中绕坐骨棘，故会阴手术时，常将麻药由坐骨结节与肛门连线的中点经皮注入坐骨棘下方，以进行阴部神经阻滞。

二、尿生殖区

尿生殖区，又称**尿生殖三角**，男性有尿道穿过，女性有尿道和阴道穿过。

1. **肌** 尿生殖三角的肌分浅、深两层。浅层有会阴浅横肌、球海绵体肌和坐骨海绵体肌。深层有会阴深横肌和尿道括约肌。

（1）**会阴浅横肌**：为成对的小肌，起自坐骨结节止于会阴中心腱，有固定会阴中心腱的作用。**会**

阴中心腱为一腱性结构,位于会阴缝的深面,有许多会阴肌附着于此。此腱具有协助加固盆底,承托盆内脏器的作用。一般女性的会阴中心腱较大,且具有弹性,分娩时应注意保护。

(2)**球海绵体肌**:左、右各一,位于肛门前方。在男性,覆盖尿道球和尿道海绵体的表面,收缩时使尿道缩短变细,协调排尿和射精。在女性,此肌分为左、右两部,并覆盖在前庭球表面,收缩时可压迫前庭球,使阴道口缩小。

(3)**坐骨海绵体肌**:左、右各一,覆盖于阴茎脚的表面,起自坐骨结节,止于阴茎脚的下面及侧面。收缩时压迫阴茎海绵体的根部,阻止阴茎海绵体内静脉血回流,协助阴茎勃起,故又称阴茎勃起肌。此肌在女性较薄弱,称阴蒂勃起肌。

(4)**会阴深横肌**:位于尿生殖膈上、下筋膜之间,肌束横行,张于两侧坐骨支。会阴深横肌收缩时,可加强会阴中心腱的稳固性。

(5)**尿道括约肌**:位于尿生殖膈上、下筋膜之间,会阴深横肌前方。在男性肌纤维围绕在尿道膜部周围,为受意识控制的尿道外括约肌。在女性,围绕尿道和阴道,称为尿道阴道括约肌,可紧缩尿道和阴道。

2. **会阴筋膜** 会阴筋膜分为浅筋膜与深筋膜。

(1)**浅筋膜**:在肛区,浅筋膜由脂肪和大量疏松结缔组织构成,充填于坐骨肛门窝。在尿生殖区,浅筋膜分为浅、深两层。浅层较薄弱,富有脂肪组织,深层呈膜状,称为**会阴浅筋膜**或 Colles 筋膜。会阴浅筋膜与腹下部、股部的浅筋膜相延续,在阴茎与阴茎浅筋膜相延续,在阴囊与阴囊肉膜相延续。

(2)**深筋膜**:在肛区,深筋膜覆盖于坐骨肛门窝的各壁。覆盖于肛提肌和尾骨肌下面的称盆膈下筋膜;覆盖肛提肌和尾骨肌上面的称盆膈上筋膜。它是盆筋膜的壁层,盆膈上、下筋膜和其间的肛提肌、尾骨肌共同构成**盆膈**,对承托盆腔脏器有重要作用。在尿生殖区,深筋膜分为浅层的尿生殖膈下筋膜和深层的尿生殖膈上筋膜,分别覆盖于会阴深横肌和尿道括约肌的下面和上面。尿生殖膈上、下筋膜和其间的肌(会阴深横肌、尿道括约肌)共同构成**尿生殖膈**,封闭盆膈裂孔,有加强盆底、协助承托盆腔脏器的作用(图 22-4)。

会阴浅筋膜、尿生殖膈上筋膜及尿生殖膈下筋膜 3 层之间,形成两个间隙。①**会阴浅隙**:位于会阴浅筋膜与尿生殖膈下筋膜之间,男性有阴茎根,女性有阴蒂脚、前庭球及前庭大腺等。男性尿道球部损伤,尿液常渗入此间隙,继而蔓延至腹前壁下部、阴囊、阴茎等区域。②**会阴深隙**:位于尿生殖膈上、下筋膜之间,有会阴深横肌、尿道括约肌、尿道膜部和尿道球腺等结构。

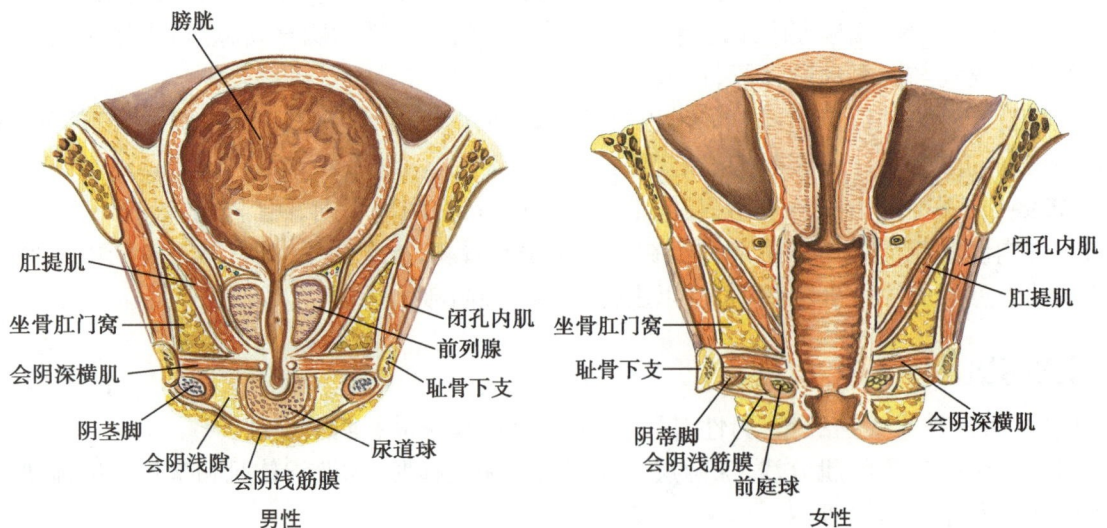

图 22-4　经尿生殖膈盆腔冠状切面

本章介绍了盆部的境界、盆腔内的 3 种筋膜间隙以及 11 个主要器官的位置毗邻和血管、淋巴及神经支配;会阴的境界、2 个三角形区域内的肛管、坐骨直肠窝、会阴筋膜等结构。

案例分析

病人,男,45 岁,建筑工人。2 小时前不慎从脚手架上跌落,骑跨在钢管上,顿感会阴部剧烈疼痛。入院时病人面色苍白,会阴部皮下肿胀、淤血,触痛阳性,有血尿。初步诊断:尿道损伤。

思考题:

1. 男性尿道分为哪几个部分?

2. 该病人不同部位的尿道破裂引起的尿液外渗有什么不同。

(黄 健)

思考题

1. 耻骨后隙、直肠后隙在临床上有哪些应用?

2. 简述子宫动脉与输尿管的解剖位置关系。

3. 解剖会阴与临床会阴的区别以及肛区与尿生殖区各有哪些结构?

ER 22-3

练习题

第二十三章 | 脊柱区

教学课件

思维导图

学习目标

1. 掌握：脊柱的境界与分区、脊柱区的三角。
2. 熟悉：脊柱区组织的层次组成。
3. 了解：椎管的内容物。
4. 能够利用所学脊柱区的知识明确硬膜外麻醉、脊柱区相关手术需注意保护的结构。
5. 通过对脊柱区正常解剖结构与疾病知识的学习，具有保持正确坐姿、站姿、走姿的意识，具有敬佑生命、救死扶伤的职业素养。

第一节　概　述

一、境界与分区

脊柱区（vertebral region）是脊柱及其后方和两侧软组织共同组成的区域。上界为枕外隆凸和上项线，下界至尾骨尖，两侧自上而下为斜方肌前缘、三角肌后缘上份、腋后线、髂嵴后份、髂后上棘与尾骨尖的连线。脊柱区自上而下可分为项区、胸背区、腰区和骶尾区。

二、表面解剖

脊柱区体表重要的标志性结构有枕外隆凸、上项线、尾骨尖、部分椎骨棘突等。其中，第7颈椎棘突较长，是计数椎骨序数的重要标志。肩胛骨下角在上肢自然下垂时易触及，平对第7肋或第7肋间隙，是计数肋序数的标志。髂嵴是髂骨翼的上缘，两侧髂嵴最高点的连线平对第4腰椎棘突，临床常作为腰椎穿刺的计数标志。骶角是骶管裂孔两侧向下的突起，在体表易触及，是骶管麻醉进针的定位标志。此外，脊柱区还可触摸到肩胛冈、第12肋、竖脊肌等结构。

第二节　脊柱区软组织

脊柱区由浅入深有浅层结构、深筋膜、肌层、血管和神经、椎管及其内容物等结构。

一、浅层结构

（一）皮肤
皮肤厚且致密，移动性小，有较丰富的毛囊和皮脂腺。

（二）浅筋膜
浅筋膜致密而厚，含有较多脂肪，有许多结缔组织纤维束与深筋膜相连。其中，项区上部浅筋膜含纤维较多而特别坚韧，腰区含脂肪较多。在浅筋膜内分布有皮神经和浅血管。

（三）皮神经

皮神经来自脊神经后支（图23-1）。

1. **项区**　皮神经来自颈神经后支，较粗大的皮支有枕大神经和第3枕神经。

（1）**枕大神经**（greater occipital nerve）：为第2颈神经后支的皮支，从斜方肌起点处浅出，伴枕动脉分支上行，分布于枕部皮肤。

（2）**第3枕神经**：为第3颈神经后支的分支，穿斜方肌浅出后分布于项区上部皮肤。

2. **胸背区和腰区**　皮神经分别来自胸、腰神经后支的分支，在棘突两侧浅出，分布至胸背区和腰区皮肤。其中，第1~3腰神经后支的外侧支，组合成**臀上皮神经**（superior gluteal cutaneous nerves），从竖脊肌外侧缘穿出胸腰筋膜，越过髂嵴至臀区上部皮肤。在腰部急扭转时此神经易被拉伤，是常见腰腿痛原因之一。

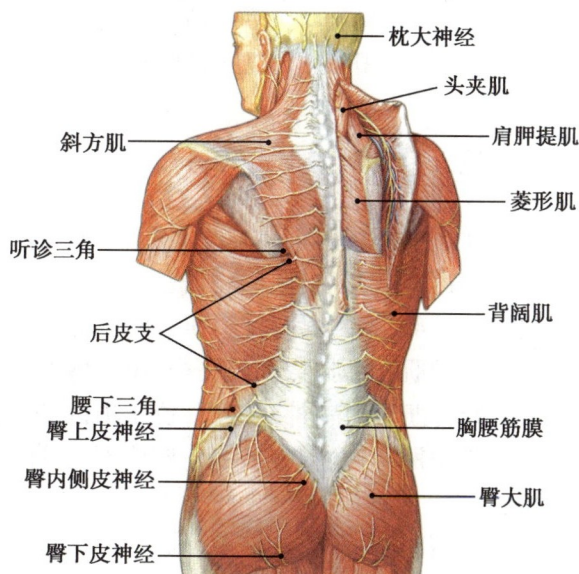

图 23-1　背肌及皮神经

3. **骶尾区**　皮神经来自骶、尾神经后支的分支，穿臀大肌起始部浅出，分布至骶尾区皮肤。其中，第1~3骶神经后支的皮支组成**臀中皮神经**（medial gluteal cutaneous nerves）。

（四）浅血管

项区的浅动脉主要来自枕动脉、颈浅动脉、颈横动脉和肩胛背动脉的分支。胸背区的浅动脉来自肋间后动脉、肩胛背动脉和胸背动脉等的分支。腰区的浅动脉来自腰动脉的分支。骶尾部的浅动脉来自臀上、下动脉等的分支。各动脉均有静脉伴行。

二、深筋膜

项筋膜（nuchal fascia）位于斜方肌深层，向上附着于上项线，向下移行为胸腰筋膜后层。**胸腰筋膜**（thoracolumbar fascia）又称为**腰背筋膜**（图23-2），是腰背部深筋膜，分为前、中、后三层。前层位于腰方肌前面，又称**腰方肌筋膜**。中层位于竖脊肌与腰方肌之间，上部张于第12肋与第1腰椎

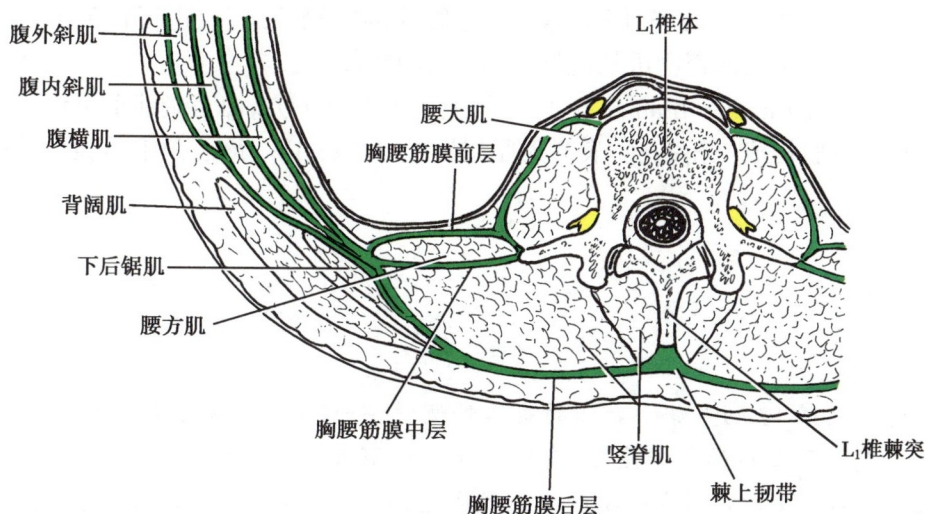

图 23-2　胸腰筋膜

横突之间的部分增厚,形成**腰肋韧带**(lumbocostal ligament),肾手术时,切断此韧带可加大第12肋的活动度,便于显露肾。后层覆于竖脊肌后面,形成竖脊肌鞘。由于项、腰部活动度大,在剧烈活动中胸腰筋膜可被扭伤,尤以腰部的损伤更为多见,是腰腿痛原因之一。

三、肌层

(一) 肌

脊柱区的肌由背肌和部分腹肌组成,由浅至深大致分为四层:第一层有斜方肌、背阔肌和腹外斜肌后部;第二层有夹肌、肩胛提肌、菱形肌、上后锯肌、下后锯肌和腹内斜肌后部;第三层有竖脊肌和腹横肌后部;第四层有枕下肌、横突棘肌和横突间肌等。

1. **背阔肌**　由胸背神经支配,位于胸背下部和腰区浅层。

2. **斜方肌**　由副神经支配,位于项区和胸背区上部。临床上,此肌可做肌瓣和肌皮瓣移植。

3. **竖脊肌**　由脊神经后支支配,位于脊柱棘突两侧,可分为内侧的棘肌、中间的最长肌和外侧的髂肋肌。

(二)脊柱区形成的三角

1. **枕下三角**(suboccipital triangle)　位于项区上部深面,是由枕下肌围成的三角。头后大直肌构成内上界;头上斜肌、头下斜肌分别构成外上界和外下界;寰枕后膜、寰椎后弓构成三角的底(图23-3)。三角内有椎动脉、枕下神经通过。

2. **听诊三角**(triangle of auscultation)　又称为**肩胛旁三角**,位于斜方肌外下缘、肩胛骨脊柱缘和背阔肌上缘三者之间的间隙。斜方肌的外下缘构成内上界,肩胛骨脊柱缘构成外侧界,下界为背阔肌上缘(图23-1)。该三角是背部听诊呼吸音最清楚的部位。当肩胛骨向前、外移位时,该三角范围会扩大。

3. **腰上三角**(superior lumbar triangle)　位于背阔肌深面,第12肋下方。竖脊肌外侧缘构成内侧界,腹内斜肌后缘构成外下界,下后锯肌下缘构

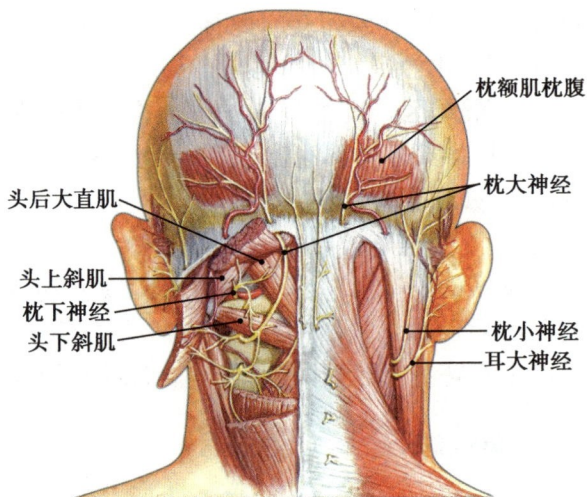

图23-3　枕下三角

(图中标注)
枕额肌枕腹
枕大神经
头后大直肌
头上斜肌
枕下神经
头下斜肌
枕小神经
耳大神经

成上界。若下后锯肌与腹内斜肌在第12肋的附着点不接触,则第12肋会参与构成一个边,成四边形。在三角内自上而有**肋下神经**、**髂腹下神经**和**髂腹股沟神经**经过,故进行肾手术时,需注意保护神经。此外,该区薄弱,腹腔内容物可从此处突出,形成**腰疝**。

4. **腰下三角**(inferior lumbar triangle)　位于腰上三角的外下方,由背阔肌前下缘、腹外斜肌后缘与髂嵴围成。腹内斜肌构成三角的底,表面无肌层覆盖(图23-1)。该三角也是腹后壁的薄弱区,可形成**腰疝**。

知识拓展

腰　疝

　　腰疝常发生在第12肋至髂嵴之间的腹后外侧壁,一般为腹膜后脂肪组织或腹腔内器官,经过腰上三角或腰下三角的薄弱区域,突出到体表所形成。腰疝的发病原因有多种,其中,腰部三角区缺乏肌肉的保护是引发腰疝的先天性因素,约占腰疝病因的19%。先天性腰疝发生于出生后不久的小儿,哭闹时在髂嵴上方、腹外斜肌最后部分与背阔肌之间,发现半圆形突起

的柔软肿物,表面皮肤正常,常可触及位于肿物内的肠管,按压时可闻及肠鸣音,哭闹时肿物增大,安静时肿物可回纳消失,回纳后在侧后腹壁可触及卵圆形缺损。此外,创伤、腹内压增高、腰部肌肉萎缩等也可造成腰疝,称为获得性腰疝,以老年人发病较多。

四、深部的血管和神经

(一)动脉

项区主要由枕动脉、颈横动脉、肩胛背动脉和椎动脉等供血;胸背区主要由肋间后动脉、肩胛背动脉和胸背动脉等供血;腰区主要由腰动脉和肋下动脉等供血;骶尾区主要由臀上、下动脉等供血。

(二)静脉

脊柱区深静脉与动脉伴行。项区静脉汇入椎静脉、颈内静脉或锁骨下静脉。胸背区静脉大部分汇入奇静脉,小部分汇入锁骨下静脉或腋静脉。腰区静脉汇入下腔静脉。骶尾区静脉汇入髂内静脉。

(三)神经

脊柱区神经主要来自胸背神经、肩胛背神经、副神经和脊神经后支。

五、椎管及其内容物

(一)椎管

椎管由椎骨的椎孔和骶骨的骶管借骨连结形成,上至枕骨大孔与颅腔相通,下达骶管裂孔。椎管内容纳脊髓、脊神经根、脊髓被膜、血管及脂肪组织。椎体后面、椎间盘后缘和后纵韧带构成椎管前壁,椎弓板和黄韧带构成椎管后壁,椎弓根和椎间孔构成椎管两侧的壁。构成椎管壁的结构发生病变,如椎体骨质增生、椎间盘突出、黄韧带肥厚等,使椎管腔变形或变窄,从而压迫椎管内容物。

(二)脊髓被膜及腔隙

脊髓表面被膜有三层,由外向内依次为硬脊膜、脊髓蛛网膜和软脊膜,对脊髓具有保护、支持、营养作用。

硬膜外隙(epidural space)是位于硬脊膜与椎管内面骨膜之间的狭窄腔隙,呈负压,内有疏松结缔组织、脂肪、椎内静脉丛、淋巴管和脊神经根通过。临床上常将麻醉药物注入此处,从而阻滞神经传导。

硬膜下隙(subdural space)是位于硬脊膜和脊髓蛛网膜之间的潜在腔隙,内有少量液体,与脊神经周围的淋巴隙相通。

蛛网膜下隙(subarachnoid space)是位于脊髓蛛网膜与软脊膜之间的腔隙,腔内充满脑脊液。该腔隙向上与脑蛛网膜下隙相通,下端扩大为**终池**,池内有终丝和马尾,临床常在第3~4或4~5腰椎棘突之间进行腰椎穿刺或麻醉(图23-4)。

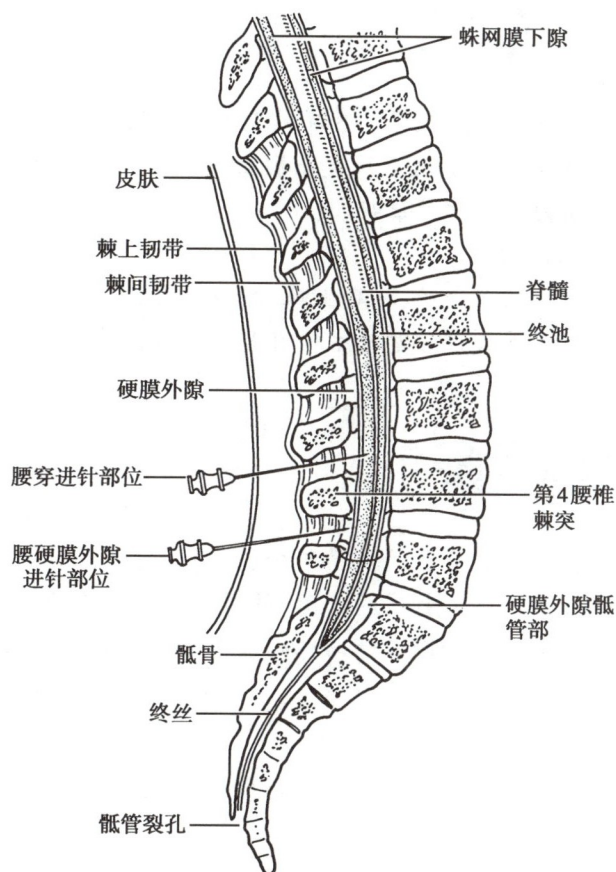

图 23-4　腰椎穿刺部位

本章小结

脊柱区是脊柱及其后方和两侧软组织共同组成的区域，自上而下可分为项区、胸背区、腰区和骶尾区。脊柱区由浅入深有浅层结构、深筋膜、肌层、血管神经、椎管及其内容物等。皮神经来自脊神经后支。项区主要为枕大神经；胸背区和腰区主要为臀上皮神经；骶尾区主要为臀中皮神经。枕下三角、听诊三角、腰上三角和腰下三角为脊柱区的主要三角。其中听诊三角是背部听诊呼吸音最清楚的部位；腰上三角和腰下三角均可发生腰疝，其中腰上三角是腰疝好发部位。椎管内容纳脊髓、脊神经根、脊髓被膜、血管及脂肪组织。

案例分析

病人，男，72岁。5年前无明显诱因出现左下肢麻木症状且逐渐加重，3年前出现间歇性跛行，1个月前步行50m后反复出现上述症状。病人住院后行腰椎CT及MRI检查，发现$L_2 \sim L_4$椎管狭窄，诊断为腰椎管狭窄症。

思考题：

1. 髂前上棘、髂后上棘、髂嵴、髂结节、骶角中哪一项可以作为腰椎定位的依据？
2. 围成椎管壁的结构有哪些？可使椎管腔变形或变狭窄的因素有哪些？

（刘 滢）

思考题

1. 简述脊柱的境界与分区。
2. 试述脊柱区的三角，并解析发生腰疝的解剖学基础。
3. 简述硬膜外隙与蛛网膜下隙的位置、特点及穿刺时经过的层次结构。

ER 23-3

练习题

第二十四章 ｜ 上 肢

ER 24-1
教学课件

ER 24-2
思维导图

学习目标

1. **掌握**：上肢体表标志和体表投影；腋窝的构成和内容；腋动脉的分段；肩胛动脉网的构成及临床意义；肘窝的构成和内容；腕管的构成和通过的结构。

2. **熟悉**：头静脉及贵要静脉的起止、行程、回流及交通关系；正中神经及尺神经的行程；肌皮神经、桡神经及肱深血管的行程、分布；掌腱膜及骨筋膜鞘的构成；掌浅弓、掌深弓的构成和分支；手指指髓间隙的特点。

3. **了解**：肘关节动脉网的构成；骨间后血管、神经的行程、分布；手背的间隙、肌腱的排列；手指皮肤及皮下组织的特点；手指腱膜、腱鞘的构成；指背腱膜的构成、附着。

4. 能够利用所学上肢结构的知识理解上肢损伤、感染等疾病的临床表现。

5. 具有关爱病人的职业意识以及关爱生命的职业道德。

第一节 概 述

与下肢相比，上肢的骨骼轻巧，关节囊薄而松弛，韧带相对薄弱，肌数目多，肌形较小而细长，运动更为灵活。

一、境界与分区

上肢通过肩部与颈、胸和背部相接。上肢与颈部的界限是锁骨上缘外 1/3 和肩峰至第 7 颈椎棘突的连线。以三角肌前、后缘上端与腋前、后襞下缘中点的连线与胸、背部为界。

按部位，将上肢分为肩、臂、肘、前臂、腕部和手部。肩部分为腋区、三角肌区和肩胛区，手部分为手掌、手背和手指三区，其余各部分为前、后两区。

二、表面解剖

（一）体表标志

1. **肩部** 肩峰（acromion）为肩部最高的骨性标志，位于肩关节的上方，沿肩峰向后内，可摸到肩胛冈，向前内可触及锁骨全长。**喙突**位于锁骨中、外 1/3 交界处的锁骨下窝内，于此窝深部可扪及。**肱骨大结节**突出于肩峰之前下外侧。腋前、后襞为腋窝的前、后壁下缘的皮肤皱襞。**腋前襞**深部主要为胸大肌下缘，形成腋窝底的前界；**腋后襞**深部主要为大圆肌和背阔肌下缘，形成腋窝底的后界。

2. **臂部** 前区可见**肱二头肌**肌腹形成纵行隆起，其两侧为**肱二头肌内、外侧沟**。**肱骨三角肌粗隆**位于臂中部的外侧。

3. **肘部** 可触及**肱骨内、外上髁**和**尺骨鹰嘴**。屈肘时，在肘前区可见明显的皮肤折沟，为肘前横纹，在横纹中点可触及紧张的肱二头肌腱，以半屈肘时尤为明显；后区最显著的隆起为尺骨鹰嘴。

4. **腕和手部** 腕部尺、桡侧可分别触及尺骨茎突、桡骨茎突。**尺骨茎突**稍偏后内侧，明显突出，其近侧有尺骨头。腕后区中点外侧可触及桡骨背侧结节,又称 Lister 结节。握拳屈腕时,腕前区有3条纵行的肌腱隆起:近中线者为**掌长肌腱**;外侧为桡侧腕屈肌腱,桡动脉位于该肌腱的外侧;内侧为尺侧腕屈肌腱。伸腕、伸指时,伸指肌腱在手背皮下清晰可见。腕前区表面有三条皮纹,腕近侧纹约平尺骨头,腕中纹不恒定,腕远侧纹平对屈肌支持带近侧缘。

手掌有三条掌横纹。鱼际纹斜行于鱼际尺侧,近侧与腕远侧纹中点相交,深面有正中神经通过。掌中纹略斜行于掌中部,桡侧端与鱼际纹重叠。掌远纹横行,适对第3~5掌指关节的连线,其桡侧端稍弯向第2指蹼处。手掌两侧有梭形肌性隆起,内侧称小鱼际,外侧称鱼际。手掌中央凹陷称掌心。

5. **鼻烟窝** 为位于手背外侧部的三角形凹陷,在拇指充分外展和后伸时明显。其桡侧界为拇长展肌腱和拇短伸肌腱,尺侧界为拇长伸肌腱,近侧界为桡骨茎突。窝内可触及桡动脉搏动。窝底为手舟骨和大多角骨,手舟骨骨折时,此窝有压痛,且因肿胀消失。

(二)上肢的轴线与提携角

上肢轴线是经肱骨头中心—肱骨小头—尺骨头中心的连线。肱骨的长轴称为臂轴,尺骨的长轴称为前臂轴。臂轴和前臂轴的延长线在肘部相交,构成一个向外开放的夹角,称为**提携角**(图24-1)。正常时提携角为165°~170°,女性提携角小于男性。提携角的补角为10°~15°,此角大于15°为肘外翻,小于0°为肘内翻,0°~10°为直肘。

(三)体表投影

1. **上肢动脉干的投影** 上肢外展90°,掌心向上,从锁骨中点至肘前横纹中点远侧2cm处的连线,为腋动脉和肱动脉的体表投影,两者

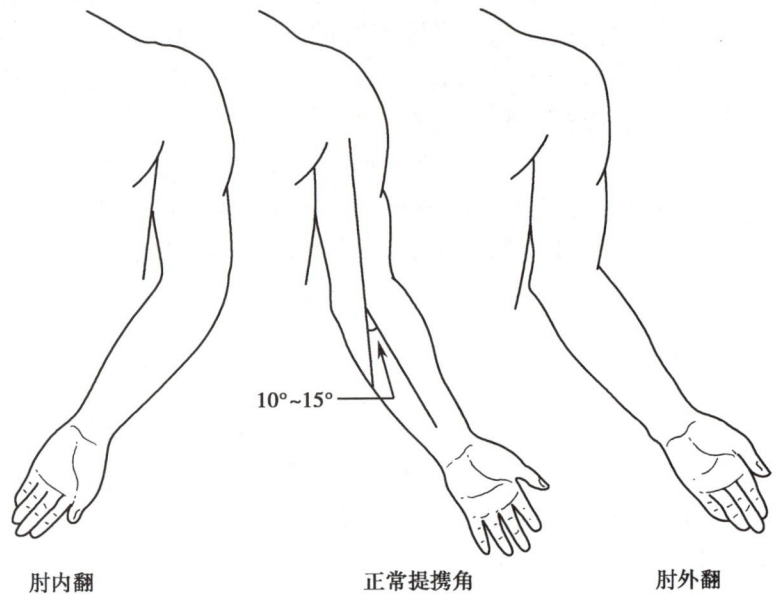

10°~15°

肘内翻　　　正常提携角　　　肘外翻

图 24-1　提携角

以大圆肌下缘为界,大圆肌下缘以上为腋动脉,以下为肱动脉。从肘前横纹中点远侧2cm处,分别至桡骨茎突前方和豌豆骨桡侧的连线,为桡动脉、尺动脉的投影。

2. **上肢神经干的投影**

(1) **正中神经**:在臂部与肱动脉一致,位于肱二头肌内侧沟内;在前臂,为肱骨内上髁与肱二头肌腱连线的中点至腕远侧纹中点稍外侧的连线(图24-2)。

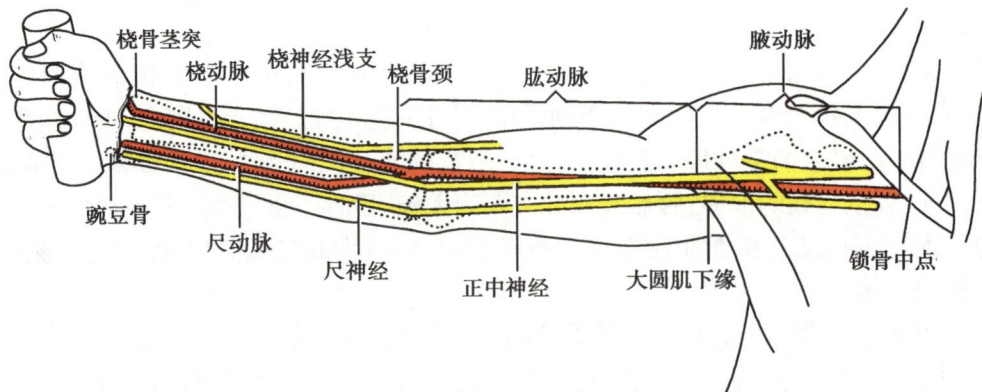

桡骨茎突　桡动脉　桡神经浅支　桡骨颈　肱动脉　腋动脉

豌豆骨　尺动脉　尺神经　正中神经　大圆肌下缘　锁骨中点

图 24-2　上肢动脉干和神经干的体表投影

（2）**尺神经**：自腋窝顶，经过肱骨内上髁与尺骨鹰嘴间的尺神经沟，至豌豆骨桡侧缘的连线。

（3）**桡神经**：从腋后襞下缘外侧端，向外下斜过臂部后方，至肱骨外上髁的连线。

第二节　肩　部

肩部分为腋区、三角肌区和肩胛区。

一、腋区

腋区位于肩关节下方，胸前外侧壁上部与臂上段之间。在上肢外展时，腋区呈向上的凹陷，称为**腋窝**（axillary fossa），是上肢与颈部血管、神经的通道（图 24-3）。

（一）腋窝的构成

腋窝是四棱锥形的腔隙，由一顶一底和四壁构成。

1. **顶**　为腋窝的上口，由锁骨中份、第 1 肋外缘和肩胛骨上缘围成，向上通向颈根部，内有臂丛和血管通过，锁骨下血管于第 1 肋外缘移行为腋血管。

2. **底**　由皮肤、浅筋膜和腋筋膜构成。皮肤借纤维隔与腋筋膜相连，腋筋膜中央部因有皮神经、浅血管和浅淋巴管穿过而呈筛状，故又称筛状筋膜。腋窝皮肤较薄，成人生有腋毛，并有大量皮脂腺及汗腺，少数人汗腺分泌过多且有臭味，称腋臭。

3. **四壁**　包括前、后壁和内、外侧壁。

（1）**前壁**：由胸大肌、胸小肌、锁骨下肌和锁胸筋膜构成。锁胸筋膜是位于锁骨下肌、胸小肌和喙突之间的胸部深筋膜，有头静脉、胸肩峰血管和胸外侧神经穿过（图 24-4）。

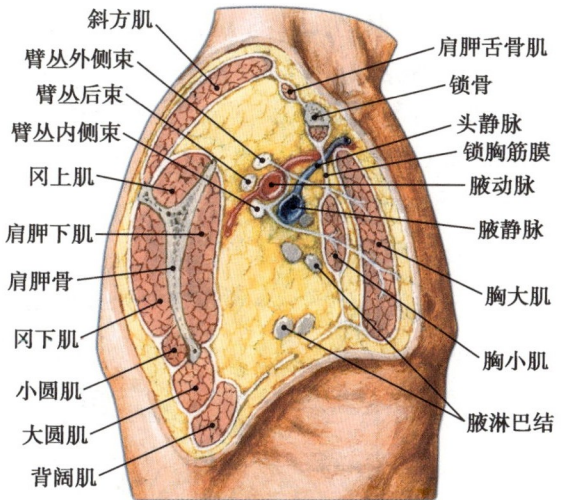

图 24-3　腋窝的构成

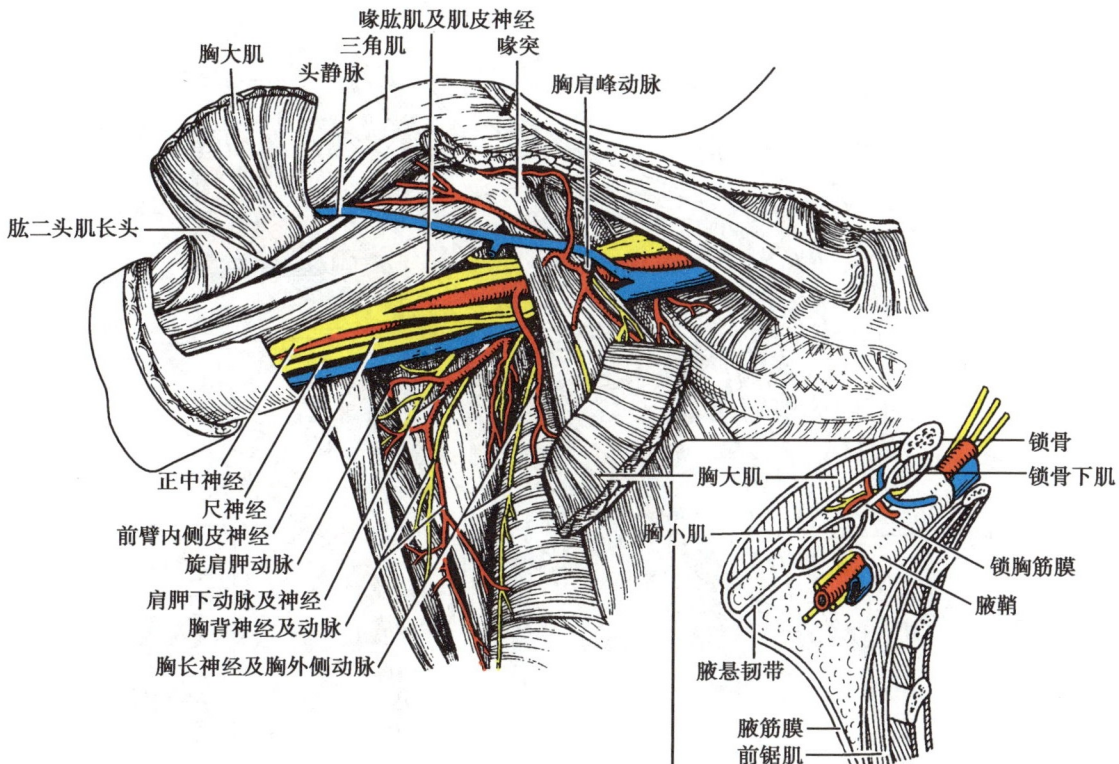

图 24-4　腋窝前壁的层次及内容

（2）**后壁**：由肩胛下肌、大圆肌、背阔肌和肩胛骨构成，后壁有三边孔和四边孔。三边孔和四边孔有共同的上界和下界（图24-5），上界为小圆肌和肩胛下肌，下界为大圆肌和背阔肌；肱三头肌长头构成三边孔的外侧界、四边孔的内侧界；四边孔的外侧界为肱骨外科颈。三边孔内有旋肩胛血管穿过，四边孔内有腋神经和旋肱后血管穿过。

（3）**内侧壁**：为上位4条肋骨、肋间肌和前锯肌。

（4）**外侧壁**：为肱骨上部的内侧面、喙肱肌和肱二头肌短头。

（二）腋窝的内容

腋窝内有腋动脉及其分支、腋静脉及其属支、臂丛的锁骨下部及其分支、腋淋巴结群和疏松结缔组织等（图24-6）。

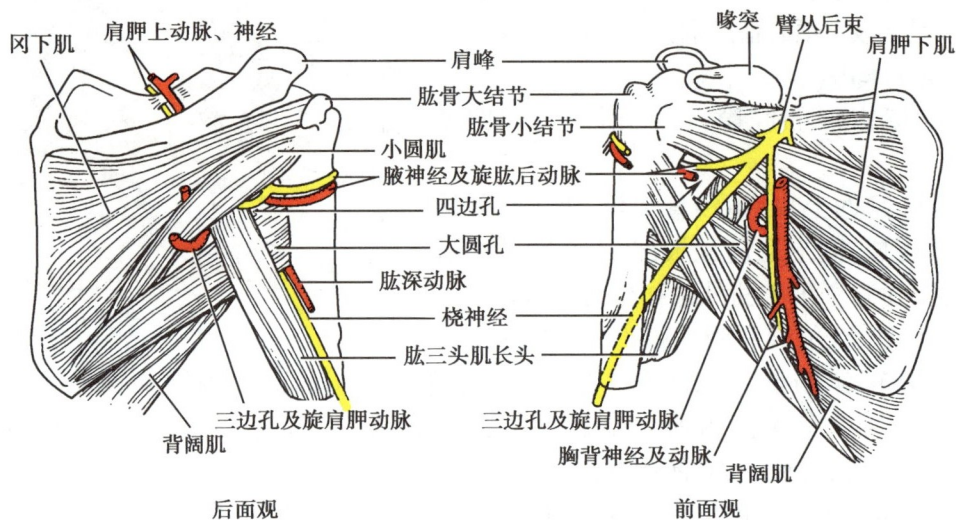

图 24-5　三边孔和四边孔

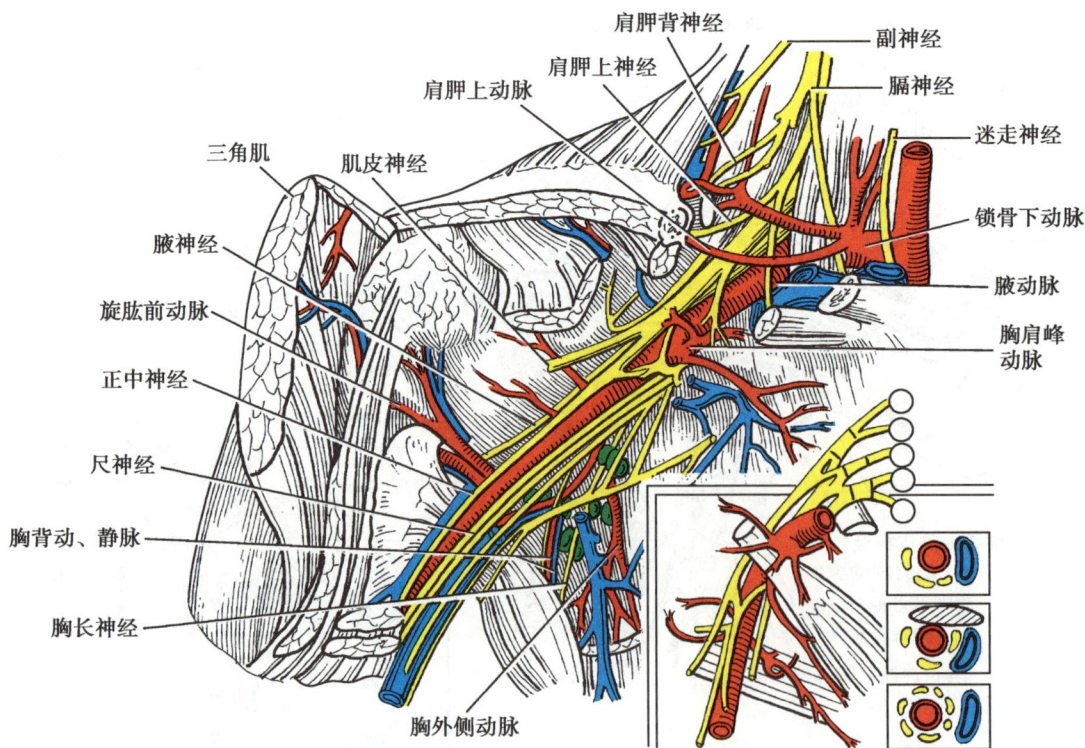

图 24-6　腋窝内容

1. **腋动脉**　在第 1 肋外侧缘续接锁骨下动脉,至大圆肌下缘移行于肱动脉,以胸小肌为标志,分为三段(图 24-7)。

(1)**腋动脉第 1 段**:自第 1 肋外缘至胸小肌上缘,此段发出 1 个分支,**为胸上动脉**,细小,分布于第 1、2 肋间隙前部。

(2)**腋动脉第 2 段**:位于胸小肌后方,此段发出 2 个分支:胸肩峰动脉和胸外侧动脉。**胸肩峰动脉**为一短干,穿锁胸筋膜后,立即分为数支,分别分布于胸大肌、胸小肌、三角肌和肩峰等。**胸外侧动脉**于腋中线稍前方,沿前锯肌表面

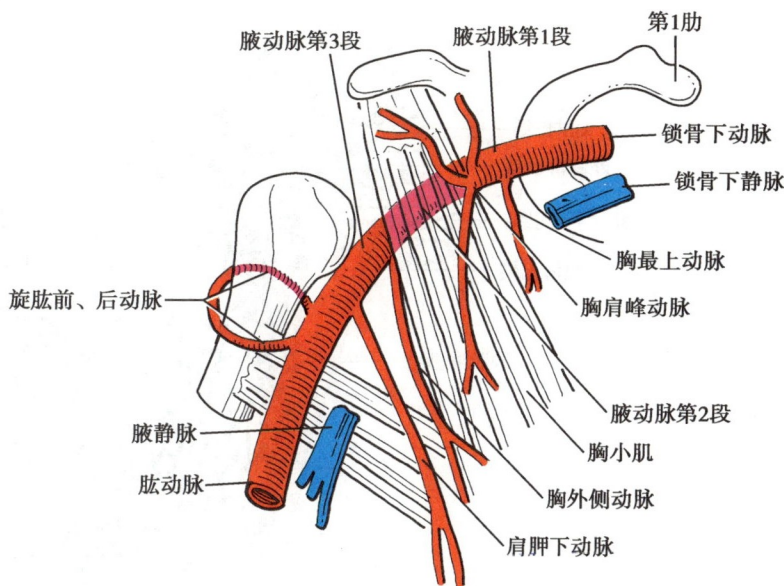

图 24-7　腋动脉的分段与分支

下行,分布于前锯肌、胸大肌和胸小肌。胸外侧动脉在女性还分布至乳房。

(3)**腋动脉第 3 段**:位于胸小肌下缘与大圆肌下缘之间,此段发出 3 个分支:旋肱前动脉、旋肱后动脉和肩胛下动脉。**旋肱前动脉**较细,绕过肱骨外科颈前方,与旋肱后动脉吻合。**旋肱后动脉**与腋神经伴行穿四边孔向后,分支分布于三角肌,于肱骨外科颈后方,有分支与旋肱前动脉吻合。**肩胛下动脉**沿肩胛下肌下缘向后下方走行,分为旋肩胛动脉和胸背动脉。旋肩胛动脉穿三边孔至冈下窝,胸背动脉与胸背神经伴行进入背阔肌。

2. **腋静脉**　位于腋动脉的内侧,与腋动脉伴行,两者之间有臂丛内侧束、胸内侧神经、尺神经和前臂内侧皮神经;其内侧有臂内侧皮神经。腋静脉管壁愈着于腋鞘和锁胸筋膜,损伤后易呈开放状态,有吸入空气的潜在危险。

3. **臂丛**　为颈根部臂丛的延续,在腋窝围绕腋动脉的内、外侧和后方形成内侧束、外侧束和后束。**外侧束**发出肌皮神经和胸外侧神经,**内侧束**发出胸内侧神经、前臂内侧皮神经、臂内侧皮神经和尺神经。内侧束、外侧束还分别发出正中神经的内、外侧根。**后束**的分支有桡神经、腋神经、肩胛下神经和胸背神经。

4. **腋淋巴结**　位于腋动脉及其分支、腋静脉及其属支周围的疏松结缔组织中,收纳上肢、部分胸壁和乳房的淋巴。腋淋巴结分为胸肌淋巴结、肩胛下淋巴结、外侧淋巴结、中央淋巴结和尖淋巴结 5 群,每群包括数个淋巴结,淋巴结之间由淋巴管相连(图 24-8)。乳腺癌一般先转移至胸肌淋巴结,而上肢感染则往往先侵犯外侧淋巴结。

5. **腋鞘**　为颈深筋膜深层延续至腋窝,包裹腋动脉、腋静脉和臂丛所形成的筋膜鞘。临床上做臂丛锁骨下部麻醉时,将药液注入腋鞘内。

6. **腋窝蜂窝组织**　为腋鞘周围的疏松结缔组织,尤其是腋鞘内侧的疏松结缔组织,随腋鞘及血管、神经可达邻近各区。腋窝内的感染向上可扩散至颈根部,向下可至臂前、后区,经三边孔和四边孔可至肩胛区和三角肌区,向前尚可至胸大肌、胸小肌之间的胸肌间隙(图 24-4)。

二、三角肌区和肩胛区

(一)三角肌区

三角肌区为三角肌所在的区域。肩关节位于三角肌区的深面。

1. **浅层结构**　三角肌区皮肤较厚,浅筋膜较致密,脂肪少。腋神经的皮支,即臂外侧上皮神经,

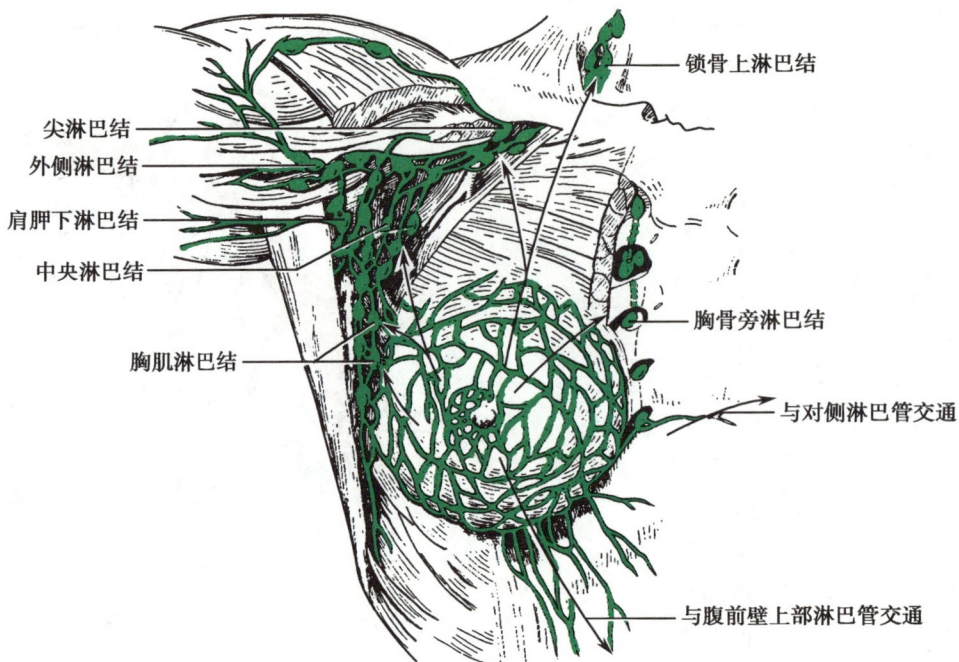

图中标注：
锁骨上淋巴结
尖淋巴结
外侧淋巴结
肩胛下淋巴结
中央淋巴结
胸肌淋巴结
胸骨旁淋巴结
与对侧淋巴管交通
与腹前壁上部淋巴管交通

图 24-8　腋淋巴结和乳房淋巴引流

从三角肌后缘浅出,分布于三角肌表面的皮肤。

2. **深层结构**　三角肌表面的深筋膜不发达。三角肌从前方、后方和外侧包绕肩关节。腋神经穿过四边孔至三角肌深面,分前、后两支进入三角肌。旋肱前动脉、旋肱后动脉分别经肱骨外科颈前方、后方至肱骨外科颈的外侧,相互吻合,再发出分支与腋神经一起分布于三角肌、肱骨和肩关节等。

3. **三角肌**　为多羽状肌,呈倒三角形,从前方、上方和后方包绕肩关节,构成圆隆的肩部外形。

4. **腋神经**　由臂丛后束发出,与旋肱后血管一同穿过四边孔,于三角肌深面分为前、后两支。腋神经前支的肌支支配三角肌前中部,后支的肌支支配三角肌后部和小圆肌,皮支分布于三角肌表面皮肤。肱骨外科颈骨折时,若损伤腋神经,可致三角肌瘫痪,肩不能外展,肌萎缩,出现"方肩"(图 24-9)。

(二) 肩胛区

肩胛区为肩胛骨后面的区域。

1. **浅层结构**　肩胛区皮肤较厚,浅筋膜致密,其内有颈丛的锁骨上神经分布。

2. **深层结构**　冈下部深筋膜发达,呈腱膜状,浅层有斜方肌覆盖。深筋膜的深面有冈上肌、冈下肌、小圆肌和大圆肌。肩胛骨上缘有肩胛切迹,切迹上方被肩胛上横韧带连结形成一孔,孔内有肩胛上神经通过,支配冈上肌、冈下肌;韧带以上有肩胛上血管进入肩胛区,分布于冈上肌和冈下肌(图 24-10)。

(三) 肩关节

肩关节由肱骨头和肩胛骨的关节盂组成。关节囊薄而松弛,囊内有肱二头肌长头腱通过。关节囊前壁、后壁和上壁有肌及韧带加强,而前下部薄弱,故肩关节脱位时,肱骨头易从下壁脱出。

(四) 肌腱袖

肌腱袖是由冈上肌、冈下肌、小圆肌和肩胛下肌的肌腱联合形成的腱板状结构，又称肩袖。肌腱袖包绕肩关节的前、上、后三方,并与肩关节囊愈合,是肩关节的动态稳定装置。肩关节脱位或扭

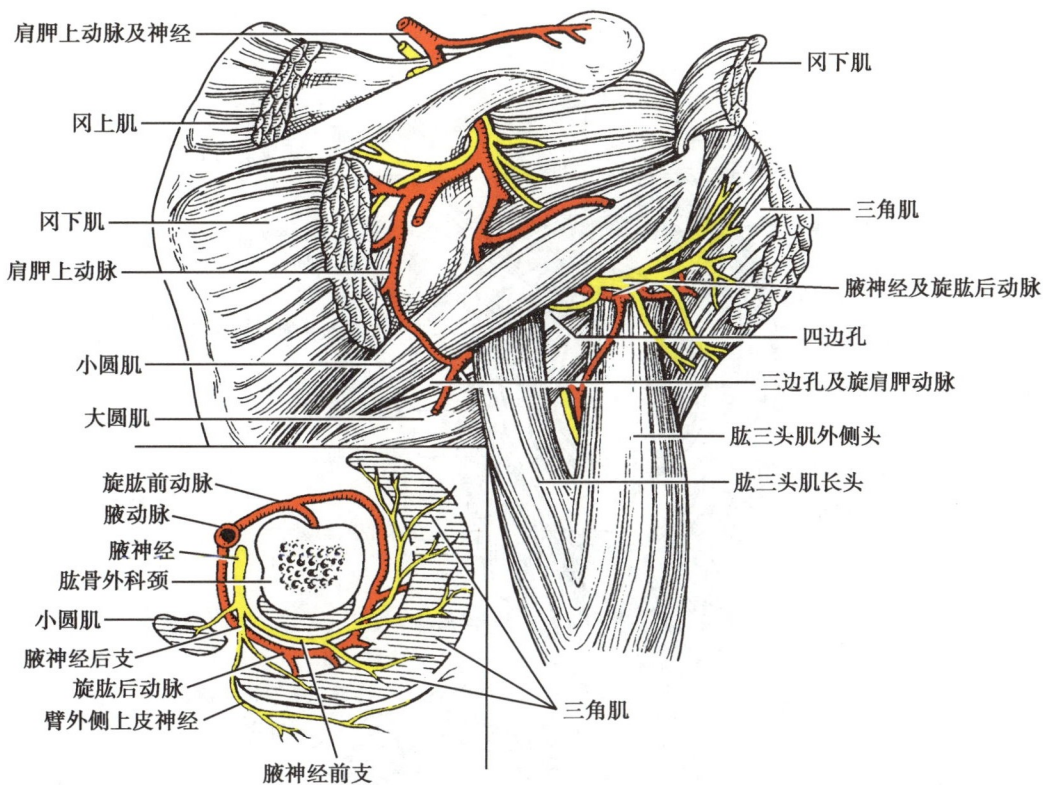

图 24-9　三角肌区及肩胛区

肩胛上动脉及神经
冈上肌
冈下肌
肩胛上动脉
小圆肌
大圆肌
旋肱前动脉
腋动脉
腋神经
肱骨外科颈
小圆肌
腋神经后支
旋肱后动脉
臂外侧上皮神经
腋神经前支

冈下肌
三角肌
腋神经及旋肱后动脉
四边孔
三边孔及旋肩胛动脉
肱三头肌外侧头
肱三头肌长头
三角肌

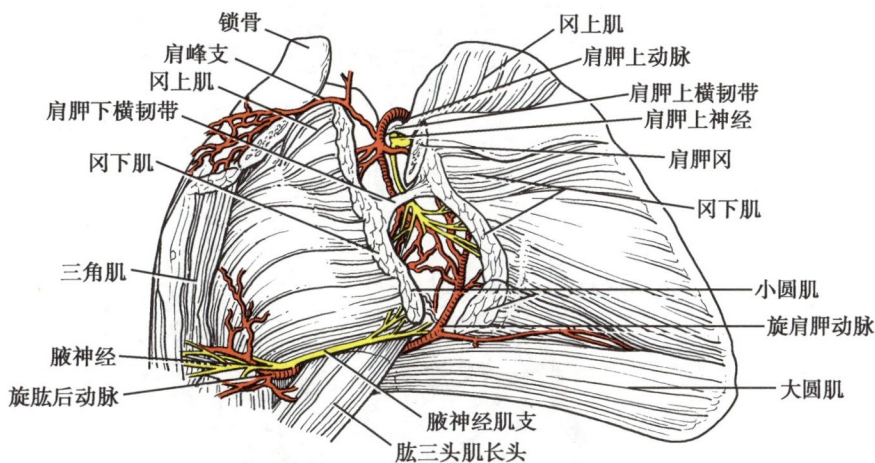

图 24-10　肩胛区的血管和神经

锁骨
肩峰支
冈上肌
肩胛下横韧带
冈下肌
三角肌
腋神经
旋肱后动脉

冈上肌
肩胛上动脉
肩胛上横韧带
肩胛上神经
肩胛冈
冈下肌
小圆肌
旋肩胛动脉
大圆肌

腋神经肌支
肱三头肌长头

伤,常导致肌腱袖破裂,影响肩关节的稳定性(图 24-11)。

三、肩胛动脉网

　　肩胛动脉网位于肩胛骨的周围,是肩胛上动脉、旋肩胛动脉和肩胛背动脉的分支相互吻合形成的动脉网。肩胛上动脉发自锁骨下动脉,经肩胛上横韧带的上方进入冈上窝;旋肩胛动脉经三边孔至冈下窝;肩胛背动脉发自锁骨下动脉,沿肩胛骨内侧缘下行,分支至冈下窝。肩胛动脉网是肩部血流的重要侧支循环途径,如腋动脉血流受阻,该动脉网可维持上肢的血供(图 24-12)。

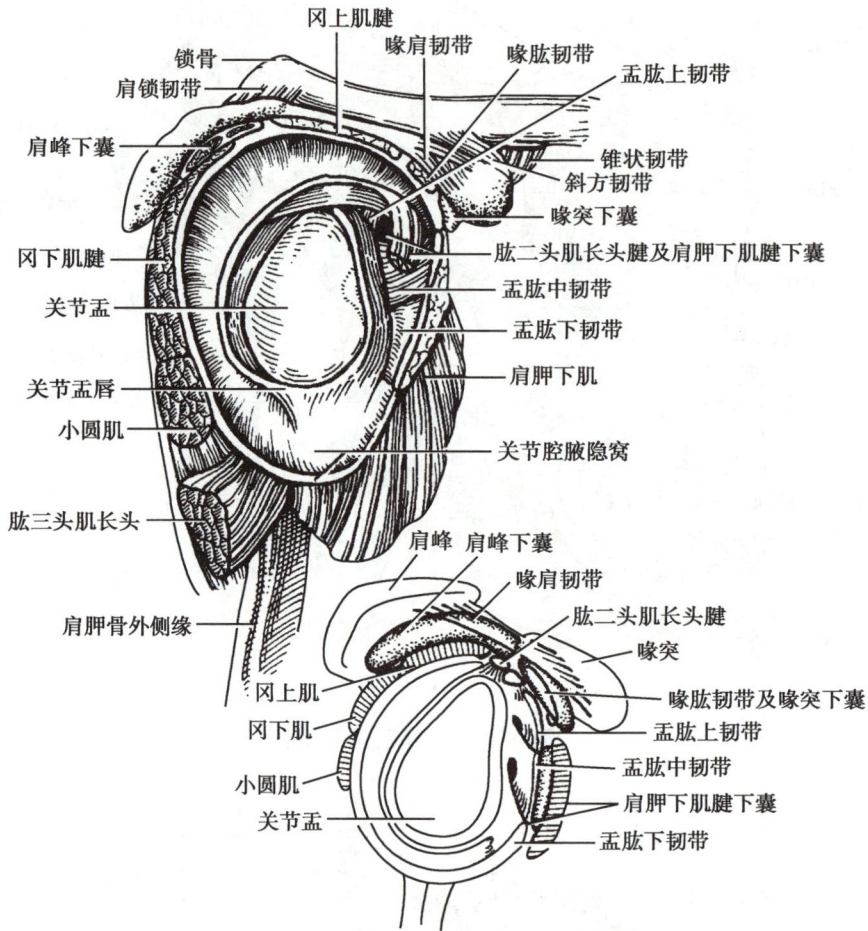

图 24-11 肌腱袖

冈上肌腱
锁骨
肩锁韧带
肩峰下囊
冈下肌腱
关节盂
关节盂唇
小圆肌
肱三头肌长头
肩胛骨外侧缘
喙肩韧带
喙肱韧带
盂肱上韧带
锥状韧带
斜方韧带
喙突下囊
肱二头肌长头腱及肩胛下肌腱下囊
盂肱中韧带
盂肱下韧带
肩胛下肌
关节腔腋隐窝

肩峰 肩峰下囊
喙肩韧带
肱二头肌长头腱
喙突
喙肱韧带及喙突下囊
盂肱上韧带
盂肱中韧带
肩胛下肌腱下囊
盂肱下韧带
冈上肌
冈下肌
小圆肌
关节盂

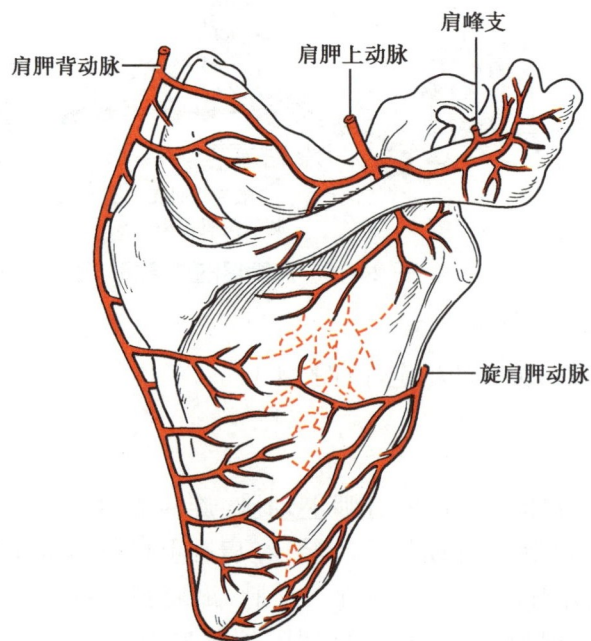

图 24-12 肩胛动脉网

肩胛背动脉
肩胛上动脉
肩峰支
旋肩胛动脉

第三节 臂部和肘部

一、臂部

臂部上续肩部,下连肘部,被臂内侧肌间隔、臂外侧肌间隔分为臂前区和臂后区,肱骨位于两区之间。

(一)臂前区

1.浅层结构

(1)**皮肤与浅筋膜**:臂前区皮肤较薄、富有弹性,浅筋膜薄而松弛。

(2)**浅静脉**:主要为头静脉与贵要静脉(图 24-13)。**头静脉**起自手背静脉网的桡侧,经前臂外侧至臂前区,沿肱二头肌外侧沟上行,经三角肌胸大肌间沟,穿锁胸筋膜注入腋静脉或锁骨下静脉;**贵要静脉**起自手背静脉网的尺侧,上行于肱二头肌内侧沟的下半,约在臂中部穿臂筋膜注入肱静脉或腋静脉。

(3)**皮神经**:臂外侧上皮神经和臂外侧下皮神经分别分布于臂外侧上部和下部的皮肤。**肋间臂神经**和**臂内侧皮神经**分布于臂内侧上部和下部的皮肤,**前臂内侧皮神经**在臂下部与贵要静脉伴行至前臂内侧。

2.深层结构

(1)**深筋膜**和**骨筋膜鞘**:臂部深筋膜即臂筋膜。在臂前区臂筋膜较薄。臂筋膜发出**臂内侧肌间隔**、**臂外侧肌间隔**,伸入到臂肌前群、后群之间,附着于肱骨,与肱骨共同围成臂前部骨筋膜鞘,内含血管、神经和臂肌前群。

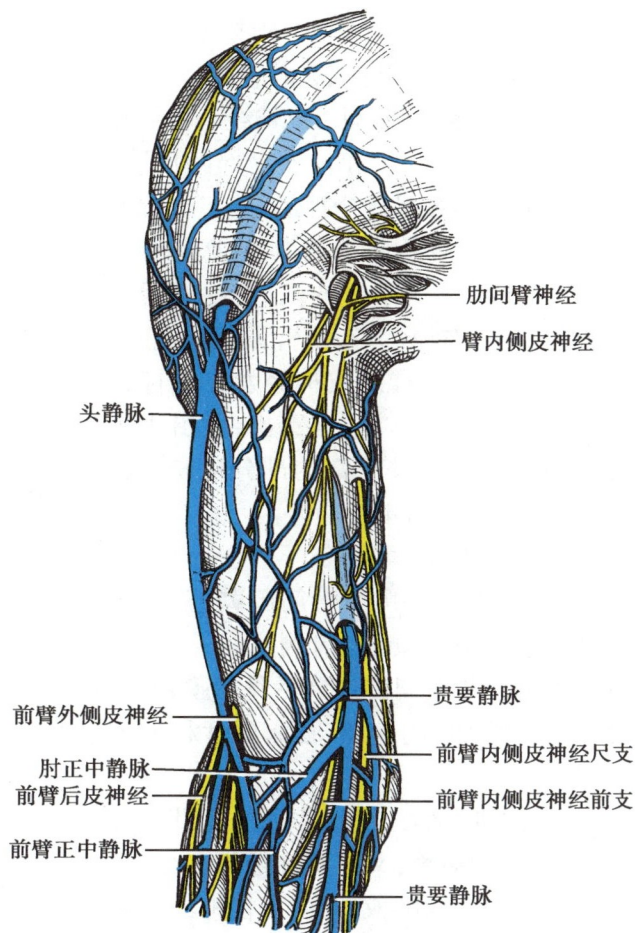

肋间臂神经
臂内侧皮神经
头静脉
贵要静脉
前臂外侧皮神经
前臂内侧皮神经尺支
肘正中静脉
前臂后皮神经
前臂内侧皮神经前支
前臂正中静脉
贵要静脉

图 24-13 臂前区浅层结构

(2)**臂肌前群**:共 3 块,包括肱二头肌、喙肱肌和肱肌。

(3)**血管**:**肱动脉**在大圆肌下缘续于腋动脉,沿肱二头肌内侧沟下行,在桡骨颈平面分为**桡动脉**和**尺动脉**。肱动脉在臂部上份、中份、下份分别位于肱骨的内侧、前内方和前方,因此在臂部不同位置压迫止血时,压迫方向需有所不同。肱动脉的分支包括肱深动脉、尺侧上副动脉和尺侧下副动脉(图 24-14)。

肱静脉有两条(并行),伴行于肱动脉的两侧,静脉间有交通支相连。贵要静脉在臂中点稍下方,穿经臂筋膜,注入肱静脉,或沿肱动脉上行至大圆肌下缘,注入肱静脉续接腋静脉处。

(4)**神经**:**正中神经**由臂丛内、外侧根在胸小肌下缘处合成一干。在臂上部,正中神经位居肱动脉的外侧,下行至臂中份,斜过动脉前方至其内侧下行至肘窝。**尺神经**在臂上部位于肱动脉的内侧,约在臂中部,尺神经与尺侧上副动脉伴行,穿臂内侧肌间隔至臂后区。**桡神经**在臂上部位于肱动脉后方,继而与肱深动脉行于桡神经沟,经肱骨肌管至臂后区,其分支支配肱三头肌。**肌皮神经**穿喙肱肌,至肱二头肌与肱肌之间,行向外下,发出肌支支配臂肌前群(图 24-14),其终支在肘窝外上方穿出,为**前臂外侧皮神经**,分布于前臂的皮肤。

(二) 臂后区

1. 浅层结构

(1) **皮肤与浅筋膜**：皮肤厚于臂前区，浅筋膜致密。

(2) **浅静脉**：较小，从臂内侧或臂外侧转向前，注入贵要静脉或头静脉。

(3) **皮神经**：臂外侧上皮神经来自腋神经，分布于三角肌区和臂外上部的皮肤；**臂外侧下皮神经**起自桡神经，分布于臂外下部的皮肤；**臂后皮神经**为桡神经的皮支，分布于臂后区中部的皮肤；**肋间臂神经**和**臂内侧皮神经**分布于臂后区内侧上、下部的皮肤。**前臂后皮神经**发自桡神经的皮支，经臂后区外下部穿出，发出小分支分布于臂后区外下部的部分皮肤。各皮神经的分布相互略有重叠。

2. 深层结构

(1) **深筋膜与臂后骨筋膜鞘**：臂后区深筋膜较厚。深筋膜、内侧肌间隔、外侧肌间隔和肱骨共同围成**臂后骨筋膜鞘**，鞘内有肱三头肌、桡神经、肱深血管和尺神经等。

(2) **臂肌后群**：仅有一块肱三头肌。

(3) **肱骨肌管**：又称桡神经管，由肱三头肌与桡神经沟围成，管内有桡神经和肱深血管通过（图 24-15）。

(4) **桡神经血管束**：由桡神经和肱深血管组成，行于肱骨肌管内。**桡神经**自臂丛后束发出，在大圆肌下缘伴肱深血管斜向下外，进入肱骨肌管，紧贴桡神经沟骨面走行，穿臂外侧肌间隔，至肘窝外侧。桡神经发出肌支支配肱三头肌（图 24-15）。**肱深动脉**在肱骨肌管内分为前、后两支，前支为**桡侧副动脉**，与桡神经伴行穿外侧肌间隔，后支为**中副动脉**，在臂后区下行。**肱深静脉**有两条，伴行于肱深动脉的两侧。

(5) **尺神经**：由臂丛内侧束发出，与尺侧上副动脉伴行，在臂中份以下，沿臂内侧肌间隔后方，下行至尺神经沟。

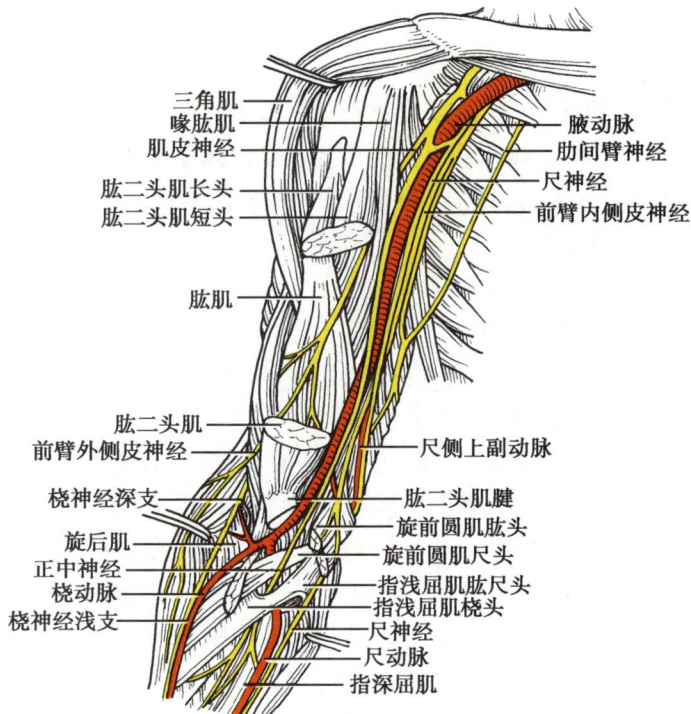

图 24-14　臂前区深层结构

三角肌　喙肱肌　肌皮神经　肱二头肌长头　肱二头肌短头　肱肌　腋动脉　肋间臂神经　尺神经　前臂内侧皮神经　肱二头肌　前臂外侧皮神经　桡神经深支　旋后肌　正中神经　桡动脉　桡神经浅支　尺侧上副动脉　肱二头肌腱　旋前圆肌肱头　旋前圆肌尺头　指浅屈肌肱尺头　指浅屈肌桡头　尺神经　尺动脉　指深屈肌

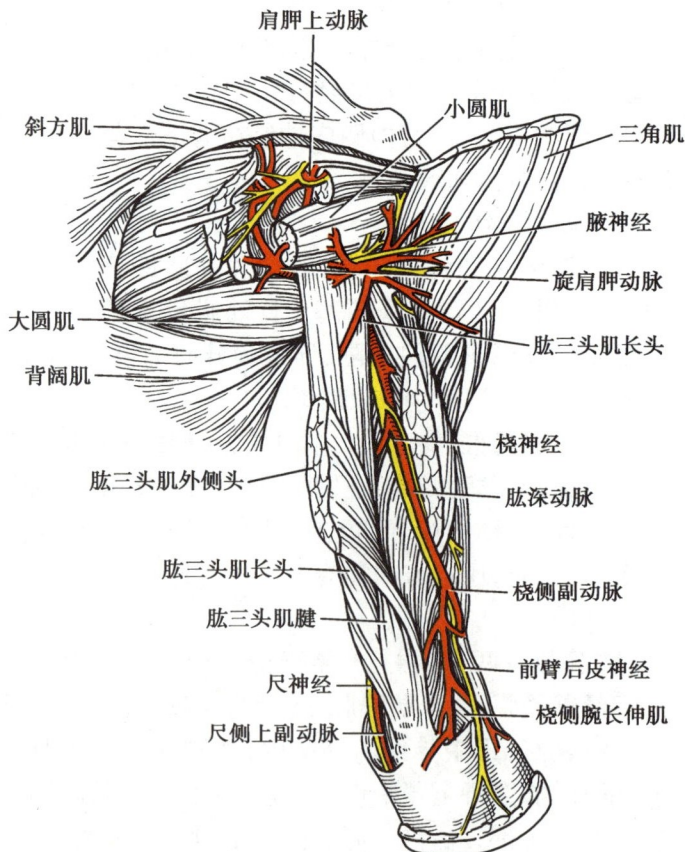

图 24-15　臂后区深层结构

肩胛上动脉　斜方肌　小圆肌　三角肌　大圆肌　腋神经　背阔肌　旋肩胛动脉　肱三头肌长头　肱三头肌外侧头　桡神经　肱深动脉　肱三头肌长头　肱三头肌腱　桡侧副动脉　尺神经　前臂后皮神经　尺侧上副动脉　桡侧腕长伸肌

二、肘部

肘部介于臂和前臂之间，以肱骨内、外上髁的冠状面分为肘前区和肘后区。

（一）肘前区

1. 浅层结构

（1）**皮肤与浅筋膜**：肘前区皮肤薄而柔软，浅筋膜疏松，内有浅静脉和皮神经走行。

（2）**浅静脉**：肱二头肌腱外侧有头静脉走行，内侧有贵要静脉走行（图24-16）。头静脉和贵要静脉之间借肘正中静脉相连；部分人有前臂正中静脉，常分两支，分别注入头静脉和贵要静脉。肘前区浅静脉管径粗、位置浅、较易固定，特别是肘正中静脉为临床上静脉穿刺取血的常用部位。

（3）**皮神经**：肱二头肌腱外侧有前臂外侧皮神经，伴行于头静脉的后内侧。肱二头肌腱内侧有前臂内侧皮神经，与贵要静脉伴行。

（4）**肘浅淋巴结**：位于肱骨内上髁的上方，邻近贵要静脉，又称滑车上淋巴结，收纳手和前臂尺侧半的浅淋巴管，其输出淋巴管伴肱静脉注入腋淋巴结。

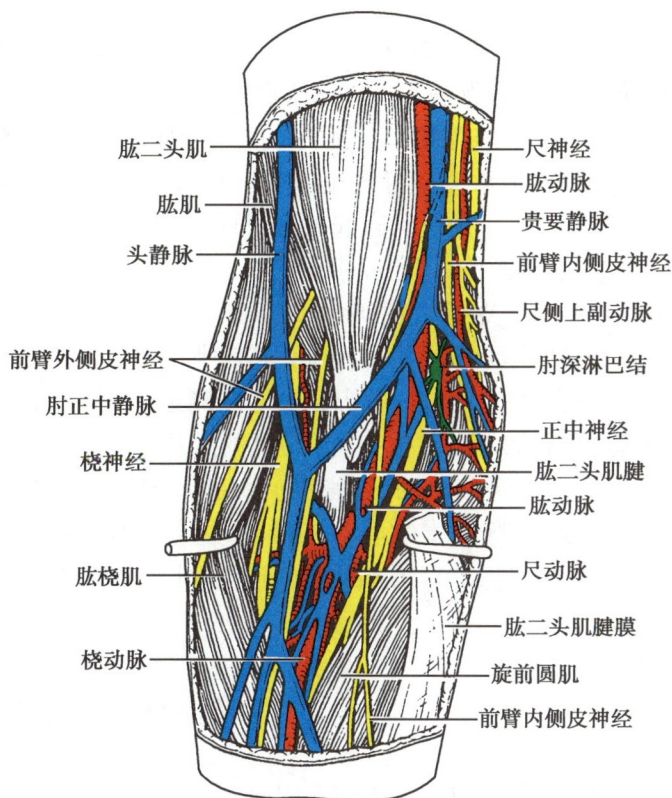

图24-16 肘前区及前臂前区的浅层结构

2. 深层结构

（1）**深筋膜**：上接臂筋膜，下连前臂筋膜。肱二头肌腱的部分纤维向内下分散融入肘前区和前臂内侧的深筋膜，形成**肱二头肌腱膜**，其与肱二头肌腱交界处，是触摸肱动脉搏动和测量血压的听诊部位。腱膜有使前臂旋后的功能。腱膜的深面有肱血管和正中神经通过。

（2）**肘窝**：肘窝（cubital fossa）是肘前区略呈三角形的凹陷，肘窝尖指向远侧，肘窝底边位于近侧。

1）**境界**：上界为肱骨内、外上髁的连线，下外侧界为肱桡肌，下内侧界为旋前圆肌，顶由浅至深依次为皮肤、浅筋膜、深筋膜和肱二头肌腱膜，底是肱肌、旋后肌和肘关节囊。

2）**内容**：由内向外依次为正中神经、肱动脉和两条伴行静脉、肱二头肌腱、桡神经及其分支。肱动脉末端分叉处附近可见肘深淋巴结。

（二）肘后区

1. 浅层结构 肘后区皮肤厚而松弛，浅筋膜较薄。在皮肤与鹰嘴之间有滑液囊，称为鹰嘴皮下囊，可适应肘关节的运动。炎症或出血时滑液囊可肿大。

2. 深层结构

（1）**深筋膜**：肘后区的深筋膜中间部分覆盖肱三头肌腱，两侧与肱骨下端、尺骨上端的骨膜紧密结合。

（2）**肱三头肌腱**：由肱三头肌的三个头汇合形成，外形宽扁，质地坚韧，下端附着于尺骨鹰嘴，外侧有起于外上髁的前臂伸肌群。

3. 肘肌 位于肘关节后面外侧部皮下，呈三角形，起自肱骨外上髁和桡侧副韧带，止于尺骨上端背面和肘关节囊，收缩可协助伸肘。

4. 尺神经 位于肱骨内上髁后下方的尺神经沟内，外侧紧邻鹰嘴，此处尺神经与皮肤之间仅有薄层结缔组织，故极易受损。

屈肘90°时，肱骨内、外上髁与尺骨鹰嘴尖端三者呈尖向远侧的等腰三角形，称为**肘后三角**，当肘关节伸直时，三点在一条直线上。肘关节脱位或肱骨内、外上髁骨折时，上述正常关系可发生改变。单纯肱骨髁以上的骨折，不会影响三角形和直线关系。肘部损伤时，常以这些结构特点判断是骨折还是脱位。

(三) 肘关节动脉网

肘关节动脉网由肱动脉、桡动脉和尺动脉的数条分支吻合而成：①桡侧副动脉与桡侧返动脉吻合；②中副动脉与骨间返动脉吻合；③尺侧上副动脉、尺侧下副动脉后支与尺侧返动脉后支吻合；④尺侧下副动脉前支与尺侧返动脉前支吻合。在肱深动脉发出点以下结扎肱动脉时，肘关节动脉网可以通过侧支循环发挥作用（图24-17）。

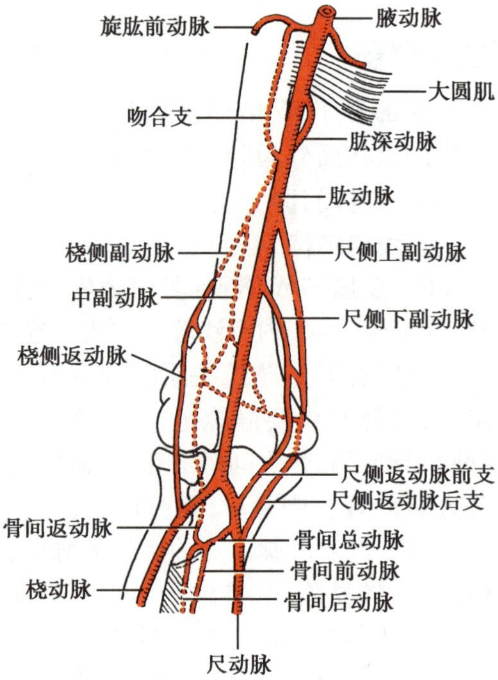

图 24-17 肘关节动脉网

第四节 前臂部和腕部

前臂部位于肘部和手部之间，被桡骨、尺骨和前臂骨间膜分为前臂前区和前臂后区。腕介于前臂和手之间，其上界为尺骨、桡骨茎突近侧两横指的环线，下界为屈肌支持带下缘水平。腕是前臂血管、神经和肌腱进出手的通路，可分为腕前区和腕后区。

一、前臂

(一) 前臂前区

1. 浅层结构 前臂前区皮肤较薄，移动度大，浅筋膜内有较多的浅静脉和皮神经。透过皮肤可见浅静脉，浅静脉呈现微青色。

(1) **头静脉**：位于前臂桡侧，在前臂上半部转至前面。头静脉外侧时有副头静脉由前臂背面转至前面注入头静脉。

(2) **贵要静脉**：位于前臂尺侧，在肘窝下方由背面转至前面，其内侧可能有副贵要静脉上行注入贵要静脉（图24-16）。

(3) **前臂正中静脉**：行于前臂前面，管径和支数不恒定，常注入肘正中静脉或贵要静脉。

(4) **前臂外侧皮神经**：经肘正中静脉和头静脉的后方，沿前臂外侧下行，分布于前臂外侧的皮肤。

(5) **前臂内侧皮神经**：在前臂分成前、后两支。前支分布于前臂前内侧的皮肤，后支分布于前臂后内侧的皮肤。

2. 深层结构

(1) **深筋膜和前臂前骨筋膜鞘**：前臂前区的深筋膜薄而柔韧。前臂上内侧部有肱二头肌腱膜加强；在腕远侧纹的上部，深筋膜增厚形成腕掌侧韧带，该韧带的远侧深部，深筋膜特化形成厚而坚韧的**屈肌支持带**。前臂前区的深筋膜在尺骨、桡骨两侧深入，形成前臂内侧、外侧肌间隔，将前肌群、后肌群隔开。前臂内侧肌间隔附着于尺骨鹰嘴和尺骨后缘，前臂外侧肌间隔附着于桡骨外侧。前臂区的深筋膜、前臂内侧肌间隔、前臂外侧肌间隔、尺骨、桡骨及前臂骨间膜共同围成**前臂前骨筋膜鞘**,鞘内有前臂肌前群,桡侧、尺侧血管神经束,骨间前血管神经束和正中神经等(图 24-18)。

(2)**前群肌**:共 9 块,分 4 层。第一层 5 块,自桡侧向尺侧,依次为肱桡肌、旋前圆肌、桡侧腕屈肌、掌长肌和尺侧腕屈肌;第二层 1 块,为指浅屈肌;第三层 2 块,桡侧为拇长屈肌,尺侧为指深屈肌;第四层 1 块,为旋前方肌。

除肱桡肌和旋前方肌以外,大多起自肱骨内上髁和前臂深筋膜,深层的拇长屈肌和指深屈肌起自尺骨、桡骨及其骨间膜的前面,止点以其功能的不同而不同。旋前圆肌有两个头,浅头为肱头,起自肱骨内上髁,深头为尺头,起自尺骨冠突,两头之间有正中神经穿过,尺头深面有尺动脉通过,其肌纤维止于桡骨中段外侧。桡骨骨折时,骨折线在旋前圆肌止点上方或下方,骨折端移位的方向不同。掌长肌肌腹短小,肌腱细长,可辅助屈腕,其肌腱可作为腱移植材料。

(3)**血管神经束**:前臂前区有 4 个血管神经束(图 24-18)。①桡侧血管神经

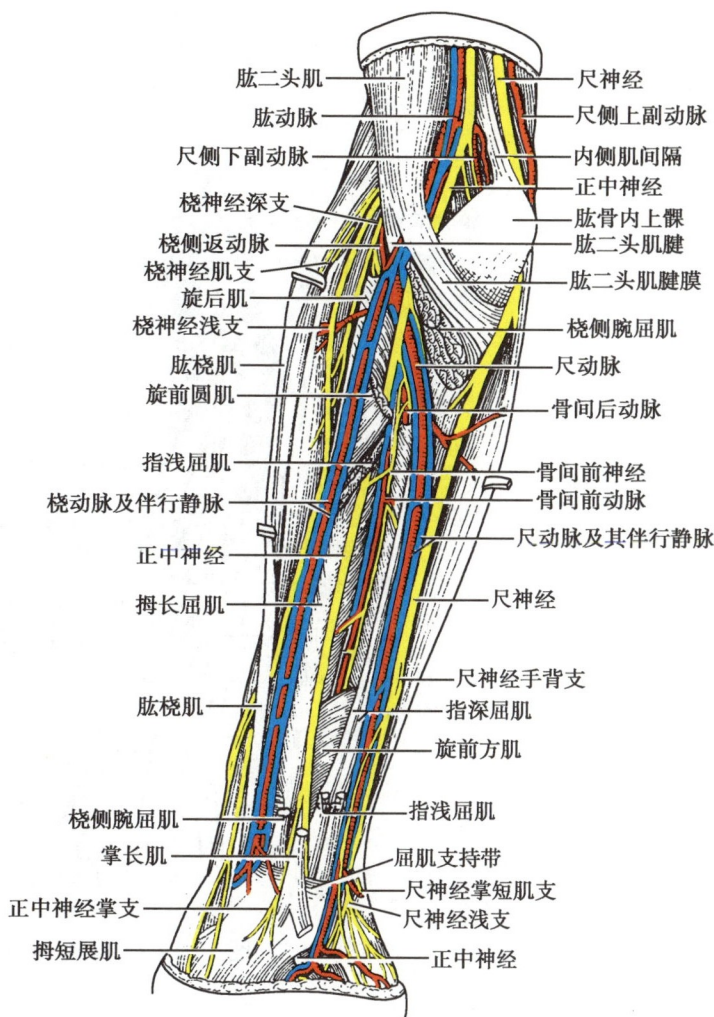

图 24-18 前臂前区深层结构

束:由桡动脉、桡静脉和桡神经浅支组成,走行于肱桡肌内侧或深面;②尺侧血管神经束:由尺动脉、尺静脉及尺神经组成;③正中血管神经束:由正中神经及其伴行血管组成;④骨间前血管神经束:由骨间前血管和神经组成。

(4)**前臂屈肌后间隙**:是位于前臂前区远侧 1/4 段的潜在性间隙,在指深屈肌腱、拇长屈肌腱的深面,旋前方肌的浅面,内、外侧界分别为尺、桡侧腕屈肌和前臂深筋膜,向远侧经腕管与掌中间隙相通,前臂远端或手掌间隙炎症可经此间隙相互蔓延(图 24-18)。

(二)前臂后区

1.**浅层结构** 前臂后区皮肤较厚,移动度小,浅静脉为头静脉和贵要静脉的远侧段及其属支。浅层有三条皮神经:前臂后皮神经、前臂内侧皮神经和前臂外侧皮神经,分别分布于前臂后区中间部、内侧、外侧的皮肤。

2.**深层结构**

(1)**深筋膜**:前臂后区的深筋膜厚而坚韧,近侧部因有肱三头肌腱膜参与而增强,远侧至腕背侧增厚形成**伸肌支持带**,也称**腕背侧韧带**。前臂后骨筋膜鞘内含有前臂后群肌和骨间后血管神经束等(图 24-19)。

(2)**前臂肌后群**:①浅层:自桡侧向尺侧依次为桡侧腕长伸肌、桡侧腕短伸肌、指伸肌、小指伸肌和尺侧腕伸肌;②深层:旋后肌位于上外部,其余 4 肌从桡侧向尺侧依次为拇长展肌、拇短伸肌、拇长伸肌和示指伸肌(图 24-19)。

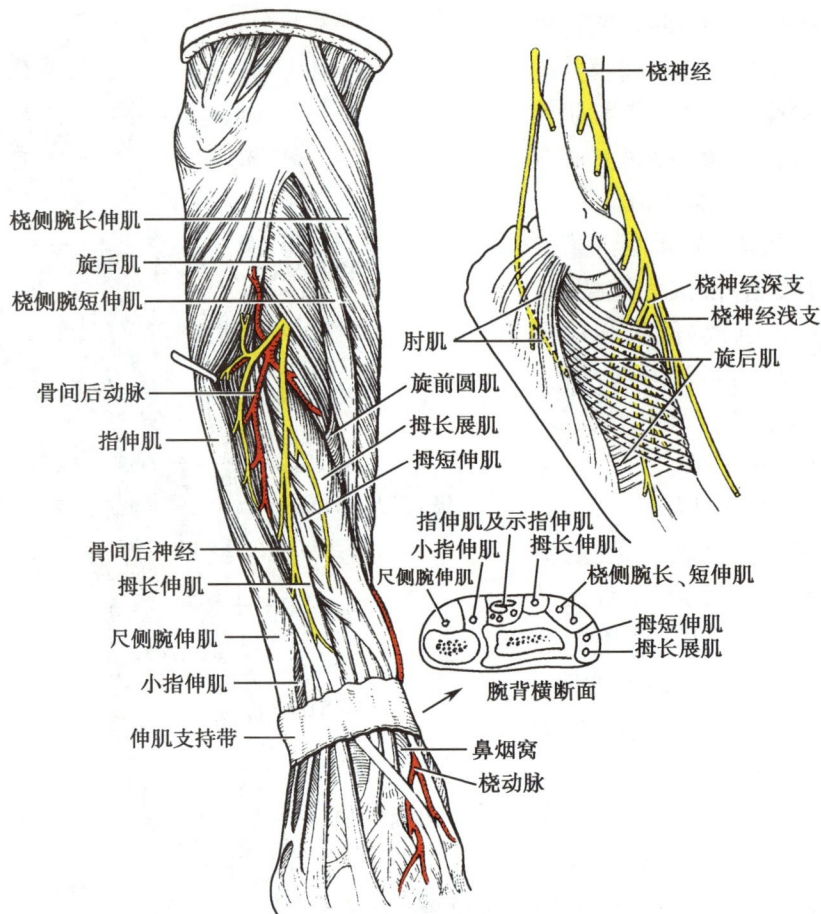

图 24-19 前臂后区深层结构

（3）**骨间后血管神经束**：由骨间后血管和神经组成，通常较细小，位于前臂后肌群浅层（内侧组）和深层之间。①桡神经：穿过臂外侧肌间隔后，先发肌支支配肱桡肌和桡侧腕长伸肌，至肘窝外缘，肱骨外上髁前方分为深支和浅支两个终支。浅支为皮支，下行支配手背桡侧半和外侧两个半手指背部的皮肤；深支先发肌支至桡侧腕短伸肌和旋后肌，再穿入旋后肌，在桡骨头下方 5~7cm 处穿出旋后肌，改称为**骨间后神经**，下行于前臂后群浅层（内侧组）和深层之间，分支至前臂肌后群除浅层外侧组以外诸肌。②骨间后动脉：是骨间总动脉的分支，与同名静脉伴行，穿前臂骨间膜上缘，进入前臂后区先位于旋后肌深面，后于该肌下缘与拇长展肌起始部上缘间穿出，行于前臂后群浅层、深层肌之间，分支营养各肌。

二、腕部

（一）腕前区

1. **浅层结构**　皮肤薄而松弛，因腕的经常性屈伸，形成三条皮肤横纹。近侧纹约平尺骨头，腕中纹不恒定，远侧纹平对屈肌支持带上缘。浅筋膜疏松，内有前臂内侧、外侧皮神经的分支，有数条浅静脉和浅淋巴管上行进入前臂。

2. **深层结构**

（1）**腕掌侧韧带**：前臂深筋膜向下延续，在腕前深筋膜增厚形成腕掌侧韧带，对前臂屈肌腱有固定、保护和支持作用。

（2）**屈肌支持带**（flexor retinaculum）：又称**腕横韧带**，是厚而坚韧的结缔组织带，位于腕掌侧韧带的远侧深面，尺侧端附于豌豆骨和钩骨钩突，桡侧端分两层，附于手舟骨结节和大多角骨结节。

（3）**腕尺侧管**：为腕掌侧韧带内侧端与屈肌支持带之间的间隙，内有尺神经、尺动脉和尺静脉通过。尺神经在腕部位置表浅，易受损伤。

（4）**腕桡侧管**：屈肌支持带桡侧端分两层附着于手舟骨结节和大多角骨结节之间的间隙，内有桡侧腕屈肌腱及其腱鞘通过。

（5）**腕管**（carpal canal）：由屈肌支持带和腕骨沟围成。管内有指浅屈肌腱、指深屈肌腱、拇长屈肌腱和正中神经通过。在管内，各指浅、深屈肌腱被屈肌总腱鞘即尺侧囊包裹；拇长屈肌腱被拇长屈肌腱鞘即桡侧囊包裹。屈肌总腱鞘常与小指的指滑膜鞘相通。由于拇长屈肌腱鞘延续到拇指末节，故拇长屈肌腱鞘与拇指的指滑膜鞘相连。正中神经在腕管内呈扁平状，紧贴屈肌支持带外侧端的深面，腕骨骨折时可压迫正中神经，出现腕管综合征（图 24-20）。

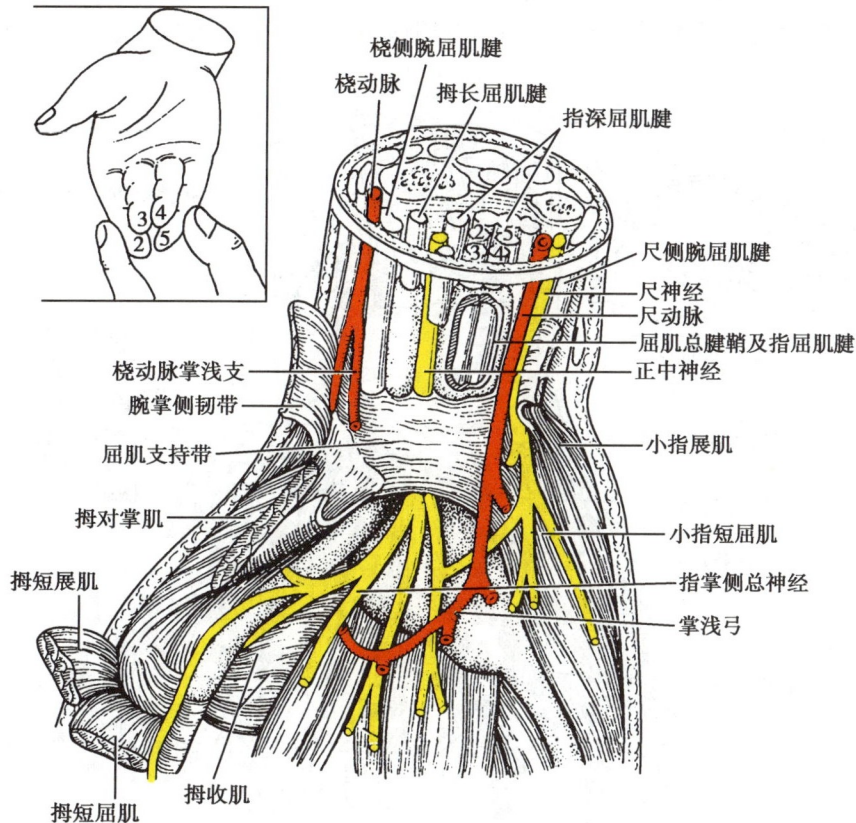

图 24-20　腕前区深层结构

知识拓展

腕管综合征

　　由于腕管内容积减少或压力增高，使正中神经在腕管内受压，以桡侧 3~4 个手指麻木、疼痛，夜间或清晨较明显，疼痛有时放射到肘，有时拇指外展对掌无力，动作不灵活为主要表现而形成的综合征，又称迟发型正中神经麻痹或腕管狭窄。凡能使腕管内容物增多、增大或使腕管容积缩小的因素，均可导致本病。

（6）**桡动脉及静脉**：桡动脉位于肱桡肌与桡侧腕屈肌腱之间，在平桡骨茎突水平发出掌浅支，向下进入手掌，与尺动脉吻合形成掌浅弓。桡动脉本干绕过桡骨茎突的下方，经拇长展肌腱和拇短伸肌腱深方到达鼻烟窝，再经第 1、2 掌骨间隙之间进入手掌，与尺动脉的掌深支吻合形成掌深弓。桡动脉在桡骨茎突内侧位置表浅,可触及搏动,是计数脉搏的常用部位。

（7）**掌长肌腱**:细而表浅,在腕上部贴正中神经表面下行,至屈肌支持带上缘处,正中神经进入腕管,而掌长肌腱经屈肌支持带浅面进入手掌,并展开形成掌腱膜。

（二）腕后区

1. **浅层结构** 皮肤比腕前区厚,浅筋膜薄,头静脉和贵要静脉分别起于此区桡侧和尺侧的浅筋膜内。

2. **深层结构** 腕后区深筋膜增厚形成**伸肌支持带**,又称腕背侧韧带,其内侧附于尺骨茎突和三角骨,外侧附于桡骨远端外侧缘。伸肌支持带向深方发出 5 个纤维隔,附于尺骨、桡骨的背面,形成 6 个骨纤维性管,前臂后群肌的肌腱及腱鞘在管内通过。从桡侧向尺侧,依次通过各骨纤维管的肌腱及腱鞘为:①拇长展肌和拇短伸肌腱及腱鞘;②桡侧腕长与腕短伸肌腱及腱鞘;③拇长伸肌腱及腱鞘;④指伸肌腱与示指伸肌腱及腱鞘;⑤小指伸肌腱及腱鞘;⑥尺侧腕伸肌腱及腱鞘(图 24-21)。

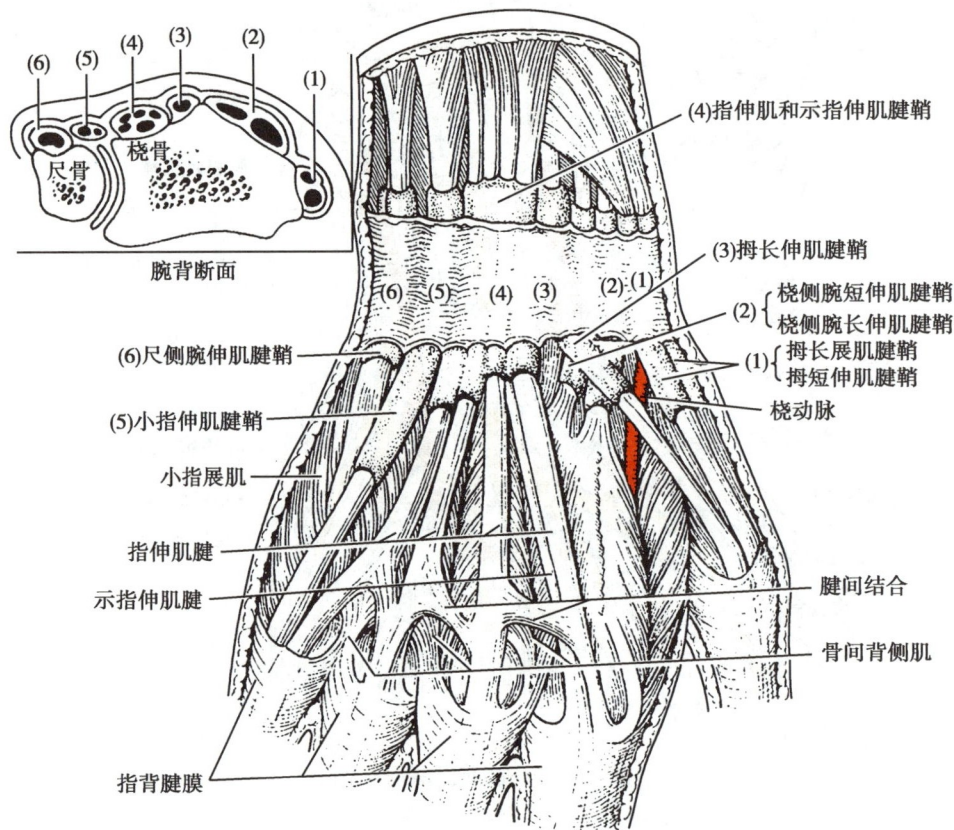

图 24-21　腕后区及手背深层结构

第五节　手　部

手位于腕的远端,为上肢的末端结构,分为手掌、手背和手指 3 部分。

一、手掌

手掌略呈四边形,中央微凹,是腕部和手指的过渡区。手掌桡、尺侧呈鱼腹状隆起,分别称为鱼际和小鱼际,中央部的三角形凹陷称掌心。

（一）浅层结构

手掌皮肤厚而坚韧,弹性低,角化层较厚,汗腺丰富,无毛囊和皮脂腺。鱼际和小鱼际处的浅筋膜较薄,掌心的浅筋膜致密,有纤维穿行将皮肤连于掌腱膜,纤维将浅筋膜分隔成无数小格。浅血管、淋巴管及皮神经行于其内。

1. **尺神经掌支** 是尺神经的细小皮支,经腕掌侧韧带浅面降至手掌,分布于小鱼际皮肤。

2. **正中神经掌支** 发自正中神经的细小皮支,在腕掌侧韧带上缘穿出深筋膜,经掌腱膜表面进入手掌,分布于手掌中部及鱼际的皮肤(图 24-22)。

3. **掌短肌** 属于退化的皮肌,多为薄弱的肌束,但个别肌束较发达,形成小型片状肌;位于小鱼际近侧部的浅筋膜内,收缩时对浅筋膜有固定作用,并可保护深面的尺神经和尺血管。

(二)深层结构

1. **深筋膜** 分为浅、深两层。

(1)**浅层**:为致密结缔组织膜,分为三部分,两侧部较薄弱,分别覆盖鱼际和小鱼际,中间部增厚形成**掌腱膜**(palmar aponeurosis)。掌腱膜呈尖向近侧的三角形(图 24-22),厚而坚韧,为纵、横纤维交织而成,其近端

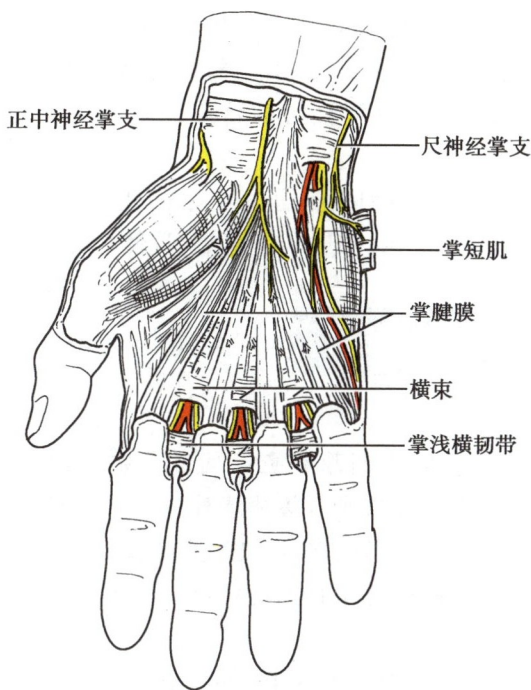

图 24-22 掌腱膜及指蹼间隙

与掌长肌腱相连,远端分 4 束纵行纤维,止于第 2~5 指近节指骨底两侧。

(2)**深层**:较浅层薄弱。覆盖于掌骨和骨间掌侧肌表面的部分,称骨间掌侧筋膜,位于指深屈肌腱的深方;覆盖在拇收肌表面的部分,称拇收肌筋膜。

2. **骨筋膜鞘** 掌腱膜内侧缘向深部发出**掌内侧肌间隔**,附于第 5 掌骨,外侧缘向深部发出**掌外侧肌间隔**,附于第 1 掌骨。手掌深筋膜的浅、深两层与掌内、外侧肌间隔之间围成 3 个骨筋膜鞘,即外侧骨筋膜鞘、中间骨筋膜鞘和内侧骨筋膜鞘。

(1)**外侧骨筋膜鞘**:又名鱼际鞘,由鱼际筋膜、掌外侧肌间隔和第 1 掌骨围成,内有拇短展肌、拇短屈肌、拇对掌肌、拇长屈肌腱及其腱鞘,以及至拇指的血管、神经等。

(2)**中间骨筋膜鞘**:由掌腱膜、掌内侧肌间隔、掌外侧肌间隔、骨间掌侧筋膜和拇收肌筋膜围成,内有指浅、深屈肌腱及屈肌总腱鞘、蚓状肌、掌浅弓、指血管和神经等。

(3)**内侧骨筋膜鞘**:又名小鱼际鞘,由小鱼际筋膜、掌内侧肌间隔和第 5 掌骨围成,内有小指展肌、小指短屈肌、小指对掌肌和至小指的血管和神经等。

3. **筋膜间隙** 手掌筋膜间隙位于掌中间鞘的深部,为屈指肌腱及蚓状肌深面与骨间肌及其筋膜之间的潜在间隙,内有疏松结缔组织。由掌腱膜向第 3 掌骨发出的掌中隔将筋膜间隙分为尺侧的掌中间隙和桡侧的鱼际间隙(图 24-23)。

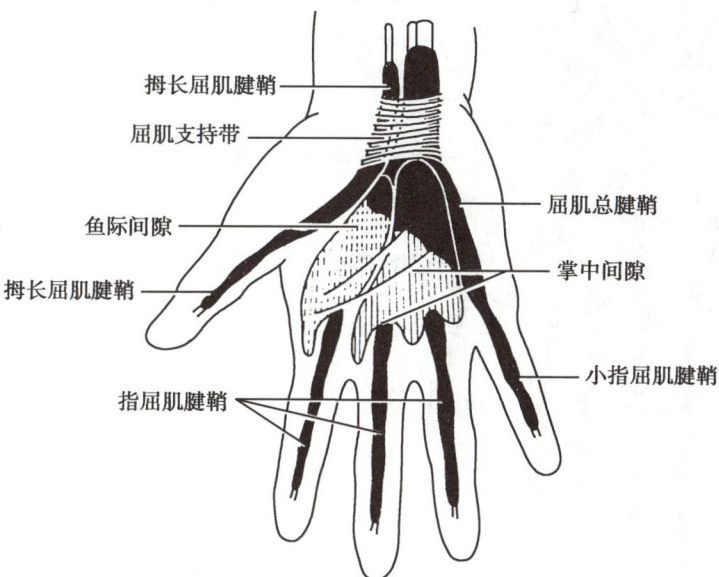

图 24-23 手掌腱鞘及筋膜间隙

（1）**掌中间隙**（middle palmar space）：位于掌中间鞘尺侧半的深部，在3~5指屈肌腱、第2~4蚓状肌、屈肌总腱鞘与骨间掌侧筋膜之间，内侧界为掌内侧肌间隔，外侧界为掌中隔。掌中间隙的近端经腕管与前臂屈肌后间隙相通；远端经第2~4蚓状肌鞘达第2~4指蹼间隙，进而通向指背。

（2）**鱼际间隙**（thenar space）：位于掌中间鞘桡侧半的深部，在掌中隔、外侧肌间隔与拇收肌筋膜之间，此间隙的近端是盲端，远侧经第1蚓状肌鞘与示指指背相通。

知识拓展

筋膜间隙

掌中间隙和鱼际间隙是疏松组织间隙，位置深，抵抗力弱，手掌外伤时易感染，由于掌腱膜坚韧，脓液不易破溃外流，因此，筋膜间隙化脓感染应及时切开引流，以免间隙积脓致压力过高，压迫屈指肌腱，造成坏死或纤维化，影响手的功能。掌中间隙引流切口应在第3、4掌骨头间，鱼际间隙引流切口应沿鱼际纹进行。

4. 手肌 有3群，外侧群包括拇短展肌、拇短屈肌、拇对掌肌和拇收肌。中间群包括蚓状肌、骨间掌侧肌和骨间背侧肌。内侧群包括小指展肌、小指短屈肌和小指对掌肌。

5. 血管 手的血液供应来自桡动脉和尺动脉及其分支，各动脉彼此吻合成掌浅弓和掌深弓。

（1）**掌浅弓**：由尺动脉终支和桡动脉的掌浅支吻合而成（图24-24），该弓紧贴掌腱膜深方，居指屈肌腱及屈肌总腱鞘、蚓状肌的浅面。掌浅弓凸侧缘发出3条**指掌侧总动脉**，分别沿第2~4蚓状肌浅面行向指蹼间隙，各分为2个**指掌侧固有动脉**，分布于相邻两指的相对缘。指掌侧总动脉在掌指

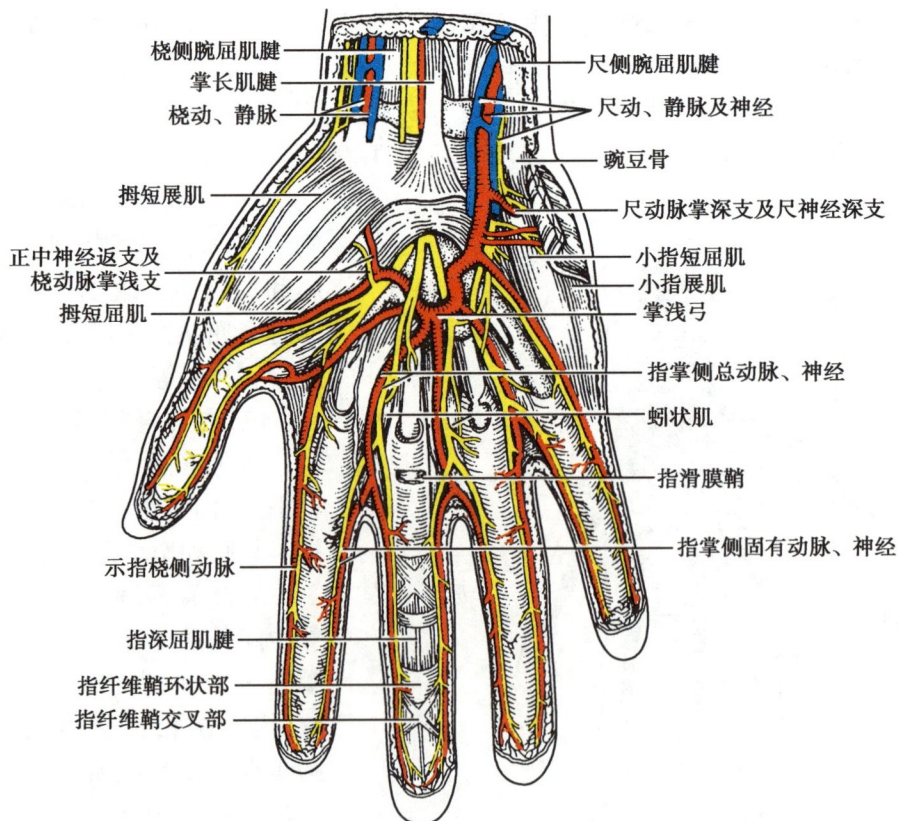

图 24-24　掌浅弓、正中神经及分支

关节附近接受来自掌深弓的掌心动脉和来自掌背动脉的穿支。小指尺掌侧动脉发自掌浅弓凸侧的尺侧缘,沿小鱼际肌表面下降,分布于小指尺侧缘。

（2）**掌深弓**:约95%以上由桡动脉终支和尺动脉的掌深支吻合而成。掌深弓位于骨间掌侧肌与骨间掌侧筋膜之间,居掌浅弓平面以上1~2cm,弓的凸侧发出3条掌心动脉,下行在掌指关节处与各自对应的指掌侧总动脉吻合（图24-25）。掌深弓及其分支与其同名静脉伴行。桡动脉从手背间隙穿第1掌骨间隙进入手掌,发出拇主要动脉及分支,分布于拇指两侧缘和示指桡侧缘（图24-26）。

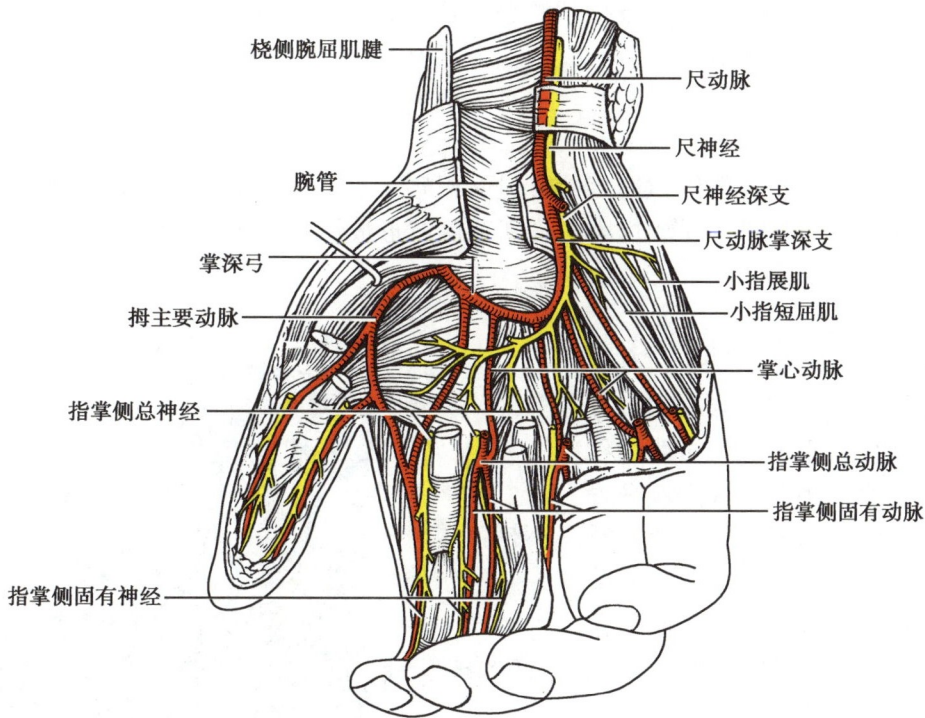

图 24-25　掌深弓、尺神经及分支

6. **神经**　手掌有尺神经、正中神经及其分支分布。

（1）**尺神经**:经屈肌支持带的浅面、腕掌侧韧带的深面、尺动脉的内侧进入手掌,至豌豆骨的下方分为浅、深2支。

1）**尺神经浅支**:较深支粗,含感觉纤维,行于尺动脉内侧,发小支支配掌短肌后,在掌短肌深面分为一条指掌侧总神经和一条指掌侧固有神经,该指掌侧固有神经分布于小指掌面尺侧缘。在指蹼间隙处指掌侧总神经又分为两条指掌侧固有神经（图24-24）,分布于小指、环指相对缘的皮肤。

2）**尺神经深支**:较浅支细小,含运动纤维,与尺动脉掌深支伴行,穿小鱼际各肌后,再与掌深弓伴行,发出分支支配小鱼际诸肌、7块骨间肌、第3蚓状肌、第4蚓状肌和拇收肌。深支位

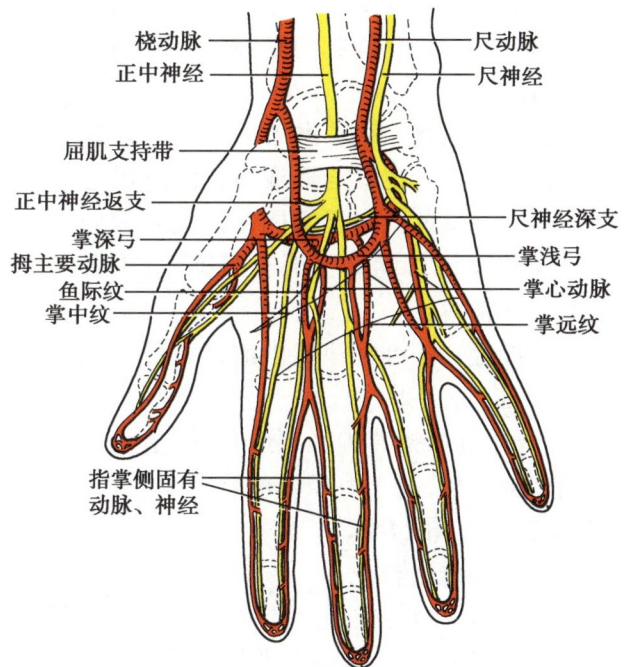

图 24-26　手部的血管、神经投影

于豌豆骨与钩骨之间的一段,位置表浅,损伤后导致拇收肌、骨间肌和小指展肌瘫痪,各手指不能内收和外展,手指不能并拢,掌指关节过伸,呈"爪形手"(图24-25,图24-26)。

(2)**正中神经**:经腕管进入手掌后分为2支,与掌浅弓处于同一平面,居掌腱膜与屈肌腱之间。

1)**外侧支**:较内侧支为小。在屈肌支持带下缘,外侧支的起始部发出一支,称正中神经返支,进入鱼际肌,分成3支指掌侧固有神经分别分布于拇指两侧、示指桡侧掌面皮肤。正中神经返支勾绕拇短屈肌后进入拇短展肌深面,分支支配拇短屈肌、拇短展肌和拇对掌肌。返支位置表浅,损伤可导致拇指功能障碍。

2)**内侧支**:较外侧支粗大,分为2条指掌侧总神经。指掌侧总神经与同名血管伴行,至指蹼间隙处,分为2支指掌侧固有神经,分布于第2~4指相对缘皮肤。

二、手背

手背为掌骨与腕骨背面的部位,对应手掌,但面积略小于手掌。全部掌骨皆可触及,伸指肌腱形成皮肤隆起,清晰可见。拇指内收时,第1骨间背侧肌形成纵行隆起,桡动脉从该隆起的近端进入手掌,在此可触及桡动脉搏动。

(一)浅层结构

手背皮肤薄而柔软,富有弹性,有毛发和皮脂腺,可见细腻横行张力线,增加了皮肤的弹性。手背皮肤手术切口按张力线方向切开有利于愈合。手背的浅筋膜薄而疏,有利于皮肤的移动,浅筋膜内含浅静脉、浅淋巴管和皮神经。

1.**手背静脉网**　由浅静脉互相吻合形成,网的形态因人而异。静脉网桡侧半与拇指的静脉汇集形成头静脉,尺侧半与小指的静脉会合形成贵要静脉(图24-27)。手的静脉回流一般由掌侧流向背侧,从深层流向浅层。手背静脉网是临床静脉输液常用的部位。

2.**浅淋巴管**　手背淋巴回流方向与静脉相似。淋巴管也参与形成丰富的淋巴管网。手掌远端的浅淋巴管网在指蹼间隙处流向手背淋巴管网。手部有感染时,手背较手掌肿胀明显。

3.**神经**　桡神经浅支由前臂下部桡侧转至腕部,进入手背分布于手背桡侧半皮肤,再分出5条指背神经,分布于拇指、示指和中指近节桡侧缘的皮肤。尺神经手背支由前臂下部尺侧转至腕部,进入手背分布于手背尺侧半皮肤,再分出5条指背神经,分布于小指、环指和中指尺侧缘的皮肤(图24-27)。

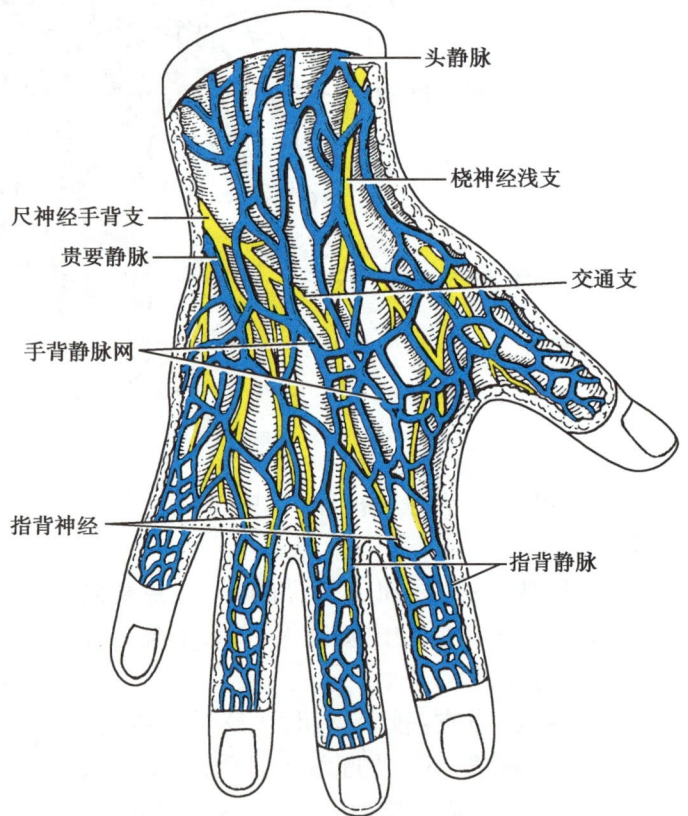

图24-27　手背浅层结构

(二)深层结构

手背深层结构主要为腱膜、肌腱和间隙等。

1.**手背腱膜**　由指伸肌腱与手背深筋膜的浅层结合而成,腱膜的两侧分别附于第2和第5掌骨。

2. 骨间背侧筋膜 为手背深筋膜的深层,覆盖在第2~5掌骨和第2~4骨间背侧肌表面。在各掌骨近端,骨间背侧筋膜有纤维隔与手背腱膜相连,远端在指蹼处手背筋膜的两层相结合。

3. 筋膜间隙 因手背浅、深筋膜在掌骨的近端、远端彼此结合,故在浅筋膜、手背腱膜和骨间背侧筋膜之间形成2个筋膜间隙。

(1)**手背皮下间隙**:为浅筋膜与手背腱膜之间的间隙,使手背皮肤的活动度加大。

(2)**腱膜下间隙**:为手背腱膜与骨间背侧筋膜之间的间隙,便于抓握时伸肌腱的滑动。

两个间隙相互交通,手背的局部感染常使整个手背肿胀明显。

4. 指伸肌腱 在手背有4条,分别走向第2~5指,在近节指骨底移行成指背腱膜。指伸肌腱扁而薄。在接近掌骨头处,各肌腱之间由斜行的腱纤维束连结,称为**腱间结合**。伸指时各腱彼此牵扯,协同动作。

三、手指

手指借掌指关节与手掌相连,运动灵活。手指分掌侧和背侧,因指蹼的存在,手指的长度看上去背侧长于掌侧。拇指腕掌关节为鞍状关节,能做拇指的对掌运动,活动范围较大,是实现手的握、持、捏、拿功能的重要结构。第2~5指的掌指关节可做屈伸和收展运动。

(一)浅层结构

1. 皮肤 指掌侧的皮肤厚于背侧的皮肤,汗腺丰富。

2. 浅筋膜 手指掌面的浅筋膜较厚,有大量纤维束将皮肤与指屈肌腱鞘相连,纤维束之间的脂肪组织常聚积成球状。手指感染时可导致腱鞘炎。

3. 指髓间隙 是各指远节指骨远侧4/5段骨膜和指腹皮肤之间的密闭间隙,又称指髓。指髓两侧、掌面和末端为致密的皮肤,内有诸多纤维隔连接于远节指骨骨膜和指腹皮肤,纤维隔将指髓内的脂肪和疏松结缔组织分成许多小叶。指髓内有丰富的指骨滋养血管和神经末梢,如指端感染、肿胀时,局部压力增高,压迫神经末梢引起剧烈疼痛,也可压迫滋养动脉,导致远节指骨远侧部坏死,应及时行指端侧方切开引流术,并切断纤维隔,充分引流(图24-28)。

4. 手指的血管和神经 各手指均有2条指掌侧固有动脉和2条指背动脉,分别与同名神经伴行于指掌侧面与背侧面交界线上的前后方。手指的浅静脉主要位于指背。皮下浅淋巴管与指腱鞘、指骨骨膜的淋巴管交通,感染时可相互蔓延。手指手术常在指根部做环形阻滞麻醉。手指的切口亦应在指侧面的中线上进行,避免损伤血管和神经。

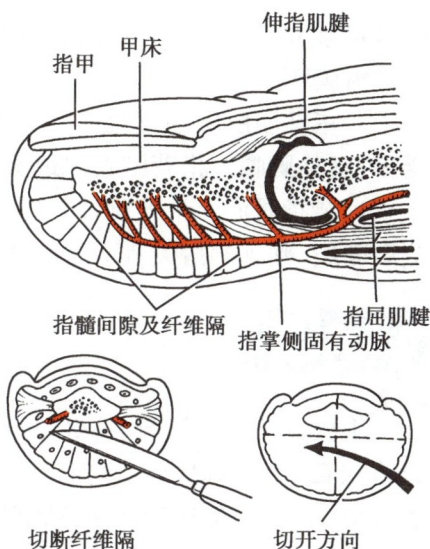

图24-28 指端结构和切开引流术

5. 指甲 指端背面有指甲,近侧皮内的部分为甲根,甲根部的表皮生发层是指甲的生长点,应防止其损伤。围绕甲根和甲侧缘的皮肤为甲襞,甲襞与指甲之间的浅沟为甲沟,甲下的真皮为甲床。甲沟易因外伤而感染发生甲沟炎,发生甲沟炎时应及时治疗以免感染侵入甲床。

(二)深层结构

1. 指浅、深屈肌腱及腱鞘 拇指有1条屈肌腱,其余各指有浅、深2条肌腱行于指腱鞘内。在近节指骨处,指浅屈肌腱位于指深屈肌腱的掌侧,逐渐从两侧包绕指深屈肌腱,再向远侧分成两股,附于中节指骨的两侧缘,其间形成**腱裂孔**,容指深屈肌腱通过。指深屈肌腱穿出腱裂孔,止于远节指骨底的前面。指浅屈肌主要屈近侧指间关节,指深屈肌主要屈远侧、近侧指间关节(图24-29)。

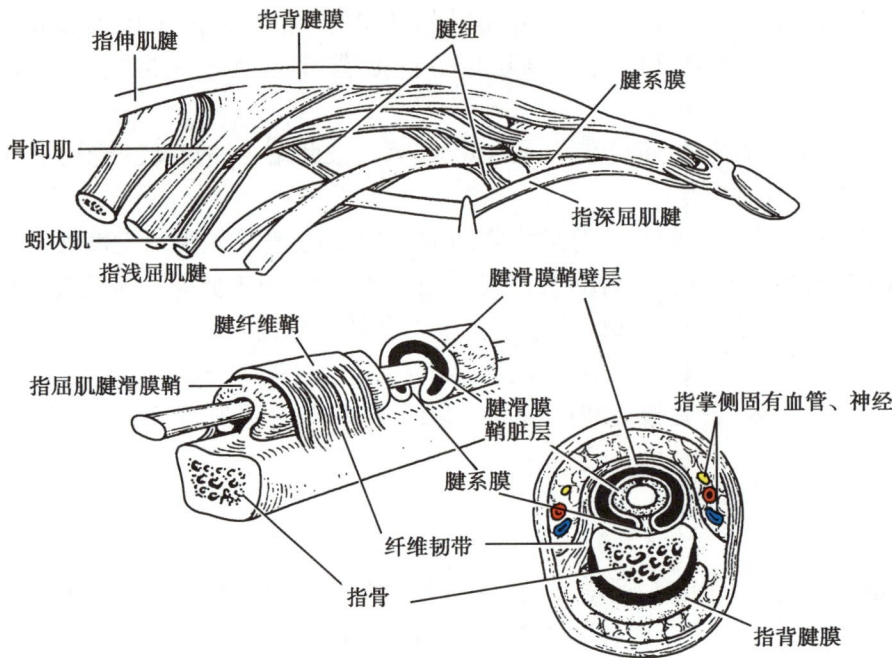

图 24-29　手指屈肌腱及腱鞘

两腱可独立活动,又可互相协同形成合力增强肌力。包绕指浅、指深屈肌腱的鞘管,包括腱纤维鞘和腱滑膜鞘两部分。

2. 指伸肌腱　手背的指伸肌腱在掌骨头处向两侧扩展,包绕掌骨头和近节指骨背面,形成**指背腱膜**,又称**腱帽**。指背腱膜向远侧分成 3 束,中间束止于中节指骨底,两侧束在中节指骨背面合并,止于远节指骨底。指伸肌腱断裂,则各指关节呈屈曲状态;中间束断裂,则近侧指关节不能伸直;两侧束断裂,则远侧指关节不能伸直。

本章小结

上肢分为肩、臂、肘、前臂、腕和手 6 部。上肢各部表面有体表标志,有动脉、神经的投影。肩部分为腋区、三角肌区和肩胛区。腋区深面腔隙为腋窝,腋窝由顶、底、四壁构成,腋窝内有神经、血管、淋巴等。三角肌区为三角肌所在的区域。肩胛区为肩胛骨后面的区域。肩胛骨周围有肩胛动脉网。臂部、肘部、前臂、腕部均分为前区和后区,各部浅层一般为皮肤、浅筋膜,内有浅静脉、皮神经,深层一般为深筋膜、肌群、肌腱,内有血管、神经。肘前区凹陷处为肘窝,肘后区肱骨内、外上髁与尺骨鹰嘴 3 点构成肘后三角。肘关节周围有动脉网。腕掌侧屈肌支持带和腕骨沟共同构成腕管,内有肌腱和正中神经通过。手分为手掌、手背和手指 3 部分。手掌浅层为皮肤、浅筋膜,内有浅血管、皮神经;深层为深筋膜、骨筋膜鞘和筋膜间隙,内有手肌、掌浅弓、掌深弓和神经。手背浅层为皮肤、浅筋膜,内有手背静脉网、浅淋巴管和神经;深层为腱膜、肌腱、间隙。手指浅层为皮肤、浅筋膜、间隙、血管和神经,深层为肌腱、腱鞘。

案例分析

病人,男,59 岁。3 年前因手外伤致腕骨骨折,经治疗后康复。近半年来,逐渐发现腕部肿痛,手掌感觉麻木,鱼际无力。入院检查:手掌稍显肿胀,压痛明显,手掌感觉减弱,以桡侧区域更为明显,鱼际变小。

思考题：

本案例中病人何结构被损伤？压迫何神经？

（郭　燕）

思考题

1. 试述腋窝的构成及内容。
2. 试述肘窝的围成、内容及交通。
3. 试述腕管的构成和通过的结构。
4. 试述掌浅弓和掌深弓的构成、位置和分支。

练习题

第二十五章 | 下 肢

ER 25-1　　ER 25-2

教学课件　　思维导图

学习目标

1. 掌握：梨状肌上、下孔和坐骨小孔的构成及其穿行结构；股三角的位置、构成和内容；收肌管的构成及内容；大隐静脉的汇入部位及主要属支；坐骨神经的行程、分支和分布；腘窝的境界、构成及其内容；踝管的构成及其内容的排列关系。

2. 熟悉：下肢的表面解剖；下肢的皮神经分布和浅静脉回流；肌腔隙与血管腔隙的构成和内容；股鞘和股管的组成、内容和临床意义。

3. 了解：下肢的境界和分部；Nelaton 线和 Kaplan 点的取位和临床意义；下肢各部皮肤、浅筋膜、深筋膜及肌肉的层次。

4. 能在活体上准确定位出下肢的体表标志和体表投影；能够利用所学知识解释梨状肌损伤综合征、股疝和踝管综合征等疾病的形成原因，并理解臀部肌内注射的安全区、股动脉或股静脉穿刺术相关的解剖学基础。

5. 具有不怕苦、不怕累、勇于克服困难的精神；具有团结协作的团队精神；具有严谨和实事求是的科学作风。

第一节　概　述

下肢（lower limb）的结构与负重、运动和保持身体平衡的功能相适应。因此，下肢的骨骼较上肢粗大，骨连结的形式更复杂且稳定性更好，骨骼肌更发达。

一、境界与分区

下肢与躯干相连，前方以腹股沟韧带为界，后方以髂嵴为界。下肢可分为臀部、股部、膝部、小腿部、踝部和足部。

二、表面解剖

（一）体表标志

1. **臀部和股部**　在臀部上界可触及**髂嵴**全长，两侧髂嵴最高点的连线通过第 4 腰椎棘突。在髂嵴的前、后端可触到**髂前上棘**和**髂后上棘**。在髂前上棘后上方约 5cm 处，可触及**髂结节**，髂结节下方约 10cm 处可触及**股骨大转子**。髋关节屈曲时，在臀下部内侧可触及**坐骨结节**。在腹股沟内侧端的前内上方，可触及**耻骨结节**。髂前上棘与耻骨结节之间为**腹股沟韧带**。

2. **膝部**　在膝部正前方可触及**髌骨**，其下方为**髌韧带**。髌骨两侧分别可触及上方的**股骨内、外侧髁**和下方的**胫骨内、外侧髁**，股骨内、外侧髁的突出部为**股骨内、外上髁**。股骨内上髁的上方可扪及**收肌结节**。屈膝时，在膝关节后方可触及**股二头肌腱**（外侧）、**半腱肌腱**和**半膜肌腱**（内侧）。

3. **小腿部**　在小腿上部的前方，可触及隆起的**胫骨粗隆**，向下可触摸到纵行的**胫骨前嵴**和平滑的胫骨内侧面。胫骨粗隆后外方可扪及**腓骨**及下方的**腓骨颈**。

4. **踝与足部** 踝部两侧可见明显隆起的**外踝**和**内踝**,内踝可作为寻找大隐静脉的标志。在踝部后面可触及**跟腱**,跟腱下方为**跟骨结节**。足内侧缘中部稍后可触及**舟骨粗隆**,外侧缘中部可触及**第 5 跖骨粗隆**。

(二)体表投影

1. **臀上动、静脉与神经** 髂后上棘与股骨大转子尖连线的中、内 1/3 交点处为其出入盆腔的投影点。

2. **臀下动、静脉与神经** 出入盆腔的投影点位于髂后上棘与坐骨结节连线的中点。

3. **股动脉** 将大腿微屈、外展并外旋,自腹股沟韧带中点至股骨内上髁连线的上 2/3 段,即为股动脉的体表投影。

4. **坐骨神经** 坐骨神经出骨盆的投影点位于髂后上棘至坐骨结节连线中点外侧 2~3cm 处;坐骨神经干的体表投影位于股骨大转子与坐骨结节连线的中、内 1/3 交点至股骨内、外侧髁连线的中点之间的连线。

5. **腘动脉** 位于股后面中、下 1/3 交界处与股后正中线交点内侧约 2.5cm 处至腘窝中点连线为腘动脉斜行段的体表投影;从腘窝中点至腘窝下角的连线为腘动脉垂直段的体表投影。

6. **胫前动脉** 腓骨头与胫骨粗隆连线的中点至内、外踝前面连线中点之间的连线,为胫前动脉的体表投影。

7. **胫后动脉** 自腘窝下角至内踝与跟腱内侧缘连线中点之间的连线,为胫后动脉的体表投影。

8. **足背动脉** 自内、外踝前面连线的中点至第 1、2 跖骨底之间的连线,为足背动脉的体表投影。

(三)对比关系

正常情况下,下肢骨性标志之间的位置相对固定,当下肢骨折或关节脱位时,位置关系可能发生变化,这些变化有助于对疾病进行临床诊断。

1. **Nelaton 线** 侧卧位,屈髋关节 90°~120°,自髂前上棘至坐骨结节的连线,称 **Nelaton 线**。正常情况下该线恰通过股骨大转子尖。当股骨颈骨折或髋关节脱位时,大转子尖可向 Nelaton 线的**上方**移位。

2. **Kaplan 点** 仰卧位,下肢并拢伸直,两侧髂前上棘在同一水平时,自两侧大转子尖经过同侧髂前上棘作延长线,正常时两侧延长线相交于脐或脐以上,相交点称 **Kaplan 点**。当髋关节脱位或股骨颈骨折时,此点可偏移至脐下并偏向健侧。

(四)颈干角和膝外翻角

股骨颈与股骨体长轴之间向内的夹角称**颈干角**(图 25-1),正常成人的颈干角为 125°~130°(平均为 127°)。大于此范围为髋外翻,小于此范围为髋内翻。股骨体长轴线与胫骨长轴线在膝关节处相交形成向外的夹角,正常约为 170°,其补角称**膝外翻角**,男性略小于女性。外侧夹角 < 170° 为膝外翻("X"形腿),外侧夹角 > 170° 为膝内翻("O"形腿)。

第二节 臀 部

臀部上界为髂嵴,下界为臀沟,内侧界为髂后上棘至尾骨尖的连线,外侧界为髂前上棘至股骨大转子之间的连线。

一、浅层结构

臀部皮肤较厚,富有皮脂腺和汗腺。臀部浅筋膜较发达,有许多纤维束连接皮肤与深筋膜,其间充满较厚的皮下脂肪,但骶骨后面髂后上棘附近很薄,故病人长期卧床时,此处易受压形成压疮。臀部的皮神经有臀上皮神经、臀内侧皮神经和臀下皮神经。**臀上皮神经**由第 1~3 腰神经后支的外

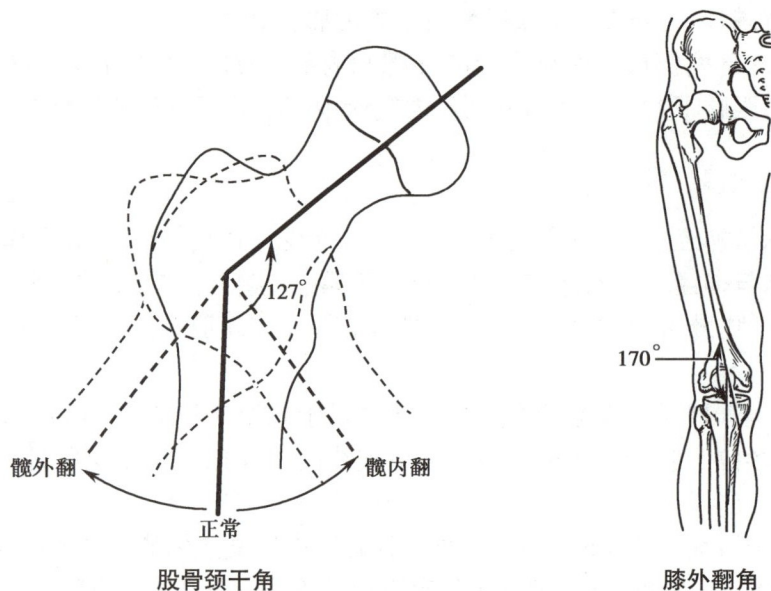

图 25-1　股骨颈干角和膝外翻角

侧支组成,有 2~3 支,穿竖脊肌与髂嵴交点处的骨纤维管后行至臀部皮下,分布于臀上部的皮肤。当腰部急性扭转或神经在骨纤维管处受压时,可引起腰腿疼痛;**臀内侧皮神经**来自第 1~3 腰神经后支,在髂后上棘至尾骨尖连线的中段穿出,分布于骶骨表面和臀内侧部的皮肤;**臀下皮神经**为股后皮神经的分支,穿出深筋膜分布于臀下部的皮肤。此外,臀部外上方还有髂腹下神经的外侧皮支分布。

二、深层结构

(一) 深筋膜

深筋膜亦称**臀筋膜**,上部与髂嵴骨膜愈着,并分两层包裹臀大肌后向下延续为股后区阔筋膜,内侧部与骶骨背面骨膜愈着,外侧部移行为阔筋膜并参与构成髂胫束。臀筋膜损伤可导致筋膜痉挛,使髋关节活动受限并出现腰腿疼痛和步态异常。

(二) 臀肌

臀肌为髋肌的后群,分为三层。浅层为**臀大肌**和**阔筋膜张肌**;中层自上而下为**臀中肌**、**梨状肌**、**上孖肌**、**闭孔内肌腱**、**下孖肌**和**股方肌**;深层为**臀小肌**和**闭孔外肌**。

在臀肌之间形成诸多间隙,有血管、神经穿行和疏松结缔组织填充其间,这些间隙也是临床感染蔓延的通道。如臀大肌深面的间隙较广泛,可沿梨状肌上、下孔通盆腔,借坐骨小孔通坐骨肛门窝,沿坐骨神经至大腿后面。

(三) 梨状肌上、下孔及穿行结构

在臀部,梨状肌从坐骨大孔穿出盆腔,将坐骨大孔分为**梨状肌上孔**(suprapiriform foramen)和**梨状肌下孔**(infrapiriform foramen),孔内有重要的血管和神经穿过(图 25-2)。

1. **梨状肌上孔**　位于梨状肌上缘,经梨状肌上孔出入的结构,由外侧向内侧依次为**臀上神经**、**臀上动脉**和**臀上静脉**。臀上神经分上、下两支,支配臀中肌、臀小肌和阔筋膜张肌后部;臀上动脉也分浅、深两支,浅支主要营养臀大肌,深支营养臀中肌、臀小肌和髋关节;臀上静脉与动脉伴行。

2. **梨状肌下孔**　位于梨状肌下缘,经梨状肌下孔出入的结构,由外侧向内侧依次为**坐骨神经**、**股后皮神经**、**臀下神经**、**臀下血管**、**阴部内血管**和**阴部神经**。坐骨神经由骶丛发出,从梨状肌下孔出盆腔,经大转子和坐骨结节间下降,沿股后部,在腘窝上角处分为胫神经和腓总神经,支配大腿后群肌和小腿肌;股后皮神经伴随坐骨神经下行至股后部,分布于臀下部和股后区皮肤;臀下神经和血

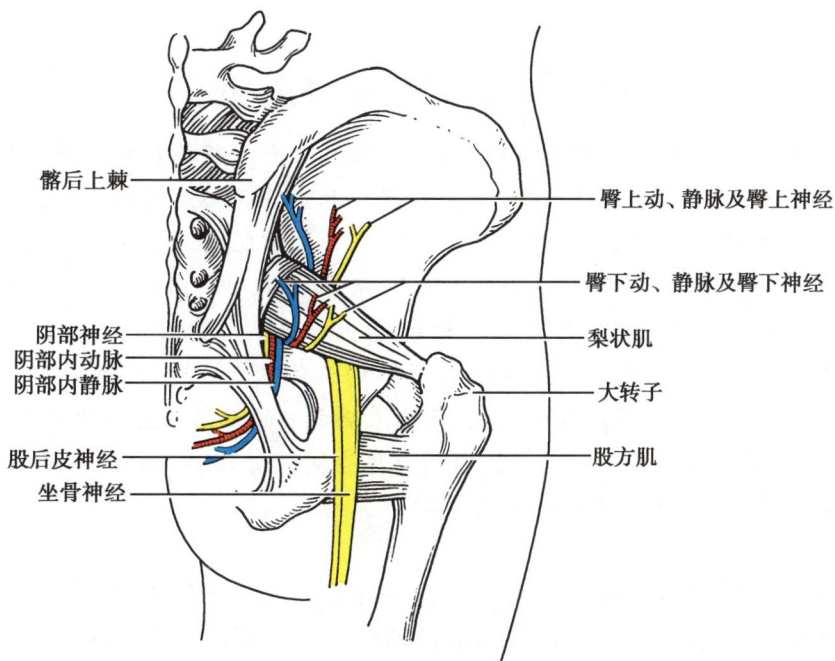

图 25-2　臀部的血管和神经

（图中标注）
髂后上棘
臀上动、静脉及臀上神经
臀下动、静脉及臀下神经
阴部神经
阴部内动脉
阴部内静脉
梨状肌
大转子
股后皮神经
坐骨神经
股方肌

管主要支配、营养臀大肌；阴部内血管及阴部神经自梨状肌下孔穿出后，随即越过骶棘韧带经坐骨小孔进入坐骨肛门窝，支配和营养会阴及外生殖器。

　　3. **坐骨神经与梨状肌关系**　坐骨神经与梨状肌的位置关系密切且常有变异（图 25-3）。坐骨神经以一总干从梨状肌下孔穿出者约占 66.3%；坐骨神经在盆腔内即分成胫神经和腓总神经，胫神经从梨状肌下孔穿出，而腓总神经从梨状肌肌腹穿出者约占 27.3%；其他变异类型约占 6.4%。因为坐骨神经与梨状肌关系密切，当梨状肌损伤、痉挛或出血肿胀时，梨状肌上、下孔变得狭窄，可压迫坐骨神经引起腰腿痛，临床上称**梨状肌损伤综合征**。

　　由于上述血管、神经皆经梨状肌上、下孔出骨盆，因此，进行臀部肌内注射时，应于臀部的外上1/4 处进针较为安全。

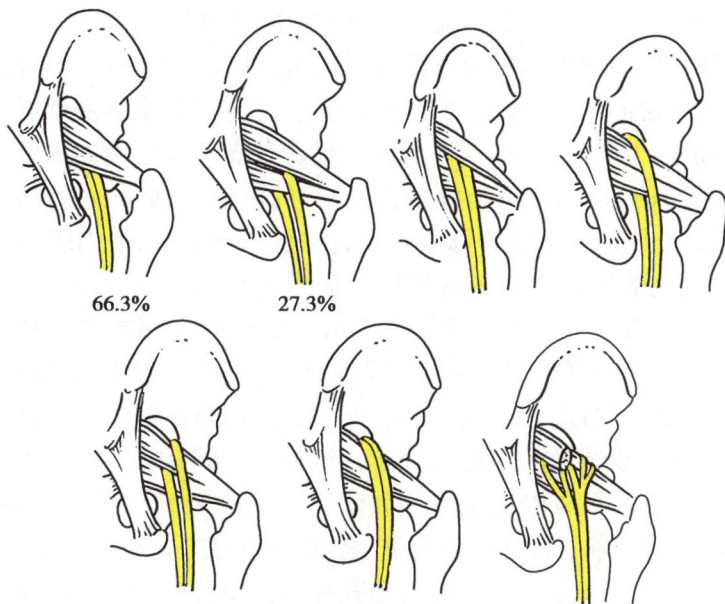

图 25-3　坐骨神经与梨状肌的关系

臀部肌内注射与坐骨神经损伤

臀部肌内注射是护理工作最常见的操作技术,因为肌肉对药物刺激耐受性较好,臀部肌肉丰满,大血管、神经干较少,并有丰富的毛细血管网和淋巴管网,对药物吸收较快,具有安全、方便、见效快的特点,易被病人接受,是理想的给药途径。臀部肌内注射时应避免损伤坐骨神经,坐骨神经起自骶丛神经,自梨状肌下孔出骨盆至臀部,被盖在臀大肌的深处,约在坐骨结节与股骨大转子之间中点处下降至股部。其体表投影为:自大转子至坐骨结节连线的中、内 1/3 交点至腘窝上角。因此注射部位应在髂后上棘到大转子上缘连线的上方进行,另外一种定位方法是将示指放在髂前上棘并沿髂嵴向后展开第 3 指,两指末端之间的三角形区域即安全注射区域。

对坐骨神经而言,臀部外侧为安全侧,内侧为危险侧。臀部内侧的外伤或手术易损伤坐骨神经及其到股后的分支,导致伸髋和屈膝关节功能障碍。

4. **坐骨小孔及其穿行结构** **坐骨小孔**(lesser sciatic foramen)由骶棘韧带、骶结节韧带与坐骨小切迹围成,是臀部与会阴的交通孔道,其间通过的结构由外侧向内侧依次为阴部内动脉、阴部内静脉和阴部神经(图 25-2)。这些结构经坐骨小孔进入坐骨肛门窝,分布于会阴和外生殖器。

第三节 股 部

股部前上方借腹股沟韧带与腹部分界,后方以臀沟与臀部为界,上端内侧为会阴,下端经髌骨上方两横指处的水平线与膝部分界。经股骨内、外侧髁各作一垂线,可将股部分为股前内侧区和股后区。

一、股前内侧区

(一) 浅层结构

皮肤厚薄不一,内侧薄而富含皮脂腺,外侧较厚。浅筋膜近腹股沟处分为脂肪层和膜性层,分别与腹前壁下部的 Camper 筋膜和 Skapa 筋膜相延续,膜性层在腹股沟韧带下方约 1cm 处与股部深筋膜融合。因此,当前尿道损伤发生尿液外渗时,尿液可经会阴浅隙蔓延到同侧的腹前外侧壁,但却不会向大腿扩展。浅筋膜内含有丰富的浅血管、皮神经、浅淋巴管及浅淋巴结等。

1. **浅血管** 股动脉在股三角内分出腹壁浅动脉、旋髂浅动脉和阴部外动脉三支细小的浅动脉。**旋髂浅动脉**沿腹股沟韧带走向髂前上棘,分布于腹前壁下外侧部;**腹壁浅动脉**于腹股沟韧带内侧半下方约 1cm 处穿出阔筋膜,营养腹前壁下部;**阴部外动脉**分布于外生殖器皮肤。

大隐静脉(great saphenous vein)是全身最长的浅静脉,全长约 76cm,管腔内有 9~10 对呈袋状的静脉瓣,可保证血液向心回流。大隐静脉起自足背静脉弓内侧端,经内踝前方 1cm 处沿小腿内侧缘伴隐神经上行,经股骨内侧髁后方约 2cm 处进入股内侧部,逐渐斜行向上,至耻骨结节外下方约 3cm 处,穿隐静脉裂孔汇入股静脉。大隐静脉汇入股静脉前收纳**腹壁浅静脉、阴部外静脉、旋髂浅静脉、股内侧浅静脉和股外侧浅静脉** 5 条属支的静脉血,它们汇入大隐静脉的形式多样,相互吻合丰富(图 25-4)。大隐静脉曲张行高位结扎时,须分别结扎、切断各个属支,以免复发。

2. **皮神经** 股前内侧区皮神经的来源和分布区域各不相同(图 25-5)。股前内侧区皮神经包括股外侧皮神经、股神经前皮支、股神经内侧皮支和闭孔神经皮支等。**股外侧皮神经**分前、后两支,前支分布于大腿外侧面,后支分布于臀区外侧皮肤;**股神经前皮支**分布于大腿前面中间部的皮肤;**股神经内侧皮支**分布于大腿中、下部内侧份皮肤;**闭孔神经皮支**分布于股内侧中、上部的皮肤。此外,尚有生殖股神经和髂腹股沟神经的分支,也分布于股前区上部中、内侧皮肤。

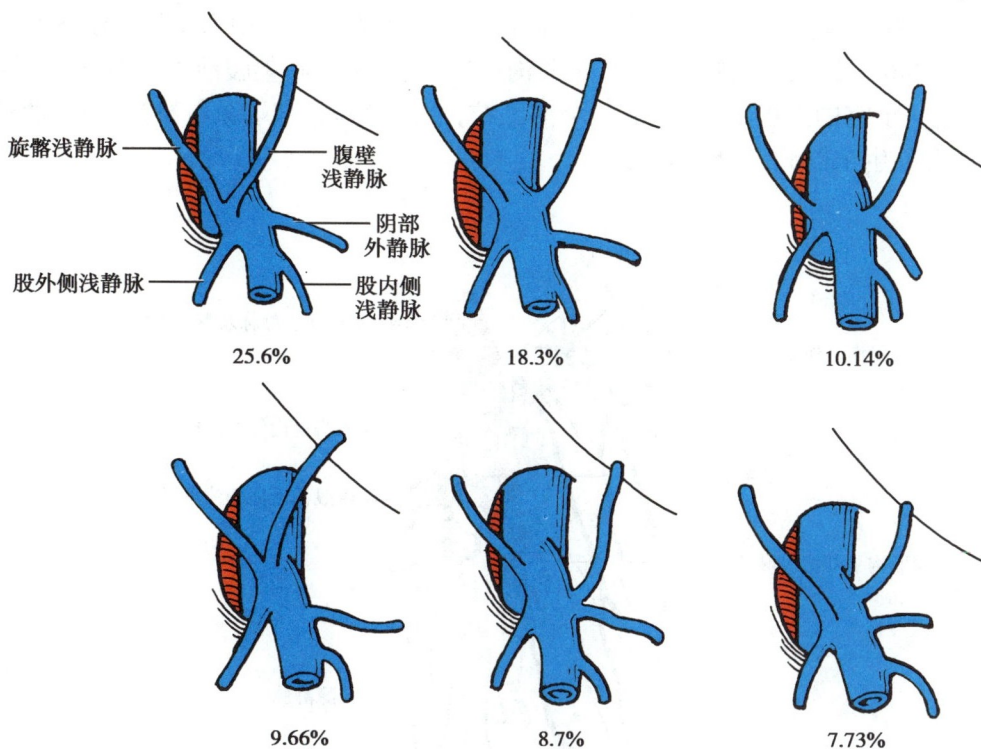

旋髂浅静脉 腹壁浅静脉 阴部外静脉 股外侧浅静脉 股内侧浅静脉

25.6%   18.3%   10.14%

9.66%   8.7%   7.73%

图 25-4　大隐静脉属支的汇入类型

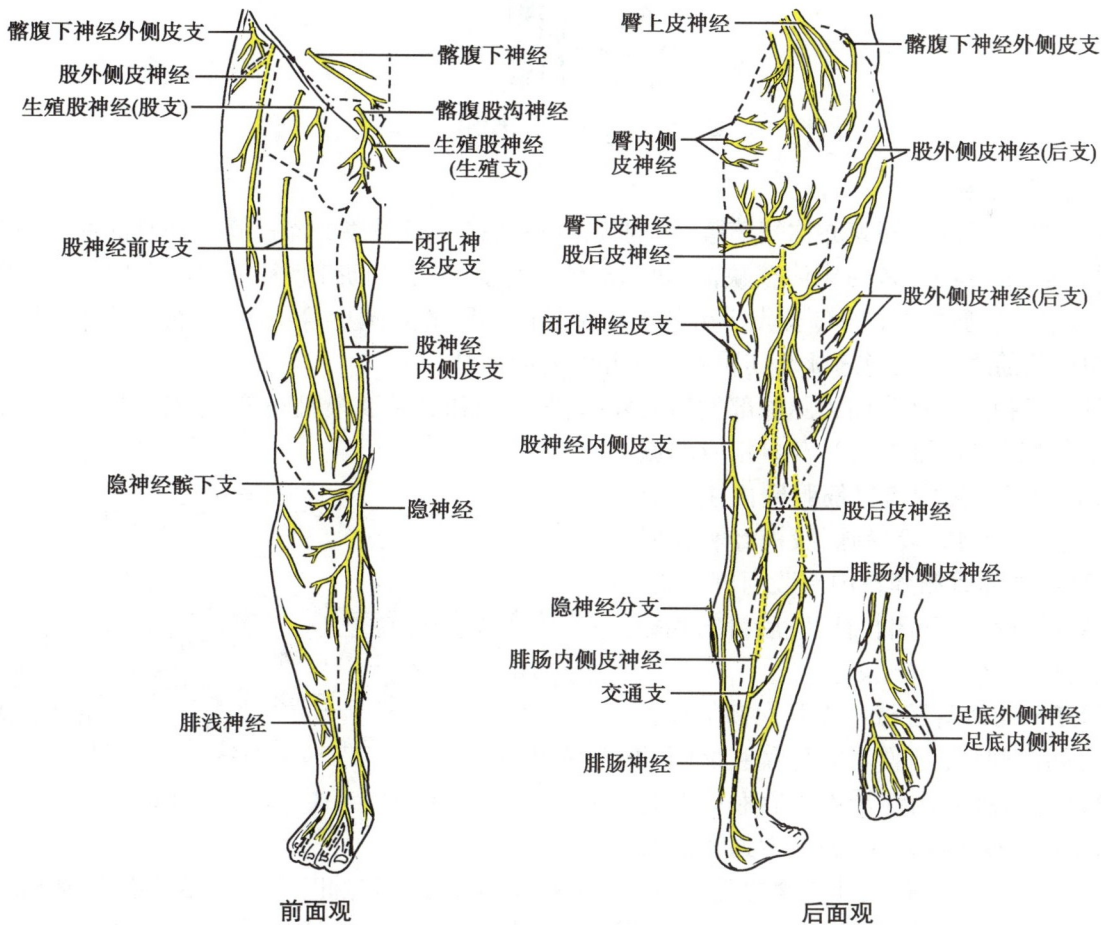

髂腹下神经外侧皮支 髂腹下神经 股外侧皮神经 髂腹股沟神经 生殖股神经(股支) 生殖股神经(生殖支) 股神经前皮支 闭孔神经皮支 股神经内侧皮支 隐神经髌下支 隐神经 腓浅神经

臀上皮神经 髂腹下神经外侧皮支 臀内侧皮神经 股外侧皮神经(后支) 臀下皮神经 股后皮神经 闭孔神经皮支 股外侧皮神经(后支) 股神经内侧皮支 股后皮神经 腓肠外侧皮神经 隐神经分支 腓肠内侧皮神经 交通支 足底外侧神经 足底内侧神经 腓肠神经

前面观　　　　　　后面观

图 25-5　下肢皮神经

3. **浅淋巴结**　腹股沟浅淋巴结位于腹股沟韧带下方和大隐静脉近侧段周围（图 25-6），分为上、下两群。上群有 2~6 个淋巴结，斜行排列于腹股沟韧带下方，主要收集腹前外侧壁下部、会阴、外生殖器、臀部、肛管和子宫的淋巴；下群有 2~7 个淋巴结，沿大隐静脉末端纵行排列，主要收纳下肢的浅淋巴管、会阴和外生殖器的部分浅淋巴。

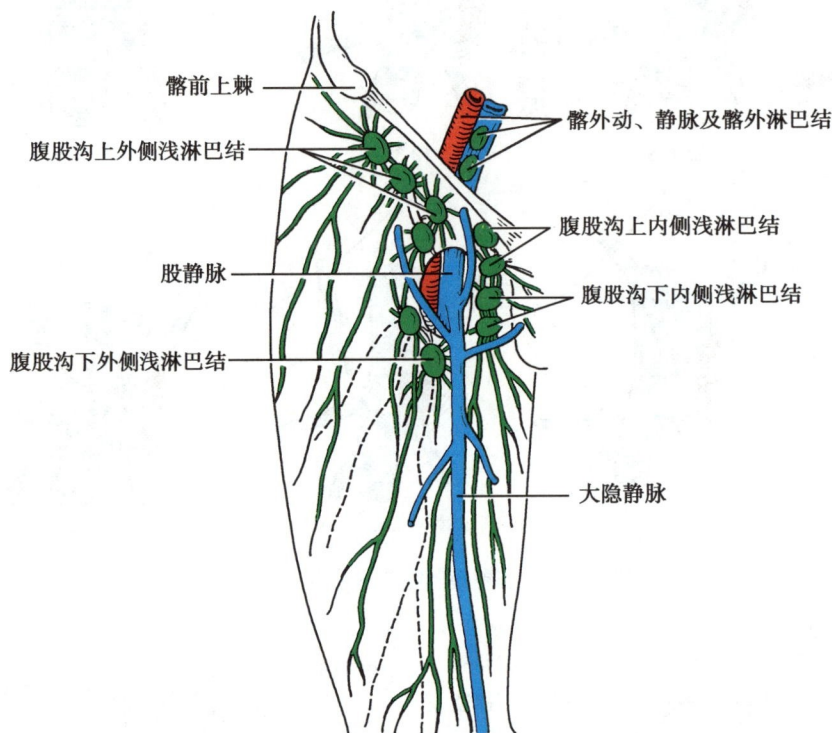

髂前上棘
腹股沟上外侧浅淋巴结
股静脉
腹股沟下外侧浅淋巴结
髂外动、静脉及髂外淋巴结
腹股沟上内侧浅淋巴结
腹股沟下内侧浅淋巴结
大隐静脉

图 25-6　腹股沟浅淋巴结

（二）深层结构

1. **深筋膜**　股部深筋膜亦称**阔筋膜**，结构致密坚韧，是全身最厚的深筋膜。外侧部形成强厚的**髂胫束**（iliotibial tract），是临床体壁缺损、薄弱部位或膝关节交叉韧带修补重建的常用材料。**隐静脉裂孔**为腹股沟韧带中、内 1/3 交点下方约 1 横指处阔筋膜的卵圆形薄弱区，表面覆盖有一层疏松结缔组织称**筛筋膜**，有大隐静脉及其属支穿入并汇入股静脉。

2. **骨筋膜鞘**　阔筋膜向大腿深部发出股外侧、股内侧和股后 3 个肌间隔，伸入大腿各肌群之间形成 3 个**骨筋膜鞘**（图 25-7），容纳相应的肌群、血管和神经。其中**前骨筋膜鞘**内主要有大腿前群肌、股动脉、股静脉、股神经和腹股沟深淋巴结；**内侧骨筋膜鞘**内有股内侧群肌、闭孔动脉、闭孔静脉和闭孔神经；**后骨筋膜鞘**内有股后群肌和坐骨神经等。

3. **肌腔隙与血管腔隙**　腹股沟韧带和髋骨前缘之间的间隙，是股前区与盆腔之间的通道，该间隙由腹股沟韧带连于髂耻隆起之间的**髂耻弓**，分为两部。内侧部称**血管腔隙**

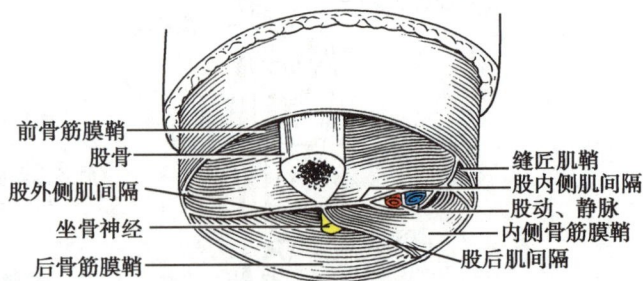

前骨筋膜鞘
股骨
股外侧肌间隔
坐骨神经
后骨筋膜鞘
缝匠肌鞘
股内侧肌间隔
股动、静脉
内侧骨筋膜鞘
股后肌间隔

图 25-7　股骨中部骨筋膜鞘

（lacuna vasorum），有股鞘及其包含的股动、静脉，生殖股神经股支和淋巴结；外侧部称**肌腔隙**（lacuna musculorum），有髂腰肌、股神经和股外侧皮神经通过（图 25-8）。当有腰椎结核时，脓液可沿腰大肌及其筋膜，经过肌腔隙蔓延至大腿根部，刺激股神经产生相应的症状。

4. **股三角**（femoral triangle） 位于股前内侧区上 1/3 部，呈一底向上、尖向下的倒三角形凹陷，下续收肌管。

（1）**境界**：股三角的上界为腹股沟韧带，外下界为缝匠肌内侧缘，内下界为长收肌内侧缘，前壁为阔筋膜，后壁自外侧向内侧为髂腰肌、耻骨肌和长收肌及其筋膜。

（2）**内容**：股三角内的结构由外侧向内侧依次为股神经、股鞘及其包含的股动脉、股静脉、股管及股深淋巴结和脂肪等，其中股动脉位于中间，内侧为股静脉，外侧为股神经（图 25-9）。此种关系便于股动脉压迫止血，并有利于股动、静脉穿刺及股神经麻醉时的定位。

1）**股鞘**：腹横筋膜和髂腰筋膜向下延续并包裹股动脉、股静脉上端形成的筋膜鞘，称**股鞘**（femoral sheath）。股鞘呈漏斗状，长 3~4cm，鞘内被两个纤维隔分成 3 个腔，**外侧腔**容纳股动脉，**中间腔**容纳股静脉，**内侧腔**为股管，内有腹股沟深淋巴结和脂肪（图 25-10）。

2）**股管**：股管（femoral canal）为股鞘内侧份漏斗状筋膜腔隙（图 25-10），长约 1.5cm。股管的前壁为腹股沟韧带、隐静脉裂孔镰状缘上端和筛筋膜，后壁为髂腰筋膜、耻骨梳韧带、耻骨肌及其筋膜，内侧壁为腔隙韧带和股鞘内侧壁，外侧壁为股静脉内侧的纤维隔；股管下端为盲端，位于隐静脉裂孔的深面；上口为**股环**（femoral ring），呈卵圆形，是股管上通腹腔的通道，由薄层疏松结缔组织和腹膜覆盖。当腹内压增高时，腹腔脏器（如肠管）可经股环、股管突出于隐静脉裂孔处，形成**股疝**。由于股环的前、后和内侧三面均为韧带结构，不易延伸，因此股疝易发生绞窄（图 25-11）。

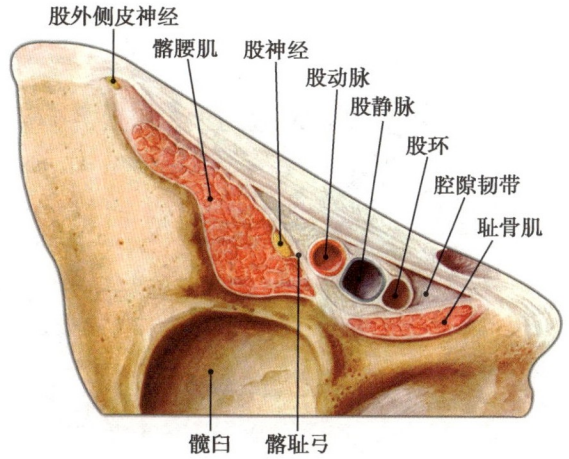

图 25-8 肌腔隙和血管腔隙

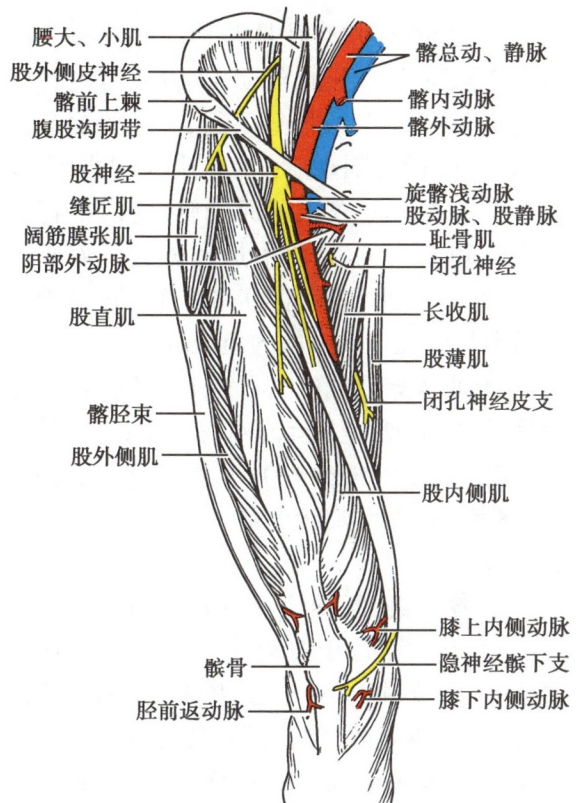

图 25-9 股前内侧区浅层肌及血管、神经

知识拓展

血管内介入诊疗与股动脉插管术

血管内介入诊疗是使用 1~2mm 粗的穿刺针，通过穿刺人体浅表动、静脉，进入人体血管系统，在血管造影机的引导下，将导管送到病灶所在的位置，通过导管注射造影剂，显示病灶血管情况，在血管内对病灶进行治疗的方法。股动脉穿刺插管术是血管内介入诊疗重要的一步。在股三角底部，腹股沟韧带中点下方约 1.5cm 处，股动脉易于穿刺插管。例如，行左心室造影术时，可将一长而纤细的导管经皮插入股动脉，向上经依次经过髂外动脉、髂总动脉及主动脉到达左心室。冠状动脉造影术亦是通过股动脉插管至冠状动脉。

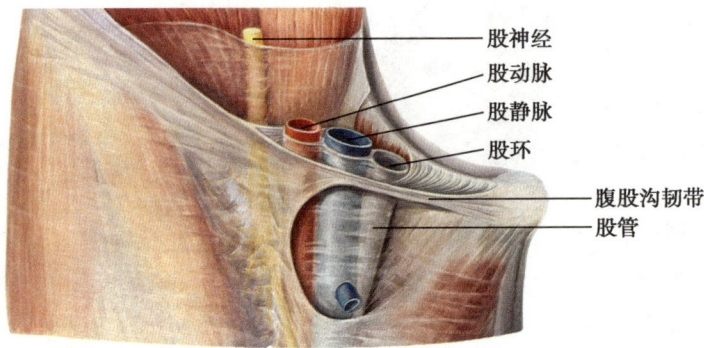

图 25-10　股鞘和股管

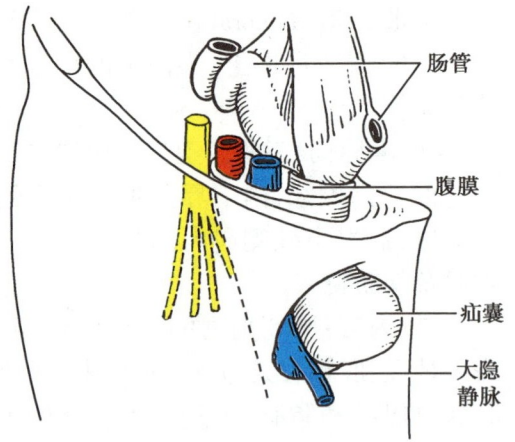

图 25-11　股疝

3）**股动脉**：股动脉是髂外动脉自腹股沟韧带中点深面向下的延续，在股三角内行向股三角尖，继而经收肌管下行，穿收肌腱裂孔至腘窝，移行为腘动脉。股动脉在腹股沟韧带下方 3~5cm 处发出**股深动脉**，向内下行于长收肌和大收肌之间，沿途发分支营养股内侧肌、股前群肌、股后群肌和股骨，同时参与髋周围和膝关节动脉网的组成（图 25-12）。

4）**股静脉**：腘静脉穿收肌腱裂孔延续为股静脉，伴股动脉上行，穿血管腔隙入盆腔移行为髂外静脉（图 25-12）。股静脉在股三角内位于股动脉内侧，临床上常在此处进行静脉穿刺插管。

5）**股神经**：股神经经肌腔隙内侧部进入股三角，其主干位于股动脉外侧，随即发出诸多肌支、皮支和关节支（图 25-12）。**肌支**支配股四头肌、缝匠肌和耻骨肌；**皮支**分布于股前内侧区和膝关节前面的皮肤，其中最长的分支隐神经伴大隐静脉下行分布于髌骨下方、小腿内侧和足内侧缘皮肤；**关节支**主要分布于髋关节和膝关节。

5. 收肌管（adductor canal）　是位于股中

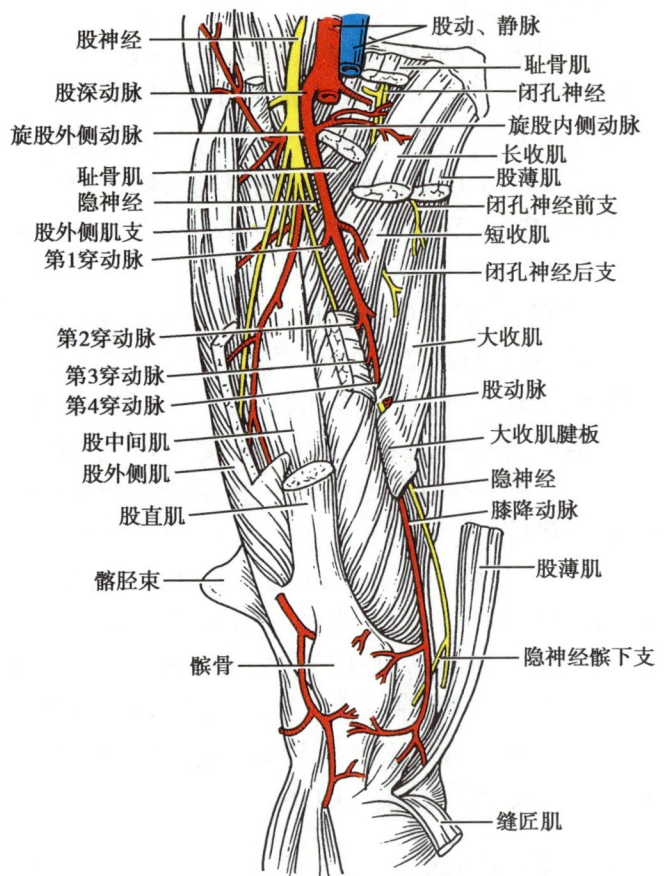

图 25-12　股前区深层肌及血管、神经

1/3 段前内侧，缝匠肌的深面，大收肌和股内侧肌之间的一个肌间管道（图 25-12），长 15~17cm。该管前壁为大收肌腱板，后壁为长收肌和大收肌，外侧壁是股内侧肌。收肌管上口与股三角尖相通，向下经收肌腱裂孔通腘窝上角。因此，股三角或腘窝的炎症可借此相互蔓延。收肌管内通过的结构，前方为隐神经和股神经的股内侧肌肌支，中间为股动脉，后方为股静脉、淋巴管和疏松结缔组织。

6. 股内侧区的血管和神经　股内侧区的血管和神经主要有闭孔动脉、闭孔静脉和闭孔神经。闭孔动脉穿闭孔膜出骨盆至股内侧区，分前、后支营养股内收肌群、髋关节和股方肌；闭孔神经伴随闭孔动脉出骨盆，分支支配股内收肌群、膝关节、闭孔外肌和大收肌。

二、股后区

股后区主要包括股后群肌和行走于其间的血管和神经。

(一)浅层结构

股后区皮肤较薄,浅筋膜较厚,有股后皮神经分布于股后区、腘窝和小腿后区上部的皮肤(图 25-5)。

(二)深层结构

阔筋膜形成**后骨筋膜鞘**,包裹股后群肌、坐骨神经、深淋巴结和淋巴管等;**股后群肌**包括外侧的股二头肌和内侧的半腱肌、半膜肌;**坐骨神经**(sciatic nerve)在坐骨结节与股骨大转子之间进入股后区,行走于股二头肌长头与大收肌之间,下降至腘窝上角分为腓总神经和胫神经两终末支。坐骨神经主干在股后区发出肌支,支配股二头肌长头、半腱肌、半膜肌和大收肌(图 25-13)。坐骨神经在臀大肌下缘和股二头肌长头外侧缘夹角处位置表浅,是检查坐骨神经压痛点的常用部位。

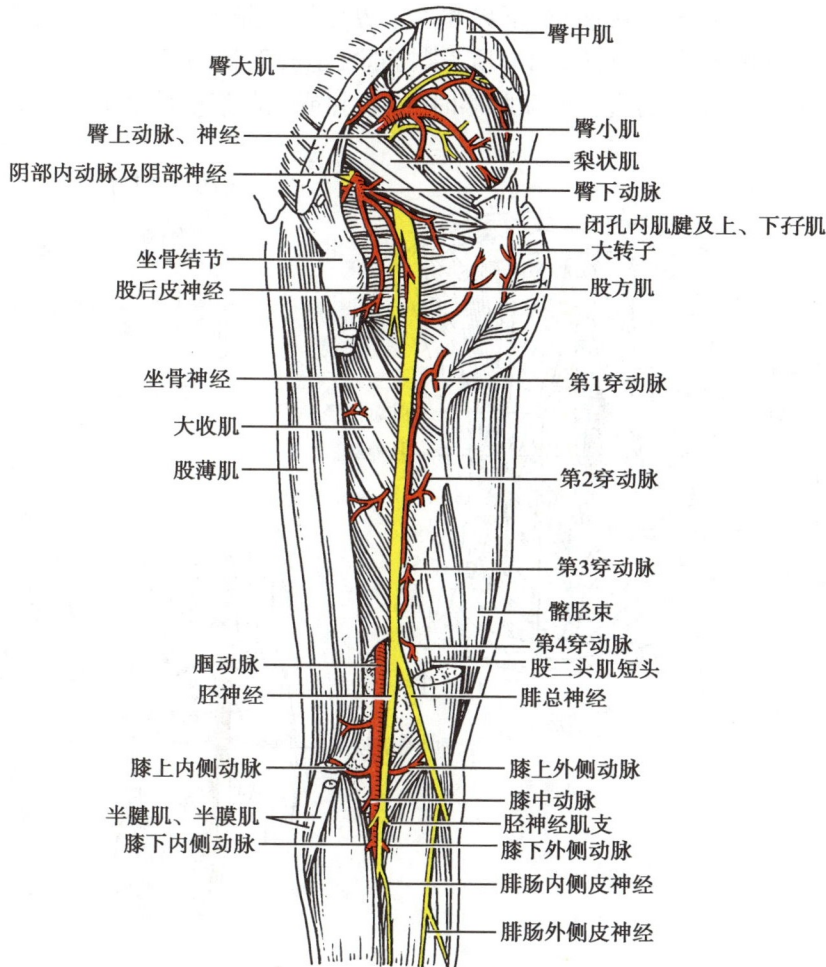

图 25-13 臀部与股后区的血管、神经

第四节 膝 部

膝部介于股部和小腿之间,上界为经髌骨上方两横指处的水平线,下界为平胫骨粗隆的水平线。由股骨内、外侧髁各作一垂直线,可将膝部分为膝前区和膝后区。

一、膝前区

膝前区结构主要包括皮肤、筋膜、滑膜囊和肌腱等。

膝前区皮肤薄而松弛，皮下脂肪少，移动性大，有隐神经的髌下支、股外侧皮神经、股神经前皮支及内侧皮支和腓肠外侧皮神经分布（图 25-5）。**股四头肌腱**附着于髌骨及两侧缘，继而向下延为**髌韧带**，止于胫骨粗隆。沿髌韧带两侧的浅凹向后可触及膝关节间隙，当半月板有损伤时，膝关节间隙处可有压痛。

二、膝后区

（一）浅层结构

膝后区皮肤薄，易移动。浅筋膜中有**小隐静脉**穿深筋膜上行至腘窝，汇入腘静脉，周围有腘浅淋巴结。皮神经有股后皮神经终末支、隐神经和腓肠外侧皮神经分布（图 25-5）。

（二）深层结构

1. 腘窝的境界　腘窝（popliteal fossa）是位于膝关节后方的菱形凹陷（图 25-14）。其外上界为股二头肌腱；内上界为半腱肌和半膜肌；外下界和内下界分别为腓肠肌外、内侧头；腘窝底主要为股骨腘面、膝关节囊后部和腘肌及其筋膜；腘窝顶为腘筋膜，是股部阔筋膜的延续，向下移行为小腿深筋膜。腘筋膜致密而坚韧，患腘窝囊肿或动脉瘤时，因囊肿或动脉瘤受腘筋膜限制，腘窝胀痛明显。

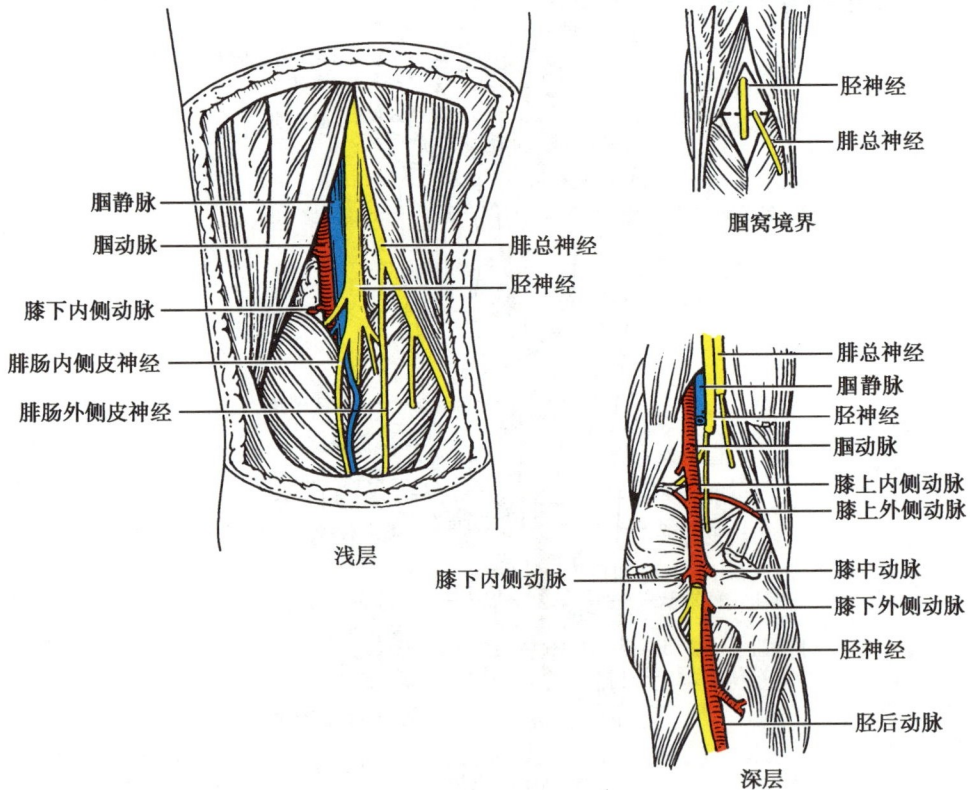

图 25-14　腘窝及其内容物

2. **腘窝的内容**　腘窝内由浅入深依次有胫神经、腘静脉和腘动脉。其外上界有腓总神经，血管周围分布有腘深淋巴结（图 25-14）。

（1）胫神经和腓总神经：胫神经位于腘窝最浅面，由坐骨神经在腘窝上角发出，沿腘窝中线下行至腘肌下缘，穿比目鱼肌腱弓进入小腿后区。在腘窝内，胫神经发出肌支和关节支支配附近肌和膝关节，另发出**腓肠内侧皮神经**伴小隐静脉下行至小腿后面，加入**腓肠神经**；腓总神经从腘窝上角沿股二头肌腱内侧缘行向外下方,越过腓肠肌外侧头至腓骨头下方,绕腓骨颈进入腓骨长肌深面并分出**腓浅神经**和**腓深神经**。腓总神经在腓骨颈处紧贴骨面,表面无肌组织覆盖,故腓骨颈骨折或此部外伤时,易损伤腓总神经,引起小腿前、外侧肌群瘫痪,导致足下垂。腓总神经在腘窝发出关节支和皮支,分布于膝关节周围。

（2）**腘动脉和腘静脉**:两者被包在同一个血管鞘中。**腘动脉**位置最深,与股骨腘面和膝关节囊后部紧邻,当股骨髁上骨折时,远端向后移位,极易损伤腘动脉。腘动脉在腘窝内分出多支分支营养膝关节,并参与膝关节动脉网的组成。在腘窝下角腘动脉分成胫前动脉和胫后动脉两终支;**腘静脉**由胫前静脉和胫后静脉在腘窝下角处汇集而成,并收纳小隐静脉的注入。

（3）**腘深淋巴结**:位于腘血管周围,有 4~5 个,收纳小腿以下的深淋巴和小腿后、外侧以及足外侧部的浅淋巴管,其输出淋巴管注入腹股沟深淋巴结。

第五节　小腿部和踝部

一、小腿部

小腿上界为平胫骨粗隆的环形线,下界为内、外踝基部的环形连线,经内、外踝的垂线,可将小腿分为小腿前外侧区和小腿后区。

（一）小腿前外侧区

1. **浅层结构**　皮肤紧而厚,移动性小,多毛发,血液供应较差,故损伤后创口愈合较慢。浅筋膜疏松且含少量脂肪,弹性差,当轻度水肿时在内踝上方指压检查易显压痕。浅筋膜内有浅静脉和皮神经分布。浅静脉为大隐静脉及其属支,**大隐静脉**起自足背静脉弓内侧,经内踝前方约 1cm 处上行至小腿前内侧,并与小隐静脉、深静脉有广泛的吻合交通;此区的皮神经主要有**隐神经**和**腓浅神经**（图 25-5）。隐神经伴大隐静脉走行至足内侧缘,分布于小腿内侧和足内侧缘的皮肤;腓浅神经由腓总神经发出,在小腿外侧中、下 1/3 交点处穿出深筋膜至皮下,分布于小腿外侧和足背皮肤。

2. **深层结构**　深筋膜较致密,在胫侧与胫骨体骨膜紧密融合;在腓侧,深筋膜发出前、后两个肌间隔,与胫、腓骨骨膜、骨间膜等共同围成前骨筋膜鞘和外侧骨筋膜鞘。**前骨筋膜鞘**内有小腿前群肌、胫前动脉、胫前静脉及腓深神经等;**外侧骨筋膜鞘**容纳小腿外侧群肌和腓浅神经等结构（图 25-15）。

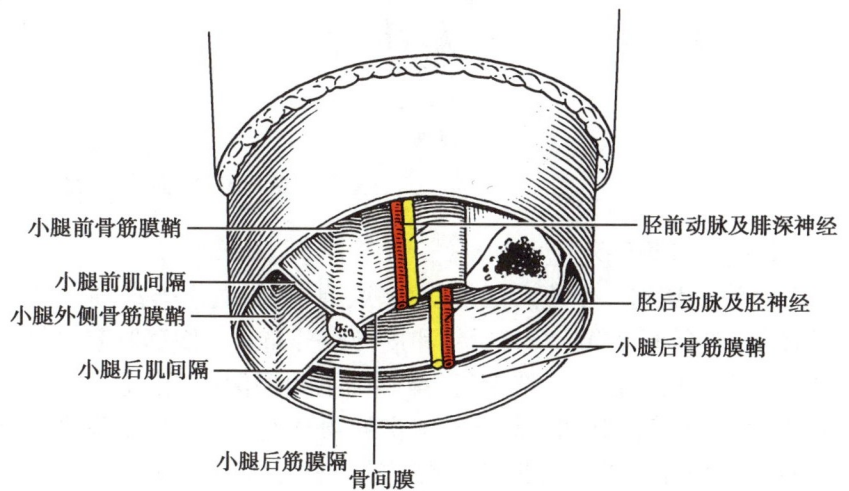

图 25-15　小腿中部骨筋膜鞘

（1）**胫前动脉**:在腘肌下缘处起自腘动脉,向前穿骨间膜进入小腿前骨筋膜鞘,继而紧贴骨间膜前面伴腓深神经下行至伸肌上支持带的下缘,延续为足背动脉。胫前动脉沿途发出分支,营养膝关节、小腿前群肌、胫骨、腓骨以及踝关节。

（2）**胫前静脉**:有 2 支,与同名动脉伴行。

（3）**腓深神经**:在腓骨颈高度起自腓总神经,向前下穿腓骨长肌起始部及前肌间隔,进入前骨筋膜鞘,即与胫前血管伴行(图 25-16)。发出肌支支配小腿前群肌和足背肌,而皮支分布于第 1、2 趾相对缘的背侧皮肤。当腓深神经损伤时,可致足下垂和不能伸趾。

(4)**腓浅神经**:于腓骨颈高度起于腓总神经(图 25-16),在腓骨长、短肌之间下行并发出肌支支配此二肌,进而于小腿外侧中、下 1/3 交界处穿深筋膜浅出至皮下,分布于小腿外侧及足背的皮肤(腓深神经分布区除外)。当腓浅神经损伤时,常表现为足不能外翻,分布区的皮肤感觉缺失。

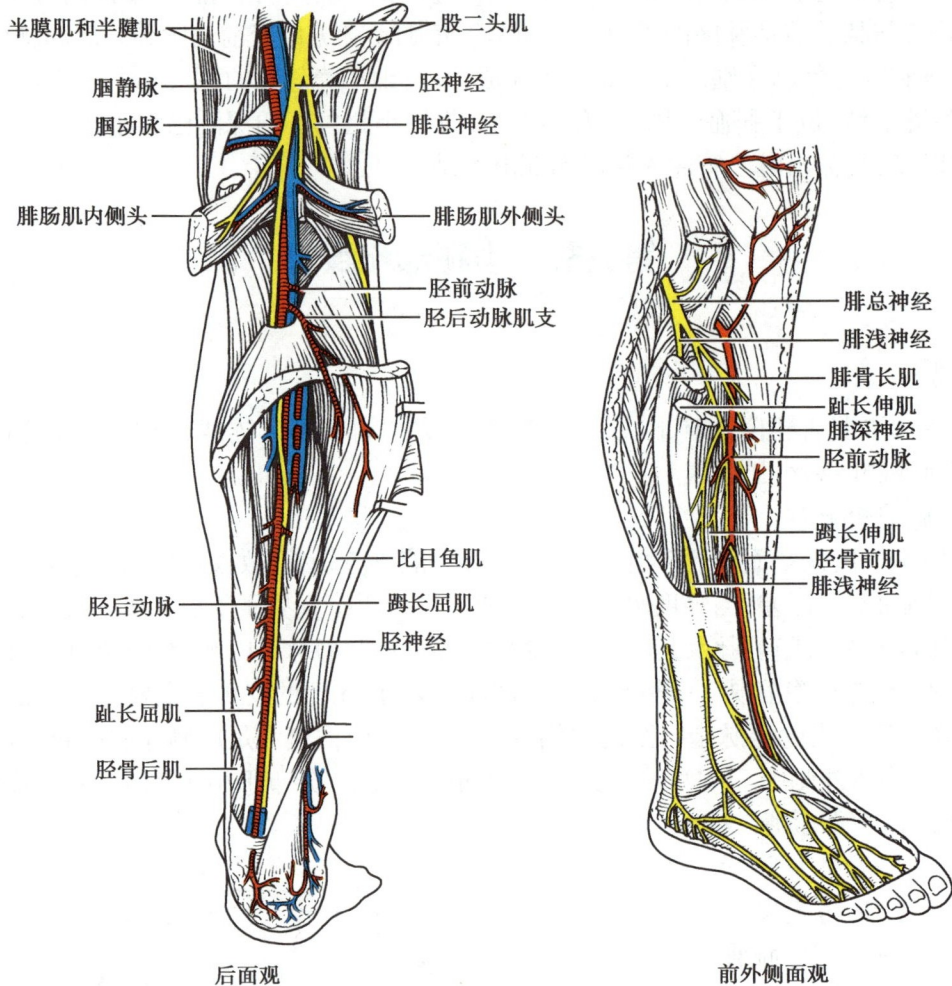

图 25-16　小腿的血管、神经

(二) 小腿后区

1. 浅层结构　小腿后区皮肤柔软、弹性好、血供丰富,适合作较大面积的游离皮瓣移植。浅筋膜较薄,内有小隐静脉及其属支和皮神经分布。**小隐静脉**起自足背静脉弓外侧端,伴腓肠神经绕外踝后方于小腿后区正中线上行,至腘窝下角穿深筋膜入腘窝后汇入腘静脉。小隐静脉有 7~8 个静脉瓣,并与大隐静脉和深静脉有丰富的吻合支。当静脉瓣发育不良或深静脉回流受阻,可导致小隐静脉和大隐静脉淤血或曲张。此区的皮神经为腓肠神经,由腓肠内侧皮神经(胫神经分支)和腓肠外侧皮神经(腓总神经分支)在小腿后区下部吻合而成,穿出深筋膜后经外踝后方达足背外侧,分布于小腿后区下部和足背外侧的皮肤(图 25-5)。

2. 深层结构　小腿后区的深筋膜致密,与小腿后肌间隔、骨间膜及胫、腓骨骨膜共同围成**后骨筋膜鞘**,鞘内容纳小腿后群肌及血管神经束(图 25-16)。

(1)**后骨筋膜鞘**:小腿后骨筋膜鞘借后筋膜隔分成浅、深两鞘,浅鞘容纳小腿三头肌,深鞘容纳小腿后群深层肌和腘肌。

（2）**血管神经束**：内含胫后动脉、胫后静脉和胫神经。**胫后动脉**为腘动脉直接延续，在小腿后区浅、深层肌间下降，沿途分支主要营养小腿后群肌，其分支腓动脉主要营养胫骨和腓骨；**胫后静脉**有2条，与胫后动脉伴行；**胫神经**于腘窝下角进入小腿后区，伴胫后动脉下行，经内踝后方进入足底，沿途发肌支支配小腿后群肌，皮支为腓肠内侧皮神经，伴小隐静脉分布于小腿后面的皮肤。

二、踝部

踝部的上界为平内、外踝基部的环形线，下界为经过内、外踝尖的环形线，以内、外踝为界分为踝前区和踝后区。

（一）踝前区

1. **浅层结构**　踝前区皮肤薄，移动性大。

2. **深层结构**　深筋膜增厚形成支持带，并向深部发出纤维隔，附着于骨面，形成骨纤维性管，具有约束肌腱和保护深部血管、神经的作用（图 25-17）。

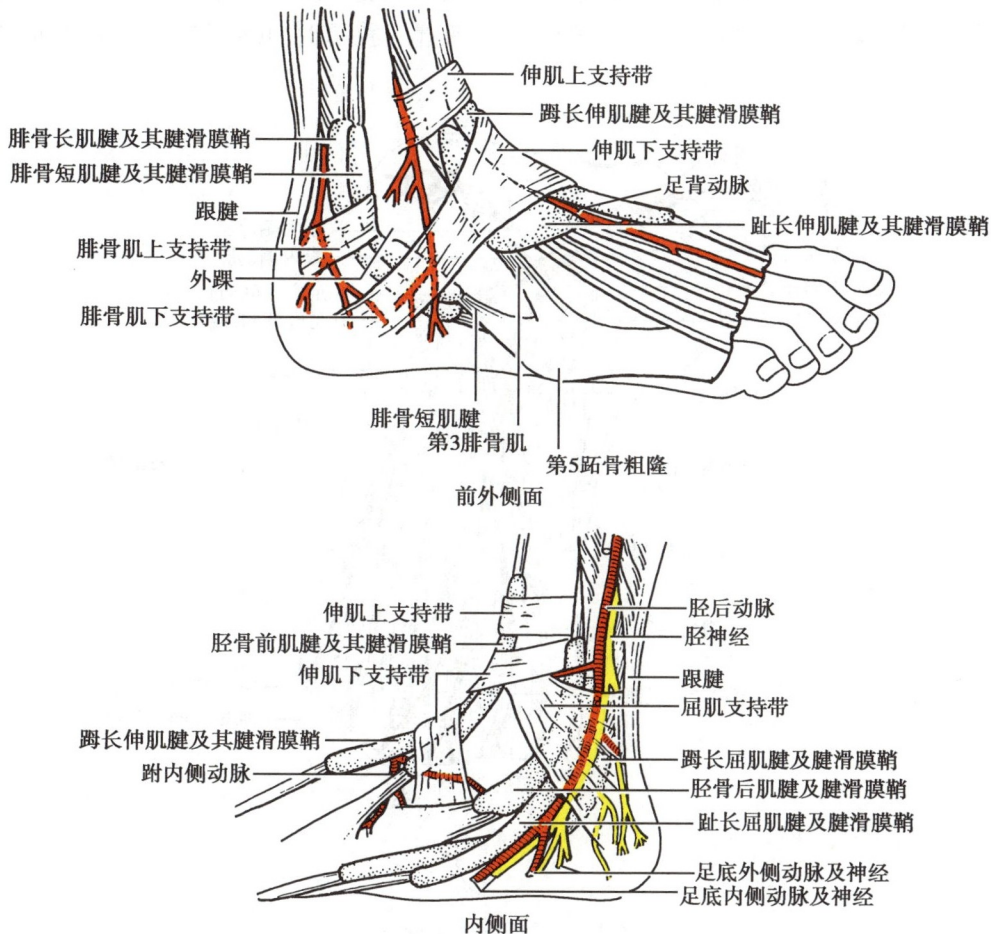

图 25-17　下肢肌支持带及腱鞘

（1）**伸肌上支持带**（superior extensor retinaculum）：又称**小腿横韧带**（图 25-17），位于踝关节稍上方，由小腿下部的深筋膜增厚而成，横向附着于胫、腓骨下端前缘。深面有两个间隙：外侧间隙有踇长伸肌腱、趾长伸肌腱和第 3 腓骨肌通过；内侧间隙有胫骨前肌腱、胫前血管和腓深神经通过。

（2）**伸肌下支持带**（inferior extensor retinaculum）：又称**小腿十字韧带**（图 25-17），位于伸肌上支持带远侧的足背区，呈横置的 Y 形。伸肌下支持带向深部发出两个纤维隔，形成 3 个骨纤维性管：内侧管容纳胫骨前肌腱，中间管容纳踇长伸肌腱、足背动脉及腓深神经；外侧管容纳趾长伸肌腱及第 3 腓骨肌腱。

（3）**足背动脉**：在伸肌上支持带下缘续于胫前动脉，在踝关节前方行于姆长伸肌腱和趾长伸肌腱之间位置表浅，可触及其搏动。

（4）**腓深神经**：行于足背动脉内侧，分出内、外侧两终支，分布于足背肌、足关节和第 1、2 趾相对面背侧的皮肤。

（二）踝后区

1. **浅层结构**　踝后区的皮肤移动性大，浅筋膜较疏松，跟腱两侧脂肪多，足跟处的皮肤角化层较厚。跟腱与皮肤之间有跟皮下囊，跟腱止端与跟骨骨面之间有跟腱囊。

2. **深层结构**

（1）**踝管**（malleolar canal）：踝管位于内踝后下方，在内踝与跟骨结节之间的深筋膜增厚，形成**屈肌支持带**（flexor retinaculum），此韧带与跟骨内侧面、内踝之间共同围成的管道称**踝管**（图 25-18）。屈肌支持带向深面发出 3 个纤维隔，将踝管分为 4 个通道，通过的结构由前向后依次为：①胫骨后肌腱；②趾长屈肌腱；③胫后动、静脉及胫神经；④姆长屈肌腱。踝管是小腿后区与足底间的一个重要通道，感染时可借踝管互相蔓延。当某种原因使踝管变狭窄时，可压迫其内容物，形成"踝管综合征"。

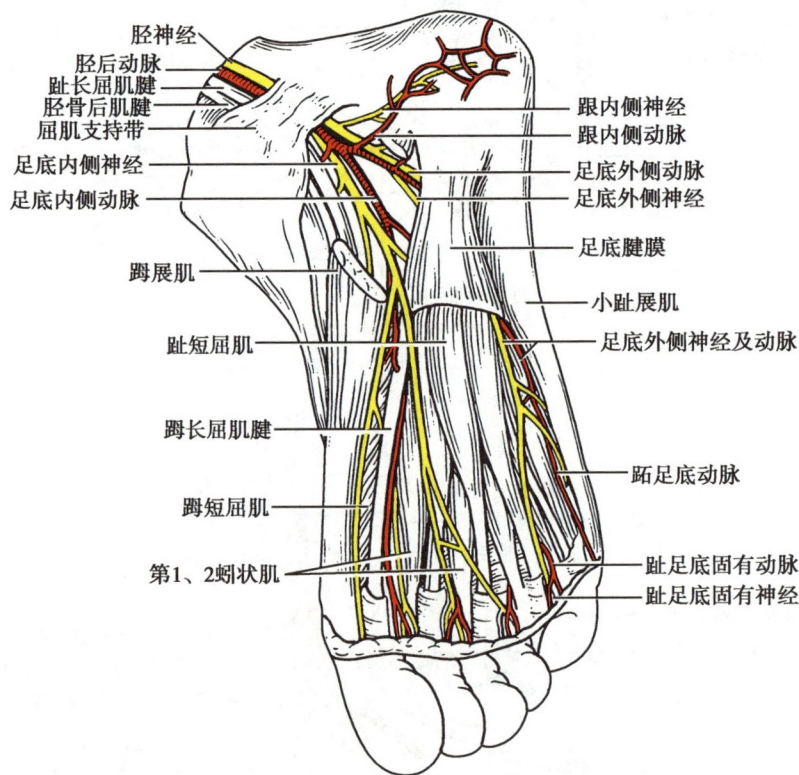

图 25-18　踝后区内侧面与足底

（2）**腓骨肌上、下支持带**（superior and inferior peroneal retinaculum）：由外踝后下方的深筋膜增厚形成腓骨肌上、下支持带（图 25-17）。**腓骨肌上支持带**连于外踝后缘与跟骨外侧面上部之间，可限制腓骨长、短肌腱于外踝后下方；**腓骨肌下支持带**前端续伸肌下支持带，后端附于跟骨外侧面前部，具有固定腓骨长、短肌腱于跟骨外侧面的作用。两肌腱在穿经支持带深面时，共同包于一个总腱鞘内。

（3）**踝关节的韧带**：踝关节外侧和内侧有外侧韧带和内侧韧带加强（图 25-19）。**外侧韧带**包括距腓前韧带、距腓后韧带和跟腓韧带；**内侧韧带**起自内踝下缘，止于足舟骨、距骨和跟骨前内侧面，

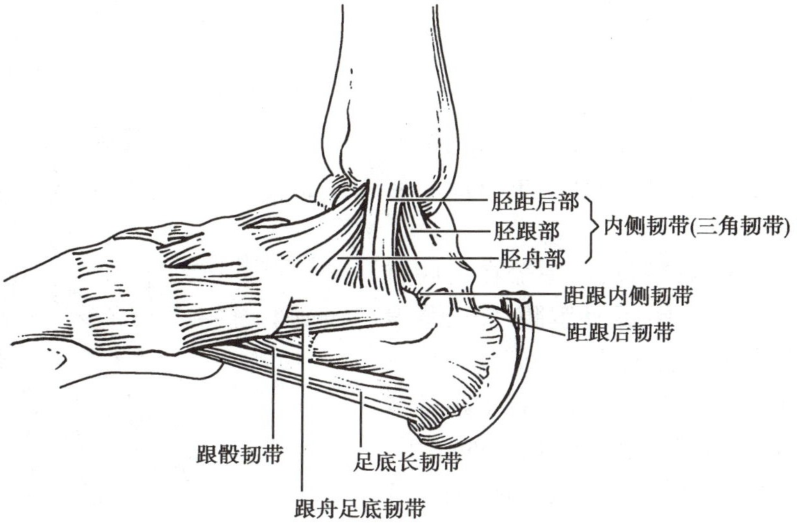
胫距后部
胫跟部
胫舟部
内侧韧带(三角韧带)
距跟内侧韧带
距跟后韧带
跟骰韧带
足底长韧带
跟舟足底韧带

足的韧带(内侧面观)

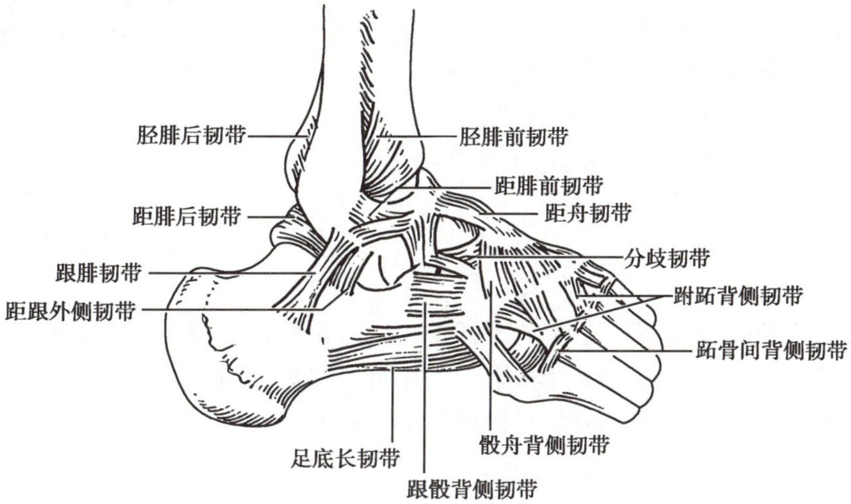
胫腓后韧带
胫腓前韧带
距腓前韧带
距舟韧带
距腓后韧带
分歧韧带
跟腓韧带
跗跖背侧韧带
距跟外侧韧带
跖骨间背侧韧带
足底长韧带
骰舟背侧韧带
跟骰背侧韧带

足的韧带(外侧面观)

图 25-19 足的韧带

呈“三角形”,强壮有力。由于外侧韧带比内侧韧带更薄弱,故踝关节发生内翻扭伤最常见,可引起距腓前韧带、跟腓韧带损伤,甚至导致外踝横行骨折。

第六节 足 部

一、足背

足背皮肤薄,浅筋膜较疏松,缺少脂肪,浅静脉和肌腱结构清晰可见。下肢水肿时,以足背显现较早。浅静脉有足背静脉弓及其属支,足背静脉弓内侧端和外侧端分别汇合成大隐静脉和小隐静脉;足背的皮神经有(图 25-5):隐神经分布于足背内侧皮肤;腓肠神经终支分布于足背外侧皮肤;腓浅神经终支分布于足背中央部皮肤;腓深神经分布于第 1、2 趾相对面背侧皮肤。

足背动脉在第 1 跖骨间隙的近侧,延续为足底深支和第 1 跖背动脉两个终末支;沿途发出跗外侧动脉、跗内侧动脉、弓状动脉和第 1 跖背动脉等,营养足背、足底和趾背;腓深神经伴足背动脉走行,分支支配足背肌、足关节(图 25-20)。

二、足底

足底皮肤坚韧致密,移动性差,有时角化层形成增厚的胼胝。浅筋膜内致密的纤维束将皮肤与足底深筋膜紧密相连。

足底深筋膜可分为两层。浅层覆盖在足底肌表面,两侧较薄,中间部增厚称**足底腱膜**;深层覆盖在骨间肌的跖侧,称**骨间跖侧筋膜**。足底腱膜呈三角形,含纵行纤维较多,其尖端向后附着于跟骨结节,具有保护足底血管、神经,加强足纵弓的作用。足底的血管与神经主要为胫后动脉及胫神经,二者穿踝管至足底,立即分为足底内、外侧动脉和足底内、外侧神经。足底内侧动脉沿足底内侧缘前行,营养邻近组织;足底外侧动脉行于足底外侧缘,营养邻近组织。足底内侧神经支配足底内侧部的肌和关节、足底内侧半及内侧三个半趾底面的皮肤;足底外侧神经支配足底外侧部肌和关节、足底外侧半及外侧一个半趾底面的皮肤。

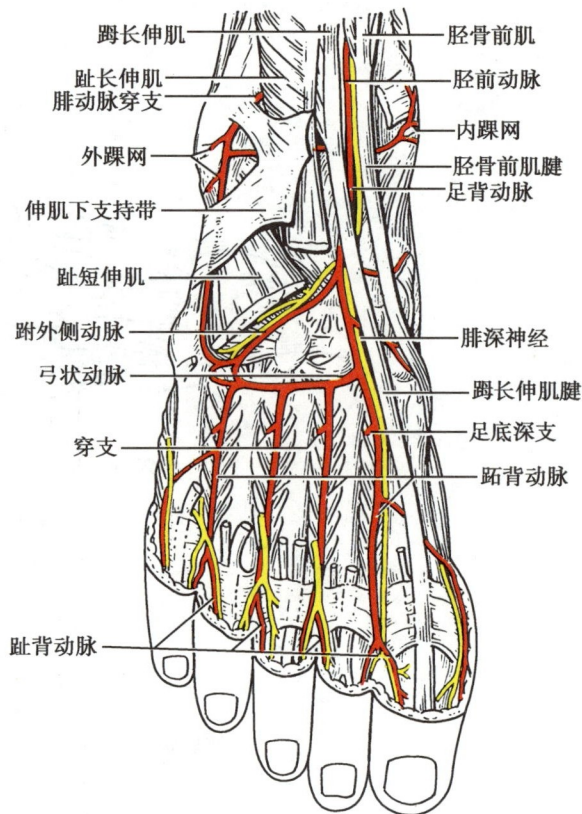

图 25-20 踝前区及足背

三、足弓

足弓是由跗骨与跖骨借韧带、关节连结而成。足弓可分内侧纵弓、外侧纵弓及横弓。内侧纵弓较高,由跟骨、距骨、足舟骨、3 块楔骨和第 1~3 跖骨及其间的连结共同构成。外侧纵弓较低,由跟骨,骰骨,第 4、5 跖骨及其间的连结共同构成。横弓由骰骨、3 块楔骨、第 1~5 跖骨的基底部及其间的连结共同构成。足弓是人体直立、行走及负重时的装置,其弹性能缓冲地面对身体所产生的震荡,同时还有保护足底血管、神经免受压迫的作用。当足弓的结构发育不良或受损,可引起足弓塌陷,导致扁平足。

本章小结

下肢与躯干部相连,分为臀部、股部、膝部、小腿部、踝部和足部。在臀部,梨状肌从坐骨大孔穿出,将坐骨大孔分为梨状肌上孔和梨状肌下孔,梨状肌上孔由外侧向内侧依次有臀上神经、臀上动脉和臀上静脉通过,梨状肌下孔由外侧向内侧依次有坐骨神经、股后皮神经、臀下神经、臀下血管、阴部内血管和阴部神经出入;在股部,股三角内由外侧向内侧依次有股神经、股动脉和股静脉通过,股动脉、股静脉是常用的穿刺插管部位。当腹内压增高时,腹腔内容物可经股环、股管突出于隐静脉裂孔处形成股疝;在膝部,腘窝内由浅入深依次有胫神经、腘静脉和腘动脉以及外上界处的腓总神经,当股骨髁上骨折时,易损伤腘动脉;在踝部,屈肌支持带与跟骨内侧面、内踝之间共同围成踝管,由前向后依次有胫骨后肌腱、趾长屈肌腱、胫后动脉、胫后静脉及胫神经和踇长屈肌腱通过,当踝管变狭窄时可压迫其内容物,形成"踝管综合征"。

病人,女,56岁。近日剧烈咳嗽后感到右大腿根部胀痛、下坠不适,并出现一半球形肿块而入院就诊。体格检查:右腹股沟韧带内侧半下方有一核桃大小的半球形肿块,肿块质地柔软,压痛感不明显,平卧时肿块不消失。临床诊断为右侧股疝。

思考题:

什么是股疝?如何与腹股沟疝鉴别?

(张冬华)

1. 试述梨状肌损伤或痉挛时,引起腰腿痛的原因。
2. 踝管综合征可累及哪些结构?可能会出现哪些临床症状?
3. 为什么踝关节发生内翻扭伤最常见?

ER 25-3

练习题

第三篇

人体基本组织及主要器官的微细结构

第二十六章 ┃ 基本组织

学习目标

1. 掌握：上皮组织的特点；被覆上皮的分类和主要分布；结缔组织的基本特征；疏松结缔组织的光镜特点；血细胞的光镜结构特征及主要功能；三种肌纤维的光镜结构；神经元的结构、分类及连接。

2. 熟悉：外分泌腺泡的结构；软骨组织的组成及不同类型软骨的纤维成分；骨组织的组成及长骨骨干的光镜特点；骨骼肌纤维与心肌纤维的超微结构；神经胶质细胞的种类和主要功能，有髓神经纤维的结构。

3. 了解：上皮细胞的特化结构；致密结缔组织、脂肪组织和网状组织的光镜特点；骨和血细胞的发生；平滑肌纤维的超微结构；神经的构成，神经末梢的分类及主要功能。

4. 能利用所学知识解释上皮感觉敏锐、皮肤具有耐摩擦性的结构基础；网织红细胞的临床意义；用肌丝滑动原理分析肌肉收缩发生机制；神经细胞之间如何传递信息。

5. 通过对基本组织结构的学习与实践，培养严谨求实、精益求精的科学精神。

组织（tissue）由细胞和细胞外基质（细胞间质）组成，执行特定的功能。人体组织分为上皮组织、结缔组织、肌组织和神经组织，称**基本组织**（fundamental tissue）。

组织有机结合，构成机体的器官。功能相关的器官一起组成人体的系统。

第一节　上皮组织

上皮组织（epithelial tissue），简称上皮，由大量排列密集的细胞和少量的细胞外基质组成。其特征为：①细胞多，细胞间质少，排列紧密；一般呈膜状。②上皮细胞有极性，一面朝向体表或腔面，称**游离面**；相对的另一面，称**基底面**。基底面附着于基膜上，与深部结缔组织相连。③无血管和淋巴管，营养由深部结缔组织内的血管透过基膜供给。④有丰富的神经末梢。

上皮组织主要分为被覆上皮和腺上皮，具有保护、吸收、分泌和排泄等功能。

一、被覆上皮

被覆上皮（covering epithelium）覆盖在体表或体腔和有腔器官的腔面，以保护等功能为主，根据细胞的形态及层数，分为下列类型。

（一）单层上皮

1. **单层扁平上皮**（simple squamous epithelium）　又名单层鳞状上皮，由一层扁平如鳞状的细胞组成。表面观：细胞为多边形，边缘呈锯齿状，互相嵌合；胞核位于细胞中央。侧面观：胞质很薄，含核部分略厚（图 26-1）。衬贴在心血管和淋巴管腔面者，称**内皮**（endothelium）；分布在胸膜、心包膜和腹膜表面者，称**间皮**（mesothelium）。单层扁平上皮的功能主要是有利于物质交换和液体的流动，

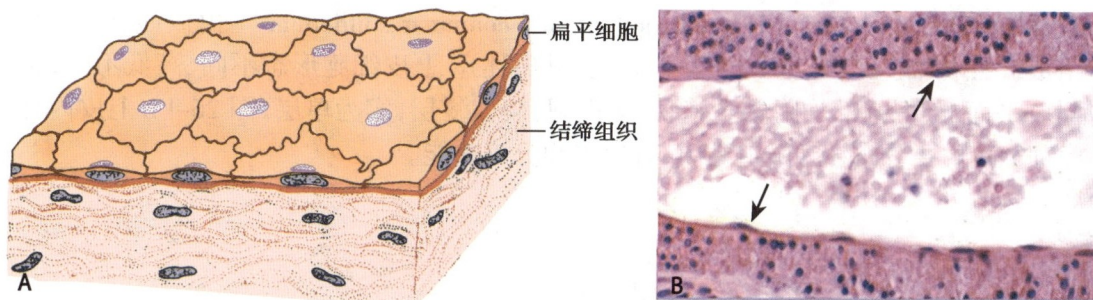

图 26-1 单层扁平上皮
A. 模式图;B. 血管内皮光镜像。

保持器官表面的润滑,减少器官活动时的摩擦。内皮细胞能分泌多种生物活性物质。

2. **单层立方上皮**(simple cuboidal epithelium) 由一层立方形细胞组成。表面观:细胞呈多边形;侧面观:细胞大致呈正方形;核圆居中(图 26-2)。单层立方上皮分布于甲状腺滤泡、肾小管等处,有分泌和吸收功能。

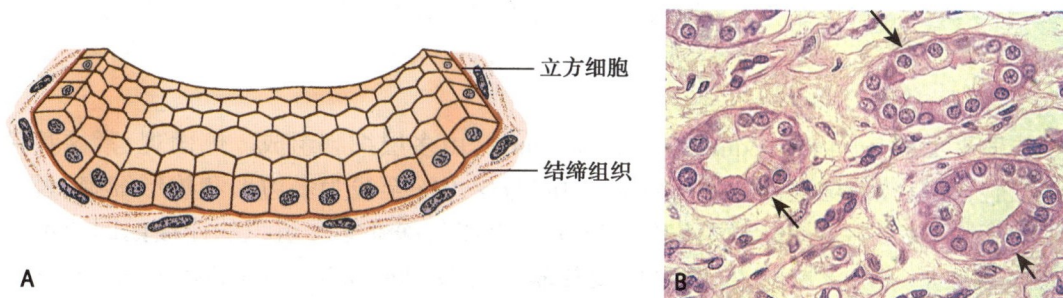

图 26-2 单层立方上皮
A. 模式图;B. 肾小管上皮光镜像。

3. **单层柱状上皮**(simple columnar epithelium) 由一层棱柱状细胞组成。表面观:细胞呈多角形;侧面观:细胞呈长方形,核为椭圆形,位于细胞近基底部(图 26-3)。此种上皮分布在胃肠、胆囊和子宫等器官。在小肠与大肠的单层柱状上皮细胞间有散在的杯状细胞,是一种单细胞的外分泌细胞,其分泌的黏蛋白与水结合形成黏液。该类上皮大多有吸收或分泌功能。

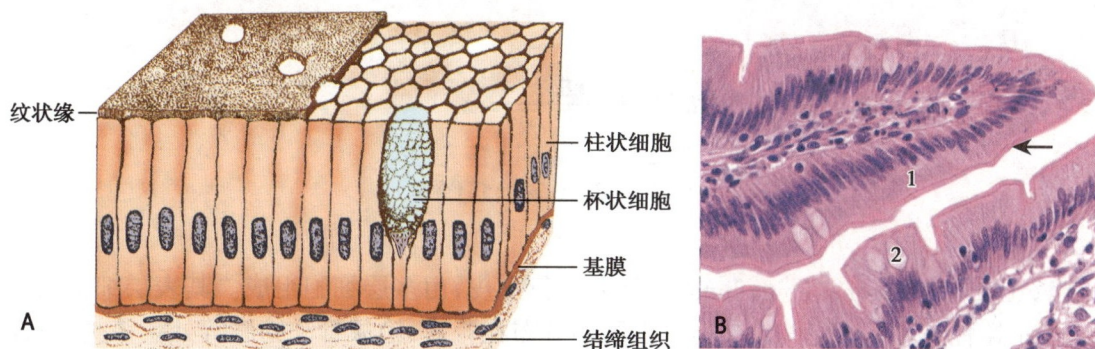

图 26-3 单层柱状上皮
A. 模式图;B. 小肠上皮光镜像;1. 柱状细胞;2. 杯状细胞;↑纹状缘。

4. **假复层纤毛柱状上皮**（pseudostratified ciliated columnar epithelium）　由梭形、锥形、柱状和杯状细胞组成。柱状细胞最多，表面有大量纤毛（见后述）。上皮细胞形态不同、高低不一，胞核的位置不在同一平面上，但基部均附着于基膜；侧面观：貌似复层，实为单层（图 26-4）；上皮内杯状细胞较多。此种上皮主要分布在呼吸道黏膜，有保护和分泌功能。

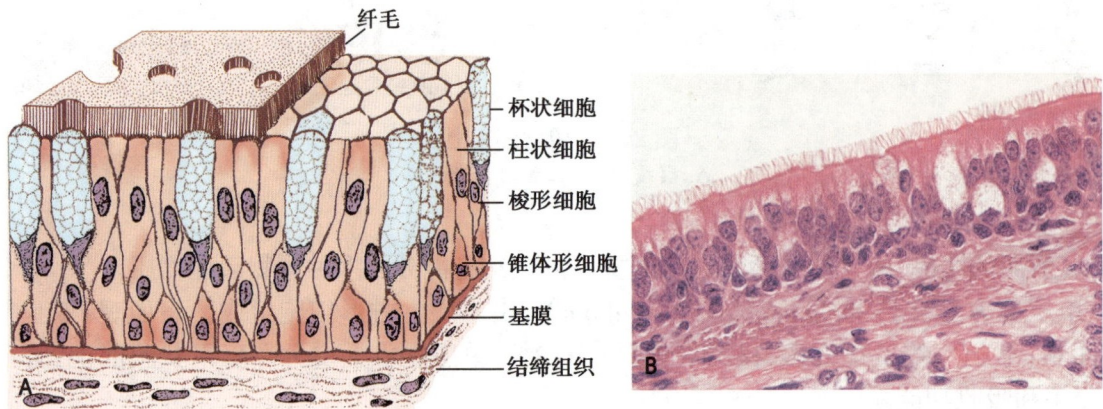

图 26-4　假复层纤毛柱状上皮
A. 模式图；B. 气管上皮光镜像。

（二）复层上皮

1. **复层扁平上皮**（stratified squamous epithelium）　由多层细胞组成。侧面观：紧靠基膜的一层为低柱状细胞，是有分裂增殖能力的干细胞；中间数层由深至浅为多边形和梭形细胞；表层为数层扁平鳞片状细胞，故又称复层鳞状上皮（图 26-5）。上皮与深部结缔组织的连接面凹凸不平。该类上皮能在最表层形成角化层的，称**角化的复层扁平上皮**（keratinized stratified squamous epithelium），主要分布于皮肤；不形成角化层的，称**未角化的复层扁平上皮**（nonkeratinized stratified squamous epithelium），主要分布于口腔、食管和阴道黏膜。复层扁平上皮具有很强的机械性保护作用。

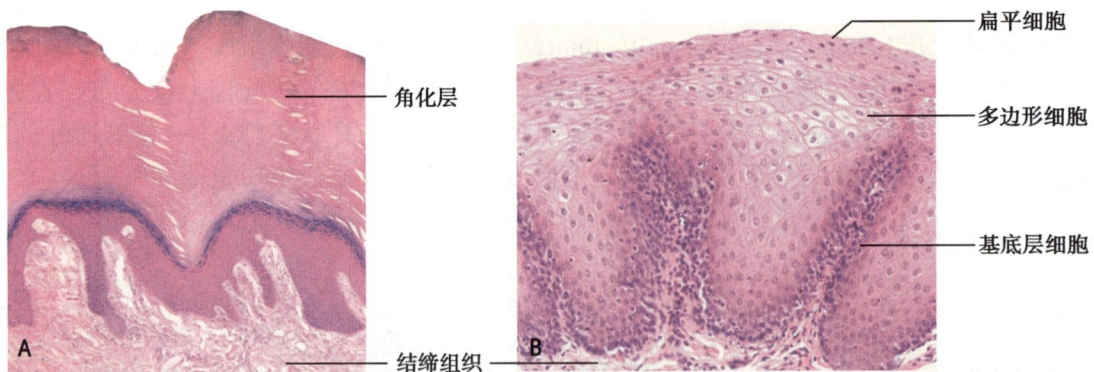

图 26-5　复层扁平上皮光镜像
A. 角化（指皮）；B. 未角化（食管）。

2. **变移上皮**（transitional epithelium）　又名移行上皮，由多层细胞组成。其表层细胞大而厚，称盖细胞；部分盖细胞有两个胞核。该类上皮主要分布在肾盂、输尿管和膀胱等处。该类上皮的主要特点是细胞形状和层数可随所在器官容积的大小变化而改变。如膀胱空虚时，上皮变厚，细胞层数变多，细胞体积变大；膀胱充盈扩张时，上皮变薄，细胞层数减少，细胞形状变扁（图 26-6）。变移上皮有防止尿液侵蚀的作用。

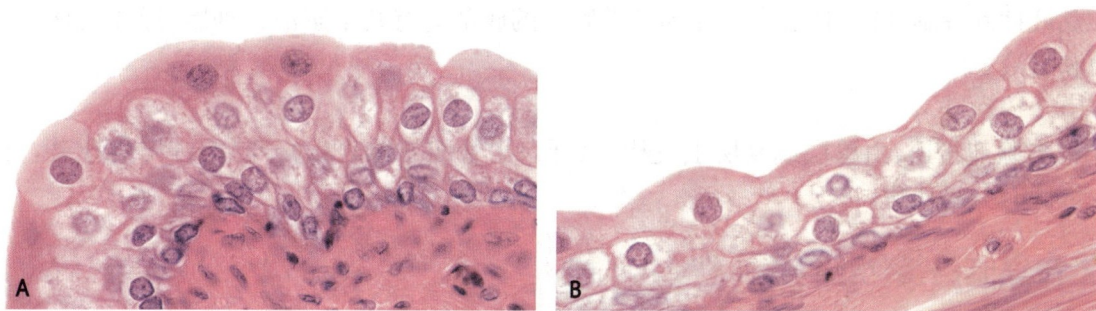

图 26-6 　变移上皮光镜像

A. 膀胱空虚态；B. 膀胱扩张态。

上皮组织生理性再生能力

在正常状态下，上皮细胞不断地衰老、死亡和脱落，并由新生细胞不断地补充更新，此为生理性再生。如皮肤的表皮和消化管的上皮，因经常与外界和外物接触，易受机械性磨损，细胞经常死亡脱落，不断更新。上皮的更新率常受季节、温度变化、营养状态、内分泌变化等因素的影响。上皮组织除具有较强的生理性再生能力外，当遭受损伤后，一般都有较强的再生和修复能力。

二、腺上皮和腺

以分泌功能为主的上皮，称**腺上皮**（glandular epithelium），以腺上皮为主构成的器官，称**腺**（gland）。腺分为**外分泌腺**（exocrine gland）和**内分泌腺**（endocrine gland）。外分泌腺的分泌物经导管排泌到体表或器官的腔面；内分泌腺无导管，腺细胞周围有丰富的毛细血管，其分泌物（称激素）直接释入血液。内分泌腺和内分泌细胞的结构参见内分泌系统，本节只介绍外分泌腺的结构。

外分泌腺（除单细胞腺外）由分泌部和导管组成（图 26-7）。

（一）分泌部

分泌部呈泡状或管泡状，称**腺泡**（acinus）；腺泡由单层腺细胞围成，中间有腺泡腔。腺细胞分浆液性腺细胞和黏液性腺细胞两种。

1. **浆液性腺泡**（serous alveolus）　由单层锥形或立方形的浆液性腺细胞围成，腺细胞有分泌蛋白质细胞的结构特点。核位于基底部；顶部胞质内有分泌颗粒；基部胞质内有丰富的粗面内质网和核糖体。其分泌物较稀薄，内含多种酶。

2. **黏液性腺泡**（mucous alveolus）　由单层立方形的黏液性腺细胞围成，胞核位于细胞基底部。胞质色浅，含大量黏原颗粒。其分泌物较黏稠，主要为黏液。

3. **混合性腺泡**（mixed alveolus）　由浆液性腺

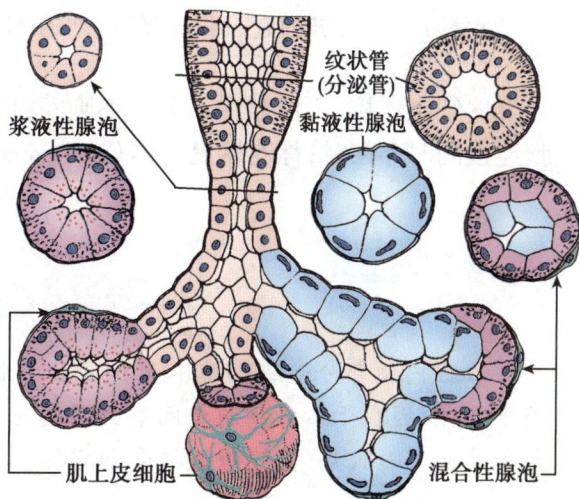

图 26-7 　各种腺泡及导管模式图

细胞和黏液性腺细胞共同组成,常见在黏液性腺泡的底部附有几个浆液性细胞,形如新月,称**半月**,分泌酶和黏液。

(二)导管

导管与腺泡相连,由单层或复层上皮构成,开口于管腔或体表,为分泌物排出的管道。有的导管上皮细胞有分泌功能。

三、上皮细胞的特化结构

上皮细胞呈极性分布,由于功能的需要,在上皮细胞的游离面、基底面和侧面常形成一些特化结构(图 26-8~图 26-10,表 26-1)。

表 26-1　上皮细胞的特化结构

	名称	结构特点	功能
游离面	微绒毛	上皮细胞质膜与胞质向表面伸出的细小指状突起,内含纵行的微丝	扩大细胞表面积
	纤毛	上皮细胞质膜与胞质向表面伸出的较长突起,内含纵行的 9 组二联微管	定向摆动
	细胞衣	由质膜糖链在表面伸展交织而成	黏着、识别及物质交换
侧面	紧密连接	靠近游离面,相邻细胞侧面间断性融合,呈箍状	连接和封闭作用
	中间连接	紧密连接下方,相邻细胞间隙内充满丝状物,质膜的胞质面附有致密物和细丝	黏着、保持细胞形状和传递细胞收缩力
	桥粒	中间连接的深部,细胞间隙中央有一条致密的中线,胞质面有致密物质构成的附着板,张力丝附着于该板上	连接牢固
	缝隙连接（通信连接）	相邻细胞质膜上有直径为 2nm 小管通连	细胞间小分子物质交换和传递信息
基底面	基膜	上皮与结缔组织间薄层均质膜,分为基板和网板	连接和支持作用,是一种半透膜
	质膜内褶	上皮细胞基底面的质膜向细胞内凹陷形成,周围有纵向排列的线粒体	扩大细胞基底面的面积
	半桥粒	上皮细胞一侧形成桥粒一半的结构	加强上皮与基膜的连接

上述细胞连接,不但存在于上皮细胞间,也可见于其他组织的细胞间。当有两种或两种以上的细胞连接同时存在时,称**连接复合体**(junctional complex)。

> **知识拓展**
>
> ### 心肌细胞之间的缝隙连接
>
> 心脏内大部分心肌细胞不受神经和心脏传导系统的直接支配,但心脏的收缩和舒张高度同步化,原因在于心肌细胞之间有大量缝隙连接,心脏起搏信号得以迅速传递。患病毒性心肌炎和缺血性心肌病时,缝隙连接受到损坏,从而引起心律失常。

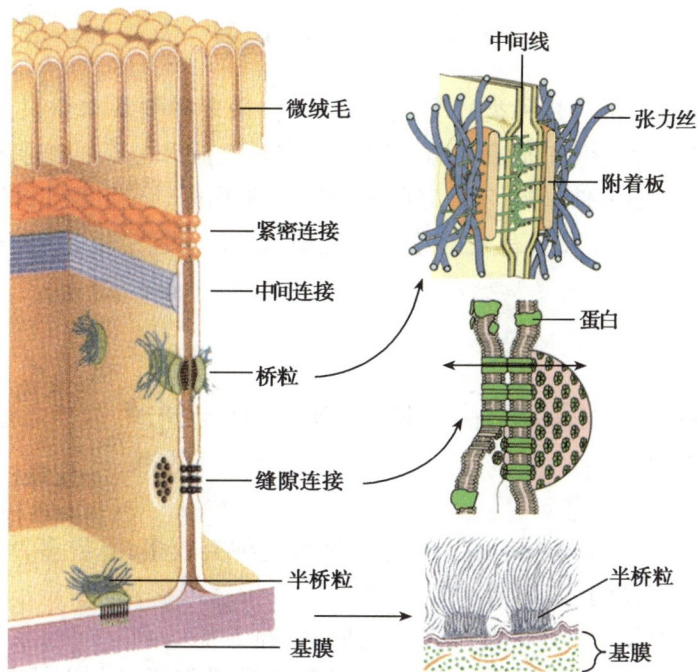

图 26-8　上皮细胞的特殊结构模式图

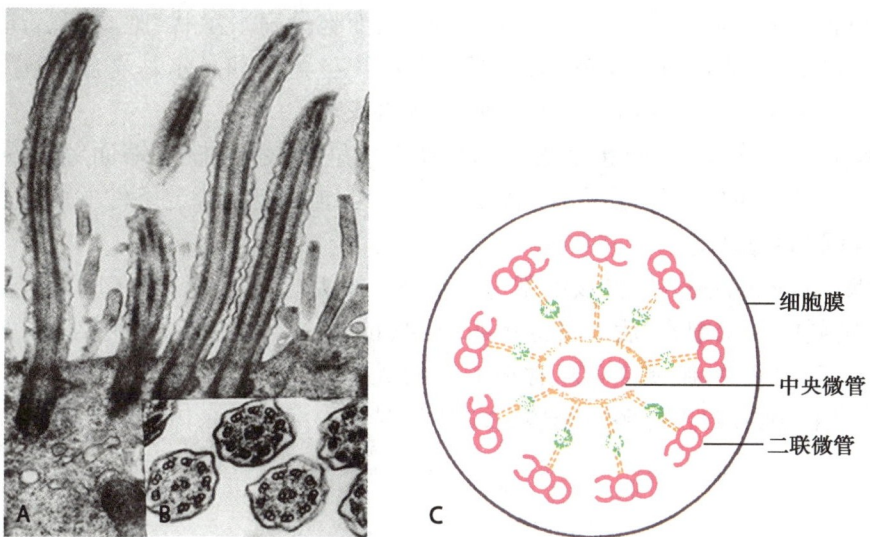

图 26-9　纤毛超微结构

A.纵切面；B.横切面；C.横切面模式图。

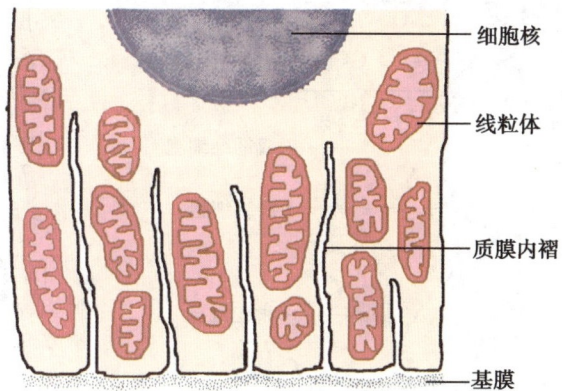

图 26-10　质膜内褶超微结构模式图

第二节　结缔组织

结缔组织（connective tissue）是种类最多、形态和结构最多样的基本组织,广义的结缔组织包括固有结缔组织、软骨组织、骨组织和血液。结缔组织由多种细胞和复杂的细胞外基质组成。细胞成分占的比例小,但种类多;细胞外基质除无定形凝胶状的**基质**外,还有多种**纤维**和不断循环更新的**组织液**。结缔组织在体内分布广泛,有支持、连接、充填、营养、保护、修复和防御等功能。结缔组织起源于胚胎时期的间充质。

一、固有结缔组织

固有结缔组织（connective tissue proper）即通常所说的结缔组织,包括疏松结缔组织、致密结缔组织、脂肪组织和网状组织。

（一）疏松结缔组织

疏松结缔组织（loose connective tissue）的特点是细胞种类较多,基质多,纤维少;广泛分布于器官之间、组织之间以及细胞之间。

1. 细胞　疏松结缔组织的细胞种类最多,包括成纤维细胞、巨噬细胞、浆细胞、肥大细胞、脂肪细胞和未分化的间充质细胞等（图 26-11）,细胞的种类和数量与所参与形成的结构、分布的位置和功能状态相关。

（1）**成纤维细胞**（fibroblast）:数量最多。光镜下,该细胞呈扁平星状,胞质丰富,着色浅,核仁明显（图 26-11）。电镜下,胞质内有丰富的粗面内质网、游离核糖体和高尔基复合体（图 26-12）。成纤维细胞合成蛋白质,形成疏松结缔组织中的各种纤维和基质。

成纤维细胞功能下降,转入静止状态时,体积变小呈长梭形,核浓缩而染色深,称**纤维细胞**（fibrocyte）。电镜下,胞质内粗面内质网少（图 26-12）。纤维细胞在特定条件的刺激下（如创伤）,可再转化为成纤维细胞参与修复。

（2）**巨噬细胞**（macrophage）:由单核细胞进入结缔组织后分化而成,分布广泛,包括功能活跃游走的巨噬细胞和定居的巨噬细胞,后者又称**组织细胞**（histocyte）。游走的巨噬细胞可伸出伪足而呈不规则形;胞质丰富,嗜酸性,胞质内常见吞噬的异物或空泡;核小,染色深。电镜下,细胞表面有大量的微皱褶和微绒毛,胞质内含许多溶酶体、吞噬体、吞饮小泡和残余体等（图 26-13）。巨噬细胞有

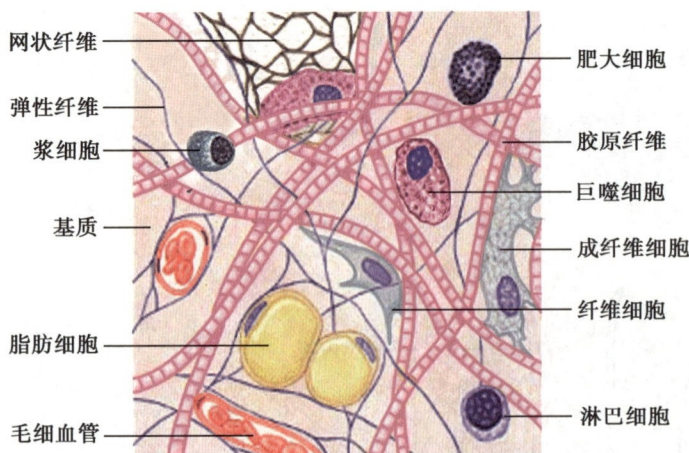

图 26-11　疏松结缔组织铺片模式图

（网状纤维、弹性纤维、浆细胞、基质、脂肪细胞、毛细血管、肥大细胞、胶原纤维、巨噬细胞、成纤维细胞、纤维细胞、淋巴细胞）

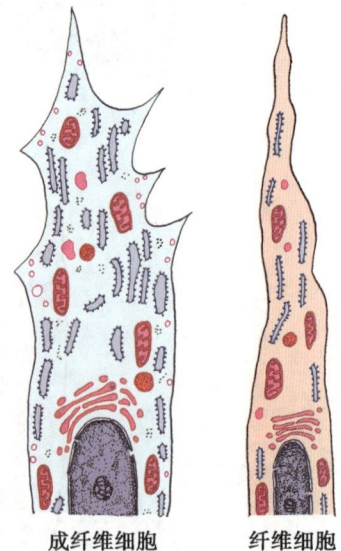

图 26-12　成纤维细胞和纤维细胞超微结构模式图

（成纤维细胞　纤维细胞）

强大的吞噬功能：吞噬和清除异物、衰老或损伤的细胞；能捕获、处理和呈递抗原，参与和调节免疫应答；分泌溶菌酶和干扰素等多种生物活性物质。

（3）**浆细胞**（plasma cell）：由 B 细胞在特定抗原刺激后发育而成。光镜下，浆细胞呈圆形或卵圆形；核圆形，多偏位，核膜下异染色质轮辐状排列，核周有浅染区；胞质丰富，嗜碱性（图 26-11）。电镜下，胞质内充满平行排列的粗面内质网、游离核糖体，核旁浅染区内有高尔基复合体和中心体（图 26-14）。其功能是合成**免疫球蛋白**（immunoglobulin，Ig），即**抗体**（antibody），参与体液免疫。

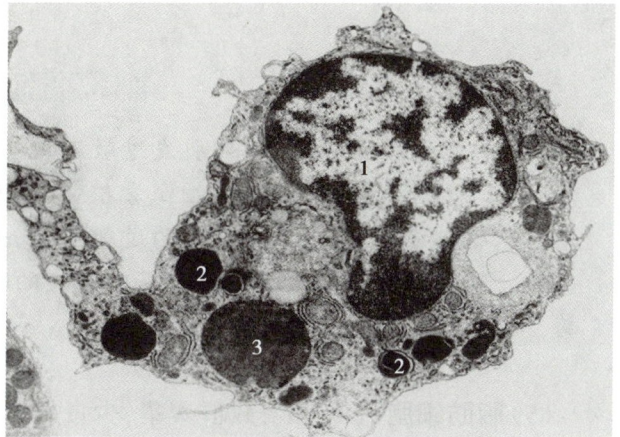

图 26-13　脾内巨噬细胞透射电镜像
1. 细胞核；2. 溶酶体；3. 吞噬的衰老红细胞。

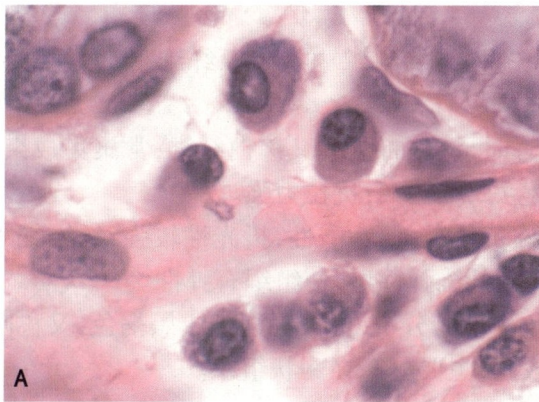

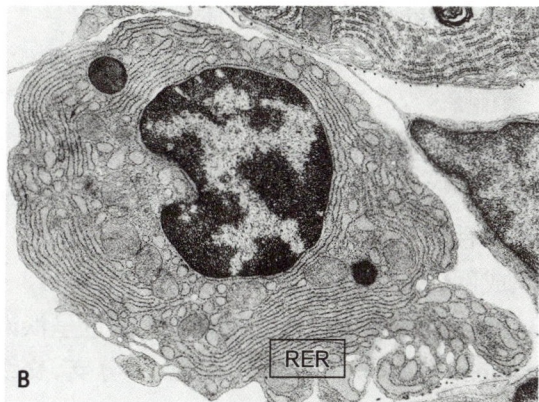

图 26-14　浆细胞超微结构模式图
A. 光镜像；B. 透射电镜像；RER：粗面内质网。

（4）**肥大细胞**（mast cell）：起源于骨髓，分布在小血管周围。光镜下，肥大细胞呈圆或卵圆形，胞质内充满粗大的嗜碱性颗粒，颗粒具有水溶性和异染性的特点；核小，位于中央。电镜下，胞质内含有大量的分泌颗粒（图 26-15）。颗粒内含组胺、肝素、嗜酸性粒细胞趋化因子等，受过敏原刺激后引起过敏反应。

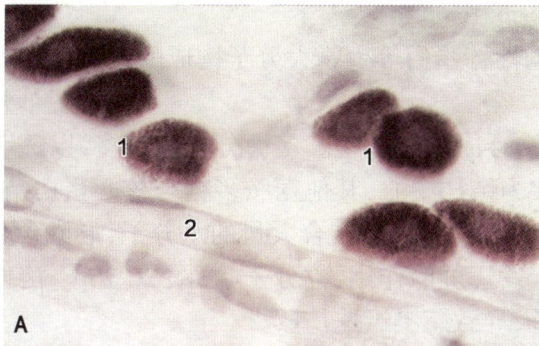

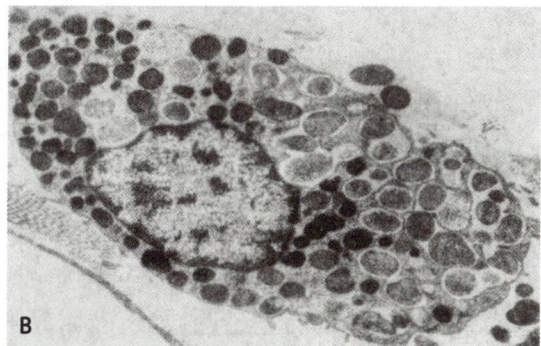

图 26-15　肥大细胞光镜和超微结构模式图
A. 光镜像（肠系膜铺片，硫堇染色）；B. 透射电镜像；1. 肥大细胞；2. 血管。

肥大细胞与过敏反应

　　肥大细胞受到过敏原(即引发过敏反应的抗原)刺激时,将胞质内的分泌颗粒释放到细胞外,白三烯和组胺使局部的毛细血管扩张、通透性增加,组织液增加,导致局部红肿;小支气管平滑肌收缩引起哮喘;引起局部的过敏反应,如荨麻疹和支气管哮喘等;严重者可导致过敏性休克。嗜酸性粒细胞趋化因子可吸引血液的嗜酸性粒细胞向过敏反应的病灶聚集,释放组胺酶,减轻过敏反应。

　　(5)**脂肪细胞**(fat cell):成群聚集,少量单个分布。光镜下,脂肪细胞体积大,呈圆形、多边形;胞质内含大脂滴,细胞器少;核呈扁圆形,位于细胞一侧。镜下观察的切片中,脂滴被溶解,呈空泡状(图 26-11)。脂肪细胞合成和储存脂肪,参与脂类代谢。

　　(6)**未分化的间充质细胞**(undifferentiated mesenchymal cell):数量极少,是成体的干细胞,在特定条件下激活增殖分化为多种细胞,如成纤维细胞、软骨细胞、内皮细胞和平滑肌纤维等,参与组织的再生修复,再生医学称其为"成体干细胞"。

　　2.**纤维**　组织中的纤维起着加强连接的作用,疏松结缔组织中有胶原纤维、弹性纤维和网状纤维。

　　(1)**胶原纤维**(collagenous fiber):数量最多,新鲜时呈亮白色,故又称白纤维;常聚集成束,嗜酸性,呈波浪状,粗细不等(图 26-11)。胶原纤维延展性好,韧性大,抗拉力强。

　　(2)**弹性纤维**(elastic fiber):新鲜时呈黄色,又称黄纤维;弱嗜酸性,折光性较强,纤维细小有分支,交织成网,易断,形成卷曲的断端(图 26-11)。弹性纤维弹性好,使组织有弹性。

　　(3)**网状纤维**(reticular fiber):HE 染色呈淡红色而不易分辨,可被银盐染成黑褐色,又称**嗜银纤维**(argyrophil fiber)。网状纤维细短,多分支,交织成网,主要分布在网状组织。

胶原纤维和维生素 C

　　成纤维细胞合成胶原纤维的过程需要维生素 C,因此,当体内严重缺乏维生素 C 时,胶原纤维合成发生障碍。所以,手术后的病人及创伤愈合过程中的病人,口服适量的维生素 C,可加速胶原纤维的形成,促进伤口愈合。同时,胶原纤维与弹性纤维交织在一起,使疏松结缔组织既有韧性又有弹性,有利于器官和组织保持形态位置的相对恒定,又具有一定的可变性。

　　3.**基质**(ground substance)　由蛋白多糖和结构性糖蛋白等生物大分子构成的无定形的凝胶样物质,分布在细胞和纤维之间,其内含有组织液。

　　(1)**蛋白多糖**(proteoglycan):是蛋白质和多糖结合成的复合物。多糖分子数量多,以透明质酸为主,蛋白质包括连接蛋白和核心蛋白。透明质酸为结构中心,其他糖胺多糖与核心蛋白结合,构成蛋白多糖亚单位;再通过连接蛋白与透明质酸连接,反复折叠,结合大量的水分子,形成含大量微孔隙的立体结构,阻隔大于微孔隙的异物,如细菌,发挥屏障作用,称**分子筛**(图 26-16)。溶血性链球菌能分泌透明质酸酶,分解透明质酸,破坏分子筛,导致感染迅速扩散。

　　(2)**结构性糖蛋白**(structural glycoprotein):是一类多功能大分子,包括纤维粘连蛋白和层粘连蛋白等,既可与细胞结合,又可与细胞外基质中的其他大分子结合,对细胞识别、黏附、迁移、增殖和分化有直接影响。

（3）**组织液**（tissue fluid）：毛细血管动脉端压力高，血浆中的水、气体和小分子物质穿过毛细血管壁渗入细胞外基质，形成组织液；静脉端压力低，组织液回流到毛细血管内。组织液构成细胞的微环境，细胞直接从组织液中获得营养和氧气，排出代谢产物和CO_2。当组织液的产生和回流失衡时，基质中的组织液含量可增多或减少，临床上称水肿或脱水。

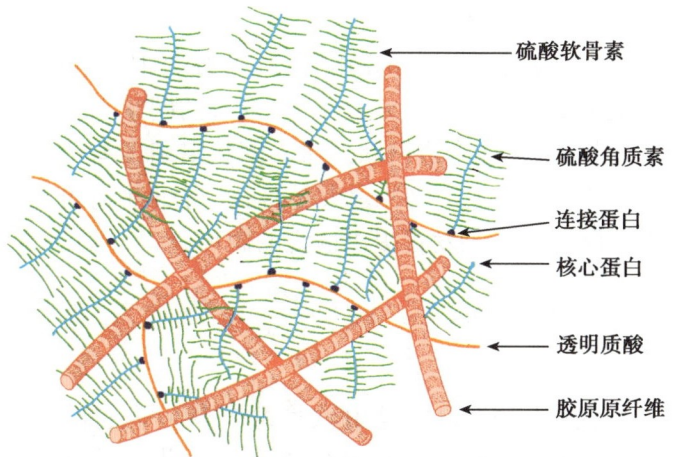

图 26-16　分子筛结构模式图

（二）致密结缔组织

致密结缔组织（dense connective tissue）以纤维为主要成分，纤维粗大，排列致密，细胞和基质少。致密结缔组织的主要功能是支持和连接，根据纤维的性质和排列方式，主要分为两种。

1. 不规则致密结缔组织　主要见于真皮、硬脑膜、巩膜及许多器官的被膜，特点是粗大的胶原纤维束交织形成致密的板层结构，基质和成纤维细胞分布于纤维束之间（图 26-17）。

2. 规则致密结缔组织　构成肌腱和腱膜，密集的胶原纤维束沿着受力方向平行排列，**腱细胞**是特殊形态的成纤维细胞（图 26-18），分布在胶原纤维束之间。

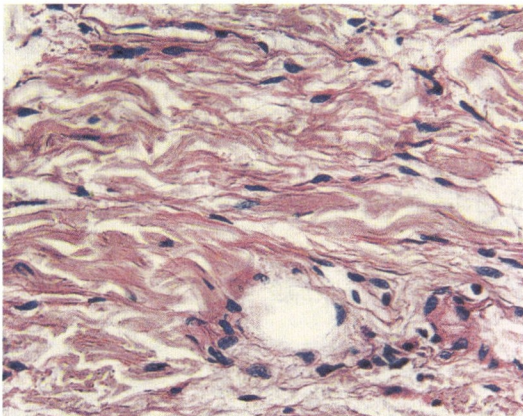

图 26-17　不规则致密结缔组织

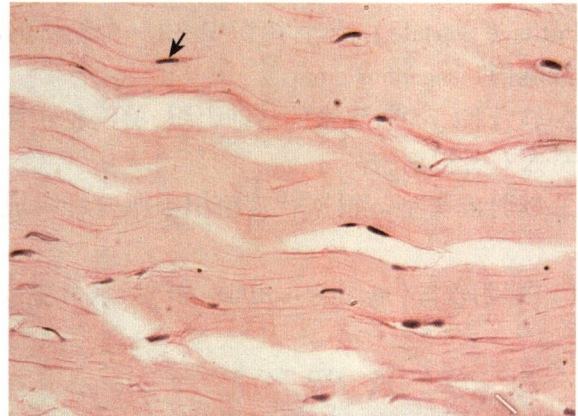

图 26-18　规则致密结缔组织

↑ 腱细胞。

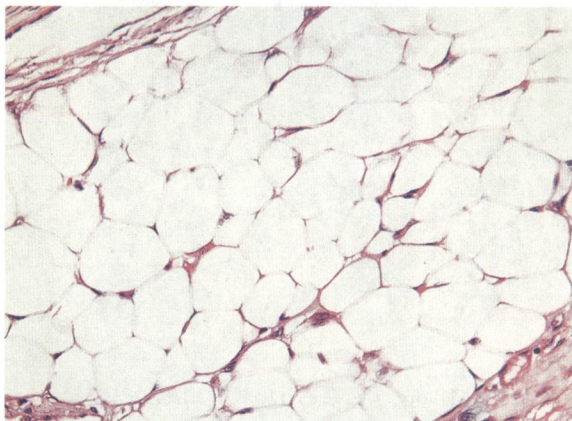

图 26-19　脂肪组织

（三）脂肪组织

脂肪组织（adipose tissue）由疏松结缔组织内聚集大量的脂肪细胞而成，被分隔成许多脂肪小叶（图 26-19）。脂肪组织的主要作用是储存和提供能量。根据脂肪细胞结构和功能的不同，脂肪组织分为两类。通常所说的脂肪组织是指黄色脂肪组织，主要分布在皮下、网膜和系膜等处，约占成人体重的 10%，是体内最大的储能库，参与能量代谢，具有产生能量、维持体温、缓冲和支持填充等作用。棕色脂肪组织在成人极少，新生儿及冬眠动物较多，主要功能是在寒冷的刺激下产生大量热能。

（四）网状组织

网状组织（reticular tissue）由网状细胞、网状纤维和基质构成（图 26-20）。多突起的网状细胞彼此互相连接，能合成网状纤维。网状组织参与构成造血组织和淋巴组织，含大量微孔，为血细胞的发生和淋巴细胞的发育提供适宜的微环境。

二、软骨与骨

（一）软骨

软骨（cartilage）是由软骨组织及包裹它的软骨膜构成的器官。软骨组织内无血管、淋巴管和神经，物质代谢依靠组织液从软骨膜渗透至软骨深部。软骨较硬，有弹性，主要功能是支持和保护。

1. 软骨组织　是有特定形状的固态结缔组织，由软骨细胞和软骨基质构成。

（1）**软骨细胞**（chondrocyte）：来源于软骨膜内的骨祖细胞。靠近软骨膜的软骨细胞体积小，单个，幼稚，但分裂增殖能力强；软骨组织中央的软骨细胞逐渐成熟，体积增大，呈圆形或椭圆形，胞质丰富（图 26-21A）。电镜下，胞质内含丰富的粗面内质网、发达的高尔基复合体、脂滴和糖原。软骨细胞合成的蛋白形成软骨组织的纤维和基质。

（2）**软骨陷窝**：是软骨基质中大小不一的空腔，软骨细胞位于其内，周围的基质染色深，称**软骨囊**（cartilage capsule）。软骨组织中，由一个幼稚的软骨细胞分裂形成的多个软骨细胞聚集成群，称**同源细胞群**（isogenous group）。

2. 软骨膜　为较致密的结缔组织，覆盖在软骨组织周围（图 26-21A），内含血管、淋巴管和神经，内层分布有骨祖细胞。

3. 软骨的类型　根据软骨组织中所含纤维成分的不同，软骨分为透明软骨、弹性软骨和纤维软骨。

（1）**透明软骨**（hyaline cartilage）：纤维成分主要是交织排列的胶原原纤维，纤维细小，染色、折光

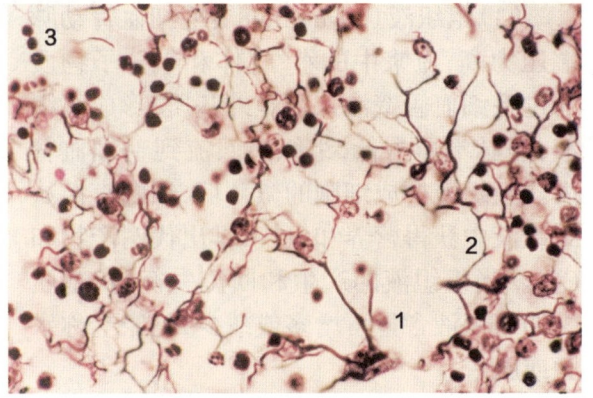

图 26-20　网状组织（淋巴结，镀银染色）

1. 网状细胞；2. 网状纤维；3. 淋巴细胞。

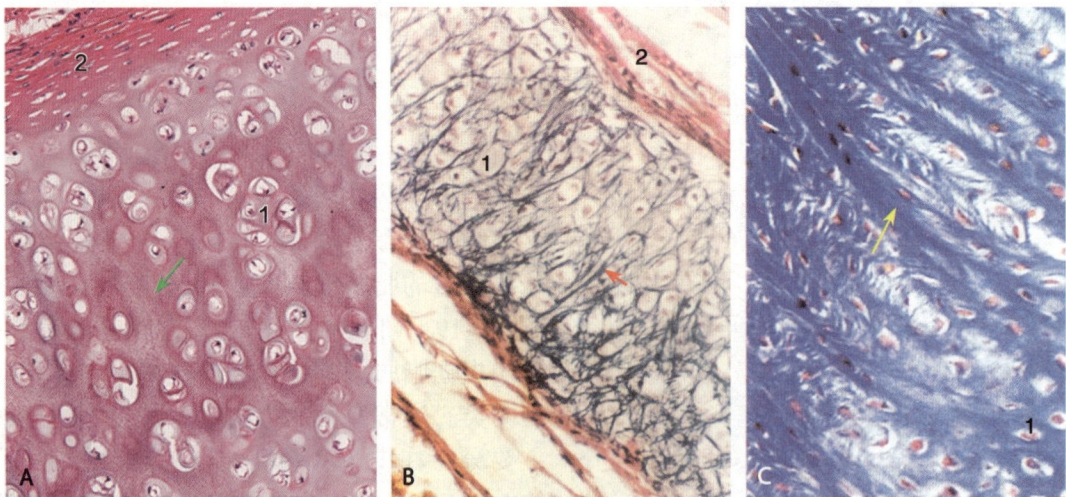

图 26-21　软骨

A. 透明软骨（气管）；B. 弹性软骨（耳郭）（醛复红染色）；C. 纤维软骨（Mallory 三色染色）；1. 软骨细胞；2. 软骨膜；绿色箭头：软骨基质；红色箭头：弹性纤维；黄色箭头：胶原纤维。

率与基质一致,镜下不能分辨(图 26-21A)。透明软骨新鲜时呈半透明,分布于鼻、喉、气管、支气管以及关节软骨和肋软骨,具有支持作用,有一定的弹性,但韧性差,易碎裂。

（2）**弹性软骨**（elastic cartilage）:纤维为大量交织成网的弹性纤维(图 26-21B),分布于耳郭、会厌等处,特点为弹性好。

（3）**纤维软骨**（fibrous cartilage）:纤维为大量平行或交错排列的胶原纤维束,软骨细胞小而少,排列于胶原纤维束之间(图 26-21C),分布于椎间盘、关节盘及耻骨联合等处,特点是韧性大,延展性好。

（二）骨

骨是由骨组织、骨膜及骨髓等构成的器官。

1. **骨组织**（osseous tissue）　是坚硬的结缔组织,由细胞与骨基质构成。

（1）**骨基质**（bone matrix）:亦称骨质,是钙化的细胞外基质,包括有机成分和无机成分。有机成分约占骨组织重量的 35%,其中 90% 是骨胶纤维(即胶原纤维),几乎占人体胶原纤维总量的 50%。无定形基质占有机成分的 10%,主要成分为糖蛋白,有黏合胶原纤维的作用,对钙离子和羟基磷灰石有很强的亲和性,促进无机成分在骨组织中沉积,形成骨盐。无机成分也称**骨盐**,约占骨组织重量的 65%,主要为细针状的羟基磷灰石结晶,沿胶原原纤维长轴排列。骨基质的有机成分和无机成分比例有明显的年龄变化,儿童时期有机成分较多,骨有较好的韧性、弹性,不易发生骨折现象。老年期骨盐含量增加,有机成分减少,骨质脆弱,易发生骨折。

骨胶纤维平行排列,呈板层状,纤维间有无定形基质和骨盐沉积,组成坚硬的板状结构,称**骨板**（bone lamella）,骨板是骨组织的特征性结构。以骨板为基本结构的骨,为**板层骨**,相邻的骨板互相垂直叠加,以增加骨组织的强度。成人骨绝大多数为板层骨。

（2）细胞:骨组织的细胞有骨祖细胞、成骨细胞、骨细胞及破骨细胞(图 26-22)。

1）**骨祖细胞**（osteoprogenitor cell）:又称骨原细胞,存在于骨膜内层贴近骨组织处,是骨组织的干细胞,可增殖分化为成骨细胞。

2）**成骨细胞**（osteoblast）:分布在骨组织的表面,胞体较大,核圆,胞质呈嗜碱性;电镜下,胞质内有大量的粗面内质网和高尔基复合体。成骨细胞产生的胶原纤维和基质,形成骨组织的细胞外基质,被钙化之前,称**类骨质**（osteoid）;随着类骨质钙化为固体的骨质,成骨细胞逐渐转变为骨细胞。

3）**骨细胞**（osteocyte）:单个分布于骨板内或骨板间。细胞小,扁椭圆形,有许多细长的突起。胞体所在的腔隙,称**骨陷窝**（bone lacuna）,突起所在的腔隙,称**骨小管**（bone canaliculus）(图 26-24),相邻的骨细胞突起形成缝隙连接。

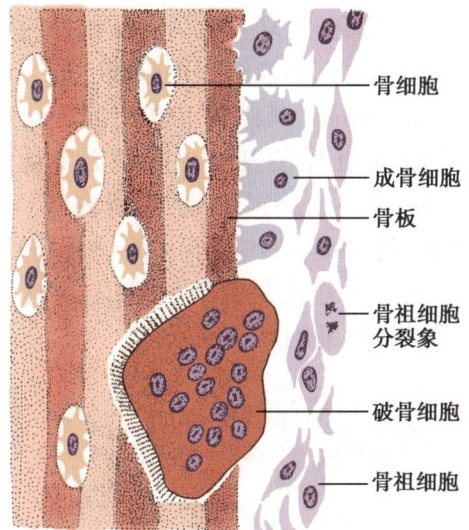

图 26-22　骨组织的各种细胞

4）**破骨细胞**（osteoclast）:散在分布于骨组织表面。数量少,体积大,由多个单核细胞融合而成,细胞核多个,胞质呈嗜酸性。电镜下,细胞紧贴骨基质形成吸盘状的结构,其周缘环状胞质为亮区,中央区可见大量微绒毛形成的**皱褶缘**（ruffled border）。破骨细胞释放溶酶体酶和乳酸等,溶解并吸收骨基质,释放钙离子。

破骨细胞和成骨细胞相辅相成,共同完成骨的生长和改建过程;参与血钙浓度的调节。

2. **长骨的结构**　长骨由骨松质、骨密质、骨膜、关节软骨及血管、神经等构成。

（1）**骨松质**（spongy bone）:分布于长骨骺部,由大量针状或片状的骨小梁相互交织形成的多孔隙网架结构,网眼内充满红骨髓。

（2）**骨密质**（compact bone）：主要分布于长骨骨干处，由骨板构成。根据排列方式的差异，骨板分为4种（图26-23）。

1）外环骨板：环行排列，形成骨干的外周面，较厚而规则。

2）内环骨板：不规则地环形排列，形成骨干的骨髓腔面。内、外环骨板内有横向穿行沟通骨髓腔和骨表面的**穿通管**（perforating canal），是血管、淋巴管和神经进出骨的通道，在骨表面形成滋养孔。

3）**骨单位**（osteon）：又称**哈弗斯系统**（Haversian system），呈圆柱状，位于内、外环骨板之间，是骨密质的基本结构单位（图26-23，图26-24）。骨单位的中央是纵行的**中央管**（central canal），又称哈弗斯管；中央管周围是10~20层同心圆排列的骨板，又称**骨单位骨板**（osteon lamella）。中央管与穿通管相通，是血管和神经的通路。

4）**间骨板**（interstitial lamella）：分布在内外环骨板之间、骨单位间的一些不规则形骨板，无哈弗斯管，是新陈代谢的骨单位或内、外环骨板被破坏吸收后残留的部分（图26-24）。

（3）骨膜：除关节内的结构外，骨的内、外表面被覆的致密结缔组织即骨膜。外表面的称**骨外膜**（periosteum），其结构和功能与软骨膜相似。骨髓腔面、骨小梁的表面、中央管及穿通管的内表面衬有的薄层结缔组织膜，称**骨内膜**（endosteum），骨内膜纤维细而少，富含血管、神经和骨祖细胞。骨膜的主要作用是营养骨组织，为骨的生长和修复提供成骨细胞。

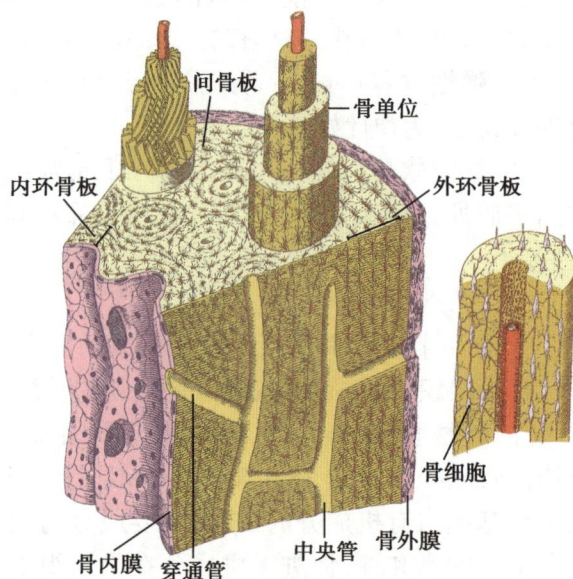

图 26-23　长骨骨干结构模式图

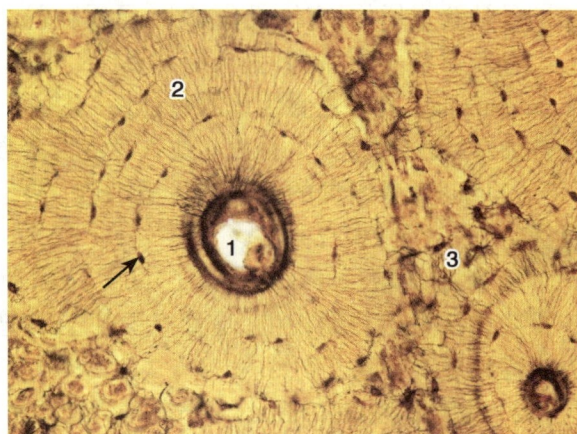

图 26-24　哈弗斯系统（长骨横切面）
1. 中央管；2. 骨小管；3. 间骨板；↑骨细胞。

知识拓展

青枝骨折

青枝骨折多见于儿童，"青枝骨折"是比喻的说法，指植物青嫩枝条折而不断的现象。青少年、儿童骨骼中的有机成分多，具有很好的弹性和韧性，不易完全折断，这种折而不断的骨折类型称为青枝骨折。由于骨骼虽"折"却不"断"，一般属于稳定型骨折，通常不需要手术治疗。四肢骨的青枝骨折以石膏外固定治疗有很好的效果。

（三）骨发生

骨的发生有2种方式，即膜内成骨和软骨内成骨。

1. **膜内成骨**（intramembranous ossification）　是在胚胎性结缔组织膜内直接成骨的过程；见于顶骨、额骨及锁骨等扁骨。

2. **软骨内成骨**（endochondral ossification）　在形成骨的部位，先形成软骨雏形，软骨逐步分化发育为骨的过程;见于大多数骨,如四肢的长骨、躯干骨和颅底骨等。

软骨内成骨过程要经过软骨雏形、骨领形成、初级骨化中心形成、次级骨化中心形成及骨骺形成几个阶段(图 26-25)。青少年时期,长骨的骺与骨干间保留一层骺软骨,称生长板或骺板,是骨继续生长的基础,约 17~20 岁时,骺软骨由骨组织置换,长骨停止生长,个体的身高基本确定。

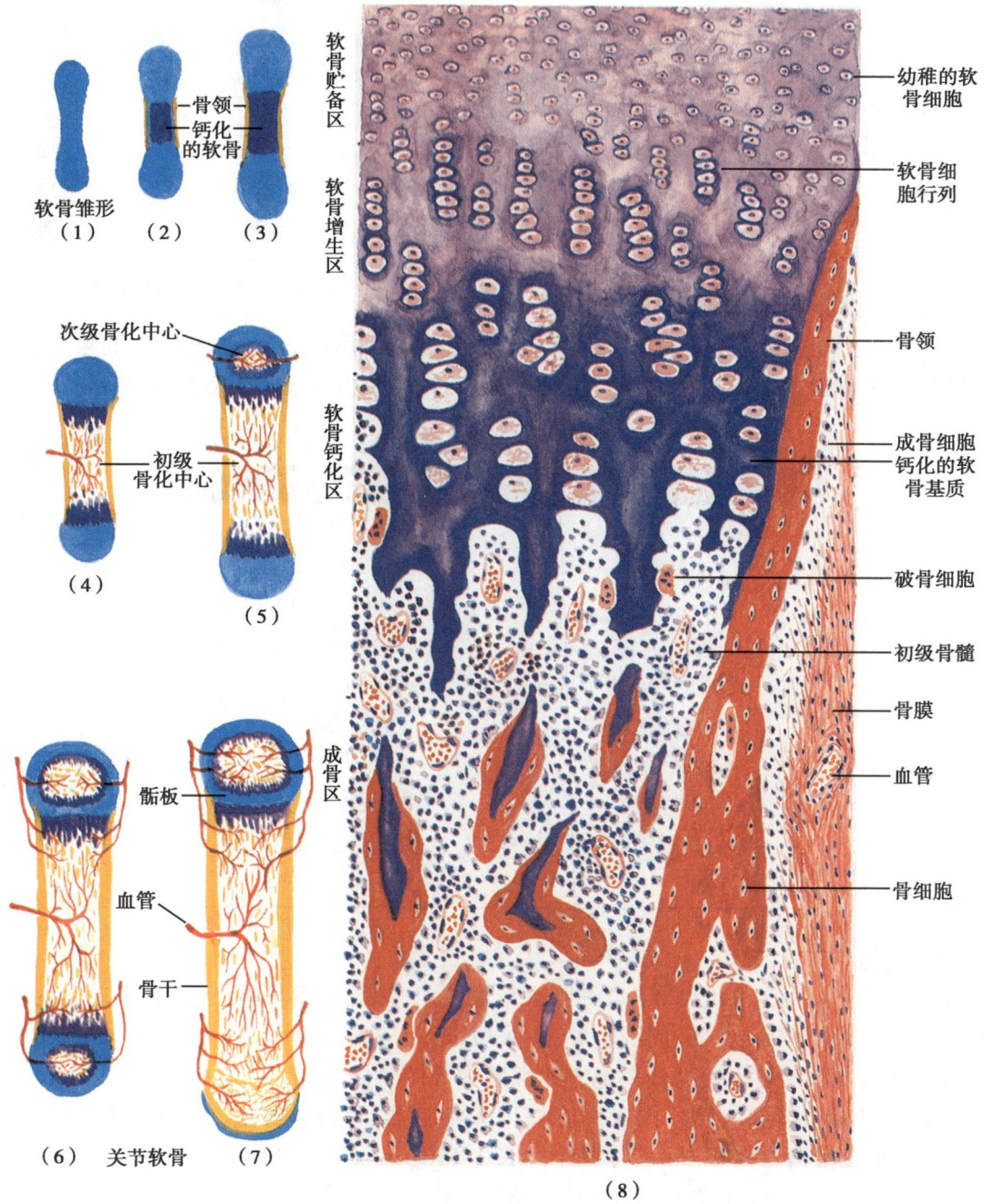

图 26-25　长骨发生与生长
(1)~(7)示软骨内成骨及长骨生长;(8)示软骨被骨取代过程。

三、血液

血液(blood)由血细胞和血浆构成,是心血管腔内流动的一种液态组织。成人的循环血量占体重的 7%,总量约为 5L。抗凝后的血液,在垂直放置的试管内经过自然沉淀或低速离心后被分为三层:上层为淡黄色的液体,称**血浆**(plasma),中间的灰白色薄层为白细胞和血小板,底部红色的部分为红细胞（图 26-26）。血浆是血液的细胞间质，占血液容积的 55% 左右，其中大部分是水，约占血浆的 90%，其他成分包括纤维蛋白原、清蛋白、球蛋白、酶、各种营养物质、代谢产物、激素和无机盐等。不加抗凝剂的血液在体外会自然凝固，溶解状态的纤维蛋白原被激活转变为固体状态的纤维蛋白，与血小板、红细胞共同形成血凝块。不参与形成血凝块，析出的呈淡黄色的清亮液体，称**血清**（serum）。

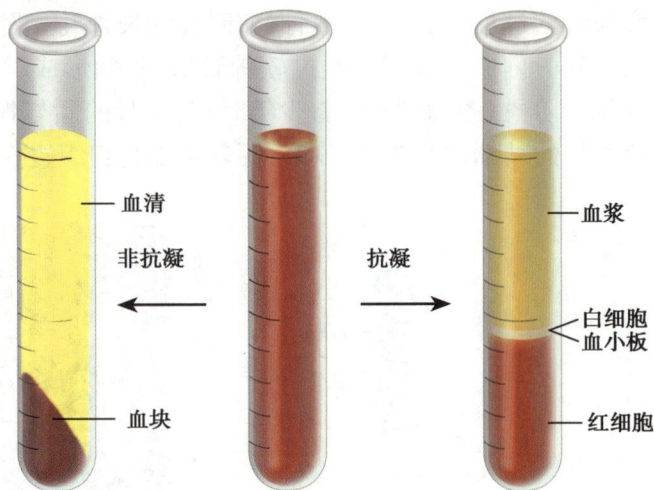

图 26-26　血浆与细胞比积

血液容积的 45% 为血细胞，包括红细胞、白细胞和血小板。采用瑞特染色（Wright staining）或吉姆萨染色（Giemsa staining）染色法对血涂片进行染色（图 26-27），在显微镜下观察到的血细胞形态、各种血细胞的数量、比例和血红蛋白的含量，统称**血象**（表 26-2）。当人体发生疾病时，血象也会发生相应的改变。

表 26-2　血细胞分类和计数的正常值

血细胞	正常值
红细胞	男:(4.0~5.5) × 10^{12}/L
	女:(3.5~5.0) × 10^{12}/L
	新生儿:(6~7) × 10^{12}/L
白细胞	(4.0~10) × 10^9/L
中性粒细胞	50%~70%
嗜酸性粒细胞	0.5%~3%
嗜碱性粒细胞	0~1%
单核细胞	3%~8%
淋巴细胞	25%~30%
血小板	(100~300) × 10^9/L

（一）血细胞

1. **红细胞**（red blood cell, RBC）　红细胞大量聚集时，肉眼观察呈猩红色，新鲜单个的红细胞呈黄绿色。红细胞直径为 7~8.5μm，周缘较厚，中央较薄，呈双凹圆盘状（图 26-28）。红细胞的这种形态使其有较大的表面积，可保证高效率地完成细胞内外的气体交换。

成熟的红细胞结构简单，胞质内无细胞核也无细胞器，只含血红蛋白（hemoglobin, Hb）。正常成人血液中的血红蛋白含量相对稳定:男性为 120~150g/L，女性为 110~140g/L，血红蛋白具有可逆性结合 O_2 和 CO_2 分子的能力，在血液中承担运输 O_2 和 CO_2 的功能。

> **知识拓展**
>
> ### 高原环境对红细胞和血红蛋白的影响
>
> 进入高原环境后，红细胞数、血红蛋白和血细胞比容偏高。这与高原低氧兴奋交感神经，肝、脾收缩释放大量储备血液和红细胞有关。长期生活在高原环境中，红细胞和血红蛋白的增

加与红细胞生成素增加有关。红细胞和血红蛋白的增加有利于增加携氧能力,提高血氧饱和度。但红细胞生成过多,血液黏滞性增加,加大循环阻力,反而使适应高原的能力降低,甚至发展为高原红细胞增多症。

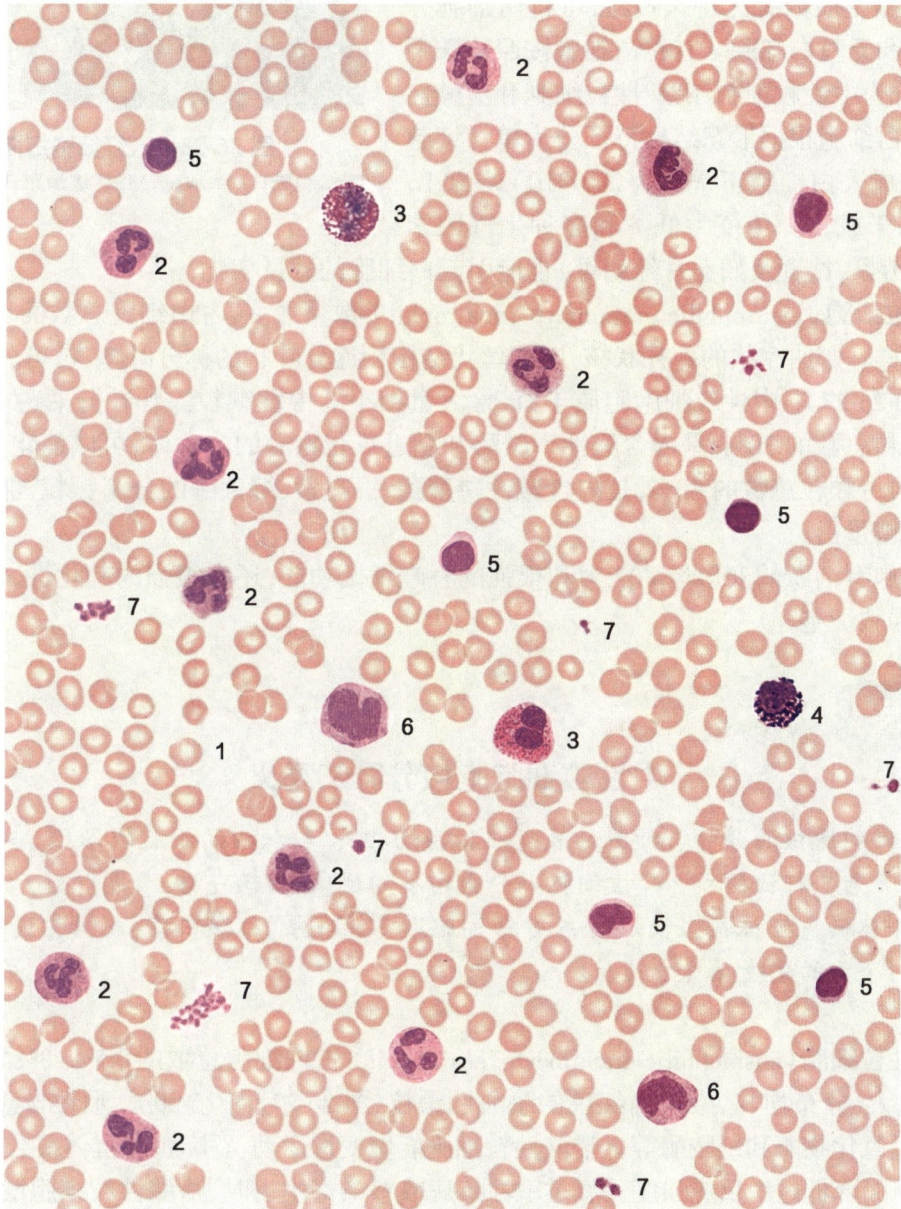

图 26-27　血细胞(瑞特染色)
1.红细胞;2.中性粒细胞;3.嗜酸性粒细胞;4.嗜碱性粒细胞;5.淋巴细胞;6.单核细胞;7.血小板。

　　红细胞膜上有血型抗原 A 和 / 或血型抗原 B,决定了个体的 ABO 血型。血型匹配是安全输血的前提,异型血互混,将会导致**溶血**,即大量红细胞破裂释放出血红蛋白。溶血后残留的红细胞膜,称血影。

　　红细胞的平均寿命约为 120 天。少量未完全成熟的红细胞可进入外周血液,其胞内残留少量呈细网状分布的核糖体,能被煌焦油蓝染色,称**网织红细胞**(reticulocyte)。网织红细胞占成人红细胞总数的 0.5%,新生儿可达 3%~6%。外周血液中网织红细胞计数可反映个体的造血功能状况,贫血但造血功能良好的病人,经有效治疗后,网织红细胞的比值会增高。

2.**白细胞**(white blood cell,WBC) 白细胞是一类有核的球形细胞,直径约为10μm,比红细胞大,能以变形运动穿越毛细血管内皮,发挥免疫与防御功能。光镜下根据胞质内有无特殊颗粒,可将白细胞分为**有粒白细胞**和**无粒白细胞**。有粒白细胞按照特殊颗粒的嗜色性,分为中性粒细胞、嗜酸性粒细胞和嗜碱性粒细胞。无粒白细胞根据形态结构特征分为单核细胞和淋巴细胞。成人白细胞正常值为$(4.0~10)×10^9$/L,婴幼儿可稍高于成人。免疫力低下和多种生理因素(如激烈运动、劳累、饮食及妇女月经期等)也能引起白细胞的数量变化。

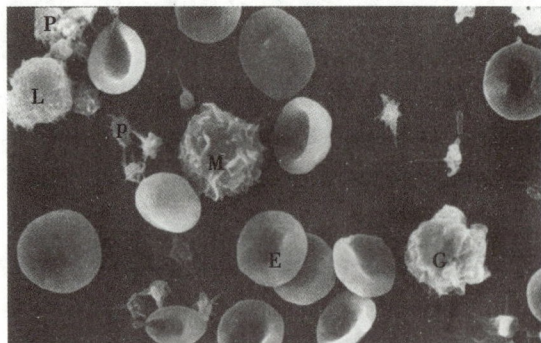

图26-28 人红细胞扫描电镜像

E.红细胞;G.粒细胞;M.单核细胞;L.淋巴细胞;P.血小板。

(1)**中性粒细胞**(neutrophilic granulocyte,neutrophil):数量最多,占白细胞总数的50%~70%。细胞核的形态多样。弯曲棒状的称**杆状核**;以细丝状结构相连分叶状的称**分叶核**,核可分为2~5叶,以3叶核居多(图26-27)。中性粒细胞胞质丰富,含大量细小的中性颗粒。颗粒分两种(图26-29):**嗜天青颗粒**占颗粒总数的20%,是内含酸性磷酸酶和髓过氧化物酶的溶酶体,可以消化分解被吞噬的异物;**特殊颗粒**占颗粒总数的80%,是内含碱性磷酸酶、吞噬素、溶菌酶的分泌颗粒,能杀死细菌,溶解细菌表面的糖蛋白。

中性粒细胞有活跃的变形运动能力和很强的吞噬细菌功能,还有很强的趋化性,吞噬细菌后自身也坏死,成为脓细胞。

知识拓展

中性粒细胞胞核分叶的意义

中性粒细胞胞核的分叶与细胞的衰老程度密切相关,杆状核的细胞较幼稚,4~5叶核则表明细胞接近衰老。杆状核和2叶核细胞百分率增多的现象,称**核左移**,表明骨髓产生中性粒细胞能力强,个体的免疫抵抗力较强;4~5叶核细胞增多的现象,称**核右移**,表明骨髓产生中性粒细胞能力弱,个体的免疫抵抗力较弱。

(2)**嗜酸性粒细胞**(eosinophilic granulocyte,eosinophil):占白细胞总数的0.5%~3%。核多为2叶。胞质内充满粗大、分布均匀、染成橘红色的嗜酸性颗粒(图26-27,图26-29)。颗粒含酸性磷酸酶、芳基硫酸酯酶、过氧化物酶和组胺酶等。嗜酸性粒细胞能做变形运动,吞噬抗原抗体复合物,分解组胺,灭活白三烯,从而降低过敏反应强度。患过敏性疾病或感染寄生虫时,嗜酸性粒细胞增多。

(3)**嗜碱性粒细胞**(basophilic granulocyte,basophil):数量最少,占白细胞总数的0~1%。胞质含大小不等、分布不均的嗜碱性颗粒(图26-27,图26-29)。嗜碱性颗粒为分泌颗粒,内含组胺、肝素等,功能与肥大细胞相似,参与过敏反应,有抗凝血作用。

(4)**单核细胞**(monocyte):体积最大,占白细胞总数的3%~8%。胞核呈肾形、马蹄形或不规则形,染色质颗粒细小且疏松,故着色较浅(图26-27)。胞质丰富,内含细小的嗜天青颗粒。颗粒内含过氧化物酶、酸性磷酸酶、非特异性酯酶和溶菌酶。电镜下,细胞表面有微皱褶和微绒毛,胞质内细胞器丰富,溶酶体和吞噬泡发达(图26-30)。

单核细胞是巨噬细胞的前身,具有活跃的变形运动和明显的趋化性、一定的吞噬功能。单核细胞进入血循环,在血流中停留1~2天后,穿越血管壁进入结缔组织,分化为各种类型的巨噬细胞。

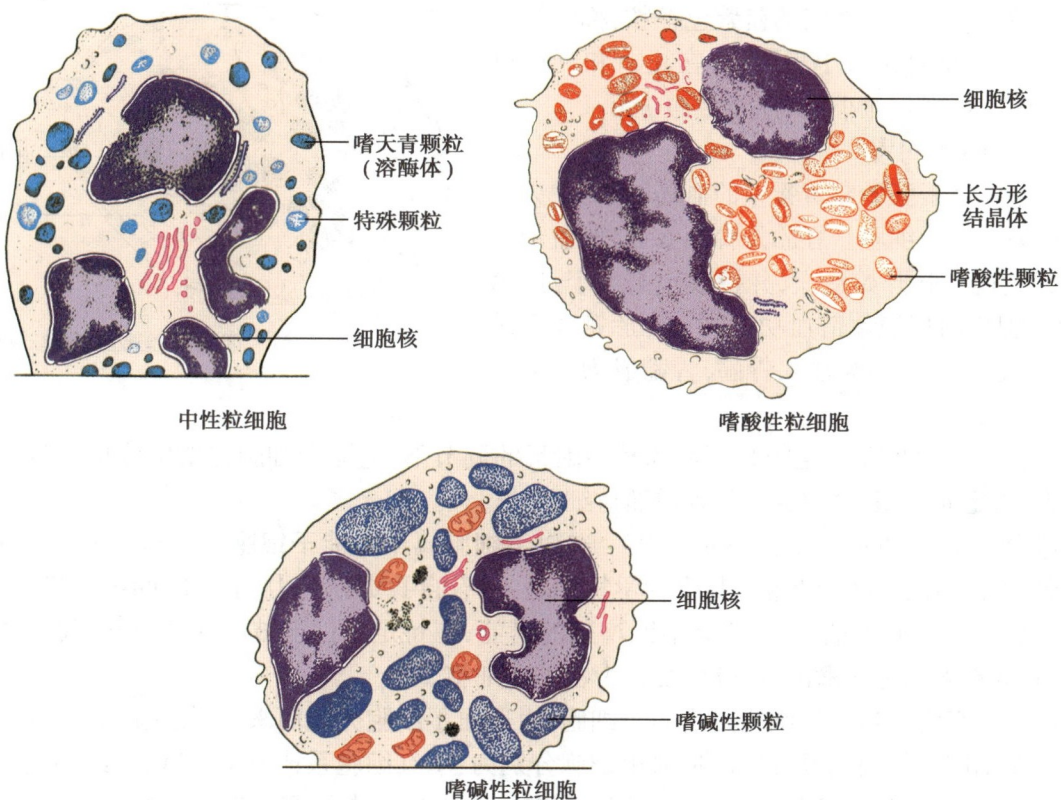

中性粒细胞

嗜天青颗粒
（溶酶体）

特殊颗粒

细胞核

嗜酸性粒细胞

细胞核

长方形
结晶体

嗜酸性颗粒

嗜碱性粒细胞

细胞核

嗜碱性颗粒

图 26-29　三种粒细胞超微结构模式图

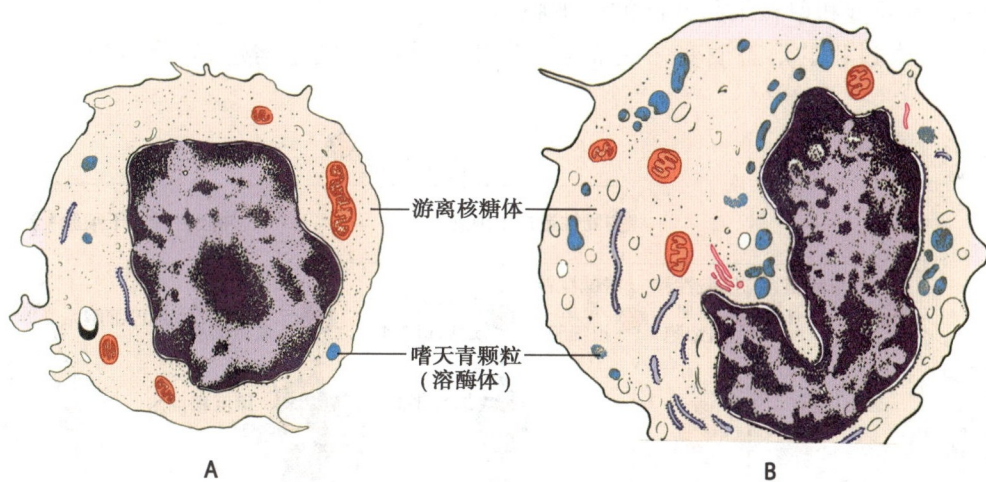

游离核糖体

嗜天青颗粒
（溶酶体）

A　　　　　　　　　　B

图 26-30　淋巴细胞（A）与单核细胞（B）超微结构模式图

（5）**淋巴细胞**（lymphocyte）：占白细胞总数的 25%~30%，根据体积分为：直径 6~8μm 的小淋巴细胞，直径 9~12μm 的中淋巴细胞，直径 13~20μm 的大淋巴细胞。外周血中的淋巴细胞大部分为小淋巴细胞，细胞核为圆形，一侧常有小凹陷，染色质致密，染色深，胞质很少，含少量嗜天青颗粒（图 26-27）。少数大、中淋巴细胞的核呈肾形，胞质内含有较多大嗜天青颗粒的，称**大颗粒淋巴细胞**（large granular lymphocyte）。电镜下，淋巴细胞胞质内含丰富的游离核糖体、少量线粒体和高尔基复合体（图 26-30）。

3. **血小板**（blood platelet）　又称**血栓细胞**（thrombocyte），正常值为（100~300）×10⁹/L。血小板数低于 100×10⁹/L 时，称血小板减少，低于 50×10⁹/L 时，则有出血的危险。血小板由骨髓巨核细胞产生，无细胞核，呈双凸圆盘状。血涂片中血小板常呈多角形，聚集成群（图 26-27）。周围部呈均质紫蓝色,称透明区;中央有密集的蓝紫色颗粒,称颗粒区(图 26-31)。颗粒内含血小板因子,在止血和凝血过程中起重要的作用。血小板的寿命约 10 天。

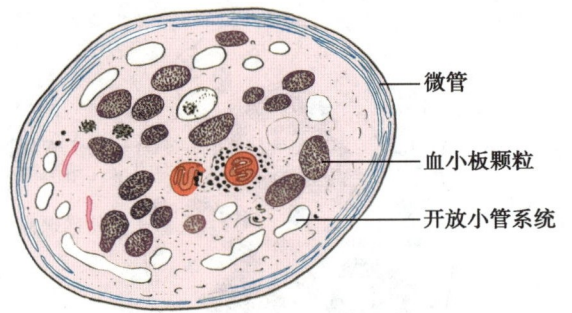

图 26-31 血小板超微结构模式图

(二)血细胞的发生

血细胞发生于胚胎卵黄囊壁的血岛,血岛中央的细胞分化为造血干细胞。胚胎发育第 6 周,造血干细胞从卵黄囊迁入肝开始造血,并持续至第 5 个月;第 4~5 个月,脾也出现短暂造血功能。从胚胎第 4 个月至出生,造血干细胞逐渐迁入骨髓,骨髓成为一生最主要的造血器官。

血细胞的发生是在一定的微环境和某些因素的调节下,造血干细胞先增殖分化为各类血细胞的祖细胞,再定向增殖、分化成为各种成熟血细胞的过程。

1. **造血干细胞**(hemopoietic stem cell) 造血干细胞属于**多能干细胞**(multipotential stem cell),是生成各种血细胞的种子细胞。其生物学特性是:①有自我更新能力,能长时间维持稳定的数量,在体内形成一个造血干细胞库;②有活跃增殖的潜能,在特定条件下被激活,能长时间保持迅速增殖的能力;③有多向分化潜能,可分化发育为各种血细胞。

2. **造血祖细胞** 造血祖细胞是定向干细胞,由造血干细胞分化而来,只能定向分化发育为某一个类型的血细胞。目前已经证实的造血祖细胞分别为:①红细胞系造血祖细胞,在红细胞生成素作用下生成红细胞;②巨核细胞系造血祖细胞,需在血小板生成素作用下形成巨核细胞集落,最终产生血小板;③粒细胞 - 单核细胞系造血祖细胞,在白细胞介素 -3、粒细胞 - 单核细胞集落刺激因子作用下,生成中性粒细胞和单核细胞共同的祖细胞。

3. **血细胞发生过程的形态演变** 血细胞的发生是连续的细胞增殖和分化过程(图 26-32)。造

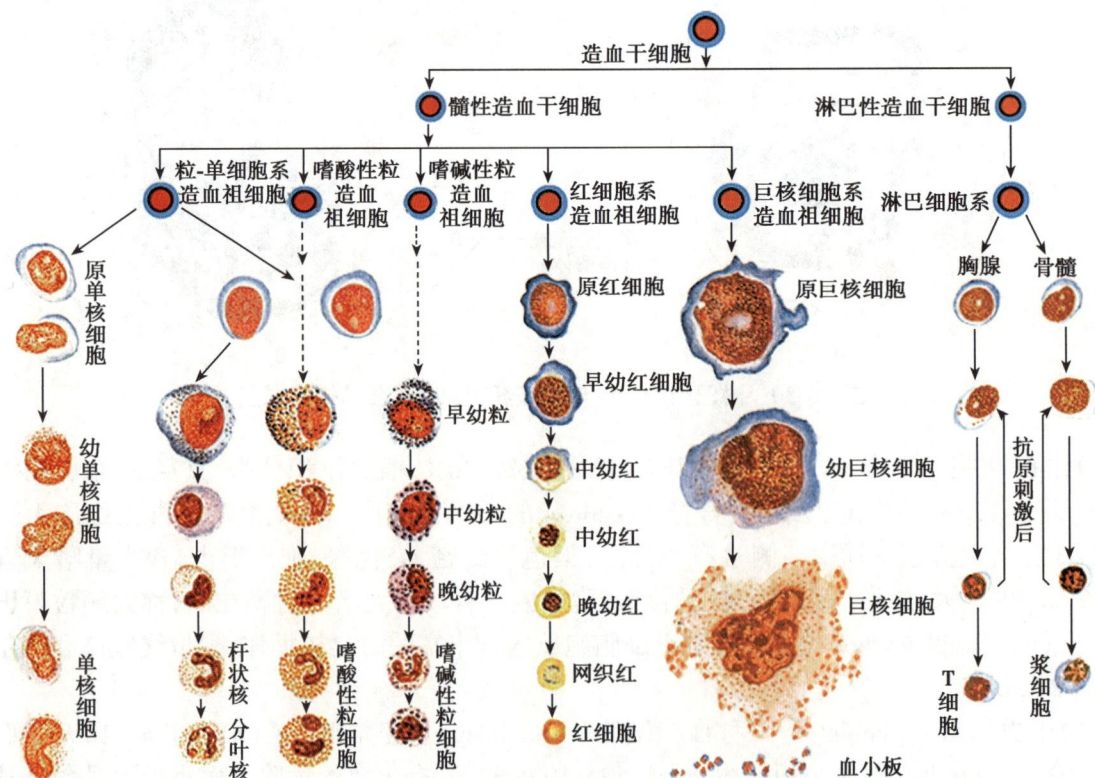

图 26-32 造血干细胞的演化

血祖细胞之后的发生过程大致分为原始阶段、幼稚阶段(又分早、中、晚 3 期)和成熟阶段。骨髓涂片检查不同发育阶段各种血细胞的形态特征,可以为临床血液疾病提供重要的依据。

血细胞发生过程中的形态演变有以下规律:①胞体由大变小,而巨核细胞则由小变大。②核由大变小,红细胞的核最后消失;粒细胞的核逐渐变成杆状至分叶;巨核细胞的核由小变大。③胞质的量由少变多,胞质嗜碱性逐渐变弱,单核细胞和淋巴细胞维持嗜碱性,胞质内的特殊结构由无到有并逐渐增多。④细胞分裂能力从有到无,但淋巴细胞维持增殖能力。

第三节　肌　组　织

肌组织(muscle tissue)由有收缩功能的肌细胞和细胞间少量的结缔组织组成。肌细胞呈细长纤维状,又称**肌纤维**(muscle fiber)。肌细胞的细胞膜称**肌膜**(sarcolemma),细胞质称**肌质**(sarcoplasm),其中的滑面内质网,称**肌质网**(sarcoplasmic reticulum)。肌质内有许多与细胞长轴平行排列的肌丝,它们是肌纤维进行收缩和舒张功能活动的主要物质基础。

肌组织分为骨骼肌、心肌和平滑肌。骨骼肌和心肌纤维有明暗相间的横纹,为横纹肌;平滑肌纤维无横纹。骨骼肌的收缩受躯体神经支配,属随意肌;心肌和平滑肌的收缩受自主神经支配,为不随意肌。

一、骨骼肌

骨骼肌(skeletal muscle)主要分布于躯体和四肢,借肌腱附着于骨表面。每块肌由平行排列的骨骼肌纤维组成,其周围包裹着结缔组织。包裹在整块肌外表面的致密结缔组织,称**肌外膜**(epimysium);肌外膜的结缔组织深入肌内,分隔包绕每一肌束,称**肌束膜**(perimysium);包绕在每一条肌纤维周围的疏松结缔组织,称**肌内膜**(endomysium)(图 26-33)。结缔组织内有血管、神经分布,对骨骼肌有支持、连接、营养和功能调整作用。

(一)骨骼肌纤维的光镜结构

骨骼肌纤维呈长圆柱形,直径为 10~100μm,长短不等。核扁椭圆形,有数个至几百个,紧靠肌

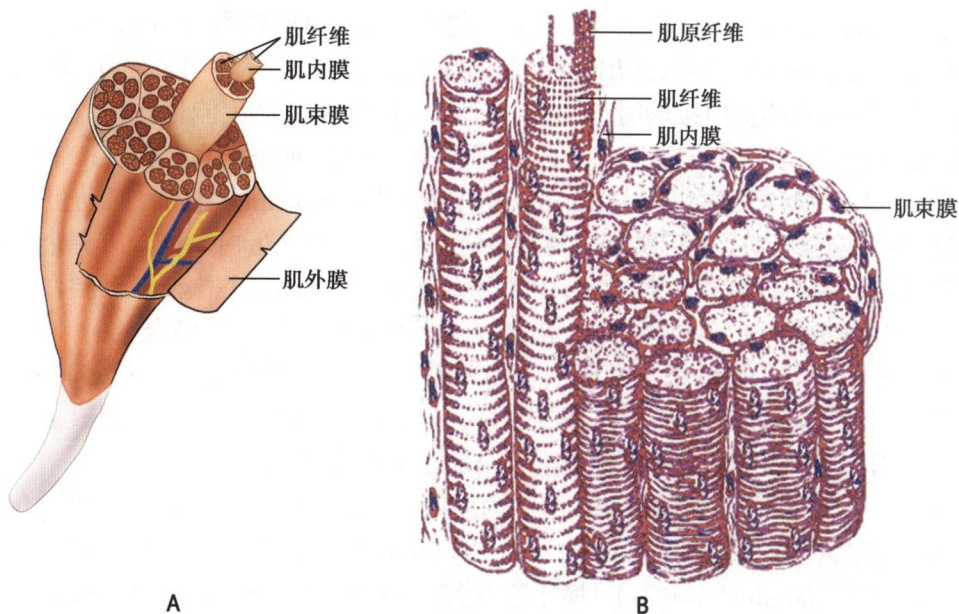

A　　　　　　　　　　　　　B

图 26-33　骨骼肌与周围结缔组织
A. 一块骨骼肌;B. 一个肌束。

膜。肌质丰富,内有丰富的**肌原纤维**(myofibril)。肌原纤维呈细丝样,沿细胞长轴平行排列;每条肌原纤维有**明带**(I带)和**暗带**(A带)交替规则排列,构成了明暗相间的横纹(图26-34)。暗带中央有一条浅色窄带,称**H带**,H带中央有一条深色的**M线**;明带中央有一较暗的细线,称**Z线**,相邻两条Z线之间的一段肌原纤维,称**肌节**(sarcomere)(图26-35),每个肌节由1/2 I带+A带+1/2 I带所组成,肌节递次排列构成肌原纤维,肌节是骨骼肌纤维结构和功能的基本单位。肌膜外有基膜贴附,二者之间有**肌卫星细胞**(muscle satellite cell),当肌纤维损伤时,肌卫星细胞增殖分化,参与肌纤维的修复。

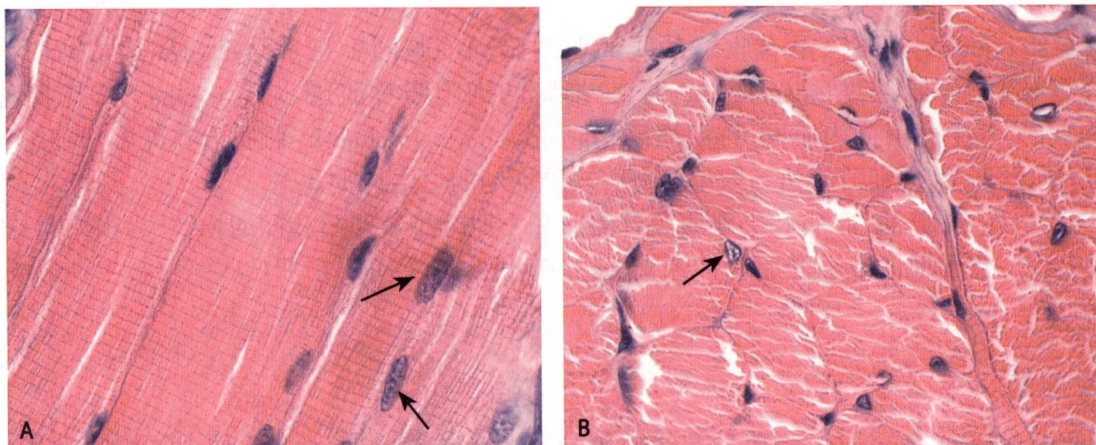

图 26-34 骨骼肌纤维的光镜结构

A. 纵切面;B. 横切面;↑肌细胞核。

(二)骨骼肌纤维的超微结构

1. **肌原纤维** 肌原纤维由粗、细两种肌丝有规律地平行排列构成(图26-35)。明带只有细肌丝,Z线是细肌丝的附着位点。暗带由粗肌丝和细肌丝共同组成,其中H带只有粗肌丝;肌原纤维之间有大量的线粒体、糖原和少量的脂滴。

(1)**粗肌丝**(thick filament):位于A带,中央固定于M线,由**肌球蛋白**(myosin)分子集合而成。肌球蛋白形似豆芽状,头部似豆瓣,露出于粗肌丝的表面,称**横桥**(cross bridge)。肌球蛋白的头部具有ATP酶活性,当与肌动蛋白接触时,ATP酶被激活,分解ATP产生能量,横桥发生屈伸运动。

(2)**细肌丝**(thin filament):一端固定于Z线,另一端插入粗肌丝之间,止于H带外侧。细肌丝由**肌动蛋白**(actin)、**原肌球蛋白**(tropomyosin)和**肌钙蛋白**(troponin)组成。肌动蛋白分子单体呈球形,许多单体相互连接,形成相互螺旋形的两条链。每一个肌动蛋白单体上有一个与肌球蛋白分子横桥结合的位点。原肌球蛋白呈条索状,由两条多肽链绞合而成,并嵌于肌动蛋白双股螺旋链的浅沟上。肌钙蛋白由3个球形亚单位组成,其中的一个亚单位能与Ca^{2+}结合。

2. **横小管** 肌膜垂直于肌纤维长轴向细胞内凹陷,形成**横小管**(transverse tubule),简称**T小管**(图26-36)。同一水平的横小管在细胞内分支吻合,环绕在每条肌原纤维的周围。横小管可将肌膜的兴奋迅速传到细胞内,引起同一条肌纤维上每个肌节的同步收缩。

3. **肌质网**(sarcoplasmic reticulum) 即滑面内质网,在相邻两个横小管之间,纵向包绕在每条肌原纤维的周围,又称**纵小管**(longitudinal tubule)(图26-36)。纵小管的末端在靠近横小管处膨大,并相互通连形成**终池**(terminal cistern)。横小管及其两侧的终池,合称**三联体**(triad)。横小管和终池各自独立。肌质网膜上有钙泵(一种ATP酶),可将肌质中的Ca^{2+}泵入肌质网内储存,以调节肌质内的Ca^{2+}浓度。

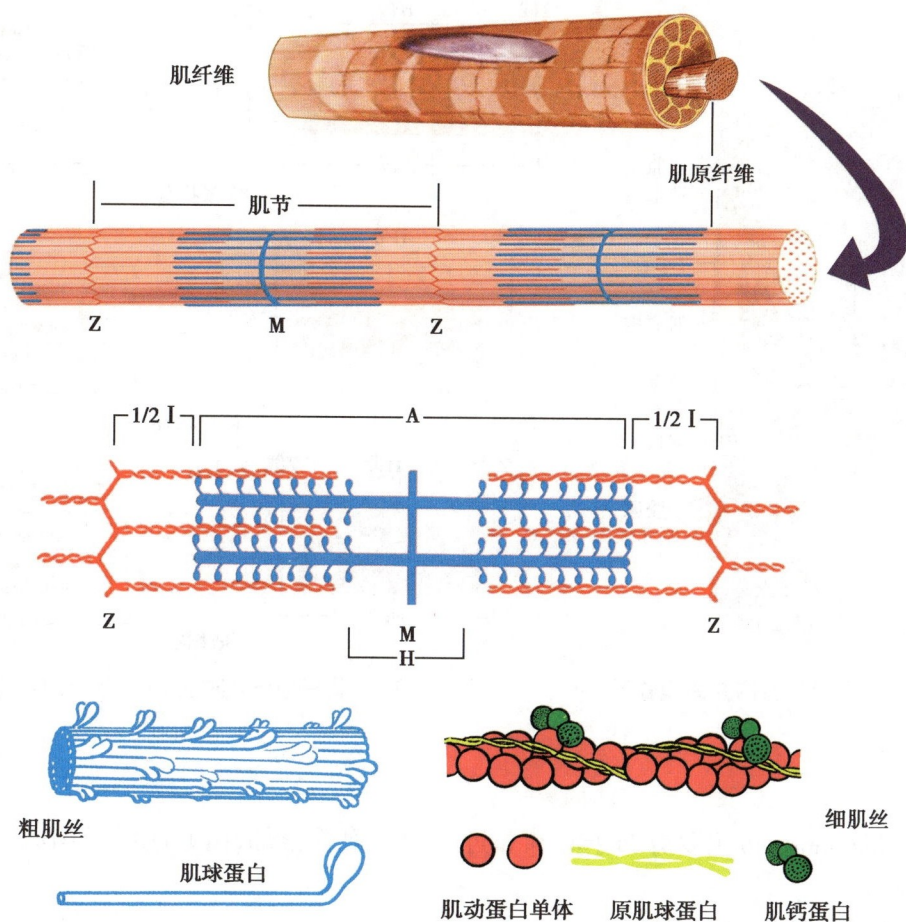

肌纤维

肌原纤维

肌节

Z   M   Z

1/2 I ┤├── A ──┤├ 1/2 I

Z   Z

M
H

粗肌丝

肌球蛋白

细肌丝

肌动蛋白单体   原肌球蛋白   肌钙蛋白

图 26-35　骨骼肌连续放大示意图

(三) 骨骼肌收缩的肌丝滑动机制

骨骼肌的收缩机制是肌丝滑动原理。肌纤维收缩时,细肌丝向 M 线方向滑动,结果使 I 带变短,H 带变窄或消失,A 带长度不变,整个肌节变短。舒张时细肌丝向相反方向运动,肌节变长(图 26-37)。

知识拓展

骨骼肌纤维的收缩原理

骨骼肌纤维收缩的过程是:①运动神经末梢将神经冲动传递给肌膜;②肌膜的兴奋通过横小管传至终池和肌质网;③肌质网释放大量 Ca^{2+} 到肌质内,肌质内的 Ca^{2+} 浓度升高;④Ca^{2+} 结合在肌钙蛋白的位点上,使肌钙蛋白和原肌球蛋白构型发生改变;⑤肌动蛋白的位点暴露,此位点与粗肌丝的横桥结合;⑥横桥的 ATP 酶被激活,分解 ATP 并释放能量;⑦肌球蛋白的头部和杆部发生转动,将肌动蛋白拉向 M 线方向,使 H 带变窄或消失,I 带变短,A 带长度不变,肌节缩短,肌纤维收缩。

肌纤维收缩之后,肌质内的 Ca^{2+} 被迅速转运到肌质网中,肌质内的 Ca^{2+} 浓度下降,肌动蛋白和原肌球蛋白的构型恢复原状,横桥与肌动蛋白脱离接触,使另一个 ATP 分子结合在肌球蛋白的头部,肌节恢复原来的长度,肌节舒张。当肌纤维内的 Ca^{2+} 或 ATP 的量不足时,会影响肌纤维的正常收缩。

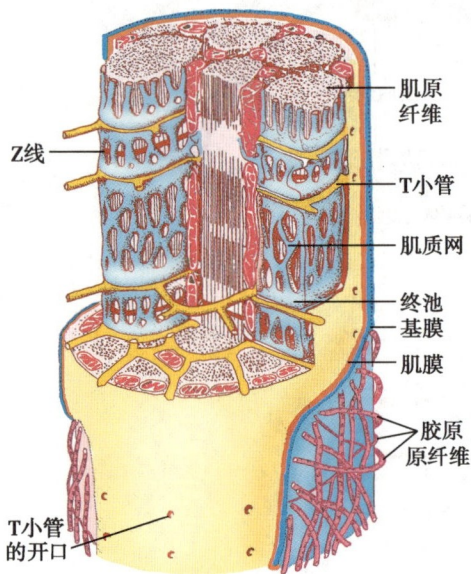

图 26-36　骨骼肌纤维超微结构立体模式图

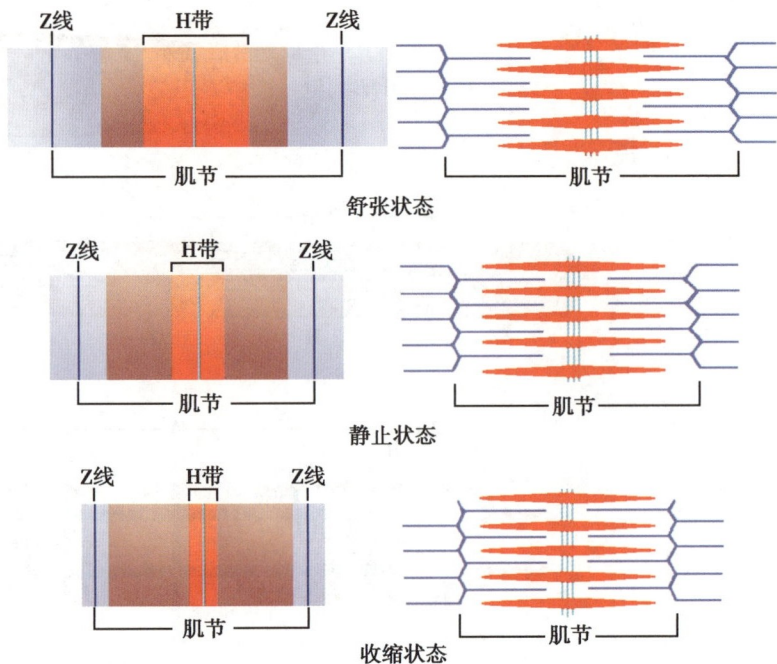

图 26-37　骨骼肌纤维收缩时肌节结构变化示意图

二、心肌

心肌(cardiac muscle)主要分布于心和邻近心的大血管根部,由心肌纤维构成,其间有结缔组织、血管和神经。

(一)心肌纤维的光镜结构

心肌纤维呈短柱状,有分支,相互吻合成网。细胞核 1 个,位于中央,染色较浅;核两端肌质丰富。心肌纤维有横纹,但不如骨骼肌明显(图 26-38)。相邻心肌纤维连接处互相嵌合,特化成**闰盘**(intercalated disk),呈着色较深的横行或阶梯状的细线,与肌纤维长轴垂直。心肌纤维之间的结缔组织和血管较多。

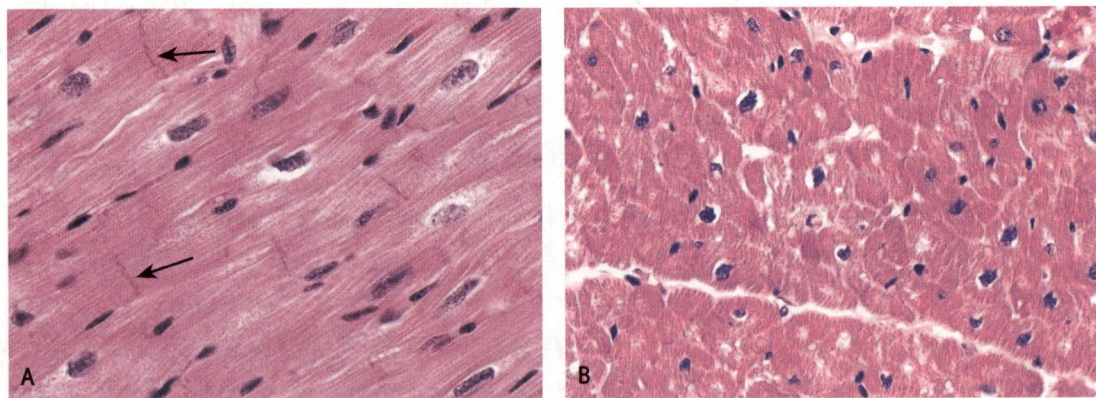

图 26-38　心肌纤维的光镜结构

A. 纵切面;B. 横切面;↑ 闰盘。

(二)心肌纤维的超微结构

心肌纤维也有粗、细两种肌丝,它们在肌节内的排列与骨骼肌纤维相同,亦有肌质网和横小管,含丰富的线粒体和糖原,亦含脂滴和脂褐素(图 26-39)。

心肌纤维有与骨骼肌纤维不同的超微结构特点:①肌原纤维不明显,肌丝被少量肌质和纵行排列的肌质网、线粒体分隔成粗细不等、不完整的肌丝束;②横小管较粗;③肌质网较稀疏,仅在横小管的一侧形成终池,并与横小管紧贴构成**二联体**(diad);④闰盘的横位部分为中间连接和桥粒,起牢固的连接作用;纵位部分为缝隙连接,便于心肌纤维间化学信息的交流和电冲动的传导,以保证心肌纤维收缩的同步性和协调性,使心肌成为一个功能整体(图 26-40)。

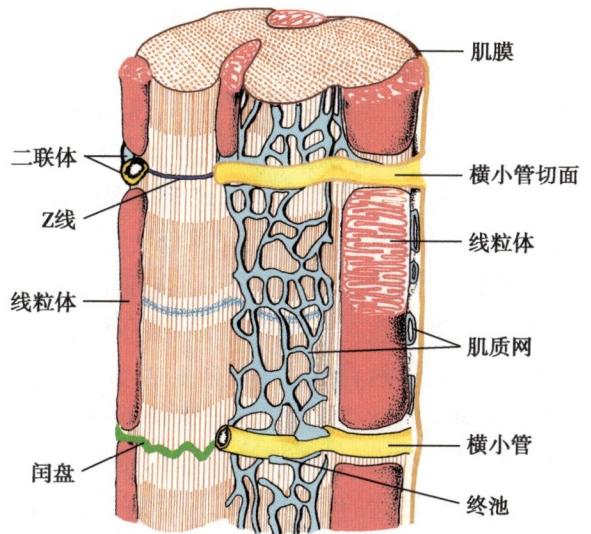

图 26-39 心肌纤维超微结构立体模式图

三、平滑肌

平滑肌(smooth muscle)广泛分布于血管、淋巴管和内脏器官。

1. 平滑肌纤维的光镜结构 平滑肌纤维呈长梭形,大小不一,一般长 200μm,无横纹,只有 1 个核,位于中央,细胞收缩时核常呈扭曲或螺旋形。平滑肌纤维常成层或成束排列,一个细胞的中间部与另一细胞的两端毗邻,使细胞间连接紧密(图 26-41)。

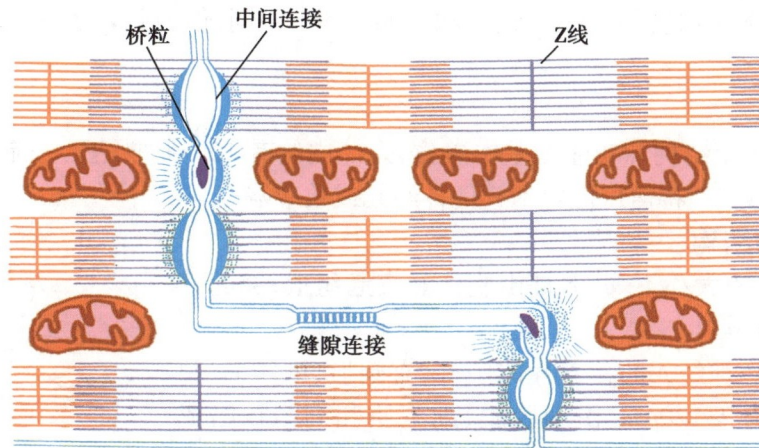

图 26-40 闰盘超微结构示意图

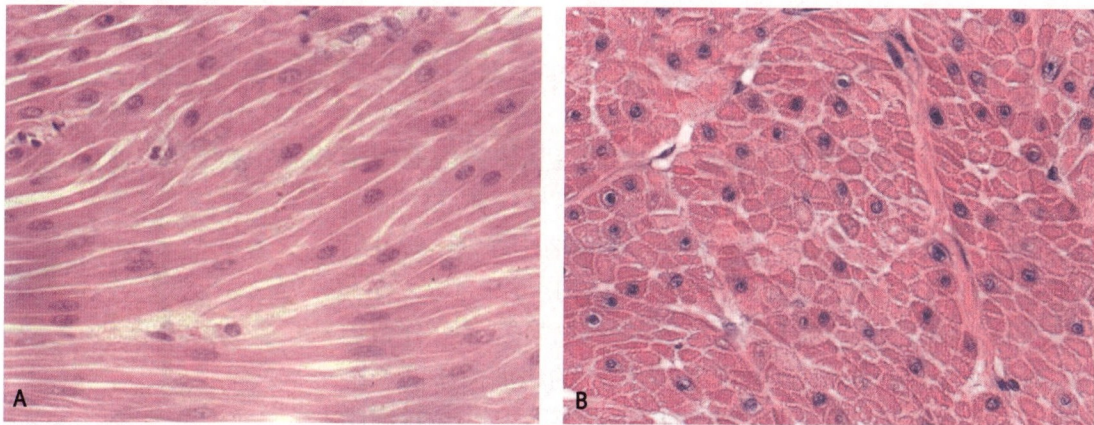

图 26-41 平滑肌纤维光镜结构

A. 纵切面;B. 横切面。

2. 平滑肌纤维的超微结构 平滑肌纤维的肌膜向内凹陷形成许多小凹，不形成横小管。肌质网不发达，无肌原纤维，有大量**密斑**（dense patch）、**密体**（dense body）、细肌丝、粗肌丝和**中间丝**（intermediated filament）（图26-42）。密斑位于肌膜的内侧并与其平行，是细肌丝的附着点。密体散在于肌质内，是细肌丝和

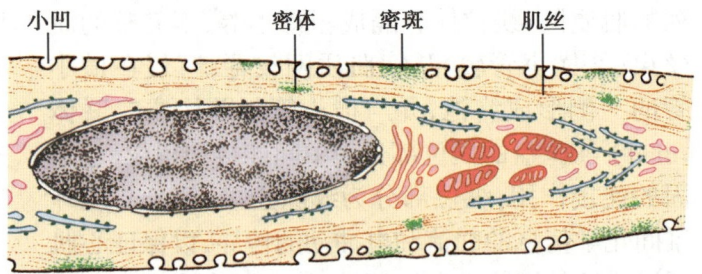

图 26-42 平滑肌纤维超微结构模式图

中间丝的共同附着点。中间丝相互交织成网，分布于肌质中，连于密斑、密体间，构成细胞骨架。细肌丝围绕粗肌丝排列，穿行于密斑间，构成肌丝单位，又称**收缩单位**（contractile unit）。当各种刺激引起肌纤维兴奋时，激发粗肌丝与细肌丝的滑动，引起肌纤维呈螺旋状扭曲、增粗并缩短。平滑肌纤维间有较发达的缝隙连接，可传递信息和电冲动，引起相邻肌纤维的同步功能活动。

第四节　神经组织

神经细胞（nerve cell）和**神经胶质细胞**（neuroglial cell）是神经系统的组织学基础，它们与血管、结缔组织形成某些特殊的结构，共同组成**神经组织**（nervous tissue）。神经细胞又称**神经元**（neuron），其与神经胶质细胞虽在形态、结构和功能上各有不同，但彼此联系密切。

一、神经元

神经元是神经系统结构和功能的基本单位，人体内约有10^{12}个神经元。神经元最重要的功能是接受刺激，整合信息，并将信息传导到其他神经元或效应器。

（一）神经元的结构

神经元形态不一、大小不等，但都由胞体和突起组成；突起分为树突和轴突（图26-43）。

1. 胞体　胞体是神经元的营养代谢中心，有圆形、锥体形、梨形和梭形等，直径为4~120μm，由细胞膜、细胞质和细胞核组成（图26-44）。胞体主要集中在中枢神经系统的灰质及神经节内。

（1）细胞膜（质膜）：为单位膜，延伸包裹于轴突与树突。神经元的质膜有接受刺激、产生和传导神经冲动的功能。质膜上有蛋白质组成的离子通道及受体。

（2）细胞核：大而圆，核膜清晰，以常染色质为主，故着色浅，核仁大而明显。

（3）细胞质：又称**核周质**（perikaryon），与轴突和树突内的细胞质相通连。核周质内有发达的粗面内质网、游离核糖体、线粒体、高尔基复合体、微丝、微管和神经丝等多种细胞器（图26-45）。尼氏体和神经原纤维是光镜下看到的特征性的结构。

1）**尼氏体**（Nissl body）：光镜下，为嗜碱性颗粒或小块，分布均匀并延续到树突内（图26-46）。电镜下，为发达的粗面内质网和游离核糖体（图26-46）。尼氏体的主要功能是合成蛋白质，参与细胞器的更新及**神经递质**和**神经调质**的合成。

2）**神经原纤维**（neurofibril）：在镀银标本上，神经原纤维呈棕

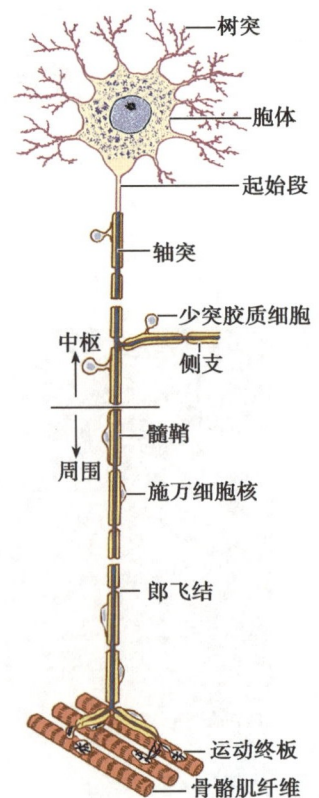

图 26-43 神经元形态结构模式图

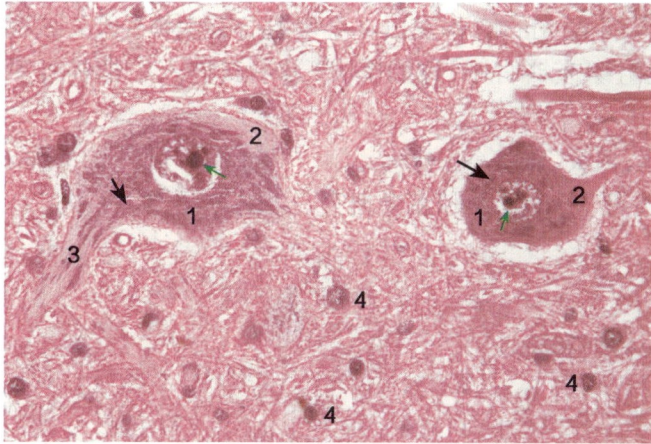

图 26-44　脊髓前角神经元（HE）

1. 神经元；2. 轴丘；3. 树突；4. 神经胶质细胞；↗核仁；↑尼氏体。

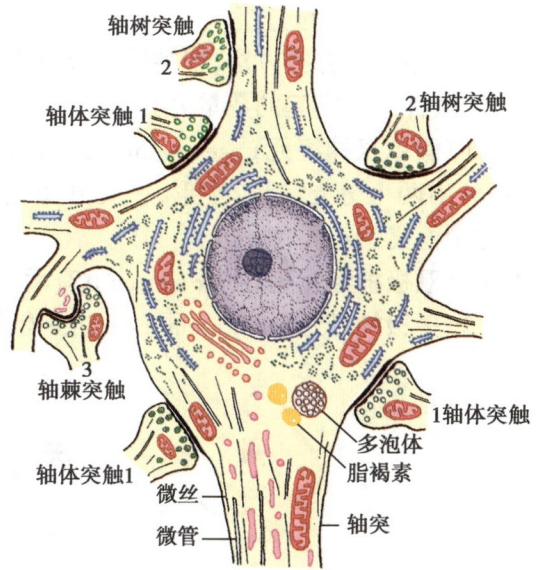

图 26-45　多极神经元及各型突触结构模式图

黑色，交错排列成细丝网，分布到轴突与树突内（图 26-46）。电镜下神经原纤维由微管、微丝和神经丝组成，是构成神经元的细胞骨架，并参与物质运输。

2. 突起　神经元的突起分为树突和轴突（图 26-43）。

（1）**树突**（dendrite）：每个神经元有 1 个或多个树突，形如树状。树突表面有许多棘状小突起，称**树突棘**（dendritic spine），是神经元接受信息的主要部位；树突棘扩大了神经元接受刺激的表面积。树突内的结构与核周质相似，其功能主要是接受刺激，并将刺激传向胞体。

（2）**轴突**（axon）：轴突自胞体发出。一个神经元只有 1 个轴突。轴突长短不一，神经元的胞体越大，其轴突越长。轴突表面光滑，直径均一，分支少，有侧支呈直角发出。轴突末端分支较多，形成轴突终末。胞体发出轴突的部位染色淡，呈圆锥形，称**轴丘**（axon hillock），该区及轴突内均无尼氏体。轴突的主要功能是传导神经冲动，沿轴膜向轴突终末传递。

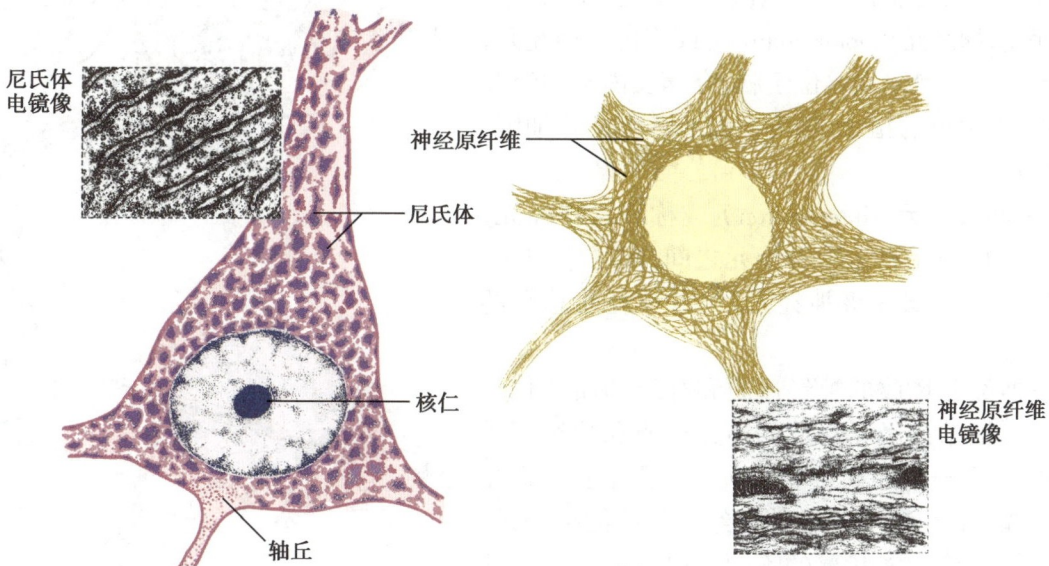

图 26-46　尼氏体、神经原纤维、轴丘结构模式图

（二）神经元的分类

根据不同的分类方法,把神经元分成不同的类型。

1. 按神经元突起的数量分类(图 26-47)

(1)**假单极神经元**(pseudounipolar neuron):从神经元的胞体发出一个突起,离胞体不远处该突起再分出两个分支,呈 T 字形,一支分布到其他组织或器官中,称周围突,另一支进入中枢神经系统,称中枢突。

(2)**双极神经元**(bipolar neuron):有两个突起,树突、轴突各一个。

(3)**多极神经元**(multipolar neuron):有多个突起,一个轴突和多个树突。

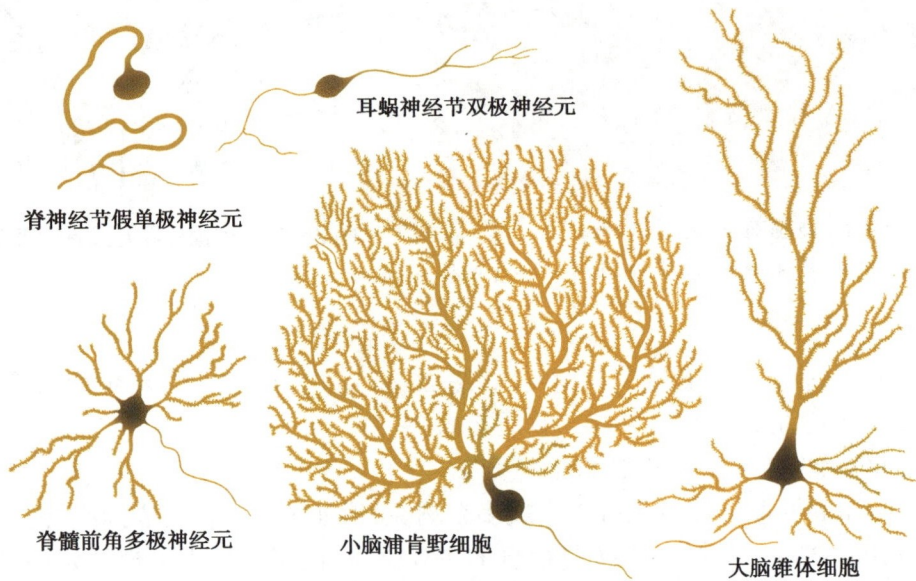

图 26-47　不同类型的神经元

2. 按神经元功能分类(图 26-48)

(1)**感觉神经元**(sensory neuron):或称传入神经元,多为假单极神经元。胞体主要位于脊神经节或脑神经节内;其周围突接受刺激,并将刺激经中枢突传向中枢。

(2)**运动神经元**(motor neuron):或称传出神经元,属多极神经元。胞体主要位于脑、脊髓及内脏神经节内;树突接受中枢的指令,轴突支配肌纤维或腺细胞,使其收缩或分泌。

(3)**中间神经元**(interneuron):或称联合神经元,分布在感觉神经元和运动神经元之间,起联络作用。中间神经元多数属多极神经元,约占神经元总数的99%以上。

3. 按神经元释放的神经递质和神经调质的化学性质分类　根据神经元释放的神经递质和神经调质的化学性质可分为胆碱能神经元、去甲肾上腺素能神经元、胺能神经元、氨基酸能神经元和肽能神经元。神经元根据机体功能状况的不同可以释放一种或几种神经递质,同时还可以释放神经调质。

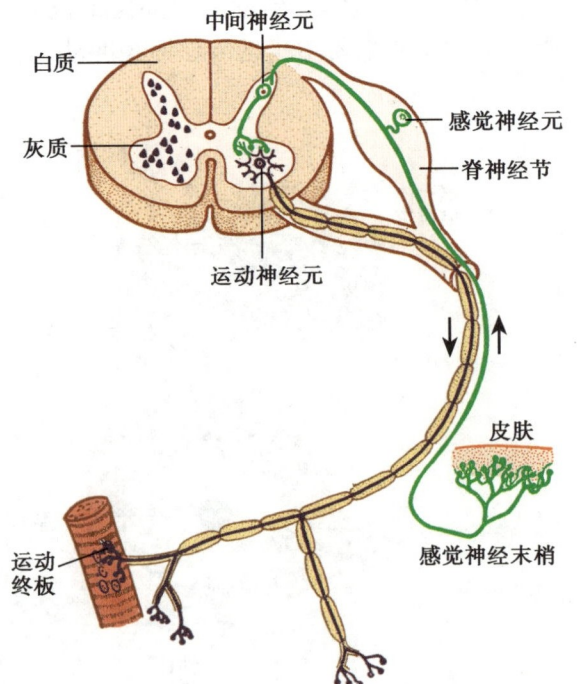

图 26-48　脊髓及脊神经示意图

(三) 神经元的连接

位于神经元与神经元之间或神经元与非神经元(效应器及感受器细胞)之间的一种特化的细胞连接方式,称**突触**(synapse),突触是神经元传递信息的重要结构。根据突触传递信息的方式,可分为**化学性突触**(chemical synapse)与**电突触**(electrical synapse)。前者以释放神经递质传递信息,后者通过缝隙连接传递电信息。

1. 化学性突触　化学性突触最常见,在镀银染色切片上呈扣结状,电镜下,由突触前成分、突触间隙和突触后成分组成(图 26-49)。

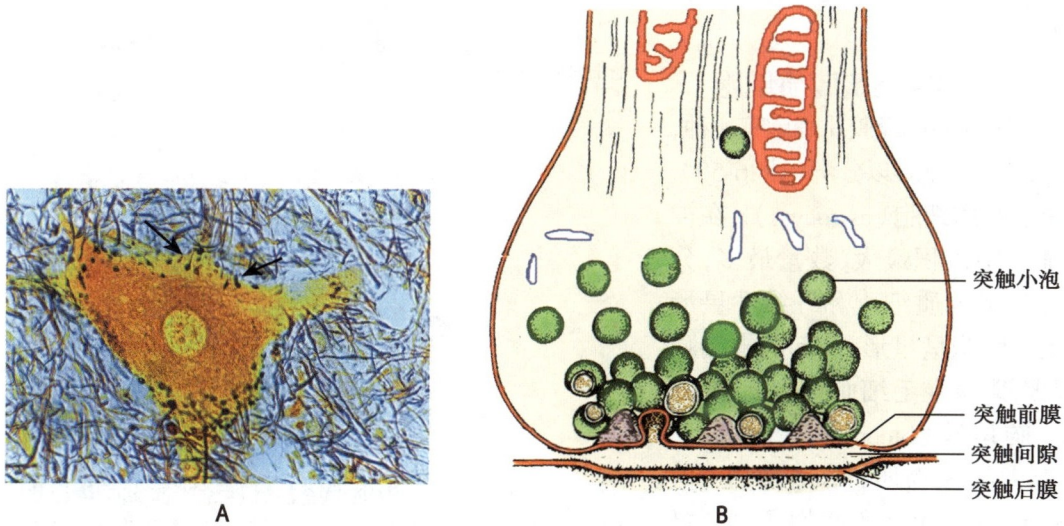

图 26-49　化学性突触结构模式图
A. 神经元胞体表面的突触小体(↑)镀银染色;B. 化学性突触超微结构模式图。

(1)**突触前成分**(presynaptic element):为轴突终末的膨大部分,内有突触小泡、线粒体、微丝和微管等。突触小泡是突触前成分的特征性结构,内含不同的神经递质。轴突终末与另一个神经元相接触处,轴膜特化增厚的部分,称**突触前膜**(presynaptic membrane)。

(2)**突触后成分**(postsynaptic element):是后一级神经元或效应细胞与突触前成分相对应的局部区域。该处神经元胞体或树突的质膜特化增厚,称**突触后膜**(postsynaptic membrane),膜上有特异性神经递质或调质的受体及离子通道。

(3)**突触间隙**(synaptic cleft):位于突触前膜与突触后膜之间的间隙。当突触前神经元发出的神经冲动沿轴膜传导至轴突终末时,引发突触小泡移至突触前膜并与之融合,释放神经递质到突触间隙,神经递质与突触后膜上特异性受体结合,膜上离子通道开放,使突触后神经元(或效应细胞)产生兴奋性或抑制性突触后电位,将信息传送给后一级神经元或效应细胞。

2. 电突触　即两个神经元之间的缝隙连接。电突触的传导方向决定于两个神经元之间的关系而不依赖神经递质,故可双向传导。

知识拓展

神经干细胞

神经干细胞是神经组织中具有增殖和分化潜能的细胞,主要分布于大脑海马、中脑、脊髓的室管膜下区。胚胎与成年人脑和脊髓中都有神经干细胞。神经干细胞在体外经生长因子诱导下可增殖、分化成神经元和胶质细胞,在一定程度可参与神经组织损伤后的修复。神经干细胞的发现和应用,为研究治疗神经系统疾病开辟了一条新的途径。

二、神经胶质细胞

神经胶质细胞（neuroglial cell），又称**神经胶质**（neuroglia），其数量为神经元的 10~50 倍，广泛分布于中枢神经系统和周围神经系统。神经胶质细胞也有突起，但无轴突和树突之分。神经胶质细胞对神经元起支持、营养、保护和绝缘等作用。

（一）中枢神经系统胶质细胞

脑和脊髓内的神经胶质细胞有 4 种，但在 HE 染色切片中难以分辨（图 26-50）。

1. 星形胶质细胞（astrocyte） 在神经胶质细胞中体积最大、数量最多，分为原浆性星形胶质细胞和纤维性星形胶质细胞。细胞呈星形，突起的末端膨大，称**脚板**，附着在毛细血管壁上，参与构成**血 - 脑屏障**（blood-brain barrier），阻止血液中某些物质进入脑组织，但能选择性让营养和代谢产物通过。星形胶质细胞能合成和分泌神经营养因子和多种生长因子，对神经元的发育、

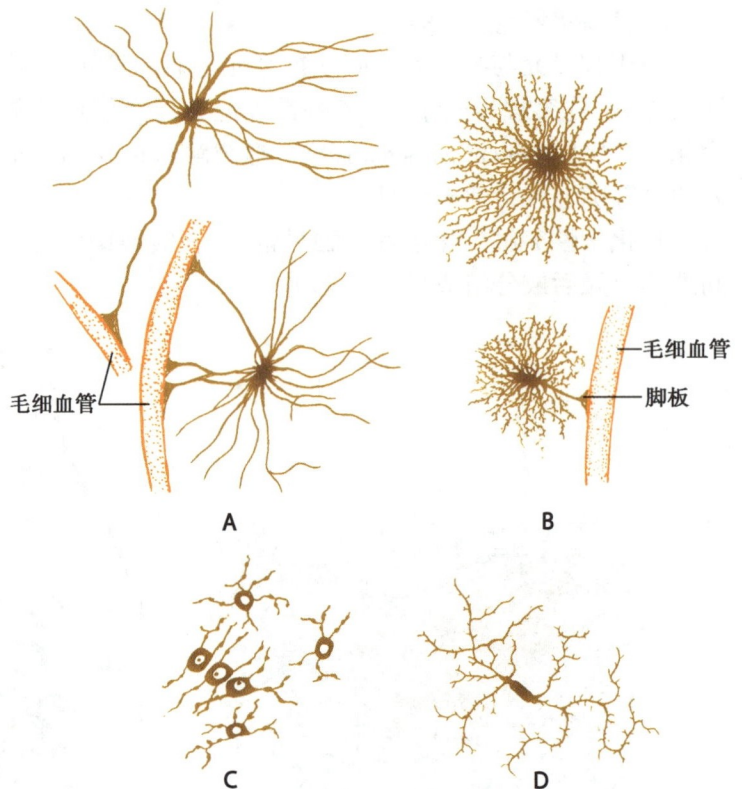

图 26-50　中枢神经系统神经胶质细胞模式图
A. 纤维性星形胶质细胞；B. 原浆性星形胶质细胞；C. 少突胶质细胞；D. 小胶质细胞。

分化、功能的维持以及神经元的可塑性有重要的影响。在中枢神经系统损伤时，星形胶质细胞可增生，形成胶质瘢痕修补缺损。

2. 少突胶质细胞（oligodendrocyte） 体积小，呈梨形或卵圆形，突起短、分支少，参与形成中枢神经系统有髓神经纤维的髓鞘。

3. 小胶质细胞（microglia） 体积最小，胞体细长或呈椭圆形，数量少，主要分布于灰质内。当中枢神经系统损伤时，小胶质细胞可转变为巨噬细胞，吞噬死亡的细胞、蜕变的髓鞘等。

4. 室管膜细胞（ependymal cell） 被覆于脑室和脊髓中央管腔面，呈单层立方或柱状，形成室管膜，可分泌脑脊液。

（二）周围神经系统胶质细胞

1. 施万细胞（Schwann cell） 又称**神经膜细胞**（neurolemmal cell），呈薄片状，胞质较少，参与形成周围神经纤维的髓鞘（图 26-51）。施万细胞能分泌神经营养因子，促进受损伤的神经元存活及其轴突的再生。

2. 卫星细胞（satellite cell） 又称被囊细胞，是神经节内包裹在神经元胞体周围的一层扁平或立方形细胞。

三、神经纤维和神经

（一）神经纤维

神经纤维（nerve fiber）由神经元的长轴突和包绕其外的神经胶质细胞构成。根据包裹轴突的神经胶质细胞是否形成完整的髓鞘，分为有髓神经纤维和无髓神经纤维（图 26-51）。

1. 有髓神经纤维　周围神经系统的**有髓神经纤维**（myelinated nerve fiber）由施万细胞包卷轴

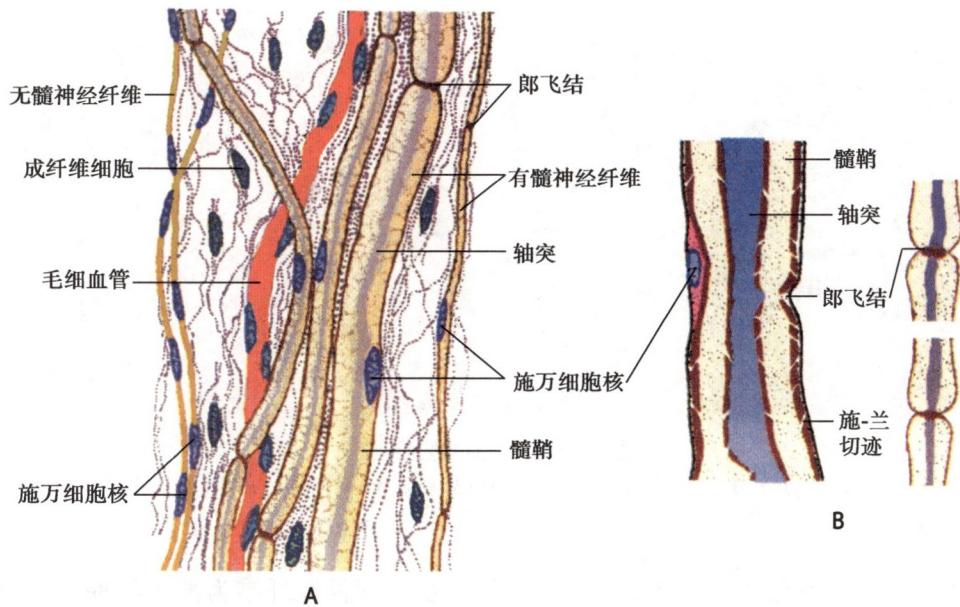

图 26-51　周围神经纤维结构模式图
A. 示有髓神经纤维和无髓神经纤维;B. 示郎飞结和髓鞘。

突而成。有髓神经纤维的中轴是神经元的轴突,施万细胞的质膜呈同心圆包绕轴突形成的鞘状结构,称**髓鞘**(myelin sheath)(图 26-52),被挤压在髓鞘外的质膜及其基膜,称**神经膜**(neurilemma)。一条有髓神经纤维由多个施万细胞包卷而成,一个施万细胞仅包卷一段轴突,构成一个**结间体**(internode)。每两个结间体交界处无髓鞘,形成一狭窄处,称**郎飞结**(Ranvier node)(图 26-53)。髓鞘电阻大,在组织液与轴膜间起绝缘作用。

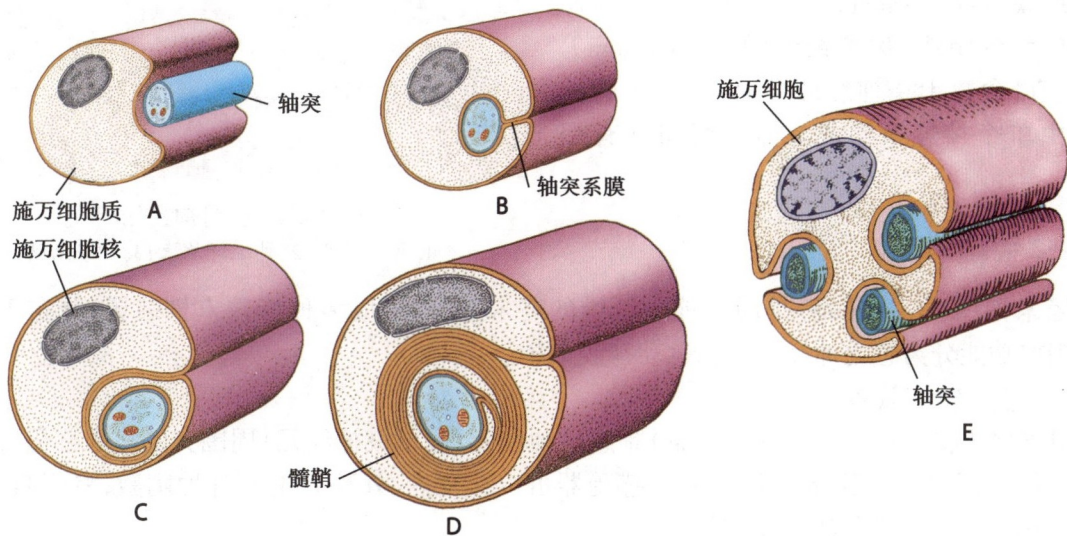

图 26-52　周围神经纤维髓鞘形成及超微结构模式图
A、B、C. 髓鞘发生过程;D. 有髓神经纤维超微结构;E. 无髓神经纤维超微结构。

中枢神经系统有髓神经纤维的髓鞘是由少突胶质细胞形成的。少突胶质细胞的多个突起末端可同时分别包卷多个轴突,形成多个结间体。

2. 无髓神经纤维　在周围神经系统,**无髓神经纤维**(unmyelinated nerve fiber)由轴突及包裹的施万细胞构成,无髓鞘和郎飞结。施万细胞表面形成多个纵行沟槽,沟内有轴突,施万细胞的质膜

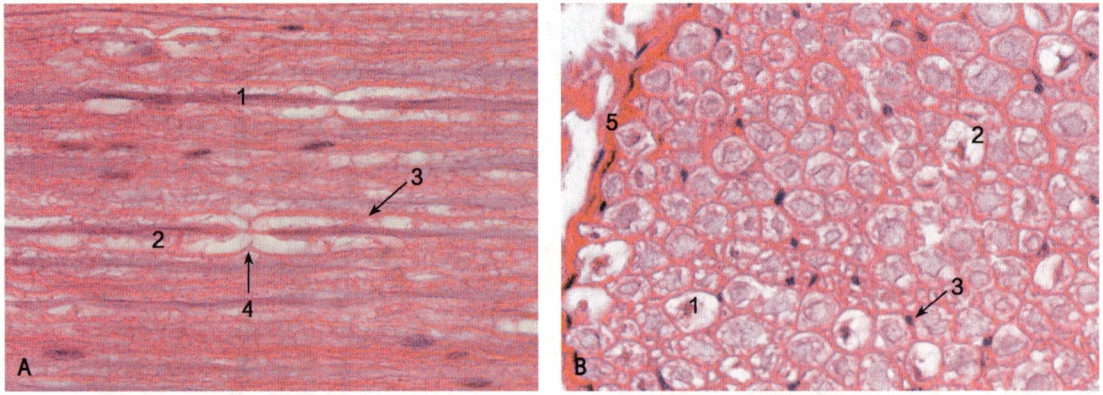

图 26-53　有髓神经纤维束
A. 纵切面；B. 横切面；1. 轴突；2. 髓鞘；3. 神经膜；4. 郎飞结；5. 神经束膜。

不形成将其包裹的完整髓鞘（图 26-52）。中枢神经系统无髓神经纤维为裸露的轴突，其外面无神经胶质细胞包裹。无髓神经纤维的传导速度较慢。

（二）神经

周围神经系统的若干条神经纤维集合在一起，被结缔组织、血管和淋巴管所包裹，共同构成**神经**（nerve）（图 26-54）。每条神经纤维的表面有一薄层的结缔组织包裹，称**神经内膜**（endoneurium）。神经内的多条神经纤维集合成**神经束**，包裹每条神经束的致密结缔组织，称**神经束膜**（perineurium）。包裹在一条神经外面的疏松结缔组织，称**神经外膜**（epineurium）。粗的神经可含数十条神经纤维束，而细小的神经常仅由单个神经束构成。神经束间常有交通支。

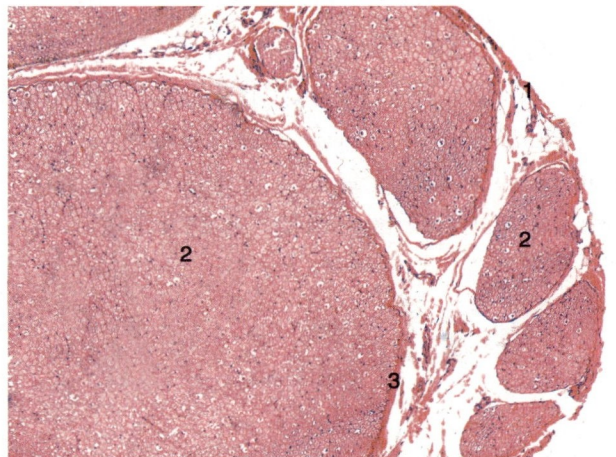

图 26-54　坐骨神经（局部）
1. 神经外膜；2. 神经纤维束；3. 神经束膜。

四、神经末梢

神经末梢（nerve ending）是周围神经纤维的终末部分，形成多种特殊末梢装置，分布于全身。神经末梢按功能分为感觉神经末梢和运动神经末梢。

（一）感觉神经末梢

感觉神经末梢（sensory nerve ending）是感觉神经元（假单极神经元）周围突的终末部分，该部分与周围组织共同组成**感受器**（receptor）。感受器可以接受内、外环境中的各种刺激，将刺激转化为冲动，传至中枢，产生感觉（图 26-55）。

1. 游离神经末梢　感觉神经元周围突终末部分失去髓鞘，裸露的部分形成细支，分布于表皮、角膜、黏膜上皮、浆膜及结缔组织等，能够感受冷热、疼痛和轻触等刺激。

2. 有被囊神经末梢　此类神经末梢外面均有结缔组织被囊包裹。神经纤维入被囊前失去髓鞘，裸露的轴突分布于囊内感觉细胞周围。有被囊神经末梢按功能与结构可分 3 种类型。

（1）**触觉小体**（tactile corpuscle）：分布在手指、足趾掌面的真皮乳头内，以手指掌侧皮肤内最多，感受触觉。

（2）**环层小体**（lamellar corpuscle）：广泛分布于皮下组织、腹膜、肠系膜、韧带和关节囊等处。环层

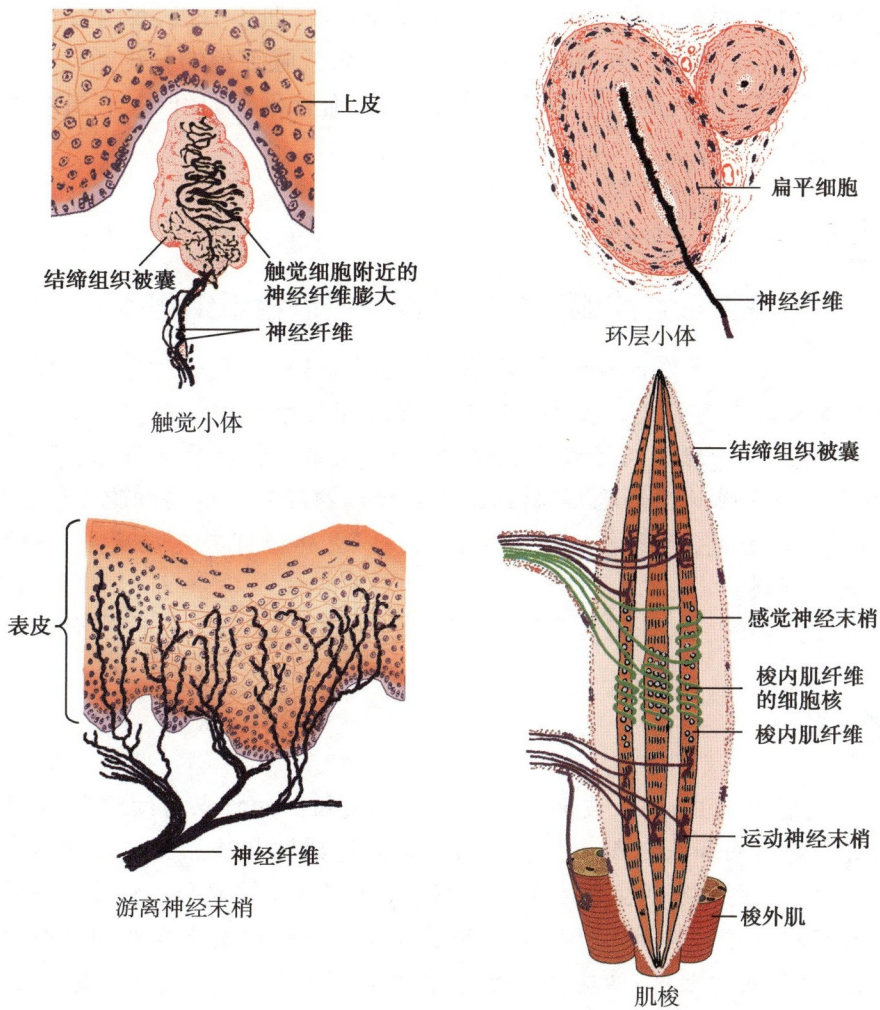

图 26-55 各类感觉神经末梢模式图

小体呈圆形或卵圆形,内有多层同心圆排列的扁平细胞,中央有一圆柱体。裸露的轴突进入圆柱体内。环层小体感受压觉和振动觉。

(3)**肌梭**(muscle spindle):分布于骨骼肌内的梭形结构。肌梭内有数条较细的骨骼肌纤维,称梭内肌纤维。裸露的轴突缠绕在梭内肌纤维中段。在梭内肌纤维内尚有运动神经末梢,分布于两端。肌梭感知骨骼肌纤维的伸缩、牵拉变化,进而调节骨骼肌纤维的张力。

(二) 运动神经末梢

运动神经末梢是运动神经元的轴突分布于肌纤维和腺细胞的终末结构,称**效应器**(effector),支配肌纤维的收缩和腺细胞的分泌。

1. 躯体运动神经末梢 分布于骨骼肌纤维。运动神经纤维反复分支,每一分支终末与一条骨骼肌纤维建立突触连接,在连接处形成卵圆形的板状隆起,称**运动终板**(motor endplate)(图 26-56)。当神经冲动到达运动终板时,轴突终末释放乙

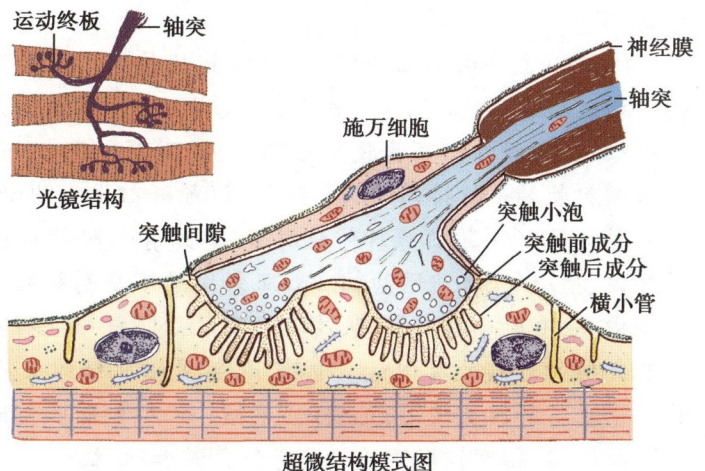

图 26-56 运动终板结构模式图

酰胆碱,后者与突触后膜上的特异性受体结合,离子通道开放,肌膜去极化,引发肌纤维收缩。

2. 内脏运动神经末梢　支配平滑肌、心肌的收缩、舒张或腺细胞的分泌活动。内脏神经节发出的无髓神经纤维末梢反复分支,终末呈串珠状附于内脏、血管平滑肌纤维、心肌纤维表面或穿行腺体细胞之间,并与其构成突触。

本章小结

上皮组织可分为被覆上皮、腺上皮和感觉上皮。上皮组织的特点为细胞多,间质少,排列紧密。上皮组织有极性,分游离面和基底面。基底面与深部结缔组织相连。上皮组织内有丰富的神经末梢,无血管和淋巴管。上皮组织的主要功能是保护、吸收、分泌、排泄等。被覆上皮覆盖在人体的外表面,或衬在体内有腔器官的腔面。根据细胞的层数和细胞的形态上皮组织可分为单层扁平上皮(包括内皮和间皮)、单层立方上皮、单层柱状上皮、假复层纤毛柱状上皮、复层扁平上皮、复层柱状上皮和变移上皮。在上皮细胞的各个面常形成特殊结构。上皮细胞游离面有微绒毛与纤毛,二者均为细胞膜和细胞质向表面伸出的微细突起。上皮细胞的侧面有紧密连接、中间连接、桥粒、缝隙连接等结构。上皮细胞的基底面有质膜内褶、半桥粒及基膜。构成腺的分泌细胞称腺细胞,腺上皮是具有分泌功能的上皮,以腺上皮为主要成分构成的器官称腺。

结缔组织是人体内分布最广的基本组织,包括凝胶状的固有结缔组织、液态的血液、固态的骨和软骨。结缔组织由多种细胞和大量的细胞外基质组成。特点:多种细胞散在分布在大量的细胞外基质中;细胞的种类和数量、细胞外基质的成分、结构和数量与结缔组织的类型、分布和功能密切相关。

肌组织主要由肌细胞组成,肌细胞又称肌纤维。肌组织分为骨骼肌、心肌和平滑肌。骨骼肌属于横纹随意肌,心肌属于横纹不随意肌,平滑肌属于无横纹不随意肌。骨骼肌纤维为长圆柱形的多核细胞,肌膜外面有基膜紧密贴附,肌膜下含几十个甚至几百个扁椭圆形的细胞核,肌质内含许多与细胞长轴平行排列的肌原纤维,肌原纤维上有明暗相间的带,构成了骨骼肌纤维横纹。相邻两条 Z 线之间的一段肌原纤维称肌节,它是骨骼肌结构和功能的基本单位。电镜下可见骨骼肌的肌原纤维、横小管、肌质网结构。心肌纤维呈不规则短柱状,有分支,且彼此连接成网状,核呈卵圆形,位居中央,有时含有双核;肌质较丰富。心肌纤维也有明暗相间的周期性横纹,但不如骨骼肌明显。心肌纤维的连接处有闰盘。电镜下,可见心肌纤维含有粗、细两种肌丝,以及肌质网和横小管等结构。平滑肌纤维呈梭形,无横纹,单核,居中,细胞收缩时,核扭曲呈螺旋状。电镜下,平滑肌纤维内无肌原纤维,但有较发达的细胞骨架系统和肌丝。

神经组织由神经元和神经胶质细胞组成。神经元是神经系统的结构和功能单位,神经元通过突触彼此连接。神经元分为胞体、树突和轴突三部分。神经胶质细胞分布在神经元与神经元之间，神经元与非神经细胞之间，对神经元具有支持、保护、营养和绝缘的作用。中枢神经系统的胶质细胞有星形胶质细胞、少突胶质细胞、小胶质细胞和室管膜细胞，周围神经系统的神经胶质细胞有施万细胞和卫星细胞。神经末梢是周围神经纤维的终末部分，按功能分为感觉神经末梢和运动神经末梢两大类。

案例分析

患儿，女，4岁。因发热和腹泻就诊。血常规检查结果如下：红细胞（RBC）5.51×10^{12}/L、血红蛋白（HGB）107g/L、平均红细胞容积（MCV）60fl、血细胞比容（HCT）0.332、平均红细胞血红蛋白（MCH）19.4pg、平均红细胞血红蛋白浓度（MCHC）322g/L、红细胞体积分布宽度（RDW）13.0%。观察血涂片发现，红细胞体积较小，有靶形红细胞。医生怀疑该患儿患有轻度地中海贫血。询问患儿家长得知，该患儿母亲患有地中海贫血。诊断：地中海贫血。

思考题：

1. 结合红细胞计数参考值、组织学结构及功能，分析血常规中红细胞相关参数及贫血的诊断价值和意义。

2. 患有地中海贫血时典型红细胞形态表现是什么？试述如何进一步检查进行确诊？

（徐 冶 林冬静）

思考题

1. 从功能角度对细胞的各种连接进行归纳。

2. 结缔组织包括凝胶状的固有结缔组织、液态的血液、固态的骨和软骨，试分析组织类型与细胞外基质成分和结构的关联规律。

3. 比较三种肌组织的光镜结构。

4. 简述化学性突触的超微结构和信息传递的过程。

ER 26-3

练习题

第二十七章 ｜ 循环系统

ER 27-1
ER 27-2

教学课件　　思维导图

学习目标

1. 掌握：心壁和各级动脉的结构特点；毛细血管的分类。
2. 熟悉：静脉、毛细血管和淋巴管系统的结构特点。
3. 了解：心脏传导系统的结构；微循环的组成与功能。
4. 能利用所学知识理解各级血管为适应其功能所形成的结构特点，并能解释分析心肌梗死、高血压等疾病的组织学变化和临床表现。
5. 通过学习循环系统的微细结构，使学生养成争分夺秒的职业习惯和细致严谨的工作态度。

　　循环系统（circulatory system）是连续而封闭的管道系统，包括心血管系统和淋巴管系统。心血管系统由心和血管组成，血管包括动脉、静脉和毛细血管。心血管系统的器官均为中空性器官，除毛细血管外，其管壁结构均可分为内膜、中膜和外膜，但各器官的管壁结构各异，以适应其功能的需要。淋巴管系统由毛细淋巴管、淋巴管和淋巴导管组成。

第一节　心

　　心是中空性器官，心壁很厚，从内向外依次由心内膜、心肌膜和心外膜组成（图 27-1）。心肌的节律性舒缩赋予血液流动的动力。心壁内还含有由特殊心肌纤维组成的传导系统，其功能是发生冲动并传导到整个心脏，使心肌按一定的节律舒缩。

一、心壁的结构

（一）心内膜

　　心内膜（endocardium）是一层光滑的薄膜，与血管内膜相续。心内膜由内皮、内皮下层与心内膜下层组成。内皮为单层扁平上皮，表面光滑，有利于血液流动。内皮下层为细密结缔组织，含有少量平滑肌纤维。心内膜下层为疏松结缔组织，靠近心肌膜，其内含有血管、神经及心传导系统的分支（浦肯野纤维）（图 27-2）。

（二）心肌膜

　　心肌膜（myocardium）最厚，主要由心肌纤维组成。心肌纤维集合成束，呈螺旋状环绕，分为内纵行、中环行和外斜行三层。心室肌层较心房肌层厚，左心室肌层最厚。心房肌和心室肌不相连续，均附着于致密结缔组织

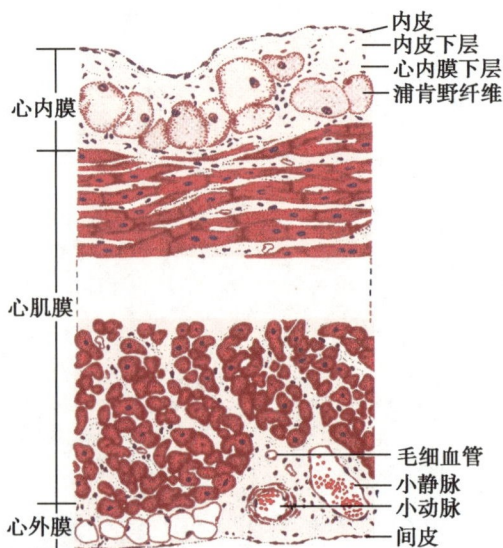

图 27-1　心壁结构仿真图

构成的纤维环（又称心骨骼）上。

心室和心房的肌纤维结构和功能基本相同。心房肌纤维除具有收缩功能外，部分肌质内还有一种分泌颗粒，称心房特殊颗粒（specific atrial granule），可分泌心房钠尿肽，其具有利尿、排钠、扩张血管和降低血压等作用。

（三）心外膜

心外膜（epicardium）属心包膜脏层，为浆膜。表面为间皮，间皮深面为疏松结缔组织，含血管、神经、淋巴管及脂肪细胞等。心包的脏、壁两层之间为心包腔，内有少量浆液，可减少摩擦，有利于心搏动。有炎症时两层粘连，使心搏动受限。

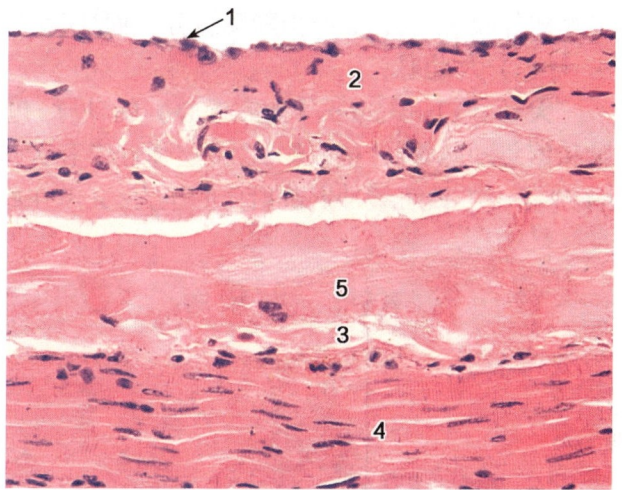

图 27-2　心内膜和心肌膜光镜图

1.内皮；2.内皮下层；3.心内膜下层；4.心肌纤维；5.浦肯野纤维。

二、心瓣膜

心瓣膜（cardiac valve）位于房室孔和动脉口处，包括二尖瓣、三尖瓣、主动脉瓣和肺动脉瓣，是心内膜向腔内凸起形成的薄片状结构，基部与心骨骼的纤维环相连。心瓣膜表面为内皮，内部为致密结缔组织，基部含平滑肌纤维和弹性纤维。心瓣膜的功能是阻止心房、心室和动脉之间的血液逆流。患风湿性心脏病时，心瓣膜内胶原纤维增生，使瓣膜变硬、变短或变形，瓣膜还可发生粘连，从而不能正常地关闭和开放。

三、心脏传导系统

心脏传导系统包括窦房结、房室结、房室束及其各级分支。心脏传导系统受自主神经系统和肽能神经支配。组成心脏传导系统的细胞有三种，包括起搏细胞、移行细胞和浦肯野纤维，这些细胞聚集成结或束。

（一）起搏细胞

起搏细胞（pacemaker cell）位于窦房结和房室结中央部位的结缔组织中，是心肌兴奋的起搏点。起搏细胞体积小，呈梭形或多边形，有分支连接成网，HE 染色浅，胞质内细胞器和肌原纤维少，糖原多。

（二）移行细胞

移行细胞（transitional cell）主要位于窦房结和房室结周边及房室束，具有传导冲动的作用。移行细胞短而细，胞质内含肌原纤维较起搏细胞略多，肌质网也较发达。

（三）浦肯野纤维

浦肯野纤维（Purkinje fiber）位于心室的心内膜下层和心肌膜。细胞短而粗，形状不规则，有 1~2 个细胞核，胞质含丰富的线粒体和糖原，但肌原纤维较少，故 HE 染色浅。细胞间有发达的闰盘，通过缝隙连接构成功能合胞体，使所有心室肌纤维同步舒缩。

第二节　血　管

一、动脉

动脉依其管径大小，可分大动脉、中动脉、小动脉和微动脉四种。其管壁自内向外可分为内膜、中膜和外膜三层,各层结构随动脉分支而变化,以中膜变化最显著。

(一) 大动脉

大动脉(large artery)为靠近心脏的动脉,包括主动脉、肺动脉、无名动脉、颈总动脉、锁骨下动脉和髂总动脉等,管壁很厚,含多层弹性膜和大量弹性纤维,又称**弹性动脉**(elastic artery)(图27-3,图27-4)。它既可缓冲心脏射血的压力,又可在心舒张时回缩以推动血液持续均匀地流动。

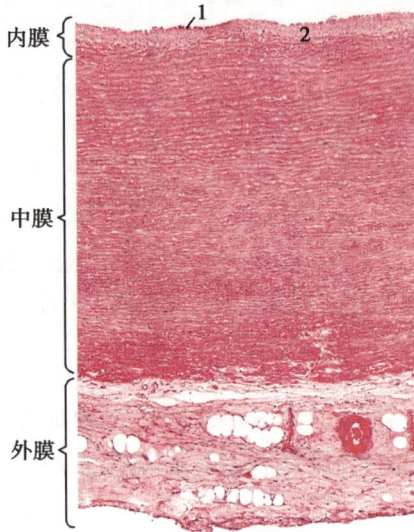

图 27-3　大动脉光镜图
1. 内皮;2. 内皮下层。

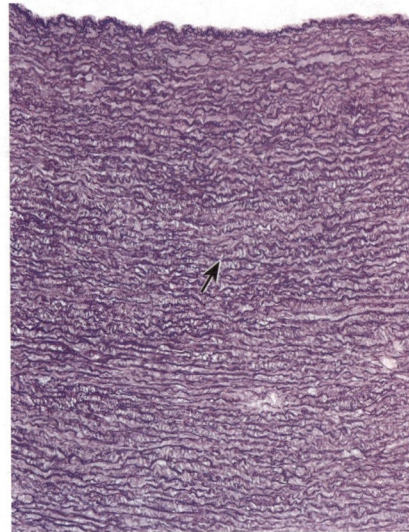

图 27-4　大动脉(弹性纤维染色)
↑ 示弹性膜。

1. **内膜**　由内皮和内皮下层组成。内皮细胞中有 W-P 小体。W-P 小体储存 vWF 凝血因子,参与止血和凝血。内皮下层为疏松结缔组织,内含胶原纤维和少量平滑肌纤维。内皮下层之外,有多层弹性膜与中膜的弹性膜延续。

2. **中膜**　最厚,由 40~70 层同心圆排列的弹性膜组成(图27-4),弹性膜由弹性蛋白构成。弹性膜间由弹性纤维相连,其间夹有少量平滑肌纤维、胶原纤维和基质。中膜的弹性纤维使扩张的血管回缩,胶原纤维有维持张力和支持的功能。病理情况下,中膜的平滑肌纤维可移入内膜,增生并产生结缔组织成分,使内膜增厚,是动脉粥样硬化发生的重要病理基础。

3. **外膜**　由疏松结缔组织构成,较薄,内有营养血管,无明显外弹性膜。

(二) 中动脉

除大动脉外,凡解剖学上命名的动脉大多属**中动脉**(medium-sized artery),管径一般大于 1mm。因中膜平滑肌丰富,中动脉又称**肌性动脉**(muscular artery)(图27-5),其功能主要是调节器官及身体各部的血流量。

1. **内膜**　由内皮、内皮下层和内弹性膜组成。内皮下层为薄层疏松结缔组织。内膜与中膜交界处有 1~2 层内弹性膜,为内膜和中膜的分界。

2. **中膜**　较厚,由 10~40 层环形平滑肌构成,肌纤维间夹有弹性纤维和胶原纤维,均由平滑肌纤维产生。

3. **外膜**　厚度与中膜接近,由疏松结缔组织构成,含

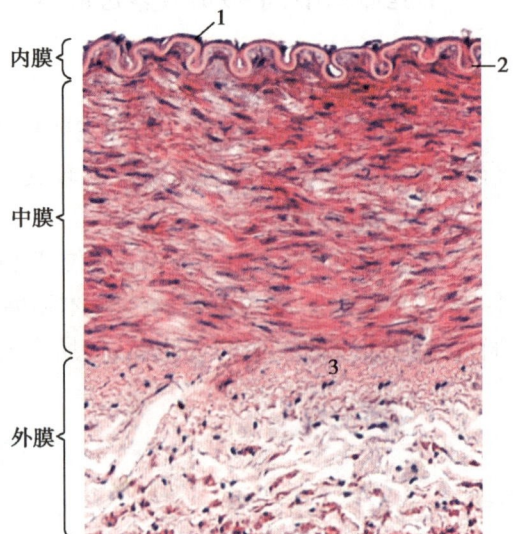

图 27-5　中动脉光镜图
1. 内皮;2. 内弹性膜;3. 外弹性膜。

小的营养血管和神经纤维束,神经纤维伸入中膜平滑肌,可调节血管的舒缩。多数中动脉的中膜和外膜的交界处有较明显的外弹性膜。

(三) 小动脉

小动脉(small artery)是指管径在 0.3~1mm 的动脉,属肌性动脉。小动脉的结构与中动脉相似,但各层均变薄。内膜的内弹性膜明显,中膜由 3~9 层平滑肌纤维构成,外膜厚度与中膜相近,但一般无外弹性膜(图 27-6)。

(四) 微动脉

微动脉(arteriole)指管径在 0.3mm 以下的动脉。无内、外弹性膜,中膜有 1~2 层平滑肌纤维,外膜较薄(图 27-6)。小动脉和微动脉通过平滑肌纤维的舒缩,调节局部组织的血流量和血压,又称**外周阻力血管**。

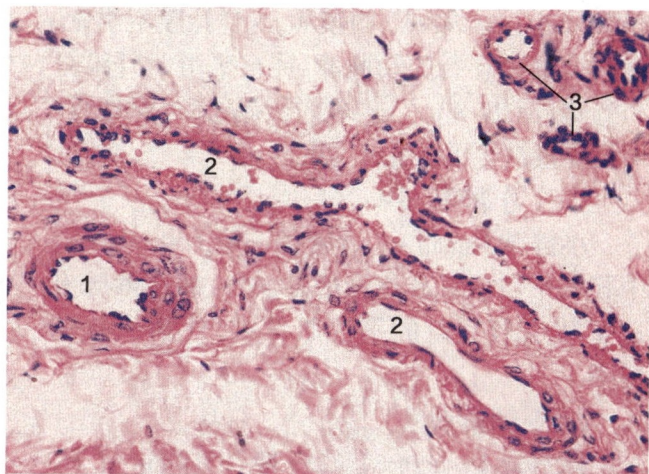

图 27-6 小血管光镜图
1. 小动脉;2. 小静脉;3. 微动脉。

知识拓展

小动脉和微动脉与血压的关系

正常血压的维持相当程度上取决于血管的外周阻力。外周阻力是影响血压的重要因素之一。外周阻力的变化主要取决于小动脉和微动脉管壁平滑肌纤维的舒缩程度。外周阻力血管在神经体液因子的调节下进行舒缩,改变管径的大小。血管口径变小,心射血时流向外周的血量减少,心舒张期留在大动脉的血量增多,舒张压就会升高,收缩压也相应升高。

二、静脉

根据管径大小和管壁结构特点,静脉分为大静脉、中静脉、小静脉及微静脉。其管壁也分为内膜、中膜和外膜,但三层的界限不清,无明显的内、外弹性膜(图 27-7)。与伴行的动脉相比,静脉有如下特点:

1. 静脉的数量多,管壁薄,管径大而不规则,故静脉也称容量血管。

2. 静脉管壁薄,外膜一般比中膜厚,弹性小,故静脉常呈塌陷状(图 27-8)。

3. 管径在 2mm 以上的静脉常有静脉瓣,由内膜突入管腔折叠而成,其游离缘朝向血流方向,防止血液逆流。

(一) 大静脉

上腔静脉、下腔静脉、无名静脉和颈静脉等都属于**大静脉**(large vein)。内膜较薄,中膜不发达,为几层环行平滑肌。外膜则很厚,结缔组织内含有大量纵行的平滑肌纤维束,无外弹性膜(图 27-7)。

(二) 中静脉

除大静脉外,凡有解剖学名称的静脉大都属于**中静脉**

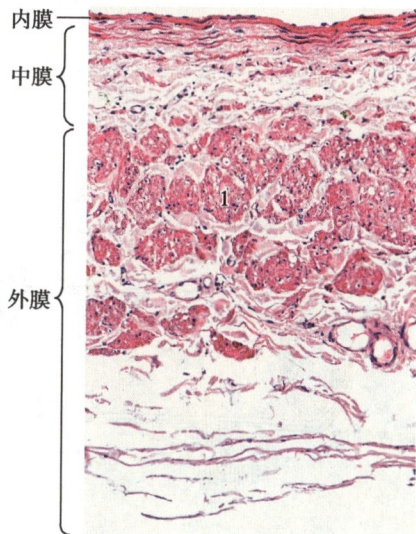

图 27-7 大静脉光镜图
1. 纵行平滑肌束。

内膜
中膜
外膜

（medium-sized vein）。内膜薄，内弹性膜不明显。中膜比其相伴行的动脉薄，环行平滑肌纤维分布稀疏（图 27-8）。外膜较中膜厚，无外弹性膜，可见少量纵行平滑肌纤维束。

（三）小静脉

小静脉（small vein）管径一般为 0.2~1mm，中膜的平滑肌纤维逐渐增多，较大的小静脉有一至数层较完整的平滑肌纤维，外膜也逐渐变厚。

（四）微静脉

微静脉（venule）管径一般在 0.2mm 以下，其内皮细胞间隙较大，故通透性也较大。中膜可见散在的平滑肌，外膜薄。

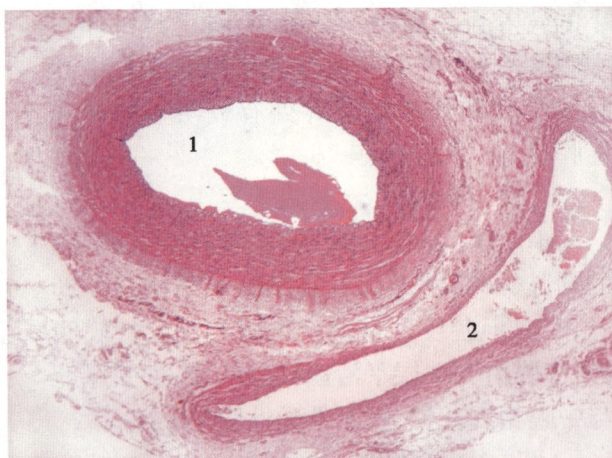

图 27-8　中动脉与中静脉光镜图
1. 中动脉；2. 中静脉。

三、毛细血管

毛细血管（capillary）是管径最细、分布最广的血管。管壁最薄、通透性大，管内血流缓慢，是血液与组织液进行物质交换的场所。人体毛细血管的总面积巨大，估计体重 60kg 的人毛细血管的总面积可达 700m^2。

（一）毛细血管的结构

毛细血管直径一般为 6~8μm，管壁由一层内皮细胞和基膜构成（图 27-9）。内皮和基膜间有散在的周细胞，当组织受损伤后，可分化成平滑肌纤维，参与血管的重建。

（二）毛细血管的分类

电镜下，根据内皮细胞和基膜等的结构特点，毛细血管可分为 3 类（图 27-10）。

1. **连续毛细血管**（continuous capillary）　内皮细胞相互连续，细胞间由紧密连接封闭，基膜完整。胞质含大量质膜小泡，是血液和组织之间进行物质交换的主要形式。连续毛细血管主要分布于结缔组织、肌组织、胸腺、肺和中枢神经系统等处，参与各种屏障性结构的构成。

2. **有孔毛细血管**（fenestrated capillary）　内皮细胞不含核处极薄，有较多内皮窗孔贯穿胞质，孔

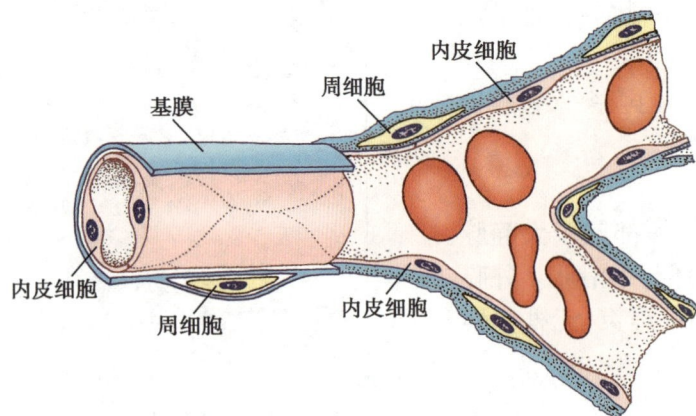

基膜
内皮细胞
周细胞
内皮细胞
内皮细胞
周细胞
内皮细胞

图 27-9　毛细血管结构模式图

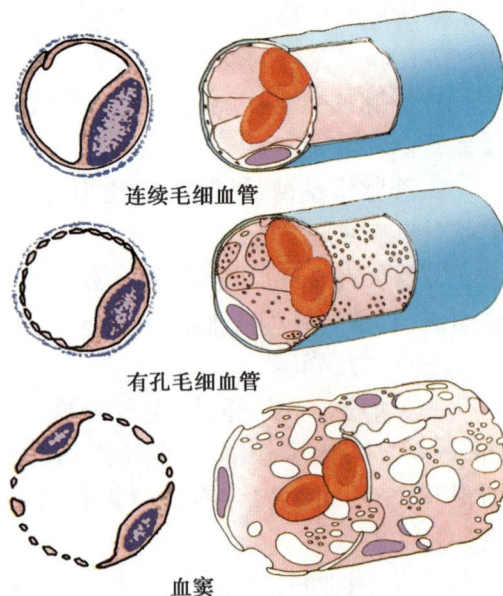

连续毛细血管
有孔毛细血管
血窦

图 27-10　毛细血管类型模式图

可由隔膜封闭。内皮细胞间有紧密连接,基膜完整。内皮窗孔有利于血管内外中、小分子的物质交换。有孔毛细血管主要分布于胃肠黏膜、某些内分泌腺和肾血管球等处。

3.**血窦**（sinusoid） 也称窦状毛细血管,管腔大而不规则,内皮薄、有孔,细胞间隙较大,无紧密连接,基膜不完整或缺如。血窦通透性大,有利于大分子物质甚至血细胞出入血管。血窦主要分布于肝、脾、骨髓和某些内分泌腺中。

四、微循环

微循环（microcirculation）指微动脉和微静脉间的血液循环,其功能是调节血流量以实现血液与组织间的物质交换,是血液循环的基本功能单位。典型的微循环由微动脉、中间微动脉、真毛细血管、直捷通路、动静脉吻合、微静脉6部分组成（图27-11）。一般情况下,血液大部分由微动脉经中间微动脉和直捷通路快速流入微静脉,只有小部分血液流经真毛细血管。当组织功能活跃时,毛细血管前括约肌开放,血液流经真毛细血管网进行充分的物质交换。

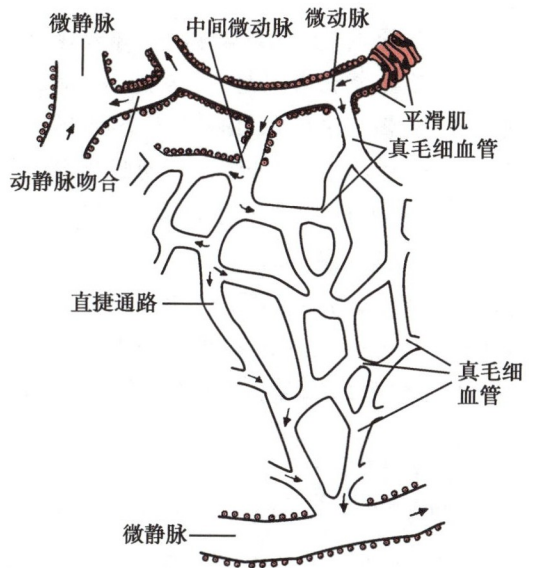

图 27-11　微循环模式图

第三节　淋巴管系统

人体内除软骨组织、骨组织、骨髓、表皮、眼球、内耳及牙等没有淋巴管道外,其余组织或器官大多有淋巴管道。淋巴管道的功能主要是将组织液中的水、电解质和大分子物质等输送入血。

一、毛细淋巴管

毛细淋巴管（lymphatic capillary）以盲端起始于组织内,互相吻合成网,然后汇入淋巴管。与毛细血管相比,毛细淋巴管的管腔更大而不规则,管壁更薄,仅由一层内皮及不完整的基膜构成,无周细胞;内皮细胞间的间隙更大,大分子物质容易进出。内皮细胞被直径5~10nm的锚丝（anchoring filament）锚定于结缔组织。

二、淋巴管

淋巴管（lymphatic vessel）包括粗细不等的几级分支,其管壁结构与相应管径的中、小静脉相似,也具备三层膜结构,但淋巴管的管壁更薄,三层分界更不明显,管腔内瓣膜更多,在瓣膜之间的管壁膨大呈结节状或串珠状。

三、淋巴导管

淋巴导管（lymphatic duct）为靠近心脏的淋巴管道,包括胸导管和右淋巴导管,其管壁结构与大静脉相似,但管壁更薄,三层分界更不明显,中膜平滑肌纤维呈纵行和环形排列,外膜较薄,含营养血管和神经。

心血管系统由心、动脉、静脉和毛细血管组成。心壁从内向外依次由心内膜、心肌膜和心外膜组成。动脉包括大动脉、中动脉、小动脉和微动脉,管壁均可分为内膜、中膜和外膜3层。动脉中膜变化最显著。中膜由40~70层弹性膜组成的是大动脉,属弹性动脉;中膜由10~40层环形平滑肌构成是中动脉,属肌性动脉;小动脉管径为0.3~1mm,中膜仅有数层平滑肌,属肌性动脉;微动脉管径在0.3mm以下,中膜有1~2层平滑肌。小动脉和微动脉又称外周阻力血管。静脉管壁也可分内膜、中膜和外膜三层,但三层界限不如动脉明显。与伴行的动脉相比,静脉管径大、不规则,壁薄,管径在2mm以上的静脉有静脉瓣,静脉瓣可防止血液逆流。毛细血管是管径最细、分布最广的血管,其管壁主要由一层内皮细胞和基膜构成,是血液与组织液进行物质交换的场所。毛细血管可分为3类:①连续毛细血管;②有孔毛细血管;③血窦。微循环是微动脉和微静脉间的血液循环。

案例分析

病人,男,62岁。心前区疼痛1周,加重3天。病人1周前开始在骑车上坡时感心前区痛,并向左肩放射,经休息可缓解,2天来走路快时亦有类似情况发作,每次持续3~5分钟,含硝酸甘油迅速缓解。病人发病以来进食好,大小便正常,睡眠可,体重无明显变化。有高血压病史5年,血压150~180/90~100mmHg,无冠心病史,无药物过敏史,吸烟10余年,1包/d,其父有高血压病史。

诊断:1.冠心病(心绞痛);2.原发性高血压。

思考题:

1. 动脉分为哪几种类型? 外周阻力血管指哪些动脉?

2. 依据组织学知识基础,分析该病人所出现临床表现的发生机制。

(李媛彬)

思考题

1. 简述动脉与静脉结构上的差异。

2. 简述各类毛细血管的结构特点、分布和功能意义。

ER 27-3

练习题

第二十八章 | 免疫系统

ER 28-1　教学课件　　ER 28-2　思维导图

学习目标

1. 掌握：淋巴结、脾和胸腺的主要结构和功能。
2. 熟悉：弥散淋巴组织和淋巴小结的结构；单核吞噬细胞系统的概念、组成和功能。
3. 了解：免疫细胞的分类和特点，扁桃体的结构和功能。
4. 能利用所学的知识理解艾滋病、类风湿关节炎等疾病的形成原因和组织学变化特点。
5. 通过学习免疫系统的结构及功能，使学生形成自我保健的意识。

免疫系统（immune system）主要由免疫细胞、淋巴组织和淋巴器官组成。免疫系统的三大功能：①免疫防御：识别和清除侵入机体内的病原微生物（细菌、病毒、真菌和寄生虫等）及其产物；②免疫监视：识别和清除体内表面抗原发生变化的细胞（肿瘤细胞和病毒感染的细胞）；③免疫自稳：识别和清除体内衰老、死亡的细胞和免疫复合物，维持机体内环境的稳定。

第一节　主要的免疫细胞

免疫细胞包括淋巴细胞、单核吞噬细胞系统、抗原呈递细胞、浆细胞、粒细胞和肥大细胞等，其中淋巴细胞是免疫系统的核心成分。它们或聚集于淋巴组织内，或分散在血液、淋巴液及其他组织内。在免疫应答中，首先由抗原呈递细胞捕获抗原，经加工、处理后将抗原信息传递给淋巴细胞，从而引起一系列特异性免疫应答。

一、淋巴细胞

淋巴细胞是免疫系统的主要细胞群体，是执行免疫功能的主要细胞。根据发生来源、表面标记、形态结构和免疫功能等方面的不同，淋巴细胞可分为 T 细胞、B 细胞和 NK 细胞三类。

（一）T 细胞

T 细胞来源于骨髓的始祖 T 细胞，经血液循环至胸腺，在胸腺分化发育成为成熟的淋巴细胞，又称**胸腺依赖淋巴细胞**（thymus dependent lymphocyte）。T 细胞占血液中淋巴细胞总数的 60%~75%，参与机体细胞免疫应答。

（二）B 细胞

B 细胞是由骨髓分化发育的，又称**骨髓依赖淋巴细胞**（bone marrow dependent lymphocyte），占血液中淋巴细胞总数的 10%~15%。B 细胞受抗原刺激后增殖分化成浆细胞，分泌抗体，参与体液免疫应答。

（三）NK 细胞

NK 细胞又称**自然杀伤细胞**（nature killer cell），来源于骨髓，约占血液中淋巴细胞总数的 10%。NK 细胞具有自发性细胞毒活性，无需抗原呈递细胞的介导，也不需要抗体的协助，即可直接杀伤肿瘤细胞和病毒感染细胞。

二、单核吞噬细胞系统

　　单核吞噬细胞系统（mononuclear phagocyte system，MPS）是单核细胞和由其分化而来的具有吞噬功能的巨噬细胞的总称。该系统包括结缔组织中的巨噬细胞、骨组织中的破骨细胞、神经组织中的小胶质细胞、肝巨噬细胞（库普弗细胞）、肺巨噬细胞（尘细胞）等。单核吞噬细胞系统在机体内分布广，细胞数量多，功能多样。

三、抗原呈递细胞

　　抗原呈递细胞（antigen presenting cell，APC）是指能捕获和处理抗原，并以抗原肽/主要组织相容性复合体（MHC）分子复合物的形式，将抗原肽呈递给 T 细胞，激发后者活化、增殖的一类免疫细胞，是免疫应答起始阶段的重要辅佐细胞。专职抗原呈递细胞主要有树突状细胞、单核/巨噬细胞和 B 淋巴细胞。

第二节　淋巴组织

　　淋巴组织（lymphoid tissue）是以网状组织为支架的免疫组织，网眼中除含有大量的淋巴细胞外，还有浆细胞和巨噬细胞。淋巴组织依其形态分为弥散淋巴组织和淋巴小结两种。

一、弥散淋巴组织

　　弥散淋巴组织（diffuse lymphoid tissue）分布广泛，淋巴细胞呈弥散性分布，与周围组织无明显分界。其内以 T 细胞为主，是 T 细胞分裂、分化的部位；也含少量 B 细胞和浆细胞。该类组织内常见毛细血管后微静脉，又称高内皮微静脉，是淋巴细胞从血液进入淋巴组织的重要通道。

　　周围淋巴器官和淋巴组织内的淋巴细胞经淋巴管进入血流，循环于全身，又可通过毛细血管后微静脉再回到淋巴器官或淋巴组织内；使淋巴细胞从一个淋巴器官到另一个淋巴器官，从一处淋巴组织至另一处淋巴组织。这种现象称**淋巴细胞再循环**（recirculation of lymphocyte）（图 28-1）。再循环增加了淋巴细胞识别抗原的机会，将分散在

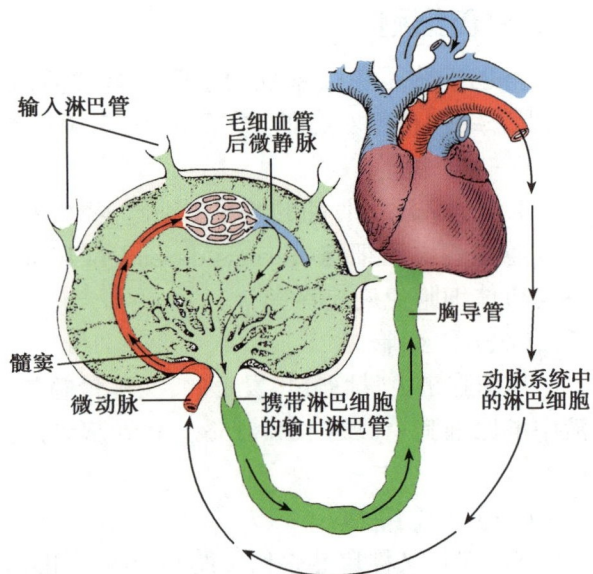

图 28-1　淋巴细胞再循环示意图

全身各处的淋巴细胞组成一个相互关联的统一体,使机体免疫系统成为有机整体。

二、淋巴小结

淋巴小结(lymphoid nodule)为圆形或椭圆形小体,与周围组织分界清楚。其内以 B 细胞为主。小结中央染色浅,称生发中心(germinal center);周围为较密集的小淋巴细胞。无生发中心的淋巴小结较小,称初级淋巴小结,有生发中心则称次级淋巴小结。淋巴小结在抗原刺激下增大、增多,是体液免疫应答的重要标志,当抗原被清除后淋巴小结又逐渐消失。

第三节　淋巴器官

淋巴器官以淋巴组织为主要成分,依其发生和功能的不同,分为中枢淋巴器官和周围淋巴器官。中枢淋巴器官包括胸腺和骨髓,是淋巴干细胞分化发育成初始 T 细胞和 B 细胞的场所。中枢淋巴器官发生较早,不断向周围淋巴器官输送淋巴细胞,并决定周围淋巴器官的发育程度。周围淋巴器官包括淋巴结、脾和扁桃体等,接受中枢淋巴器官输入的淋巴细胞。周围淋巴器官发生较晚,其发育程度依赖于中枢淋巴器官,是进行免疫应答的主要场所。

一、淋巴结

(一)淋巴结的结构

淋巴结的表面为薄层致密结缔组织构成的被膜,被膜内有输入淋巴管,与被膜下淋巴窦相通。淋巴结的一侧凹陷,为淋巴结门,淋巴结门有输出淋巴管、血管、神经进出。被膜结缔组织伸入实质形成小梁,并互相连接成网,构成淋巴结实质的支架。淋巴结实质分为周边部染色较深的皮质和中央部染色较浅的髓质(图 28-2)。

1. **皮质**　位于被膜下方,可分为浅层皮质、副皮质区及皮质淋巴窦(图 28-3)。

(1)**浅层皮质**(superfacial cortex):主要由淋巴小结及小结之间的弥散淋巴组织构成,为皮质的 B 细胞区。

(2)**副皮质区**(paracortial zone):位于皮质的深层,为较大片的弥散淋巴组织,主要由 T 细胞聚集而成,内有交错突细胞、巨噬细胞及毛细血管后微静脉等。新生动物切除胸腺后,此区即不发育,故称胸腺依赖区。

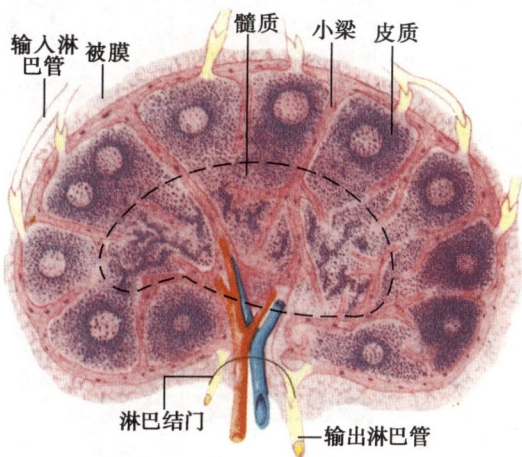

图 28-2　淋巴结模式图

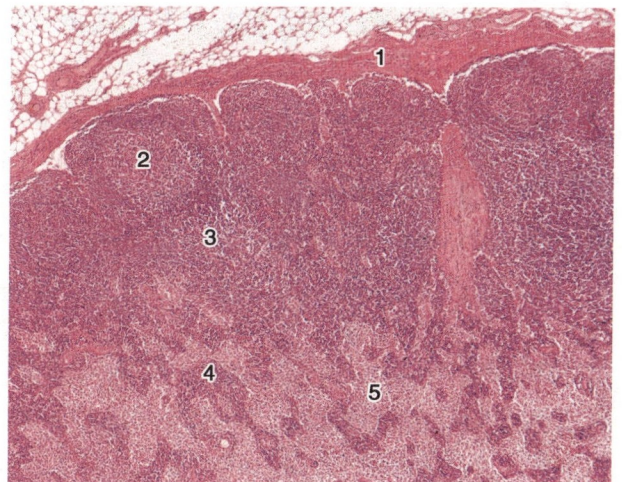

图 28-3　淋巴结局部光镜像
1. 被膜;2. 淋巴小结;3. 副皮质区;4. 髓索;5. 髓窦。

（3）**皮质淋巴窦**（cortical sinus）：包括被膜下窦和小梁周窦。窦壁由内皮构成，窦腔内有星状的内皮细胞，巨噬细胞可附于内皮细胞表面（图 28-4）。淋巴在窦内缓慢流动，有利于巨噬细胞清除异物。

2. **髓质** 位于淋巴结深部，由**髓索**（medullary cord）和**髓窦**（medullary sinus）组成（图 28-3）。髓索由密集的淋巴组织构成，呈条索状，主要含有 B 细胞、浆细胞和巨噬细胞。髓窦是位于髓索与髓索之间的淋巴窦，与皮质淋巴窦结构相同，但较宽大，腔内巨噬细胞较多，故有较强的滤过作用。

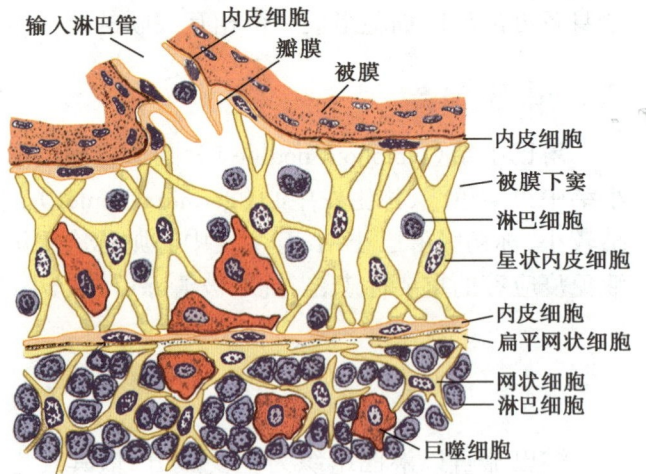

图 28-4　被膜下窦模式图

3. **淋巴结内的淋巴通路** 淋巴经输入淋巴管进入被膜下窦和小梁周窦，部分渗入皮质淋巴组织，然后渗入髓窦，也有部分经小梁周窦进入髓窦，最后经输出淋巴管离开淋巴结。输出淋巴管流出的淋巴液中含有较多的抗体和淋巴细胞。

（二）淋巴结的功能

1. **滤过淋巴** 病原体侵入皮下或黏膜后，通过毛细淋巴管进入淋巴循环，流入淋巴结。当淋巴液缓慢地流经淋巴窦时，巨噬细胞可清除其中的异物。

2. **参与免疫应答** 病菌等抗原物质进入淋巴结后，巨噬细胞和交错突细胞可捕获与处理抗原，然后将抗原提呈给 T 细胞，T 细胞在副皮质区增殖，副皮质区迅速扩大，效应 T 细胞输出增多，引发细胞免疫。B 细胞在接触抗原后，浅层皮质增殖分化，淋巴小结增多，生发中心扩大，产生大量浆细胞，输出淋巴管中抗体明显增多，引发体液免疫。细胞免疫和体液免疫常同时发生，因此，淋巴结是重要的发生免疫应答的场所。免疫应答的发生可使局部淋巴结肿大。

二、脾

脾为人体最大的周围淋巴器官，也是血液循环路径上唯一的淋巴器官。

（一）脾的结构

脾的表面覆有较厚的被膜，由富含弹性纤维和平滑肌的致密结缔组织构成。被膜伸入脾内形成许多有分支的小梁，它们互相连接成网，构成脾的支架。被膜表面大部覆有间皮。脾实质分为白髓、红髓和边缘区（图 28-5）。

1. **白髓**（white pulp） 在新鲜脾切面上呈分散的灰白色小点状，为密集的淋巴组织，由动脉周围淋巴鞘和脾小体构成（图 28-5）。

（1）**动脉周围淋巴鞘**（periarterial lymphatic sheath）：为弥散淋巴组织，分布在中央动脉周围，主要含大量 T 细胞。此区相当于淋巴结内的副皮质区，是胸腺依赖区，但无毛细血管后微静脉。当发生细胞免疫应答时，动脉周围淋巴鞘内的 T 细胞分裂增殖，鞘增厚。

（2）**脾小体**（splenic corpuscle）：即脾内的淋巴小结，位于动脉周围淋巴鞘和边缘区之间。结构与淋巴结的淋巴小结相同，主要由大量 B 细胞构成。健康人脾内淋巴小结很少，当发生体液免疫应答时，淋巴小结大量增多，抗原被清除后又逐渐减少。

2. **红髓**（red pulp） 位于白髓边缘区周围、被膜下方及小梁周

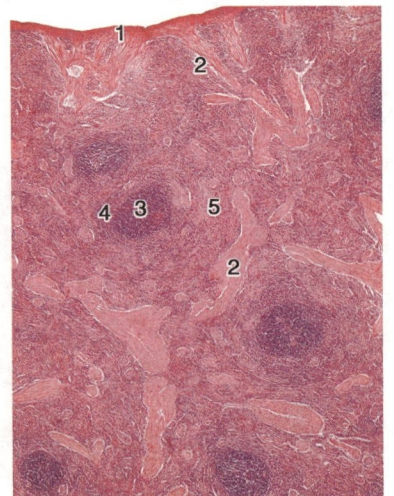

图 28-5　脾光镜图

1. 被膜；2. 小梁；3. 白髓；4. 边缘区；
5. 红髓。

围,约占脾实质的 2/3。红髓由脾索及脾血窦组成(图 28-5)。

(1)**脾索**(splenic cord):是富含血细胞的条索状淋巴组织。脾索宽窄不等,互相连接,与血窦相间排列。脾索内含有较多 B 细胞、浆细胞和巨噬细胞,是脾滤血的主要场所。

(2)**脾血窦**(splenic sinus):简称脾窦,是位于脾索之间腔大、不规则的血窦。窦壁内皮细胞呈长杆状,沿血窦长轴排列;内皮细胞外有网状纤维环绕,细胞间有 0.2~0.5μm 的间隙,形成栅栏状缝隙结构。内皮细胞基膜不完整,血窦外侧有较多的巨噬细胞,巨噬细胞突起可通过内皮间隙伸向窦腔(图 28-6)。

3. **边缘区**(marginal zone) 位于白髓和红髓交界处(图 28-5)。此区含有 T 细胞、B 细胞及较多的巨噬细胞,是血液以及淋巴细胞进入淋巴组织的重要通道。边缘区是脾捕获抗原、识别抗原和诱发免疫应答的重要部位。

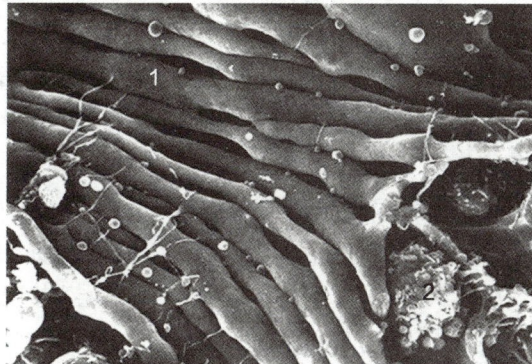

图 28-6　脾血窦扫描电镜图
1. 内皮细胞;2. 巨噬细胞。

(二)脾的血液循环

脾动脉从脾门进入后分几支进入小梁,称小梁动脉。小梁动脉分支离开小梁进入动脉周围淋巴鞘内,称中央动脉。中央动脉发出一些小分支形成毛细血管供应白髓。中央动脉主干再穿出白髓进入脾索时,形成一些直行的微动脉,形似笔毛,称笔毛微动脉;笔毛微动脉末端大部分开口于脾索,小部分直接开口于脾血窦。流入脾索的血液通过窦壁进入脾血窦内。脾血窦汇入小梁内的小梁静脉,最后在门部汇成脾静脉出脾(图 28-7)。

(三)脾的功能

1. **滤血** 滤血的主要部位是脾索和边缘区,此处含有大量的巨噬细胞,可吞噬清除血液中的异物、病菌和衰老、死亡的血细胞。当脾功能亢进时,滤血过度,可引起红细胞或血小板减少。

2. **造血** 在胚胎早期,脾能产生各种血细胞。自骨髓开始造血后,脾变成淋巴器官,仅能产生淋巴细胞和浆细胞,但仍保持有产生多种血细胞的功能。当机体严重缺血或某些病理状态下,脾可以恢复造血功能。

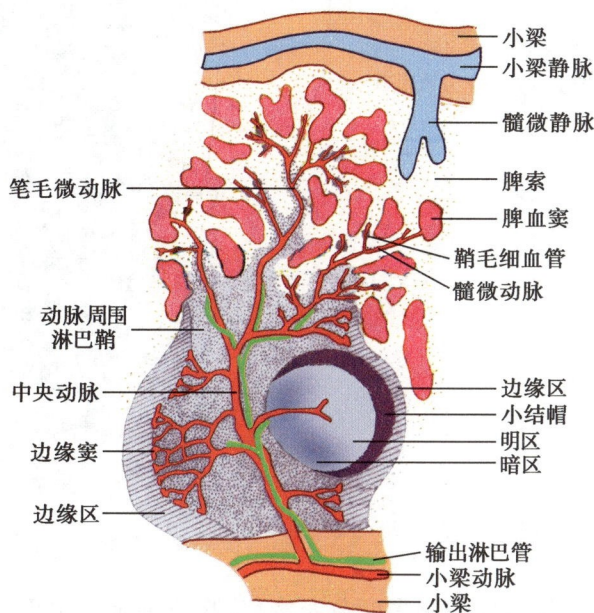

图 28-7　脾血流通路模式图

3. **免疫应答** 脾内的淋巴组织中 T 细胞约占 40%,B 细胞约占 55%,还有 NK 细胞等,它们都参与机体的免疫应答。脾是体内产生抗体最多的器官。

三、胸腺

(一)胸腺的结构

胸腺表面覆有薄层结缔组织构成的被膜,被膜的结缔组织伸入实质形成小叶间隔,随同神经、血管构成了胸腺间质。小叶间隔把胸腺实质分隔成许多不完全分离的小叶;小叶周边为皮质,深部为髓质,相邻小叶的髓质彼此相连(图 28-8)。

1. **皮质** 以胸腺上皮细胞为支架,间隙内含有大量的胸腺细胞。由于胸腺细胞密集,故着色较深。

（1）**胸腺上皮细胞**：皮质内有被膜下上皮细胞和星形上皮细胞（图 28-10）。前者的胞质内含有吞入的胸腺细胞，能分泌胸腺素和胸腺生成素，为胸腺细胞发育所必需。后者即上皮性网状细胞，细胞有多个分支状突起，相邻细胞的胞突以桥粒相连成网，不分泌激素，有诱导胸腺细胞发育和分化的作用。

（2）**胸腺细胞**：即胸腺内分化发育中的 T 细胞，主要分布在胸腺皮质内，占胸腺皮质细胞总数的 85%~90%。从皮质浅层到深层，淋巴干细胞逐渐分化为 T 细胞（图 28-9）。

2. **髓质**　有大量的胸腺上皮细胞、成熟的胸腺细胞、交错突细胞和巨噬细胞（图 28-9）。

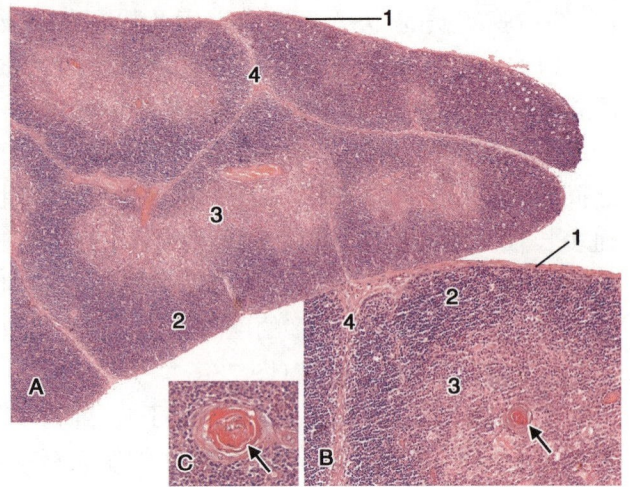

图 28-8　胸腺光镜像

A.40×；B.100×；C.400×；1. 被膜；2. 皮质；3. 髓质；4. 小叶间隔；↑胸腺小体。

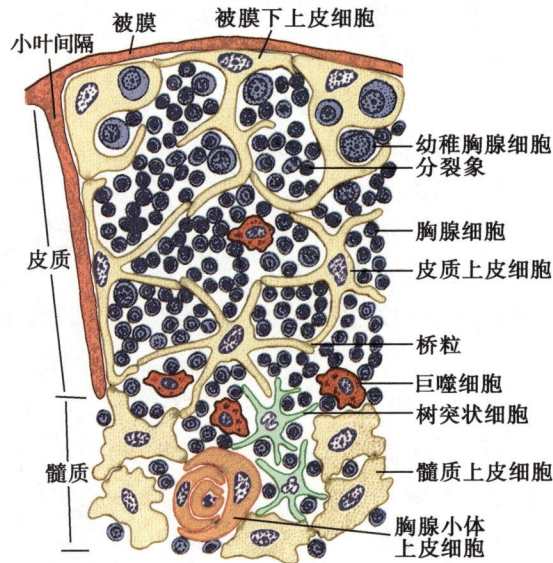

图 28-9　胸腺内细胞分布模式图

胸腺上皮细胞多而分布密集，胸腺细胞较少而分布稀疏，故髓质染色较浅。胸腺上皮细胞有髓质上皮细胞和胸腺小体上皮细胞。前者是分泌胸腺素的主要细胞；后者参与构成胸腺小体。**胸腺小体**（thymic corpuscle）呈圆形或卵圆形，大小不等，是胸腺结构的重要特征（图 28-8），其功能尚不清楚，但缺乏胸腺小体的胸腺不能培育出胸腺细胞。

3. **血 - 胸腺屏障**（blood-thymus barrier）　是胸腺皮质部阻挡血液中的大分子物质进入胸腺的结构。其构成为：①连续毛细血管内皮及内皮间的紧密连接；②完整的内皮基膜；③毛细血管周隙，其中含有巨噬细胞；④上皮基膜；⑤一层连续的上皮细胞（图 28-10）。

（二）胸腺的功能

胸腺是形成初始 T 细胞的重要器官。初始 T 细胞经血流输送至周围淋巴器官和淋巴组织进一步分化成熟。胸腺对于新生儿和婴幼儿淋巴组织的正常发育至关重要，该时期切除胸腺会导致周围淋巴器官的发育不全、退化，以致不能行使有效的免疫应答。至青春期，主要淋巴组织均已完全发育，此时切除胸腺对免疫功能的影响较小。

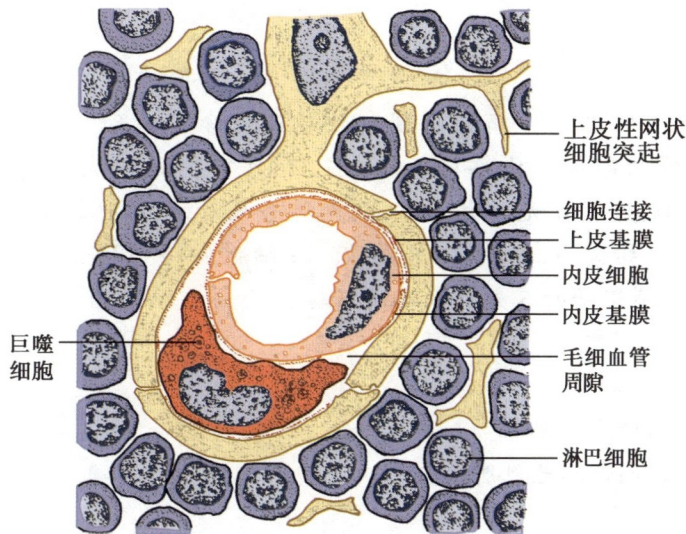

図 28-10　血 - 胸腺屏障模式图

右侧标注（从上到下）：
上皮性网状细胞突起
细胞连接
上皮基膜
内皮细胞
内皮基膜
毛细血管周隙
淋巴细胞

左侧标注：
巨噬细胞

四、扁桃体

扁桃体（tonsil）包括腭扁桃体、咽扁桃体和舌扁桃体。其中以腭扁桃体最大，通常所说的扁桃体即指腭扁桃体。

腭扁桃体表面为复层扁平上皮所覆盖。上皮向固有层内陷入形成 10~20 个隐窝，隐窝周围的固有层中有大量淋巴小结及弥散淋巴组织（图 28-11），隐窝上皮内含有淋巴细胞、浆细胞、巨噬细胞和朗格汉斯细胞等。

扁桃体可产生淋巴细胞，对抗原的刺激引起相应的免疫应答。

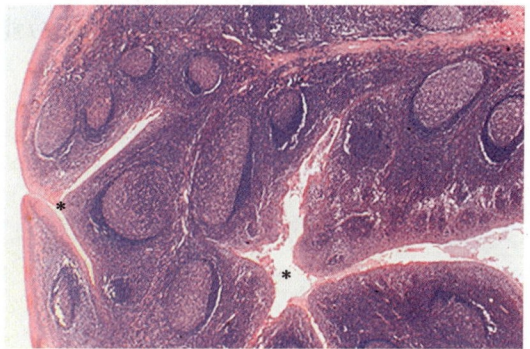

图 28-11　腭扁桃体光镜像
*隐窝。

本章小结

免疫系统主要由免疫细胞、淋巴组织和淋巴器官构成。免疫细胞包括淋巴细胞、巨噬细胞、抗原呈递细胞等。淋巴组织分为弥散淋巴组织和淋巴小结。淋巴器官分为中枢淋巴器官和周围淋巴器官。前者包括胸腺和骨髓，是淋巴干细胞分化发育成 T 细胞或 B 细胞的场所；后者包括淋巴结、脾和扁桃体等，接受中枢淋巴器官输入的淋巴细胞，是进行免疫应答的主要场所。淋巴结实质分为周边的皮质和中央的髓质；皮质分为浅层皮质、副皮质区和皮质淋巴窦；髓质由髓索及髓窦组成。脾实质分白髓、红髓和边缘区；白髓由动脉周围淋巴鞘和淋巴小结构成；红髓由脾索及脾血窦组成；边缘区位于白髓和红髓交界处。胸腺实质被间质分隔为许多小叶；小叶周边为皮质，深部为髓质。胸腺皮质部有血 - 胸腺屏障。腭扁桃体内有多个隐窝，隐窝周围的固有层中有大量淋巴小结及弥散淋巴组织。

病人,女,32岁,因颈部右侧疼痛并出现包块3日就诊。病人无耳痛、咽痛、咳嗽、咳痰、鼻塞、流涕,也无其他部位的疼痛。体格检查:体温37.1℃,呼吸21次/min,脉搏82次/min,血压120/80mmHg。咽部充血,扁桃体无肿大及充血,两肺呼吸音清,右侧颈部可触及蚕豆大小的淋巴结,质软,有压痛。实验室检查:红细胞$3.5×10^{12}$/L,白细胞$9.0×10^9$/L,中性粒细胞78%,淋巴细胞21%,单核细胞1%。经抗感染治疗5天病人病情好转。

诊断:淋巴结炎。

思考题:

1. 淋巴结的组织结构特点有哪些?
2. 哪些常见病可引起局部淋巴结肿大?

(李媛彬)

思考题

1. 简述淋巴细胞再循环的组成及功能。
2. 简述脾的微细结构及功能。

ER 28-3

练习题

第二十九章 ｜ 内分泌系统

ER 29-1 　教学课件
ER 29-2 　思维导图

学习目标

1. 掌握:甲状腺、肾上腺和腺垂体的结构和分泌的主要激素。
2. 熟悉:含氮激素细胞和类固醇激素细胞的结构特点;神经垂体的功能;甲状旁腺分泌的激素。
3. 了解:内分泌系统的组成;下丘脑与垂体的关系。
4. 能利用所学的知识理解甲状腺功能亢进症、呆小症、巨人症、侏儒症等疾病的形成原因和临床表现。
5. 通过对内分泌腺结构的学习,使学生具有良好的职业道德和关爱病人的医者情怀。

　　内分泌系统由内分泌腺和分布于其他器官内的内分泌细胞组成。内分泌腺包括甲状腺、甲状旁腺、肾上腺、垂体和松果体等。内分泌细胞包括散在于消化管壁的单个内分泌细胞以及其他一些脏器内具有内分泌功能的细胞。内分泌系统是机体重要的调节系统,与神经系统、免疫系统相辅相成,共同维持机体内环境的稳定,调节机体的生长发育和物质代谢,控制生殖,影响免疫功能和行为。

　　内分泌腺的结构特点是:无导管;腺细胞排列成索状、团块状或围成滤泡;腺组织有丰富的毛细血管。内分泌细胞的分泌物,称**激素**(hormone)。大多数激素通过血液循环作用于特定的细胞或器官,少数激素可直接作用于邻细胞,称**旁分泌**(paracrine)。能够接受激素刺激的器官或细胞,称该激素的**靶器官**(target organ)或**靶细胞**(target cell)。

　　内分泌细胞按其分泌激素的化学性质不同,分为:①含氮激素分泌细胞,其超微结构有蛋白质分泌细胞的结构特点,即细胞质内有丰富的粗面内质网、高尔基复合体及膜被颗粒等(图 29-1)。此类细胞分泌的激素包括甲状腺激素、垂体激素、肾上腺髓质激素等。②类固醇激素分泌细胞,细胞超微结构特点与合成类固醇激素的功能密切相关,有丰富的滑面内质网、管状嵴的线粒体和较多的脂滴(图 29-2)。

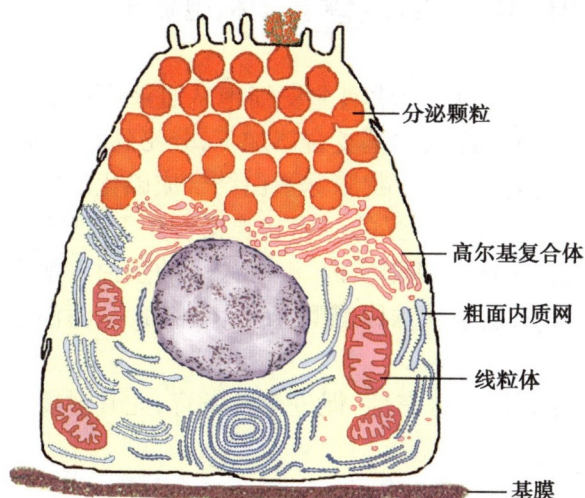

图 29-1　蛋白质分泌细胞超微结构模式图

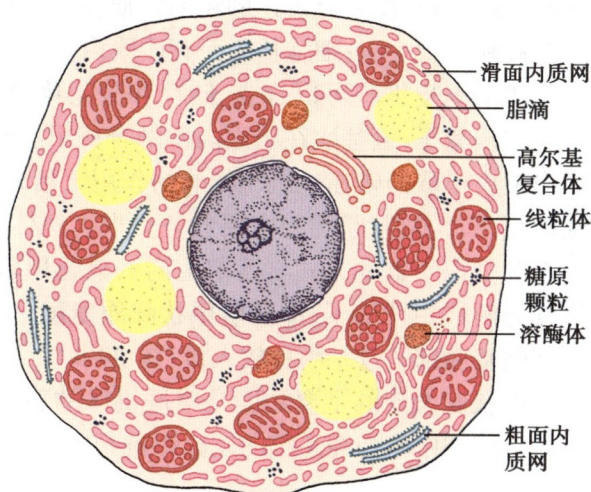

图 29-2　类固醇分泌细胞超微结构模式图

此类细胞分泌的激素仅见于肾上腺皮质激素和性腺激素等。

第一节　甲　状　腺

甲状腺表面包有薄层结缔组织被膜,被膜的结缔组织深入腺实质内,将实质分成许多大小不等的小叶,每个小叶内有许多甲状腺滤泡和滤泡旁细胞(图 29-3)。

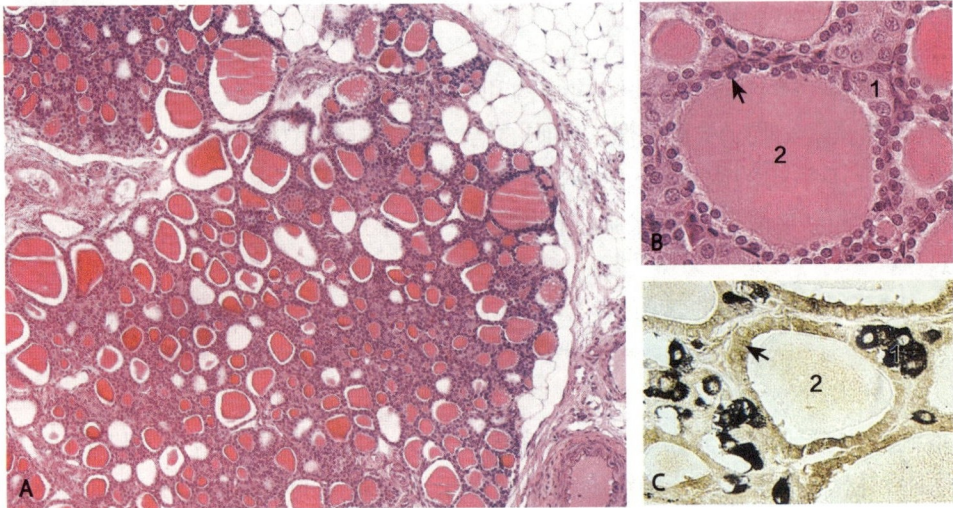

图 29-3　甲状腺光镜像

A、B. HE 染色;C. 镀银染色;↑滤泡上皮细胞;1. 滤泡旁细胞;2. 胶质。

一、甲状腺滤泡

滤泡(follicle)由单层排列的**滤泡上皮细胞**(follicular epithelial cell)围成,腔内充满透明的**胶质**(colloid)。滤泡大小不等,呈圆形、椭圆形或不规则形。滤泡上皮细胞的形态和滤泡腔内胶质的量与其功能状态密切相关。甲状腺功能旺盛时,细胞增高呈低柱状,滤泡腔内胶质减少。甲状腺功能低下时,滤泡上皮细胞呈扁平状,滤泡腔内胶质增加。胶质是滤泡上皮的分泌物,是一种糖蛋白,碘化后,称碘化的甲状腺球蛋白,在切片上呈均质状,嗜酸性。电镜下,可见滤泡上皮细胞游离面有少量的微绒毛;胞质内有发达的粗面内质网,散在的线粒体、溶酶体和高尔基复合体,胞质顶部可见分泌颗粒和吞饮小泡;细胞基底面有质膜内褶。

滤泡上皮细胞可以合成、储存和分泌**甲状腺激素**(thyroxine)。滤泡上皮细胞从血液中摄取氨基酸和碘离子,氨基酸在粗面内质网合成甲状腺球蛋白肽链,经高尔基复合体加工,分泌到滤泡腔。滤泡上皮摄取的碘在过氧化物酶的作用下活化后,进入滤泡腔,与甲状腺球蛋白结合成碘化的甲状腺球蛋白,构成胶状物的主要成分。根据机体需要,在垂体前叶分泌的促甲状腺素作用下,滤泡上皮细胞又以吞饮的方式将滤泡腔内的碘化甲状腺球蛋白重吸收到胞质内,溶酶体内的蛋白水解酶将其分解成甲状腺素,即**四碘甲状腺原氨酸**(T_4)和少量**三碘甲状腺原氨酸**(T_3),T_4 和 T_3 从滤泡上皮细胞基底部透过基膜释放入血(图 29-4)。

甲状腺激素的主要功能是增进机体的新陈代谢,提高神经兴奋性,促进生长发育,尤其对婴幼儿的骨骼和中枢神经系统的发育影响很大。

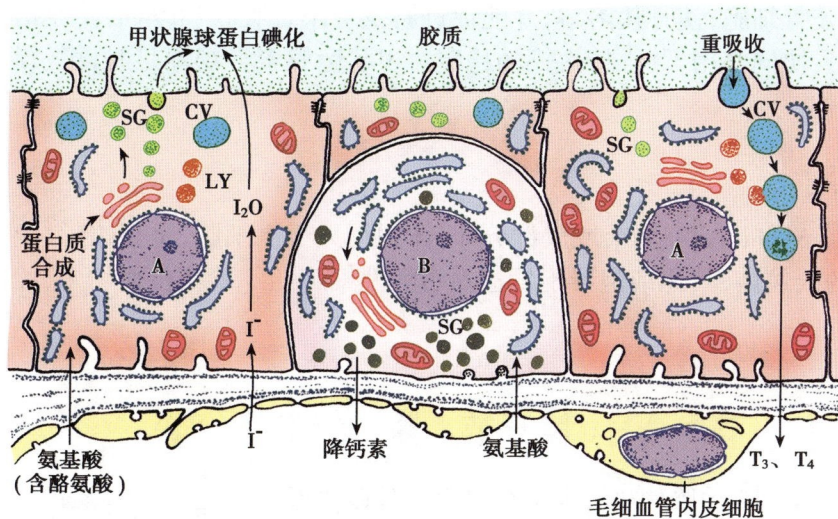

图 29-4　滤泡上皮细胞（A）和滤泡旁细胞（B）超微结构和激素合成与分泌模式图

SG：分泌颗粒；CV：胶质小泡；LY：溶酶体。

知识拓展

甲状腺功能减退与甲状腺功能亢进

　　在胎儿和婴幼儿时期，甲状腺功能减退（简称甲减）时，身材矮小，脑发育障碍，形成呆小症；在成人则引起新陈代谢率降低、毛发稀少、精神呆滞、发生黏液性水肿等。甲状腺功能亢进（简称甲亢）时，新陈代谢率增高，神经和血管兴奋增强，主要临床表现为多食、消瘦、畏热、多汗、心悸、激动等高代谢症候群，以及不同程度的甲状腺肿大和眼突、手颤、血管杂音等。

二、滤泡旁细胞

　　滤泡旁细胞（parafollicular cell）又称**亮细胞**（clear cell），位于滤泡间和滤泡上皮细胞间。细胞体积较大，在 HE 染色切片上，胞质稍淡，银染可见基底部胞质内有嗜银颗粒（图 29-3）。滤泡旁细胞分泌**降钙素**（calcitonin）。降钙素是一种多肽，可促进成骨细胞的活动，使骨盐沉积于类骨质，并抑制肾和胃肠道对钙的直接或间接吸收，从而使血钙降低。

第二节　甲状旁腺

　　甲状旁腺表面包有薄层结缔组织被膜。腺细胞呈团索状排列，间质中有丰富的有孔毛细血管网。腺细胞分为主细胞和嗜酸性细胞（图 29-5）。

一、主细胞

　　主细胞（chief cell）是腺实质的主要细胞，呈圆形或多边形，体积较小，胞质着色浅，有含氮激素细胞的超微结构特点。主细胞分泌**甲状旁腺素**（parathyroid hormone）。甲状旁腺素主要

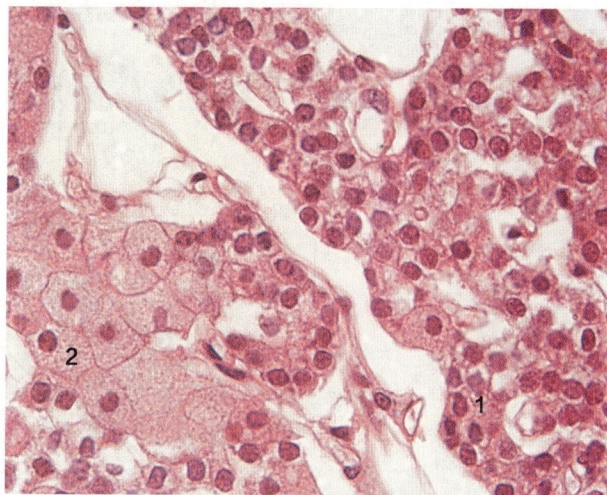

图 29-5　甲状旁腺光镜像

1. 主细胞；2. 嗜酸性细胞。

作用于骨细胞和破骨细胞，使骨盐溶解，并能促进肠及肾小管吸收钙，从而使血钙升高。机体在甲状旁腺素和降钙素协同作用下，维持血钙的稳定。甲状旁腺素分泌不足时，可引起血钙下降，出现手足抽搐，甚至死亡。

二、嗜酸性细胞

嗜酸性细胞（oxyphil cell）单个或成群分布，体积稍大于主细胞，呈多边形，胞质内充满嗜酸性颗粒，即电镜下的线粒体，其他细胞器不发达。嗜酸性细胞随年龄增长而增多，此细胞的功能还不明确。

第三节　肾上腺

肾上腺表面包有结缔组织被膜，少量结缔组织伴随神经和血管深入实质内。肾上腺实质由周围的皮质和中央的髓质构成。皮质来自中胚层，髓质来自外胚层。

一、皮质

皮质占肾上腺体积的 80%~90%，位于肾上腺外围。皮质的细胞均为类固醇激素细胞，腺细胞之间含有丰富的血窦和少量结缔组织。根据细胞的形状、排列和功能的不同，皮质由外向内分为球状带、束状带和网状带（图 29-6）。

（一）球状带

球状带（zona glomerulosa）位于被膜下方，较薄。细胞较小，呈矮柱状或多边形，胞质呈弱嗜酸性，内含少量脂滴，核小，染色深，呈球状团块排列。球状带细胞分泌**盐皮质激素**（mineralocorticoid），其主要成分为醛固酮，能促进肾远端小管和集合管重吸收 Na^+ 和排出 K^+，对调节机体内电解质和水平衡起着十分重要的作用。

（二）束状带

束状带（zona fasiculata）位于球状带的深层，此层最厚。束状带细胞较大，呈多边形，其内充满

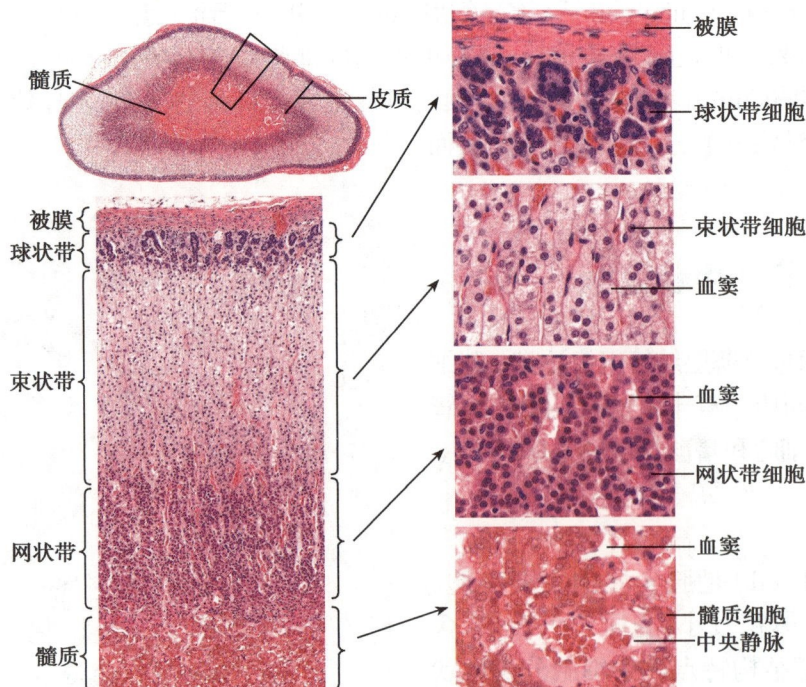

图 29-6　肾上腺光镜像

较大的脂滴,由于脂滴在制片过程中被溶解,故 HE 染色较浅而呈泡沫状。腺细胞排列成单行或双行细胞索,由深部向浅部呈放射状排列。束状带细胞分泌**糖皮质激素**(glucocorticoid),主要为皮质醇和皮质酮,其主要作用是促使蛋白质及脂肪分解并转变成糖,还有抑制免疫应答和抗炎作用。束状带细胞受腺垂体分泌的促肾上腺皮质激素的调节。

(三) 网状带

网状带(zona reticularis)位于皮质的最深层。细胞较小,形状不规则,界限不清楚,排列成索并连接成网。胞质呈嗜酸性,内常有脂褐素和少量脂滴,核小,着色深。网状带细胞主要分泌雄激素、少量雌激素和糖皮质激素。

二、髓质

髓质位于肾上腺中央,占总体积的 10%~20%,主要由排列成索状或团状的髓质细胞构成。髓质细胞较大,呈多边形。如用铬盐处理标本,胞质内可见黄褐色的嗜铬颗粒,故髓质细胞又称**嗜铬细胞**(chromaffin cell)。细胞间有丰富的血窦、少量的交感神经节细胞和结缔组织,髓质中央有中央静脉(图 29-6)。

髓质细胞分为肾上腺素细胞和去甲肾上腺素细胞,均为含氮激素细胞。前者数量多,约占 80%,分泌**肾上腺素**(adrenaline);后者数量较少,分泌**去甲肾上腺素**(noradrenaline)。肾上腺素的主要作用是提高心肌的兴奋性,使心率加快,心脏和骨骼肌血管扩张。去甲肾上腺素的主要作用是促进全身小血管收缩、升高血压,使心脏、脑和骨骼肌内的血流加速。

第四节 垂 体

垂体表面有一薄层结缔组织被膜,分**腺垂体**(adenohypophysis)和**神经垂体**(neurohypophysis)两部分。腺垂体又分为远侧部、中间部和结节部;远侧部又称垂体前叶,神经部和中间部合称垂体后叶(图 29-7)。神经垂体包括神经部和漏斗,漏斗连于下丘脑,分为漏斗柄和正中隆起两部分。

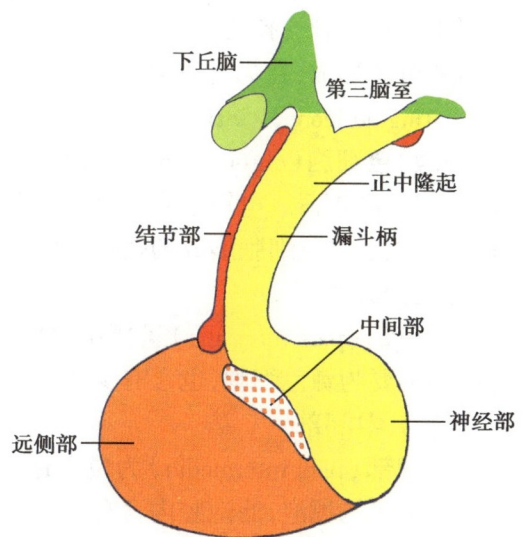

图 29-7 垂体结构模式图

一、腺垂体

(一) 远侧部

远侧部(pars distalis)是构成腺垂体的主要部分,约占垂体的 75%。腺细胞排列成团索状,少数围成小滤泡,细胞间有少量结缔组织和丰富的血窦。在 HE 染色标本中,根据腺细胞对染料的亲和性不同,分为嗜色细胞和嫌色细胞;嗜色细胞又分嗜酸性细胞和嗜碱性细胞(图 29-8A)。

1.**嗜酸性细胞** 数量较多,约占腺垂体细胞总数的 40%。细胞呈圆形或椭圆形,胞质内充满粗大的嗜酸性颗粒。嗜酸性细胞分为 2 种。

(1)**生长激素细胞**(somatotroph):数量较多,分泌生长激素(growth hormone,GH),促进机体的生长和代谢,特别是刺激骺软骨生长,促进骨骼增长。如分泌过盛,在幼年引起巨人症,在成人发生肢端肥大症;如儿童时期生长激素分泌不足可致侏儒症。

(2)**催乳激素细胞**(mammotroph):分泌催乳激素(prolactin,PRL),能促进乳腺发育和乳汁分泌。

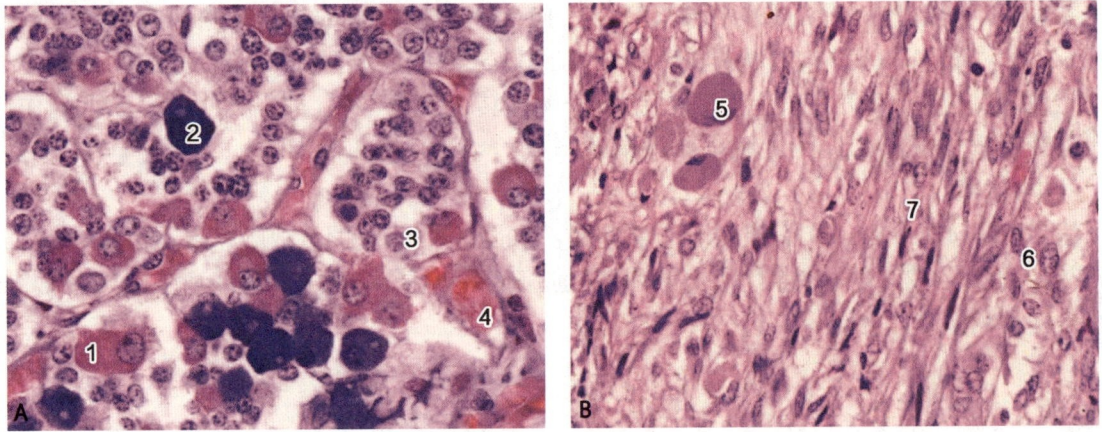

图 29-8　垂体远侧部（A）及神经部（B）光镜像

1. 嗜酸性细胞；2. 嗜碱性细胞；3. 嫌色细胞；4. 血窦；5. 赫林体；6. 垂体细胞；7. 神经纤维。

2. 嗜碱性细胞　约占腺垂体细胞总数的 10%。细胞呈椭圆形或多边形，胞质内含有嗜碱性颗粒。嗜碱性细胞分为 3 种。

（1）**促甲状腺激素细胞**（thyrotroph）：数量少，颗粒较小，分泌促甲状腺激素（thyroid stimulating hormone，TSH），促进甲状腺滤泡上皮细胞的增生及甲状腺激素的合成和释放。

（2）**促肾上腺皮质激素细胞**（corticotroph）：颗粒较大，分泌促肾上腺皮质激素（adrenocorticotropic hormone，ACTH），促进肾上腺皮质束状带细胞分泌糖皮质激素。

（3）**促性腺激素细胞**（gonadotroph）：数量较多，体积较大，分泌卵泡刺激素（follicle stimulating hormone，FSH）和黄体生成素（luteinizing hormone，LH）。卵泡刺激素在女性促进卵泡发育，在男性则刺激生精小管支持细胞合成雄激素结合蛋白，促进精子的发生。黄体生成素在女性可促进卵巢排卵和黄体形成，在男性则刺激睾丸间质细胞分泌雄激素，故又称间质细胞刺激素（interstitial cell stimulating hormone，ICSH）。

3. 嫌色细胞（chromophobe cell）　数量多，约占腺垂体细胞总数的 50%，体积小，胞质少，着色浅，细胞轮廓不清。电镜下有些嫌色细胞含有少量分泌颗粒。因此，嫌色细胞可能是脱颗粒的嗜色细胞，或处于嗜色细胞形成的初级阶段。

（二）结节部

结节部（pars tuberalis）呈薄层套状包围着神经垂体的漏斗。结节部有丰富的纵行毛细血管。腺细胞主要为嫌色细胞，也含有少量嗜酸性细胞和嗜碱性细胞。

（三）中间部

中间部（pars intermedia）为位于远侧部与神经部间的狭窄部分。中间部可见由较小细胞围成的大小不等的滤泡，滤泡腔内含有胶质，滤泡周围有一些散在的嫌色细胞和嗜碱性细胞。

二、神经垂体

神经垂体主要由无髓神经纤维、神经胶质细胞和毛细血管组成（图 29-8B）。

神经垂体与下丘脑在结构和功能上有直接联系。下丘脑的视上核和室旁核内的神经内分泌细胞，其轴突经神经垂体的漏斗终止于神经部，构成该部的无髓神经纤维。神经内分泌细胞合成的分泌颗粒，沿轴突运输到神经部，常在轴突内聚集成串珠样膨大，HE 标本上，显示出大、小不等的嗜酸性团块，称赫林体（Herring body）。神经胶质细胞又称垂体细胞，对神经纤维有支持和营养作用（图 29-8B）。

神经垂体本身无内分泌功能，主要是储存和释放来自下丘脑的内分泌激素，即抗利尿激素和催产素。

抗利尿激素（antidiuretic hormone，ADH）又称加压素（vassopressin，VP），来自视上核神经内分泌细胞，可促进肾远曲小管和集合管对水的重吸收，使尿量减少，超过生理剂量时，可使小动脉平滑肌收缩，血压升高。

催产素（oxytocin）来自室旁核神经内分泌细胞，可引起妊娠子宫平滑肌收缩，加速分娩过程，并能促进乳腺分泌。

三、腺垂体的血管及与下丘脑的关系

垂体上动脉从结节部进入神经垂体的漏斗，在该部位形成袢状的窦样毛细血管网，称第一级毛细血管网。该网进入结节部汇集形成数条垂体门微静脉，下行至远侧部形成第二级毛细血管网。垂体门微静脉及两端的毛细血管网共同构成了**垂体门脉系统**（hypophyseal portal system）。远侧部的毛细血管最后汇集成小静脉，注入垂体周围的静脉窦（图 29-9）。

下丘脑的弓状核等有许多神经内分泌细胞，能产生多种肽类激素，其中对腺细胞分泌起促进作用的激素称释放激素，反之，称释放抑制激素。含有激素的分泌颗粒沿神经内分泌细胞的轴突运输到漏斗处，将激素释放入该处的第一级毛细血管网，再经垂体门微静脉到远侧部的第二级毛细血管网，其中的各种激素分别调节相应腺细胞的分泌活动。

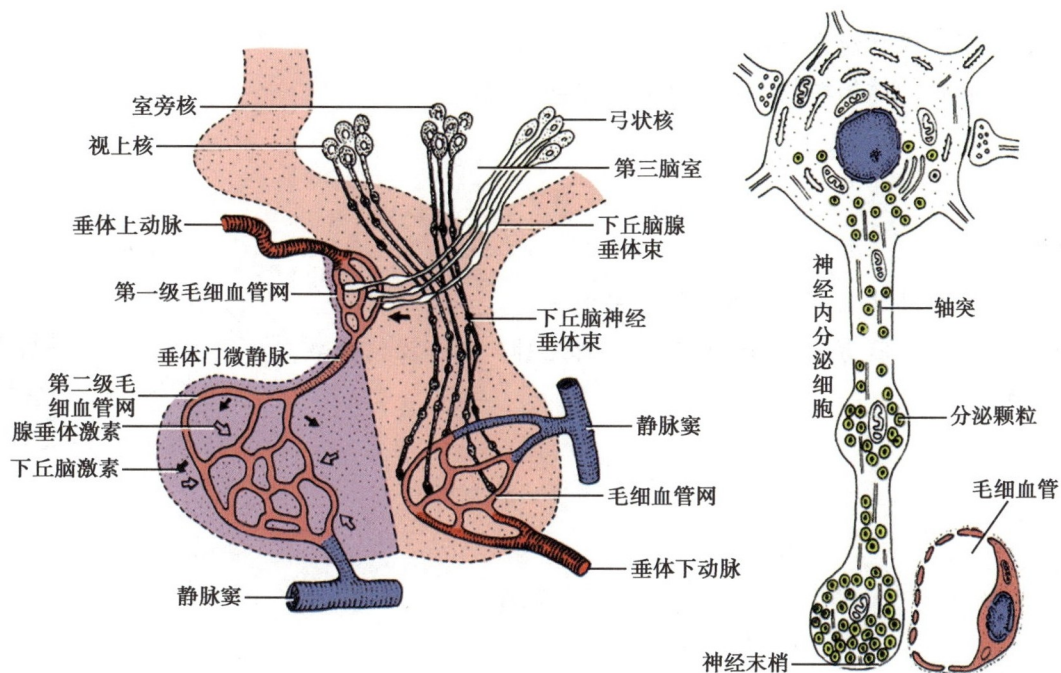

图 29-9　垂体血管分布及其与下丘脑的关系示意图

> **本章小结**

内分泌系统由内分泌腺和分布于其他器官内的内分泌细胞组成。内分泌腺包括甲状腺、甲状旁腺、肾上腺、垂体和松果体等。内分泌腺的结构特点是腺细胞排列成索状、团块状或围成滤泡，腺细胞间有丰富的毛细血管，无导管。腺细胞的分泌物，称激素。

甲状腺实质由大量甲状腺滤泡和滤泡旁细胞组成。滤泡上皮细胞能合成和分泌甲状腺激素。滤泡旁细胞位于滤泡间和滤泡上皮细胞间，分泌降钙素。肾上腺实质由周围的皮质和中央的髓质构成。皮质由浅入深分为球状带、束状带和网状带，分别分泌盐皮质激素、糖皮质激素和性激素。髓质细胞又称嗜铬细胞，分泌肾上腺素和去甲肾上腺素。垂体由腺垂体和神经垂体两部分

组成。腺垂体包括远侧部、结节部和中间部。远侧部包括 3 种细胞：嗜酸性细胞、嗜碱性细胞和嫌色细胞。嗜酸性细胞分泌生长激素和催乳激素；嗜碱性细胞分泌卵泡刺激素、黄体生成素、促甲状腺激素和促肾上腺皮质激素。嫌色细胞可能是脱颗粒的嗜色细胞，或处于嗜色细胞形成的初级阶段。神经垂体无内分泌功能，只储存、释放下丘脑视上核和室旁核神经元分泌的抗利尿激素和催产素。

案例分析

　　病人，女，39 岁。烦躁不安、畏热、消瘦 2 个多月。该病人 2 个月前工作紧张，烦躁性急，常因小事与人争吵，难以自控。着衣不多，仍感燥热多汗，在外就诊服用安神药物，效果不明显。发病以来饭量有所增加，体重却较前下降。体格检查：体温 37.2℃，脉搏 92 次/min，血压 130/70mmHg。神情稍激动，眼球略突出，睑裂增宽，瞬目减少。两叶甲状腺可触及，轻度肿大，均匀，未触及结节，无震颤和杂音。实验室检查：血清游离三碘甲状腺原氨酸（FT3）6pmol/L（偏高），血清游离四碘甲状腺原氨酸（FT4）20.5pmol/L（偏高），促甲状腺素（TSH）0.15μIU/ml（偏低）。

诊断：甲状腺功能亢进症（甲亢）。

思考题：

1. 什么是甲状腺功能亢进症？
2. 简述甲状腺的微细结构以及甲状腺激素的功能。

（李媛彬）

思考题

1. 简述肾上腺的基本结构及其所分泌的激素。
2. 脑垂体远侧部具有分泌功能的细胞有哪几种？各分泌何种激素？

ER 29-3

练习题

第三十章 | 皮 肤

学习目标

1. 掌握：皮肤的组成；厚表皮的组织结构。
2. 熟悉：非角质形成细胞的种类、结构及功能；真皮的组织结构。
3. 了解：皮肤附属器的种类、结构及功能；皮下组织的结构特点。
4. 能利用所学的知识理解毛囊炎、脂溢性皮炎等疾病的形成原因，并了解疾病的组织学变化和临床表现。
5. 通过学习皮肤的结构和功能，使学生养成良好的卫生习惯和皮肤保健意识。

　　皮肤（skin）是人体最大的器官，约占成人体重的16%，总面积为1.2~2.0m²，由表皮和真皮组成，并通过皮下组织与深部组织相连。皮肤内有毛、皮脂腺、汗腺和指（趾）甲，它们是表皮衍生的皮肤附属器。皮肤有屏障、保护、排泄、感觉、吸收、调节体温和参与免疫应答等功能。

第一节 表 皮

一、表皮的分层和角化

　　表皮（epidermis）位于皮肤的浅层。组成表皮的主要细胞是角质形成细胞与非角质形成细胞。前者构成表皮的主体，分层排列；后者数量较少，分散在角质形成细胞之间，在HE染色下不易辨认。人体各部的表皮厚薄不一，以手掌及足底最厚。厚表皮由基底到表面依次分出典型的5层结构（图30-1）。在薄表皮，棘层、颗粒层及角质层均较薄，无透明层。

　　生理状态下，基底层细胞分裂周期为13~19天。基底层细胞移行至颗粒层上部约需14天，从颗粒层再移至角质层表面并脱落约为14天，共28天，称为表皮通过时间或表皮更替时间。基底层细胞分裂周期加表皮通过时间称为表皮更新时间，为41~47天。

（一）基底层

　　基底层（stratum basale）附着于基膜上，由一层立方形或矮柱状细胞组成，称基底细胞。细胞核较大，呈圆形或椭圆形。胞质较少，呈强嗜碱性。电镜下，胞质内含丰富的游离核糖体；角蛋白丝交织排列，形成光镜下可见的张

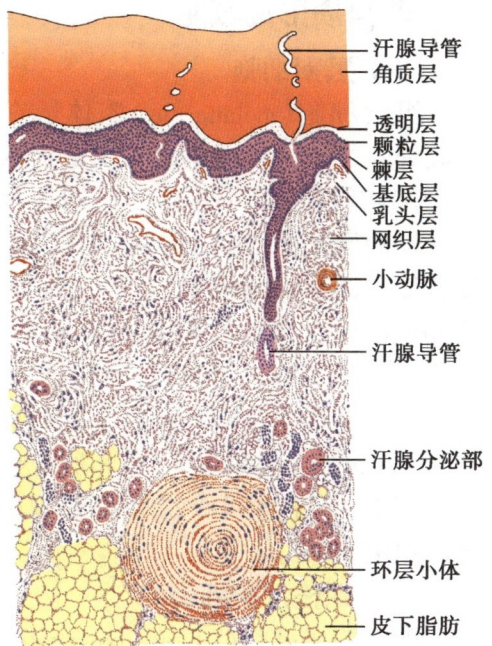

图 30-1　手指皮肤模式图

汗腺导管
角质层
透明层
颗粒层
棘层
基底层
乳头层
网织层
小动脉
汗腺导管
汗腺分泌部
环层小体
皮下脂肪

力原纤维。在有色皮肤内还可见黄褐色的黑素颗粒。相邻基底细胞间以桥粒相连,基底面以半桥粒与基膜相连。基底细胞属幼稚细胞,有较强的增殖能力,新生的细胞向浅层推移,分化成表皮其他各层细胞。

(二) 棘层

棘层(stratum spinosum)位于基底层上方,由 4~10 层多边形的棘细胞组成。由于细胞表面伸出许多细而短的棘状突起,故称棘层。相邻棘细胞突起之间以桥粒相连。棘层细胞核呈圆形,胞质丰富,呈弱嗜碱性,胞质中有丰富的游离核糖体、成束分布的角蛋白丝以及卵圆形的板层颗粒,板层颗粒由高尔基复合体生成,其内容物主要为糖脂和固醇。棘层细胞向浅层推移,细胞逐渐变得扁平。

(三) 颗粒层

颗粒层(stratum granulosum)位于棘层的上方,由 3~5 层扁梭形细胞组成。细胞的胞核和细胞器渐趋退化,胞质内出现许多透明角质颗粒,故称颗粒层,HE 染色呈强嗜碱性。该层细胞胞质内板层颗粒增多,其所含的糖脂释放到细胞间隙内,在细胞外面形成多层膜状结构,构成阻止物质透过表皮的主要屏障。

(四) 透明层

透明层(stratum lucidum)位于颗粒层的上方,由数层扁平细胞构成。细胞界限不清,核及细胞器均消失。HE 染色细胞呈均质透明状,嗜酸性。胞质内充满角蛋白丝,该层只在厚皮中明显。

(五) 角质层

角质层(stratum corneum)位于表皮最浅层,由多层扁平的角化细胞构成。这些细胞干硬,是已完全角化的死细胞,已无胞核和细胞器。胞质中充满密集平行的角蛋白丝,浸埋在均质状物质中,共同形成**角蛋白**(keratin),充满于胞质。HE 染色细胞呈均质状,嗜酸性,轮廓不清。浅层角质细胞间的桥粒消失,细胞连接松散,脱落后形成皮屑。

表皮由基底层到角质层的结构变化,反映了角蛋白形成细胞增殖、分化、移动和脱落的过程,同时也是细胞逐渐生成角蛋白和角化的过程。表皮角质形成细胞定期脱落和增殖,使表皮各层得以保持正常的结构和厚度。表皮是皮肤的重要保护层,对多种物理和化学性刺激有很强的耐受力,能阻挡异物和病原侵入,并能防止组织液丧失。

二、非角质形成细胞

(一) 黑素细胞

黑素细胞(melanocyte)胞体散在于基底细胞之间,有多个较长的突起伸入基底细胞和棘细胞间(图 30-2)。胞质内含特征性的**黑素体**(melanosome),由高尔基复合体生成,有界膜包被,含酪氨酸酶,能将酪氨酸转化成黑色素,形成黑素颗粒。黑素颗粒经突起末端转移到周围基底细胞和棘细胞内。皮肤的颜色主要取决于黑素颗粒的大小、数量、分布和所含黑色素的多少。黑色素可吸收紫外线,保护深部组织免受辐射损害。

(二) 朗格汉斯细胞

朗格汉斯细胞(Langerhans cell)位于表皮的棘细胞之间,细胞有多个突

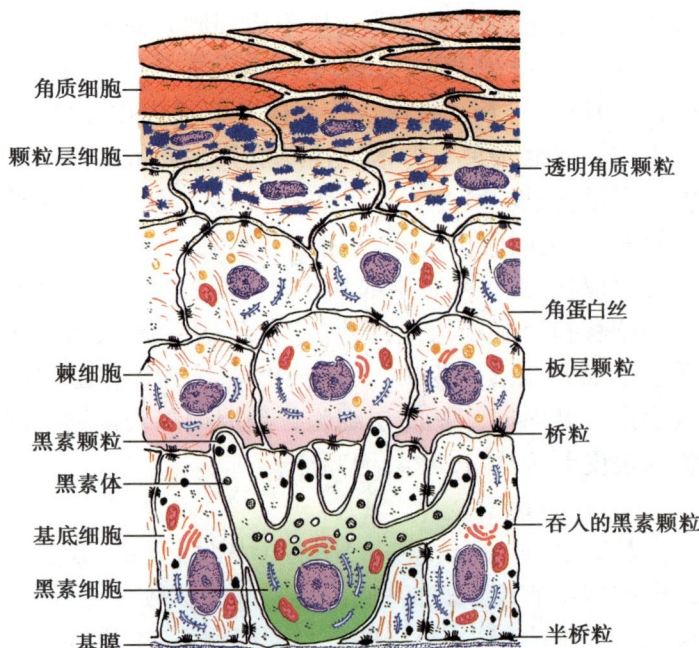

图 30-2　角质形成细胞和黑素细胞超微结构模式图

（图中标注：角质细胞、颗粒层细胞、棘细胞、黑素颗粒、黑素体、基底细胞、黑素细胞、基膜；透明角质颗粒、角蛋白丝、板层颗粒、桥粒、吞入的黑素颗粒、半桥粒）

起（图 30-3）。胞质内有特殊形状的**伯贝克颗粒**（Birbeck granule），有膜包裹，呈盘状或扁囊形，颗粒的切面为杆状或球拍形。朗格汉斯细胞是一种抗原呈递细胞，能识别、结合和处理侵入皮肤的抗原，该细胞迁移到淋巴结内后，将抗原呈递给 T 细胞，引起免疫应答。

（三）梅克尔细胞

梅克尔细胞（Merkel cell）常分布于基底层。细胞基底部胞质内含许多致密核心的小泡，基底面与感觉神经末梢形成类似突触的结构。该细胞可能是感受触觉刺激的感觉上皮细胞。

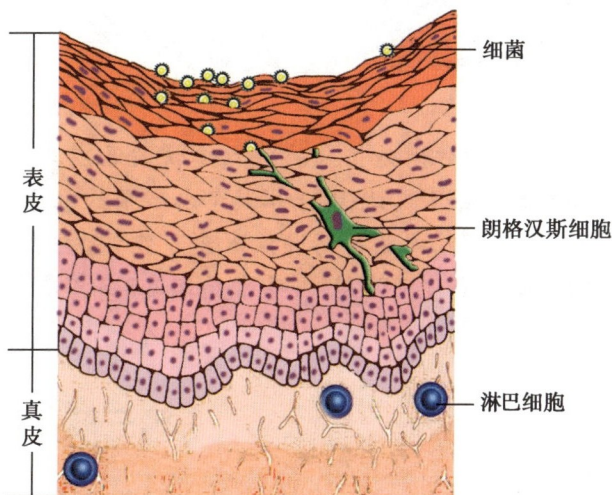

图 30-3　表皮内的朗格汉斯细胞模式图

第二节　真　皮

真皮（dermis）位于表皮深部，由致密结缔组织构成，分为乳头层和网织层，二者间无明显界限（图 30-1）。

一、乳头层

乳头层为紧邻表皮的薄层结缔组织，向表皮基底部突起，形成大量乳头状结构，称**真皮乳头**（dermal papilla），扩大了表皮与真皮的连接面，有利于两者牢固连接及表皮从真皮的血管获得营养。真皮乳头内含丰富的毛细血管、游离神经末梢和触觉小体。

二、网织层

网织层位于乳头层的深部，较厚。由致密结缔组织组成，粗大的胶原纤维密集成束，并有许多弹性纤维，使皮肤有韧性和弹性。网织层内有较大的血管、淋巴管、神经以及汗腺、皮脂腺和毛囊，可见环层小体。

知识拓展

人类指纹的形成

人手指末端指腹皮肤，由于真皮乳头突起，形成许多嵴状的乳头线，相邻乳头线之间凹陷成沟，使表皮表面呈现相应凸凹的纹路，称指纹。指纹也包括指头纹、指节纹和掌纹。指纹的形成主要受到遗传影响，胎儿在母体内发育 3~4 个月时，指纹就已经形成，在生后成长期间指纹会略有改变，直到青春期时才会定型。指纹形状因人而异，且终生不变，在人类学和法医学的理论和实践研究中具有重要的意义。

皮下组织（hypodermis）即浅筋膜，由疏松结缔组织及脂肪组织构成，将皮肤和深部组织连在一起，使皮肤有一定的可动性。皮下组织的厚度因年龄、性别和部位而有较大的差别。一般以腹部、臀部的皮下组织最厚，眼睑、阴茎和阴囊等部位的皮下组织最薄，不含脂肪组织。除脂肪外，皮下组织还有丰富的血管、淋巴管与神经。皮下组织可保持体温，缓冲机械压力。

第三节　皮肤的附属器

皮肤内有由表皮衍生的毛、皮脂腺、汗腺和指(趾)甲等,称皮肤附属器(图 30-4)。

一、毛

人体皮肤除手掌和足底等处外,均有**毛**(hair)分布。毛由毛干、毛根和毛球组成。露在皮肤外的部分,称毛干;埋在皮肤内的部分,称毛根;包在毛根外面的上皮及结缔组织形成的鞘,称毛囊。毛根和毛囊末端膨大,称毛球,是毛的生长点。毛球基底凹陷,结缔组织随神经和毛细血管突入其内,形成毛乳头,对毛的生长起诱导和营养作用。

毛干和毛根由排列规则的角化上皮细胞组成,细胞内充满角蛋白并含黑色素。毛球的上皮细胞为幼稚细胞,称毛母质细胞。生长期的毛母质细胞分裂活跃,能增殖和分化为毛根的细胞,使毛生长。

毛和毛囊与皮肤表面呈钝角的一侧,有一束斜行平滑肌,称**立毛肌**(arrector pilli muscle),其受交感神经支配,收缩时使毛竖立,可帮助皮脂腺排出分泌物。

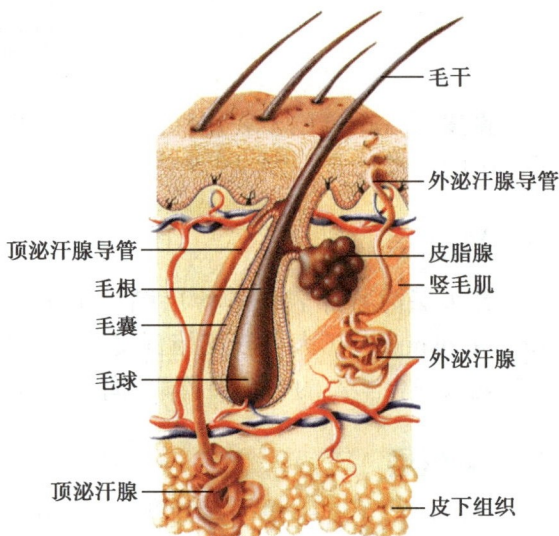

图 30-4　皮肤及附属器模式图

二、皮脂腺

皮脂腺(sebaceous gland)多位于毛囊和立毛肌间,由一个或几个囊状的腺泡与一个共同的短导管构成,导管大多开口于毛囊上段。每个腺泡均由多层细胞组成,最外层为较小的幼稚细胞,细胞不断分裂增殖,新生的细胞逐渐变大,并向腺泡中心移动。细胞胞质内充满脂滴,胞核固缩溶解,最终细胞解体,连同脂滴一起排出。皮脂腺的分泌物称皮脂,有润滑皮肤、保护毛和抑菌等作用。皮脂腺的分泌受性激素的调节,青春期分泌旺盛。

三、汗腺

汗腺(sweat gland)分外泌汗腺和顶泌汗腺。

1. **外泌汗腺**　又称小汗腺,广泛分布于全身皮肤内。分泌部位于真皮深部或皮下组织内,盘曲成团,管径较粗,管腔较小。腺细胞呈立方形或锥体形,腺细胞与基膜之间有肌上皮细胞,收缩时有助于分泌物排出。导管较细而直,由两层立方形细胞围成,由真皮深部上行,穿过表皮,开口于皮肤表面的汗孔。汗腺以胞吐的方式分泌汗液,汗液分泌有湿润皮肤、调节体温、排出部分代谢产物及参与水和电解质平衡的调节等作用。

2. 顶泌汗腺 又称大汗腺,主要分布于腋窝、乳晕、肛门及会阴等处。分泌部由一层立方形或矮柱状细胞围成,管腔大;导管较细而直,也由两层上皮细胞组成,开口于毛囊上段。分泌物为黏稠的乳状液,含蛋白质、碳水化合物和脂类。分泌物被细菌分解后产生特殊的气味,俗称狐臭。大汗腺受性激素的调节,青春期开始分泌活跃,至老年期则萎缩退化。

四、指(趾)甲

指(趾)甲(nail)包括外露的甲体和埋在皮肤下的甲根。甲体是由多层角化细胞构成的角质板,甲体下面的皮肤称甲床。甲根周围的复层扁平上皮称甲母质,其基底层细胞分裂活跃,是甲的生长区。甲母质新增殖的细胞发生角化,并不断向指(趾)端方向移动构成甲体。指(趾)甲受损或拔除后,若能保留甲母质,甲仍能再生。甲体周围的皮肤称甲襞,甲体与甲襞间的浅沟称甲沟。甲对指(趾)末端起保护作用。

本章小结

皮肤由表皮和真皮组成。皮肤内有由表皮衍生的毛、皮脂腺、汗腺和指(趾)甲等附属器。表皮为角化的复层扁平上皮,由角质形成细胞和非角质形成细胞组成。厚表皮分为基底层、棘层、颗粒层、透明层和角质层5层。非角质形成细胞有黑素细胞、朗格汉斯细胞和梅克尔细胞。真皮位于表皮深层,由致密结缔组织组成,分为乳头层和网织层。

案例分析

病人,男,28岁。右上臂烧伤后1小时就诊。该病人于1小时前在上班时不慎被燃气烧伤,主要累及右上臂,疼痛难忍,未进行任何处理,被同事紧急送往医院。体格检查:心率92次/min,血压130/84mmHg,呼吸平稳。神志清楚,痛苦貌,能合作。创面情况:整个右上臂肿胀,可见大小不等的水疱,部分水疱破溃,创面潮红。辅助检查:心电图、血常规等检查的结果均正常。

诊断:右上臂浅Ⅱ度烧伤(面积8%)。

思考题:

1. 烧伤部位的表皮从基底面到表面可分为哪几层?
2. 真皮有哪些结构?

(李媛彬)

思考题

1. 简述非角质形成细胞的功能。
2. 联系皮肤的组织结构,试述皮内注射和皮下注射的区别。

ER 30-3

练习题

第三十一章 │ 消化系统

教学课件　　思维导图

学习目标

1. 掌握：消化管壁的一般结构；胃和小肠的组织结构特点；肝小叶的微细结构特点；胰岛的概念与微细结构特点。

2. 熟悉：食管的微细结构；肝门管区的概念；胰腺外分泌部的结构特点。

3. 了解：大肠的微细结构；消化管的内分泌功能；三大唾液腺的结构特点。

4. 能利用所学知识理解消化性溃疡、肝硬化、糖尿病等疾病的发病原因。

5. 通过对消化系统的学习，使学生具有养成良好饮食生活习惯的意识。

消化系统由消化管和消化腺构成，主要功能是摄取食物、进行消化和吸收，满足机体生长发育和能量代谢的需要。

第一节　消 化 管

一、消化管壁的一般结构

消化管包括口腔、咽、食管、胃、小肠和大肠。除口腔和咽外，消化管壁分为 4 层，由内向外一般依次为黏膜、黏膜下层、肌层和外膜（图 31-1）。

（一）黏膜

黏膜（mucosa）位于管壁的最内层，一般由上皮、固有层和黏膜肌层组成，是完成消化、吸收功能最重要的结构，在各段消化管中结构差异最大。

1. **上皮**（epithelium）　消化管的两端（口腔、咽、食管和肛管下段）为复层扁平上皮，以保护功能

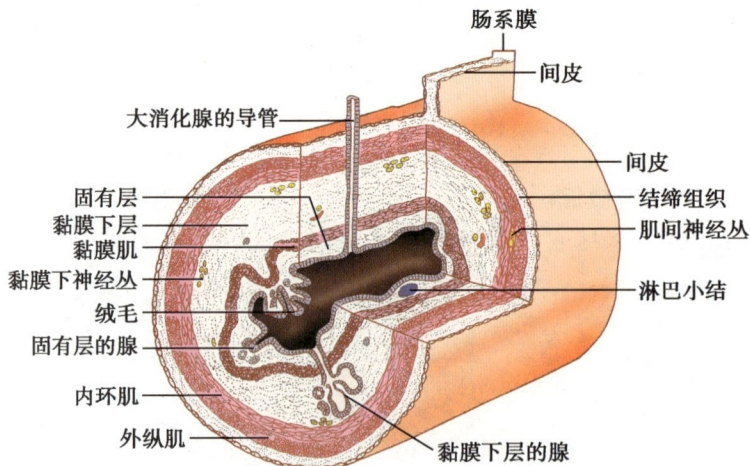

图 31-1　消化管壁的一般结构模式图

为主,其余则衬以单层柱状上皮,以消化吸收功能为主。上皮与管壁内的腺体相连续。上皮细胞保持更新,且更新速度较快。

2. **固有层**(lamina propria) 为富含毛细血管、毛细淋巴管和神经的疏松结缔组织,是机体进行体液免疫和细胞免疫的重要场所。胃肠黏膜的固有层还富含小消化腺和淋巴组织。

3. **黏膜肌层**(muscularis mucosa) 为薄层平滑肌,其收缩和舒张可以促进腺体分泌物的排出、血液和淋巴的运行,有助于食物消化及物质的吸收和转运。

(二) 黏膜下层

黏膜下层(submucosa)为富含血管和淋巴管的较致密结缔组织。在食管和十二指肠的黏膜下层,分别有食管腺和十二指肠腺。黏膜下层还有黏膜下神经丛,可调节黏膜肌的收缩和腺体分泌。食管、胃、肠的黏膜及黏膜下层共同向管腔突出,形成肉眼可见的隆起,即皱襞,可以扩大黏膜的表面积。

(三) 肌层

肌层(muscularis)除咽、食管上段和肛管末端的肌层为骨骼肌外,其余大部分为平滑肌。肌层一般分为内环行和外纵行两层(胃为内斜、中环和外纵三层),其间有少量结缔组织和肌间神经丛。肌层收缩有利于食物与消化液充分混合以及食物残渣的排出。在某些部位,环行肌层明显增厚,形成括约肌,如贲门括约肌、幽门括约肌和肛门内括约肌。

(四) 外膜

外膜(adventitia)按其组成的不同可分为纤维膜和浆膜两种。消化管上段(咽和食管)和下段(直肠)由薄层结缔组织构成,称纤维膜;消化管中段的最外层,结缔组织外还有间皮覆盖,称浆膜,浆膜可保持表面光滑,有利于消化管的蠕动。

二、食管

食管腔面有纵行皱襞,食物通过时管腔扩大,皱襞消失。食管具有消化管壁典型的4层结构(图31-2)。

(一) 黏膜

上皮为未角化的复层扁平上皮。食管下端与胃贲门部连接处的上皮由复层扁平上皮骤然移行为单层柱状上皮,是食管癌的易发部位。固有层为结缔组织,富含血管、淋巴管和神经。黏膜肌层为纵行平滑肌。

(二) 黏膜下层

黏膜下层为含有血管、神经和淋巴管的疏松结缔组织,内含黏液性的食管腺,其导管穿过黏膜开口于食管腔,其分泌的黏液有利于食物通过。

(三) 肌层

肌层由内环和外纵两层肌构成。食管上 1/3 段为骨骼肌,下 1/3 段为平滑肌,中 1/3 段两种肌纤维混合。食管两端的内环行肌稍厚,分别形成食管上、下括约肌。

(四) 外膜

外膜绝大部分为纤维膜。

三、胃

胃具有储存食物,初步消化蛋白质,吸收部分水、无机盐和醇

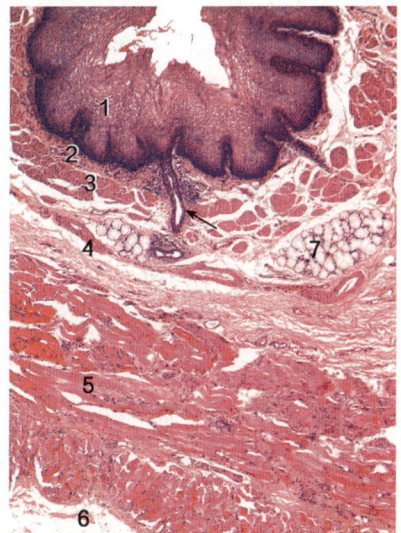

图 31-2 食管光镜图

1. 复层扁平上皮;2. 固有层;3. 黏膜肌层;4. 黏膜下层;5. 肌层;6. 纤维膜;7. 食管腺;↑食管腺导管。

类的功能。胃的腔面有许多不规则的皱襞,胃充盈时皱襞消失。

(一) 黏膜

胃黏膜表面有许多浅沟,将黏膜分成许多胃小区。黏膜表面还有许多不规则小凹陷,称**胃小凹**(gastric pit)。胃小凹的底部与胃腺相通连(图 31-3)。

1. 上皮　为单层柱状上皮,主要由**表面黏液细胞**(surface mucous cell)组成。细胞呈柱状,椭圆形的细胞核位于细胞基部,细胞质顶部充满黏原颗粒,在 HE 染色切片上着色浅淡(图 31-3)。该细胞分泌含 HCO_3^- 的不溶性黏液,覆盖于上皮表面形成一层保护性黏液膜,可防止胃液对黏膜的消化侵蚀。相邻细胞之间有紧密连接,可防止胃腔内的化学物质进入胃壁。

2. 固有层　内有大量排列紧密、管状的胃腺。依所在部位和结构不同,胃腺分为贲门腺、幽门腺和胃底腺。贲门腺位于贲门部,为黏液腺,分泌黏液和溶菌酶。幽门腺位于幽门部,为黏液腺,可有少量壁细胞。**胃底腺**(fundic gland)位于胃底和胃体,是胃黏膜中数量最多、功能最重要的腺体。胃底腺呈分支管状,分为颈、体和底部,由主细胞、壁细胞、颈黏液细胞、干细胞和内分泌细胞组成(图 31-4)。

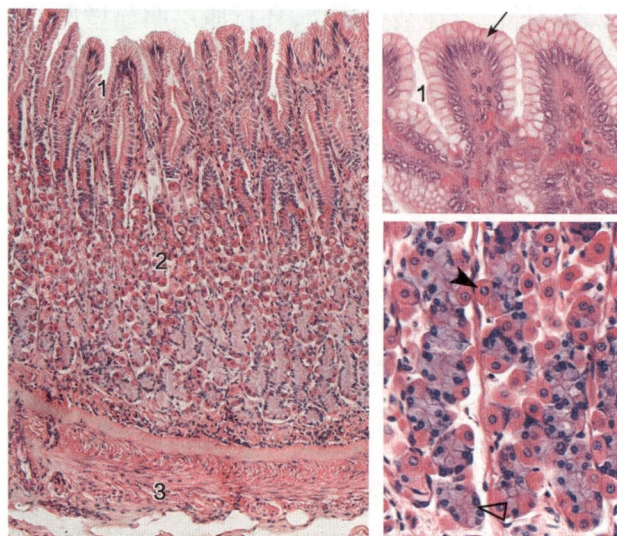

图 31-3　**胃底黏膜光镜图**

1. 胃小凹;2. 胃底腺;3. 黏膜肌层;↑ 表面黏液细胞;▲壁细胞;
△主细胞。

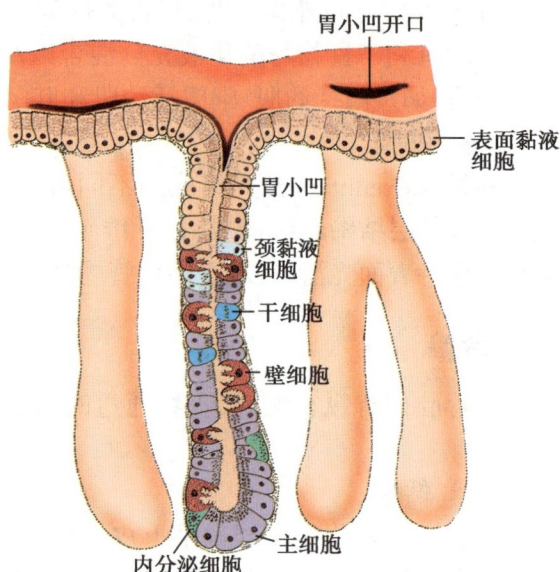

图 31-4　**胃上皮与胃底腺模式图**

（1）**主细胞**(chief cell):又称**胃酶细胞**(zymogenic cell),数量最多,主要分布在胃底腺的体和底部。细胞呈柱状,核呈圆形,位于基部;胞质顶部染色浅淡,基部呈强嗜碱性。电镜下,细胞质顶部有许多酶原颗粒,核上区有发达的高尔基复合体,基部有密集排列的粗面内质网(图 31-5)。主细胞分泌**胃蛋白酶原**(pepsinogen)。婴儿时期主细胞还分泌凝乳酶,可凝固乳汁,有利于乳汁分解、吸收。

（2）**壁细胞**(parietal cell):又称**泌酸细胞**(oxyntic cell),主要分布于胃底腺的颈和体部。细胞体积较大,呈圆锥形;核圆居中,可有双核;胞质呈强嗜酸性。电镜下,细胞顶部的细胞膜凹陷形成迂曲分支小管,称**细胞内分泌小管**(intracellular secretory canaliculus),小管腔面有大量微绒毛。分泌小管周围有许多小管和小泡,称**微管泡系统**(tubulovesicular system)(图 31-5)。微管泡系统的膜与分泌小管的膜可以融合和相互转换。当壁细胞处于静止状态时,分泌小管少,微绒毛也少而短,而微管泡系统发达;当壁细胞功能活跃时。微管泡系统迅速转变成分泌小管,微绒毛增长、增多,微管泡系统则减少。壁细胞内还有极丰富的线粒体。

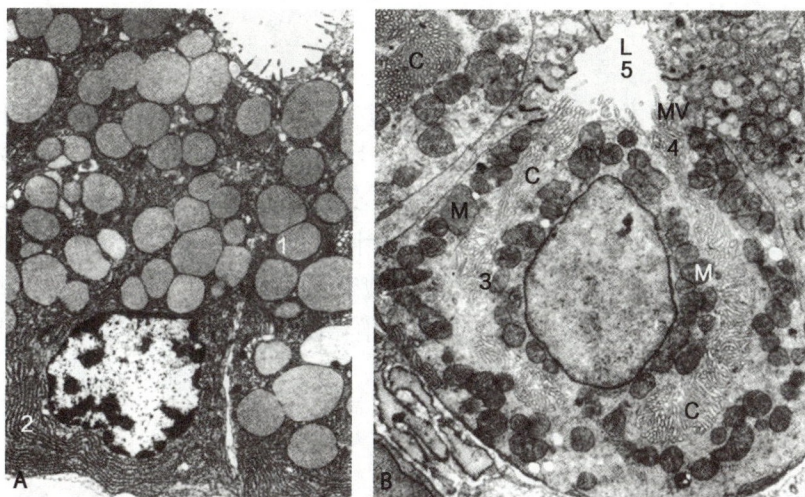

图 31-5　主细胞与壁细胞超微结构图

A.主细胞;B.壁细胞;1.主细胞内的酶原颗粒;2.粗面内质网;3.细胞内分泌小管;
4.微绒毛;5.胃底腺腔;C.细胞分泌小管;L.胃底腺腔;M.线粒体;MV.微绒毛。

分泌小管的膜上有大量质子泵（H^+、K^+-ATP 酶）和 Cl^- 通道,能分别将细胞内形成的 H^+ 和从血液中摄取的 Cl^- 输入分泌小管,两者结合成**盐酸**进入腺腔。盐酸可将胃蛋白酶原激活成为有活性的胃蛋白酶,对食物中的蛋白质进行初步分解;盐酸还有杀菌作用。壁细胞还能分泌**内因子**,与食物中的维生素 B_{12} 结合形成复合物,使维生素 B_{12} 免受酶破坏,并促进回肠对维生素 B_{12} 的吸收。维生素 B_{12} 是红细胞生成的原料,若内因子缺乏,可导致恶性贫血。

（3）**颈黏液细胞**（mucous neck cell）:较少,位于胃底腺的颈部（图 31-4）。核扁平,位于细胞基部,核上方有较多黏原颗粒,HE 染色浅淡。颈黏液细胞的分泌物为可溶性酸性黏液,对黏膜有保护作用。

（4）**干细胞**:可不断分裂增殖分化为表面黏液细胞和胃底腺的其他细胞,HE 染色切片上不易识别。

（5）**内分泌细胞**:分散在其他上皮细胞间,HE 染色切片上不易辨认。内分泌细胞可通过分泌组胺或者生长抑素作用于壁细胞,促进或者抑制壁细胞分泌盐酸。

3. 黏膜肌层　由内环行和外纵行两薄层平滑肌组成。

（二）黏膜下层

黏膜下层为较致密的结缔组织,含血管、淋巴管和神经丛。

（三）肌层

肌层较厚,由内斜、中环和外纵行三层平滑肌构成。环行肌在贲门和幽门处增厚,形成贲门括约肌和幽门括约肌。

（四）外膜

外膜为浆膜。

知识拓展

胃黏膜屏障作用

胃液呈强酸性,其 pH<2,腐蚀性极强,胃蛋白酶能分解蛋白质,但生理状态下胃黏膜不会被破坏,因为胃黏膜具有自我保护功能,即胃黏膜 - 碳酸氢盐屏障。屏障由一层含 HCO_3^- 的不可溶性碱性黏液膜构成,具有强大的保护作用,保护黏膜的完整性。正是因为胃黏膜屏障的保护作用,即使人们进食各种食物,却少有溃疡形成。但是当胃黏膜屏障的作用减弱或者被破坏时,就容易形成胃溃疡等疾病。

四、小肠

小肠是消化食物和吸收营养物质的主要部位,分为十二指肠、空肠和回肠。小肠壁的黏膜和黏膜下层向肠腔面突出,形成皱襞(图31-6)。皱襞在十二指肠末段和空肠头段极发达,向下逐渐减少、变矮,至回肠中段以下基本消失。黏膜表面有许多细小的**肠绒毛**(intestinal villus),由上皮和固有层向肠腔内突起形成,长0.5~1.5mm,形状不一,在十二指肠和空肠头端最发达(图31-7)。上皮的吸收细胞又向肠腔伸出2 000~3 000根微绒毛。经皱襞、肠绒毛和微绒毛的三级组织结构,小肠的吸收表面积扩大约600倍。黏膜上皮从绒毛根部下陷到固有层形成管状的**小肠腺**(small intestinal gland),又称肠隐窝,开口于肠腔(图31-6,图31-7)。

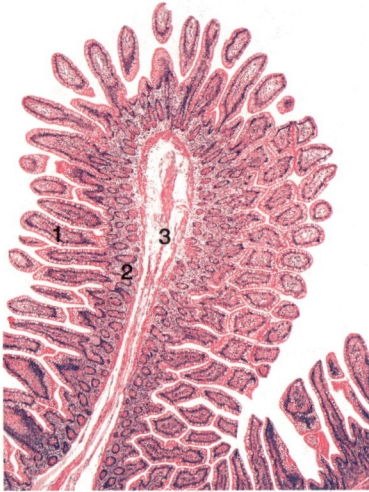

图31-6 小肠皱襞光镜图
1.小肠绒毛;2.小肠腺;3.黏膜下层。

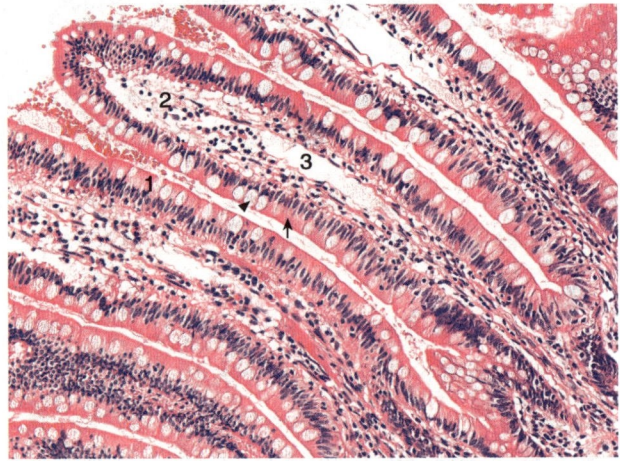

图31-7 小肠肠绒毛光镜图
1.上皮;2.固有层;3.中央乳糜管;↑吸收细胞;▲杯状细胞。

(一)黏膜

黏膜由上皮、固有层和黏膜肌层组成。

1.上皮 为单层柱状上皮,由**吸收细胞**(absorptive cell)、杯状细胞和少量内分泌细胞组成。吸收细胞数量最多,呈高柱状,核呈椭圆形且位于基部。细胞游离面有明显的**纹状缘**,在电镜下为密集排列的微绒毛,是消化、吸收的重要部位。杯状细胞散在分布于吸收细胞间,能分泌黏液,润滑和保护肠黏膜(图31-7)。内分泌细胞种类较多,主要有分泌促胰液素的S细胞和分泌缩胆囊素的I细胞。

2.固有层 由疏松结缔组织构成。肠绒毛中轴的结缔组织中有1~2条纵行毛细淋巴管,称**中央乳糜管**,其通透性大,是转运吸收脂肪类物质的重要结构。此管周围有丰富的毛细血管,吸收细胞吸收的氨基酸、单糖等水溶性物质主要由此进入血液。肠绒毛根部间的固有层有大量的小肠腺,小肠腺上皮细胞的组成与上皮类似,另外还有**帕内特细胞**(Paneth cell)和干细胞。帕内特细胞三五成群位于肠腺底部,细胞较大,呈锥体形,核呈卵圆形且位于基部,顶部胞质含粗大的嗜酸性颗粒,其内有溶菌酶和防御素,有一定的杀菌作用。干细胞位于小肠腺的下半部,能分化为其他细胞。

固有层还含有丰富的淋巴细胞、浆细胞、巨噬细胞和嗜酸性粒细胞。淋巴细胞常聚集在某些部位形成淋巴组织,在十二指肠和空肠多为弥散淋巴组织和/或孤立淋巴小结,在回肠多个淋巴小结聚集形成集合淋巴小结。

3.黏膜肌层 由内环行和外纵行两薄层平滑肌组成。

（二）黏膜下层

黏膜下层由较致密的结缔组织组成,含有较多血管、淋巴管和神经丛。十二指肠的黏膜下层内有大量的十二指肠腺(图 31-8),为黏液性腺,其分泌的碱性黏液有中和酸性食糜、保护十二指肠黏膜免受胃酸侵蚀的作用。

（三）肌层

肌层由内环行、外纵行两层平滑肌组成。

（四）外膜

外膜除部分十二指肠为纤维膜外,其余均为浆膜。

五、大肠

大肠的主要功能是吸收水和无机盐,将食物残渣形成粪便并排出。因此,其结构特点与小肠有所不同。

（一）盲肠、结肠、直肠

盲肠、结肠和直肠的组织学结构基本相同。

1. 黏膜　表面光滑,无肠绒毛(图 31-9)。上皮为单层柱状上皮,由吸收细胞和大量杯状细胞组成。大肠的吸收细胞主要吸收水和无机盐,以及大肠内细菌产生的 B 族维生素和维生素 K。上皮下陷到固有层形成密集的大肠腺,有吸收细胞、大量杯状细胞、干细胞和内分泌细胞,无帕内特细胞。

2. 黏膜下层　由结缔组织构成,内有血管、淋巴管、神经,可有成群的脂肪细胞。

3. 肌层　由内环外纵两层平滑肌组成。内环行肌节段性局部增厚,形成结肠袋,外纵行肌局部增厚形成 3 条结肠带,带间的纵行平滑肌很薄,甚至缺如。

4. 外膜　大部分为浆膜。

（二）阑尾

阑尾管腔小而不规则,大肠腺短而小。固有层内有丰富的淋巴组织,形成许多淋巴小结,并突入黏膜下层,致使黏膜肌层不完整。肌层很薄,外覆浆膜(图 31-10)。

（三）肛管

在齿状线以上的肛管黏膜结构和直肠相似。在齿状线处,单层柱状上皮骤变为复层扁平上皮,

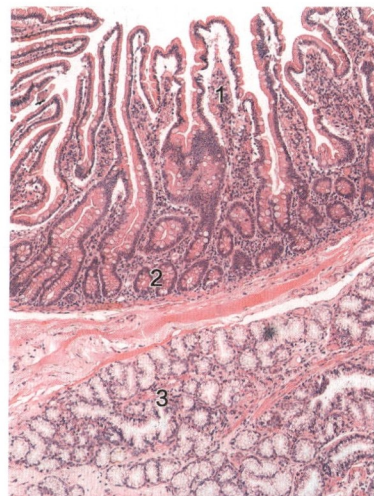

图 31-8　十二指肠光镜图
1. 小肠绒毛;2. 小肠腺;3. 十二指肠腺。

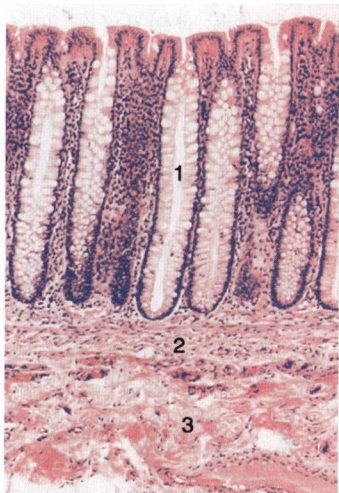

图 31-9　结肠黏膜与黏膜下层光镜图
1. 大肠腺;2. 黏膜肌层;3. 黏膜下层。

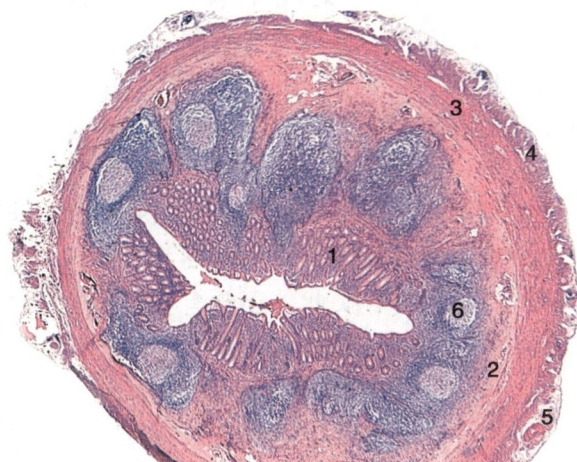

图 31-10　阑尾光镜图
1. 黏膜;2. 黏膜下层;3. 肌层(环行平滑肌);4. 肌层(纵行平滑肌);5. 外膜;6. 淋巴小结。

大肠腺和黏膜肌层消失。白线以下上皮变为和皮肤相同的角化复层扁平上皮,固有层出现大汗腺和皮脂腺。肛管黏膜下层的结缔组织中含有丰富的静脉丛,如淤血扩张可形成痔。肌层的平滑肌增厚可形成肛门内括约肌,近肛门处的骨骼肌形成肛门外括约肌。

消化管的内分泌功能

在胃及肠的上皮和腺体中散在有 40 余种内分泌细胞,其分泌的激素可协调胃肠道的消化吸收功能,也参与调节其他器官的生理活动。胃肠的内分泌细胞多夹在上皮细胞之间,附着在基膜上,HE 染色切片上不易识别,但可通过特殊染色或者免疫组织化学方法显示。这些内分泌细胞的总量众多(约 3×10^9 个),超过所有内分泌腺的腺细胞总和,它们分泌的多种激素,统称胃肠激素(gut hormone)。它们多数经血液循环作用于靶细胞;少数以旁分泌的方式作用于邻近细胞,调节靶细胞的生理功能。

第二节 消 化 腺

消化腺包括大消化腺(3 对大唾液腺、肝和胰腺)和存在于消化管壁内的小消化腺(食管腺、胃腺、肠腺等)。大消化腺均为实质性器官,被覆结缔组织被膜,分泌物经导管排入消化管,对食物进行消化,胰腺还有内分泌功能。

一、大唾液腺

大唾液腺有腮腺、下颌下腺和舌下腺各 1 对。大唾液腺的实质由分支的导管和末端的腺泡构成。根据腺细胞的形态和功能的不同,可分为浆液性腺泡、黏液性腺泡和混合性腺泡。三大唾液腺具有以下特点:

(一)腮腺
腮腺为纯浆液性腺,分泌物含大量唾液淀粉酶。

(二)下颌下腺
下颌下腺为混合性腺,以浆液性腺泡为主,黏液性腺泡和混合性腺泡较少(图 31-11)。分泌物含唾液淀粉酶和黏液。

(三)舌下腺
舌下腺为以黏液性腺泡为主的混合性腺,分泌物以黏液为主。

唾液由大、小唾液腺分泌物混合而成,95% 以上来自三大唾液腺。唾液中的成分主要为水和黏液,起润滑口腔黏膜的作用,此外还含有分解淀粉的唾液淀粉酶、溶菌酶和干扰素。

二、胰腺

胰腺表面覆有薄层结缔组织被膜,结缔组织伸入胰腺内将其分隔为许多小叶。胰腺组织包括外分泌部和内分泌部(图 31-12)。外分泌部实质由腺

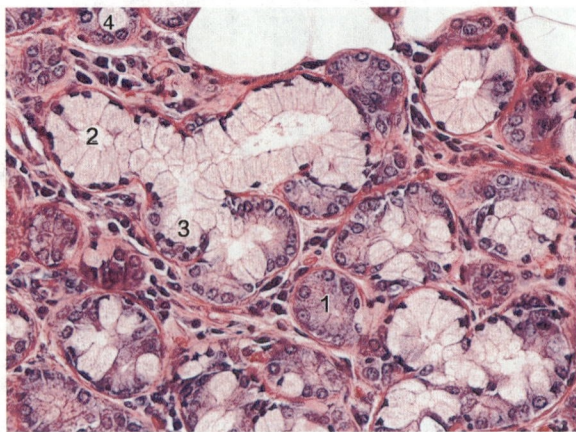

图 31-11 下颌下腺光镜图

1. 浆液性腺泡;2. 黏液性腺泡;3. 混合性腺泡;4. 导管。

泡和导管组成,为胰腺的主结构,是重要的消化腺,其分泌的胰液经导管排入十二指肠,在食物消化中起重要的作用。内分泌部呈大小不一的球形,散在分布于外分泌部中,又称**胰岛**(pancreas islet),其分泌的激素主要调节糖代谢。

(一)外分泌部

胰腺的外分泌部为纯浆液性复管泡状腺,每个腺泡含 40~50 个胰腺泡细胞。胰腺泡细胞分泌多种消化酶,包括胰淀粉酶、胰脂肪酶、胰蛋白酶原、糜蛋白酶原、核酸酶等,它们分别消化食物中的各种营养成分。导管由闰管、小叶内导管、小叶间导管和主导管构成。闰管细而长,管壁由单层扁平上皮构成。伸入腺泡的闰管上皮细胞位于腺泡的中

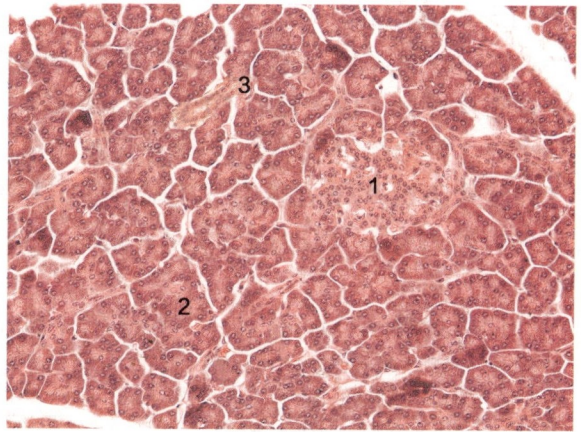

图 31-12　胰腺光镜图

1. 胰岛;2. 腺泡;3. 小叶内导管。

央,称为**泡心细胞**。从小叶内导管至主导管,管腔渐增大,上皮由单层立方上皮逐渐变为单层柱状上皮。主导管为单层高柱状上皮,上皮内可见杯状细胞,与胆总管汇合后开口于十二指肠大乳头。胰腺导管上皮细胞可分泌水和碳酸氢盐等多种电解质。

成人每天分泌 1 000~2 000ml 胰液。胰液为碱性液体,含多种消化酶和丰富的电解质。

(二)胰岛

胰岛主要由内分泌细胞组成,散在于腺泡之间,HE 染色浅。成人胰腺内约有 100 万个胰岛,于胰尾部较多。胰岛大小不一,内分泌细胞排列成索团状,其间有丰富的毛细血管。胰岛主要有 4 种内分泌细胞,HE 染色不能区分,免疫组织化学染色可显示(图 31-13)。

1. A 细胞　数量较少,约占胰岛细胞总数的 20%,多分布于胰岛外周部。A 细胞分泌**高血糖素**(glucagon),高血糖素通过促进糖原分解为葡萄糖和抑制糖原的合成,使血糖浓度升高。

2. B 细胞　数量最多,约占胰岛细胞总数的 70%,多位于胰岛中央。B 细胞分泌**胰岛素**(insulin),胰岛素能促进肝细胞等吸收血液中的葡萄糖,合成糖原,使血糖浓度降低。

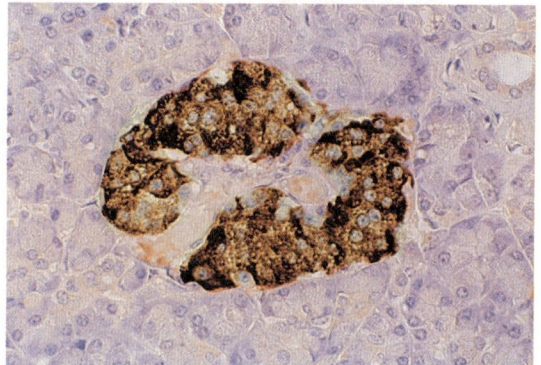

图 31-13　胰岛光镜图

免疫组织化学术(辣根过氧化物酶标记)示 B 细胞含胰岛素,呈棕黑色。

胰高血糖素和胰岛素协调作用,维持血糖浓度处于动态平衡。

3. D 细胞　数量较少,约占胰岛细胞总数的 5%,散在分布于 A、B 细胞之间。D 细胞分泌**生长抑素**,以旁分泌的方式抑制邻近的 A 细胞、B 细胞或 PP 细胞的分泌活动。

4. PP 细胞　数量很少,主要分布于胰岛的周边,分泌**胰多肽**,能抑制胃肠运动、胰液分泌和胆囊收缩。

三、肝

肝表面覆以致密结缔组织被膜,大部分为浆膜。肝门处的结缔组织随肝固有动脉、门静脉和肝管的分支伸入肝的内部,将其分隔为许多肝小叶。肝小叶之间各种管道密集的部位称为门管区(图 31-14)。

（一）肝小叶

肝小叶（hepatic lobule）是肝的基本结构和功能单位，呈多角棱柱体。成人肝有 50 万 ~100 万个肝小叶。人的肝小叶之间结缔组织很少，小叶分界不明显；猪的肝小叶之间结缔组织丰富，小叶分界明显（图 31-15）。肝小叶以中央静脉为中心，周围是大致呈放射状排列的肝板和肝血窦。

1. **中央静脉**（central vein） 位于肝小叶中央，接受肝血窦的血液。管壁薄而不完整，有肝血窦的开口（图 31-14，图 31-16）。

2. **肝板**（hepatic plate） 由肝细胞单层排列而成的板状结构，因切面上呈条索状，故也称肝索（图 31-16）。**肝细胞**（hepatocyte）体积较大，呈多面体形，有三种不同的功能面，即细胞连接面、血窦面和胆小管面。相邻肝细胞的连接面有紧密连接、桥粒和缝隙连接等结构。肝血窦面有发达的微绒毛，使细胞表面积扩大，便于肝细胞与血液进行物质交换。胆小管面便于肝细胞将合成

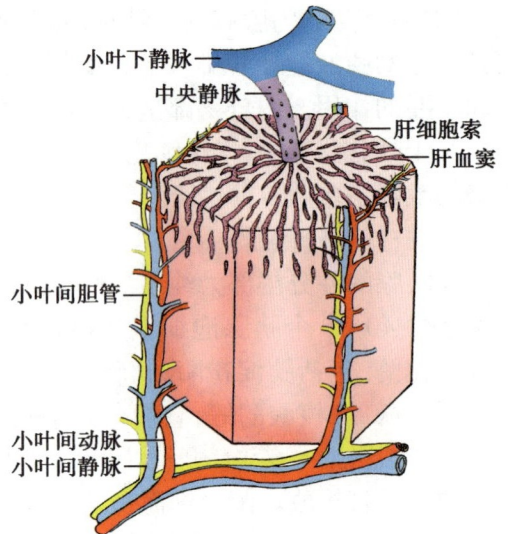

图 31-14　肝小叶立体模式图

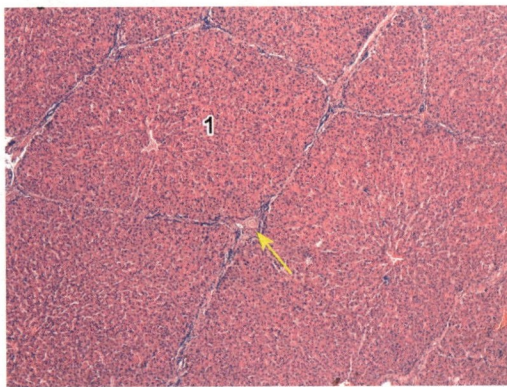

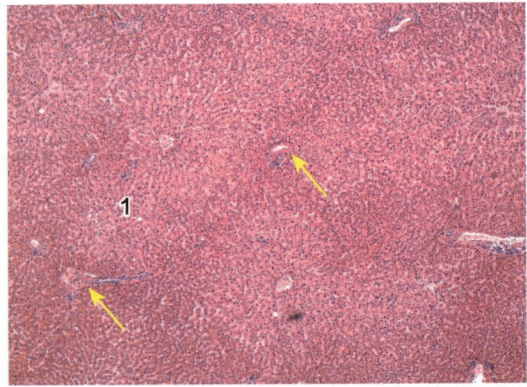

猪肝　　　　　　　　　　　　　　人肝

图 31-15　肝光镜图
1. 肝小叶；↑ 门管区。

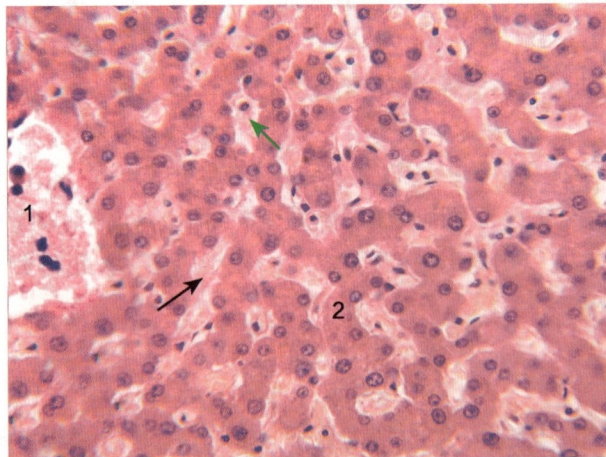

图 31-16　肝板及肝血窦光镜图
1. 中央静脉；2.肝细胞索；↑肝血窦；↑肝巨噬细胞。

的胆汁直接释放到胆小管内。肝细胞的核大而圆,位于细胞中央,有1至数个核仁,双核细胞较多。肝的特点之一是多倍体肝细胞数量多,成人肝中四倍体细胞占肝细胞的60%以上,这可能与肝细胞长期功能活跃以及强大的再生能力有关。电镜下,肝细胞内含有各种细胞器及分泌颗粒、糖原颗粒、脂滴等内含物(图31-17)。发达的粗面内质网和高尔基复合体参与合成多种血浆蛋白,包括白蛋白、纤维蛋白原、凝血酶原、脂蛋白和补体等。滑面内质网主要参与胆汁合成、糖代谢、脂质代谢、激素灭活以及有机异物(药物、肠道腐败产物等)的生物转化等。大量的线粒体为肝细胞的活动提供能量。丰富的溶酶体参与肝细胞的细胞内消化、胆红素的转运和铁的储存。过氧化物酶体内含过氧化氢酶等多种氧化酶,可水解过氧化氢等代谢产物。

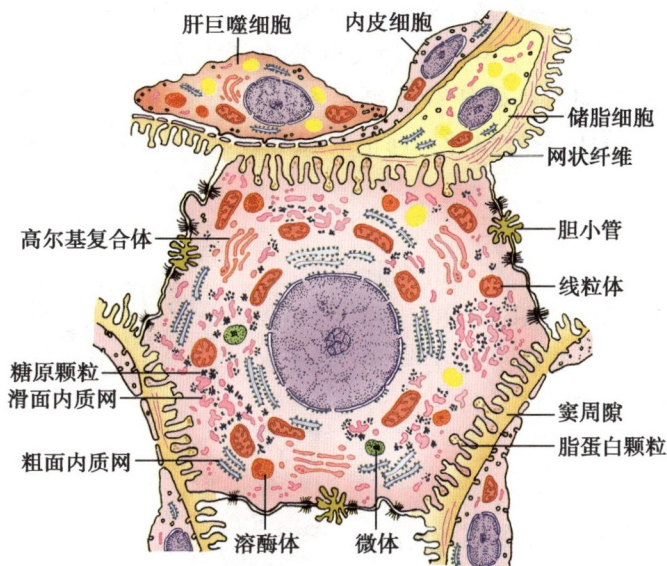

图 31-17　肝细胞、肝血窦、窦周隙和胆小管超微结构模式图

3. **肝血窦**(hepatic sinusoid)　位于相邻肝板间的不规则腔隙(图31-16~图31-18),接受门静脉、肝固有动脉分支的血液,与肝细胞进行充分的物质交换后,汇入中央静脉。构成肝血窦的内皮细胞上有大小不等的窗孔,孔上无隔膜。细胞间连接松散,细胞间隙宽,细胞外无基膜,仅有少量网状纤维附着。因此,肝血窦内皮具有很高的通透性,除血细胞和大的乳糜微粒外,血浆的各种成分均可自由通过窦壁。

肝血窦内有**库普弗细胞**(Kupffer cell),又称肝巨噬细胞,其形态不规则,以伪足附着在血窦内皮细胞上(图31-16,图31-17)。细胞表面有大量皱褶和微绒毛,细胞质内有发达的溶酶体。该细胞由血液单核细胞分化而来,具有吞噬能力,可清除血液中的抗原异物、衰老的血细胞以及监视肿瘤等,参与机体的免疫功能。

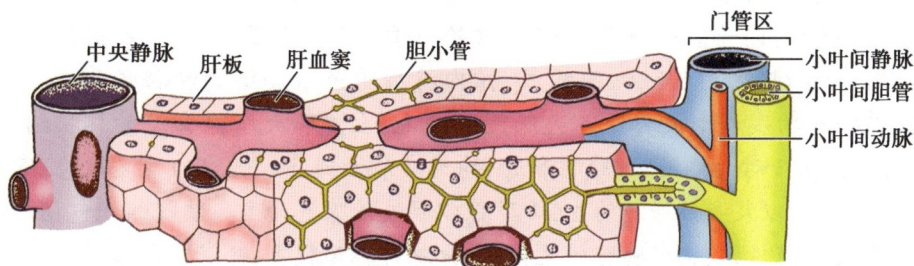

图 31-18　肝板、肝血窦与胆小管模式图

4. 窦周隙（perisinusoidal space） 为肝血窦内皮细胞与肝细胞之间的狭窄间隙（图 31-17）。间隙内充满由肝血窦渗出的血浆。电镜下，可见肝细胞的微绒毛伸入窦周隙，浸于血浆之中。窦周隙是肝细胞与血液进行物质交换的场所。窦周隙内还有少量网状纤维和形态不规则的肝星状细胞（又称储脂细胞）。正常情况下，肝星状细胞呈静止状态，主要参与维生素 A 的代谢和储存脂肪。病理状态下，肝星状细胞被激活后异常增殖，产生细胞外基质，肝内纤维增多，可导致肝硬化。

5. 胆小管（bile canaliculus） 是相邻肝细胞之间局部凹陷形成的微细管道（图 31-18）。邻近胆小管的肝细胞膜之间形成紧密连接封闭胆小管周围的细胞间隙（图 31-17），防止胆汁外溢。

（二）门管区

门管区（portal area）存在于相邻几个肝小叶间，一般呈三角形或多边形，内有伴行的小叶间动脉、小叶间静脉和小叶间胆管（图 31-14，图 31-19）。小叶间静脉是门静脉的分支，管腔大而不规则，管壁薄。小叶间动脉是肝固有动脉的分支，管腔小而规则，管壁厚。小叶间胆管由胆小管汇集而成，管壁为单层立方上皮，它们向肝门方向汇集，最后形成左、右肝管出肝。

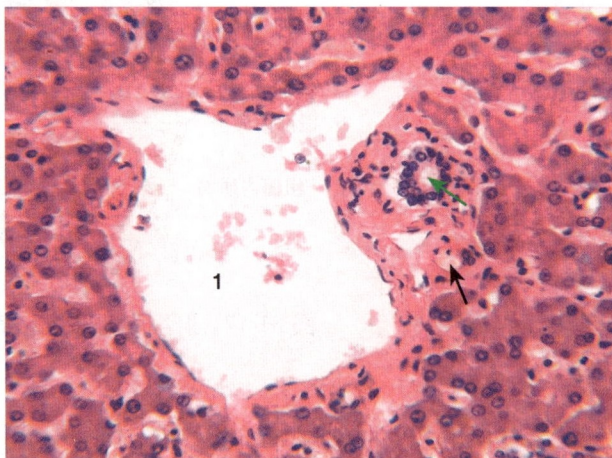

图 31-19　门管区光镜图
↑小叶间动脉；1.小叶间静脉；↑小叶间胆管。

本章小结

　　消化管壁由内向外一般分为黏膜、黏膜下层、肌层和外膜。黏膜又分为上皮、固有层和黏膜肌层，是进行消化吸收的重要结构。消化管两端为复层扁平上皮，主要起保护作用；胃、肠主要为单层柱状上皮，主要参与食物的消化和吸收。胃黏膜固有层含有大量胃底腺，由 5 种细胞构成，主要分泌胃蛋白酶原、盐酸和内因子。小肠是消化吸收的重要场所，皱襞、肠绒毛和微绒毛显著增大了小肠的吸收表面积。小肠腺也由 5 种细胞构成，帕内特细胞是小肠腺的特征性细胞。大肠主要吸收水分和无机盐，并将食物残渣形成粪便。大肠无肠绒毛，上皮和大肠腺含大量杯状细胞。

　　大消化腺主要包括 3 对大唾液腺、胰腺和肝，均为实质性器官。腮腺为浆液性腺，下颌下腺和舌下腺为混合性腺，下颌下腺以浆液性腺泡为主，舌下腺以黏液性腺泡为主。胰腺组织包括外分泌部和内分泌部。外分泌部为纯浆液性腺，构成胰腺的主体；内分泌部称为胰岛，分泌多种激素，主要参与体内糖的代谢调节。肝是体积最大、功能最复杂的消化腺。肝小叶是肝结构和功能的基本单位。肝小叶的主要结构是肝板与肝血窦,以中央静脉为中心,向周围呈放射状排列。门管区位于几个肝小叶之间。

案例分析

病人,男,32岁。上腹不适 5 年余,周期性发作,多在秋冬和冬春季节交替时发病,每次发作持续约 1 个月。发作时腹部钝痛、有烧灼感,而且与进食有关,进餐后疼痛加重,饥饿时感觉稍好。每次腹痛发作口服抑制胃酸分泌药物奥美拉唑可缓解。血常规、便常规检查未见异常,下一步拟进行胃镜检查和幽门螺杆菌检测。初步诊断为胃溃疡。

思考题:
请用学过的组织学知识分析胃黏膜的结构特点及自我保护机制。

(孔令平)

思考题

1. 简述构成胃底腺的细胞及它们各自的结构特点与功能。
2. 试述可以增加小肠表面积有利于吸收的结构。
3. 简述肝小叶的组织学结构。

ER 31-3

练习题

第三十二章 ｜ 呼吸系统

教学课件　　　思维导图

学习目标

　　1. 掌握：气管壁的组织结构；气 - 血屏障的组成和功能；肺的导气部和呼吸部的一般结构特点。
　　2. 熟悉：肺泡上皮细胞的组成、结构特点和功能。
　　3. 了解：肺泡隔、肺泡孔的结构特点。
　　4. 能运用肺的组织结构知识，理解小叶性肺炎、新生儿呼吸窘迫综合征的病理改变和对肺功能的影响。
　　5. 充分认识大气污染是导致呼吸系统疾病的主要因素之一，树立环境保护意识和预防为主的健康理念，关注人类肺健康。

　　呼吸系统包括鼻、咽、喉、气管、主支气管和肺。从鼻腔到肺的终末细支气管为导气部，运输和传导气体；从肺的呼吸性细支气管至肺泡为呼吸部，是气体交换的部位。呼吸系统的主要功能是从外界摄入氧气，排出二氧化碳。

第一节　气管与主支气管

一、气管

　　气管管壁由内向外依次分为黏膜、黏膜下层和外膜三层（图 32-1）。

（一）黏膜

　　黏膜由上皮和固有层组成。上皮为假复层纤毛柱状上皮，主要由纤毛细胞、杯状细胞、刷细胞、小颗粒细胞和基细胞组成（图 32-2）。

　　1. **纤毛细胞**（ciliated cell）　数量最多，呈柱状，游离面有密集的纤毛。纤毛有规律地向咽部做定向摆动，将黏附了尘埃和细菌等的黏液运送至咽部咳出，以净化吸入气体。吸入有害气体可使纤毛减少、变性或消失，净化能力减弱。

　　2. **杯状细胞**（goblet cell）　数量较多，夹杂于纤毛细胞之间，分泌的黏液与气管腺的分泌物共同构成黏液屏障，能黏附异物和细菌等有害物质，溶解有毒气体。

　　3. **刷细胞**（brush cell）　细胞散在，呈柱状，游离面有排列整齐的微绒毛。刷细胞基部可见感觉神经末梢的突触，目前认为刷细胞可能有感受刺激的功能。

　　4. **小颗粒细胞**　数量少，呈锥形，单个或成团分布在上皮深部，能分泌 5- 羟色胺、降钙素和脑啡肽等物质，可调节呼吸道平滑肌的收缩和腺体的分泌。

　　5. **基细胞**　位于上皮深部，呈锥形，是一种未分化细胞，可增殖分化为纤毛细胞和杯状细胞。

　　光镜下，上皮和固有层之间可见明显的基膜，成为气管上皮的主要特征之一。固有层由富含弹

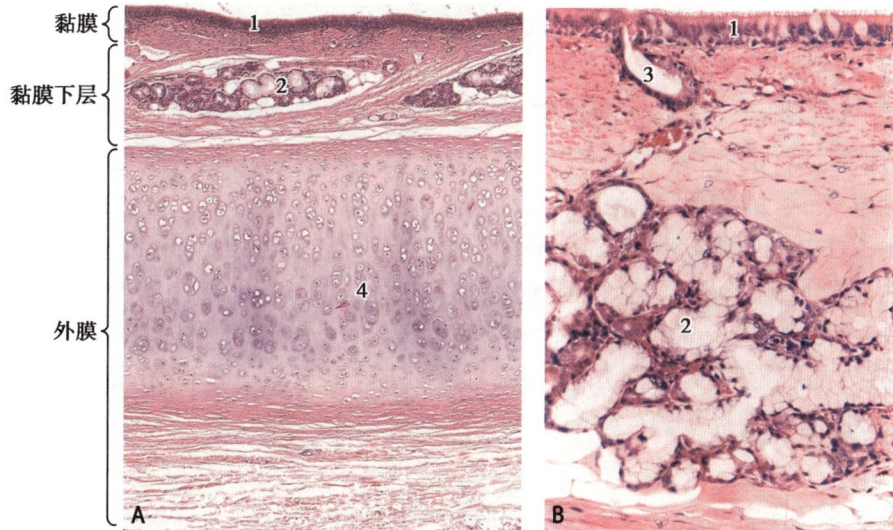

图 32-1　气管光镜图

A. 低倍;B. 高倍;1. 上皮;2.气管腺腺泡;3.气管腺导管;4.透明软骨。

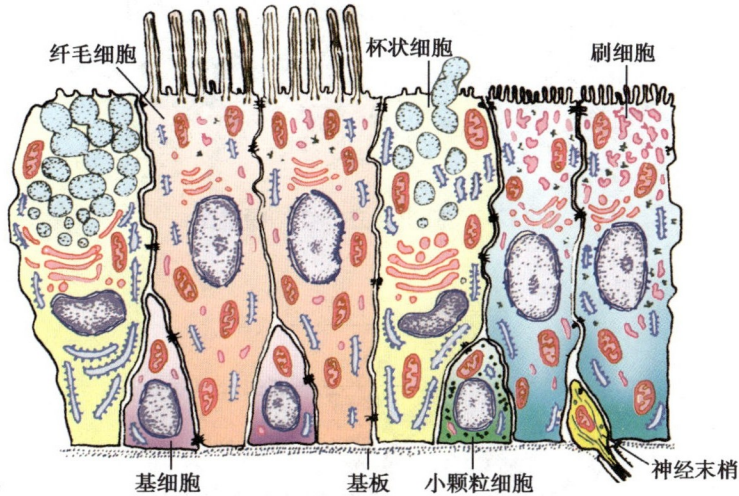

图 32-2　气管上皮超微结构模式图

性纤维的结缔组织构成,内有小血管、腺导管和淋巴细胞等。

(二) 黏膜下层

黏膜下层由疏松结缔组织构成,与固有层和外膜无明显界限,内含混合性腺体,称为**气管腺**(tracheal gland)。

(三) 外膜

外膜较厚,由透明软骨环和结缔组织构成。透明软骨环呈 C 形,软骨环之间及缺口处有富含弹性纤维的致密结缔组织相连接,软骨缺口处还有平滑肌束。

二、主支气管

主支气管壁的结构与气管壁相似,但管腔变小,管壁变薄,三层分界不明显。软骨环逐渐变为不规则软骨片,混合性腺也逐渐减少,但平滑肌纤维增多。

第二节　肺

　　肺是机体与外界进行气体交换的器官。肺表面被覆光滑的浆膜,肺内部由实质与间质构成。肺实质是指肺内支气管的各级分支(依次为叶支气管、段支气管、小支气管、细支气管、终末细支气管、呼吸性细支气管、肺泡管、肺泡囊)及肺泡。反复分支的肺内支气管形似树枝状,故称为支气管树。细支气管的管径为 0.5~1mm,每根细支气管连同它的各级分支和终末肺泡组成一个**肺小叶**(pulmonary lobule)(图 32-3)。肺小叶呈锥形,尖端朝向肺门,底部向着肺的表面。每个肺叶有 50~80 个肺小叶组成。从叶支气管到终末细支气管仅行使气体运送功能,称肺导气部。呼吸性细支气管及其以下部分能行使气体交换功能,称肺呼吸部(图 32-4)。肺间质包括肺内的结缔组织及其间走行的血管、淋巴管和神经等。

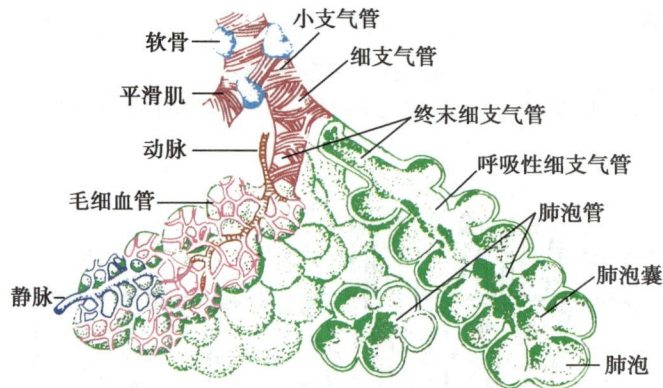

图 32-3　肺小叶立体结构模式图

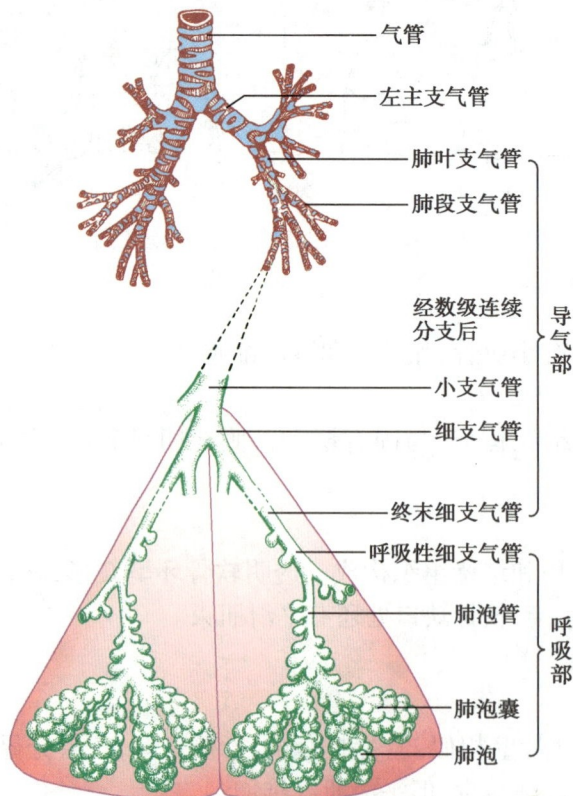

图 32-4　肺实质结构示意图

PM₂.₅

一、肺导气部

肺导气部管壁的组织结构与主支气管基本相似，随着不断分支，管腔变小，管壁变薄。管壁组织结构的变化特点：①杯状细胞、腺体和软骨片逐渐减少，最终消失；②平滑肌逐渐增多，最后形成完整的环行平滑肌，缠绕管壁（图32-5A）。

（一）叶支气管至小支气管

管壁结构与主支气管相似，随着管径变细，管壁变薄且三层结构分界不明显。上皮为假复层纤毛柱状，杯状细胞、腺体和软骨片逐渐减少，平滑肌纤维逐渐增多，呈不成层的环形平滑肌束。

（二）细支气管

细支气管（bronchiole）上皮由假复层纤毛柱状上皮逐渐变为单层纤毛柱状上皮，此时黏膜形成皱襞，杯状细胞和腺体已很少，透明软骨消失，而平滑肌增多。

（三）终末细支气管

终末细支气管（terminal bronchiole）上皮移行为单层柱状上皮，杯状细胞、腺体以及透明软骨片均已全部消失，平滑肌形成完整的环形。

二、肺呼吸部

肺呼吸部指呼吸性细支气管的各级分支和肺泡，各段管壁上均有肺泡开口，可以进行气体交换（图32-5B）。

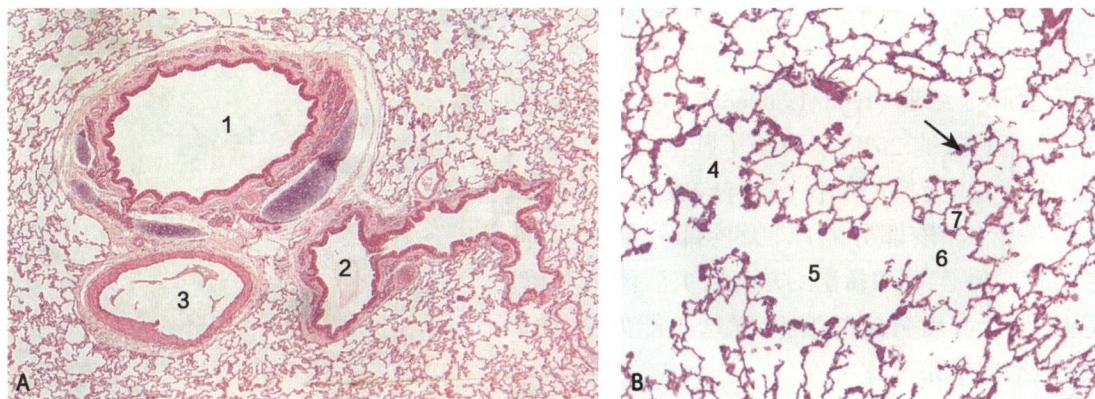

图 32-5　肺光镜图
A. 肺导气部；B. 肺呼吸部；

1. 小支气管；2. 细支气管；3. 终末细支气管；4. 呼吸性细支气管；5. 肺泡管；6. 肺泡囊；7. 肺泡；↑结节状膨大。

（一）呼吸性细支气管

呼吸性细支气管（respiratory bronchiole）是终末细支气管的分支，管壁不完整，有少量肺泡开口。上皮为单层立方上皮，深部有少量环行平滑肌。

（二）肺泡管

肺泡管（alveolar duct）管壁上布满肺泡开口，故管壁本身结构很少。相邻肺泡开口处呈结节状膨大。膨大表面覆有单层立方或扁平上皮，上皮深部有少量环行平滑肌。

（三）肺泡囊

肺泡囊（alveolar sac）为若干肺泡的共同开口处，囊壁由群集的肺泡围绕而成。与肺泡管不同的是，相邻肺泡开口处无平滑肌，故无结节状膨大。

（四）肺泡

肺泡（pulmonary alveoli）呈半球形小囊，直径约 200μm，由单层上皮围成，开口于肺泡囊、肺泡管或呼吸性细支气管，成人有 3 亿~4 亿个肺泡，是肺进行气体交换的部位。肺泡壁纤薄，由单层肺泡上皮细胞和基膜构成。

1. **肺泡上皮**　由Ⅰ型肺泡细胞和Ⅱ型肺泡细胞组成（图 32-6，图 32-7）。

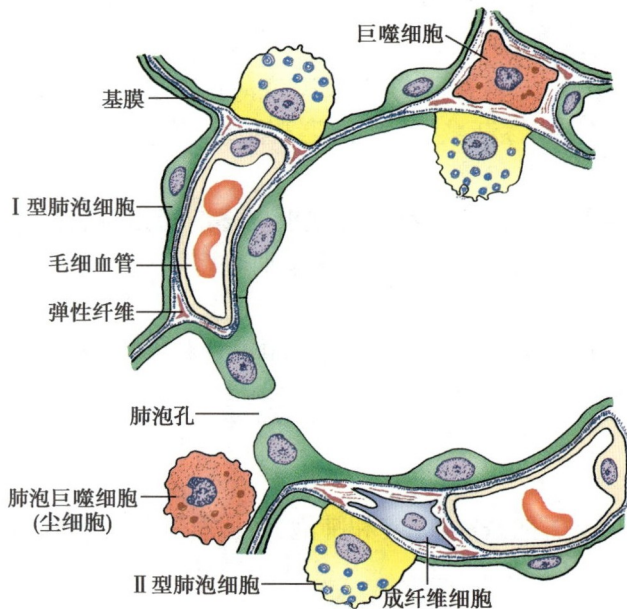

图 32-6　肺泡模式图

（1）**Ⅰ型肺泡细胞**（type Ⅰ alveolar cell）：数量少，约占肺泡细胞总数的 25%，但覆盖了肺泡约 95% 的表面积，是进行气体交换的部位，参与构成气-血屏障。细胞呈扁平形，含核部分略厚，无核部分胞质菲薄。细胞之间有紧密连接和桥粒，防止组织液渗入肺泡。Ⅰ型肺泡细胞为高度分化的细胞，无增殖能力，损伤后由Ⅱ型肺泡细胞增殖分化补充。

（2）**Ⅱ型肺泡细胞**（type Ⅱ alveolar cell）：数量多，约占肺泡细胞总数的 75%，散在分布于Ⅰ型肺泡细胞之间，覆盖肺泡约 5% 的表面积。细胞呈立方形或圆

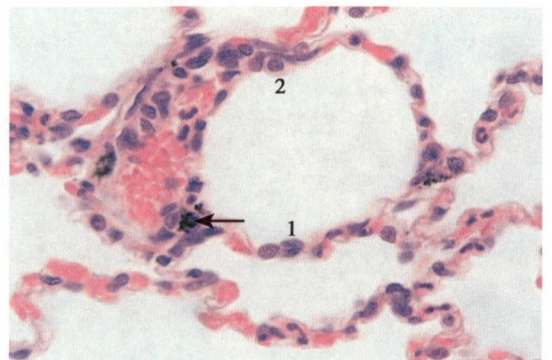

图 32-7　肺泡光镜图

1.Ⅰ型肺泡细胞；2.Ⅱ型肺泡细胞；↑尘细胞。

形,胞质着色浅,呈泡沫状。电镜下,细胞的游离面有短小的微绒毛,细胞质内富含线粒体和溶酶体,有较发达的粗面内质网和高尔基复合体,核上方有较多高电子密度的分泌颗粒。颗粒内含同心圆或平行排列的板层状结构,称**嗜锇性板层小体**(osmiophilic lamellar body),其主要成分为磷脂(以二棕榈酰卵磷脂为主)、蛋白质和糖胺多糖等(图32-8)。细胞以胞吐方式将颗粒内容物释放后,在肺泡上皮表面铺展成一层薄膜,称肺泡表面活性物质,具有降低肺泡表面张力、稳定肺泡大小的作用。

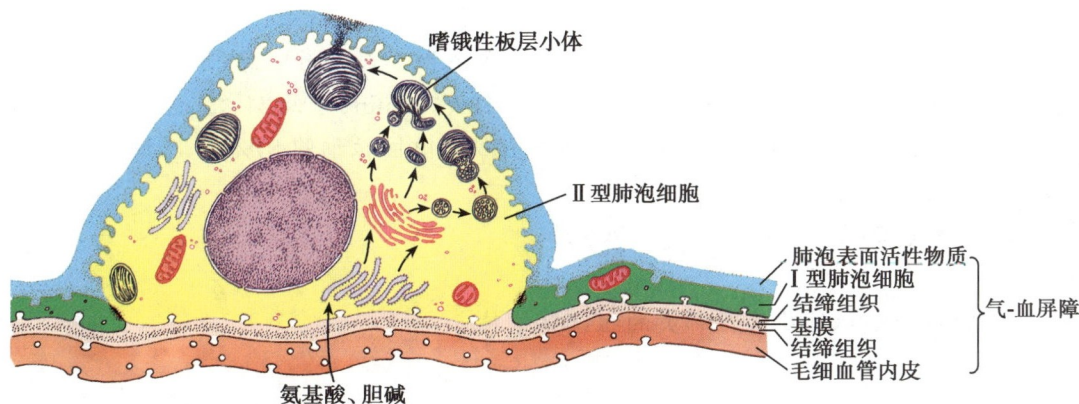

图 32-8　Ⅱ型肺泡细胞超微结构和气 - 血屏障模式图

　　2. **肺泡隔**(alveolar septum)　相邻肺泡之间的薄层结缔组织称肺泡隔,其内含有丰富的毛细血管和大量弹性纤维。毛细血管紧贴肺泡上皮,有利于肺泡内的 O_2 与血液中的 CO_2 进行交换,肺泡隔的弹性纤维可促进扩张的肺泡回缩。肺泡隔中还有成纤维细胞、肺巨噬细胞、肥大细胞、毛细淋巴管以及神经纤维,肺巨噬细胞可吞噬吸入的灰尘、细菌、异物及渗出的红细胞等(图32-7)。

　　3. **肺泡孔**(alveolar pore)　即相邻肺泡之间的小孔(图32-6)。空气可借肺泡孔互相流通,以平衡肺泡间的气体含量。在肺部感染时,病原体也可借助此孔蔓延扩散。

三、气 - 血屏障

　　肺泡与血液间进行气体交换所通过的结构,称**气 - 血屏障**(blood-air barrier),又称呼吸膜,总厚度为 0.2~0.5μm,有利于进行气体交换。气 - 血屏障由肺泡表面活性物质层、Ⅰ型肺泡细胞与基膜、薄层结缔组织、毛细血管基膜与连续内皮构成(图32-8)。有的部位无结缔组织,两层基膜相融合。

本章小结

　　气管和主支气管管壁由内向外依次分为黏膜、黏膜下层和外膜。黏膜由上皮和固有层组成。

肺组织由肺实质和肺间质构成。肺实质分为导气部和呼吸部。导气部包括从叶支气管到终末细支气管的各级分支，随着管径逐渐变小，管壁逐渐变薄，杯状细胞、腺体和软骨逐渐减少至消失，平滑肌逐渐增多至完整环形。呼吸部包括呼吸性细支气管、肺泡管、肺泡囊和肺泡。肺泡上皮由 2 种细胞组成。Ⅰ型肺泡细胞扁平，主要参与气体交换；Ⅱ型肺泡细胞呈立方形，主要分泌表面活性物质。肺泡隔是相邻肺泡间的结缔组织，富含毛细血管和弹性纤维，可见肺巨噬细胞。

案例分析

患儿，男，4 岁。因咳嗽、咳痰伴喘息 8 天、加重 2 天入院。患儿呼吸急促、鼻翼扇动，面色苍白，口周围青紫，神经萎靡。体格检查：体温 39.5℃，脉搏 168 次/min，呼吸 31 次/min；背侧下部可闻及两肺湿性啰音。实验室检查：血常规示白细胞 $26×10^9$/L，中性粒细胞 87%，淋巴细胞 13%。X 线胸片检查：双肺下叶可见斑片状阴影。

初步诊断：小叶性肺炎。

思考题：

依据本章所学知识，试述小叶性肺炎的组织结构特点。

（季　丹）

思考题

1. 简述气管壁的组织结构。
2. 简述肺导气部的组成及管壁组织结构变化的规律。
3. 简述肺泡上皮细胞的形态特点与功能。
4. 试述气 - 血屏障的组成和功能。

ER 32-3

练习题

第三十三章 ｜ 泌尿系统

教学课件　　思维导图

学习目标

1. 掌握：肾单位的组成，各部分的结构特点和功能。

2. 熟悉：集合管的结构和功能；球旁器的组成，各部分的结构特点和功能。

3. 了解：肾的组织学一般结构和功能；排尿管道的组织学结构和功能。

4. 能在光镜下辨认肾；能利用所学知识理解泌尿系统疾病（如肾小球肾炎、尿路感染、间质性肾炎、高血钾型肾小管酸中毒、范科尼综合征、肾动脉狭窄）的受累结构和相应的临床表现。

5. 通过了解泌尿系统疾病的知识，具有与病人共情的医德素养，并能用自身的积极情绪去感染病人。

泌尿系统包括肾、输尿管、膀胱和尿道。肾是机体最重要的排泄器官，通过生成尿液参与维持机体内环境的稳定。其余为排尿器官。

第一节　肾

肾表面的被膜为纤维膜，内部的肾组织由皮质和髓质两部分构成。皮质主要位于外周，着色深。髓质主要位于中央，着色较浅（图 33-1，图 33-2）。

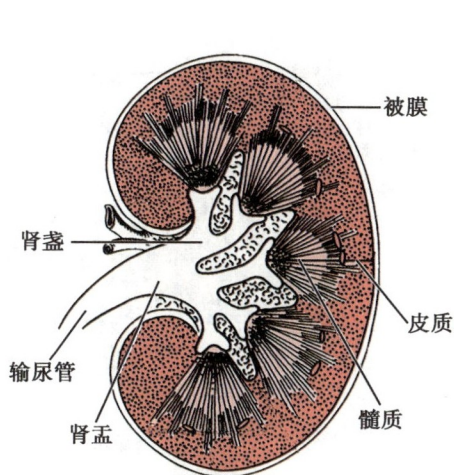

图 33-1　肾冠状剖面模式图

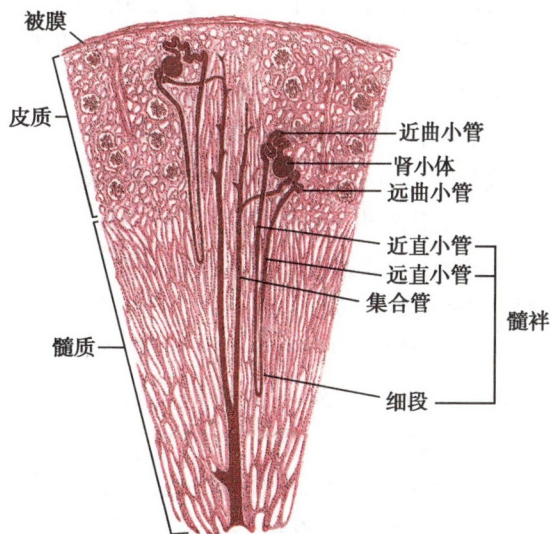

图 33-2　肾组织学结构示意图

肾的实质由大量规律分布的**肾单位**（nephron）和**集合管**（collecting duct）构成。肾单位是肾的结构和功能单位。每个肾单位包括一个呈球形的肾小体和一条与之相连的肾小管。肾小管汇入集合管，它们都是由单层上皮构成的管道。肾小体和肾小管的弯曲部分位于皮质，肾小管的直行部分和集合管主要位于髓质（图33-2~图33-4）。肾实质之间的少量结缔组织、血管和神经等构成肾间质。

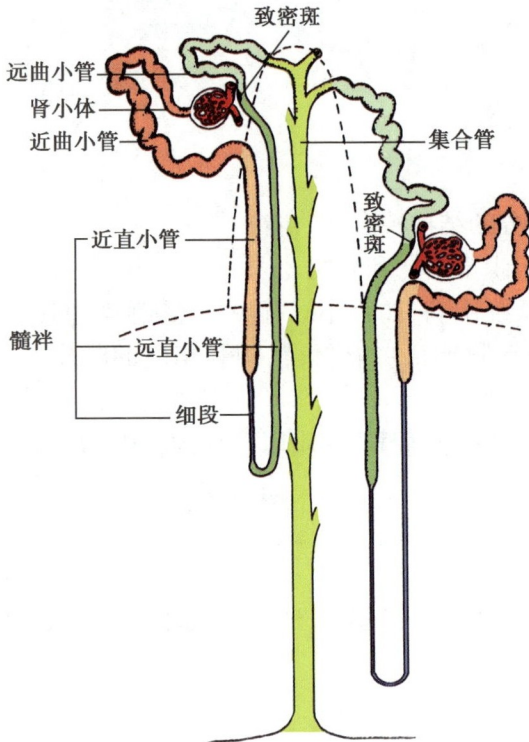

图33-3　肾单位和集合管示意图

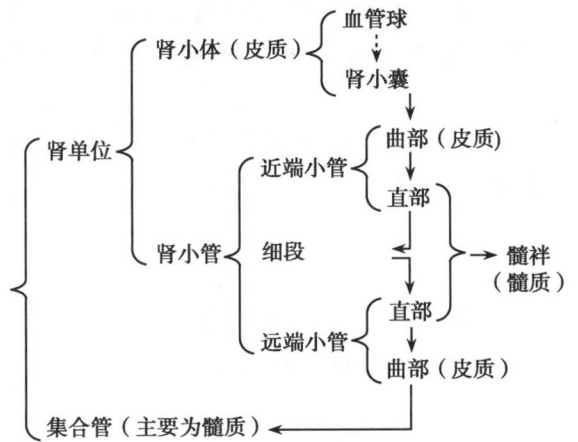

图33-4　肾实质的组成和各部位的分布

一、肾单位

（一）肾小体

肾小体（renal corpuscle）直径约200μm，由位于内部的血管球和包在外面的肾小囊构成，主要功能是滤过血浆形成原尿。肾小体有两个极，与血管相连的一端为血管极，对侧与肾小管相连的一端为尿极（图33-5）。

1. **血管球**（glomerulus）　又称肾小球（临床上的"肾小球"常被用来指整个肾小体），由一团盘曲的毛细血管和连于其间的血管系膜共同构成（图33-5）。

入球微动脉（afferent arteriole）从血管极进入肾小体，分支形成袢状毛细血管，最终汇合成**出球微动脉**（efferent arteriole），从血管极离开肾小体。入球微动脉的管径较出球微动脉粗，使得两者之间的毛细血管的血压较高，有利于血浆在此滤出。此外，血管球的毛细血管为有孔型，内皮窗孔直径为50~100nm，较体内其他有孔毛细血管大，且无隔膜覆盖，有利于血浆中的物质通过。

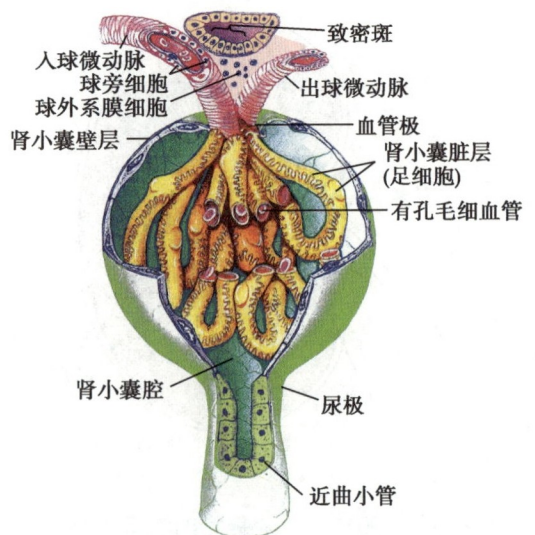

图33-5　肾小体和球旁器模式图

血管系膜（mesangium）主要由球内系膜细胞和系膜基质构成。**球内系膜细胞**（intraglomerular mesangial cell）形态不规则,细胞质内有较发达的粗面内质网、高尔基复合体和溶酶体(图 33-6)。目前认为系膜细胞为特化的平滑肌细胞,能合成系膜基质和基膜(见后述)的成分,还可吞噬和降解沉积在系膜基质和基膜内的免疫复合物,其收缩可降低肾小体的滤过功能。

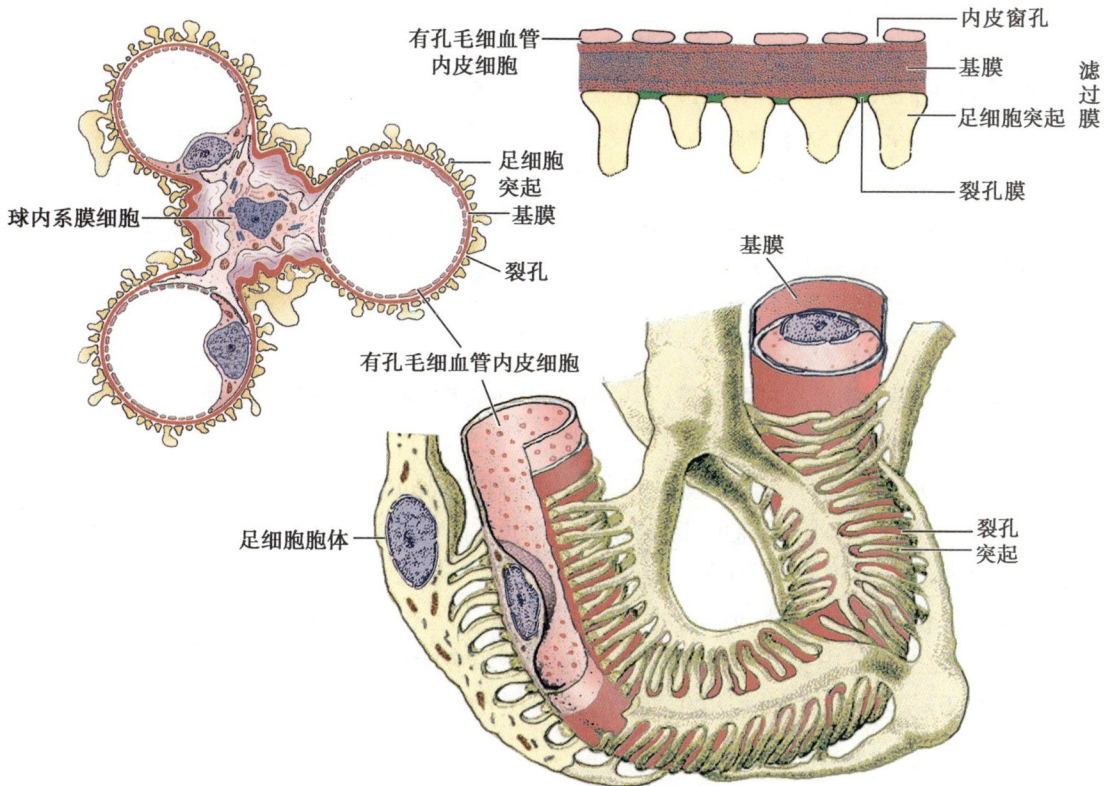

图 33-6　滤过膜模式图

2. **肾小囊**（renal capsule）　是胚胎时期肾小管的起始部(为一盲端)膨大、凹陷、包围血管球而形成的杯状双层囊。外层(或称壁层)为单层扁平上皮,在尿极与肾小管的上皮相延续,在血管极反折为内层(或称脏层)。两层之间的腔隙为肾小囊腔,与肾小管的腔相通(图 33-7)。

脏层的单层上皮由高度特化的**足细胞**（podocyte）构成。足细胞的胞体较大,伸出的突起最终相互嵌插成栅栏状,紧贴在血管球外。相互嵌插的突起间的裂隙称裂孔,宽约 25nm,覆有称为**裂孔膜**（slit membrane）的薄膜。足细胞与血管球的有孔毛细血管内皮细胞和血管系膜基质间隔以基膜(图 33-6)。

3. **滤过膜**（filtration membrane）　血液成分从血管球的毛细血管腔滤过到肾小囊腔必须经过有孔毛细血管内皮细胞、基膜和足细胞裂孔膜三层结构,即滤过膜,也称滤过屏障。一般情况下,分子有效半径小于或等于 4.2nm 的物质才可通过滤过膜(图 33-6),如葡萄糖、氨基酸、多肽、小分子蛋白质、肌酐、尿素、无机盐和水等。此外,滤过膜含有带负电荷的糖蛋白和蛋白聚糖,故带负电荷者,如多数蛋白质,则难以通过。滤入肾小囊腔的滤液称原尿。成人一昼夜两肾可

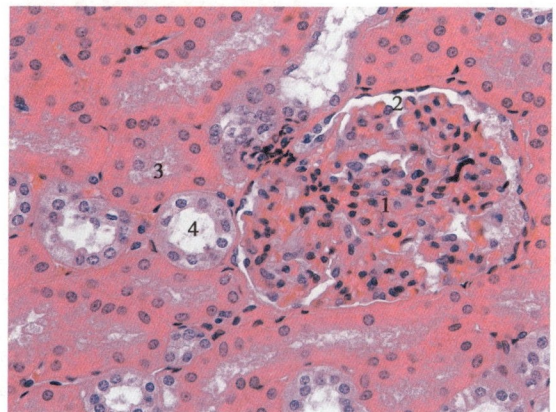

图 33-7　肾皮质光镜图

1.血管球和足细胞;2.肾小囊腔;3.近端小管;4.远端小管。

形成原尿约180L。

知识拓展

链球菌与肾小球肾炎

急性肾小球肾炎主要由A群链球菌感染所致。临床特点为急性起病,表现为血尿、蛋白尿、水肿和高血压,可伴有一过性肾功能不全。此病多见于儿童,男性略多,常于链球菌感染引起急性上呼吸道感染(多为急性咽扁桃体炎)、猩红热或皮肤感染(多为脓疱疮)等后2周(相当于抗原刺激后产生抗体的时间)起病。机体产生的抗体可与细菌的抗原结合,形成循环免疫复合物沉积在肾小体的滤过膜上,并通过激活补体引发后续的免疫应答,导致滤过膜的通透性降低和完整性被破坏。此病为自限性疾病,一般预后良好。

(二)肾小管

从与肾小体相连的一端起,**肾小管**(renal tubule)依次由近端小管、细段和远端小管三部分构成,有重吸收原尿成分和排泄的作用。

1.近端小管 为肾小管中最长、最粗的一段,使用常规的固定方法可使其收缩,故观察到的管腔小且不甚规则。在肾小体附近盘曲走形的部分称近端小管曲部,简称近曲小管;继而在髓质内向深部直行的部分为近端小管直部,简称近直小管。

近曲小管(proximal convoluted tubule)管壁上皮细胞呈立方或锥体形,体积较大,分界不清,细胞质呈强嗜酸性(图33-7)。电镜下,细胞游离面有大量微绒毛,侧面相邻的细胞有许多**侧突**(lateral interdigitation)相互嵌合,基部有发达的质膜内褶。微绒毛、侧突和质膜内褶可扩大细胞的表面积,有利于物质的进出(图33-8)。

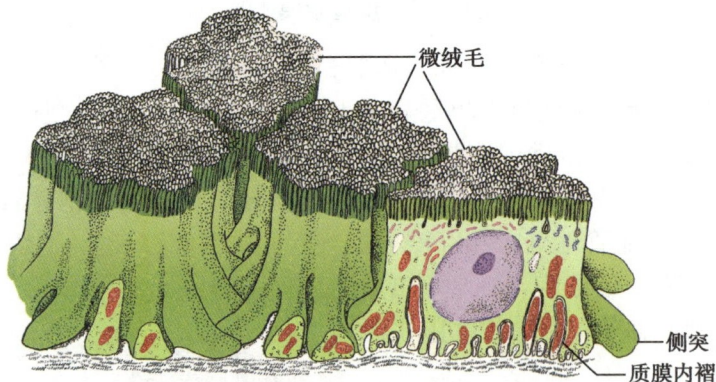

图33-8 近曲小管上皮细胞模式图

近直小管(proximal straight tubule)的结构基本类似近曲小管。

近端小管是重吸收原尿成分的主要场所,几乎所有的葡萄糖、氨基酸、多肽和小分子蛋白质以及大部分的无机盐和水均在此重吸收。此外,近端小管还向腔内排泄 H^+ 和 NH_3 等代谢废物以及青霉素等药物。

2.**细段**(thin segment) 管径细,管壁为单层扁平上皮,有利于离子和水的通过(图33-9)。

3.远端小管 管腔较大,规则。管壁立方形的上皮细胞较近端小管的小,胞质嗜酸性弱(图33-7)。电镜下,细胞游离面的微绒毛较少,侧面的侧突和基部的质膜内褶发达。主要在髓质内向浅部直行的部分为远端小管直部,简称远直小管;继而在肾小体附近盘曲走形的部分为远端小管曲部,简称远曲小管。

远直小管（distal straight tubule）主动将小管液中的 Na^+ 转运至间质，但对水不通透，可形成小管液低渗和间质高渗的状态，有利于远曲小管和集合管对水的重吸收。

近直小管、细段和远直小管在髓质内形成 U 形的袢状结构，称髓袢。髓袢的形态和功能特性可使髓质的渗透浓度从浅部至深部逐渐升高。

远曲小管（distal convoluted tubule）有重吸收水、Na^+ 和排泄 K^+、H^+、NH_3 等功能，是尿液浓缩和离子交换的重要部位，在维持体液的水和电解质平衡方面起重要的作用。血管升压素可通过增加此段对水的通透性促进水的重吸收。醛固酮可促进此段重吸收 Na^+ 及水和排泄 K^+。

二、集合管

集合管主要在髓质内向深部直行，管径逐渐增粗，最终开口于肾盏。管壁上皮细胞由立方形逐渐增高为高柱状，细胞界限清晰，细胞质大多透亮（图 33-9）。电镜下，细胞的微绒毛、侧突和质膜内褶一般均不发达。

集合管的功能似远曲小管，除受血管升压素和醛固酮的调节外，还可在心房钠尿肽的作用下减少对 Na^+ 和水的重吸收。由于髓质深部的渗透浓度可达血浆的 4~5 倍，小管液在向深部流动的过程中可逐渐浓缩到相应的水平。

综上所述，肾小体形成的原尿在经肾小管和集合管的选择性重吸收和主动排泄后，最终形成每天 1~2L 的终尿。

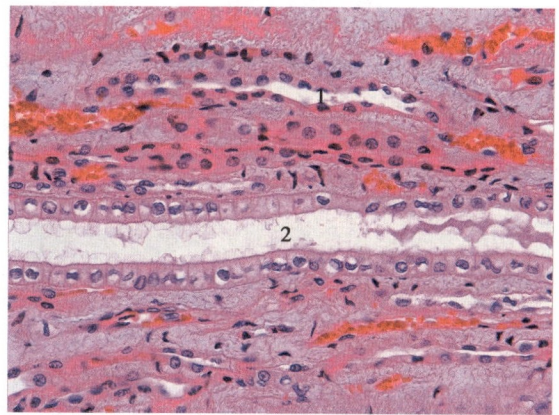

图 33-9 肾髓质光镜图
1. 细段；2. 集合管。

三、球旁器

球旁器（juxtaglomerular apparatus）又称球旁复合体，位于肾小体的血管极附近，由球旁细胞、致密斑和球外系膜细胞构成（图 33-5）。

（一）球旁细胞

球旁细胞（juxtaglomerular cell）为入球微动脉行至近肾小体血管极处管壁中膜特化的平滑肌细胞。细胞体积较大，呈立方或多边形，胞质内有较多的粗面内质网、高尔基复合体和分泌颗粒。

球旁细胞的主要功能是合成和分泌肾素。肾素能使血管紧张素原转化为血管紧张素。血管紧张素可选择性地使出球微动脉收缩，从而促进肾小体的滤过。

（二）致密斑

远端小管靠近肾小体血管极侧的上皮细胞增高、变窄而形成的一个椭圆形隆起，称**致密斑**（macula densa）。

致密斑作为化学感受器，能感受远端小管内 NaCl 浓度的变化。当肾血流量下降造成肾小体的滤过减少时，小管液的流速减慢，使得远直小管中的 NaCl 可得到充分的重吸收，结果导致流经致密斑处的 NaCl 的浓度降低。致密斑感受到 NaCl 浓度的降低后可促进球旁细胞分泌肾素，引起出球微动脉的收缩，使肾小体的滤过增加，保证即使在肾血流量下降的情况下肾小体的滤过仍能维持正常。

（三）球外系膜细胞

球外系膜细胞（extraglomerular mesangial cell）位于致密斑和入、出球微动脉围成的三角形区域内,与球内系膜细胞相延续,且形态和功能也与之相似。

肾素 - 血管紧张素系统除肾内作用外,还可通过以下机制升高机体的血压:①使全身微动脉收缩。②通过促进醛固酮的分泌使循环血量增加。除肾素外肾还可合成其他多种生物活性物质。前列腺素可通过舒张血管使血压降低。肾素和前列腺素的分泌异常可导致肾性高血压。红细胞生成素主要促进红细胞的生成,维生素 D_3(可促进 Ca^{2+} 的吸收)在肾内被转化为活性最高的形式。红细胞生成素如果分泌异常,可分别导致肾性贫血和肾性骨质疏松症。

知识拓展

尿 毒 症

尿毒症是各种肾疾病发展的最严重阶段,由于肾单位大量破坏,导致代谢终末产物和毒性物质在体内大量潴留,并伴有水、电解质和酸碱平衡的严重紊乱以及某些内分泌功能失调,从而引起一系列自体中毒症状的综合征。有学者形象地将尿毒症称作"集各系统症状于一身的综合征",病人需靠透析或肾移植来维持生命。尿毒症发生率逐年增多。身体的病痛和经济的负担会严重打击病人的心理,需要医务工作者能做到感同身受,真正地和他们站在一起,深切地体察他们的痛苦,并给予充分的耐心,去理解他们,去关怀他们,用自身的积极情绪去感染他们。

第二节　排尿管道

排尿管道包括肾盏、肾盂、输尿管、膀胱和尿道。除尿道外,它们管壁的结构大致相同,均由黏膜、肌层和外膜构成。黏膜由表面的变移上皮和深部的固有层构成。肌层为平滑肌。外膜大部分为纤维膜。从肾盏至膀胱,此三层结构逐渐增厚(图 33-10)。

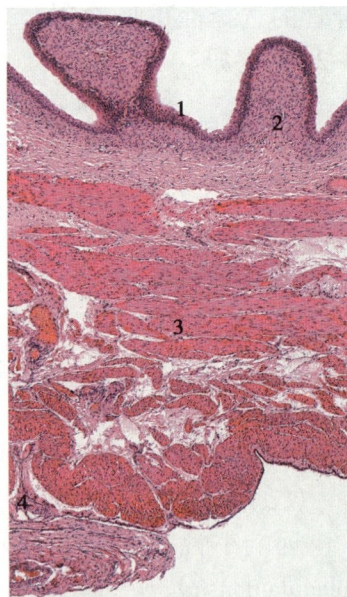

图 33-10　膀胱光镜图
1.上皮;2.固有层;3.肌层;4.外膜。

本章小结

泌尿系统包括肾、输尿管、膀胱和尿道,主要功能是通过形成和排出尿液参与维持机体内环境的稳定。肾组织分为皮质和髓质,实质由大量肾单位和集合管构成。每个肾单位包括一个肾小体和一条与之相连的肾小管。肾小体由血管球和肾小囊构成。血管球又由一团盘曲的有孔毛细血管和连于其间的血管系膜构成。后者的主要细胞是球内系膜细胞。肾小囊为胚胎时期肾小管的起始部(为一盲端)膨大、凹陷、包围血管球而形成的杯状双层囊。脏层上皮细胞为足细胞,伸出的突起相互嵌插,紧贴在血管球外。突起间的裂孔覆有裂孔膜。足细胞与血管球的有孔毛细血管内皮细胞和血管系膜基质间还隔以基膜。血液成分从血管球的毛细血管腔滤过到肾小囊腔形成原尿必须经过有孔毛细血管内皮细胞、基膜和足细胞裂孔膜三层结构,即滤过膜。肾小管由近曲小管、髓袢(即近直小管、细段和远直小管)和远曲小管构成。原尿经肾小管与集合管的重吸收和排泄后形成终尿。球旁细胞、致密斑和球外系膜细胞构成球旁器,可使肾小体的滤过在肾血流量下降的情况下维持正常。排尿管道包括肾盏、肾盂、输尿管、膀胱和尿道,除尿道外,管壁均由黏膜、肌层和外膜构成。其中,黏膜由变移上皮和固有层构成。

案例分析

患儿,男,10岁。肉眼血尿、颜面水肿2天。2周前患急性上呼吸道感染,治疗后症状消失。2天前出现尿液呈洗肉水样,并伴有颜面水肿、头痛和尿量减少。体温36.5℃,血压155/95mmHg(↑),尿红细胞22.9/HPF(↑),尿蛋白质++(↑),血肌酐140μmol/L(↑),血补体C3为0.50g/L(↓),血抗链球菌溶血素"O"742.5U/ml(↑)。初步诊断为急性肾小球肾炎。

思考题:

1. 临床上的肾小球常被用来指代什么结构?其组成和总体功能是什么?

2. 依据组织学知识判断本案例中的患儿发生病变的是肾脏的什么结构?

(金 洁)

思考题

简述肾远端小管的组成和各自的功能特点。

ER 33-3

练习题

第三十四章 | 生殖系统

ER 34-1 ER 34-2

教学课件　　思维导图

学习目标

1. 掌握：生精小管的组织结构与间质细胞光镜、电镜结构和功能；各级卵泡的结构特点；黄体的生成、结构与功能；子宫内膜的周期性变化。

2. 熟悉：附睾的组织结构与功能；子宫内膜各期的结构特点及与卵巢功能的关系。

3. 了解：前列腺的组织结构；输卵管和乳腺的结构特点。

4. 能利用所学知识解释精子产生、加工和运输，男性不育症可能发生的原因及老年人易患前列腺肥大的组织学基础；能利用所学知识解释青春期后卵巢发生的变化、妊娠期间子宫和乳腺的组织结构发生的改变；具备描述各级卵泡的结构、发育与成熟，黄体的结构及功能，子宫内膜周期性变化与卵巢分泌激素的关系的能力。

5. 通过对男性生殖系统组织结构的学习与实践，培养整体与部分的辩证观和方法论，培养实事求是和严谨求实的科学精神。

第一节　男性生殖系统

一、睾丸

睾丸表面覆以浆膜，浆膜深部为一厚层致密结缔组织，称**白膜**（tunica albuginea）。白膜在睾丸后缘局部增厚，称**睾丸纵隔**（mediastinum testis）。纵隔的结缔组织伸入睾丸实质，将其分隔成约 250 个睾丸小叶，每个小叶内有 1~4 条细长弯曲的生精小管。生精小管在接近睾丸纵隔处变为短而直的直精小管。直精小管进入睾丸纵隔，相互吻合形成睾丸网（图 34-1）。生精小管之间的疏松结缔组织称睾丸间质。

（一）生精小管

生精小管（seminiferous tubule）为高度弯曲的上皮性管道。成人的生精小管每条长 30~70cm，管壁由**生精上皮**（spermatogenic epithelium）构成（图 34-2）。生精上皮由支持细胞和 5~8 层生精细胞组成。基膜明显，其外侧有胶原纤维和一些梭形的**肌样细胞**（myoid cell）。在青春期前，生精小管为实心结构，生精细胞仅为精原细胞。

1. **生精细胞**（spermatogenic cell）　为一系列细胞，根据其发育程度不同，分为精原细胞、初级精母

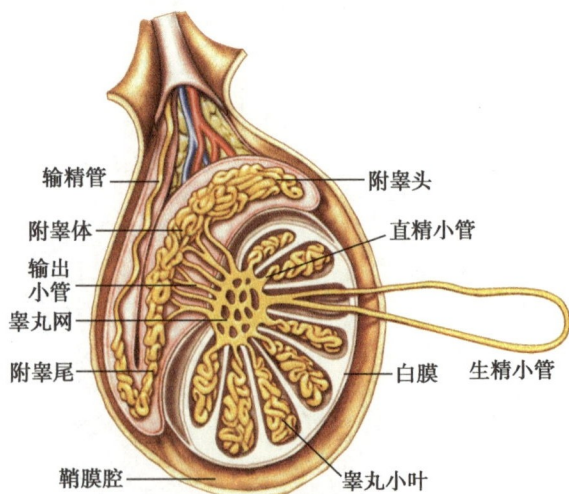

输精管　　　　　　　　　　　　附睾头

附睾体　　　　　　　　　　　　直精小管

输出小管

睾丸网

附睾尾　　　　　　　　　　　　白膜　　生精小管

鞘膜腔　　　　　　　　　　　　睾丸小叶

图 34-1　睾丸和附睾的结构

细胞、次级精母细胞、精子细胞和精子。

（1）**精原细胞**（spermatogonium）：来源于胚胎时期的原始生殖细胞，紧贴生精上皮基膜，呈圆形或椭圆形，核型为 46,XY。精原细胞分为 A 型和 B 型。A 型精原细胞是生精细胞中的干细胞，B 型精原细胞经过 4~5 次有丝分裂后，分化为初级精母细胞。每个 B 型精原细胞分裂形成的各级生精细胞间有胞质桥相连通。

（2）**初级精母细胞**（primary spermatocyte）：位于精原细胞的近腔侧，体积较大，圆形，有数层，核大而圆，核型为 46,XY。初级精母细胞经过 DNA 复制后，进行第一次减数分裂

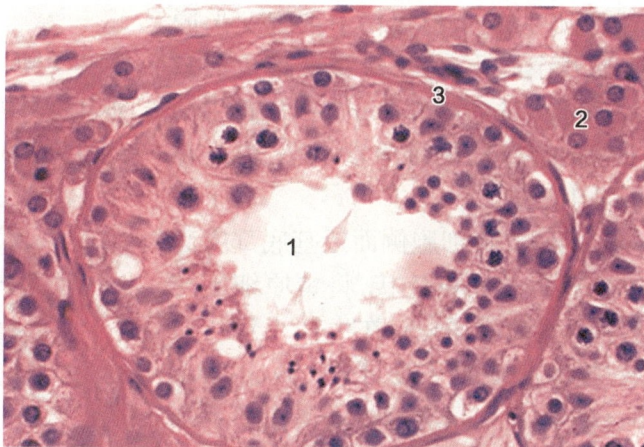

图 34-2　生精小管及睾丸间质
1. 生精小管；2. 睾丸间质细胞；3. 基膜。

（又称成熟分裂），形成两个次级精母细胞。因第一次减数分裂的分裂前期历时较长（约 22 天），故在生精小管的切面中容易见到处于不同分裂时期的初级精母细胞。

（3）**次级精母细胞**（secondary spermatocyte）：位于初级精母细胞的近腔侧，体积较小。核呈圆形，染色较深，核型为 23,X 或 23,Y。次级精母细胞不进行 DNA 复制，迅速进入第二次减数分裂，每个次级精母细胞生成两个精子细胞。因次级精母细胞存在时间短，在生精小管切面中不易见到。

（4）**精子细胞**（spermatid）：位于近管腔面，体积较小，数量多。核呈圆形，染色深，核型为 23,X 或 23,Y。精子细胞为单倍体细胞，不再分裂，经历复杂的形态变化，由圆形逐渐转变为蝌蚪状的精子，此过程称**精子形成**（spermiogenesis）。

精子形成的主要变化包括：①核高度浓缩、变长，构成精子头部的主要结构；②高尔基复合体形成**顶体**（acrosome）；③中心体迁移到顶体对侧，形成轴丝，成为精子尾部（或称鞭毛）的主要结构；④线粒体聚集，缠绕在轴丝近段周围，形成线粒体鞘；⑤多余的胞质汇聚于尾侧，形成残余胞质，最后脱落，被支持细胞吞噬和消化。

（5）**精子**（spermatozoon）：精子形成后被释放入管腔。精子形似蝌蚪，分头和尾两部分。头部主要为高度浓缩的细胞核，核的前 2/3 有顶体覆盖。顶体内含多种水解酶，在受精过程中，顶体释放顶体酶，溶解放射冠与透明带后，精子进入次级卵母细胞。精子的尾部细长，称**鞭毛**（flagellum），是精子运动的主要装置，分为颈段、中段、主段和末段四部分（图 34-3）。

从精原细胞发育成为精子的过程，称**精子发生**（spermatogenesis）。整个生精过程历时约 64 天，经历精原细胞增殖、精母细胞减数分裂和精子形成 3 个阶段。精子细胞在变形为精子的过程中，常会出现形态结构异常的畸形精子，若数量超过 40%，可致不育。

2. **支持细胞**（sustentacular cell）　细胞呈不规则高锥体形，从生精小管基底直至腔面。由于支持细胞各面镶嵌着各级生精细胞，故光镜下细胞轮廓不清。支持细胞核呈椭圆形、三角形或不规则形，染色浅，核仁明显（图 34-4）。支持细胞的主要功能：支持、营养和保护各级生

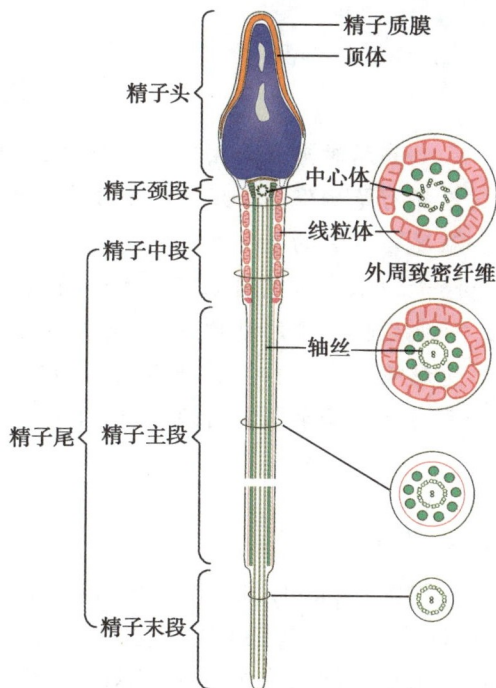

图 34-3　人精子结构模式图

精子质膜
顶体
精子头
精子颈段
中心体
线粒体
精子中段
外周致密纤维
轴丝
精子尾
精子主段
精子末段

精细胞;吞噬和消化精子细胞变形脱落的残余胞质;分泌**雄激素结合蛋白**（androgen binding protein），以保持生精小管内有较高的雄激素水平,促进精子发生等。

相邻支持细胞侧面近基底部突起的质膜形成紧密连接,将精原细胞与其他生精细胞隔开,在生精小管与血液之间形成**血-睾屏障**（blood-testis barrier）。血-睾屏障由间质中的毛细血管内皮及其基膜、结缔组织、生精上皮基膜和支持细胞间的紧密连接组成。其中紧密连接是血-睾屏障的主要结构。该屏障能避免精子与机体免疫活性物质接触,防止精子抗原物质逸出生精小管外而引发自身免疫反应。

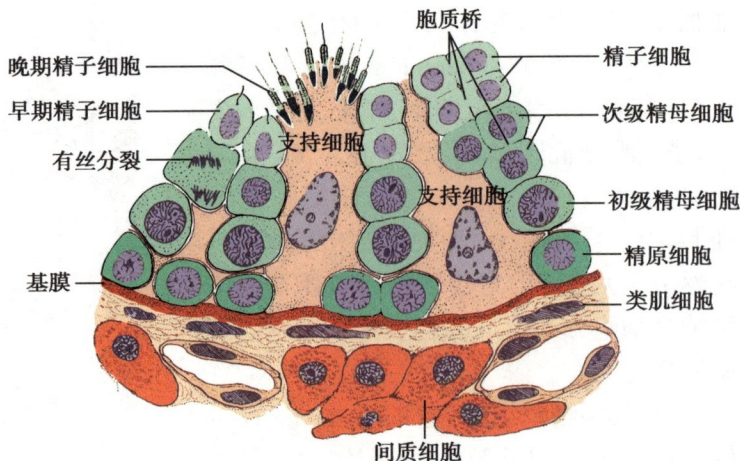

图 34-4　支持细胞与生精细胞关系模式图

（二）睾丸间质

睾丸间质（interstitial tissue of testis）位于生精小管之间,为富含血管和淋巴管的疏松结缔组织（图 34-2）,含有成群分布的**睾丸间质细胞**（testicular interstitial cell）。光镜下细胞呈圆形或多边形,胞质嗜酸性强;电镜下有分泌类固醇激素细胞的结构特点。从青春期开始,睾丸间质细胞分泌**雄激素**（androgen）,雄激素促进精子发生和男性生殖器官发育,维持男性第二性征和性功能。

（三）直精小管和睾丸网

在近睾丸纵隔处,生精小管变为短而细的直行管道,称**直精小管**（tubulus rectus）。直精小管管壁为单层立方或矮柱状上皮,无生精细胞。直精小管进入睾丸纵隔内分支吻合成网状的管道,称**睾丸网**（rete testis）。精子经直精小管和睾丸网出睾丸进入附睾管。

知识拓展

隐睾组织学结构改变与男性不育

胚胎时期睾丸由腹膜后腰部经腹股沟管下降至阴囊,阴囊温度低于体温 2~3℃,这种温度差异乃是确保精子发生的重要条件之一。而隐睾病人由于睾丸下降异常,睾丸不在阴囊内,其温度与体温的差异也随之消失,温度的升高可使睾丸上皮萎缩,从而阻碍精子发生,产生不育。隐睾组织学结构可在不同年龄阶段有所变化:1 岁后即可见生精上皮的超微结构改变;2 岁时可见生精上皮的结构改变,青春期后可见大多数隐睾病人的生精上皮萎缩,但睾丸间质结构不受影响。睾丸位置异常不仅影响生育能力,而且易发生恶变。通常,1 岁内的隐睾病人睾丸仍有自行下降至阴囊内的可能,可采用激素治疗,若 2 岁以后睾丸仍未下降则考虑手术治疗。

二、附睾

附睾（epididymis）位于睾丸的后上方,分头、体和尾。头部主要由**输出小管**（efferent duct）组成,输出小管是与睾丸网连接的 8~12 条弯曲的小管。输出小管管壁上皮由高柱状纤毛细胞和低柱状细胞相间排列构成,管腔不规则;高柱状细胞游离面的纤毛摆动可促进精子向附睾管移动。体部和尾部由**附睾管**（epididymal duct）组成,附睾管由输出小管汇合成一条高度盘曲的管道,长 4~6m。

附睾尾向上移行为输精管。附睾管管壁由假复层柱状上皮构成,管腔规整,上皮游离面有静纤毛(图34-5)。附睾管的细胞有分泌功能,其分泌物有促进精子的结构与功能进一步成熟的作用,故附睾的功能异常会影响精子的成熟,导致不育。

三、附属腺

附属腺由前列腺、精囊腺和尿道球腺组成。附属腺和生殖管道的分泌物以及精子共同组成**精液**(semen)。正常人每次射出精液量3~5ml,每毫升精液含1亿~2亿个精子;若每毫升的精子数低于400万个,可致不育症。

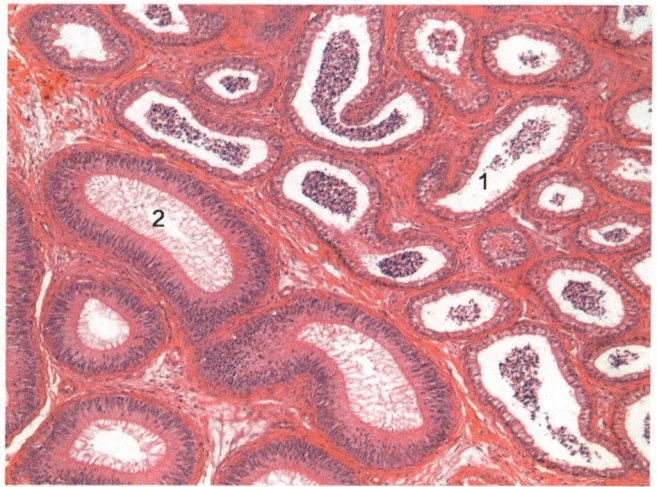

图34-5　附睾的组织结构
1.输出小管;2.附睾管。

1. **前列腺**(prostate)　呈栗形,环绕于尿道起始段。腺的被膜是富含弹性纤维和平滑肌的结缔组织,被膜伸入腺内构成腺的支架。腺实质由30~50个复管泡状腺组成,15~30条导管开口于尿道前列腺部精阜的两侧。腺实质可分三部分:黏膜腺(又称尿道周带),位于尿道黏膜内;黏膜下腺(又称内带),位于黏膜下层;主腺(又称外带),构成前列腺的大部分。腺分泌部由单层立方上皮、单层柱状上皮及假复层柱状上皮构成,腺腔不规则,其中可见分泌物浓缩形成的椭圆形板层小体,称**前列腺凝固体**(prostatic concretion)(图34-6),其随年龄增长而增多,甚至可以钙化成为前列腺结石。

2. **精囊腺**(vesicular gland)　为位于膀胱后面的一对盘曲的囊状腺,管壁分黏膜、肌层和外膜三层。黏膜向腔内突起形成高大的皱襞,其上皮为假复层柱状上皮,胞质内含有丰富的分泌颗粒、脂滴和脂色素;肌层为内环外纵的平滑肌;外膜为疏松结缔组织。在雄激素刺激下,精囊腺分泌淡黄色的弱碱性液体,内含果糖、前列腺素和维生素等,可营养精子并为精子的运动提供能量。

3. **尿道球腺**　是一对复管泡状腺,如豌豆大小。上皮为单层立方上皮或单层柱状上皮,上皮细胞内富含黏原颗粒。腺体分泌的黏液有润滑尿道的作用。

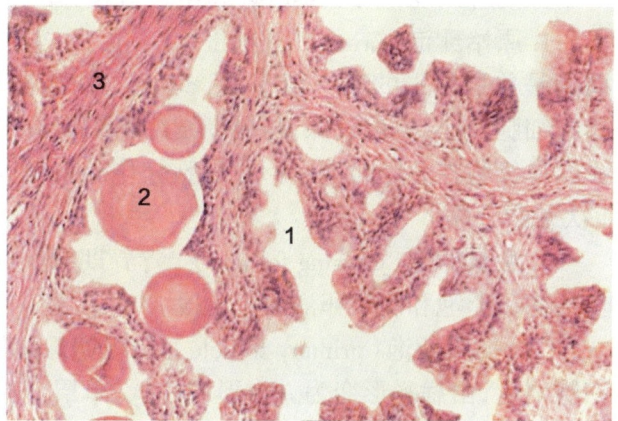

图34-6　前列腺光镜图
1.腺泡;2.前列腺凝固体;3.平滑肌。

第二节　女性生殖系统

女性生殖系统由内生殖器和外生殖器组成。内生殖器由生殖腺(卵巢)和生殖管道(输卵管、子宫和阴道)组成。

一、卵巢

卵巢表面为单层扁平上皮或立方上皮,上皮深部为薄层致密结缔组织,称**白膜**。卵巢实质分为周围的皮质和中央的髓质,二者无明显界限。皮质厚,含不同发育阶段的卵泡、黄体和白体等。髓质范围较小,内含较多血管和淋巴管(图34-7)。

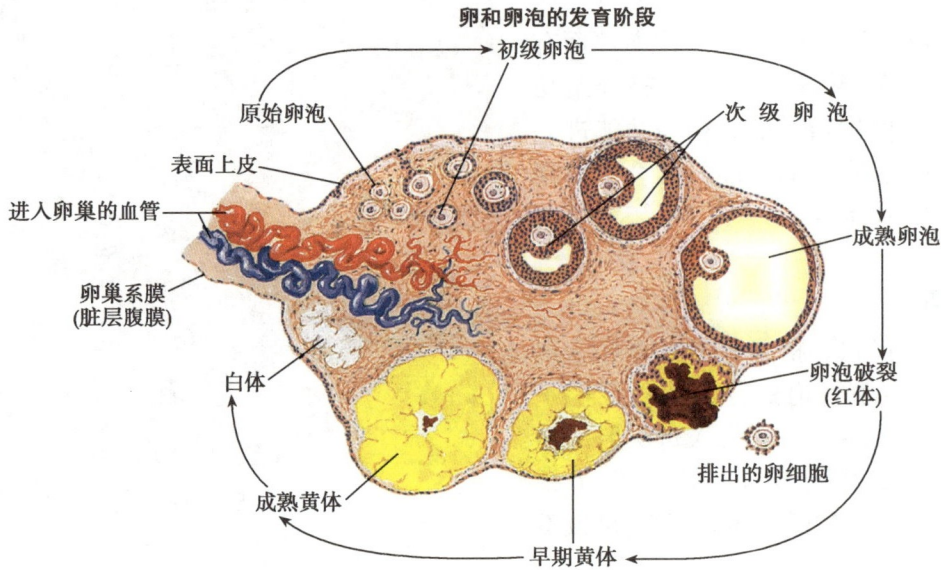

卵和卵泡的发育阶段

初级卵泡
原始卵泡
次级卵泡
表面上皮
进入卵巢的血管
成熟卵泡
卵巢系膜
(脏层腹膜)
卵泡破裂
(红体)
白体
排出的卵细胞
成熟黄体
早期黄体

图 34-7　卵巢切面模式图

（一）卵泡的发育与成熟

卵泡（follicle）是由中央的 1 个卵母细胞（primary oocyte）和其周围的卵泡细胞（follicular cell）组成的球泡状结构。卵泡发育始于胚胎时期，第 5 个月，双侧卵巢有近 700 万个原始卵泡，出生时为 100 万~200 万个，青春期时约为 4 万个。从青春期开始，在垂体分泌的促性腺激素作用下，卵泡开始分批进入发育与成熟的连续生长过程，其结构也发生一系列变化。

1. **原始卵泡**（primordial follicle）　位于皮质浅层，体积小，数量多。卵泡中央为初级卵母细胞，周围是单层扁平的卵泡细胞（图 34-8）。初级卵母细胞体积大，胞质呈嗜酸性；核大而圆，染色浅。卵泡细胞较小，染色较深，与周围结缔组织间有基膜。卵泡细胞有支持和营养卵母细胞的作用。初级卵母细胞在胚胎时期由卵原细胞分化而来，继而进入第 1 次减数分裂前期，直到排卵前才完成第 1 次减数分裂。

2. **生长卵泡**（growing follicle）　青春期开始后，部分原始卵泡生长发育，称生长卵泡。生长卵泡包括初级卵泡和次级卵泡两个阶段。

（1）**初级卵泡**（primary follicle）：初级卵母细胞体积逐渐增大，胞质中出现丰富的细胞器。卵泡细胞增生，由扁平形变为立方形或柱状，单层变为复层（图 34-8）。初级卵母细胞与卵泡细胞之间出现一嗜酸性带状结构，称**透明带**（zona pellucida）。随初级卵泡逐渐增大，其周围的结缔组织逐渐分化形成**卵泡膜**（theca folliculi）。

（2）**次级卵泡**（secondary follicle）：初级卵泡后期，卵泡细胞间开始出现一些大小不等的腔隙，称**卵泡腔**（follicular cavity），此时改称次级卵泡；多个小腔隙逐渐融合成一个大腔。卵泡腔内充满**卵泡液**（follicular fluid）。随着卵泡液的增多，初级卵母细胞、透明带及周围的卵泡细胞被推到卵泡腔一侧，形成突入卵泡腔内的隆起，称**卵丘**（cumulus oophorus）。紧靠透明带的一层高柱状卵泡细胞呈放射状排列，称**放射冠**（corona radiata）。卵泡腔周围的卵泡细胞形成卵泡壁，称**颗粒层**（stratum granulosum），卵泡细胞改称**颗粒细胞**（granulosa cell）。卵泡膜分化为内、外 2 层（图 34-8）。内层毛细血管丰富，基质细胞分化为**膜细胞**（theca cell），有分泌类固醇激素细胞的超微结构特点；外层主要为胶原纤维和少量平滑肌。膜细胞合成雄激素，雄激素透过基膜，在颗粒细胞内转化为雌激素，故雌激素由两种细胞联合产生。雌激素少量进入卵泡液，大部分进入血液循环，作用于子宫等靶器官。

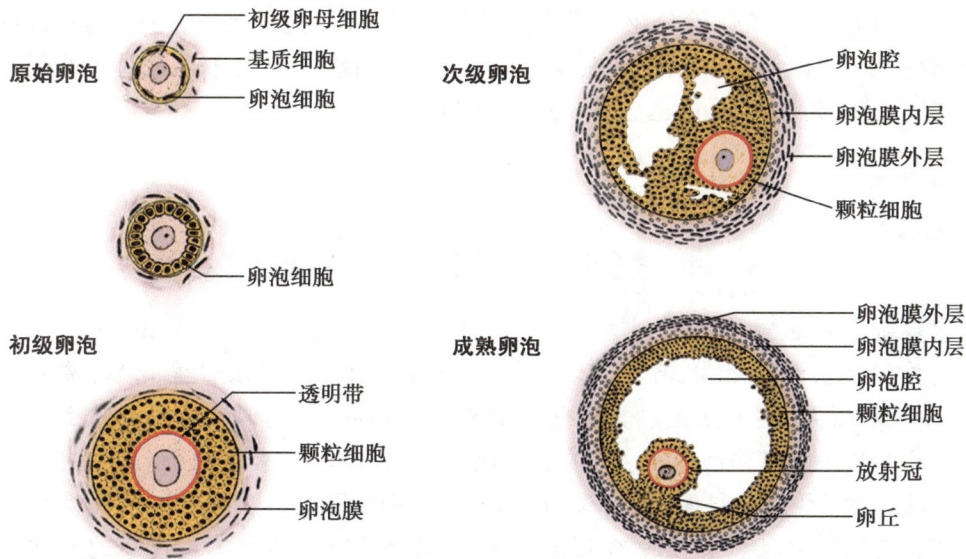

图 34-8　卵泡的不同发育阶段

3. **成熟卵泡**（mature follicle）　是次级卵泡发育的最后阶段。由于卵泡液的急剧增多,卵泡腔变大,使卵泡体积显著增大,其直径可达 2cm,并凸出卵巢表面,颗粒层变薄(图 34-7)。排卵前 36~48小时,初级卵母细胞恢复并完成第 1 次减数分裂,形成 1 个大的**次级卵母细胞**和 1 个小的**第一极体**（first polar body）。次级卵母细胞直接进入第 2 次减数分裂,并停滞在分裂中期。

在每个月经周期中,有数十个原始卵泡同时生长发育,但通常只有 1 个卵泡发育成熟并排卵,其他卵泡在不同发育阶段发生退化,形成**闭锁卵泡**（atretic follicle）。

（二）排卵

成熟卵泡破裂,次级卵母细胞及其周围的透明带和放射冠从卵巢表面排出的过程称**排卵**（ovulation）（图 34-9）。通常,生育期的妇女每 28 天左右排卵一次,排卵时间约在每个月经周期的第 14 天。一般每次排卵 1 个,双侧卵巢交替排卵。女性一生排出约 400 个卵。卵排出后,若在 24 小时内未受精,次级卵母细胞即退化消失。

（三）黄体

排卵后,颗粒层和卵泡膜向卵泡腔内塌陷,在黄体生成素的作用下,逐渐发育成一个体积大而富含血管的内分泌细胞团,新鲜时呈黄色,称**黄体**（corpus luteum）（图 34-7）。黄体主要由颗粒细胞分化来的**颗粒黄体细胞**

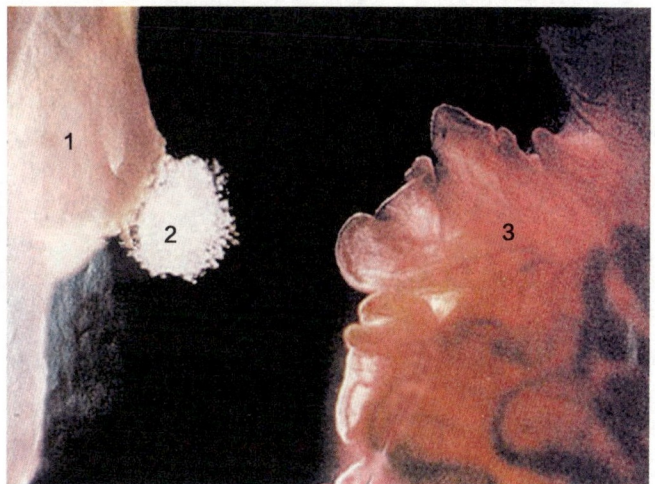

图 34-9　卵巢排卵（腹腔内摄影）
1. 卵巢；2. 卵母细胞和放射冠；3. 输卵管漏斗。

（granulosa lutein cell）和由膜细胞分化来的**膜黄体细胞**（theca lutein cell）构成。颗粒黄体细胞体积较大,数量较多,染色较浅,常位于黄体中央。膜黄体细胞体积较小,数量较少,染色较深,常位于黄体周边(图 34-10)。两种细胞都有分泌类固醇激素细胞的超微结构特征。颗粒黄体细胞分泌孕激素,膜黄体细胞与颗粒黄体细胞协同分泌雌激素。

若未受精,黄体维持 12~14 天后退化,称**月经黄体**（corpus luteum of menstruation）。若受精并妊娠,在胎盘分泌的绒毛膜促性腺激素的刺激下,黄体继续发育,直径可达 4~5cm,称**妊娠黄体**（corpus luteum of pregnancy）。妊娠黄体除分泌孕激素和雌激素外,还分泌松弛素。这些激素可使子宫内膜增生,子宫平滑肌松弛,以维持妊娠。妊娠 4~6 个月时,由胎盘取代黄体。无论何种黄体,最终均退化,被结缔组织取代成为**白体**（corpus albicans）（图 34-7）。

知识拓展

卵巢囊腺瘤的组织结构变化

卵巢囊腺瘤是卵巢最常见的肿瘤,占卵巢肿瘤的 50%~70%,多发于 25~50 岁。其组织学发生来自覆盖卵巢表面的上皮,可分浆液性和黏液性两种。①黏液性囊腺瘤:常为单侧,瘤体大小不一,但一般较大,甚至巨大。其囊壁上皮为单层高柱状,类似子宫颈柱状上皮,囊内含稠厚甚至如胶的黏液。②浆液性囊腺瘤:常为双侧,瘤体较黏液性囊腺瘤小。其囊壁上皮为单层立方或矮柱状上皮,类似输卵管上皮,囊内含稀薄透明的浆液。根据组织学及细胞学特点,卵巢囊腺瘤可有良性和恶性。良性肿瘤生长慢,肿瘤长大后可有腹部不适或压迫症状,可早期发现;恶性肿瘤生长快,但早期诊断困难,一旦发现多属晚期。

二、输卵管

输卵管管壁由内向外依次为黏膜、肌层和浆膜（图 34-11）。

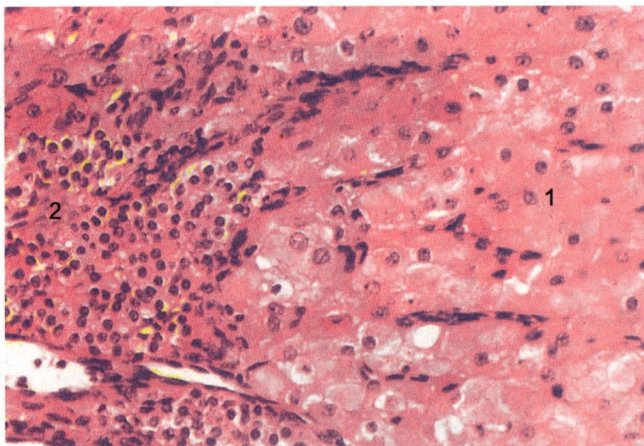

图 34-10　黄体
1. 颗粒黄体细胞;2. 膜黄体细胞。

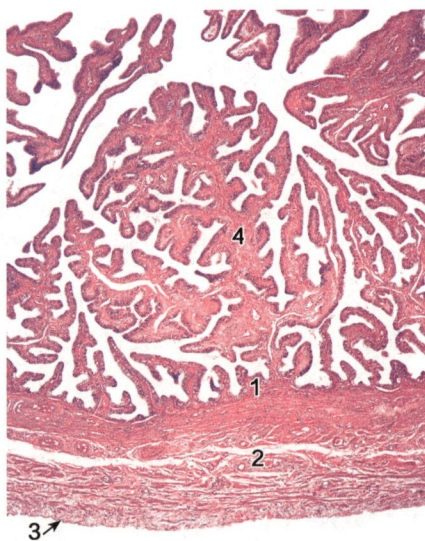

图 34-11　输卵管壶腹部
1. 黏膜;2. 肌层;3. 浆膜;4. 皱襞。

黏膜由单层柱状上皮和固有层构成。黏膜向管腔突出,形成许多纵行有分支的皱襞。皱襞于壶腹部最发达,高而多分支。上皮由分泌细胞和纤毛细胞组成。分泌细胞的分泌物组成输卵管液,对卵起到营养和辅助运行的作用。纤毛细胞的纤毛向子宫方向摆动,有利于卵向子宫方向运行。输卵管上皮随月经周期而出现周期性变化。固有层为薄层结缔组织,含丰富的毛细血管和散在的平滑肌纤维。肌层由内环行和外纵行的两层平滑肌构成,峡部最厚,壶腹部较薄。

三、子宫

子宫壁由外向内分为外膜、肌层和内膜(在子宫颈部称黏膜)（图 34-12）。

（一）子宫底部和体部的结构

1. **外膜**（perimetrium） 为浆膜，即腹膜脏层。

2. **肌层**（myometrium） 厚，由交错行走的平滑肌束构成。妊娠时，平滑肌纤维受卵巢激素的作用，增生肥大并分裂增殖，使肌层显著增厚。分娩后，肌纤维迅速恢复正常大小，部分肌纤维凋亡。

3. **内膜**（endometrium） 由上皮和固有层组成。上皮为单层柱状上皮，由分泌细胞和纤毛细胞组成。固有层较厚，由疏松结缔组织构成，内含子宫腺（由上皮陷入固有层形成）、血管和大量低分化的基质细胞。根据结构和功能不同，子宫内膜分为功能层和基底层。**功能层**（functional layer）位于内膜的浅层，约占内膜厚度的 4/5；接受螺旋动脉血液供应；随月经周期发生周期性剥脱；妊娠时，胚泡植入此层并在其中生长。**基底层**（basal layer）位于功能层的深部；接受基底动脉血液供应；不随月经周期剥脱，在月经期后由其增生修复功能层（图34-13）。

（二）子宫内膜的周期性变化

自青春期始，在卵巢分泌的雌激素和孕激素作用下，子宫底部和体部的内膜功能层发生周期性变化，即每 28 天左右发生一次内膜的剥脱、出血、增生和修复过程，称**月经周期**（menstrual cycle）。月经周期指从月经来潮第 1 天起至下次月经来潮的前 1 天止。

1. **增生期**（proliferation phase） 月经周期的第 5~14 天，即从月经结束至排卵。此期卵巢内有若干卵泡开始向成熟卵泡发育，又称**卵泡期**（follicular phase）。在卵泡分泌的雌激素作用下，残存的基底层增生修复功能层。此期子宫内膜主要的结构变化为：子宫内膜逐步增厚，子宫腺增多，螺旋动脉不断伸长、弯曲（图 34-14A）。此期末，卵泡成熟并排卵，子宫内膜随之进入分泌期。

2. **分泌期**（secretory phase） 月经周期的第 15~28 天，即从排卵到下一次月经前。此期卵巢已形成黄体，又称**黄体期**（luteal phase）。在黄体分泌的雌激素和孕激素作用下，子宫内膜进一步增厚。此期子宫内膜主要的结构变化为子宫腺进一步增多、增长并极度弯曲，腺腔膨胀，腺细胞分泌功能旺盛；螺旋动脉进一步伸长、迂曲（图 34-14B）；固有层内组织液增多，基质细胞分化成**前蜕膜细胞**（predecidual cell）。排出的卵若未受精，则黄体退化，血中雌激素和孕激素浓度明显下降，内膜功能层剥脱，进入月经期。

3. **月经期**（menstrual phase） 月经周期的第 1~4 天，即从月经开始到出血停止。由于黄体退化，其分泌的雌、孕激素骤减，子宫内膜功能层的螺旋动脉持续收缩，导致子宫内膜功能层发生缺血

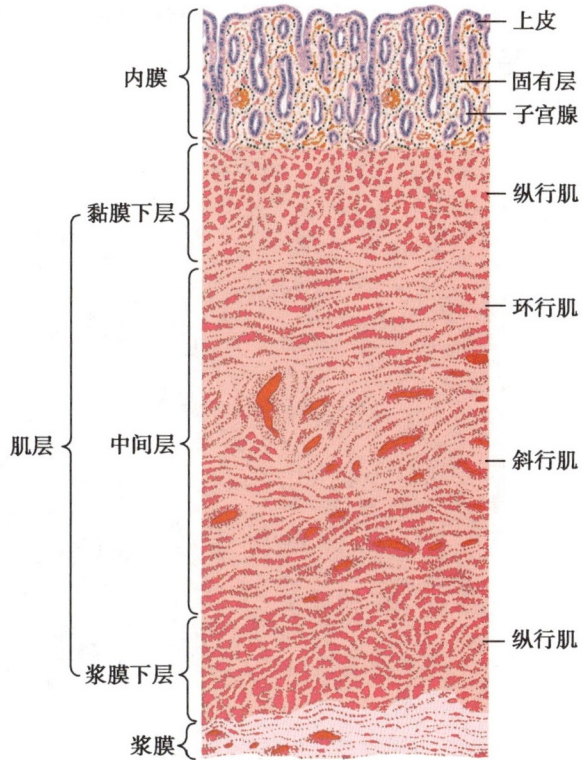

图 34-12 子宫壁的结构

上皮
内膜 — 固有层
— 子宫腺
黏膜下层 — 纵行肌
中间层 — 环行肌
肌层 — 斜行肌
浆膜下层 — 纵行肌
浆膜

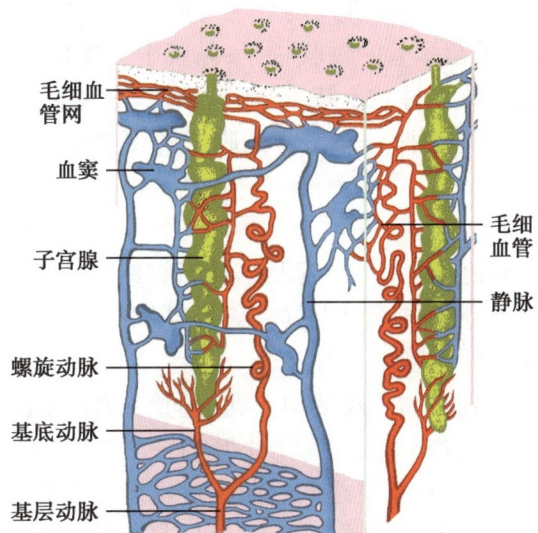

图 34-13 子宫腺与血管分布模式图

毛细血管网
血窦
子宫腺
螺旋动脉
基底动脉
基层动脉
毛细血管
静脉

坏死（图 34-14C）。继而，螺旋动脉扩张，毛细血管破裂，血液涌入内膜功能层，内膜功能层崩解，最后血液与坏死脱落的内膜组织一起经阴道排出，称**月经**（menstruation）。月经期内，子宫内膜有创面，容易引起感染，应保持经期卫生。

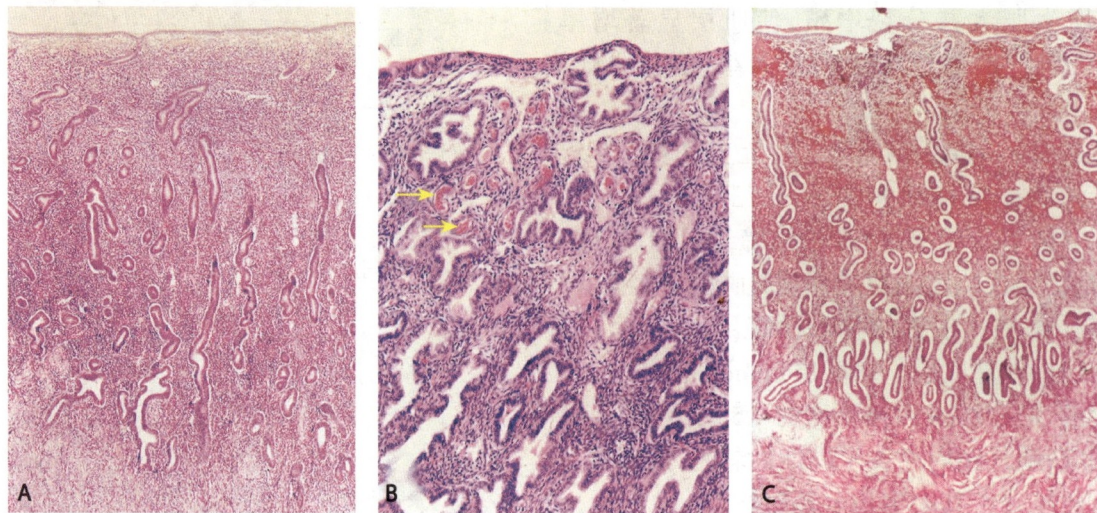

图 34-14　子宫内膜

A. 增生期；B. 分泌期；C. 月经早期；↑螺旋动脉。

（三）子宫颈

子宫颈壁由外向内分为外膜、肌层和黏膜。外膜为结缔组织构成的纤维膜，肌层由数层平滑肌组成，子宫颈管的黏膜较厚，黏膜中无螺旋动脉，也无周期性剥脱现象。黏膜由上皮和固有层组成。上皮为单层柱状上皮，分泌黏液，其分泌活动受卵巢激素的影响。在宫颈外口处，单层柱状上皮移行为复层扁平上皮，分界清晰，是宫颈癌的好发部位。

附：乳　腺

乳腺由腺泡、导管及结缔组织组成，于青春期在卵巢激素的作用下开始发育，其结构因年龄和生理状态不同而有差异。妊娠期和授乳期的乳腺有泌乳活动，称活动期乳腺；无分泌功能的乳腺，称静止期乳腺。

1. 乳腺的一般结构　乳腺的结缔组织呈放射状，将腺体分隔成 15~25 个锥形腺叶，每个腺叶又被分隔成若干小叶，每个小叶为一个复管泡状腺。乳腺的腺泡上皮为单层立方或柱状上皮，腺腔很小，腺上皮与基膜之间有肌上皮细胞。导管包括小叶内导管、小叶间导管（输乳管）。小叶内导管多为单层立方或柱状上皮；小叶间导管则为复层柱状上皮；总导管管壁为复层扁平上皮，与乳头表皮相连并开口于乳头。小叶间结缔组织内含有大量的脂肪细胞。

2. 静止期乳腺　静止期乳腺是指性成熟而未孕女性的乳腺。此期乳腺的特点是腺体和导管稀少，而脂肪组织和结缔组织丰富（图 34-15A）。此期乳腺随月经周期有些变化。排卵前后，腺泡与导管略有增生和充血，乳腺也稍增大。

3. 活动期乳腺　活动期乳腺指妊娠期和授乳期乳腺，受雌激素和孕激素的影响，乳腺的腺泡和导管迅速增生，腺泡增大，而结缔组织和脂肪组织减少（图 34-15B）。妊娠后期，在垂体分泌的催乳激素的作用下，腺泡开始分泌，腺腔内出现分泌物，称初乳。初乳内含脂滴、乳蛋白、乳糖和抗体等，还有吞噬脂滴的巨噬细胞，称**初乳小体**（colostrum corpuscle）。授乳期乳腺腺体更发达，结缔组织更少，腺腔内充满乳汁。因腺泡处于不同的分泌时期，故分泌前的腺细胞呈高柱状，分泌后的腺细胞

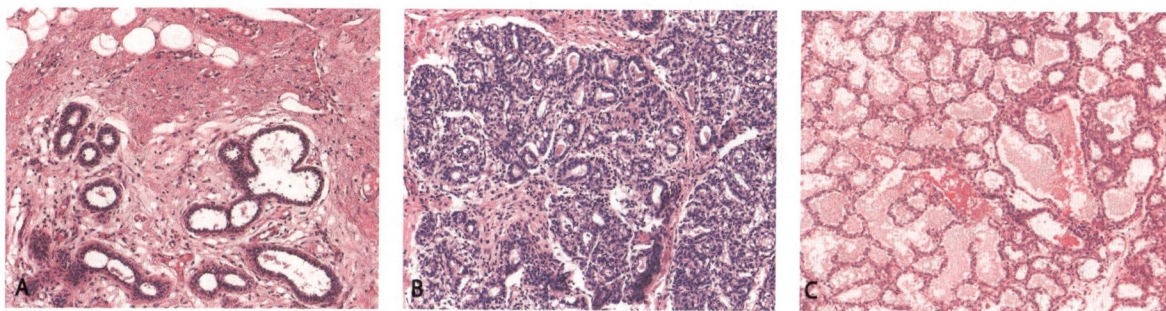

图 34-15　乳腺光镜像

A. 静止期；B. 活动期早期；C. 活动期晚期。

呈立方形或扁平形（图 34-15C）。断乳后，随着催乳激素水平的下降，乳腺分泌停止，腺组织逐渐萎缩，结缔组织和脂肪组织增多，乳腺又回到静止期状态。

本章小结

　　睾丸的主要结构是生精小管，生精小管是男性生殖细胞发育成熟的部位。生精细胞包括精原细胞、初级精母细胞、次级精母细胞、精子细胞和精子。睾丸支持细胞对生精细胞起支持、营养与保护等作用，是血-睾屏障的主要结构。睾丸间质细胞是生成雄激素的最主要细胞。生精管道中的附睾由输出小管和附睾管组成，是精子进一步成熟的部位。附属腺（前列腺、精囊腺和尿道球腺）参与形成精液。

　　卵巢的主要结构是卵泡，包括原始卵泡、初级卵泡、次级卵泡和成熟卵泡。排卵后形成黄体，退化后形成白体。卵巢有重要的内分泌功能。子宫内膜周期性变化分为月经期、增生期和分泌期，其周期性变化与卵巢的周期变化密切相关。

案例分析

　　病人，女，28 岁，已婚。月经紊乱 1 年余，一般是 10~40 天 /10~60 天，量时多时少，妇科检查及 B 超检查无异常，基础体温呈单相型。子宫内膜检查：月经第 1 天子宫内膜呈增生期变化。诊断：无排卵型功能失调性子宫出血，月经先后无定期。

　　思考题：

　　1. 试述排卵过程及排卵后卵细胞的变化。

　　2. 简述子宫内膜的周期性变化及其内分泌调节。

（林冬静）

思考题

　　1. 简述精子在睾丸中的产生过程。

　　2. 精子在附睾中停留多长时间？意义何在？

　　3. 简述卵泡的生长发育过程。

ER 34-3

练习题

第四篇

人体胚胎学概要

第三十五章 | 胚胎的早期发育

教学课件

思维导图

学习目标

1. 掌握：受精的概念、过程和意义；受精卵的早期发育和胚泡的结构；植入的概念、时间和部位。

2. 熟悉：胚胎发育的分期；胚盘的主要分化。

3. 了解：胚期及胎期的外形特征；胎期的发育和胚胎龄推算。

4. 能够运用胚胎学知识阐述异位妊娠、前置胎盘的成因；能够运用所学知识理解干预受精和植入等环节的避孕原理；能够结合所学知识开展医学宣教。

5. 通过学习胚胎早期发育的相关知识，感知生命的可贵，敬畏生命，尊重生命。

　　胚胎学（embryology）是研究人体的发生、发育及其机制的科学。人类作为生物中进化程度最高、结构与功能最复杂的有机体，却起源于单个细胞——**受精卵**（fertilized ovum），或称**合子**。受精卵经增殖、分裂和分化等一系列复杂的过程，最终发育为成熟的胎儿，这一发生过程称**个体发生**。

　　人胚胎在母体子宫中发育历时 38 周左右（约 266 天），分为两个时期。①从受精到第 8 周末为**胚期**（embryonic period），此期受精卵由单个细胞经过迅速而复杂的增殖、分裂和分化，历经胚的不同阶段；至此期末，各器官、系统与外形初具人体雏形。②从第 9 周至出生为**胎期**（fetal period），此期胎儿逐渐长大，各器官、系统继续发育分化，部分器官的功能逐渐出现并进一步完善。

　　本章介绍人胚早期发育，即自受精卵至第 8 周末的发育期，这是整个胚胎发育的关键时期，主要包括受精卵的形成、人胚早期发生、胚胎各期的外形特征及先天畸形等。

第一节　受精卵的形成

一、生殖细胞

　　生殖细胞（germ cell）又称配子，包括男性的精子和女性的卵子。两性生殖细胞在其发生过程中经过两次成熟分裂，染色体数目减少一半，为单倍体细胞，即仅有 23 条染色体，其中 22 条常染色体，1 条性染色体。

　　精子由睾丸生精小管的生精细胞发育而成，在附睾进一步发育成熟。获得运动能力的精子，由于头部被一层来源于精液的糖蛋白包裹，阻止了顶体酶的释放，此时尚无受精能力。当精子进入女性生殖管道后，该糖蛋白被子宫和输卵管分泌的酶降解，精子获得受精的能力，称**获能**（capacitation）。精子在女性生殖管道内受精的能力一般可维持 24 小时。

　　卵子由卵巢内的卵泡产生。成熟卵泡破裂后，排出的次级卵母细胞处于第二次成熟分裂的中期，进入并停留在输卵管壶腹，等待与精子结合；若未受精，则于排卵后 24 小时内退化，随月经排出体外。

二、受精

受精（fertilization）是成熟获能的精子与卵子结合形成受精卵的过程，一般发生在排卵后 24 小时内。由于输卵管壶腹部管腔大，液流速度较慢，卵子运行至此速度减缓，所以受精部位一般在输卵管壶腹部。正常男性一次射精的精子数可达 3 亿~5 亿个，但成功抵达输卵管壶腹部的仅 300~500 个，最终只有一个精子能与卵子结合完成受精。

1. 受精的过程　整个受精的过程分为 3 个阶段。

（1）穿过放射冠：当获能精子接触卵子周围的放射冠时，顶体被激活，开始释放顶体酶，溶解放射冠与透明带，使部分精子可穿越放射冠，直接接触到透明带。

（2）穿过透明带：接触到透明带的精子与透明带蛋白 -3（ZP-3），即精子受体结合后，释放顶体酶，打开一个只能通过一个精子进入次级卵母细胞的通道，精子穿越透明带与卵细胞膜接触并融合（图 35-1）。精、卵接触和融合时，次级卵母细胞活化，释放卵皮质颗粒酶，水解透明带的精子受体，使透明带性质发生变化，不能再与精子结合，阻止了其他精子穿越，从而保证了单精受精。

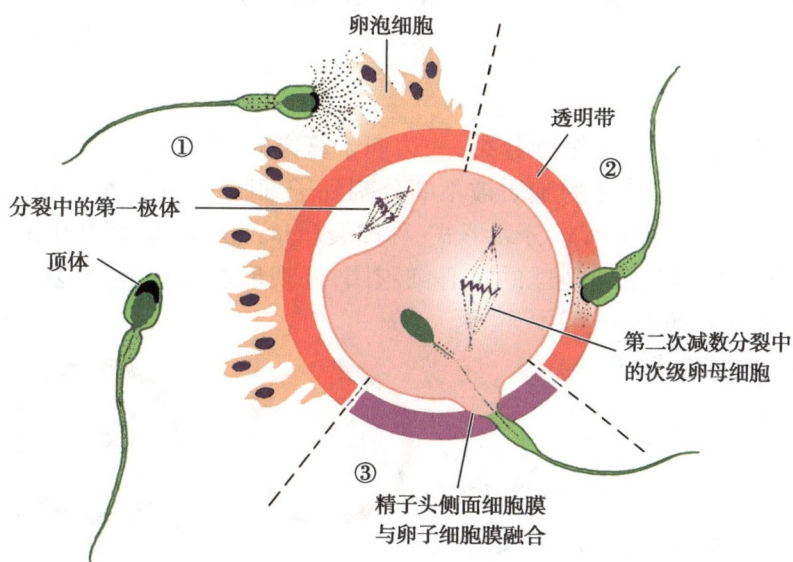

图 35-1　受精过程示意图
①穿过放射冠；②穿过透明带；③精卵融合。

（3）精卵融合：精子的穿越激发了次级卵母细胞启动并迅速完成第二次成熟分裂。此时精子的胞核和卵细胞的胞核逐渐膨大，分别称为雄原核和雌原核。两个原核相互靠近，核膜消失，染色体混合，形成含有 46 条染色体的二倍体受精卵，又称合子。受精过程至此完成。

2. 受精的意义　精子进入卵子后，激活了卵细胞的代谢过程，受精卵进行快速的分裂分化，启动了胚胎发育的进程，形成一个新个体。新个体既保持了双亲的遗传特征，又具有不同于亲代的新性状。受精决定了新个体的遗传性别。若受精卵核型为 46,XX，新个体的遗传性别为女性；若为 46,XY，遗传性别则为男性。

3. 受精的条件　精子与卵子要完成受精，需满足以下条件：①男、女性生殖管道通畅，若发生堵塞，精子和卵子不能相遇，受精无法完成；②有足够数量的精子，若每毫升精液内的精子数低于 400 万个，则不能受精；③精子的形态正常并获能，且有活跃的直线运动和爬高运动能力；④次级卵母细胞在排卵前处于第二次成熟分裂的中期；⑤精子和卵子适时相遇：精子进入女性生殖管道后，需在 24 小时内与卵子结合，若错过此期，即使两者相遇也不能结合；⑥雌激素、孕激素水平正常，若激素水平过低,也会影响受精过程。

第二节　胚泡的形成和植入

一、卵裂

受精卵一旦形成,便开始一边细胞分裂,一边向子宫方向移行。受精卵被透明带包裹,由于细胞在分裂间期无生长过程,受精卵的胞质被不断分割到子细胞中,随着细胞数目的增加,细胞体积也逐渐变小。受精卵这种特殊的有丝分裂形式,称**卵裂**(cleavage)。卵裂产生的子细胞,称**卵裂球**。到第 3 天,形成一个含 12~16 个卵裂球的实心细胞团,外观形似桑葚,称**桑葚胚**(morula)。卵裂中的受精卵继续向子宫方向推进,于第 4 天,桑葚胚进入子宫腔内(图 35-2,图 35-3)。

二、胚泡的形成

桑葚胚的细胞继续分裂,当卵裂球数增至 100 个左右时,细胞间开始出现小的腔隙,最后融合形成一个大腔,腔内充满液体,称**胚泡腔**。透明带逐渐消失,整个胚如同一个被透明带包绕着的囊袋,称**胚泡**(blastocyst)(图 35-2)。胚泡壁由单层扁平细胞围成,与吸收营养有关,称**滋养层**(trophoblast);腔内的一侧有一细胞团,称**内细胞群**(inner cell mass),内细胞群的细胞具有多种分化潜能(图 35-3)。覆盖在内细胞群表面的滋养层称极端滋养层,参与胎盘的形成。

三、植入

胚泡逐渐埋入子宫内膜的过程,称**植入**(implantation),又称着床。植入约在受精后第 5~6 天开始,第 11~12 天完成。

1. 植入的过程　受精后第 4 天末,包绕

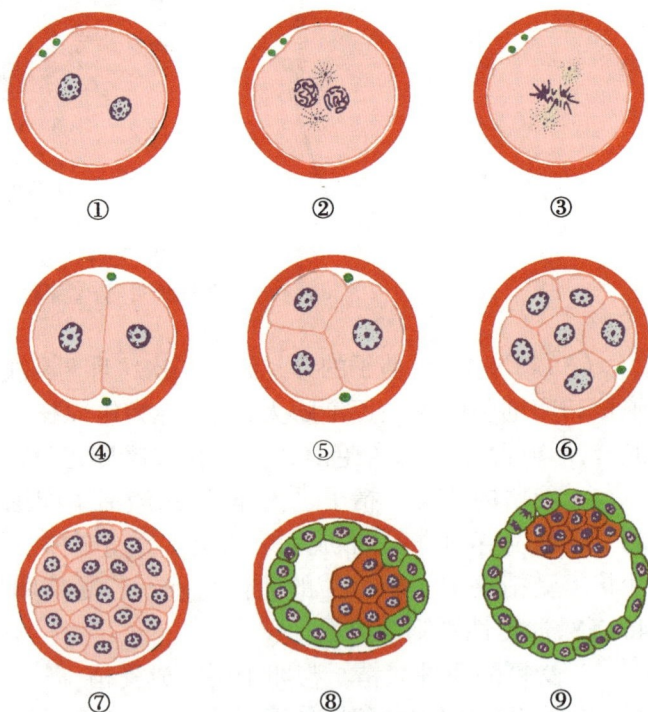

图 35-2　卵裂和胚泡形成示意图
①雌原核和雄原核形成;②雌原核和雄原核靠近;③二核融合开始卵裂;④2 细胞期;⑤4 细胞期;⑥8 细胞期;⑦桑葚胚;⑧早期胚泡;⑨胚泡。

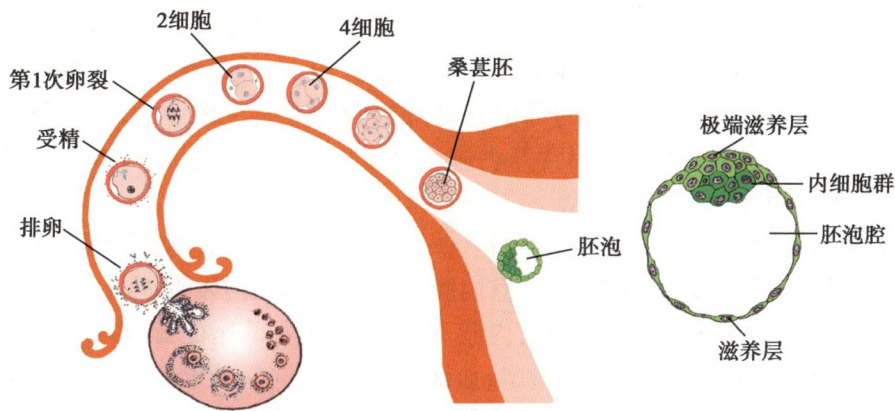

图 35-3　排卵、受精、卵裂过程及胚泡结构

胚泡的透明带开始解体,胚泡逐渐从中孵出。植入时,覆盖在胚泡内细胞群一侧的极端滋养层与子宫内膜先接触,并分泌蛋白酶消化与其黏附的子宫内膜,胚泡沿着被溶蚀的缺口,逐渐侵入子宫内膜功能层并包埋其中,缺口处上皮增生修复,植入完成(图 35-4)。

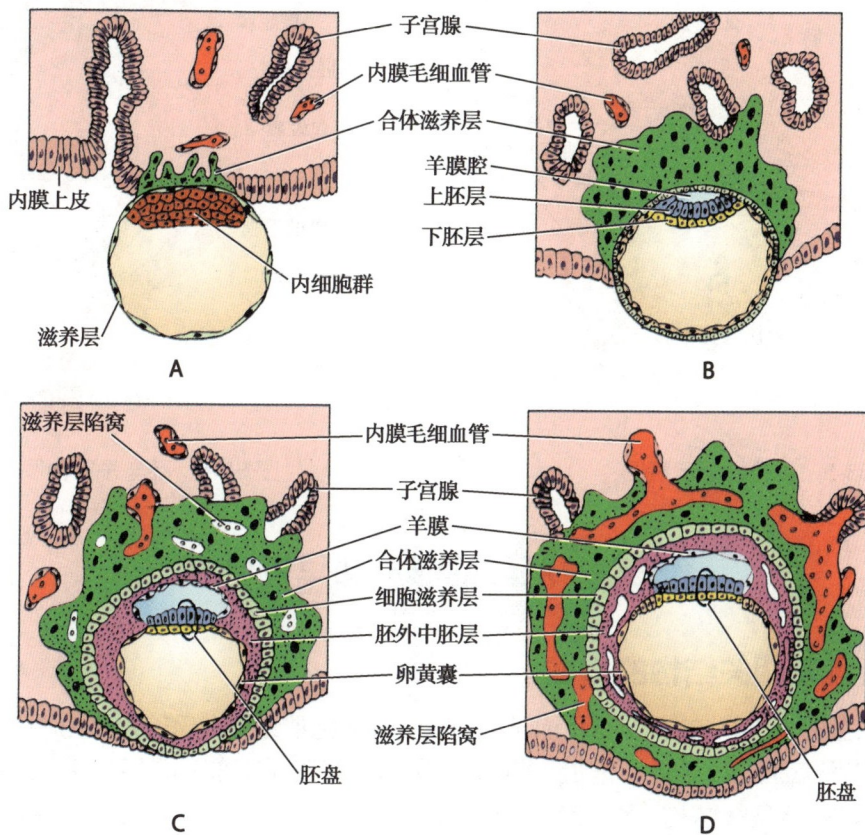

图 35-4　植入过程示意图
A. 第 7 天;B. 第 8 天;C. 第 9 天;D. 第 12 天。

　　植入过程中,与内膜接触的滋养层迅速增生、变厚,并分化为两层:外层细胞互相融合,细胞间界限消失,称**合体滋养层**;内层细胞界限清楚,称**细胞滋养层**。合体滋养层内出现一些小的腔隙,称滋养层陷窝,与蜕膜的小血管相通,其内充满母体血液。滋养层向外长出许多突起侵入子宫内膜,直接与母体血接触,并进行物质交换,为胚泡发育提供营养。

2. 植入的部位 植入通常在子宫体部或底部进行。若植入的部位近子宫颈处并形成胎盘,称**前置胎盘**。前置胎盘于妊娠晚期易发生胎盘早剥而导致大出血,或分娩时可阻塞产道,导致胎儿娩出困难,需行剖宫产。若植入子宫以外的部位,称**异位妊娠**,常见于输卵管,也可发生于肠系膜、卵巢等处(图35-5)。异位妊娠的胚胎多因营养供应不足早期死亡,少数植入输卵管的胚胎发育到较大后,引起输卵管破裂,可致母体大出血。

3. 植入的条件 正常植入需具备以下条件:①子宫内环境适宜;②雌、孕激素分泌正常;③胚泡适时进入子宫腔,透明带及时溶解消失;④子宫内膜发育阶段与胚泡发育同步。

4. 蜕膜形成 在胚泡植入过程中,子宫内膜和胚泡均发生迅速的分化与发育。植入后,分泌期子宫内膜在雌、孕激素的作用下进一步增厚,血液供应更加丰富,腺体分泌也更加旺盛,基质细胞变肥大,胞质含丰富的糖原颗粒和脂滴,子宫内膜的这一系列变化,称**蜕膜反应**(decidual reaction)。经蜕膜反应的子宫内膜改称**蜕膜**(decidua),基质细胞改称**蜕膜细胞**。

植入后,根据蜕膜与胚的关系,将蜕膜分为3部分(图35-6)。①基蜕膜:位于胚胎和子宫肌层间的蜕膜;②包蜕膜:覆盖在胚胎表面的蜕膜;③壁蜕膜:子宫其余部分的蜕膜。壁蜕膜与包蜕膜之间为子宫腔。

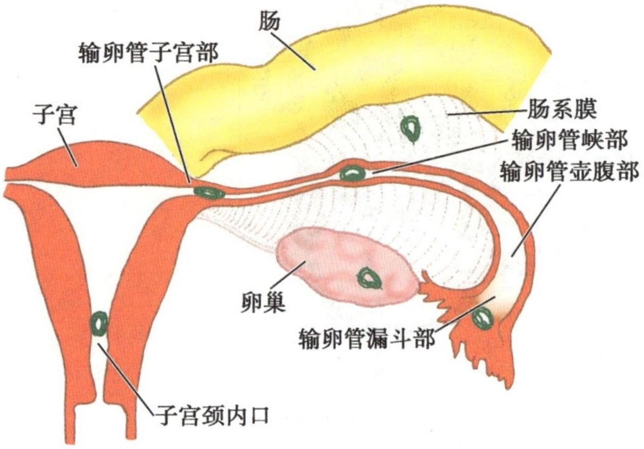

图 35-5 异位妊娠示意图

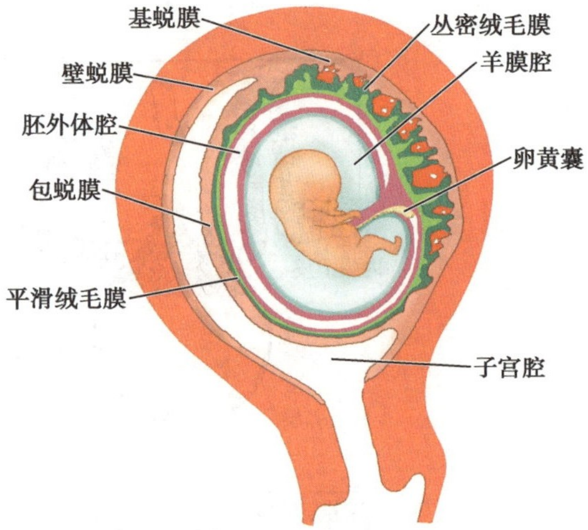

图 35-6 胚与子宫内膜关系示意图

第三节 胚层的形成和早期分化

一、二胚层胚盘及相关结构的形成

1. 二胚层胚盘的发生 在第2周胚泡植入同时,内细胞群细胞增殖、分化为两层。邻近滋养层的一层柱状细胞,称**上胚层**;靠近胚泡腔一侧的一层立方形细胞,称**下胚层**。上胚层和下胚层紧密相贴,逐渐形成椭圆形盘状结构,称**胚盘**(embryonic disc),又称二胚层胚盘(图35-4)。胚盘是人体发生的原基。

2. 羊膜囊和卵黄囊的形成 受精后第8天,随着上胚层细胞增殖,细胞与滋养层之间出现一个充满液体的腔隙,称羊膜腔,腔内液体为羊水。紧贴细胞滋养层的上胚层细胞,称成羊膜细胞,与上胚层共同围成**羊膜囊**。下胚层周边的细胞向腹侧生长、延伸,形成**卵黄囊**。

3. 胚外体腔的形成 卵黄囊及羊膜腔形成的同时,其与细胞滋养层之间出现一些松散分布的细胞和细胞外基质,形成胚外中胚层。随着胚胎的不断发育,在胚外中胚层内也出现了小的腔隙,小腔隙逐渐融合形成一个大腔,称**胚外体腔**。随着胚外体腔的扩大,仅少部分胚外中胚层连于胚盘尾端与滋养层之间,该部分胚外中胚层称为体蒂(图 35-7)。体蒂是将来发育为脐带的主要成分。

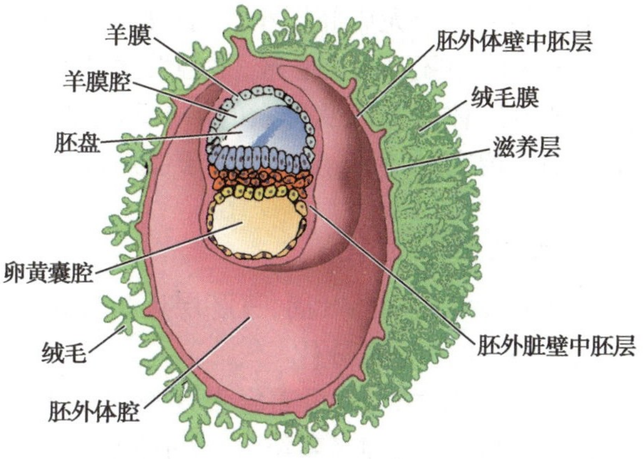

二、三胚层胚盘及相关结构的形成

1. 三胚层的发生　第 3 周初,上胚层部分细胞迅速增生,在胚盘一端中轴汇聚,形成一条细胞索,称**原条**(primitive streak)。它的形成决定了胚盘的头尾方向,即原条出现的一端为胚盘尾端。原条头端略膨大,称**原结**(图 35-8)。

原条的细胞继续增殖,并向深部迁移下陷,致使原条形成沟状凹陷,称原沟。原沟底的细胞在上、下胚层间呈翼状扩展迁移,部分细胞在上、下

图 35-7　人胚结构示意图(第 3 周)

胚层间形成一新的细胞层,称**中胚层**;中胚层在胚盘边缘与胚外中胚层衔接;部分细胞迁入下胚层,逐渐替换下胚层细胞,形成一层新的细胞层,称**内胚层**;当内胚层和中胚层形成之后,原上胚层改称**外胚层**。由此可见,三个胚层均来源于上胚层。第 3 周末,由三个胚层构成的胚盘呈椭圆形,头端大尾端小,称**三胚层胚盘**(图 35-8,图 35-9)。

2. 脊索的发生　原结细胞增殖、下陷形成原凹。原凹的上胚层细胞向头端迁移,在内、外胚层之间形成一条单独的细胞索,称**脊索**(notochord),脊索对早期胚胎起支持作用。在脊索的头端和原

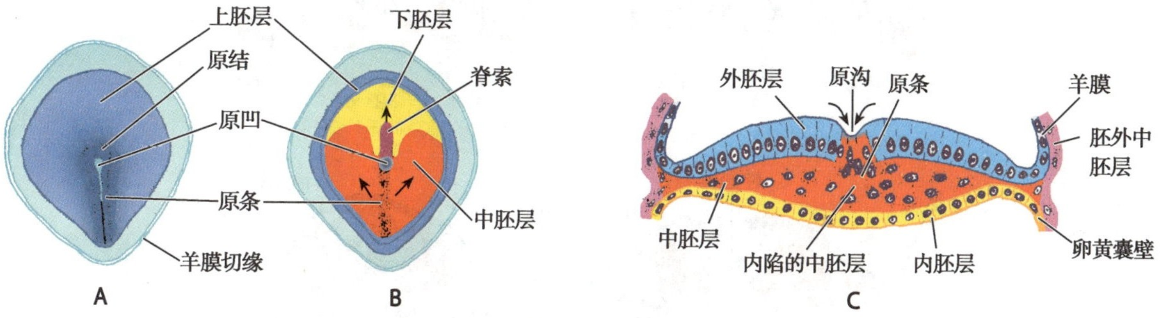

图 35-8　第 16 天胚盘示意图

A.胚盘背面观;B.去除上胚层,示中胚层和脊索;C.通过原条的胚盘横切面,示中胚层形成。

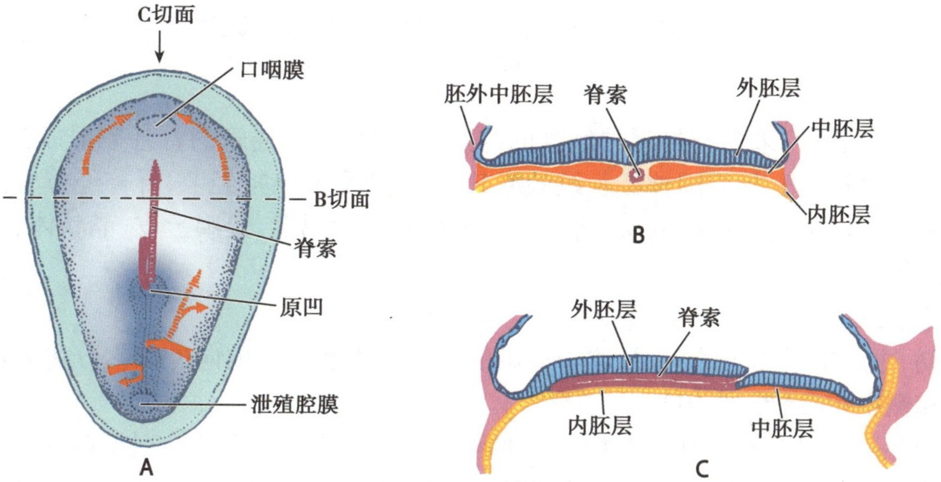

图 35-9　第 18 天胚盘示意图

A.胚盘背面观;B.胚盘横切面;C.胚盘中轴纵切面。

条尾端各有一个无中胚层小区,此处内、外胚层直接相贴,分别称口咽膜和泄殖腔膜(图 35-9)。口咽膜前端的中胚层为生心区,是心发生的原基。

随着胚体发育以及脊索的形成和延伸,原条生长缓慢、相对缩短,至第 4 周时原条消失。若原条细胞残留未退,胎儿出生后常于骶尾部形成源于三个胚层组织的肿瘤,称**畸胎瘤**。

三、三胚层的分化

胚胎发育的第 4~8 周,三胚层逐步分化,形成各组织和器官的原基,初建人体雏形。

(一) 外胚层的分化

在脊索的诱导下,沿着脊索背侧的外胚层细胞增厚,形成一个头端宽大、尾端狭小的**神经板**,也称神经外胚层,是神经系统发生的原基。其余部分称表面外胚层。神经板沿胚体长轴生长并下陷形成**神经沟**。神经沟两侧边缘隆起,称**神经褶**。第 3 周末,神经沟加深,神经褶向中央靠拢并愈合形成**神经管**(neural tube)。神经管由胚体中段向两端延伸,此时,神经管的头、尾两端各留有一个开口,分别称前神经孔及后神经孔(图 35-10,图 35-11)。约第 4 周末,前后神经孔闭合。神经管是中枢神经系统的原基,将分化为脑和脊髓,以及松果体、神经垂体和视网膜等。在胚胎发育过程中,若前神经孔不闭合,将形成无脑畸形;若后神经孔不闭合,将形成脊髓脊柱裂。

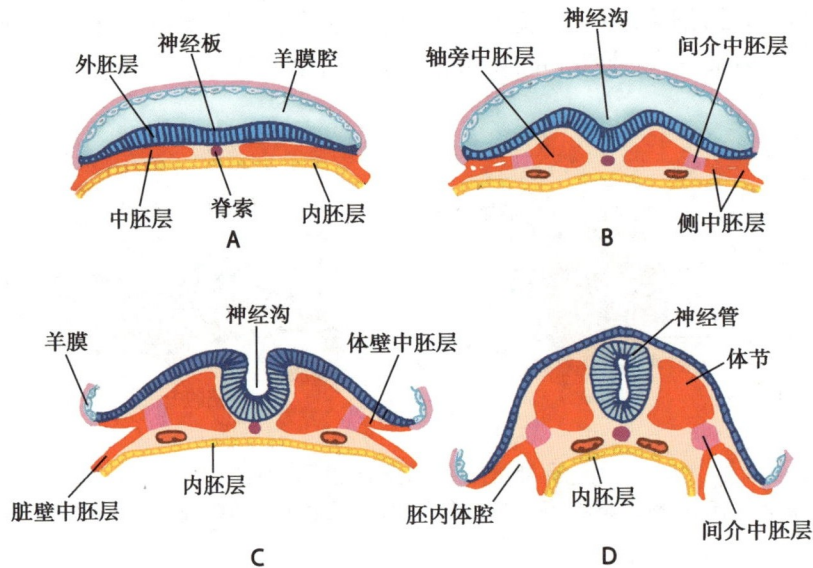

图 35-10 中胚层早期分化和神经管形成示意图
A. 第 17 天;B. 第 19 天;C. 第 20 天;D. 第 21 天。

神经管形成过程中,未参与封闭神经管的神经褶细胞,在神经管的背外侧形成头、尾走行的 2 条纵行细胞索,称**神经嵴**,是周围神经系统的原基,将分化形成脑神经节、脊神经节、自主神经节及周围神经。贴覆于胚体的表面外胚层,将分化为表皮及其附属器、角膜上皮、晶状体、釉质、内耳迷路和味觉上皮等。

(二) 中胚层的分化

第 3 周初,中胚层呈均匀的一层,位于脊索的两侧。中胚层从内向外依次分化为**轴旁中胚层**、**间介中胚层**和**侧中胚层**(图 35-10)。

1. 轴旁中胚层 靠近胚体中轴的中胚层细胞增生,在脊索两侧形成一对增厚的细胞带,称轴旁中胚层。轴旁中胚层的细胞迅速增殖,随即横裂为块状细胞团,称**体节**(somite)(图 35-11,图 35-12)。体节左右成对,从胚的头侧向尾侧依次形成,每天约生成 3 对,至第 5 周末体节全部形成,共

42~44 对。从胚体表面即能分辨体节,它是胚胎早期推测胚龄的重要标志之一。随着发育,体节将分化为中轴骨骼、背侧皮肤的真皮和骨骼肌。

2. 间介中胚层　位于轴旁中胚层和侧中胚层之间的狭长区域,分化为泌尿生殖系统的主要器官(图 35-10)。

3. 侧中胚层　胚体中轴最外侧及胚盘边缘的薄层细胞,称侧中胚层。侧中胚层起初为一薄层,很快内部出现腔隙,称**胚内体腔**。胚内体腔的出现将侧中胚层分隔为两层,与外胚层相贴者,称体壁中胚层,与内胚层相贴者,称脏壁中胚层(图 35-10)。体壁中胚层分化为腹膜壁层以及胸腹部和四肢的真皮、骨骼肌、骨、血管等;脏壁中胚层包于原始消化管的外侧,分化为腹膜脏层以及消化、呼吸管壁的肌组织、血管和结缔组织等。胚内体腔依次分化形成心包腔、胸膜腔及腹膜腔。

在分化过程中,中胚层细胞形成间充质。这些细胞具有向不同方向分化的潜能,可分化成结缔组织、肌组织和心血管系统等。

(三) 内胚层的分化

胚体形成的同时,内胚层逐渐卷入胚体内,形成管状的原始消化管,又称**原肠**。原始消化管的头端为**前肠**,有口咽膜封闭;尾端为**后肠**,有泄殖腔膜封闭;位于前、后肠之间与卵黄囊相连的部分为**中肠**(图 35-13)。与中肠相连的卵黄囊部分逐渐变细形成卵黄蒂。原始消化管将分化成为消化系统和喉以下呼吸系统的上皮,以及甲状腺、甲状旁腺、胸腺、膀胱等器官的上皮。

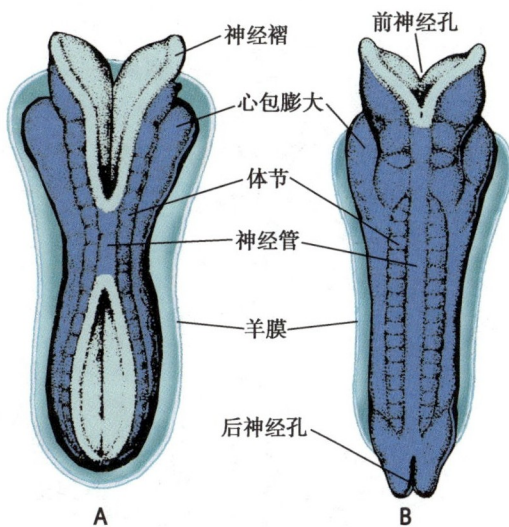

图 35-11　神经管及体节形成
A. 第 22 天;B. 第 23 天。

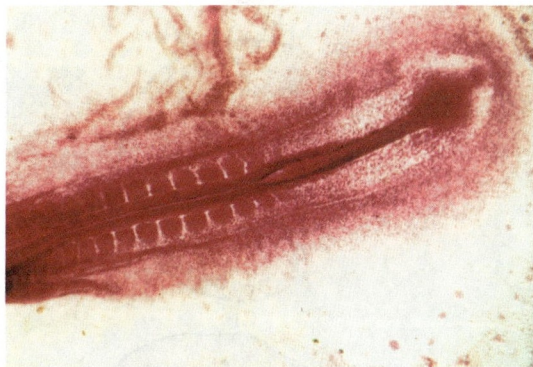

图 35-12　体节光镜图(鸡胚)

知识拓展

试管婴儿专家——华裔生殖生物学家张明觉

提到试管婴儿的研究历史,有一个名字值得被铭记,他就是美籍华裔生殖生物学家张明觉(1908—1994)。张明觉出生于山西省岚县,1945 年受美国乌斯特实验生物研究所邀请担任研究员。研究期间,他以兔子为模型发现了精子的获能现象,并成功完成兔子体外受精实验,解开了精卵受精之谜,为生殖医学做出了杰出贡献,他先后三次被提名诺贝尔奖。

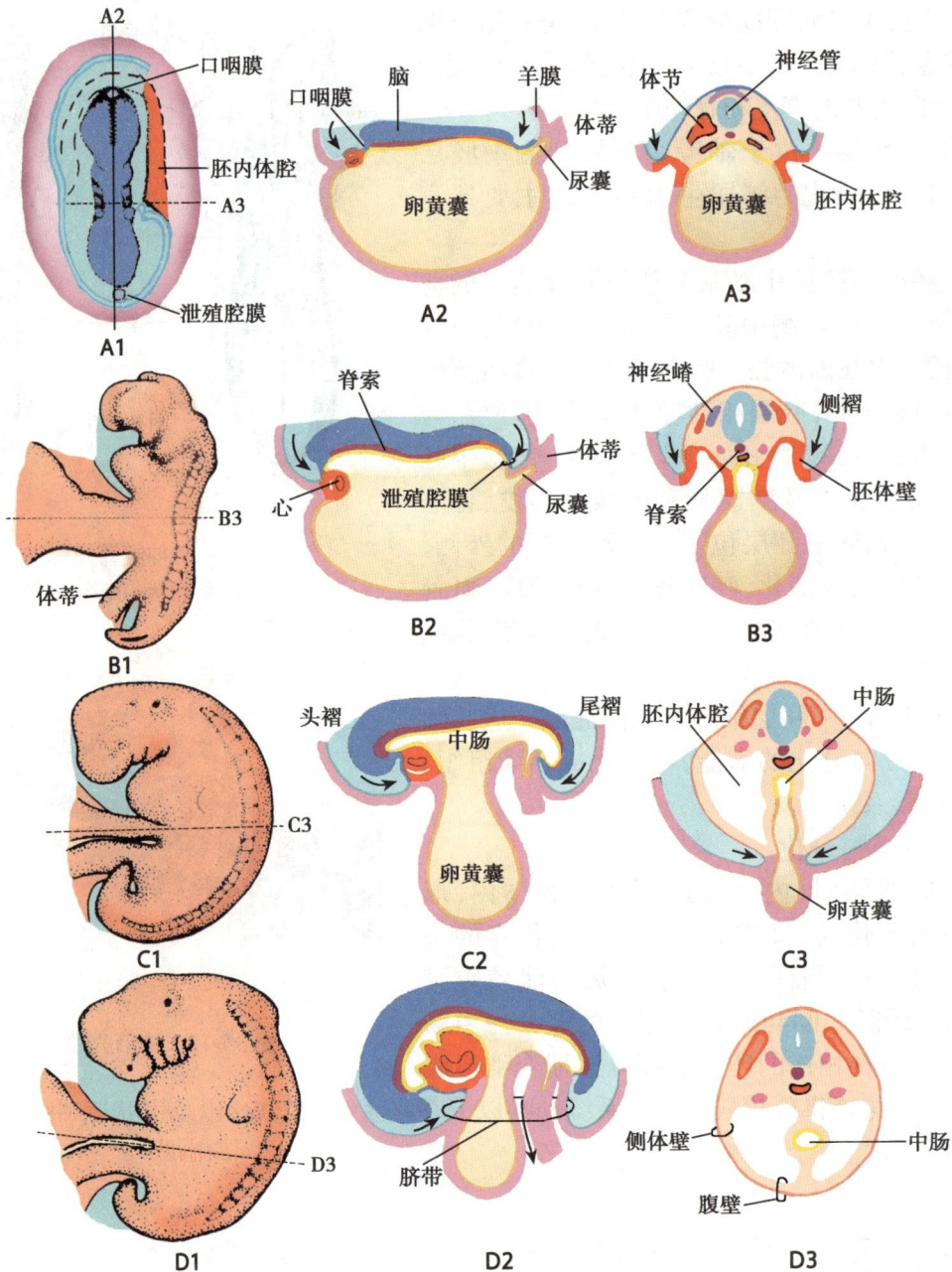

图 35-13　胚体外形和内部结构演变图

A. 第 20 天人胚背面观；B. 第 23 天人胚背面观；C. 第 26 天人胚背面观；D. 第 28 天人胚背面观；A2~D2 为 A1~D1 相应纵切面；A3~D3 为 A1~D1 相应横切面。

第四节　胚体的形成和胚胎外形的主要特征

一、胚体的形成

早期的胚呈头端大、尾端小的盘状结构。至第 4 周，由于各部分生长速度不均衡，胚盘中轴部分的生长速度远较胚盘边缘部分快，致使扁平的胚盘向羊膜腔内隆起。在胚盘的周缘出现了明显的卷折，头、尾端的卷折称**头褶**和**尾褶**，两侧缘的卷折称**侧褶**。随着胚的生长，头、尾褶及侧褶逐渐加深，胚盘由圆盘状变为圆柱状的胚体，至第 5 周，胚体弯曲呈 C 字形。第 5~8 周胚体外形变化明显，鳃弓出现，眼泡和耳泡出现，肢芽和鼻窝出现，至第 8 周末初具人形，各器官原基初步形成（图 35-14）。此

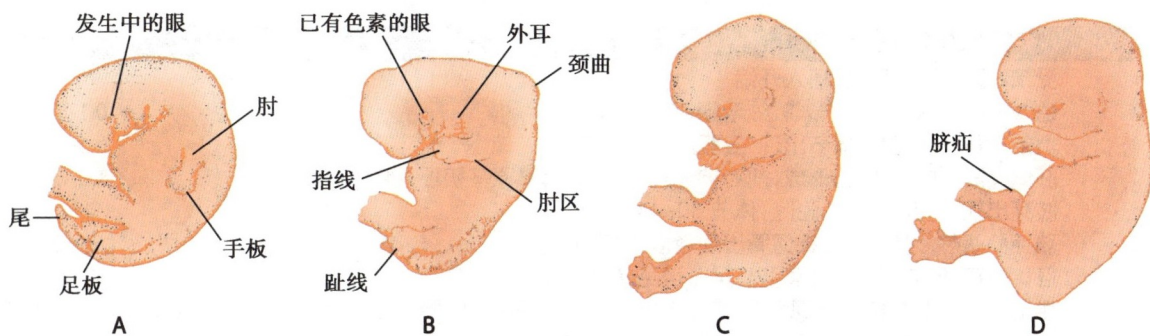

图 35-14　第 5~8 周胚体外形的演变示意图
A. 第 33 天；B. 第 48 天；C. 第 52 天；D. 第 56 天。

期是人胚外形及内部主要器官和系统原基发生的重要时期,称**器官发生期**。

二、胚胎龄的推算

胚胎龄的表示方法有月经龄和受精龄两种。

1. 月经龄　从孕妇末次月经的第 1 天算起,至胎儿娩出,共约 40 周。由于排卵时间通常是在月经周期的第 14 天左右,以及月经周期的个体差异和易受环境变化影响,故月经龄的推算法难免有误差。月经龄常用于临床预产期的计算。

知识拓展

预产期计算

临床上预产期是指对胎儿出生日期的预计。根据月经龄的概念和胚胎发育的时限,推导出了预产期的计算公式:年 +1,月 −3(或当年月 +9),日 +7;即末次月经的年份加 1,月份减 3,日加 7。例如某孕妇末次月经的第 1 天是 2024 年 11 月 8 日,其预产期应为 2024 年 +1=2025 年,11 月 −3=8 月,8 日 +7=15 日,即 2025 年 8 月 15 日分娩。此推算日期并非绝对准确,前后 2 周之内均属正常。

---

2. 受精龄　从受精之日起推算胚胎龄。受精一般发生在末次月经第 1 天之后的 2 周左右,故从受精到胎儿娩出约为 38 周。

三、胚胎长度测量

在临床上及法医鉴定中,常通过测量胚胎长度推算胚胎龄。胚胎长度测量方法有 3 种。

1. **最长值**(greatest length,GL)　多用于 4 周前的人胚,因此期胚体较直,便于直接测量。

2. **顶臀长**(crown-rump length,CRL)　又称坐高,从头部最高点至尾部最低点之间的长度。此法用于测量 4 周以后胚胎。

3. **顶跟长**(crown-heal length,CHL)　又称立高,从头顶量到坐骨结节,从坐骨结节量到膝盖,再从膝盖量到足跟,取三者之和。

四、胚胎外形的主要特征

胚胎学家根据研究观察,归纳出各期胚胎的外形特征和平均长度,并以此作为推算胚胎龄的依据。胚期和胎期的胚胎外形特征如下所示(表 35-1,表 35-2,图 35-15)。

表 35-1　人胚的外形特征与长度

胚龄 / 周	外形特征	长度 /mm
1	受精、卵裂、胚泡形成,植入开始	—
2	植入完成,二胚层胚盘形成,绒毛膜初步形成	0.1~0.4 (GL)
3	原条、脊索、神经管、体节出现,三胚层胚盘形成	0.5~1.5 (GL)
4	胚体逐渐形成,神经管形成,前后神经孔闭合,眼耳鼻原基初现,脐带与胎盘形成	1.5~5.0 (GL)
5	肢芽出现,手板明显,心膨隆,体节 30~44 对	4~8 (CRL)
6	肢芽分两节,足板明显,视网膜出现色素,耳郭突明显	7~12 (CRL)
7	胚体渐直,体节消失,手指明显,足趾可见,颜面形成	10~21 (CRL)
8	手指、足趾明显,指趾出现分节,眼睑出现,尿生殖窦膜和肛膜先后破裂,外阴可见,性别不分,脐疝明显,初具人形	19~35 (CRL)

表 35-2　胎儿各期外形特征、身长、足长及体重

胎龄 / 周	外形特征	身长 /(CRL,mm)	足长 /mm	体重 /g
9	眼睑闭合,外阴性别不可分辨	50	7	8
10	肠袢退回腹腔,指甲开始生长,眼睑闭合	61	9	14
12	外阴可分辨性别,颈明显	87	14	45
14	头竖直,下肢发育良好,趾甲开始发生	120	20 (22.0)	110
16	耳竖起,骨骼、肌肉发育,胎动明显	140	27 (26.3)	200
18	胎脂出现	160	33 (32.9)	320
20	头与躯干有胎毛出现,有吞咽活动,可听见胎心音	190	39 (37.9)	460
22	皮肤红、皱	210	45 (43.2)	630
24	指甲全出现,胎体瘦	230	50 (49.8)	820
26	眼睑部分睁开,睫毛出现	250	55 (54.0)	1 000
28	眼睁开,头发明显,皮肤略皱	270	59 (61.9)	1 300
30	趾甲全出现,胎体平滑,睾丸开始下降	280	63 (63.4)	1 700
32	指甲平达指尖,皮肤浅红且光滑	300	68 (67.4)	2 100
36	胎体丰满,胎毛基本消失,趾甲平齐趾尖,肢体弯曲	340	79 (73.4)	2 900
38	胸部发育好,乳腺略隆出,四肢变圆,睾丸降入阴囊	360	83 (77.1)	3 400

注:此表主要参照 Moore (1988) 直接测量胎儿结果,足长括号内数据是应用 B 超测妊娠胎儿足长所得均数。

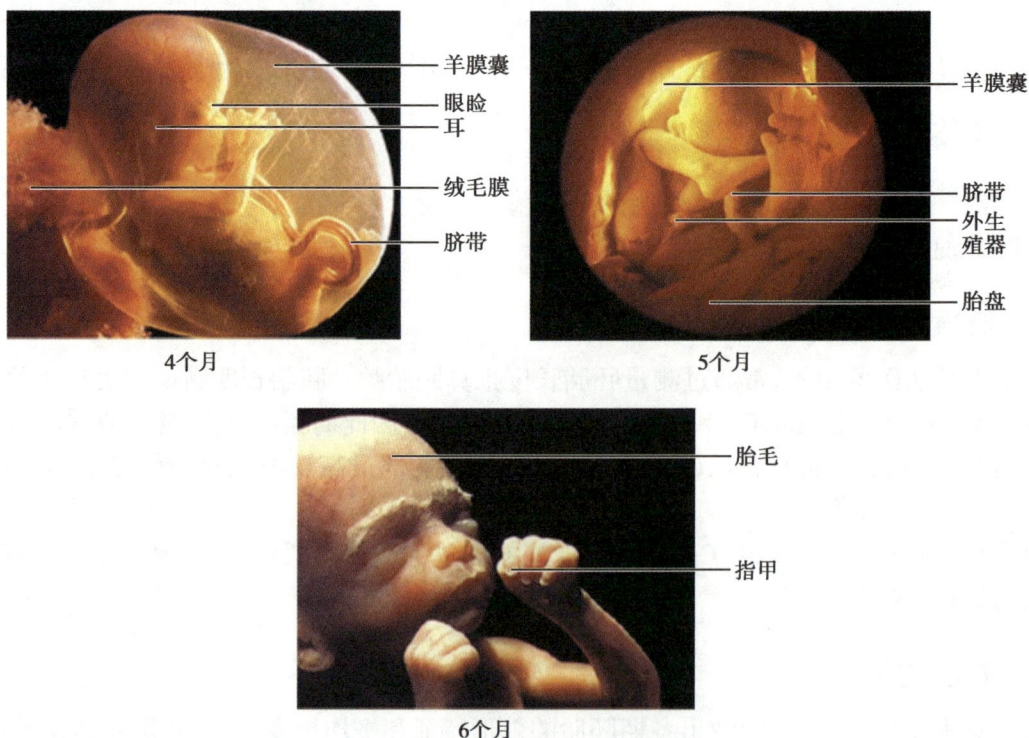

4个月

5个月

6个月

图 35-15　胎儿不同月份发育图

生殖细胞包括精子和卵子,精子在女性生殖管道内获能。受精是成熟获能的精子与卵子结合形成受精卵的过程,也是生命过程的启动,随即胚胎发生一系列急剧而复杂的变化。受精卵经历卵裂,分化为胚泡。胚泡由滋养层、内细胞群和胚泡腔组成。受精后5~6天开始,胚泡埋入子宫底或子宫体内膜,胚泡植入,至受精后11~12天结束。第2周,胚泡植入的同时,滋养层分化为合体滋养层和细胞滋养层,内细胞群增殖分化形成上胚层和下胚层,二者相贴形成二胚层胚盘,成为人体发育的原基。第3周,上胚层细胞增殖迁移形成内、中、外三个胚层的胚盘,与此同时,由细胞滋养层形成胚外中胚层,继而中空形成胚外体腔,存留体蒂与胚盘相连。胚盘头尾分别有口咽膜和泄殖腔膜封闭原始消化管两端。第3~8周,三胚层胚盘分化为机体的各组织和器官。人胚早期发育,是指自受精卵至第8周末的发育期,这是整个胚胎发育的关键时期。建议学习时以时间为基线,紧扣主要知识点,掌握人胚早期发育的基本过程和变化特征。

案例分析

病人,女,27岁。已婚,停经60天,阴道有少许出血2天来院就诊。平素月经规律,5/28~30天,末次月经为2023年7月18日。停经31天时尿妊娠试验呈弱阳性,血清β-HCG值为100U/L。1周前行超声检查提示:宫内妊娠,可见胚芽及原始心管搏动,顶臀长(CRL)16mm。体格检查:腹部平软,无压痛及反跳痛,移动性浊音阴性。妇科检查:宫口闭,少许血性液体自宫口流出;宫体孕8周大小,质软;双侧附件区无压痛。

初步诊断:先兆流产。

思考题:

1. 若想了解目前宫内胚胎发育情况,应先进行哪项检查?

2. 如病人经保胎治疗后继续妊娠,试推算其预产期时间。

(季 丹)

思考题

1. 简述受精的定义、部位及其意义。

2. 简述植入的定义、时间、部位以及过程。

3. 简述三胚层主要分化器官和结构。

ER 35-3
练习题

第三十六章 | 胎膜和胎盘

教学课件　思维导图

> **学习目标**
>
> 1. 掌握：胎盘的结构和功能；胎膜的组成。
> 2. 熟悉：胎盘屏障的概念。
> 3. 了解：羊水在胚胎发育中的作用。
> 4. 能够利用本章知识阐述临床运用 HCG 检测早孕的原理。
> 5. 通过学习胚胎与母体的关系，感知孕育胎儿的不易与母爱的伟大。

胎膜和胎盘是胚胎发育过程中形成的附属结构，对胚胎起保护、营养、呼吸、排泄等重要作用，部分结构还具有内分泌功能。胎儿娩出后，胎膜和胎盘与母体子宫蜕膜分离，一并排出体外，总称**衣胞**。

第一节 胎 膜

胎膜（fetal membrane）包括绒毛膜、羊膜、卵黄囊、尿囊和脐带（图 36-1）。

一、绒毛膜

绒毛膜（chorion）由合体滋养层、细胞滋养层和衬贴于细胞滋养层内面的胚外中胚层发育而成。胚泡植入后，细胞滋养层局部增殖，伸入合体滋养层内，形成许多绒毛状突起，称初级绒毛干。至第 3 周，胚外中胚层伸入绒毛内，形成次级绒毛干。此后，胚外中胚层内的间充质分化为结缔组织和血管，并与胚体内的血管相通，此时的绒毛称三级绒毛干（图 36-2）。绒毛末端的细胞滋养层细胞增殖，穿越合体滋养层插入蜕膜内，形成细胞滋养层壳，使绒毛膜与蜕膜牢固连接。

胚胎早期，整个绒毛膜表面的绒毛均匀分布。第 8 周后，基蜕膜侧的绒毛因血供丰富而生长茂密，形成**丛密绒毛膜**，与基蜕膜共同构成胎盘。包蜕膜侧的绒毛因血供匮乏而退化消失，形成**平滑绒毛膜**，平滑绒毛膜和包蜕膜逐渐与壁蜕膜融合，参与衣胞的构成（图 36-3，图 36-4）。

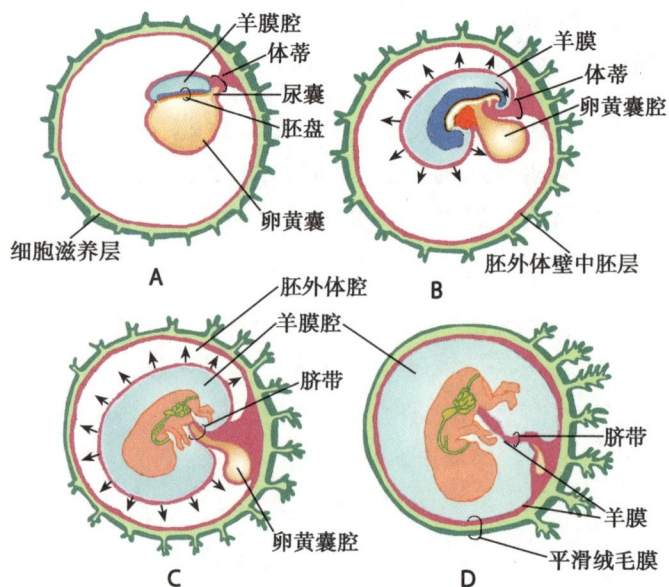

图 36-1　胎膜演变示意图
A. 第 3 周；B. 第 5 周；C. 第 10 周；D. 第 20 周。

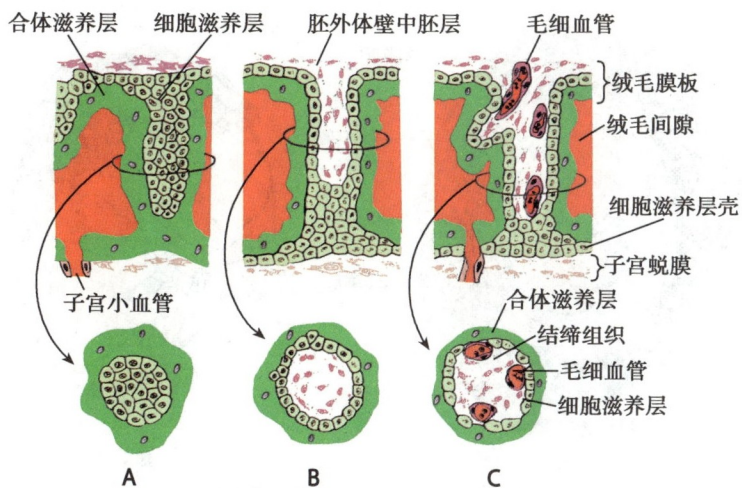

图 36-2　绒毛干的分化发育示意图

A. 初级绒毛干；B. 次级绒毛干；C. 三级绒毛干。

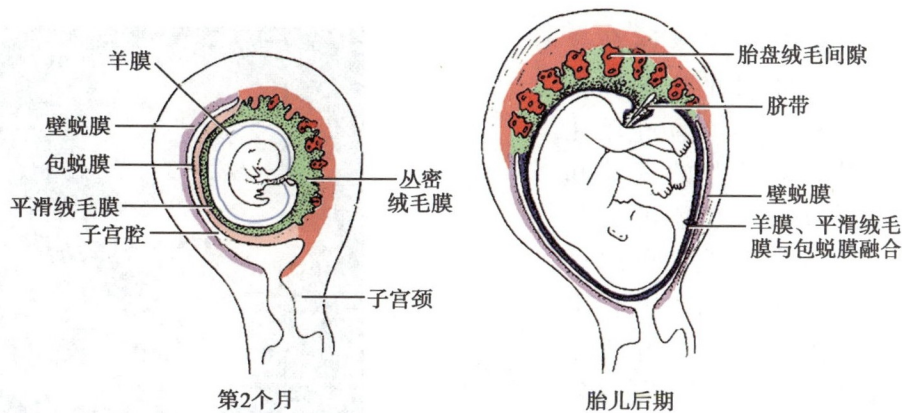

图 36-3　胎膜、蜕膜与胎盘关系示意图

在绒毛膜发育过程中，若绒毛膜中的血管发育不良，会影响胚胎发育甚至导致胚胎死亡。如绒毛表面的滋养层细胞过度增殖，绒毛中轴内间质变性水肿，血管消失，胚胎发育受阻，整个胎块变成囊泡状，形成葡萄状结构，称**葡萄胎**。若滋养层细胞过度增生并恶变，称**绒毛膜上皮癌**。

二、羊膜

羊膜（amnion）由单层羊膜上皮和薄层胚外中胚层构成，为半透明薄膜。羊膜最初附着于胚盘边缘，随着胚体凸入羊膜腔，羊膜腔迅速扩大，逐渐使羊膜与平滑绒毛膜相贴，胚外体腔消失；随着胚体的形成，羊膜逐渐在胚体的腹侧汇聚并包裹于体蒂表面，将胎儿封闭于羊膜腔内（图 36-5，图 36-6）。

羊膜腔内的液体，称**羊水**（amniotic fluid），胚胎浸泡于羊水中。妊娠早期的羊水无色透明，由羊膜上皮细胞不断分泌和吸收；妊娠中期以后，胎儿开始吞咽羊水，其消化、泌尿系统的排泄物及脱

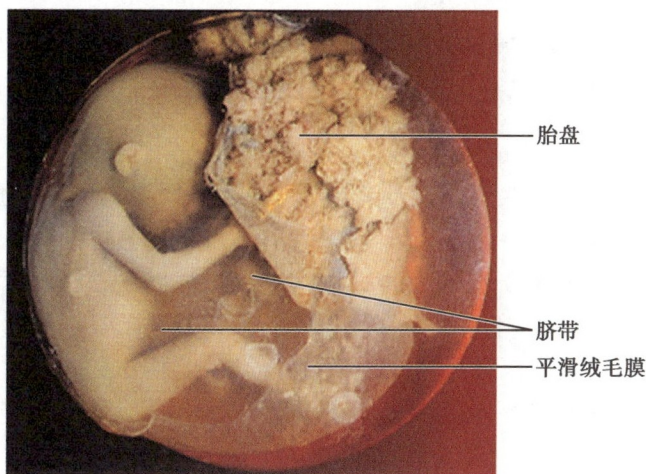

图 36-4　胎儿与绒毛膜

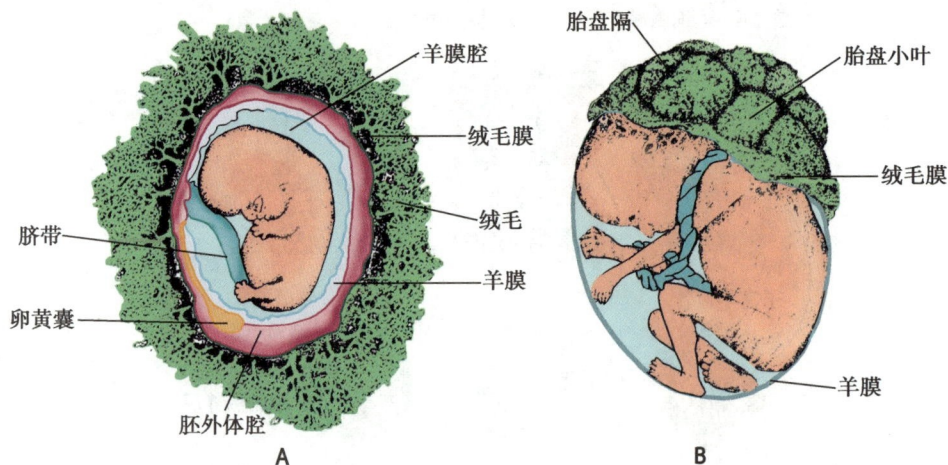

图 36-5　胚胎与胎盘仿真图

A. 第 7 周;B. 第 4 个月。

落的上皮细胞排入羊水,羊水逐渐变得浑浊。羊水不但为胎儿的生长发育提供适宜的环境,还可以起到防止胎儿肢体粘连,缓冲外力对胎儿的振动和压迫等作用。分娩时,羊水还可扩张宫颈和冲洗产道。足月胎儿的羊水可达 1 000~1 500ml,少于 500ml 为羊水过少,羊水过少常见于胎儿无肾或尿道闭锁等;多于 2 000ml 为羊水过多,羊水过多常见于消化管闭锁、无脑畸形等。

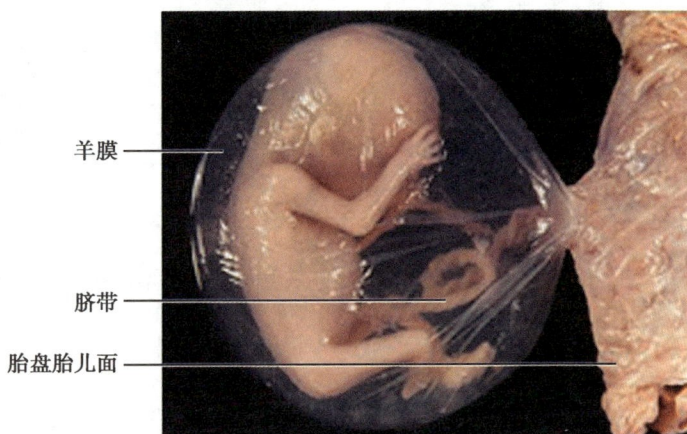

图 36-6　羊膜、脐带与胎盘

知识拓展

经腹壁羊膜腔穿刺

　　经腹壁羊膜腔穿刺是指于中、晚期妊娠时,用穿刺针经腹壁及子宫壁进入羊膜腔,抽取羊水或者注入药物。穿刺吸取羊水,进行羊水细胞染色体检查,或测定羊水中某些生化指标,能早期诊断某些遗传性疾病,羊水生化测定可判断胎儿成熟度、血型及预后等。此外,经腹壁羊膜腔穿刺可作为临床治疗性应用,如胎儿异常或死胎时,羊膜腔内注药引产终止妊娠,经羊膜腔内注入皮质激素可促进胎儿肺成熟,母儿血型不合者,亦可经羊膜腔穿刺给胎儿输血等。羊膜腔穿刺临床用途广泛,但使用时需严格掌握适应证,避免出血、感染、羊水栓塞等并发症的发生。

三、卵黄囊

　　卵黄囊(yolk sac)位于原始消化管的腹侧(图 35-13)。与鸟类等卵生动物不同,人胚卵黄囊不发达,内无卵黄物质,故不能为胚胎发育提供营养。卵黄囊壁外的胚外中胚层增殖,形成细胞团,称**血岛**,是人体造血干细胞的原基。卵黄囊尾侧的部分内胚层细胞,分化为原始生殖细胞,由此迁移至生殖腺嵴。正常情况下,卵黄蒂于胚胎第 6 周闭锁,卵黄囊逐渐退化。

四、尿囊

尿囊(allantois)是卵黄囊顶部尾侧的内胚层向体蒂内伸入的一个盲管(图 35-13)。尿囊壁的胚外中胚层所形成的尿囊动脉和尿囊静脉,以后分别演化为脐带内的脐动脉和脐静脉。尿囊根部参与形成膀胱顶部,其余部分称脐尿管,随后脐尿管闭锁为脐正中韧带。

五、脐带

脐带(umbilical cord)是胚体与胎盘间相连接的条索状结构,一端连于胎儿脐部,一端连于胎盘,是胎儿与母体进行物质交换的唯一通道(图 36-3~ 图 36-5)。早期脐带由羊膜包绕体蒂、脐尿管及卵黄蒂等结构而成,随后上述结构相继闭锁,其内仅存 2 条脐动脉和 1 条脐静脉以及黏液性结缔组织。足月胎儿脐带长 40~60cm。若脐带过短,分娩时会引起胎盘早期剥离,造成出血过多;脐带过长则可缠绕胎儿颈部和四肢,引起胎儿发育异常或窒息。

第二节　胎　盘

胎盘(placenta)是由胎儿的丛密绒毛膜和母体的基蜕膜紧密结合构成的圆盘状结构,是具有物质交换、分泌激素和防御屏障等功能的重要器官。

一、胎盘的形态和结构

1.胎盘的形态　足月胎盘重约 500g,呈圆盘状,直径为 15~20cm,中央厚,边缘薄。胎盘包括胎儿面和母体面两部分。胎儿面光滑,覆有羊膜,脐带附着于中央或偏位,透过羊膜可见呈放射状走行的脐血管的分支。母体面粗糙,为基蜕膜,由 15~30 个胎盘小叶构成(图 36-7)。

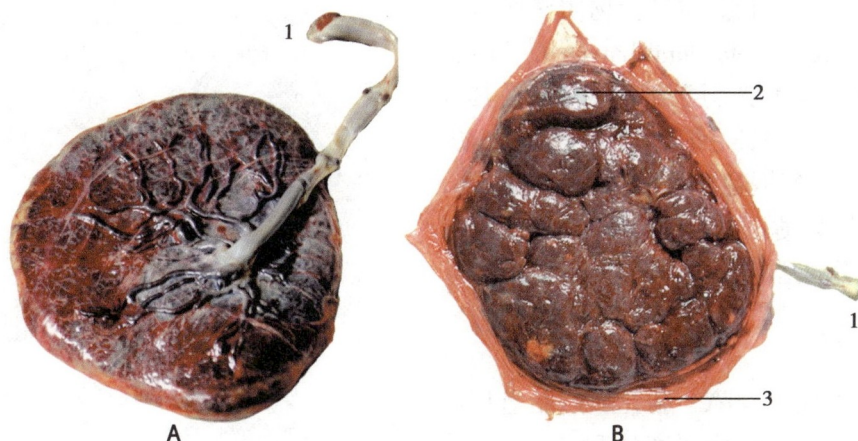

图 36-7　胎盘
A.胎儿面;B.母体面;1.脐带;2.胎盘小叶;3.羊膜。

2.胎盘的结构　在胎盘的垂直断面上可见羊膜下方为绒毛膜的结缔组织,脐血管的分支走行其中。胎儿面被覆羊膜,深面为绒毛膜板;母体面为基蜕膜构成的基板;中间为绒毛和绒毛间隙,间隙内充满着母体血(图 36-8)。绒毛膜板发出 40~60 个绒毛干,绒毛干又分出数个细小绒毛。从基蜕膜上发出若干楔形小隔,称胎盘隔,伸入绒毛间隙,将其分隔为胎盘小叶。子宫动脉和子宫静脉穿过蜕膜开口于绒毛间隙,母体血液直接流入绒毛间隙。胎盘小叶之间不完全分隔,母体血可以在胎盘小叶之间流动。

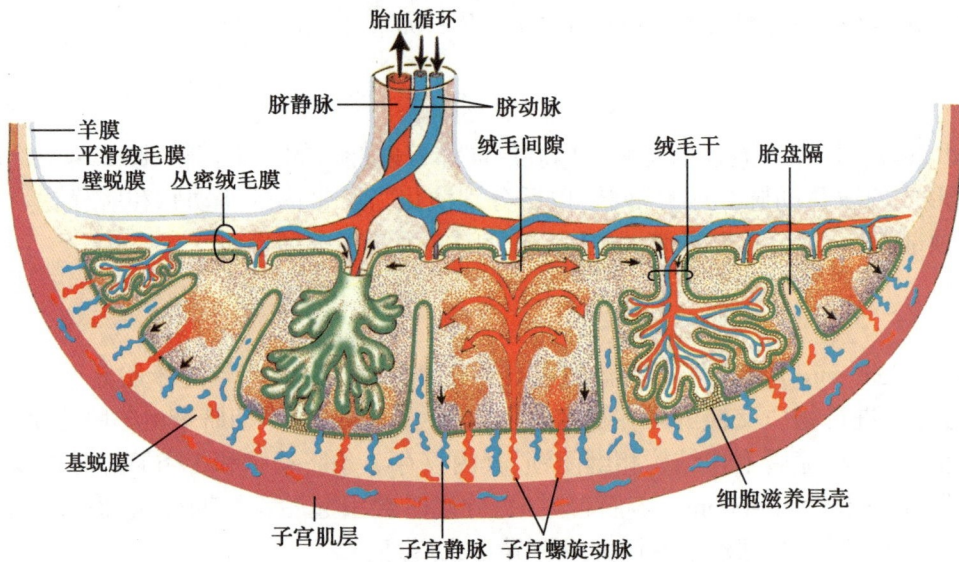

图 36-8 胎盘的结构与血液循环模式图

红色示富含氧气和营养物质的血；蓝色示含代谢废物和二氧化碳的血；箭头示血流方向。

二、胎盘的血液循环

胎盘内有母体血液循环和胎儿血液循环两套血液循环，两者的血液在各自的封闭管道内循环，互不混合但能进行物质交换（图 36-8）。母体动脉血由子宫螺旋动脉注入绒毛间隙，在此与绒毛内毛细血管的胎儿血进行物质交换后，由子宫静脉回流母体。胎儿的静脉血经脐动脉流入绒毛毛细血管，与绒毛间隙中的母体血进行物质交换，成为动脉血后汇集入脐静脉回流到胎儿。

三、胎盘屏障

胎儿血与母体血在胎盘内进行物质交换所经过的结构，称**胎盘屏障**（placental barrier），又称**胎盘膜**。胎盘屏障由合体滋养层、细胞滋养层及其基膜、绒毛内薄层结缔组织、毛细血管基膜及其内皮共同构成（图 36-9）。妊娠晚期，胎盘屏障逐渐变薄，母血与胎血间仅隔以薄层的合体滋养层、绒毛毛细血管内皮以及二者的基膜，更有利于物质交换。

四、胎盘的功能

1. 物质交换和防御屏障 胎儿通过胎盘从母血中获得营养和 O_2，排出代谢产物和 CO_2。母体血中的免疫球蛋白 G 可由胎盘膜进入胎儿，使胎儿具备一定的免疫能力。但某些药物、病毒和激素也可透过胎盘屏障，进入胎儿体内，影响胎儿的发育，故孕期妇女用药需谨慎。

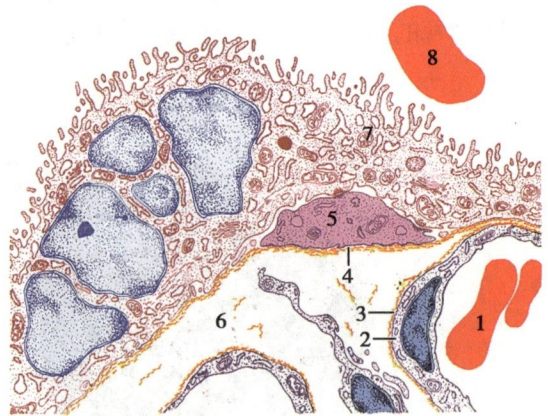

图 36-9 胎盘屏障超微结构模式图

1.胎儿毛细血管内红细胞；2.绒毛毛细血管内皮；3.绒毛毛细血管基膜；4.滋养层细胞基膜；5.细胞滋养层；6.绒毛结缔组织；7.合体滋养层；8.母体毛细血管内红细胞。

> **知识拓展**
>
> ## 孕期合理用药
>
> 妊娠期内的孕妇可能因疾病而使用药物，但药物在孕妇体内的代谢动力学不同于非妊娠

期。由于胎盘的屏障作用有限,分子量小、脂溶性高、血浆蛋白结合率低的药物易通过胎盘直接作用于胚胎,且胎盘的生物转化作用使某些药物的中间产物或终产物获得致畸活性,如苯妥英、利福平等,可致胎儿畸形甚至死亡。因此评估孕期使用药物的安全性尤为重要,需从以下方面考虑:胎儿暴露于药物时所处的发育阶段、药物本身、药物疗程长度、药物暴露剂量以及遗传易感性等。根据药物对胎儿的危害程度,美国食品和药品管理局(FDA)将药物分成 A、B、C、D、X 类,孕期推荐使用 A、B 类,慎用 C 类,不用 D 及 X 类。

2. 内分泌功能 胎盘的合体滋养层能分泌多种激素,对维持妊娠起重要作用。①**人绒毛膜促性腺激素**(human chorionic gonadotropin,HCG),促进孕妇卵巢内黄体的继续发育,维持妊娠;还可抑制母体对胎儿、胎盘的免疫排斥作用。HCG 在受精后第 2 周末即出现于母体血中,第 9~11 周达高峰,以后逐渐下降直至分娩。临床孕妇尿中 HCG 的检测,常作为早孕诊断的指标之一。②**人胎盘催乳素**(human placental lactogen,HPL),是一种蛋白类激素,既能促进母体乳腺的生长发育,又能促进胎儿的代谢和生长发育。③**孕激素**(progestogen)和**雌激素**(estrogen),于妊娠第 4 个月开始分泌,逐渐替代黄体的功能,以继续维持妊娠。

本章小结

胎膜与胎盘是胚胎发育过程中形成的附属结构,对胚胎起保护、营养、呼吸、排泄等重要作用,不参与胚胎本体的形成。胎膜由绒毛膜、羊膜、卵黄囊、尿囊和脐带构成,其中绒毛膜吸收营养物质供给胎儿生长发育,羊膜包绕羊膜腔,分泌羊水,脐带是胎儿和胎盘之间物质运输的通道。胎盘是由丛密绒毛膜和基蜕膜紧密结合构成,具有物质交换、分泌激素和防御屏障等功能。胎儿血和母体血在胎盘内进行物质交换所通过的结构,称为胎盘屏障。

案例分析

病人,女,30 岁。已婚,第一胎,孕 39 周,不规则下腹痛 2 天。胎心音持续为 100~110 次/min,给予吸氧后胎心音无明显好转。病人近 1 天自觉胎动减少。血压 125/70mmHg,腹呈妊娠隆起,宫底部有轻微压痛,胎膜未破裂。初步诊断为"胎儿窘迫",急诊行剖宫产终止妊娠,术中见羊水量约 200ml。

思考题:
1. 什么是羊水?足月胎儿的羊水量为多少?
2. 试分析羊水的主要作用。

(季 丹)

思考题

1. 试述胎盘的组成和功能。
2. 简述胎盘屏障的概念及组成。
3. 简述胎膜的组成及主要组成部分的功能。

ER 36-3

练习题

第三十七章 ｜ 双胎、多胎和联胎

学习目标

1. 掌握：双胎、多胎和联胎的概念。
2. 熟悉：单卵孪生和双卵孪生的形成机制。
3. 了解：多胎和联胎的类型。
4. 能够结合所学知识为基层医院及社区开展优生优育等宣传提供理论指导。
5. 通过学习林巧稚的事迹，培养尊重病人、以人为本的医德素养，树立为人民群众服务终身的坚定信念。

第一节　双　胎

　　双胎（twins）又称孪生，指一次妊娠产出两个胎儿的现象（图 37-1）。双胎的发生率约占新生儿的 1%。双胎分单卵孪生和双卵孪生。

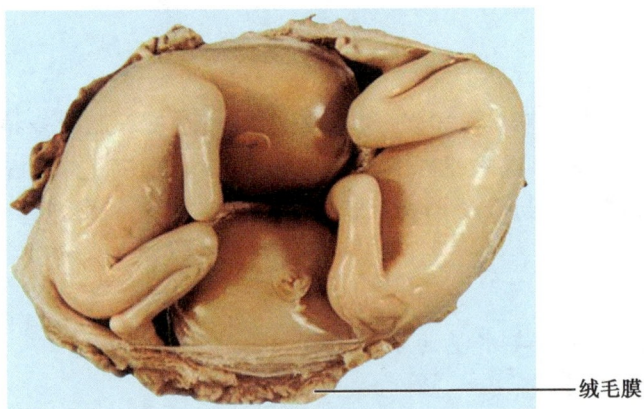

绒毛膜

图 37-1　双胎

　　1. 单卵孪生　是由一个受精卵发育为两个胚胎，此种孪生儿的遗传基因完全相同，不仅性别一致，体貌和生理特性等也极为相似，是一种天然克隆。单卵孪生的形成原因：①卵裂球分离形成两个胚泡，各自植入发育形成胎儿，且两个胎儿有各自的羊膜腔和胎盘；②形成两个内细胞群，各自形成一个个体，两个胎儿羊膜腔独立，但共用一个胎盘；③在一个胚盘上形成两个原条与脊索，形成两个神经管，发育成两个胚胎，两个胎儿处于同一个羊膜腔内，同时也共用一个胎盘（图 37-2）。

　　2. 双卵孪生　是指卵巢一次排出两个卵，分别受精后发育为两个胚胎。两个胎儿的性别相同或不同，相貌和生理特性的差异如同一般的兄弟姐妹。每个胚胎都有独立的绒毛膜、脐带和胎盘。双卵孪生约占双胎的三分之二。

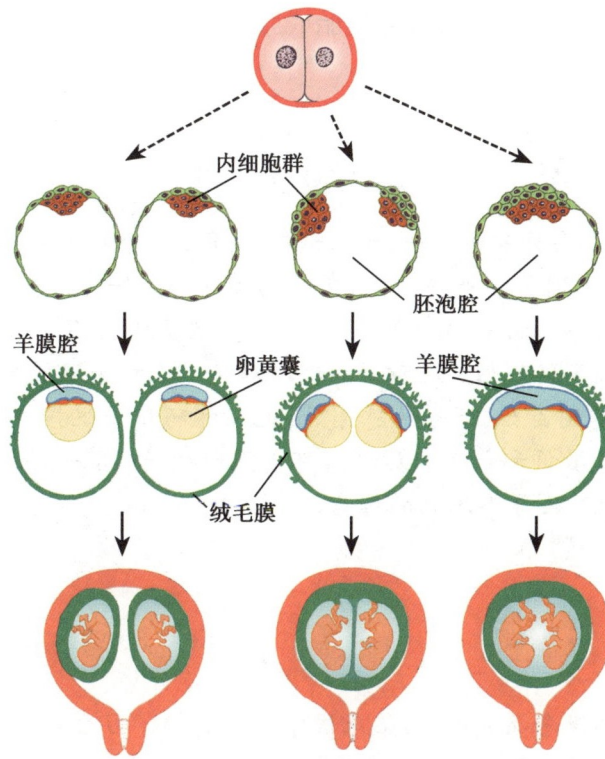

图 37-2　单卵孪生形成示意图

第二节　多　胎

一次分娩出生两个以上的新生儿,称**多胎**(multiple birth)。多胎形成的原因与孪生相同,有单卵多胎、多卵多胎及混合多胎 3 种类型。多胎的发生率极低。

第三节　联　胎

联胎(conjoined twins)是指两个未完全分离的单卵双胎。当一个胚盘出现两个原条并分别发育为两个胚胎时,两个原条靠得较近,胚体形成时发生局部连接。联胎分为对称型和不对称型。对称型指两个胚胎大小一致,可有头联体双胎、臀联体双胎和胸腹联体双胎等(图 37-3)。不对称型联

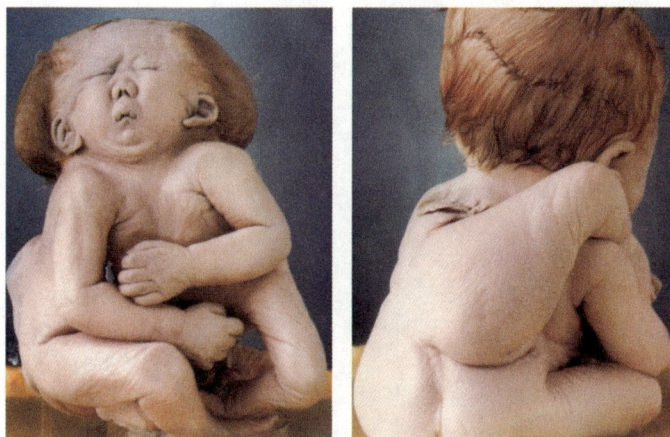

图 37-3　颅面胸腹联胎和寄生胎

胎指双胎一大一小,小者常发育不全,形成寄生胎或胎内胎。

林巧稚

　　她是中国妇产科的主要开拓者之一,亲自迎接了五万多个新生命,她就是林巧稚。林巧稚是北京协和医院第一位中国籍妇产科主任,在胎儿宫内呼吸窘迫、妇科肿瘤、新生儿溶血症等方面作出了重要的贡献,她为新中国妇产科学的创建和发展倾注了全部心血,为国家培养了无数优秀的医学人才,造福了亿万妇女儿童。林巧稚对待病人极为温柔耐心,平时的出诊包里总放着钱,以便随时接济贫困百姓,百姓为感谢她,把在林巧稚手里接产出生的孩子起名为"念林""爱林",以示对她的敬仰和纪念。林巧稚怀着无限的爱,用一生诠释了医者仁心,守护了无数个孩子和母亲,铸就了医学界不朽的传奇。

本章小结

　　掌握双胎、多胎和联胎概念及成因,为临床医学专业后续学习生殖医学、儿科、妇产科学等奠定基础,为将来对基层医院及社区开展优生优育等宣传提供理论指导。

案例分析

　　病人,女,30岁。停经49天,恶心、呕吐1天。平素月经规则。停经30天时自测尿妊娠试验,结果为阳性。近1日晨起自觉恶心、呕吐,呕吐物为胃内容物,不影响进食。体格检查:体温36.5℃,腹平软,无压痛,阴道无流血。妇科检查:宫口闭,子宫孕50天大小。超声检查提示宫腔内见两枚妊娠囊,大小分别为24mm×25mm×30mm、22mm×23mm×28mm,均可见原始心管搏动。

思考题:
该病人的双胎类型是否一定为双卵孪生?

(季 丹)

思考题

1. 简述双胎的定义及分类。
2. 简述单卵孪生的形成机制。

ER 37-3

练习题

第三十八章 ｜ 胎儿血液循环和出生后血液循环的变化

学习目标

1. 掌握：胎儿出生后血液循环的变化特点。
2. 熟悉：胎儿血液循环的途径。
3. 了解：胎儿血液循环的特点。
4. 能运用所学胎儿出生前、后血液循环变化特点的知识，为理解胎儿生长发育特点及临床治疗相关疾病奠定基础。
5. 通过发展的观点理解胎儿的血液循环和出生后血液循环的变化，具有发展和辩证的哲学理念和思想。

第一节　胎儿的血液循环

一、胎儿血液循环的途径

来自胎盘的富含营养物质和氧气的血液，经脐静脉流入胎儿肝后，大部分经静脉导管进入下腔静脉，小部分经脐静脉分支进入肝血窦后经肝静脉流入下腔静脉。同时下腔静脉还收集下肢、盆腔和腹腔器官的血液，混合性血液经下腔静脉进入右心房后，大部分经卵圆孔进入左心房，小部分与来自上腔静脉的血液混合后，进入右心室。

经卵圆孔到左心房的血液与来自肺静脉的少量血液混合后进入左心室。左心室输出的血液，大部分经主动脉弓上的 3 个分支供应头、颈和上肢，小部分进入降主动脉。

右心室的血液进入肺动脉干后，大部分经动脉导管进入降主动脉。由于胎儿肺无呼吸功能，仅不足 10% 的血液进入肺，再经肺静脉流入左心房。

降主动脉的血液，除小部分供给躯干、腹腔、盆腔和下肢外，大部分经髂内动脉发出的脐动脉进入胎盘，与母体血液进行物质交换后，再由脐静脉返回胎儿体内（图 38-1）。

二、胎儿血液循环的特点

1. 胎儿通过脐血管和胎盘与母体之间以弥散方式进行物质交换。
2. 胎儿时期只有体循环，几乎无肺循环。
3. 胎儿体内绝大部分是混合血，至上肢、头部、心、肝的氧含量及营养较多，至肺和下肢的氧含量及营养较少。
4. 静脉导管、卵圆孔及动脉导管是胎儿血液循环中的特殊通道。

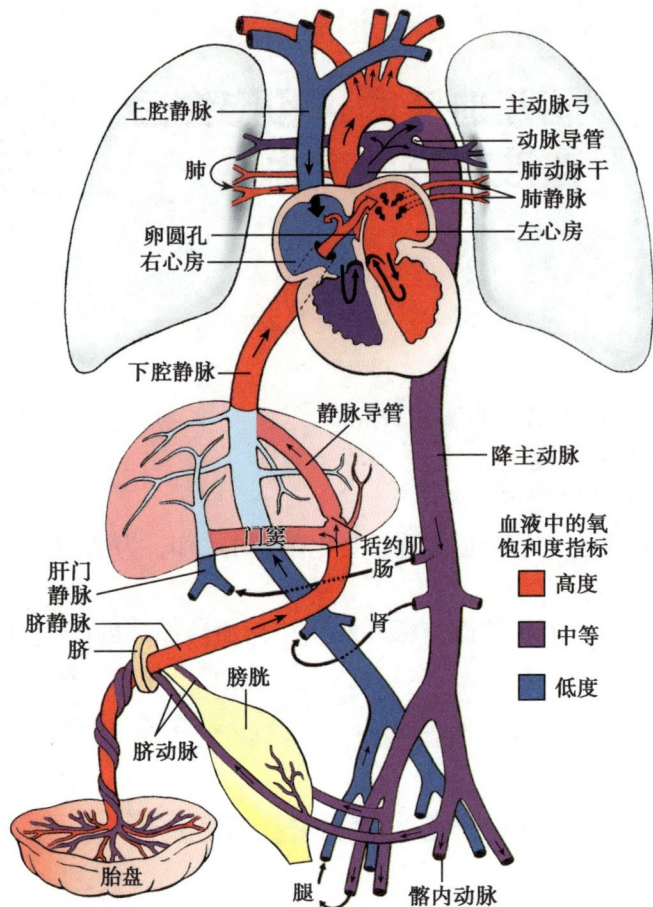

图 38-1 胎儿血液循环模式图

图中标注：
上腔静脉　主动脉弓　动脉导管　肺动脉干　肺静脉　左心房　肺　卵圆孔　右心房　下腔静脉　静脉导管　降主动脉　门窦　括约肌　肠　肝门静脉　脐静脉　脐　肾　膀胱　脐动脉　胎盘　腿　髂内动脉

血液中的氧饱和度指标
高度
中等
低度

第二节　胎儿出生后血液循环的变化

　　胎儿出生后脐带结扎,胎盘血液循环中断,肺开始呼吸,主动脉血液含氧量增高的同时,肺释放缓激肽,使动脉导管、脐动脉和脐静脉等收缩发生功能性关闭,继而再逐渐发生组织学变化后,血液循环的途径即与成年人相同。具体变化如下:

　　1. 卵圆孔　胎儿出生后,肺静脉的血液大量回流入左心房,左心房的压力升高,使卵圆孔关闭。生后 1 年左右卵圆孔在解剖学上闭合,并在房间隔的右心房侧形成卵圆窝。

　　2. 动脉导管　绝大多数婴儿生后 3 个月左右动脉导管在解剖学上逐渐闭合成为动脉韧带。

　　3. 静脉导管　闭锁为静脉韧带。

　　4. 脐动脉　大部分闭锁成为脐外侧韧带,仅尾侧段演化为膀胱上动脉。

　　5. 脐静脉　闭锁为肝圆韧带。

知识拓展

法洛四联症

　　法洛四联症在 1888 年首次被提出,因法国内科医生法洛对该病作出全面描述而得名。法洛四联症包括肺动脉狭窄、室间隔缺损、主动脉骑跨和右心室肥大。因肺动脉狭窄,右心室压力升高并接近于左心室压力,右心室一部分血液连同左心室血液同时向主动脉根部喷射,致使大量未经氧合的血液经主动脉进入体循环内,病人可出现不同程度的缺氧。法洛四联症主要临床表现有发绀、呼吸困难、蹲踞姿态等。

本章小结

　　胎儿时期血液循环具有自身的特点,可借助特殊通道在母体胎盘之间循环以满足其生长需求,特殊通道包括卵圆孔、动脉导管、脐动脉、脐静脉和静脉导管。出生后胎盘血液循环中断,特殊通道闭锁,如若特殊通道在相应时间内未能顺利闭锁,会导致房间隔缺损、室间隔缺损、动脉导管未闭和法洛四联症等相关心血管疾病的发生。

案例分析

　　早产儿,胎龄 30 周,出生体重为 1 200g,胎膜早破 16h。生后 2 天,面色发灰,肢端凉,不吃,少动,反应差。进行彩色超声心动检查,诊断为:先天性心脏病、室间隔缺损。

思考题:

胎儿出生后血液循环发生了哪些变化?

(季　丹)

思考题

1. 简述胎儿血液循环的特点。
2. 简述胎儿出生后血液循环的变化。

ER 38-3

练习题

第三十九章 | 常见先天性畸形及形成原因

ER 39-1 教学课件 ER 39-2 思维导图

学习目标

1. 掌握:致畸敏感期的时间。
2. 熟悉:先天性畸形的概念。
3. 了解:先天性畸形的类型;先天性畸形形成的原因。
4. 能利用所学的人体胚胎学和常见先天性畸形形成原因的知识,为临床指导优生优育以及治疗相关疾病打好基础。
5. 通过历史上著名的"反应停"等事件,使学生深刻认识致畸因素带给家庭和社会的沉重负担,培养学生具有高度的社会责任感和使命感。

第一节 常见先天性畸形

一、先天性畸形概述

先天性畸形(congenital malformation)是指由于胚胎发育紊乱所致的出生时即可见的形态结构异常,属于出生缺陷的一种。研究先天性畸形的科学称为**畸形学**,旨在通过研究各种先天性畸形的发生原因、过程以及发生机制,为预防、诊断和治疗先天性畸形提供理论基础。

二、先天性畸形类型

(一)颜面及四肢

1. 唇裂 常发生于上唇,多偏于人中一侧,也可见双侧唇裂。
2. 腭裂 常与唇裂同时存在,一般发生在硬腭部位。
3. 面斜裂 位于眼内眦与口角之间。
4. 四肢畸形 无臂无手、无指、骨畸形、多指(趾)和马蹄内翻足等。

(二)消化系统

1. 消化管狭窄或闭锁 消化管在发育过程中,管腔上皮细胞发生细胞凋亡,若细胞吸收不完全,导致相应部位管腔狭窄或闭锁。
2. 脐粪瘘 卵黄蒂未退化,在肠与脐之间残存一瘘管,肠腔内容物通过瘘管从脐孔溢出。
3. 梅克尔憩室 卵黄蒂退化不全,在回肠壁上留有一小盲囊。
4. 先天性脐疝 脐腔未闭锁,留有一腔与腹腔相通,腹压增高时,肠管从脐部膨出形成脐疝。
5. 先天性巨结肠 多见于乙状结肠。结肠壁中神经丛缺乏含有来自神经嵴的副交感神经节细胞,肠壁收缩乏力,使肠内容物堆积,肠管扩张。
6. 不通肛 又称肛门闭锁,因肛膜未破裂,未与肛管相通所致。

7. 肠袢转位异常　肠袢在退回腹腔时,逆时针旋转 180°,若反向转位会形成各种消化管异位,常出现左位阑尾和肝,右位胃和乙状结肠等器官异位。

（三）呼吸系统

1. 气管食管瘘　因气管食管隔发育不全导致。

2. 透明膜病　肺泡Ⅱ型细胞分化不良,肺泡表面活性物质缺乏,出生后胎儿肺泡不能扩张而出现呼吸困难。

（四）泌尿系统

1. 多囊肾　肾小管未能与集合小管连接贯通,肾小管内滤液积聚,肾内出现许多囊泡状结构。

2. 异位肾　肾最初形成于盆腔,肾在上升过程中因某些原因未达到正常位置,称异位肾,多见盆腔肾。

3. 脐尿瘘　若膀胱顶端与脐之间的脐尿管未闭锁,出生后尿液可经脐部流出。

（五）生殖系统

1. 隐睾　若出生后睾丸未下降至阴囊,仍留在腹腔或腹股沟管内,称隐睾。

2. 先天性腹股沟疝　睾丸外的鞘膜腔和腹腔之间的通道未闭锁,肠管可突入鞘膜腔形成先天性腹股沟疝。

3. 两性畸形

（1）真两性畸形:病人染色体组型是 46,XY 和 46,XX 嵌合体,体内同时有睾丸和卵巢,外生殖器不辨男女,第二性征介于男女之间。

（2）假两性畸形:男性假两性畸形病人染色体为 46,XY,体内有发育不佳的睾丸,外生殖器似女性。女性假两性畸形病人染色体为 46,XX,体内有卵巢,外生殖器介于男女之间。

4. 睾丸女性化综合征　病人染色体组型为 46,XY,体内有睾丸,但因体细胞和中肾管细胞缺乏雄激素受体,使睾丸产生的雄激素不能发挥作用,致使外阴女性化,且具有女性第二性征。

5. 阴道闭锁　阴道板未形成管腔或处女膜未穿通。

6. 双子宫　见于双角子宫或双子宫双阴道。

7. 尿道下裂　阴茎腹侧面有尿道开口。

（六）心血管系统

1. 房间隔缺损　最常见的为卵圆孔未闭锁,使左、右心房相通。

2. 室间隔缺损　室间隔分隔不完全,使左、右心室相通,多见于室间隔膜部缺损。

3. 法洛四联症　包括四种缺陷,即肺动脉狭窄、室间隔缺损、主动脉骑跨和右心室肥大。

4. 动脉导管未闭　主动脉和肺动脉干之间通道未闭锁。

（七）神经系统

1. 神经管缺陷　是由于神经管闭合和发育不完全所致的一类畸形,包括无脑畸形、脊髓裂,同时伴有相应部位的颅骨或脊柱发育不全。

2. 脑积水　脑室系统发育异常,脑脊液不能正常流通循环,脑室或蛛网膜下隙积存大量液体。主要表现为颅脑增大、颅骨变薄、颅缝变宽。

第二节　先天性畸形形成的原因及致畸敏感期

一、先天性畸形形成的原因

先天性畸形是胚胎发育紊乱的结果,在整个胚胎发育过程中,有可能因为遗传因素调控或者环境因素刺激而导致发育异常。多数的先天性畸形是遗传因素和环境因素相互作用的结果。

（一）遗传因素

遗传因素包括基因突变和染色体畸变。如果这些遗传改变累及了生殖细胞,由此引起的畸形就会遗传给后代。以染色体畸变引起的较多,包括染色体数目的异常和染色体结构的异常。

（二）环境因素

能引起出生缺陷的环境因素,统称**致畸因子**(teratogen)。影响胚胎发育的环境因素包括母体周围环境、母体内环境和胚胎周围的微环境。环境致畸因子主要有5类:

1. 生物性致畸因子　如风疹病毒、单纯疱疹病毒、梅毒螺旋体等。

2. 物理性致畸因子　如各种射线、机械性压迫和损伤等。

3. 致畸性药物　多数抗肿瘤药物、某些抗生素、抗惊厥药物和激素等均有不同程度的致畸作用。

4. 致畸性化学因子　在工业“三废”、食品添加剂和防腐剂中,含有一些有致畸作用的化学物质。

5. 其他致畸因子　大量吸烟、酗酒、缺氧、严重营养不良等均有致畸作用。

（三）环境因素与遗传因素的相互作用

在畸形的发生中,环境因素与遗传因素的相互作用是非常明显的,这不仅表现在环境致畸因子通过引起染色体畸变和基因突变而导致先天性畸形,更表现在胚胎的遗传特性,即基因型决定和影响胚胎对致畸因子的易感程度。

二、致畸敏感期

胚在2周以内,受致畸因子损伤后多致早期流产或胚的死亡、吸收,若能存活,则说明胚未受损或已由未受损细胞代偿而不产生畸形。胚在发育的第3~8周是人体外形及其内部许多器官、系统原基发生的重要时期,此期对致畸因子(如某些药物、病毒、微生物等)的影响极其敏感,易发生先天性畸形,称**致畸敏感期**(susceptible period to teratogenic agent),孕妇在此期应特别注意避免与致畸因子接触。由于胚胎各器官的发生分化时期不同,故致畸敏感期也不尽相同(图39-1)。第9周直至

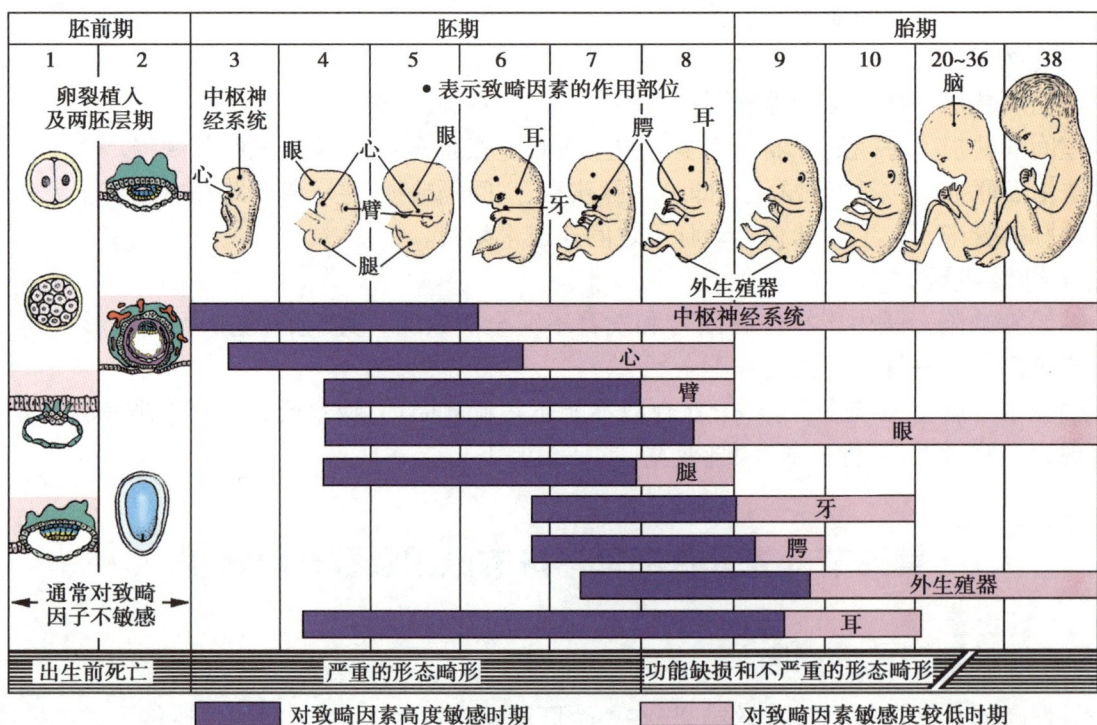

图 39-1　人体主要器官的致畸敏感期

分娩的胎期,胎儿生长发育快,各器官进行组织和功能分化,受致畸因子作用后也会发生畸形,但多属组织结构和功能缺陷,一般不出现器官形态畸形。

知识拓展

历史上著名的"反应停"事件

1957年至1962年,欧美多个国家的医生都在使用一种镇静催眠药——沙利度胺(thalidomide),又称反应停。沙利度胺虽然疗效显著,但导致出现多例婴幼儿海豹肢畸形(四肢发育不全)。该事件给了我们警示,孕妇用药需要十分谨慎,特别是孕早期用药不当更容易引发胎儿畸形。

本章小结

由于胚胎发育紊乱所致的出生时即可见的形态结构异常即先天性畸形。遗传因素调控或者环境因素刺激可导致发育异常,多数的先天性畸形是遗传因素和环境因素相互作用的结果。胚胎发育过程中各系统器官及组织都可能在各种致畸因子作用下发生形态结构异常从而出现畸形,特别是在致畸敏感期(第3~8周),应避免接触可能存在的各种致畸因素。

案例分析

患儿,男,出生1天。喂奶后乳汁从鼻腔喷出,检查后确定为先天性唇腭裂,无家族唇腭裂遗传史,其母孕期曾有风疹病毒感染史。

思考题:

1. 请运用所学知识,分析哪些因素可导致婴儿出现先天性唇腭裂?
2. 为何妊娠期间孕妇要尽量避免病毒感染?

(季 丹)

思考题

请说出可能引起出生缺陷的致畸因子有哪些?

ER 39-3

练习题

参考文献

［1］吴建清,徐冶．人体解剖学与组织胚胎学［M］.8 版.北京：人民卫生出版社,2018.

［2］吴建清,徐国成．局部解剖学［M］.2 版.北京：高等教育出版社,2016.

［3］柏树令,应大君．系统解剖学［M］.9 版.北京：人民卫生出版社,2018.

［4］李继承,曾园山．组织学与胚胎学［M］.9 版.北京：人民卫生出版社,2018.

［5］郭光文,王序．人体解剖彩色图谱［M］.3 版.北京：人民卫生出版社,2018.

［6］成令忠,钟翠平,蔡文琴．现代组织学［M］上海：上海科学技术出版社,2003.

［7］周瑞祥,杨桂姣．人体形态学［M］.3 版.北京：人民卫生出版社,2016.

［8］高秀来．系统解剖学［M］.3 版.北京：北京大学医学出版社,2013.

［9］崔慧先,李瑞锡．局部解剖学［M］.9 版.北京：人民卫生出版社,2018.

52桧